# TRAITÉ

DU

# MICROSCOPE

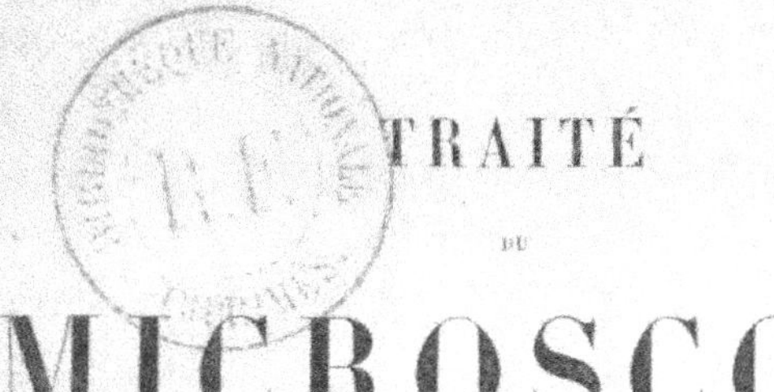

# TRAITÉ

DU

# MICROSCOPE

SON MODE D'EMPLOI ;
SES APPLICATIONS A L'ÉTUDE DES INJECTIONS ;
A L'ANATOMIE HUMAINE ET COMPARÉE ;
A LA PATHOLOGIE MÉDICO-CHIRURGICALE ;
A L'HISTOIRE NATURELLE ANIMALE ET VÉGÉTALE
ET A L'ÉCONOMIE AGRICOLE

PAR

## CH. ROBIN

MEMBRE DE L'INSTITUT (ACADÉMIE DES SCIENCES)
ET DE L'ACADÉMIE DE MÉDECINE
PROFESSEUR D'HISTOIRE A LA FACULTÉ DE MÉDECINE DE PARIS, ETC.

Avec **317** figures intercalées dans le texte
et **3** planches gravées.

## PARIS

J.-B. BAILLIÈRE ET FILS

LIBRAIRES DE L'ACADÉMIE IMPÉRIALE DE MÉDECINE
Rue Hautefeuille, 19, près le boulevard Saint-Germain

| Londres | Madrid |
| HIPPOLYTE BAILLIÈRE | C. BAILLY-BAILLIÈRE |

1871

# PRÉFACE



Les progrès de l'art du constructeur de microscopes et les applications nouvelles de ces précieux instruments aux recherches scientifiques, à l'histologie particulièrement, se sont remarquablement accrus depuis une vingtaine d'années ; aussi l'essai que j'ai fait paraître en 1849 devait-il subir de nombreuses modifications et il comportait des développements considérables.

Le livre que je publie se divise en trois parties. Dans la PREMIÈRE PARTIE sont exposés l'emploi d'instruments, le maniement de matières liquides ou solides liquéfiables et la mise en œuvre de procédés qui permettent d'étudier les parties constituantes des tissus qui offrent la disposition des conduits ou vaisseaux sanguins, lymphatiques et glandulaires ; c'est, en d'autres termes, l'art des injections qui en est le sujet.

Dans la SECONDE PARTIE, je décris successivement : 1° les microscopes simples et composés construits en France, en Angleterre, en Allemagne, en Hollande, en Italie ; 2° les instruments et appareils accessoires dont les études microscopiques demandent l'emploi (tables de travail, plaques ou lames de verre, lames creuses ou à cuvettes, cellules à préparation, porte-objets et chambres ou cellules à air, compresseurs, microtomes, tables à trancher, tranchoirs et autres objets servant à l'exécution des coupes des tissus durcis ou naturellement durs, tant animaux que végétaux, etc.); 3° les agents physiques et chimiques employés en micrographie; 4° la préparation et la conservation des objets microscopiques. Une section spéciale est consacrée à ce qui concerne le choix du microscope, les soins qu'il faut lui donner, l'éclairage et l'examen des objets observés à son aide, aux données générales relatives à l'appareil de la vision, à la représentation et à la description des parties qu'il nous décèle, à l'indication des corpuscules que l'on peut rencontrer dans une préparation et qui sont étrangers à ce qu'elle doit montrer, aux test-objets, etc.

La troisième et dernière partie est l'exposé des applications du microscope et de ses auxiliaires à l'anatomie, à la physiologie, à la médecine, à l'histoire naturelle animale et végétale, à la chimie et à l'économie agricole. Au moment où l'importance des recherches histologiques est mieux appréciée, au moment où leurs applications prennent une place plus large dans les études médicales, où des laboratoires plus nombreux généralisent la connaissance des tissus et des liquides, j'ai voulu résumer l'exposé des modes de préparation que j'ai pratiqués et enseignés pendant de longues années. Cette troisième partie qui forme à elle seule la moitié de ce volume n'existait pas dans l'essai que j'ai publié en 1849. Chacun des groupes de corps invisibles à l'œil nu y est étudié, grâce à l'emploi de l'instrument qui grandit leur image, dans ses caractères distinctifs et dans certains de ses actes physiologiques. Ces corps sont en premier lieu les éléments anatomiques des animaux et un certain nombre de leurs organes, examinés tant à l'état normal qu'à l'état pathologique, en second lieu les liquides et les parties solides de l'économie. L'étude du sang, de la lymphe, du chyle, des sérosités, du pus, du sperme, du liquide prostatique, du liquide des ovisacs, du lait, du mucus, de la salive, de la bile, des matières sébacées, de l'urine et des dépôts urinaires, du contenu intestinal et des fèces, occupent, comme on le verra, une place proportionnée à leur importance. Il en est naturellement encore ainsi des tissus et des produits morbides qui en dérivent.

L'emploi du microscope dans les études physiologiques, telles que celles qui concernent la contraction musculaire, les mouvements des cils vibratiles, le cours du sang et divers autres phénomènes physiologiques ont particulièrement aussi fixé mon attention.

Une section spéciale est consacrée à l'étude des animaux qui, dans le premier âge, ou pendant toute leur vie, restent microscopiques. L'investigation des éléments anatomiques, des tissus et des organes des plantes forme le sujet d'une autre section.

Parmi les faits dont le microscope décèle la connaissance, on peut encore signaler les altérations naturelles ou frauduleuses des aliments de l'homme, des tissus qu'il fabrique et parmi les êtres dont il révèle l'existence, les parasites invertébrés et végétaux qui attaquent les animaux sauvages ou domestiques, les plantes cultivées ou non.

Il existe enfin un grand nombre de composés dont les cristaux ou les groupements cristallins sont microscopiques ; mélangés ou non les uns aux autres, ils peuvent, quand ils sont convenablement préparés, nous montrer nettement leurs caractères distinctifs d'ordre cristallographique et optique, insaisissables sans les instruments grossissants. Une dernière section est consacrée à cette étude.

La partie iconographique de ce livre a été l'objet de soins particuliers. Les instruments d'un usage fréquent dans les injections, les phénomènes de la réfraction et de la dispersion de la lumière par les prismes, la détermination du foyer et de la grandeur des images formées par des lentilles, la partie optique et la partie mécanique des microscopes, les appareils à faire les coupes ou tranches minces, l'éclairage des objets observés sous le microscope, les *mouches volantes* qu'il faut savoir distinguer des corps qu'on étudie, les test-objets, etc., sont représentés par des figures multipliées destinées à rendre plus saisissantes les descriptions techniques. Dans la dernière partie également sont figurés des exemples de diverses dispositions anatomiques normales ou morbides, des formes zoologiques, qui permettront d'interpréter exactement les aspects présentés par les préparations, et d'en abréger la description, car les observateurs possèdent deux moyens principaux pour faire connaître les objets qu'ils voient à ceux qui ne les ont pas sous les yeux, ou qui ne les examinent pas dans les mêmes conditions ; ce sont les descriptions et le dessin. Ces deux ordres de moyens, qui tous les deux sont un mode de transformation de la réalité en signes, se complètent réciproquement, et sont d'une égale importance pour arriver à acquérir une notion exacte des choses. Aussi les anatomistes, les zoologistes, les botanistes, tous ceux enfin que l'étude des choses réelles habitue à rendre justice à qui de droit, se font-ils un devoir de citer l'origine, la date et le numéro des figures d'un ouvrage qu'ils consultent, avec autant de rigueur qu'ils citent le titre, la date d'un texte. Cette règle à laquelle j'ai cherché à m'astreindre rigoureusement fait loi chez tous les hommes de science ; car ils savent, par expérience, que le dessin entraîne un fini d'observation plus complet que les descriptions écrites, et que son exactitude est, plus encore que pour ces dernières, en rapport avec la rigueur de l'examen.

Les indications qui précèdent suffisent pour montrer quelle est la diversité des sujets étudiés dans cet ouvrage. Cette diversité et par suite l'étendue de ce plan sont déterminées par le nombre et la variété des objets invisibles à l'œil nu que l'homme est obligé de connaître.

Ces indications montrent aussi qu'un traité de ce genre a sa place autant dans un laboratoire que dans une bibliothèque. Faisons remarquer à cet égard que ceux qui sont appelés à se servir pour la première fois du microscope devront en se guidant sur la table des matières, voir d'abord en quoi consistent la partie mécanique et la partie optique de cet instrument, quels sont les usages de chacune de ces parties, tant fondamentales qu'accessoires. Une fois l'instrument entre les mains, on étudiera le mécanisme de toutes ces pièces en se servant de préparations toutes faites, après avoir eu recours aux chapitres concernant l'examen des préparations en général, les grossissements à employer pour observer chacune d'elles, puis à ceux qui sont relatifs à l'interprétation de l'aspect des objets, selon qu'ils sont vus à l'aide de la lumière transmise naturelle ou polarisée, ou, au contraire, à l'aide de la lumière réfléchie.

Chacun pourra ensuite passer à l'exécution de préparations fraîches ou extemporanées, en se guidant sur les indications données dans les chapitres traitant de ce sujet en général, de l'emploi des réactifs chimiques et en particulier des moyens de conservation des objets préparés.

a.

Lorsqu'on voudra se livrer à des recherches autres que celles qui concernent la simple vérification des faits les plus communément constatés on prendra pour guide : 1° les chapitres auxquels on vient de renvoyer, 2° ceux qui traitent des moyens mécaniques, physiques et chimiques employés pour faire les préparations, 3° enfin les articles consacrés à la préparation de tel ou tel tissu animal ou végétal, de tel être en particulier, etc.

On arrive graduellement ainsi à vaincre chacune des difficultés que présente l'éducation de l'œil et de la main et celles qui tiennent à ce que toute donnée complexe fournie par l'observation, exige, pour être bien interprétée, l'acquisition antécédente des faits plus simples de la réunion desquels cette donnée est en quelque sorte la résultante, ou si l'on veut l'expression synthétique.

Ce traité a, comme on le voit, été conçu dans la pensée d'être utile aux étudiants, aux médecins, aux naturalistes et de les guider dans l'observation. Puisse ce but avoir été atteint.

Ch. ROBIN.

Septembre 1870.

# TABLE MÉTHODIQUE DES MATIÈRES





## PREMIÈRE PARTIE

### DES INJECTIONS

# SECONDE PARTIE



# PREMIÈRE SECTION

# TROISIÈME SECTION

# QUATRIÈME SECTION

# CINQUIÈME SECTION

# TROISIÈME ET DERNIÈRE PARTIE



## PREMIÈRE SECTION

# DEUXIÈME SECTION




# TROISIÈME SECTION

# QUATRIÈME SECTION




# CINQUIÈME SECTION



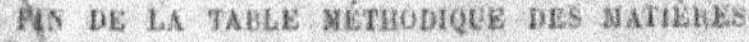

FIN DE LA TABLE MÉTHODIQUE DES MATIÈRES.

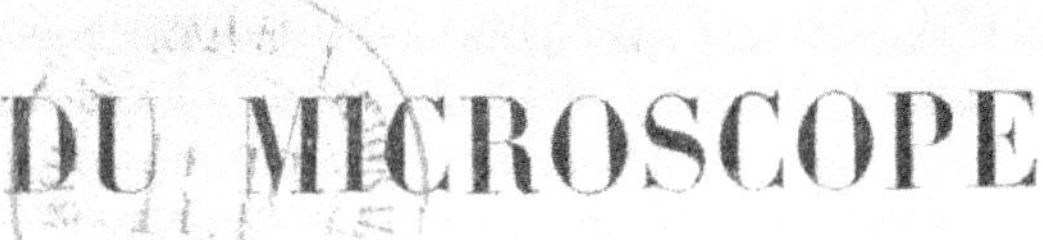

# DU MICROSCOPE



## AUX SCIENCES NATURELLES ET A LA PATHOLOGIE

## PRÉLIMINAIRES

1. Les moyens d'exploration en anatomie générale sont, les uns, mécaniques et physiques; les autres se rapprochent davantage des procédés chimiques. Leur emploi a pour résultat de nous faire connaître les propriétés correspondantes des éléments anatomiques et des tissus.

Parmi les premiers se rangent l'art de disséquer, l'emploi des loupes et des microscopes destinés au perfectionnement de l'organe de la vision, l'action de la chaleur, etc. Les moyens chimiques consistent dans l'usage de nombreux réactifs de nos laboratoires, auxquels il faut joindre les moyens *organoleptiques*, c'est-à-dire l'emploi méthodique des sens de l'odorat et du goût, introduits par M. Chevreul et adoptés par tous les chimistes.

2. L'art de disséquer, procédé général d'exploration anatomique, présente quelques particularités en anatomie générale, qu'il suffit de signaler en quelques mots. Lorsque, par exemple, il s'agit d'observer les éléments anatomiques d'un tissu, il faut isoler celui-ci autant que possible de tout autre, afin de ne pas être embarrassé par des objets étrangers à celui qu'on étudie. Il faut ensuite en prendre une parcelle aussi petite que possible, soit dans un point quelconque de l'organe, soit après l'avoir isolée autant qu'on le peut à l'aide d'une dissection préalable faite à l'œil nu ou sous la loupe; tel est le cas des acini des glandes en grappe, des glandes de Brunner, des glandes de la peau ou de l'aisselle, etc.

Souvent, alors, il faut faire la dissection sous l'eau, qui permet de mieux isoler les parties, principalement dans l'étude histologique des tissus du fœtus, dans celle des membranes, des vaisseaux, etc., pourvu, toutefois, qu'on ait constaté l'innocuité de l'eau sur les éléments du tissu. Ainsi, la rétine devient blanche et opaque par l'action de l'eau, de demi-transparente qu'elle était, et ses éléments s'altèrent; il en est à peu près de même chez certains embryons très-jeunes. Ce moyen ne vaut encore rien quand on veut examiner des tissus dont les vaisseaux doivent rester pleins de sang; tel est souvent le tissu placentaire, celui de certaines glandes et d'autres encore.

Enfin la dissection nous sert à reconnaître l'étendue et la disposition absolue ou réciproque des divers systèmes de tissus, leur distribution dans l'économie animale, etc.

3. Parmi les parties constituantes élémentaires des tissus, disposées sous forme de conduits ou de vaisseaux, il en est qui, interposées aux artères et aux veines visibles à l'œil nu, ne peuvent être bien étudiées, même à l'aide des instruments grossissants, qu'autant qu'on les a rendues aisément visibles en les remplissant d'une matière opaque ou encore transparente, mais d'une couleur qui tranche sur celle des autres parties. Indépendamment de ces conduits, appelés capillaires sanguins, les capillaires lymphatiques et les canaux excréteurs de certaines glandes doivent être traités de la même manière pour que leur distribution puisse être suivie. La réplétion de ces vaisseaux exige l'emploi d'instruments, le maniement de matières liquides ou solides liquéfiables et la mise en œuvre de procédés dont l'ensemble constitue ce qu'on appelle *l'art des injections.* Il représente une branche importante de *l'art anatomique ou des dissections;* la *première partie* de ce volume lui sera exclusivement consacrée. Il sera surtout question ici, il est vrai, de l'injection des petits vaisseaux, c'est-à-dire des injections faites au point de vue de l'étude des tissus; mais comme les capillaires ne peuvent être remplis que par l'intermédiaire des gros vaisseaux avec la cavité et la paroi desquels les leurs sont en continuité, l'injection des uns ne diffère pas essentiellement de celle des autres. La grandeur des appareils, le choix de certaines matières et du vaisseau dans lequel celles-ci doivent être poussées, sont les seules choses en fait qui changent alors.

# PREMIÈRE PARTIE

## DES INJECTIONS[1]

---

## CHAPITRE PREMIER

**De l'examen microscopique des injections naturelles et de la circulation.**

4. La disposition des vaisseaux capillaires, des réseaux lymphatiques et de quelques autres canaux, ne peut être étudiée complétement, si l'on n'a coloré les parois par l'imbibition, ou rempli les conduits avec diverses matières : c'est le procédé de l'injection.

Cependant, en se plaçant dans certaines conditions, il est possible de voir les artérioles, les véinules et le réseau des capillaires sanguins sur le vivant, grâce aux globules colorés qui circulent. Cette méthode est surtout utile en physiologie, le nombre des organes et des tissus propres à ce genre de recherches étant trop restreint pour qu'elle rende de grands services à l'anatomie. Le spectacle de la circulation est tellement attrayant et présente des sujets d'étude si importants pour les physiologistes, qu'il faut connaître, avant tous les autres, ce mode d'examen des vaisseaux.

5. Sur une plaque de liége longue de 20 centimètres, large de 10 et de 1 centimètre d'épaisseur, on pratique un orifice à bords nets, de forme triangulaire et un peu plus petit que la membrane interdigitale des pattes postérieures de la grenouille. Celle-ci est fixée par des épingles sur la plaque de liége, et la patte que l'on veut examiner est placée sur l'orifice et maintenue près des bords par de fines épingles plantées dans l'extrémité des doigts surtout. On verse sur la membrane quelques gouttes d'eau, on ajoute un verre mince, et l'examen microscopique peut commencer. Il est également possible de placer la lame mince la première et faire

---

[1] Par MM. Ch. Robin et Charles Legros.

glisser l'eau entre elle et la membrane interdigitale ou la langue. C'est ainsi, du reste, qu'on remplace cette eau quand elle s'évapore. On verra de la même façon la langue et le mésentère. Sur ce dernier, il faut rechercher sur le côté des petits vaisseaux sanguins, des artérioles surtout, les canaux lymphatiques appliqués contre eux et étudier le courant de la lymphe, qui est d'une grande lenteur et qui a lieu en sens inverse du courant artériel.

La circulation dans les poumons se distingue également fort bien sur les tritons, les grenouilles, etc., mais il faut éviter de piquer ces organes on les place simplement au-dessus de la fenètre taillée dans le liège, car ils sont assez transparents pour permettre l'examen dans ces conditions. On peut aussi les mouiller et les recouvrir d'une lamelle de verre mince. Il est même possible de fendre et d'étaler ces organes comme on le fait pour la langue des grenouilles, et cela sur les batraciens, les lézards, les couleuvres, etc., paralysés par quelques-uns des moyens indiqués ci-après. Pour cela, après avoir fait saillir le poumon vésiculeux plein d'air hors de la cavité thoraco-abdominale, on le cautérise longitudinalement à l'aide d'un stylet rougi au feu, pour empêcher toute hémorrhagie. On incise alors la poche respiratoire au milieu de cette bande cautérisée. On fixe le poumon étalé avec de fines épingles plantées dans le bord cautérisé pour éviter le plus possible les hémorrhagies[1]. On lui superpose une lame de verre au-dessous de laquelle on fait glisser de l'eau ou mieux quelque sérosité transparente telle que l'humeur aqueuse ou le liquide suintant du corps vitré des mammifères, etc.

Ces moyens facilitent surtout les recherches physiologiques, telles que l'étude du cours du sang en général, du transport des globules rouges et blancs, les mouvements des cils vibratiles sur les épithéliums pulmonaires, etc. Nous les donnons néanmoins ici, parce qu'ils permettent en même temps de voir mieux que tout autre la réelle disposition anatomique des capillaires dans ces divers organes, autant sous le point de vue de eurs propres dimensions qu'en ce qui touche la forme et la grandeur de leurs mailles, leurs rapports avec d'antres éléments du tissu etudié, etc.

Pour les études de cet ordre, surtout quand il s'agit de recherches physiologiques qui doivent durer quelques heures, il faut avoir soin

[1] Dans toutes ces recherches, les épingles fines servant à piquer les insectes ou à pratiquer les sutures chirurgicales sont très-utiles. On les coupe ensuite aussi près de la pointe qu'il est nécessaire, à l'aide d'une pince ou tenaille coupante, à tranchant oblique

d'employer des plaques de liége fin, pour que les épingles puissent être piquées solidement et exactement à l'endroit même où il est besoin que la membrane examinée soit fixée. Le liége grossier ne se prête pas à ces exigences en raison des nombreux trous pleins de cellules du suber désagrégées qu'il présente. J'ai vu les anatomistes et les physiologistes de Stockholm remplacer avantageusement les moyens précédents habituellement employés par le suivant.

Sur une lame porte-objet du microscope, ils collent, avec du baume du Canada, de la cire à cacheter ou du bitume de Judée, une rondelle mince du *Polyporus borealis* Fries, percée d'un trou de la largeur voulue pour la grandeur de la membrane vivante à examiner. On peut aussi limiter cet espace par quatre bandelettes du tissu de ce champignon, qui est blanc, très-homogène, se laisse piquer aisément, et qui, par l'homogénéité et la consistance de son tissu, maintient avec force les aiguilles, lors même qu'elles ne sont enfoncées que sur une profondeur de 2 millimètres ou environ. On maintient de la sorte les membranes entre deux couches de liquide, l'une représentée par l'espace que circonscrit le tissu du champignon et la bande de verre porte-objet, l'autre par la goutte d'eau que l'on place sous la lamelle mince supérieure. Il est probable que d'autres Polypores à tissu compacte pourraient remplacer le *Polyporus borealis*, qui n'est commun que dans le Nord et en Suisse.

La queue des têtards ou des poissons peut être utilisée pour ces observations comme la patte, et la langue des grenouilles, ainsi que celle des salamandres de petite taille qui sont peu pigmentées. Il en est de même pour les branchies extérieures de leurs larves ou têtards. Chez ces dernières, les globules sanguins sont très-volumineux, et on voit tous les détails de la circulation avec un faible grossissement ; on utilisera également leur mésentère.

6. Les efforts de l'animal obligent de l'attacher sur la plaque de liége soit avec une bandelette d'étoffe, soit avec des épingles plantées dans la peau des pattes antérieures, de la tête et des côtés du corps. Mais les hémorrhagies souvent déterminées par ces épingles et les mouvements qui ne sont jamais complétement empêchés de la sorte, gênent souvent l'observateur et troublent la circulation. Il est préférable d'examiner des animaux rendus complétement immobiles par le curare ou le chloroforme ; on évite par là l'emploi des liens et des épingles, ou au moins les violents mouvements de l'animal, qui non-seulement gênent l'observation en changeant de place l'organe examiné par rapport au foyer de l'ob-

jectif, mais encore amenènent la déchirure des tissus vivants au point où les épingles les traversent.

Quelques gouttes de chloroforme ou d'une solution de curare sous la peau suffisent pour immobiliser une grenouille pendant deux ou trois heures. On injecte le curare en solution avec une seringue de Pravaz, ou on en place une parcelle sous les téguments; quelques gouttes suffisent pour déterminer une prompte immobilité. On obtient encore celle-ci sans arrêter la circulation par la section du bulbe, et chez les batraciens particulièrement en plongeant une aiguille à dissection entre les deux yeux parallèlement à la colonne vertébrale, et, en lui imprimant les mouvements nécessaires, on déchire l'encéphale pour empêcher ainsi les mouvements volontaires de l'animal.

Si les recherches doivent être faites successivement sur plusieurs grenouilles, on pourra les placer d'abord dans un vase contenant de l'eau et quelques gouttes de chloroforme ou d'éther sulfurique pour les anesthésier; on agira de même pour les têtards, les salamandres, les poissons.

Chez les mammifères, une semblable étude ne peut être faite que sur le mésentère et après de graves lésions qui abrégent la durée possible de l'examen, car le sang cesse assez rapidement de circuler. Exceptons la chauve-souris, dont les ailes membraneuses se prêtent facilement à ce genre d'observation. Toutefois, à l'aide du curare injecté sous la peau, on rend l'examen de la circulation dans le mésentère des animaux de cette classe assez facile, et on peut le continuer longtemps, surtout sur les nouveau-nés ou les jeunes.

Citons encore, comme application de ce procédé à l'étude de la circulation, l'examen des petits annélides vivants dont le sang est coloré, les Naïs, par exemple, sur lesquels on constate les contractions péristaltiques des gros et des petits vaisseaux.

7. Il arrive fréquemment de trouver sur des cadavres des organes injectés naturellement; dans certaines maladies où le sang est altéré, une coagulation plus ou moins complète se forme dans les capillaires, de sorte qu'au moment de la mort, les artérioles ne peuvent plus se vider comme d'ordinaire. On profitera de ces injections naturelles que l'on peut provoquer chez les animaux en liant d'abord les veines principales d'un organe ou d'un membre, puis, es artères peu de temps avant de les scarifier. En plaçant ces tissus injectés dans un mélange d'eau et de perchlorure de fer (10 grammes de perchlorure de fer liquide pour 100 grammes d'eau),

on obtient d'assez belles préparations des vaisseaux qui apparaissent remplis de sang coagulé.

Ces moyens d'étudier la disposition des vaisseaux sont exceptionnels ; le procédé ordinaire est l'injection artificielle de matières diversement colorées.

# CHAPITRE II

**Des caractères anatomiques que nous enseignent les injections.**

8. Pour injecter des vaisseaux capillaires, des canaux glandulaires, des réseaux lymphatiques, de façon qu'on puisse durcir les pièces, pratiquer des coupes, examiner et conserver les préparations, il faut des instruments, des matières colorantes et des véhicules convenables, on doit s'entourer de mille précautions, enfin, c'est un art véritable qui doit être familier à tous les anatomistes. Mais avant d'étudier cette partie de notre sujet il importe d'examiner dans quel but on remplit ces conduits.

Le but des injections en anatomie générale est de nous faire connaître, en premier lieu, la vascularité absolue des tissus, les uns par rapport aux autres, sans distinction des artères et des veines ; en second lieu, la quantité et le volume relatif de ces deux ordres de vaisseaux et souvent en outre des lymphatiques ; enfin, en troisième lieu, la forme spéciale des mailles qui constituent les réseaux vasculaires, principalement de celles des capillaires. C'est ce qu'on appelle quelquefois le mode de terminaison des vaisseaux, qui, en général, présente un cachet particulier dans chaque tissu et indique par conséquent des différences de texture, lesquelles coïncident toujours avec des différences de propriétés. Cette forme spéciale des réseaux vasculaires et certaines dispositions des capillaires, sont donc importantes à bien connaître, surtout dans plusieurs glandes et diverses muqueuses.

9. Du reste, dans quelque tissu que ce soit, lorsqu'on étudie les vaisseaux dans un seul ordre d'organes ou de tissus, ou bien les vaisseaux indépendamment des autres éléments organiques, on est surpris du peu de résultats auxquels on est conduit, et on est forcé de reconnaître que les parties dans lesquelles on s'attendait à trouver des différences de vascularité considérables se ressemblent beaucoup. Ce fait est frappant pour les glandes en grappe, par exemple, pour les séreuses, etc. Ce n'est qu'en tenant compte des autres élé-

ments qui constituent les tissus que l'on est appelé à constater des différences qui primitivement avaient échappé, ou à tenir compte de celles qui avaient paru d'abord insignifiantes. En cela comme pour toute autre question anatomique, les spécialités ne conduisent à rien d'utile, et ne laissent dans la mémoire que le souvenir du plus ou moins d'élégance dans l'arrangement des fibres ou des vaisseaux.

10. La nécessité de remplir les vaisseaux capillaires d'une manière aussi parfaite que possible fait que ces injections sont plus difficiles à faire que celles qu'exige l'anatomie descriptive. Mais, en général, on a beaucoup trop de tendance à croire aux secrets que possèdent tels ou tels anatomistes pour parvenir à faire de belles injections, et il ne faut avoir aucune confiance en ceux qui se plaisent à propager cette croyance. Les seuls secrets pour réussir consistent dans l'emploi de bons instruments et de matières soigneusement préparées; le secret principal, c'est la patience.

11. Il ne faut pas croire que l'on puisse, dès les premiers jours, réussir une injection, ou, celle-ci étant faite, arriver de suite à en tirer tout le parti possible. Le temps seul, et de nombreuses *écoles* peuvent apprendre tous les minutieux détails dont il faut tenir compte pour parvenir au premier but. D'autre part, ce n'est qu'après avoir disséqué plusieurs fois les mêmes genres de tissus injectés, que l'on peut juger exactement des différences et des analogies qui existent entre ce que l'on a sous les yeux et ce qu'on a déjà vu, pour en tirer des conclusions anatomiques, physiologiques ou pathologiques.

Ces considérations font reconnaître que nous devons étudier d'abord les conditions qu'il faut remplir pour rendre les tâtonnements le moins nombreux possible. Les unes se rapportent aux instruments et aux matières à employer; d'autres sont anatomiques, elles concernent l'organe ou l'animal que l'on veut injecter.

12. Quand aux conditions à remplir pour tirer tout le parti possible des injections, outre celles de pure méthode, que nous avons signalées d'une manière générale et se rapportant à tous les genres d'études aussi bien qu'à celui-ci, il en est quelques autres qui sont relatives à la préparation elle-même et que nous signalerons plus loin.

Nous n'indiquerons pas seulement les procédés que nous avons adoptés; nous y joindrons les principales méthodes connues. Pour les matières à injections, il nous sera d'autant plus facile d'apprécier les diverses formules, que nous les avons toujours soumises à l'essai.

# CHAPITRE III

**Des instruments à employer pour faire les injections.**

ARTICLE Ier. — INSTRUMENTS PRINCIPAUX.

13. De tous les appareils qui ont été conseillés, la seringue est certainement le plus usité. L'habitude d'employer cet instrument dans les injections des gros vaisseaux, la simplicité du manuel opératoire l'ont fait généralement adopter. Pour cette raison, nous la décrirons d'abord, quoique ce procédé d'injection soit inférieur à d'autres que l'on trouvera plus loin.

La plupart des injections nécessaires en anatomie générale n'exigent pas de grandes quantités de matières, car on se propose le plus souvent de remplir les vaisseaux d'un organe d'une portion limitée du corps ou d'un petit animal; on n'a par conséquent besoin que de petites seringues. Lors même qu'une plus grande quantité de matières devrait être injectée, il serait encore préférable, à cause de la facilité du maniement, d'employer une petite seringue que l'on remplirait autant de fois qu'il serait nécessaire, en ayant soin de fermer le robinet de la canule chaque fois qu'on retire l'instrument, ou tout simplement d'enfoncer un fosset qui empêchera le reflux des matières.

*Seringues à main.*

14. Les *seringues à main* sont les seringues qui portent, dans la maison Charrière, les numéros 0, 1, 2 et 3, c'est-à-dire d'une capacité de 50, 60, 120 et 200 grammes d'eau. Les plus utiles sont les numéros 1 et 2. Elles se composent (pl. I, fig. 1), du corps *a*, du porte-canule *b*, de la virole *c*, et du piston *d*.

*Corps de la seringue.*

1° Le *corps* doit être en laiton ou en maillechort; il doit être tout à fait uni, si ce n'est vers le tiers supérieur, où il doit porter une oreille circulaire, unie ou à six pans (*e e*), qui sert de point d'appui à l'index et au médius, quand on est obligé de remplir la seringue d'une seule main, ce qui arrive souvent, pendant que le pouce, passé dans l'anneau du manche du piston, le tire en arrière. Elle sert aussi quand le piston, arrivé presque au fond de la seringue, ne laisse plus assez de force aux doigts trop rapprochés pour exercer une pression énergique ; on porte alors l'index et le médius derrière cette oreille. L'extrémité du corps doit avoir la forme arrondie indiquée par la figure (pl. I, fig. 4), c'est-à-dire dépourvue des saillies qu'elle porte sur la plupart des modèles adoptés autrefois et même encore par beaucoup de fabricants.

### Porte-canule.

2° Le *porte-canule b* doit être continu avec le corps et tout à fait dépourvu de cannelures ou de molettes saillantes à sa jonction à ce dernier, *b'*, contrairement à ce qui existe dans presque toutes les seringues afin de les rendre élégantes. En effet, les saillies gênent quand il s'agit de placer la seringue profondément dans l'intérieur d'un animal, ou d'injecter un vaisseau adhérent à un os, à la colonne vertébrale d'un petit animal, etc. De plus, souvent dans ces circonstances, il suffit d'un très-petit mouvement pour rompre le vaisseau, desserrer la ligature de la canule ou faire sortir celle-ci du vaisseau, etc.

Comme il faut qu'on puisse sortir et faire entrer facilement la seringue sur la canule fixée, le porte-canule doit jouer à frottement sur celle-ci sans tour de vis. En s'aidant de pinces ou des doigts, on peut rendre l'adhérence toujours assez forte par ce moyen très-simple, qui évite plus les dérangements de la canule que les porte-canule à baïonnette ou à vis.

Les vis sur le porte-canule sont nécessaires pour les seringues plus grosses que les précédentes et qui exigent l'emploi des deux mains ; mais à l'aide de rondelles de cuir, on fait en sorte qu'il n'y ait besoin que d'un demi-tour ou d'un tour seul pour fixer la seringue sur la canule. Pour ces seringues aussi le robinet du porte-canule se fixe sur lui de la même manière ; et à son tour, il s'adapte aux canules comme il vient d'être dit, afin de pouvoir être laissé attaché à volonté sur la canule ou sur la seringue. Pour les premières dont nous avons parlé, le robinet (pl. I, fig. 6) se fixe et se détache de la même manière, mais par le frottement seul, l'une de ses extrémités se plaçant sur le porte-canule, et l'autre semblable à celui-ci pénétrant dans les canules. Mais le robinet ne doit pas être fixé à la seringue ; car alors il gêne souvent, surtout quand il s'agit d'injecter de petits animaux, ou profondément dans la cavité abdominale.

### Virole.

3° La *virole c* doit être pourvue d'une oreille circulaire à six ou huit pans, destinée à servir de point d'appui à la seringue, sur le médius et l'index, quand le pouce presse sur le piston. Si elle ne porte pas d'oreille, les doigts glissent sur elle, surtout quand ils sont mouillés; si l'oreille n'est pas taillée à pans, elle laisse rouler la seringue dès qu'on ne la place pas sur un plan horizontal.

### Piston.

4° Le *piston d* est formé d'une tige ou manche cylindrique qui glisse exactement dans l'orifice central de la virole; son extrémité libre porte un anneau *f*, qui doit, pour toutes les seringues, permettre l'entrée du pouce, de manière à ce que ce doigt trouve là un solide point d'appui. Un simple bouton, quelle que soit sa forme, est toujours insuffisant, parce qu'il laisse glisser les doigts, qui sont toujours gras ou mouillés. Dans les seringues volumineuses, qui ne peuvent être employées à la main, c'est un large bouton de bois qui permet de pousser avec la poitrine, les deux mains fixant la seringue. Les seringues de 200 grammes de capacité ont ordinairement un bouton de ce genre; mais comme elles sont encore assez courtes pour être employées à la main, il vaut mieux le faire remplacer par un anneau, parce qu'il est toujours important d'avoir une main libre. Le manche, dans cette dernière surtout, doit être aussi court que possible, afin que la main n'ait pas besoin d'être trop étendue pour atteindre l'anneau.

15. La partie la plus importante est le *piston* proprement dit (pl. I, fig. 2 et 3) qui doit glisser en remplissant exactement le corps de la seringue. Les pistons à parachute, tels que M. Charrière en a introduit l'usage, remplissent toutes les conditions nécessaires, et une fois qu'on s'en est servi, on ne peut plus en employer d'autres. Ils sont formés de deux rondelles de cuir *a a*, fixées au milieu du piston à l'aide de deux pièces qui constituent la charpente de celui-ci et se vissent l'une sur l'autre (pl. I, fig. 3, *b* et *c*) ; ces deux rondelles sont rabattues, l'une en haut, l'autre en bas (pl. I, fig. 3 et 4). Comme elles tendent toujours à s'écarter de la tige, elles remplissent immédiatement le moindre vide qui se présente dans le corps, dû soit à un défaut dans le poli, soit à une rayure accidentelle ou à un défaut de calibrage. Lorsque, par l'emploi d'injection trop chaude, le cuir s'est ratatiné, on écarte les rondelles de cuir, et l'on enveloppe la partie correspondante de la charpente du piston (pl. I, fig. 3, *e e*), avec un peu de fil ou de chanvre, de manière à maintenir l'écartement et pour obtenir un frottement suffisant à la surface interne du

corps. On emploie le même moyen quand le piston glisse trop facilement; mais alors souvent il suffit de relever un peu les bords des rondelles de cuir. Pour changer les rondelles quand elles sont altérées, il suffit de dévisser la pièce *b* (pl. I, fig. 5), et d'introduire de nouvelles plaques de cuir à la place des premières.

16. On peut obtenir avec les seringues de fort bons résultats, mais il faut pour cela avoir acquis une certaine expérience. La force que l'on déploie pour pousser le piston doit être aussi régulière que possible; malgré toutes les précautions, il est difficile d'éviter les secousses surtout si l'opération dure quelque temps, les muscles se fatiguent et n'agissent que par une succession d'efforts qui amènent la rupture des vaisseaux; en outre on ne se rend pas ainsi un compte exact de la pression que l'on produit dans les vaisseaux. Afin d'atténuer quelques-uns de ces inconvénients, MM. Robert et Collin ont construit d'après nos indications une seringue à crémaillère qui peut rendre de grands services pour l'injection des vaisseaux sanguins et surtout pour celle des vaisseaux lymphatiques (fig. I). Le corps de cet instrument est en verre, ce qui est préférable pour les mélanges où il entre quelques substances corrosives ou du nitrate d'argent. Le piston est à parachute comme dans les seringues ordinaires, la tige du piston est à crémaillère et une roue dentée la fait mouvoir; on évite avec cet instrument les brusques changements de pression, on apprécie mieux la résistance, les efforts sont moins pénibles, et enfin on risque moins de communiquer au corps de la seringue des oscillations qui, souvent avec l'instrument ordinaire, entraînent la canule hors du vaisseau.

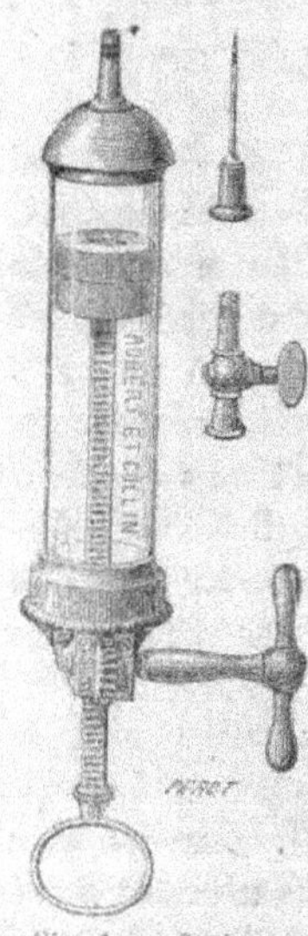


Fig. 1. — Seringue à crémaillère.

### Des appareils à pression continue.

17. Les principales difficultés de l'injection disparaissent avec les appareils à pression continue, qui ont seulement le désavantage d'être plus encombrants et plus difficiles à nettoyer. On devra donner la préférence à ceux-ci, chaque fois que l'on voudra faire une injection délicate.

Il est un instrument vulgaire connu de tous, l'irrigateur Éguisier, qui peut être utilisé pour injecter les vaisseaux capillaires. On s'assurera avant de l'employer de la force qu'il déploie, mais il est impossible de faire varier cette force, et c'est là un défaut sérieux qui s'opposera souvent à son emploi. Il est nécessaire, en effet, pour qu'un appareil remplisse toutes les conditions désirables, que la pression soit soutenue, et qu'on puisse l'augmenter ou la diminuer à volonté sans secousses; il est également utile qu'il serve pour injecter des liquides froids ou des mélanges tièdes.

L'instrument suivant (fig. 2) semble au premier abord remplir ces conditions. C'est un flacon à deux tubulures (fig. 1), à l'une desquelles est luté avec soin un tube de verre coudé *a*, qui enfonce très-peu dans le flacon; il porte lui-même un robinet de cuivre *r* fixé à l'aide d'un tube en caoutchouc *b*, ou d'un morceau de sonde élastique. Ce robinet est destiné à recevoir les canules *c* par simple frottement, après qu'on a lié sur elles le conduit à remplir. L'autre tubulure reçoit un tube *d d* en verre, d'une longueur proportionnée à la pression sous laquelle on veut que l'injection se fasse, et pouvant se dévisser en deux parties par le milieu; il descend jusqu'au fond du vase et le flacon étant plein de matière à injection, on remplit le tube de mercure jusqu'à la hauteur voulue, le métal s'accumule dans le flacon ou à mesure que l'injection sort, et la soulève en même temps qu'il la presse plus ou moins suivant la hauteur de la colonne mercurielle du tube.

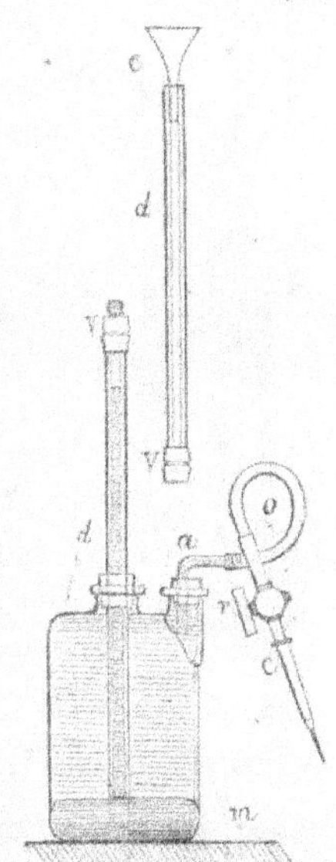

Fig. 2. — Appareil ordinaire à pression continue.

On a utilement modifié cet appareil en plaçant au-dessus du tube qui porte l'entonnoir *e*, un autre entonnoir muni d'un tube en caoutchouc, terminé par un tube de verre effilé; ce second entonnoir est soutenu par un support, et reçoit le mercure qui s'écoule par le tube effilé dans le grand tube *d d*. Une vis à compression permet de serrer le tube en caoutchouc lorsqu'on veut arrêter l'écoulement. On injecte des substances tièdes en tenant le flacon dans un bain-marie.

Sans doute on obtient ainsi de bons résultats, mais l'appareil est incommode, il faut le nettoyer après chaque injection et séparer le mercure de la matière employée; de plus, ce serait une illusion de

croire qu'on ne produit point de secousses en versant le mercure,
même lorsqu'on emploie le second entonnoir et le tube de verre
effilé.

Il est vrai qu'on obvie en partie à cet inconvénient, en adaptant
au point V un tube de caout-
chouc d'un demi-mètre de
long, et terminé par un
entonnoir qui reçoit le mercure; on élève ou on abaisse
à volonté l'entonnoir au
moyen d'un support. L'in-
strument ainsi modifié convient mieux au but qu'on se
propose. De toutes façons
on commencera par une
pression mercurielle faible
(4 ou 5 centimètres de mercure), on augmentera peu
à peu en évitant de dépasser 15 centimètres.

18. Nous employons, de-
puis plusieurs années, un
appareil à injection d'une
grande simplicité et que
chacun peut construire à
peu de frais (fig. 3). On
prend un tube en caout-
chouc de 5 mètres de lon-
gueur, on fixe à l'une de ses
extrémités un entonnoir B,
qui recevra la matière à injection et à l'autre un petit
robinet en cuivre C qui peut
s'adapter aux canules. Une
corde munie d'anneaux passe sur une poulie A et soutient l'entonnoir, les an-

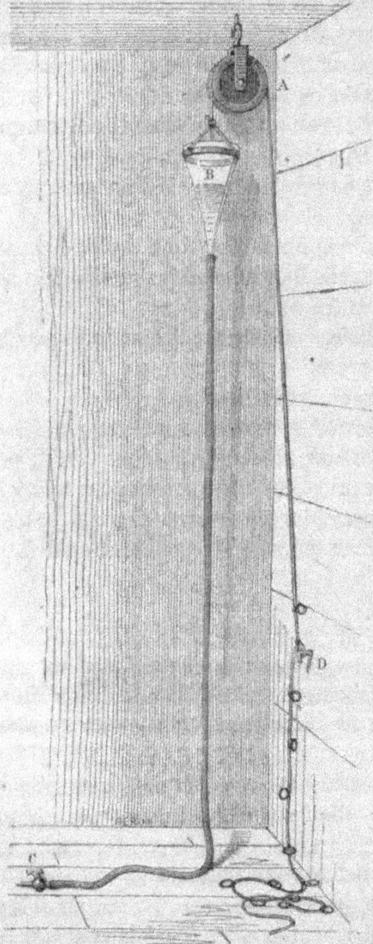

Fig. 3. — Appareil à pression continue simplifié.

neaux s'accrochent à un clou D planté au mur ou à la table. On
peut ainsi élever ou abaisser l'entonnoir, et changer progressivement la pression qui est produite ici par le poids même du li-

quide ; il est donc nécessaire d'avoir un tube assez long, de sorte que l'appareil ne peut être organisé que dans une chambre élevée, ou lorsqu'on peut disposer de deux étages.

De cette façon on injecte facilement des liquides non solidifiables par les variations ordinaires de la température. On pourrait adapter à l'extrémité inférieure du tube deux flacons, communicant entre eux et munis de deux tubulures. Dans le premier flacon, descendrait le liquide de l'entonnoir (ce serait alors de l'eau), et ce liquide chasserait l'air du premier flacon dans le second qui serait placé dans un bain-marie, et contiendrait la matière à injection que l'on dirigerait dans la canule, au moyen d'un tube plongeant jusqu'au fond de ce second vase.

On voit que pour les injections tièdes l'appareil a plus de complication ; aussi, vaut-il mieux réserver l'appareil simplifié, autant que possible, pour les injections froides.

Dans un laboratoire d'anatomie, cet instrument rendra de grands services ; il n'exige aucuns préparatifs : l'injection est versée dans l'entonnoir, puis on ouvre le robinet ; le liquide descend en chassant l'air ; dès que l'air est chassé, on ferme le robinet, on élève plus ou moins l'entonnoir et l'opération peut commencer. Il est utile que le calibre du tube de caoutchouc ne soit pas supérieur à celui du robinet ; sans cette précaution, la colonne liquide peut se fragmenter au début et emprisonner les bulles d'air, ce qu'il faut soigneusement éviter.

*Appareil à injections mercurielles.*

**19.** *Cet appareil fort simple* se rapproche de celui qui est employé par M. Sappey, pour l'injection des lymphatiques au mercure (fig. 4). Dans celui-ci, un tube flexible plus résistant et plus court est fixé à une sorte d'entonnoir et se termine par un robinet spécial en fer, auquel s'adaptent des tubes de fer effilés ou des canules en acier, en platine, etc. Cet instrument doit être construit par un fabricant habile, et son prix est assez élevé. On s'en servira exclusivement pour les injections au mercure.

Au lieu des canules en acier, on sait que, depuis longtemps les anatomistes français se servent de tubes en verre effilés à la lampe en pointe supportée par un cône court, et qu'on transforme en canules en les séparant du tube principal par un coup de lime, de manière à ce que celles-là aient 3 à 4 centimètres de long ou environ. On en prépare une provision dont on taille le bout effilé d'un coup de ciseau. Un fil de soie ciré est enroulé à la base de la canule; on enfonce alors celle-ci dans l'ajutage en acier qui se visse au bout du robinet, de manière à ce qu'elle soit cachée dans cet ajutage. On peut, du reste, aussi visser la canule grossie par le fil ciré à l'extrémité libre de cet ajutage. Celui-ci est alors vissé à son tour sur le robinet; on tourne celui-ci, et pendant que le mercure coule sous forme d'un jet réellement capillaire, on pique obliquement le tissu dont on veut remplir les lymphatiques, en tenant la canule comme une plume à écrire.

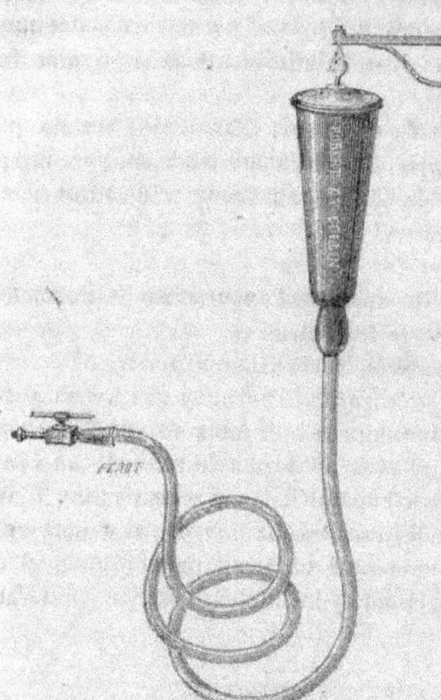

Fig. 1. — Appareil analogue à celui de M. Sappey pour l'injection des lymphatiques.

### Appareils divers.

20. Si l'on peut avoir à sa disposition de l'eau à forte pression, ce qui est facile à Paris, on organisera un appareil assez utile. Au moyen d'un tube en caoutchouc, on mettra en communication avec le robinet qui fournit l'eau un récipient métallique muni d'un manomètre; l'eau pénétrant dans ce récipient chasse l'air dans un vase à deux tubulures disposé convenablement et contenant la masse à injection que l'on pourra chauffer au besoin; un tube plongeant au fond du vase tubulé donnera issue à la matière, et le manomètre indiquera la pression, que l'on modifiera à son gré en tournant plus ou moins le robinet à eau.

Dans les laboratoires de physiologie à Leipzig (laboratoire de Ludwig) et d'Upsal, trois tubes à injection de ce genre sont disposés les uns à côté des autres, de manière à permettre l'injection à pression continue de plusieurs animaux ou de plusieurs systèmes de conduits d'un même animal, en même temps à telle ou telle pression voulue. Les vases destinés à recevoir la matière à injection sont placés dans un bain-marie pouvant être chauffé et maintenu à la température qu'il convient d'adopter en chaque cas. La table métallique sur laquelle on place les animaux ou les organes peut être chauffée en-dessous et recouverte d'une cloche en verre de forme et de grandeur appropriée, ce qui permet de maintenir l'organe ou l'animal injectés à une température constante, sans le plonger dans l'eau tiède.

21. Les instruments que nous venons de décrire sont simples et peu dispendieux ; mais s'ils peuvent être employés dans la majorité des cas, ils sont insuffisants pour des injections très-délicates et surtout pour celles qui nécessitent une pression constante ou régulièrement ascendante.

Il est donc utile dans tout laboratoire de recherches de posséder pour les injections une sorte d'instrument de précision ; c'est ce qui peut être réalisé par l'appareil suivant (fig. 5, p. 18).

Un flacon A contenant du mercure sera élevé ou abaissé en tournant la manivelle F ; il communique par un tube de caoutchouc à parois épaisses avec le flacon B muni de deux robinets D et C. Le robinet D met simplement en communication avec l'air extérieur, le robinet C s'adapte à un tuyau de caoutchouc terminé par un tube en verre qui pénètre peu profondément dans le vase à deux tubulures E.

L'autre orifice du vase E laisse passer un tube qui va jusqu'au fond et qui aboutit à un conduit flexible terminé par le robinet G. Pour faire l'injection, on ferme le robinet D et on ouvre le robinet C, puis on élève lentement le vase A, le mercure passe alors peu à peu dans le vase B, chasse l'air dans le flacon E, et la matière à injection s'échappe par le robinet G.

Lorsque le flacon B est presque plein de mercure, on ferme le robinet C, on ouvre le robinet D et on abaisse le vase A, qui reçoit de nouveau le mercure, et l'injection peut alors être continuée.

Cet appareil permet également de faire le vide en remplissant d'abord le vase B et en abaissant le vase A, et peut être utilisé pour extraire l'air des poumons avant l'injection des bronches et dans d'autres circonstances encore ; avec un second robinet dans le voisinage du point C, il est possible de pousser deux injections à la fois ; ce n'est, du reste, qu'une modification de l'appareil qui sert à extraire les gaz du sang. Les divisions du mètre sont marquées sur le milieu de la planche qui supporte l'instrument, de sorte que l'on se rend compte des pressions employées. Le vase E

peut être placé dans un bain-marie et chauffé à volonté. Le mercure
ne se trouve jamais en contact avec la matière à injection ; les se-

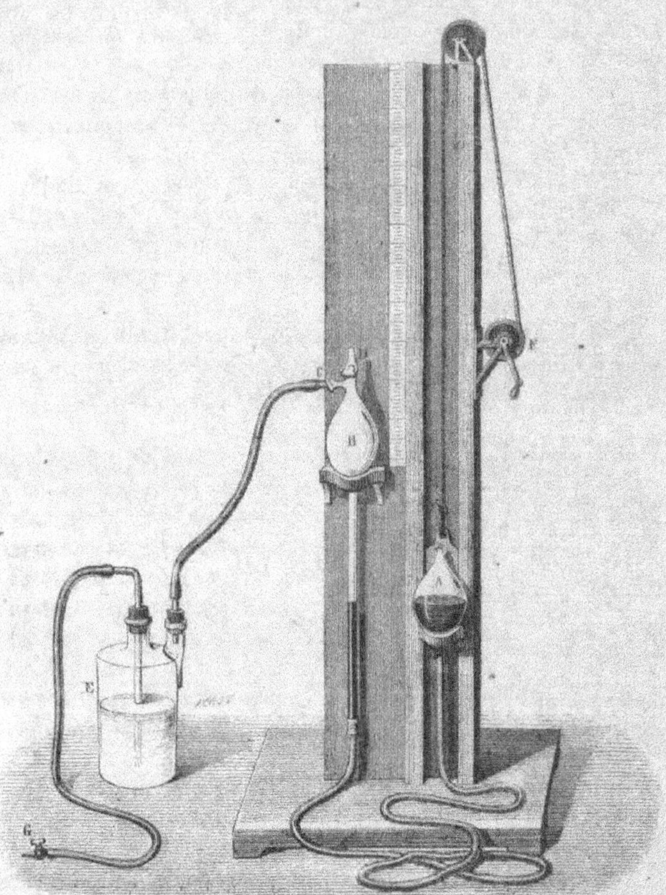

Fig. 5. — Appareil à pression continue.

cousses brusques sont évitées et l'on réunit les meilleures conditions de réussite.

En Allemagne, on se sert d'un appareil analogue : c'est l'appareil
de Todt ; il est basé également sur la compression de l'air par le
mercure qui passe d'un ballon dans un autre. Le mécanisme en est
assez compliqué ; il est grossièrement construit et ne présente aucune supériorité sur celui que nous avons décrit.

## Des canules.

22. Les *canules* ne doivent pas être coniques depuis leur base jusqu'à la pointe, telles qu'on les fait généralement. Elles doivent être formées de deux pièces, l'une conique (pl. I, fig. 4 et 5, *a*), qui ne varie jamais de volume, destinée à s'adapter à frottement sur le porte-canule, l'autre cylindrique *b*, ou à peine plus mince au sommet qu'à la base. Il faut avoir ainsi une série de canules dont cette dernière pièce varie de calibre, depuis celui du porte-canule, qu'il n'est pas utile de dépasser, jusqu'au volume le plus mince qu'on puisse faire, afin de pouvoir les adapter aux vaisseaux de tout calibre. Lorsqu'elles sont coniques, elles glissent souvent et s'échappent au moment où on serre le fil, sans être plus faciles à introduire que celles-ci. De plus, si on vient à les pousser dans un sens ou dans l'autre, ce qui arrive souvent pendant l'injection, on distend la ligature, on comprime le vaisseau, de telle sorte que bientôt la matière injectée fuit autour de la canule.

Il serait bon d'avoir dans la boîte aux canules ordinaires des mandrins coniques en bois ou en métal destinés à être introduits par l'orifice évasé et dont l'extrémité dépassant l'autre orifice facilite l'entrée dans les vaisseaux. Tous les anatomistes savent les difficultés que l'on éprouve souvent pour ce premier temps de l'opération ; c'est pourquoi M. Legros conseille l'usage de canules analogues à celles que l'on voit (fig. 6), c'est-à-dire des canules dont l'extrémité taillée en bec de flûte est terminée par un léger renflement olivaire ; en arrière du bec de flûte se trouvent les cannelures ordinaires. Rien de plus facile alors que de pénétrer dans les vaisseaux très-fins à l'aide de ces petits instruments. L'extrémité olivaire s'oppose à la perforation des parois, l'orifice d'écoulement est plus considérable et l'on est moins exposé à rompre les vaisseaux qu'avec les canules ordinaires, dont les rebords tranchants sont dangereux.

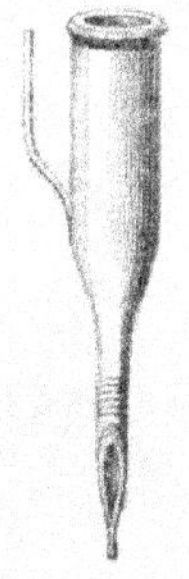

Fig. 6.
Canule en
biseau.

Quelle que soit la forme acceptée, il est utile de faire adapter un petit aileron latéral tel que nous le figurons pour fixer les extrémités du fil qui a servi à la ligature ; de cette façon, on n'est plus exposé à voir la canule sortir du vaisseau au moment de l'injection.

23. Pour injecter directement les réseaux sanguins ou les lymphatiques, on doit avoir de fines canules taillées en biseau et bien

aiguisées, analogues à celles qui accompagnent les seringues de Pravaz; elles seront droites; je ne vois pas l'utilité de celles qui sont courbes et qui ont l'inconvénient de ne pas être maniées facilement.

C'est avec le laiton ou le maillechort que sont habituellement fabriqués ces petits instruments; ils seront en fer, etc., pour les injections au mercure.

Les tubes de verre effilés à la lampe conviennent également pour les injections au mercure et au nitrate d'argent; mais on les construira d'une façon différente, suivant le but qu'on se propose. Pour remplir de mercure les réseaux lymphatiques, on effilera le tube de façon à produire un cône très-court terminé par un orifice capillaire. S'agit-il d'une injection par les troncs vasculaires, le tube ne doit pas se rétrécir brusquement, mais présenter un cône très-allongé; en outre, on produira à une petite distance de l'orifice d'écoulement un léger renflement. On s'habitue aisément à faire soi-même les canules de verre; c'est ce léger renflement dont nous venons de parler que l'on réussit plus difficilement. Il faut, après avoir effilé son tube complétement, c'est-à-dire après l'avoir fermé, chauffer le point que l'on désire évaser et souffler légèrement par l'extrémité du tube; ensuite, on casse un peu au delà de l'évasement et on expose de nouveau l'extrémité à la flamme pour faire disparaître les aspérités de la cassure.

Encore un détail futile en apparence; il faut avoir dans la boîte aux canules de petits bouchons de différentes grosseurs en bois ou mieux en liége ou en caoutchouc, pour obturer la canule aussitôt après l'injection et pour empêcher le reflux; cela vaut mieux que de lier le vaisseau au delà de la canule, car la ligature, qui n'est pas toujours possible, détermine quelquefois la rupture du vaisseau distendu.

ARTICLE II. — INSTRUMENTS ACCESSOIRES.

24. Parmi les instruments accessoires les plus utiles, il faut ranger des aiguilles d'acier, les unes volumineuses, les autres minces et très-effilées, destinées à déboucher les canules, quand on a laissé solidifier la matière à injection qui les remplit, ou quand un corps étranger s'y est arrêté. Cet accident arrive quelquefois pendant l'injection, surtout pour les plus petites canules, quand on n'a pas mis assez de soin à préparer la masse; on peut alors, lorsque c'est une substance liquide, ou si la pièce plonge dans l'eau tiède, débarrasser la canule pendant l'opération, à l'aide de ces aiguilles.

25. Il faut, en outre, avoir des aiguilles à suture, courbes et demi-courbes, pour passer le fil au-dessous des vaisseaux dans lesquels on veut placer la canule. En d'autres circonstances, pour les gros vaisseaux principalement, c'est de l'aiguille de Deschamps ou de celle de Desault qu'on a besoin ; il faut ordinairement avoir soin de les prendre aussi étroites que possible, et un peu plus aiguës que celles employées en chirurgie. On aura, en outre, différentes espèces de fil ciré et de la ficelle solide pour les ligatures en masse.

26. Lorsque, pendant l'injection, il survient des fuites par rupture, ou par un vaisseau qu'on n'a pu lier, lorsqu'il s'agit d'injections partielles, on se sert de pinces à pression continue, susceptibles, par l'épaisseur de leurs branches, d'exercer une forte pression sur la partie que l'on saisit à leur aide. Il faut en avoir de deux sortes, les unes volumineuses, pour pincer les gros vaisseaux ou une grande épaisseur de tissus, ayant leur extrémité droite (fig. 7, *A*), ou courbe (fig. 7, *B*), de manière à presser à la fois sur une plus grande étendue, en se servant de leur convexité. Les autres sont plus petites et sont employées lorsqu'il faut saisir un capillaire ou une mince membrane que les grosses pourraient rompre (fig. 7, *C*). Dans les injections partielles, on est souvent obligé d'en employer un grand nombre.

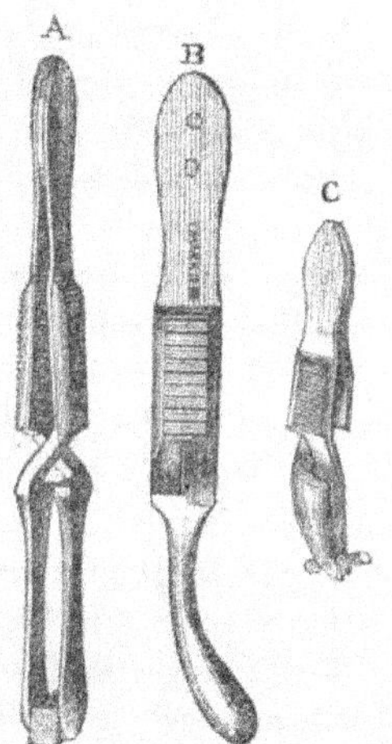

Fig. 7. — Pinces à pression continue.

27. Si les fuites ont lieu par des capillaires sur une surface un peu étendue ou dans une dépression trop profonde, il faut cautériser à l'aide du fer rouge, comme on le fait en chirurgie. On devra donc avoir parmi les instruments accessoires deux ou trois cautères actuels de différentes formes qu'on tient toujours au rouge blanc pendant qu'on pratique l'injection. Quand on pratique une injection chaude, on fait chauffer les cautères dans le fourneau qui sert à fondre la masse.

28. Pour les injections chaudes (en l'absence de l'appareil décrit plus haut p. 16-17), il est indispensable d'avoir plusieurs bassins contenant : les uns de l'eau chaude, les autres de l'eau froide. On a conseillé l'usage de caisses métalliques spéciales que l'on peut chauffer à l'aide d'une lampe à alcool, et dans lesquelles on maintient

l'animal ou l'organe que l'on injecte à une température constante ;
comme l'emploi des injections chaudes tend à devenir de plus en
plus restreint et limité à quelques cas exceptionnels, ces caisses métalliques serviront rarement ; du reste, un vase d'une capacité proportionnée au volume de la pièce injectée est suffisant ; on ajoutera de l'eau chaude à mesure que le refroidissement aura lieu,
et un thermomètre servira de guide.

# CHAPITRE IV

### Des matières à injection.

29. Au milieu des nombreuses formules qui ont été conseillées,
nous choisirons celles qui offrent les meilleures conditions de réussite
et le plus de facilité dans la préparation. Parmi les mélanges que
nous indiquons, les uns sont empruntés à divers anatomistes, les
autres nous sont personnels, mais tous ont été essayés par nous.

Dans toute matière à injection, il faut considérer le véhicule
et la substance colorante. Tantôt le véhicule est liquide à la température ordinaire, tantôt il est solide et doit être liquéfié par
une chaleur modérée ; il se solidifie alors dans les vaisseaux.
Les véhicules solides à la température ordinaire seront préférés
lorsqu'on voudra comparer le diamètre des capillaires. Mais alors
il faut ténir l'animal dans de l'eau assez chaude pour que la
solidification ne se fasse que très-lentement, et le placer dans
cette eau longtemps avant l'injection pour qu'il prenne une température égale dans l'épaisseur des tissus et à l'extérieur.

Il est indispensable de connaître plusieurs espèces de formules,
car la matière à injection doit varier suivant le but qu'on se propose. Veut-on examiner des pièces à l'aide de la lumière directe
ou réfléchie par le tissu injecté à l'œil nu ou à la loupe, on se servira d'une masse opaque. S'il s'agit d'observer les vaisseaux à l'aide
de la lumière réfléchie par le miroir du microscope, c'est-à-dire
transmise au travers du tissu injecté réduit en coupes minces, on
donnera la préférence aux matières transparentes.

L'organe injecté doit-il être placé dans l'alcool, dans la glycérine,
ou simplement desséché, on devra varier les véhicules et les substances colorantes ; ainsi, pour prendre un exemple, si l'on veut
faire sécher une pièce, on évitera d'employer la glycérine comme
véhicule.

ARTICLE I$^{er}$. — MATIÈRES A INJECTIONS OPAQUES.

50. Pour les injections opaques, ces véhicules solides sont des matières grasses ou résineuses. L'axonge pénètre facilement, mais dès que la température ambiante est un peu élevée, elle se ramollit et s'écoule; on peut employer tout simplement du suif auquel on ajoute une certaine proportion d'essence de térébenthine ou d'axonge.

Le mélange suivant est très-pénétrant quoique sa consistance soit assez grande, lorsqu'il est refroidi, pour former une masse dure.

| | |
|---|---|
| Axonge.. . . . . . . . . . . | 40 grammes. |
| Blanc de baleine. . . . . . . | 40 — |
| Cire blanche. . . . . . . . . | 10 — |
| Essence de térébenthine. . . . | 15 — |

On fait fondre à une douce chaleur et on ajoute une des matières colorantes broyées à l'huile que nous indiquerons plus loin.

51. Les injections opaques peuvent être faites à froid en employant pour véhicules des vernis ou des essences, auxquelles on donne si l'on veut un peu moins de fluidité en y dissolvant une petite quantité de cire.

Parmi les matières liquides à la température ordinaire, les meilleures sont les couleurs fines pour les peintres, broyées à l'huile, délayées ensuite dans l'essence de térébenthine, et la cire à cacheter dite cire d'Espagne colorée dissoute dans l'alcool jusqu'à la plus grande saturation possible. On conserve ces substances dans des flacons à large ouverture bouchés à l'émeri, pour les garantir de la poussière et de l'évaporation de l'essence pour les premières, et de l'alcool pour les secondes. Il est très-important qu'elles soient dépourvues de toute impureté pour prévenir l'engorgement des canules, qui peut quelquefois faire manquer l'injection lorsqu'on ne parvient pas à les déboucher avec les aiguilles, ainsi qu'il a été dit plus haut.

Ces matières doivent avoir à peu près la consistance de la crème au moment où on les injecte; dans ce cas, une fois que les capillaires en sont pleins, ils ne se vident pas, lors même qu'on coupe le tissu, parce que la substance est retenue par capillarité. Du reste, au bout de quelque temps, si c'est une pièce sèche, le liquide s'évaporant, la matière colorante reste dans les capillaires et ne tend plus à couler. On se servira principalement des couleurs à l'huile délayées dans l'essence, parce que, soit qu'on fasse sécher les pièces, soit qu'on les conserve dans l'alcool, l'huile et l'essence se solidifient à demi et finissent par ne plus couler; les capillaires et même les vaisseaux d'un demi-millimètre s'aplatissent à peine. De plus, l'huile des couleurs broyées préserve les matières colorantes contre l'action des acides, quand on est obligé de faire macérer une pièce dans l'acide nitrique par exemple. Pour certaines préparations, le jaune de chrome seul blanchit un peu, mais ce changement de teinte ne gêne pas l'observation.

32. Cette méthode présente cependant un inconvénient, c'est que, lors même qu'on a poussé une matière solidifiable dans les gros vaisseaux derrière la couleur liquide, il s'échappe toujours des gouttes de cette dernière, soit des gros vaisseaux que le suif n'a pas remplis, soit des plus gros capillaires coupés pendant la dissection. Ces gouttes viennent s'étaler à la surface de l'eau sous laquelle est la pièce, et l'huile produit des teintes irisées qui gênent l'observation. Il faut alors changer assez souvent l'eau du baquet à dissection; mais la pièce se dégorge bientôt, et cet inconvénient diminue beaucoup ou disparaît après quelques lavages. Il ne se reproduit que rarement quand la pièce a séjourné quelque temps dans un liquide conservateur, et que la couleur s'est solidifiée à demi.

33. Les couleurs que l'on doit avoir ainsi toutes prêtes pour les injecter dès qu'on a besoin de le faire, sont les suivantes : 1° le vermillon; 2° le bleu de Prusse; 3° le jaune de chrome; 4° le blanc d'argent.

Il faut toujours prendre des couleurs de première qualité, parce que les teintes sont plus vives, ce qui est important pour l'étude sous le microscope. Le bleu de Prusse étant beaucoup trop foncé pour être employé pur, et colorant beaucoup, il faut le mêler de blanc d'argent dans les proportions en poids d'une partie de bleu pour cinq de blanc; sans cela il ne réfléchit pas assez la lumière pour que les capillaires soient vus facilement sous le microscope. Le vermillon demande aussi qu'on y ajoute un peu de blanc, ce qui rend sa teinte plus éclatante; mais cette précaution n'est pas indispensable.

Pour le jaune de chrome, il faut prendre parties égales de deux teintes les plus claires, désignées dans le commerce par les numéros 1 et 2. Le numéro 3 est trop foncé, trop rougeâtre; le numéro 2 seul également, à moins d'y ajouter du blanc; le numéro 1 est trop clair, le mélange des deux donne une teinte satisfaisante; il vaut mieux cependant que ce soit le numéro 1, plus clair que le numéro 2 qui domine dans le mélange.

34. Ces couleurs servent chacune pour les ordres de vaisseaux suivants. Le bleu, pour les artères; le jaune, pour les veines; le rouge, pour les veines portes hépatique ou rénale, ou les conduits excréteurs quand il n'y a pas trois ordres de vaisseaux sanguins, et le blanc pour les conduits hépatiques ou urinifères.

Ce changement dans les usages habituels est nécessaire en anatomie générale, parce qu'il faut que les injections soient assez bien faites pour que les matières se trouvent en contact dans les capillaires. Or, le rouge et le bleu, habituellement employés, donnent une couleur brune roussâtre, pâle, qui réfléchit mal la lumière et empêche de voir facilement les vaisseaux sous le microscope. Cet inconvénient se montre surtout lorsqu'ils ne sont pas tout à fait superficiels et que des tissus peu transparents ne les laissent apercevoir qu'à demi. Mais le jaune et le bleu, tels qu'ils sont employés, donnent une belle teinte verte qui réfléchit bien la lumière et se distingue immédiatement de la couleur de tous les tissus. Vues isolément, sans mélange, dans les parties éloignées du point de contact, elles présentent le même avantage; le jaune surtout.

Lorsqu'on emploie le rouge et le jaune, le mélange dans les capillaires est d'une couleur orangée qui n'est pas aussi vive ni aussi tranchée que le vert, et qui prend une teinte rougeâtre quand elle est vue au travers des tissus par demi-transparence. Néanmoins elle peut, dans un grand nombre de circonstances, être utilisée aussi bien que le bleu qu'elle doit remplacer; mais on ne doit pas les employer ensemble.

Souvent le bleu ne doit pas être injecté dans les veines par les raisons suivantes : l'étude des injections fait reconnaître que les divisions des dernières branches artérielles, formant presque des réseaux capillaires et se continuant avec eux, se distinguent des veines correspondantes qui partent immédiatement des réseaux veineux, par une forme spéciale de leurs ramifications, de leurs flexuosités, de leurs contours, qui sont moins bosselés, moins onduleux, et surtout par leur moindre volume et par leur plus petit nombre. En même temps, les réseaux capillaires proprement dits, intermédiaires aux précédents, s'injectent en général plus facilement par les veines que par les artères, du moins là où il y a de véritables surfaces de réseaux, comme sur les muqueuses intestinales, les vésicules closes de la thyréoïde, etc.

Il résulte de là que, lorsqu'on pousse le bleu dans les veines, on a de plus grandes surfaces couvertes de cette teinte que du jaune, et que sous le microscope on a une masse bleue noirâtre qui absorbe la lumière, rend l'observation très-difficile et empêche de distinguer les autres organes. Si l'on pousse le jaune dans les veines au contraire, comme celles-ci sont à la fois plus nombreuses et plus grosses, la lumière est réfléchie en grande quantité, et les artères remplies de bleu se dessinent nettement avec leur petit volume et leur régularité sur les veines à la surface desquelles elles semblent ramper.

35. Le vernis coloré est plus difficile à employer que les couleurs précédentes, parce qu'il empâte les seringues et les canules surtout quand elles sont très-fines, et oblige à chaque fois de les laver dans l'alcool ou dans l'essence de térébenthine. De plus, pendant la dissection des pièces sous le microscope, il s'attache quelquefois avec plus de persistance que les autres matières à la pointe des instruments. Il pénètre aussi certainement avec moins de facilité dans les derniers capillaires. L'huile, chargée directement, par broiement dans un mortier, de couleurs en poudre avec addition d'un peu de térébenthine molle de Venise (Hischfeld, thèse 1848), pénètre plus facilement que le vernis; mais elle ne pénètre pas mieux que les couleurs broyées délayées dans l'essence de térébenthine, et pendant la dissection elle présente très-exagérés les inconvénients de celle-ci.

Comme, pour injecter les très-petits animaux, tels que les insectes, les vers intestinaux, etc., etc., on est obligé d'employer des canules excessivement fines qui s'engorgent facilement, on laisse reposer la couleur délayée dans l'essence de térébenthine avant d'en remplir la seringue, et on fait cette sorte d'émulsion toujours très-claire. Du reste, il est préférable, dans ces cas, d'employer les injections transparentes que nous énumérerons plus loin.

### Injections opaques à la gélatine.

36. La gélatine dissoute dans l'eau chaude, et qui sert souvent dans les injections transparentes, peut également être employée pour les injections opaques chaudes en y mêlant des substances colorantes réduites en poudre fine.

Cette masse à injection présente quelques désavantages au point de vue du but qu'on se propose dans les injections opaques; si l'on veut faire des pièces sèches, les vaisseaux se racornissent et se déforment; en outre, la gélatine transsude à travers les parois vasculaires, lorsqu'on est obligé de pousser un peu fort pendant un

certain temps même au travers des artères à parois épaisses,
comme la crurale. On sait qu'on peut, en injectant de l'eau dans
les vaisseaux, œdématier les tissus; il en est de même avec tout
autre liquide, sans en excepter les liquides denses, comme la gélatine. Les tissus ainsi empâtés sont difficiles et ennuyeux à disséquer; s'il s'agit seulement de faire des coupes dans les organes
injectés, cette transsudation n'est plus un grave inconvénient.

D'ailleurs, on sait que la gélatine, quand elle transsude ainsi,
passe incolore ou à peine teintée. Ce fait pourrait servir à démontrer, s'il en était besoin et s'il n'y avait pas d'autres arguments
nombreux qui le prouvent, que les parois des vaisseaux ne peuvent
laisser passer que des matières liquides, soit par transsudation,
soit par absorption. Il montre, en outre, que les globules de sang
ne peuvent sortir des vaisseaux que lorsqu'il y a rupture ou altération de ceux-ci, et quel peut être le compte qu'on doit tenir des
prétendues hémorrhagies par transsudation encore admises par
quelques pathologistes. Le fait est d'autant plus frappant, que les
poussières colorantes employées pour faire les injections sont formées de granules microscopiques infiniment plus petits que les
globules de sang.

37. On a voulu expliquer le passage de certains éléments du sang
à travers les parois vasculaires par des modifications momentanées
que ces éléments subissent dans leur configuration. Ces variations
dans la forme, que l'on a comparées aux mouvements des amibes,
existent réellement, mais on leur accorde trop d'importance à cet
égard. D'autres auteurs ont pensé que les capillaires présentaient
des orifices qui laissaient échapper en certaines circonstances les
globules sanguins rouges et les leucocytes. Dans cette hypothèse,
on ne s'explique pas comment la partie liquide du sang peut rester
dans des canaux munis d'ouvertures.

Une couche continue d'épithélium tapisse les vaisseaux, qui sont
clos de toutes parts; tant que cette couche n'est point altérée, le
passage d'éléments solides est impossible; s'il y a destruction de
l'épithélium, il est possible que les globules du sang, qui sont très-
élastiques, ou les leucocytes doués de mouvements dits amiboïdes,
franchissent la substance demi-molle des parois des capillaires,
mais tant que le revêtement épithélial est conservé, les corps solides
ne peuvent franchir les parois.

On s'explique de cette façon pourquoi une injection assez fine,
faite immédiatement après la mort, n'infiltre pas les tissus; mais

que l'on attende un ou deux jours et surtout que l'on fasse préalablement passer un courant d'eau dans le système vasculaire, l'épithélium, très-altérable, sera partiellement entrainé, et l'on aura presque à coup sûr des infiltrations.

38. La matière colorante la plus grossière est le jaune de chrome, même broyé à l'huile. Il est formé de petits cristaux allongés en aiguille, ayant 7 à 8 dix-millièmes de millimètre de large, sur 3 ou 4 millièmes de millimètre de long. Ces cristaux les plus volumineux ne sont pas les plus abondants; la plupart sont bien plus petits, et beaucoup sont en poussière si fine, qu'on ne peut pas en mesurer les granules, même à l'aide des plus forts grossissements du microscope.

Le blanc de plomb ou blanc d'argent (carbonate de plomb, deuxième et première qualités) viennent ensuite avec le vermillon et le bleu de Prusse. Les deux premiers sont formés de petits grains sphériques, ou à peu près, ayant au plus 6 dix-millièmes de millimètre, et le reste est représenté par une poussière d'une finesse incommensurable au microscope et dont il est difficile de se faire une idée avant de l'avoir vue. Le bleu de Prusse est peut-être encore plus fin que les substances précédentes; les plus gros corpuscules qui le composent sont plutôt allongés que sphériques, et leur plus grand diamètre ne dépasse pas celui indiqué pour le vermillon et la céruse. A côté de ces grains, se voit une poussière tellement impalpable, qu'on s'aperçoit de son existence sous le microscope, plutôt par la teinte donnée au liquide que par la vue de granules moléculaires colorants.

Il est probable que, dans les cas où les matières à injection transsudent au travers des vaisseaux avec une légère teinte sans qu'il y ait rupture de capillaires, c'est cette poussière, impalpable même à l'œil aidé de l'objectif le plus fort, qui est entrainée. Lorsque dans le bleu, le blanc et le rouge, on trouve des grains plus volumineux que ceux indiqués plus haut, on peut s'assurer, en pressant les lames de verre entre lesquelles ils sont placés sous le microscope, que ce sont des amas dus à l'agglomération de plusieurs fins granules de matière colorante.

39. Derrière l'injection liquide à l'essence ou même à la gélatine, après avoir laissé se vider les gros troncs par la canule, il faut ordinairement pousser une matière colorée comme celle-là, mais chaude et solidifiable. Cette masse peut servir également à remplir les réseaux quand on fait plonger l'animal dans l'eau tiède, ou à remplir les gros troncs et leurs branches quand on ne veut in-

jecter que celles-ci; alors, il est inutile de se servir d'eau tiède.

Il suffit pour cela d'injecter du suif ramolli et rendu moins cassant par addition d'un tiers ou de moitié d'axonge, suivant qu'on fait l'injection en été ou en hiver. On peut quelquefois se contenter de le ramollir avec de l'essence de térébenthine ou ajouter celle-ci à l'axonge. Ce dernier corps est la masse qui offre le plus de liant et qui est le plus pénétrant. En hiver on peut l'injecter seule; mais il vaut mieux cependant y ajouter du suif, parce que si l'on conserve les préparations jusqu'à l'été, elles se ramollissent trop pour permettre une dissection facile à cette époque. Cet inconvénient se montre surtout quand on la pousse derrière une masse liquide à l'huile ou à l'essence, parce que le mélange de ces substances au corps gras solidifiable le rend plus mou; dans ces circonstances, il faut ajouter moins d'axonge au suif que dans le cas contraire.

Du reste, les proportions des unes et des autres varient suivant les usages et les habitudes, sans qu'on puisse rien dire de précis à cet égard, d'autant plus que pour bien colorer le suif ou l'axonge, il faut mettre préalablement en suspension dans l'essence de térébenthine la couleur en poudre et l'ajouter ensuite, ou mieux les colorer avec la matière même qu'on veut injecter liquide à froid. On arrive par tâtonnements à voir si la masse est assez chargée de couleur, en étant prévenu que les quantités indiquées dans les livres comme nécessaires sont en général beaucoup trop considérables.

Il faut fondre les injections solides au bain-marie, autrement la température du suif monte trop haut, et le vermillon devient noirâtre ou brun, le bleu de Prusse grisâtre, et le jaune de chrome prend une teinte jaune rougeâtre sale.

40. Le mercure se range parmi les matières à injections opaques, nous verrons comment et dans quels cas il faut l'employer; disons seulement qu'on doit veiller à sa pureté; toute trace d'alliage avec un autre métal diminue sa fluidité et sa pénétrabilité; s'il a été mouillé par l'eau, on s'expose au même inconvénient lorsqu'on ne prend pas soin de le dessécher. On le conservera dans un vase en grès ou en fer, et, au moment de s'en servir, on agira prudemment en le passant à travers une peau de chamois.

*Des injections opaques froides et coagulables.*

41. L'albumine et le lait seuls ou chargés de matières colorantes sont des substances très-pénétrantes que l'on peut coaguler dans les vaisseaux en plongeant la pièce, soit dans l'eau chaude pour l'albu-

mine, soit dans un acide dilué ou l'alcool. Malgré leur facilité de
pénétration, nous ne conseillons pas l'emploi habituel de ces injections, qui ont toujours un vilain aspect. La matière contenue dans
les vaisseaux devient très-granuleuse après la coagulation et souvent
elle se fragmente. Néanmoins, on peut se trouver dans des circonstances telles, que ces substances, malgré leurs imperfections, deviendront une précieuse ressource pour l'anatomiste, par exemple,
dans le cours d'une exploration scientifique au bord de la mer, etc.

### ARTICLE II. — DES INJECTIONS TRANSPARENTES.

42. Les matières propres à colorer les divers véhicules employés
pour faire des injections transparentes doivent remplir certaines
conditions. Elles seront en suspension dans le liquide et non en
solution afin de ne pas infiltrer les tissus ; elles seront à l'état
de granulations extrêmement fines ; elles devront résister à l'action
de certains réactifs et spécialement de l'alcool, de l'acide chromique,
de la glycérine ; outre la finesse, les granulations doivent avoir la
légèreté pour rester facilement en suspension.

Quant aux véhicules, il est nécessaire qu'ils pénètrent facilement
et qu'ils présentent cependant assez de consistance pour tenir les
matières colorantes en suspension et ne pas filtrer trop rapidement
à travers les parois des vaisseaux ou des divers canaux. Une solution
épaisse de gomme constitue un assez bon véhicule pour l'étude immédiate, mais elle ne peut être mise en usage si l'on veut conserver les préparations dans l'alcool et le baume de Canada.

43. Les véhicules habituellement employés sont la gélatine et la
glycérine. Les injections à la gélatine ont l'avantage de se coaguler
dans les vaisseaux et de conserver à peu près exactement le calibre
de ceux-ci sur les pièces fraîches, résultat important pour la mensuration. Cette conservation du calibre n'existe plus après la macération
dans l'alcool et surtout après le dessèchement ou le durcissement
nécessaires pour conserver les préparations dans le baume de Canada. Elles ont l'inconvénient d'exiger plus de temps et de soin pour
les préparatifs, de nécessiter l'échauffement des pièces et d'augmenter la difficulté du nettoyage des instruments. Dans la plupart des
cas, et surtout lorsqu'il s'agit de faire des recherches de laboratoire et non des préparations à conserver, il vaut mieux employer la
glycérine, qui permet, du reste, également la conservation, et qui
facilite notablement les divers temps de l'opération.

44. Pour faire la solution de gélatine, le mieux est d'employer la

substance connue sous le nom de colle de Paris ; on fragmente cette
colle, qui a la forme de lames minces, sur lesquelles des losanges
ont été figurés par les cordes qui les ont supportées pendant le desséchement ; on place les morceaux avec de l'eau distillée dans un
vase en porcelaine ou en terre vernissée, on les laisse s'imbiber,
puis on chauffe au bain-marie. Il ne faut jamais exposer le vase directement au feu, car alors la gélatine qui adhère aux parois se
décompose et noircit le liquide ; il est également important de ne
pas prolonger l'action de la chaleur ; si l'on chauffe pendant longtemps, la coagulation se fait ensuite incomplétement, ou même ne
se fait plus. Qand tous les fragments sont dissous, on filtre à travers une flanelle ou une chausse en feutre, afin de séparer les impuretés et surtout les petits filaments qui adhèrent à la gélatine et
qui proviennent des cordages employés pour la dessiccation. La solution est alors en état de servir comme véhicule.

Les proportions de gélatine et d'eau varieront légèrement avec le
degré de pénétrabilité que l'on veut obtenir et avec la quantité de
liqueur colorée que l'on doit ajouter ; on indique généralement une
proportion trop grande de gélatine. Il est inutile d'avoir une solution très-épaisse ; il faut seulement qu'elle puisse se coaguler par
le refroidissement.

Il suffit d'une partie de gélatine pour 7, 8, 9 et même 10 parties
d'eau.

### Conservation des masses à injection gélatineuses.

45. Les masses à injection dont le véhicule est la gélatine ne
peuvent se conserver longtemps, elles s'altèrent promptement et se
couvrent de moisissures ; le camphre et l'acide phénique sont im-
puissants à les préserver complétement. Comme il est fort désagréable d'avoir à préparer ces masses chaque fois que l'on veut
faire une injection, on a cherché le moyen de les conserver. On a
conseillé de les fragmenter et de les dessécher au soleil ou à l'étuve ;
on est alors obligé, pour s'en servir, de faire chauffer de nouveau
avec une quantité d'eau déterminée.

Un autre procédé consiste à recouvrir la gélatine coagulée dans
un vase d'une couche d'alcool ; on ferme ensuite le vase hermétiquement. Sous l'influence de l'alcool, la gélatine cesse d'être transparente et devient blanchâtre ; mais, au moment de l'employer, on
chasse l'alcool par la chaleur et la solution redevient claire.

Nous engageons les anatomistes qui usent fréquemment de ces

sortes d'injections, à préparer la gélatine de la façon suivante :

On fait fondre 50 grammes de colle de Paris dans 300 grammes d'eau, tenant en dissolution de l'acide arsénieux ; quand la liquéfaction s'est opérée au bain-marie, on ajoute 150 grammes de glycérine et quelques goutte d'une solution d'acide phénique ; on joint à ce mélange des matières colorantes. Cette masse à injection peut se conserver sans altération.

### Injections à la glycérine.

46. L'emploi des mélanges injectables à froid tend à se généraliser et fera peu à peu délaisser la gélatine. Le véhicule qui convient le mieux pour cette espèce d'injections est la glycérine associée à l'eau et à l'alcool : deux parties de glycérine, une d'eau et une d'alcool.

Les matières colorantes se mélangeront avec l'un ou l'autre véhicule ; nous ne donnerons donc pas des formules différentes pour les injections à la glycérine ou à la gélatine ; mais nous insistons sur ce point, qu'il est important d'opérer les réactions qui donnent naissance aux précipités colorés dans le véhicule ou dans une portion du véhicule ; on a, de la sorte, un mélange plus intime des particules ténues qu'en produisant le précipité à part pour l'introduire ensuite dans les solutions ou les liquides.

Les doses des matières colorantes varieront suivant la teinte qu'on désire obtenir.

C'est avec intention que nous indiquons dans nos formules la quantité en centimètres cubes des solutions salines concentrées qu'on devra employer et non le poids des sels qui produisent la réaction. Cette façon d'agir donne peut-être un peu moins d'exactitude ; mais cela a peu d'importance et ce défaut est bien compensé par la commodité que l'anatomiste trouvera en mesurant ses liquides avec une éprouvette graduée, au lieu de peser minutieusement des sels qu'il faut ensuite faire fondre dans une quantité déterminée d'eau.

47. Que l'injection soit à la gélatine ou au mélange froid, nous produisons ordinairement le précipité dans une petite quantité de glycérine ; celle-ci est ensuite mêlée au véhicule glycériné ou à la solution de gélatine arsenicale.

Il est évident qu'on pourrait également mêler le précipité à une solution de gélatine ordinaire ; mais alors il faut renoncer à conserver la masse à injection. Si l'on veut, on produira le précipité en mêlant les solutions salines avec la dissolution ordinaire de gélatine (1 de gélatine pour 8 d'eau), on aura de la sorte des masses qui ne contiendront point de glycérine ; on évitera d'agir ainsi avec la solution arsenicale, qui n'altère pas les précipités, mais qui réagirait sur certains sels introduits séparément.

### Injections au carmin.

48. Cette masse, préparée avec le carmin, donne d'admirables injections, mais elle exige plus de soin et de patience que les autres ; lorsque les mélanges sont mal faits, on n'obtient généralement qu'une infiltration générale des tissus ; il est donc important de s'étendre sur le mode de préparation.

On pulvérise 5 grammes de carmin dans un petit mortier, on l'humecte d'un peu d'eau distillée et on ajoute quelques gouttes d'ammoniaque. Il est impossible de fixer la quantité d'ammoniaque nécessaire ; elle variera avec la force du réactif employé, mais on doit chercher à n'user que de la dose nécessaire pour dissoudre le carmin. La dissolution est hâtée en agissant avec un pilon, puis on verse le carminate d'ammoniaque produit dans 50 grammes de glycérine. On peut alors, si l'on craint d'avoir laissé des parcelles de carmin solide, filtrer à travers une flanelle sans avoir à redouter une rapide évaporation de l'ammoniaque.

On a préparé d'autre part 50 grammes de glycérine acidulée ; nous ajoutons d'ordinaire 5 grammes d'acide acétique pour 50 grammes de glycérine ; on verse peu à peu cette glycérine acidulée dans la glycérine qui tient le carmin en dissolution, jusqu'à ce que le mélange devienne légèrement acide. On reconnaît le moment où il faut s'arrêter en exposant au-dessus de la liqueur du papier de tournesol bleu, très-sensible et légèrement humecté. Dès que le papier prend une teinte rose, on cesse de verser la glycérine acidulée. On a de la sorte une provision de matière colorante rouge, prête à être employée ; quand une injection doit être pratiquée, on mélange une partie de la matière colorante avec trois ou quatre parties de véhicule (liquide glycériné ou solution de gélatine).

Frey recommande de préparer une solution d'ammoniaque et une solution d'acide acétique, de façon qu'on sache la quantité d'acide acétique nécessaire pour neutraliser une quantité donnée d'ammoniaque. Ce procédé nous semble un peu compliqué et moins sûr peut-être, à cause des pertes qu'éprouve la solution ammoniacale pendant la trituration, etc., pertes qui ne peuvent être prévues Quoi qu'il en soit, voici son mode de préparation :

« On prend à peu près 150 à 200 centigrammes de carmin très-
« fin et un nombre déterminé de gouttes d'une solution d'ammo-
« niaque (nombre de gouttes qui peut être à volonté, plus ou moins
« grand), et environ 15 grammes d'eau distillée ; on met le tout
« dans un mortier pour opérer la solution et broyer en même
« temps le carmin ; puis on filtre, ce qui exige plusieurs heures,
« et occasionne, en conséquence, une volatilisation, une perte
« d'ammoniaque.

« On verse, en remuant lentement et sans cesse, la solution am-
« moniacale de carmin dans une solution de colle fine, filtrée et
« modérément chauffée. On ajoute à ce mélange, un peu chauffé
« au bain-marie, le nombre des gouttes nécessaire à la neutra-
« lisation de la solution ammoniacale, dont on s'est primitive-
« ment servi. On obtient par ce procédé un précipité de carmin
« dans une solution acide de colle. »

Thiersch a fait d'admirables injections connues de tous les anatomistes : voici son mode de préparation[1]. Le carmin pesé est mélangé à un poids égal d'ammoniaque et à trois parties d'eau distillée ; on filtre et on ajoute le liquide obtenu à trois ou quatre
parties d'une solution de gélatine (une partie de gélatine et deux
parties d'eau distillée); on mêle à 25° R. On fait alors tomber goutte
à goutte de l'acide acétique en agitant le mélange jusqu'à ce que
l'odeur de l'ammoniaque cesse d'être perçue et qu'un papier de
curcuma placé au-dessus ne brunisse plus.

### Masses d'un rouge brun.

49. Le précipité de cyanoferrure de cuivre rappelle la couleur
de l'acajou ; cette substance, dont l'usage a été répandu par
Th. Leber, donne de bons résultats; la teinte est loin d'être aussi
belle que celle du carmin et la transparence est moins parfaite,
mais elle pénètre bien et ne transsude pas. Voici comment on fera
la préparation.

Prenez d'une part :

Solution concentrée de ferrocyanure de potassium. . . 20 centim. c.
Glycérine. . . . . . . . . . . . . . . . . . . . . . . 50

D'autre part :

Solution concentrée de sulfate de cuivre. . . . . . . . 35 centim. c.
Glycérine. . . . . . . . . . . . . . . . . . . . . . . 50 —

[1] Tiersch, *Archiv für microscopische Anatomie*, von Max Schultze. 1865.

Mêlez lentement en agitant. Au moment d'injecter, on ajoutera trois parties de véhicule pour une partie de ce mélange.

*Masses bleues.*

50. De toutes les préparations indiquées nous préférons celle de Beale, que nous donnons avec quelques modifications.

Prenez d'une part :

Solution de sulfocyanure de potassium. . . . . . . . . 90 centim. c.
Glycérine. . . . . . . . . . . . . . . . . . . . 50  —

D'autre part :

Perchlorure de fer liquide à 30°. . . . . . . . . . 5 centim. c.
Glycérine. . . . . . . . . . . . . . . . . . . 50  —

Mêlez lentement et ajoutez trois parties de véhicule pour une de matière colorante. Les particules bleues que l'on produit ainsi sont extrêmement fines et restent en suspension. L'injection est très-transparente ; elle a l'inconvénient de pâlir dans les liquides alcalins ; il est donc prudent d'ajouter à la masse quelques gouttes d'acide chlorhydrique et de conserver les pièces injectées dans de l'alcool, auquel on mêle également un peu d'acide chlorhydrique.

Richardson remplace le perchlorure de fer par le sulfate de fer.

Le bleu de Prusse ordinaire possède la propriété de se dissoudre dans l'acide oxalique ; on trouve cette dissolution dans le commerce, où elle est connue sous le nom de *bleu soluble* ; en mêlant cette matière colorante à une solution de gélatine ou à la solution de glycérine, on obtient une masse à injection bleue qui a le mérite d'être vite préparée. Si l'on veut faire soi-même le bleu soluble, on cherchera à produire les réactions au milieu du véhicule. Voici la formule de Thiersch donnée par Frey :

« On prépare une solution froide saturée de protoxyde de fer (A),
« une autre solution avec le cyanoferrure de potassium (B), et
« une troisième solution d'acide oxalique (C). Enfin, il est néces-
« saire d'avoir une solution chaude de colle fine. On mêle, dans un
« vase de porcelaine, environ 15 grammes de solution de colle
« avec 6 centimètres cubes de la solution (A). Un deuxième vase,
« plus grand, recevra un mélange de 30 grammes de solution de
« colle et de 12 centimètres cubes de la solution (B) ; on y ajou-
« tera plus tard encore 12 centimètres cubes de la solution d'a-
« cide oxalique (C). Quand le mélange, contenu dans les deux vases

« sera refroidi et marquera de 25 à 32° centigrades, on ver-
« sera, goutte à goutte, et en remuant sans interruption, le
« contenu du premier vase dans le mélange du second. Lorsque le
« précipité sera complet, on chauffera pendant quelque temps en
« remuant sans cesse la masse d'un bleu foncé, jusqu'à 100°
« centigrades, puis on filtrera à l'aide d'une flanelle. Une matière
« à injection ainsi composée se conserve très-bien dans le baume
« de Canada. Il est facile d'en changer la couleur foncée en un
« bleu plus clair; il suffit pour cela d'ajouter quelque peu de so-
« lution de colle. »

### Masses jaunes.

51. Nous obtenons avec le sulfure de cadmium une fort belle
matière d'un jaune orangé, qui donne d'excellents résultats. Le
précipité ne reste pas longtemps en suspension dans la glycérine,
comme le font au contraire le précipité bleu ou le carmin, mais il
suffit d'agiter le flacon pour disperser les molécules de sulfure de
cadmium, qui ne se déposent ensuite qu'à la longue.

On prend d'une part :

Solution concentrée de sulfate de cadmium. . . . . . . 40 centim. c.
Glycérine. . . . . . . . . . . . . . . . . . . . . . . . . 50 —

D'autre part :

Solution concentrée de sulfure de sodium. . . . . . . 30 centim. c.
Glycérine. . . . . . . . . . . . . . . . . . . . . . . . 50 —

On mêle les deux solutions en remuant constamment le liquide
et on ajoute, comme pour les autres préparations, trois parties de
véhicule pour une de matière colorante.

Une matière d'un jaune plus clair est obtenue à l'aide du chromate
de plomb; cette injection, connue sous le nom d'injection jaune de
Thiersch, est loin d'être préférable au sulfure de cadmium; le précipité est grenu et pesant; il gagne rapidement le fond du vase et
donne au microscope une teinte peu intense et peu transparente.
Cependant, tout en conseillant l'emploi du sulfure de cadmium,
nous donnons la formule de Thiersch :

On mêle 20 centimètres cubes de solution concentrée de bichromate de potasse, avec 80 centimètres cubes de solution de gélatine.
D'autre part, on ajoute 40 centimètres cubes de solution concentrée
d'azotate de plomb, à 80 centimètres cubes de solution de gélatine.
On réunit les deux mélanges maintenus à une douce température,

puis, lorsque le précipité est formé, ou chauffé à 100°; on peut remplacer la solution de colle par un mélange glycériné.

## Masses vertes.

52. On a recommandé, pour avoir la teinte verte, de réunir un mélange bleu à un mélange jaune; nous préférons nous servir du vert de Scheele obtenu de la façon suivante :

Prenez d'une part :

Solution concentrée d'arsénite de potasse. . . . . . . . 80 centim. c.
Glycérine. . . . . . . . . . . . . . . . . . . . . 50 —

D'autre part :

Solution concentrée de sulfate de cuivre. . . . . . . . 40 centim. c.
Glycérine. . . . . . . . . . . . . . . . . . . . . 50 —

Mêlez et employez comme les matières colorantes qui précèdent. Les préparations injectées en vert ne sont pas aussi belles qu'avec les autres matières colorantes; non pas que la pénétration soit insuffisante, mais la teinte n'est pas assez tranchée et on est obligé de charger le véhicule d'une proportion assez considérable de matière colorante.

## Injections avec les couleurs dérivées de l'aniline.

53. Les nuances si riches des couleurs fabriquées avec l'aniline sont difficilement employées pour les injections. Ces substances ont un défaut capital, c'est d'être solubles dans l'alcool, de sorte que les organes injectés ne peuvent être plongés dans ce liquide. De plus la fuchsine (matière colorante rouge) est soluble à la fois dans l'alcool, dans l'eau et dans la glycérine; il faut donc renoncer à l'employer avec la gélatine ou la glycérine. Le bleu, le violet, le jaune d'aniline peuvent être mêlés aux véhicules ordinaires après avoir été dissous dans une très-petite quantité d'alcool; injectés ainsi, ils infiltrent facilement les tissus et les pièces ne doivent pas être durcies ou conservées dans l'alcool qui s'emparerait de la matière colorante; on se servira de la glycérine comme moyen de conservation.

J'ai songé à unir le rouge (chlorhydrate de rosaniline), le bleu (chlorhydrate de rosaniline triphénilique), le violet (chlorhydrate de rosaniline triéthyliaque), ou le jaune (chrysaniline), à du collodion qui sert de véhicule. On obtient de la sorte des injections d'une homogénéité et d'une teinte admirables, et d'une transparence parfaite; mais il est toujours impossible de les placer dans l'alcool ; elles se conservent bien dans la glycérine ; cependant le rouge finit par pâlir. En laissant sécher les tissus injectés ou les coupes (et la dessiccation se fait très-rapidement dans ce cas), il devient facile de faire des préparations dans le baume de Canada dissous par le chloroforme, car le chloroforme n'agit en aucune façon sur ces couleurs.

J'ai fait quelquefois avec ces injections de véritables préparations microscopiques de vaisseaux par corrosion. Il suffit de laisser les tissus injectés au collodion se décomposer lentement dans l'eau ; on trouve au bout d'un temps variable la matière à injection qui seule ne s'est pas décomposée.

*Injections au collodion.*

54. Passons à l'indication du procédé : 5 grammes de fulmicoton sont placés dans un vase bien bouché avec 200 grammes d'éther sulfurique et 20 gouttes d'alcool. Il est important de mettre fort peu d'alcool et, si le fulmicoton se dissolvait dans l'éther employé, on n'ajouterait pas l'alcool qui facilite l'infiltration de la matière colorante dans les tissus. On ajoute au collodion 10 centigrammes de la couleur que l'on a d'abord dissoute dans quelques gouttes d'alcool pur ; le bleu et le violet peuvent être ajoutés directement et sans addition d'alcool. On filtre rapidement à travers un linge placé dans un entonnoir que l'on recouvre d'une plaque de verre pour empêcher l'évaporation. La canule étant fixée et remplie d'éther sulfurique, on fait pénétrer l'injection à l'aide d'un instrument quelconque. Il suffit ensuite de laisser exposé à l'air l'organe injecté, la dessication s'opère rapidement. La peau, les muqueuses, les membranes minces sont étalées et desséchées sur une plaque de verre et traitées par le baume de Canada. Pour les muscles, le foie, les reins, etc., on pratiquera des coupes le lendemain de l'injection, on les placera sur une lame de verre où elles sécheront promptement et on les traitera de la même façon. Il est possible de conserver des coupes fraîches dans la glycérine, mais la couleur rouge disparaît alors peu à peu, la couleur bleue persiste indéfiniment.

Malgré leurs inconvénients, ces matières à injection peuvent rendre quelques services ; elles sont difficiles à préparer, désagréables à employer ; on réussit plus rarement avec elles, mais ceux qui aiment les belles injections tenteront l'emploi de ces riches couleurs.

*Injections blanches.*

55. C'est avec intention que nous n'avons rien dit des matières à injections blanches, qu'il faut abandonner lorsqu'ils s'agit d'injections transparentes ; en effet, si l'on obtenait une matière colorante blanche et transparente, on ne pourrait pas la distinguer à la lumière réfléchie. Le carbonate de plomb, le chlorure d'argent ont été choisis par quelques anatomistes ; nous aimerions mieux le sulfate de baryte indiqué par Frey et dont les particules sont très-fines ; en outre, ce précipité ne se décompose pas aisément comme les deux premières substances, et, sans être transparent, il ne donne pas une masse complétement opaque ; mais il est encore préférable de laisser de côté la couleur blanche, qui ne devient facilement apparente qu'à la condition de diminuer la transparence.

Nous rejetons également les injections brunes ou noires, qui sont toujours plus ou moins opaques ; nous en avons essayé plusieurs espèces et les résultats obtenus ont été trop défectueux pour nous encourager dans ces tentatives ; quant aux injections par double décomposition, il faut les proscrire ; nous en dirons la raison plus loin.

*Injections au nitrate d'argent.*

56. La réaction du nitrate d'argent sur les éléments anatomiques sera étudiée dans un autre chapitre. Nous décrirons seulement ici le mode d'emploi de ce précieux réactif pour dévoiler l'épithélium qui tapisse divers canaux de l'économie. Lorsque ces canaux sont volumineux, ou lorsqu'il s'agit des séreuses, on peut les ouvrir et imprégner leur surface en les plongeant dans une solution argentique ; mais pour les conduits plus petits, il faut nécessairement employer le procédé de l'injection.

Une simple solution aqueuse d'azotate d'argent, suffisante pour les réseaux lymphatiques, donne, pour les vaisseaux sanguins, les conduits glandulaires et les terminaisons bronchiques, des résultats incomplets ; l'imprégnation existe dans tous les cas, mais les parois reviennent peu à peu sur elles-mêmes, se plissent, et les cellules épithéliales apparaissent confusément ; il faut donc que les parois restent tendues.

On obtient ce résultat en mélangeant de la gélatine à la solution de nitrate d'argent. Mêlez dans un vase en porcelaine 50 grammes de gélatine et 550 grammes d'eau distillée ; faites fondre la gélatine au bain-marie, puis ajoutez 100 grammes d'une solution de nitrate d'argent au 100°. Le mélange est passé à travers une flanelle qui retient les impuretés ; la matière à injection et l'organe dont on veut étudier les canaux sont maintenus à une température de 45°.

Quand on pousse le liquide avec une seringue, il est bon d'en avoir une spéciale en verre ; car les instruments de cuivre décomposent la solution argentique ; la seringue à crémaillère (fig. 1) est excellente pour cet usage ; il est préférable du reste d'employer les appareils à pression continue. Dès que l'injection est terminée, ce que l'on reconnaît souvent à la teinte blanchâtre que prennent les tissus, on place la pièce dans un endroit obscur ; évitez surtout de la plonger dans un liquide quelconque. Au bout de vingt-quatre heures, on l'exposera à la lumière et on commencera les préparations, ou bien on la placera dans l'alcool pour la durcir et pratiquer des coupes, qui ne prendront un bel aspect qu'après une exposition plus ou moins longue à la lumière.

Lorsque ces préparations doivent être conservées, elles seront plongées un instant dans une solution faible d'hyposulfite de soude dès qu'à l'air elles auront atteint la teinte voulue ; on les fixe ainsi comme une épreuve de photographie. On les conservera ensuite dans la glycérine, ou bien, après les avoir de nouveau privées d'eau par l'alcool, on les traitera par le baume de Canada.

Quand l'opération est bien exécutée, on obtient d'admirables préparations ; les contours des cellules épithéliales deviennent très-apparents et, s'il s'agit du système circulatoire lymphatique ou sanguin, les réseaux capillaires sont aussi nettement accusés qu'avec les matières colorantes transparentes.

C'est dans ces injections surtout qu'il est indispensable d'avoir des tissus très-frais ; pour les vaisseaux et pour les terminaisons bronchiques ou mieux canalicules respirateurs, l'épithélium est souvent altéré quelques heures après la mort.

Il arrive parfois que la solution de nitrate d'argent ne borne pas son action à la surface et qu'elle agit plus profondément sur les éléments musculaires, sur ceux des vaisseaux, par exemple ; les fibres cellules deviennent alors apparentes et les éléments épithéliaux sont plus ou moins masqués. C'est surtout quand l'épithélium est déjà légèrement altéré que cet inconvénient se présente. On peut, dans certains cas, utiliser cet accident ; ainsi, c'est le meilleur moyen de constater la présence de l'épithélium qui tapisse les glomérules de Malpighi du rein ; une injection de nitrate d'argent poussée par l'artère rénale ne tarde pas à imbiber ces glomérules.

Pour les conduits glandulaires, les terminaisons bronchiques et surtout pour les lymphatiques et les vaisseaux sanguins, les injections au nitrate d'argent sont d'une grande utilité.

### *Injections conservatrices et durcissantes.*

57. Certaines injections n'ont point pour but de rendre les vaisseaux plus apparents et sont destinées à agir sur les tissus par imbibition ; il n'est pas question ici de celles qui servent à la conservation par embaumement, mais d'un procédé utile à connaître pour les recherches d'anatomie générale. On n'ignore pas les difficultés qu'on éprouve à durcir convenablement quelques organes, la moelle épinière et le cerveau, par exemple, surtout lorsqu'on fait usage de l'acide chromique ou de chromate de potasse; le durcissement s'effectue à la surface pendant que le centre se ramollit et s'altère. On évite cet inconvénient en injectant préalablement une solution d'acide chromique ou de chromate de potasse, soit par l'aorte, s'il s'agit d'un petit animal, soit par un vaisseau principal de l'organe que l'on désire employer ; le liquide s'infiltre peu à peu dans les tissus, le vaisseau est lié, et après une demi-heure l'organe que l'on veut conserver est enlevé et placé dans une solution semblable à celle qui a servi pour l'injection.

### *Conservation des masses à injections.*

58. En suivant la méthode générale que nous indiquons pour la préparation des matières à injection, c'est-à-dire en opérant le précipité dans la glycérine, les particules sont plus fines et mieux isolées; on a, en outre, l'avantage de conserver les substances colorantes préparées ; il ne reste plus qu'à les mélanger avec une quantité déterminée de véhicule au moment de s'en servir.

Ces matières colorantes s'associent également bien à la solution chaude de gélatine ou à la solution froide de glycérine.

Si l'on désire conserver des mélanges prêts à être injectés, rien n'est plus facile avec le mélange de glycérine, eau et alcool; il suffit d'avoir la précaution de fermer hermétiquement le flacon afin d'empêcher l'évaporation de l'alcool. Pour les masses à base de gélatine, on joindra les substances colorantes en suspension dans la glycérine à la solution de gélatine arsenicale que nous avons indiquée plus haut (pages 31-32).

On conserve ainsi une collection de teintes variées qui suffisent dans tous les cas. Qu'il s'agisse, par exemple, d'injecter les poumons, on poussera dans les artères bronchiques la masse rouge au carmin, dans l'artère pulmonaire la masse rouge brun au sulfocyanure de cuivre, dans les veines pulmonaire la masse bleue, dans les bronches la masse jaune, et il restera pour les lymphatiques le choix entre l'injection au nitrate d'argent ou au vert de Scheele, ou bien encore aux mélanges opaques. Nous ne conseillons guère l'emploi des nuances qui résultent du mélange des couleurs, le violet, par exemple ; on possède assez de teintes tranchées pour n'être pas obligé de recourir à ces moyens.

Ajoutons qu'il est prudent, avant de se servir d'une matière à injection transparente, de la passer à travers une flanelle grossière, surtout pour les mélanges rouge-brun, jaune et vert.

La conservation facile des matières colorantes toutes préparées et des véhicules permet de faire les injections transparentes avec autant de promptitude et de commodité que les injections opaques aux vernis ou à l'essence de térébenthine.

### *Injections sur les animaux vivants.*

59. Nous devons indiquer ici un procédé ingénieux, qui consiste à retirer par une veine d'un animal vivant une certaine quantité de sang, que l'on remplace par une solution étendue de carminate d'ammoniaque, ou une solution de sulfate de soude colorée par l'indigo ; la matière colorante se mêle au sang qui ne cesse pas de circuler, et il suffit de placer des ligatures sur les veines d'un organe, ou à la racine d'un membre, pour obtenir les réseaux vasculaires pleins de sang coloré. L'auteur de ce procédé, Chrzonczewsky, ajoute que certains tissus, certaines glandes s'imprègnent de la substance colorante, les tubes du rein s'emparant du carmin, les conduits biliaires de l'indigo, etc., et c'est là précisément à notre avis le principal reproche que l'on doit lui faire. Cette imbibition facile des tissus est fâcheuse et l'injection manque de netteté ; en outre, les capillaires, remplis de globules colorés, sont loin d'avoir la transparence et la beauté de ceux que l'on remplit avec des injections ordinaires. Nous pensons donc que ce moyen ne doit pas être employé pour l'étude des vaisseaux.

60. Nous avons tenté, non plus seulement de colorer le sang, mais de le remplacer sur le vivant par une matière à injection poussée dans les veines. Voici comment nous procédions : une canule était placée dans une veine jugulaire du côté droit, par exemple, et dirigée du côté du cœur ; la veine jugulaire de l'autre

côté était ouverte, on laissait le sang s'écouler en partie et on poussait dans la canule une solution claire de gélatine, colorée par le carmin ou le bleu soluble (voy. p. 55); la matière arrivait au cœur qui la chassait, mais les capillaires du poumon retenaient une grande partie de l'injection; il passait peu de chose dans le cœur gauche, et la matière colorante était toujours mêlée avec du sang, qui lui donnait un fâcheux aspect.

64. Il est un moyen excellent d'injecter l'animal vivant, c'est celui que nous avons employé avec M. Onimus [1].

« Sur un lapin, on ouvre l'abdomen; on lie l'aorte au-dessus des
« artères rénales et l'on introduit au-dessous une canule, commu-
« niquant, au moyen d'un tube de caoutchouc, avec un entonnoir
« de verre dans lequel on verse du lait chauffé à environ 30°.
« Le niveau du lait se trouve à deux décimètres au-dessus de l'aorte.
« On coupe en même temps la veine iliaque. Au bout de deux mi-
« nutes, on voit le sang qui s'écoule par les veines mélangé avec
« du lait. Le lendemain, au microscope, on constate que toutes les
« parties du corps, situées au-dessous de la ligature de l'aorte,
« sont complétement exsangues, et que les capillaires sont remplis
« de gouttelettes de lait. »

Nous avions d'abord choisi le lait, pour exciter le moins possible la contracture des vaisseaux; mais on obtient le même résultat, en ne se servant que de pressions insignifiantes, avec une solution de gélatine colorée par le carmin précipité; mais il faut éviter la glycérine et toutes les substances qui agiraient sur la contractilité vasculaire; cette recommandation s'applique, du reste, également aux injections pratiquées sur des animaux récemment sacrifiés. Si l'on emploie ce procédé pour remplir les vaisseaux de tout l'animal, on ouvre le thorax avec précaution, en rasant le sternum; une ligature est placée à l'origine de l'aorte, une pince à pression continue un peu plus loin et la canule est fixée entre la ligature et la pince; puis, le ventricule droit est ouvert et on laisse couler l'injection; il faut seulement se hâter pour profiter des avantages qu'offre l'animal vivant. Nous pensons que les heureux résultats que l'on obtient ainsi sont dus à deux causes : l'absence de sang coagulé et la persistance de la contractilité artérielle, qui chasse la matière liquide dans les capillaires et les veines.

[1] Legros et Onimus, *Recherches expérimentales sur la circulation* (*Journal d'anatomie et de physiologie*, juillet et août 1868).

# CHAPITRE V

## Conditions anatomiques à remplir pour faire les injections.

62. Lorsqu'il s'agit d'injecter des animaux, il est facile de se placer dans les conditions favorables. On choisira de préférence un animal mort d'hémorrhagie, afin que les capillaires contiennent peu de sang, et que l'injection passe plus facilement. Aussitôt après la mort, pendant que l'animal est encore chaud, on commence l'opération, c'est l'instant le plus propice; la faible quantité de sang qui reste encore dans les vaisseaux n'est pas coagulée; les artères ont conservé leur contractilité normale; mais, alors on ne réussit complétement qu'à la condition d'employer des liquides qui n'irritent pas trop vivement les parois vasculaires. La glycérine, l'alcool, la térébenthine doivent être bannis de ces liquides, ils amèneraient la contracture des vaisseaux et l'injection pénétrerait difficilement. Ce qu'il y a de mieux, dans ce cas particulier, c'est la gélatine diversement colorée et sans mélange de glycérine; le cadavre de l'animal conserve assez de chaleur pour qu'il soit inutile de l'échauffer.

63. Si l'injection ne peut se faire immédiatement après la mort, il faut attendre un, deux ou trois jours suivant la température et suivant que la rigidité cadavérique durera plus ou moins longtemps; jamais on ne se servira d'un cadavre en état de rigidité.

Pour l'homme, si l'on excepte les membres récemment amputés, les opérations des tumeurs et les rares circonstances où l'on peut disposer des condamnés à mort, on injecte les tissus deux jours après la mort. Il est donc inutile de se préoccuper de l'action de la matière à injection sur les vaisseaux, il suffit que celle-ci soit très-pénétrante; mais on devra choisir des jeunes sujets plutôt que des vieillards, et des corps peu chargés de graisse, ne présentant pas d'ecchymoses ou de vergetures. Les cadavres des hommes morts brusquement à la suite d'un traumatisme grave sont préférables. Si la mort est survenue lentement et, surtout, s'il y a altération du sang, comme dans la plupart des maladies générales et des inflammations, le sang coagulé engorge les capillaires et même les artérioles, la réussite devient alors incertaine, et elle n'est guère possible qu'à la condition de faire passer par les vaisseaux un courant d'eau qui dissociera et entraînera peu à peu les caillots et les globules agglomérés; ce lavage du système circulatoire devra se faire avec précaution; on agira avec lenteur en employant une pression faible. Généralement on fixe sur la canule appliquée à l'artère principale un tube en caoutchouc qui aboutit à un robinet d'eau; on peut employer avantageusement notre appareil à entonnoir (fig. 5). Lorsque les tissus seront devenus tout à fait pâles, on arrêtera le courant d'eau et on suspendra la pièce de façon que le liquide, qui distend les vaisseaux et œdématie les tissus, puisse s'écouler partiellement. Cette opération préparatoire facilite singulièrement l'injection des réseaux lymphatiques, qui se gonflent et sont aisément atteints par les canules piquantes ou les tubes de verre effilés. Malgré tout, le lavage des vaisseaux a quelques graves inconvénients; il altère plus ou moins les minces parois capillaires, et la matière à injection s'épanche ensuite dans les tissus plus souvent que dans le cas contraire; on ne s'y résoudra que dans les cas où cette opération préliminaire sera jugée indispensable.

64. Du reste, les globules du sang que renferment les vaisseaux ne gênent pas autant qu'on pourrait le croire au premier abord, si toutefois il n'y a pas accumulation trop considérable, comme dans les organes enflammés. L'injection chasse devant elle le liquide contenu, en laissant appliqués contre leur face interne les caillots ou la matière colorante qui s'est déposée. Lorsqu'on pousse ensuite l'injection par l'ordre de vaisseaux opposés au premier, le sérum comprimé transsude au travers des parois vasculaires, comme, lorsqu'on injecte de l'eau ou de la gélatine, on voit ces substances s'infiltrer dans les tissus sans rupture des tuniques.

Les globules sanguins, ou leurs détritus tenus en suspension dans ce liquide, restent appliqués contre la face interne des vaisseaux, même des capillaires, et n'empêchent pas l'injection de passer et de les remplir; mais il faut user d'une pression plus considérable et plus soutenue que dans le cas de vacuité des capillaires.

Il se rencontre presque toujours quelques points, quelquefois assez étendus, où les parties solides du sang s'accumulent et empêchent l'injection de pénétrer. On observe ce fait constamment dans les tumeurs dites cancéreuses et épidermiques; dans diverses altérations des muqueuses, etc., où le sang, coagulé déjà pendant la vie dans les capillaires, et même dans des vaisseaux non capillaires, empêche l'injection de pénétrer; mais il y a toujours des parties injectées dans le voisinage de celles-ci. L'étude des injections à la loupe ou au microscope fait constater tous ces faits.

65. Si les injections réussissent, quand l'animal est mort depuis un certain temps, et en été surtout, il faut cependant prendre garde que l'altération des tissus ne soit déjà trop avancée. On ne peut pas donner de signes précis du degré d'altération qu'il faut éviter d'atteindre; cela varie trop suivant la température, l'humidité, les espèces animales et les divers organes. L'habitude seule peut servir de guide à cet égard.

C'est lorsque les tissus sont trop altérés que l'on voit les lymphatiques de l'organe s'injecter très-facilement par les artères ou par les veines, par ces dernières principalement. On sait pourtant, qu'en raison des rapports anatomiques existant entre les capillaires sanguins et les lymphatiques, la gélatine et même le suif colorés ou non par des matières en suspension poussées dans les artères pendant longtemps, en sortent par transsudation exosmotique et œdématient le tissu injecté. Ils passent souvent incolores ou à peine colorés dans les lymphatiques qu'ils remplissent alors, des réseaux d'origine vers les conduits collecteurs. C'est même là le procédé employé par Mascagni pour l'injection des lymphatiques du rein et de beaucoup d'autres organes. Ce procédé donne assez fréquemment de bons résultats, pour qu'il mérite d'être employé dans des cas qui ne peuvent être fixés d'avance, mais que dans chaque ordre de recherches l'expérience du laboratoire apprend à déterminer.

Quand on injecte les conduits excréteurs des diverses glandes ou les bronches, les lymphatiques du parenchyme se remplissent du véhicule de la matière colorante; le suif, par exemple, ou la gélatine y passent sans que toujours la couleur les pénètre elle-même; mais c'est par un mécanisme différent du précédent. Ici c'est une transsudation moléculaire exosmotique du suif ou de la gélatine au travers de la muqueuse du conduit qui a lieu et, si cette substance pénètre plus facilement dans les lymphatiques que dans les vaisseaux sanguins, c'est parce qu'ils ont leurs parois plus minces que celles de ces derniers et parce qu'ils sont plus superficiels.

Lorsque après avoir rempli les capillaires sanguins par un seul ordre de vaisseaux et fait passer l'injection des artères dans les veines, ou quand, après avoir injecté successivement ces deux ordres de conduits, on vient à continuer trop longtemps la pression et surtout à l'exagérer, on voit apparaître ce qui a été décrit sous le nom de *capillicules* par Bourgery. C'est souvent en même temps que se forment ces prétendus capillicules plus petits que les glo-

bules du sang, que s'injectent aussi les lymphatiques, et le fait
se produit surtout quand on pousse l'injection par les veines, ainsi
que l'a remarqué déjà M. Ludovic Hirschfeld[1].

Longtemps auparavant, M. Lambotte[2] avait signalé dans les séreuses l'existence de vaisseaux plus petits que le diamètre des globules du sang. Il avait dit aussi que les lymphatiques comme les
veines se continuent avec les artères par l'intermédiaire d'un réseau commun formé de ces vaisseaux plus étroits que les globules
du sang. Peu de temps après, MM. Doyère et de Quatrefages sont
arrivés aux mêmes conclusions, en injectant par double décomposition les artères d'un chien, etc., et ils ont obtenu ainsi des vaisseaux
dont le diamètre est quatre ou cinq fois plus petit que celui des
globules sanguins, et même plus ($0^{mm},001$ à $0^{mm},004$)[3].

66. Il ne faut pas croire à une contradiction entre le fait de l'injection des lymphatiques par les artères, constaté par MM. Lambotte,
Doyère et de Quatrefages, et celui de l'injection des mêmes vaisseaux par les veines, que beaucoup d'anatomistes ont signalé. On
les injecte en effet par l'un ou l'autre ordre de conduits, dès qu'on
arrive par rupture des capillaires à remplir ces espaces canalicu-
laires plus petits que les globules du sang ; réplétion qui a lieu plus
facilement quand on pousse l'injection par les veines que si on la
chasse dans les artères, sans doute à cause de la plus grande fra-
gilité des parois veineuses.

Seulement il faut être prévenu que ces *capillicules* (en prenant le
nom introduit par Bourgery, quoiqu'il soit défectueux) sont dus
à un accident d'injection et ne sont pas naturels ; car on peut remplir complétement les vaisseaux des villosités intestinales et ceux
du péritoine, des muscles, du foie, du rein, du tissu cellulaire sans
que l'injection pénètre ni dans les chylifères, ni dans les lymphatiques proprement dits. Et cependant on ne saurait douter que
l'injection ne fût complète, puisqu'on voit le bleu et le jaune, en
contact dans des capillaires variant de volume entre $0^{mm},009$ et
$0^{mm},014$ ; et, si l'on ne s'est servi que d'une seule matière colorante, on trouve qu'elle a passé des artères dans les veines.

On obtient ce dernier effet très-nettement, même avec la matière
à double décomposition, pourvu qu'on ne prolonge pas trop longtemps l'opération en raison de causes dont il sera question plus loin.

[1] Hirschfeld, thèse. Paris, 1848.
[2] Lambotte, journal *l'Institut*. Paris, 1840, n° 371.
[3] Journal *l'Institut*, Paris, 1841, n° 73.

67. Les dimensions prises sur les vaisseaux injectés avec les substances à double décomposition ne peuvent pas être mises en comparaison avec celles des capillaires injectés autrement ou vus sans injection au microscope ; car elles sont toujours plus petites. En effet, sur le chien, le lapin et le cochon d'Inde, MM. Doyère et de Quatrefages ont constaté, comme nous l'avons vu, à l'aide d'injections par double décomposition, des canaux beaucoup plus petits que le diamètre des globules du sang dans lesquels ils arrivaient avec la plus grande facilité et presque à coup sûr. « Les muscles en « particulier ont présenté des canaux de cette nature en nombre « aussi considérable que celui des fibres musculaires elles-mêmes. « M. Doyère fut le premier à tirer de ces faits la conclusion que ces « canaux n'étaient autre chose que les *espaces interfibrillaires*, c'est- « à-dire de véritables lacunes, et non point des vaisseaux capillaires « proprement dits[1]. »

Les muscles sont, à la vérité, très-vasculaires ; le nombre de leurs vaisseaux, comme on peut le voir sur des pièces fraîches ou sèches coupées en travers, est à peu près le double de celui des faisceaux primitifs striés. Ces capillaires, ainsi qu'on peut le constater sur les muscles non injectés ou injectés de tous les vertébrés, ont un diamètre de $0^{mm},008$ au moins à $0^{mm},014$, et au delà, quand apparaît une seconde paroi. Ces dimensions sont de cinq à huit fois plus petites que les vaisseaux primitifs striés, mais plus grosses que les globules sanguins, dont quelques-uns se voient presque toujours dans leur cavité. Par conséquent, si les diamètres donnés par les auteurs précédents ont été pris sur les capillaires si nombreux des muscles, ces vaisseaux n'étaient certainement pas remplis complétement, ou bien étaient desséchés et revenus sur eux-mêmes.

68. Si ces vaisseaux étaient réellement des espaces interfibrillaires et non des capillaires incomplètement pleins, il faudrait les ranger avec ces produits d'un accident d'injection décrits par Bourgery[2] sous le nom de *capillicules*, comme formant un ordre de vaisseaux bien plus petits que les globules sanguins et distincts des capillaires.

On peut, en effet, obtenir des infiltrations de ce genre distinctes des capillaires dans tous les tissus, et par tous les procédé d'injec-

---

[1] De Quatrefages, *Bulletin de la Société philomathique*, 1845, p. 33.
[2] Bourgery, *Comptes rendus de l'Académie des sciences*, 1848.

tion. Cependant on n'en peut faire dans le cerveau, le placenta et autres tissus cités tout à l'heure. Ces capillicules sont des conduits fins ayant de $0^{mm},002$ à $0^{mm},004$ de diamètre, et dans certains points beaucoup plus, de manière à être vus facilement à l'œil nu, tandis que les globules du sang des mammifères ont de $0^{mm},006$ à $0^{mm},008$. Leurs bords ne sont pas aussi nets que ceux des capillaires proprement dits, qui ont toujours au moins un diamètre de $0^{mm},007$; car ce sont là les plus petits, et ordinairement ils ont davantage dans les séreuses, la peau, les muqueuses, le poumon, etc. Ce sont ces capillaires les plus petits, n'étant pas plus larges que les hématies, qui, à cause de l'épaisseur de leurs parois, qu'il faut déduire de ce diamètre, se trouvent avoir un calibre moindre (voy. fig. 8, p. 50) que le diamètre des globules du sang, et alors forcent ceux-ci à s'étirer un peu pour les traverser, quand ils y pénètrent, ainsi qu'on le voit quelquefois, lorsqu'on étudie la circulation sur des animaux vivants.

68. L'aspect des bords de ces traînées extra-vasculaires qu'on a nommées *capillicules* les fait facilement reconnaître pour des conduits sans parois propres. Elles forment des réseaux à mailles régulières, en général à angles aigus, variant de forme suivant les tissus, toujours très-élégants. Mais elles peuvent, quand on a déjà étudié les vaisseaux des mêmes tissus, sans produire ces capillicules, être distinguées des capillaires proprement dits, quoique, cependant, ces derniers forment des réseaux dont les mailles partagent les caractères généraux propres à la texture des fibres de chaque tissu, selon que leurs fibres ont telle ou telle direction. Ainsi, pour le foie, les capillaires encadrent régulièrement les cellules hépatiques, et il peut être difficile de distinguer les capillaires vrais des capillicules ou conduits produits artificiellement. Lorsqu'on injecte les canaux biliaires en employant une forte pression, ou même une pression faible longtemps continuée, l'injection passe dans le réseau sanguin; si ce réseau sanguin a été préalablement rempli, la matière s'échappant des conduits biliaires se fait une voie autour des cellules hépatiques et donne l'apparence d'un réseau[1]. L'examen au microscope éclaircit les doutes sur la nature des uns et des autres. Les contours arrondis, les caractères des ramifications, des capillaires et de leurs flexuosités surtout,

[1] Voy. Ch. Robin, art. HISTOLOGIE, du *Dictionnaire d'histoire naturelle* de d'Orbigny, 2ᵉ édition, 1869, t. VII, p. 273-274, et tirage à part sous le titre : *Anatomie microscopique des tissus*. Pari , 1869. in-8°. p. 38-59.

dans chaque tissu, comparés aux contours moins réguliers, parfois

Fig. 8 *.

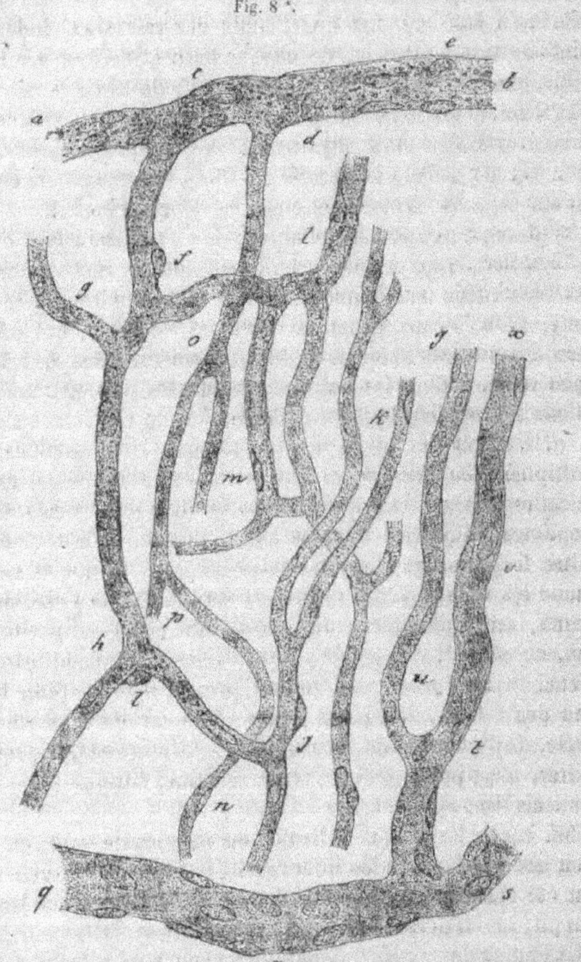

aux traces d'épanchement et aux différences de volume déjà si-

* Capillaires à une seule tunique, avec les noyaux de celle-ci à l'état normal, sans injection au nitrate d'argent. Grossis 400 fois.

De *a* à *p*, Vaisseaux capillaires des plus petits, isolés de la substance cérébrale grise d'un homme de trente-cinq ans.

De *q* à *x*, Vaisseaux capillaires isolés de la rétine d'un enfant d'un an.

gnalées, feront distinguer les premiers des traînées précédentes qui peuvent simuler un état normal.

Enfin, il faut rappeler que l'étude des vaisseaux, indépendamment des autres éléments de chaque tissu et de leur arrangement réciproque, ne mène à rien, et expose à de nombreuses erreurs dont il serait facile de signaler beaucoup d'exemples. Dans l'étude de la texture d'un parenchyme ou d'un tissu proprement dit, celle de la vascularité est la dernière à faire et forme le complément des autres, sans lesquelles elle devient presque inutile.

Le placenta ne fait pas même exception ; on sait que, dès avant la formation de cet organe, les villosités du chorion sont creuses et ramifiées[1]. Plus tard, lorsque l'allantoïde s'applique à sa face interne, ses vaisseaux pénètrent dans les villosités, qui sont alors parcourues par un réseau capillaire avec un tronc artériel et un tronc veineux. Chez les animaux à placenta, ces vaisseaux intra-villeux s'atrophient bientôt, à l'exception de l'endroit où se forme le gâteau placentaire ; là, au contraire, leurs ramifications se multiplient. De l'intrication des villosités résulte le parenchyme de cet organe ; or, quand on en porte un fragment sous le microscope sans injection préalable, on peut parfaitement reconnaître les vaisseaux dont les villosités sont parcourues, surtout quand elles sont pleines de sang coagulé. On peut reconnaître en même temps leur intrication, leur terminaison, en petits prolongements arrondis en doigt de gant, qui se détachent çà et là des branches principales ou forment leurs extrémités. (Voir l'explication des fig. 9 et 10, p. 52.) L'injection du placenta est du reste facile, et la densité de la membrane spéciale, qui, à proprement parler, n'est pas vasculaire par elle-même, fait que les transsudations arrivent rarement.

69. Les prétendus capillicules ou lacunes ne sont, en résumé, rien autre chose que les interstices des fibres de chaque tissu qui ont été remplis par la matière à injection épanchée lentement. Ces espaces n'existent pas primitivement ; mais, quand les capillaires (et non un gros vaisseau) viennent à se rompre, comme il faut bien que la matière qui s'échappe petit à petit du mince conduit rompu se place quelque part, elle écarte lentement les fibres les unes des autres en glissant dans le sens de leur longueur et en se creusant un canal entre elles par suite de leur écartement forcé.

[1] Coste, *Embryogénie comparée*. Paris, 1837.

Lorsqu'on connaît déjà la texture du péritoine, de la plèvre, du poumon, du foie, des muscles, du tissu cellulaire, on voit ces traî-

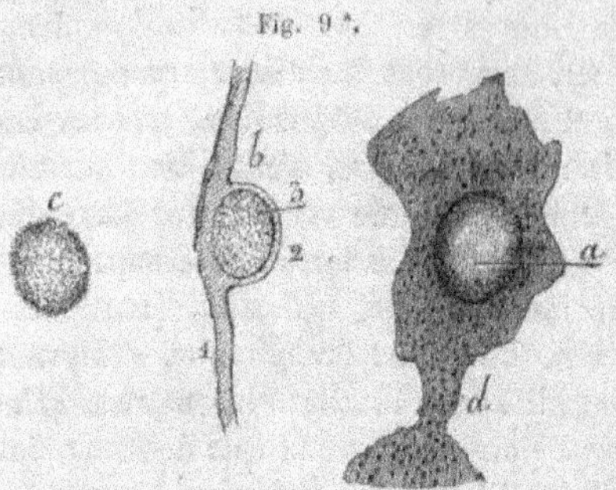

Fig. 9 *.

nées de matière colorante reproduire la direction des fibres, ou des faisceaux primitifs de fibres et leur mode d'entre-croisement.

Aussi forment-elles des mailles entre-croisées à angles aigus bien distinctes de celles des muscles, dans le tissu lamineux, la plèvre, le derme, le péritoine, etc., ou on les remplit quelquefois avec du mercure en

Fig. 10 **.

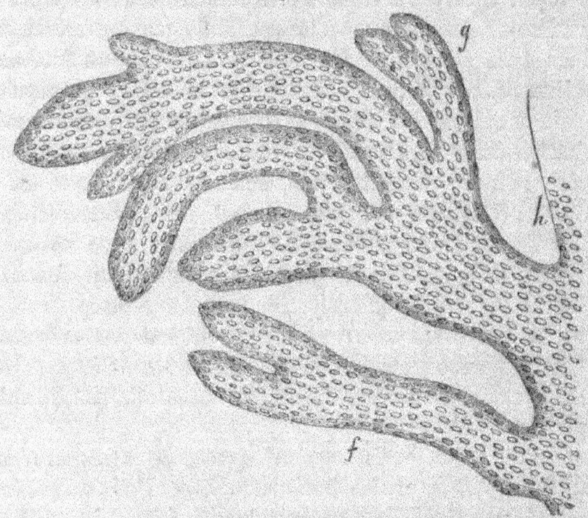

voulant injecter les lymphatiques. Cependant, au bout de peu de temps, on les distingue des réseaux d'origine de ces vaisseaux,

* *a, d*, Lambeau d'une muqueuse utérine exfoliée 16 jours après les dernières règles, le lendemain de la cessation desquelles avait eu lieu un rapprochement sexuel. — *a*, Petite tumeur fluctuante, à surface rouge, vasculaire, ponctuée par de petits orifices à sa périphérie, et qui, ouverte, a été reconnue pour un œuf.

*b*, Coupe de ce lambeau montrant la muqueuse ou caduque utérine (1) et la *caduque réfléchie* (2) recouvrant l'œuf, hérissé de petits filaments villeux (3).

*c*, L'œuf entier isolé, chargé de villosités presque contiguës longues de 1/2 millimètre à 1 millimètre. (Dessins de grandeur naturelle.)

** Villosités choriales avant la formation du placenta tirée de l'œuf humain pré-

quoique, dans quelques cas, on voie le mercure partir de ces traînées pour remplir, soit des réseaux, soit des troncs lymphatiques.

70. Pour ceux qui ont vu, dans tous les tissus, quels qu'ils soient, de tous les vertébrés, et même des Mollusques, que les capillaires sont constitués de la même manière, c'est-à-dire par une couche épithéliale formant une membrane homogène, insoluble dans l'acide acétique, ayant 1 ou 2 millièmes de millimètre d'épaisseur pour les capillaires les plus fins, qui n'ont jamais audessous de 0$^{mm}$,007 de diamètre total chez l'homme, ce qui est le diamètre des globules du sang, il serait inutile d'insister sur l'impossibilité où se trouve quelque poussière que ce soit de sortir des vaisseaux. Je ne l'aurais pas fait s'il n'était nécessaire de prévenir de cet accident ceux qui se proposent de faire des injections, et si l'on ne voyait encore ces erreurs être admises et se propager sans examen. Henle[1] a remarqué déjà que nulle part on ne voit d'orifices aux parois des capillaires. Nous savons aussi que le passage de matières solides ne peut s'effectuer à travers les parois vasculaires qu'à la suite d'une lésion de ces parois (voy. fig. 8, p. 50).

L'injection des interstices fibrillaires se produit, quand on pousse l'injection outre mesure, et principalement quand les tissus sont trop altérés ; il est alors presque impossible de l'éviter. En se plaçant dans de meilleures conditions, cet accident ne se montre pas ; on peut faire les injections les plus riches, dans lesquelles on voit les matières en contact au milieu de tous les réseaux capillaires sans que les interstices soient remplis, non plus que les lymphatiques. Les faits précédents sont d'observation journalière.

Il faut ajouter encore que l'opérateur peut voir quelquefois ce mode particulier d'épanchement se produire brusquement sous ses yeux, dans un point du tissu qu'on injecte, et se propager peu à peu par places plus ou moins étendues, suivant l'état de la pièce et la force de la pression. Il est encore d'autres faits qui rappellent la formation accidentelle de ces capillicules. En piquant la cornée avec un tube à injecter les lymphatiques et en poussant une injection trèspénétrante sous une forte pression, on développe un réseau coloré. La pièce portée sous le microscope montre des corps étoilés anasto-

cédent, vues à un grossissement de 65 diamètres. — $h$. Le chorion. — $f$, $g$, Villosités qui le couvrent, en voie de développement et de subdivision. La figure est parsemée de corps représentant les noyaux des cellules formant leur paroi et celle du chorion par la juxtaposition et l'adhésion réciproque et intime de celles-ci.

[1] Henle, *Traité d'anatomie générale*. Paris, 1843, t. II.

mosés qu'au premier aspect on croit avoir injectés ; mais on s'aperçoit bientôt que l'injection a pénétré entre les corps étoilés et la substance propre hyaline cornéenne ; elle les a disséqués et en reproduit la figure, bien que ce soit la couche de matière étrangère qui les recouvre comme un vernis qu'on voit et non leur propre substance. (Ch. Legros.)

En tenant compte de tous ces faits et lorsqu'on les a vus se produire ou manquer un grand nombre de fois, constamment dans telles ou telles circonstances, on ne peut s'empêcher de reconnaitre que les capillaires déjà altérés se rompent plus facilement que ceux qui sont encore frais et laissent infiltrer la matière à injection. C'est alors aussi que les lymphatiques s'ouvrent par rupture et s'injectent facilement par les vaisseaux sanguins ayant éclaté, comme lorsqu'on remplit les premiers en les piquant dans le tissu lamineux avec le tube à mercure.

71. La méthode à injection par double décomposition, qui consiste à injecter d'abord de l'acétate de plomb, puis du chromate de potasse, ce qui donne un précipité jaune de chromate de plomb, est susceptible aussi de donner lieu à quelques erreurs. Sachant que l'eau, la gélatine, le suif même, poussés dans les vaisseaux, transsudent au travers des parois sans les rompre, comme certaines parties liquides du sang lui-même transsudent continuellement au travers des mêmes parois pendant la vie ; sachant que ces substances infiltrent les tissus, en écartent les fibres, comme sur un sujet légèrement œdématié, il ne faut pas être étonné de voir les solutions plombiques et chromiques transsuder de la même manière, et se précipiter aussi bien au dehors que dans les capillaires.

Il est facile de s'assurer, en effet, qu'avec l'une et l'autre de ces solutions on produit un œdème artificiel aussi facilement qu'en injectant avec de l'eau ; ce liquide surabondant se trouvant nécessairement entre les fibres qu'il maintient écartées, le précipité qui résulte de l'addition d'une autre dissolution amenant une double décomposition ne peut pas occuper une autre place, les fibres des tissus n'étant pas creuses. C'est aussi ce que montre le microscope ; car on obtient ainsi les mêmes formes de réseaux que par la rupture des capillaires dont il a été question à propos de l'injection des matières colorantes ; et il est impossible qu'il en soit autrement, puisqu'elles dépendent de la texture du tissu. Il se forme aussi un précipité tout le long des capillaires, et les trainées interfibrillaires de chromate de plomb qui sont en communication avec lui font croire, souvent à s'y méprendre, qu'elles communiquent avec les capillaires eux-mêmes. Les tissus très-serrés et vasculaires, comme le périoste, ou très-serrés et peu vasculaires, comme les tendons, les ligaments, les aponévroses, ne présentent, du reste, presque jamais cet accident ; ce sont seulement les tissus à texture dite lâche.

72. Cet inconvénient, qui est des plus graves, quoique pouvant être évité, doit faire rejeter cette méthode d'injection ; elle ne peut être employée que pour faire une étude préliminaire des vaisseaux, et il ne faut pas pousser longtemps ni fort afin d'éviter la transsudation. Elle a fait croire, dans beaucoup de cas, à la présence de *lacunes* extra-vasculaires là où il n'y en a pas, d'autant plus facilement, que le précipité hors des vaisseaux a lieu sans rupture de ceux-ci et en conservant toutes les apparences de l'état normal à la préparation, vu la régularité de l'arrangement des fibres des tissus. En outre, le précipité floconneux de jaune de chrome obtenu ainsi diminue beaucoup de volume quand la pièce se dessèche, ou seulement quand elle perd son eau dans l'alcool ou autre liquide conservateur. Les parois des capillaires reviennent en même temps sur elles-mêmes, s'appliquent plus ou moins exactement sur ce précipité ; en sorte que les dimensions des vaisseaux prises sur ces pièces sont nécessairement inférieures au diamètre réel des capillaires, tel qu'on l'obtient sur les préparations injectées autrement et sur les capillaires qu'on a isolés sans injection et portés sous le microscope.


# CHAPITRE VI

**Des précautions que doit prendre l'anatomiste dans la pratique des injections, et du manuel opératoire de celles-ci.**


73. Le vaisseau qu'on veut injecter étant mis à nu, il faut y introduire la canule ; on évitera les incisions transversales ; il est préférable de couper les parois dans le sens de la longueur ; on introduira les canules ordinaires remplies d'un mandrin à extrémité conique ou mieux les canules en biseau (voy. fig. 6, p. 19).

Comme il est très-important de ne pas pousser d'air dans les vaisseaux, parce que ses bulles, ne pouvant traverser les capillaires, en déterminent la rupture, il faut, quand on ne met pas de mandrin dans la canule, la remplir préalablement d'eau ou d'essence de térébenthine ou de la couleur qu'on veut injecter suivant les cas. Ce liquide reste sans s'écouler, quand on met un bouchon à l'extrémité de la canule qui doit s'adapter à la seringue (Pl. I, fig. 4). Lorsqu'on ne prend pas cette précaution d'avance, il faut, avant d'y fixer le porte-canule faire couler du liquide goutte à goutte dans la canule liée déjà au vaisseau, jusqu'à ce qu'elle soit pleine.

On passera deux fils au-dessous de la canule, afin de lier au delà, dès que l'injection est finie, et empêcher le retour; ou, si le premier fil casse, le second le remplace, en ayant soin de pousser la canule un peu plus loin; nous avons dit qu'on peut se dispenser de lier le vaisseau après l'injection en obturant la canule avec un fosset de bois ou un bouchon en caoutchouc. La ligature sur la canule doit être faite avec précaution de manière à ne pas trop couper les parois du vaisseau, celles des artères surtout. Le fil qui a servi à lier la canule devra être ramené en arrière et lié sur l'oreille de celle-ci (pl. I, fig. 4) pour empêcher qu'elle ne sorte du vaisseau.

74. Dès que la canule pleine de liquide est bien placée, on y adapte l'extrémité de l'appareil à injection que l'on a choisi. Si c'est la seringue, on poussera avec une extrême lenteur, en maintenant avec la main gauche la canule, pendant que la droite enfonce le piston et surtout on évitera les secousses; c'est une opération très-fatigante et qui exige de fréquents repos.

Avec l'appareil à pression continue, l'injection peut se prolonger pendant plusieurs heures; il suffit de jeter de temps en temps un coup d'œil pour surveiller les progrès, la marche de l'opération et la température des bains qui échauffent l'organe et la matière qui doit remplir les vaisseaux, quand on emploie la gélatine.

Si l'on injecte par une artère, il est bon de ne point porter de ligature sur les veines, au début du moins, afin de permettre l'écoulement des liquides restés dans les capillaires; le plus souvent, on est obligé de lier des anastomoses ou des vaisseaux collatéraux qui laisseraient fuir la matière injectée; on placera des ligatures autant qu'on pourra avant de commencer l'opération, et pendant l'opération, on se servira de bonnes pinces à pression continue (fig. 7) pour saisir les orifices vasculaires.

Quelquefois on doit faire une ligature en masse en arrière de la canule, quand on injecte un membre séparé du corps, par exemple; pour cela j'emploie une longue lanière ou un tube de caoutchouc que j'enroule plusieurs fois dans le point voulu; on obtient ainsi une constriction très-énergique sans risquer de couper les tissus, comme cela arrive avec les cordes ordinaires. (Ch. Legros.)

75. Une des principales conditions pour qu'une injection des capillaires réussisse bien, c'est de pousser avec lenteur et d'une manière égale, afin de distendre les vaisseaux sans les rompre.

Si, malgré tout, la rupture arrive, on s'en aperçoit facilement à la diminution brusque de l'obstacle; la marche du piston de la seringue devient rapide, de lente et graduelle qu'elle était; on s'en aperçoit plus difficilement avec les appareils à pression continue; pourtant la rupture est indiquée par l'écoulement brusque qui se produit et par la turgescence subite des parties injectées.

Lorsqu'on voit l'endroit où se fait la rupture, si elle n'a pas lieu sur le tronc principal, on oblitère la branche rompue avec une pince à pression continue (voy. fig. 7, p. 21). Si la fuite a lieu par de minces capillaires qu'on ne peut ni cautériser ni pincer, on peut continuer l'injection, qui ne réussit pas moins pour cela; seulement il faut perdre une partie de la matière et pousser pendant plus longtemps, parce que, dès que survient une fuite, une partie de la force est employée à chasser l'injection par cette issue, et diminue d'autant la pression exercée auparavant sur les capillaires. Aussi la marche de l'injection dans ces vaisseaux se ralentit immédiatement.

Lorsque les épanchements ne se font pas par des capillaires proprement dits, cas où ils laissent la matière à injection s'infiltrer dans les tissus, on les distingue de suite par les petites bosselures qu'ils forment et la manière dont ils soulèvent les membranes. Ces petites bosselures, mamelonnées, d'un aspect particulier, se forment souvent sur une surface assez étendue au-dessous des séreuses, fibreuses, etc., qui les laissent voir par transparence, ou dans les interstices des muscles, le long des nerfs, etc. Si la pression vient à être exagérée, ou si l'injection arrive dans un endroit où les faisceaux de fibres du tissu lamineux offrent moins de résistance, au lieu de petits locules séparés incomplétement par ces derniers, il se forme un épanchement plus ou moins volumineux ou arrondi. Dans quelque cas que ce soit, il est toujours assez facile de reconnaître que c'est un accident de l'injection, et non quelque chose de régulier, pour ne pas être obligé d'insister davantage sur ce point. Même dans les cas où il s'agit d'un tissu érectile, les aréoles circonscrites par les trabécules de ce tissu se distinguent toujours des épanchements par plus de régularité dans leur ensemble, et par un aspect tout spécial qui ne peut guère être décrit.

76. Il est facile, en faisant une injection, de la réussir, quand on

ne s'inquiète que d'un seul ordre de vaisseaux, parce qu'alors il suffit de pousser longtemps; le liquide qui pénètre par les artères revient alors par les veines. Du reste, on ne fait pas souvent les injections pour remplir le plus de vaisseaux possible d'un seul ordre, mais bien pour étudier comparativement la distribution de chacun d'eux; il n'y a pas un grand avantage à rougir toutes les surfaces d'un animal avec du vermillon ou du carmin poussés dans les artères, ou à le bleuir en poussant de l'indigo ou du bleu de Prusse dans les veines, puisqu'on ne peut étudier la disposition réciproque des vaisseaux. On fait de la sorte de belles injections, mais elles ne sont pas bonnes dans tous les organes pour le but qu'on doit se proposer en les faisant. Il est vrai qu'on parvient avec un peu d'habitude à distinguer avec le microscope les artères des veines, même remplies d'une seule couleur; cependant, il est bien des circonstances qui demandent beaucoup d'attention pour qu'on arrive à ne pas se tromper.

Il faut, il est vrai, quelquefois étudier les artères injectées seules et les veines aussi, mais à la condition précisément que la matière n'aura pas passé des unes dans les autres. Parfois, en effet, les injections dans lesquelles on a tout rempli par les mêmes vaisseaux n'ont rien de caractéristique, ni d'instructif, parce qu'on ne voit que des surfaces chargées de réseaux, sans distinguer ce qui est artère de ce qui est veine.

77. La principale difficulté des injections est de remplir également les deux ordres de vaisseaux dans les limites de leur capacité, jusqu'à ce que les deux matières se touchent dans les réseaux capillaires. Cette difficulté est d'autant plus grande, que l'habitude seule conduit à savoir quand il faut s'arrêter de pousser dans un vaisseau pour injecter l'autre, sans qu'on puisse rien dire qui serve de guide. Aussi faut-il toujours s'attendre à manquer deux ou trois injections avant d'en réussir une, plus ou moins, suivant les organes et l'habitude qu'on a déjà. Souvent aussi, à côté de parties bien réussies, on en trouve qui ne le sont pas, soit à cause de rupture, soit à cause de la transsudation à travers les parois capillaires, soit par les causes déjà indiquées plus haut, ou d'autres dont on ne se rend pas compte.

Très-souvent, l'aspect extérieur des surfaces ou leur examen à la loupe font croire que l'injection est bien réussie; mais le microscope montre qu'il n'y a que les principaux capillaires de pleins et que les réseaux ne le sont pas ou le sont très-imparfaitement. Mais ces injections mal réussies peuvent toujours être utilisées en ce qu'elles permettent d'étudier la disposition des principaux *troncs capillaires* (artérioles et veinules), comparativement aux réseaux qui, lorsqu'ils sont pleins, masquent souvent les précédents.

Les bonnes injections sont la partie la plus difficile de l'art anatomique, surtout au point de vue de l'anatomie générale ; mais il ne faut pas aller jusqu'à se figurer, comme le font quelques personnes, même parmi celles qui font de belles injections, que chacun ne peut en faire autant. Le principal en cela, comme pour l'emploi du microscope et beaucoup d'autres manœuvres anatomiques, est de mettre le temps nécessaire à l'accomplissement régulier de toutes les conditions qu'exige la réussite du travail.

78. Pour l'étude de certains organes, on doit injecter des canaux de différents ordres ; l'injection de matières diverses peut alors être faite simultanément ou successivement ; ce qu'il est surtout important de connaître, c'est la façon dont on remplira isolément les artères et les veines de deux matières différentes.

Nous avons dit que pour les injections opaques on a soin d'éviter d'employer la couleur bleue pour les veines ; mais, avec les mélanges transparents, il est d'usage d'injecter les artères en rouge et les veines en bleu, et cet usage ne présente point d'inconvénients.

Dans plusieurs organes, rien ne s'oppose à ce que l'on pousse un liquide bleu par les veines après avoir rempli les artères d'une substance rouge, à la condition, toutefois, qu'il reste peu de sang dans les canaux vasculaires ; mais ce procédé n'est pas applicable à tous les cas ; certaines veines présentent, comme on le sait, des valvules qui sont un obstacle invincible. Voici comment on procédera le plus généralement : la canule étant placée sur l'artère principale du membre ou de l'organe à injecter, on poussera, par cette canule, une matière bleue transparente jusqu'à l'apparition d'une teinte bleue à la surface de la pièce ; puis, immédiatement, avec un autre instrument préparé d'avance, on injectera par la même canule une matière rouge qui chassera la substance bleue des artères dans les veines et prendra la place de cette dernière. On arrête dès que la teinte bleue superficielle est remplacée par une teinte rouge ou violacée. Avant de terminer complétement l'opération, on ferme les veines principales avec des pinces à pression continue. On remplit ainsi les artères et les veines de deux couleurs différentes qui ne peuvent manquer d'être en contact ; mais il faut beaucoup de précaution pour que la limite des deux teintes se trouve exactement dans les capillaires. Dans ce dernier procédé, qui est préférable à l'autre, il n'est pas besoin de forcer la pression; on évite les extravasations et il est inutile de se préoccuper de la présence du sang dans les vaisseaux.

# CHAPITRE VII

**Indications spéciales pour les injections de divers canaux excréteurs, de divers organes, et de quelques animaux en particulier.**

79. Les injections partielles doivent être préférées aux injections générales, qui sont toujours très-inégales ; en effet, quand on injecte tout un animal, certains organes se remplissent plus facilement que d'autres ; quelques-uns se rompent sous l'influence de pressions faibles, tandis que d'autres peuvent en supporter de très-fortes.

De plus, l'injection générale pour l'homme et les grands animaux serait très-coûteuse en raison de la grande quantité de matières qu'elle nécessiterait.

*Injections partielles des vaisseaux sanguins.*

80. Toutes les glandes et tout le tube digestif s'injectent mieux seuls, isolés des autres parties du corps. Cela est surtout vrai lorsqu'on veut remplir les deux ordres de vaisseaux, parce qu'on voit mieux où en est la première injection et le moment où il faut s'arrêter pour pousser la seconde. Cependant, pour les petits animaux, c'est le procédé généralement employé.

Dans les injections générales, on placera la canule dans une artère carotide du côté du cœur ; on liera l'artère au-dessus et on ouvrira la veine jugulaire.

Pour les vaisseaux de la peau, des muscles, du tissu adipeux, etc., on injectera un membre. On détachera un bras, par exemple, avec l'omoplate, puis, découvrant l'artère humérale vers sa portion moyenne, on y fixera la canule et on ouvrira à ce niveau une des veines superficielles pour faciliter la sortie des liquides restés dans les vaisseaux ; une ligature élastique disposée, comme nous l'avons dit, sera placée à la racine du bras.

Quelques organes situés dans la tête peuvent être injectés isolément, les yeux, la langue, etc. Mais la difficulté de placer les canules et les nombreuses anastomoses font préférer l'injection de toute la tête. On sectionne le cou près des épaules, la canule est mise dans une artère carotide, la veine jugulaire correspondante est maintenue béante, l'autre artère carotide et les deux vertébrales sont liées, on serre, en outre, fortement le cou au-dessous de la canule avec des liens élastiques.

L'injection isolée des artères des organes génitaux externes est assez facile, mais il faut être prévenu qu'une pression très-forte et très-prolongée est nécessaire pour pénétrer jusqu'aux aréoles des corps caverneux.

Les organes du petit bassin seront injectés en masse par l'iliaque interne, en prenant soin de lier les vaisseaux sectionnés ou les anastomoses importantes.

Les veines des membres, de la tête et du bassin seront injectées par les artères, comme nous l'avons dit au paragraphe 78, page 59; on fera pénétrer d'abord l'injection bleue, puis la rouge qui chassera la première dans les veines.

Pour la plupart des organes splanchniques, l'injection des artères et des veines peut se faire isolément par les troncs artériels et veineux. (Pour les *injections veineuses*, voy. p. 66).

Veut-on remplir les vaisseaux d'une anse intestinale séparée du reste du conduit digestif, on place la canule dans le tronc artériel principal, puis, après avoir reployé les deux extrémités de l'anse et le mésentère attenant jusqu'à la canule, on fait une ligature en masse autour de cette canule; on ouvre une veine, et l'opération peut commencer.

Si l'injection revient par la veine avant d'avoir rempli tous les capillaires, comme cela a lieu pour le rein et d'autres organes, on place une pince à pression continue sur l'orifice veineux avant de terminer complètement. C'est surtout l'injection de l'estomac, du duodénum et du pancréas qui exige le plus grand nombre de ligatures et de cautérisations.

81. On sait que, lorsque l'estomac contient des aliments, le suc gastrique sécrété pour les digérer attaque, après la mort, la muqueuse aussi bien que son contenu. Cette action est générale; mais, chez les poissons, elle est tellement énergique (chez les sélaciens en particulier), que les parois de l'estomac, dans toute leur épaisseur et une partie de celle des parois abdominales, sont altérées en quarante-huit heures, au point de faire manquer toute injection. Le même fait a lieu, mais moins énergiquement, dans le cæcum ou dans la partie correspondante de l'intestin chez les ani-

maux qui n'en ont pas : telle est l'extrémité inférieure de l'intestin à valvule spirale des plagiostomes.

Comme immédiatement au-dessous de l'épithélium, les muqueuses sont couvertes d'un réseau de capillaires à mailles très-serrées, il est le premier attaqué, et l'on a une fuite à toute la surface interne du viscère.

Cet inconvénient se produit dans l'intestin grêle et dans le gros intestin, lorsqu'ils renferment des matières alimentaires, mais d'une manière moins prononcée dans le dernier que dans l'autre, de sorte qu'on a plus de chance d'y voir réussir l'injection. Du reste, pour bien injecter d'assez grandes surfaces, il est rare qu'on ne soit pas obligé de pousser au point de déterminer quelque rupture des capillaires, sans que pour cela l'injection soit toujours manquée.

C'est cette pluie d'injection, qui a lieu par une infinité de petits orifices, quand la muqueuse est digérée ou déjà trop altérée qui a fait croire à quelques anatomistes, que les capillaires ont des orifices à la surface des villosités ou ailleurs ; mais lorsqu'elle a lieu, l'étude de la muqueuse, faite au microscope, montre des ruptures par lesquelles on voit toujours une petite gouttelette faire saillie. Lorsqu'au contraire il n'y a pas de fuite ou qu'elle ne se produit que par place, on n'observe rien de semblable, et l'on peut constater l'intégrité des parois et la netteté des contours des capillaires. Alors seulement l'injection est bien réussie, les réseaux bien remplis ; ce qui n'est pas dans l'autre cas, aussi bien dans l'intestin grêle, où il y a des villosités, que dans l'estomac et le gros intestin, qui en manquent.

Il faut tirer parti des faits dont nous venons de parler pour prendre les précautions suivantes, auxquelles on est amené par l'expérience. C'est que chez les animaux dont on veut faire une injection artérielle fine et générale et qui ont l'intestin rempli, il faut injecter immédiatement après la mort, ou, si c'est impossible, lier les troncs intestinaux, autrement on aura des fuites qui feront manquer l'injection. Leur tube digestif ne peut recevoir alors qu'une injection grossière. Lorsque les parois sont digérées dans une certaine épaisseur, on voit le liquide, injecté par les artères, revenir par les veines, ou *vice versa*, dès qu'il est arrivé à des vaisseaux d'un demi-millimètre de diamètre. Ceci a lieu surtout chez les poissons et les reptiles, mais ne se présente pas quand on prend un animal dont l'intestin est vide.

82. L'injection isolée de la glande thyréoïde exige beaucoup de précaution ; il faut enlever le larynx, un morceau de l'œsophage et les jugulaires internes tout à la fois, fendre cette dernière veine et lier les branches thyréoïdiennes à leur embouchure, sauf une ou deux principales de chaque côté et la jugulaire antérieure, qui ne reçoivent que des ligatures provisoires pour être injectées successivement.

La rate est très-difficile à injecter convenablement ; les ruptures et les infiltrations viennent troubler l'opération ; on choisira toujours des rates fraîches et, chez l'homme, des rates de sujets morts rapidement ; celles des enfants doivent être préférées de beaucoup à celles des adultes. Il en est de même pour le foie. On a conseillé de faire macérer quelque temps cet organe dans l'eau alcoolisée avant de remplir les vaisseaux, afin de donner un peu plus de résistance. En tous cas, on emploiera des pressions très-faibles et prolongées, surtout pour les veines.

83. Ces injections successives de plusieurs vaisseaux de même ordre, surtout des veines, de la thyréoïde, de l'estomac, du duodénum, etc., font sentir la nécessité d'employer une injection liquide à froid, ou, dans le cas contraire, de tenir l'organe dans l'eau tiède

Les préparatifs, ligatures, cautérisation, etc., prennent toujours beaucoup de temps, ordinairement une heure ou deux, et exigent de bien se préoccuper d'abord de tous les vaisseaux de l'organe et de leurs anastomoses. Il est même rare que quelque variété ou des branches inaperçues ne donnent pas lieu à des fuites ; il faut alors saisir le vaisseau à l'aide des pinces à pression continue, le cautériser, s'il est très-petit, ou suspendre l'injection pour faire une ligature.

*Injections des vaisseaux lymphatiques.*

84. Les vaisseaux lymphatiques seront injectés à l'aide des appareils à pression continue ; on cherchera à pénétrer par les réseaux en s'exerçant d'abord dans les points où la réussite est plus facile, comme le gland, le périnée, les lèvres, le péricarde, l'intestin. Si l'on désire remplir les vaisseaux sanguins et les lymphatiques sur le même organe, il faut commencer par les lymphatiques.

Les injections au mercure au moyen de l'appareil de M. Sappey donnent une excellente idée du trajet et de la disposition générale des lymphatiques ; elles sont, en outre, faciles à exécuter et fournissent, pour les pièces desséchées, de fort belles préparations de cabinet[1].

Mais ces injections ne peuvent être examinées au microscope et c'est un grave inconvénient, car la disposition des réseaux, les rapports avec les vaisseaux sanguins ne peuvent être connus qu'à l'aide de cet instrument. En outre, on n'est jamais certain que le mercure remplit les lymphatiques et non un autre ordre de vaisseaux, tant qu'il n'est pas arrivé à un gros tronc ou à un ganglion.

Avec les injections transparentes, au contraire, et surtout avec la solution de nitrate d'argent, on distingue de suite, au microscope, les ramifications lymphatiques de celles des vaisseaux sanguins ; on peut compter leurs valvules et même les cellules épithéliales qui les tapissent.

Il faut, pour ces injections, procéder avec beaucoup de lenteur ; aussi nous ne conseillons pas l'emploi habituel de la gélatine comme véhicule ; cette matière peut sans doute servir, mais les précautions à prendre, la température qui doit être maintenue à un degré constant rendent son emploi compliqué. On préférera les mélanges transparents à la glycérine que l'on injectera à l'aide d'un appareil à pression continue ou simplement avec une seringue de Pravaz. La seringue de verre à crémaillère rendra également de grands services (fig. 1, p. 12). On peut se servir souvent avec succès de l'appareil à pulvériser l'eau de M. Lüer ; c'est une seringue de maillechort montée sur un pied de bois. La tige du piston forme une vis et, en tournant une manivelle on fait avancer ou reculer le piston ; l'appareil se termine par un long tube flexible en plomb, auquel on adapte les canules convenables.

Nous recommandons tout spécialement pour les lymphatiques une solution de nitrate d'argent au 400ᵉ (1 gramme pour 400 grammes d'eau distillée), que l'on conserve dans un flacon noir. Ce procédé, indiqué par Recklinghausen, dessine admirablement les réseaux lymphatiques, en colorant les cellules épithéliales qui les tapissent.

Les canules de verre que l'on adapte aux appareils à injections mercurielles ne valent pas les canules métalliques taillées en bec de flûte, bien aiguisées et même à bords tranchants (voy. fig. 1, p. 12).

[1] Les procédés à suivre pour les injections mercurielles des lymphatiques étant décrits dans tous les traités d'anatomie descriptive, nous n'avons pas cru devoir reproduire ici tous les détails que comporte ce moyen d'étude des vaisseaux. (Voy. aussi plus haut, pages 15 et 40.)

dans les cas où il s'agit d'injecter les réseaux avec la solution précédente ; on a intérêt alors à léser par la piqûre le plus grand nombre possible des radicules lymphatiques, et on y arrive bien mieux avec ces dernières.

85. On enfonce dans le tissu la canule fixée à l'instrument de pression, et bien remplie du liquide à injection sur les points où l'on soupçonne l'existence des réseaux ; la piqûre, en général, sera superficielle et oblique. On augmente alors très-lentement la pression ; si l'on a lésé quelques lymphatiques, l'injection s'étend autour de la piqûre et, dans la plupart des cas, on suit de l'œil le développement du réseau se remplissant de liquide. S'il se fait une boursouflure, on peut être sûr qu'on n'a pas pénétré dans les radicules lymphatiques ; il faut alors faire une piqûre ailleurs.

Dans les tissus mous ou quand la canule est mal enfoncée, les liquides refluent autour de celle-ci. On combat cet accident, en appliquant près de l'orifice une petite serre-fine (fig. 11). Avec de la

Fig. 11 *.

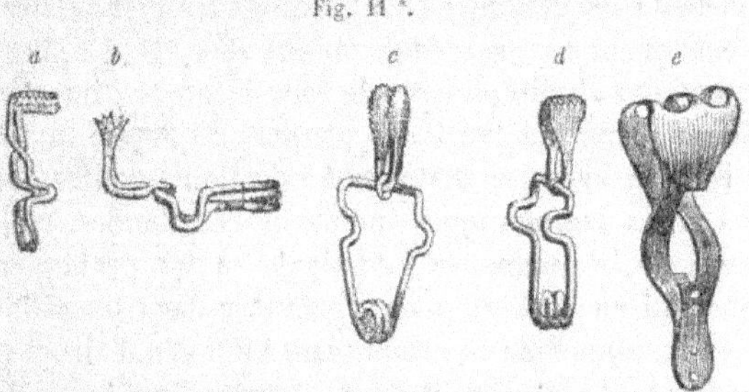


patience, on injecte aisément, par une seule piqûre, dans un réseau, la plupart des lymphatiques d'un organe ou d'un membre, jusqu'aux ganglions. Du reste, il est possible, dès qu'un vaisseau un peu volumineux apparaît, de le piquer et de continuer l'injection par cette voie ; il vaut mieux, pour ce cas particulier, employer une canule de verre bien effilée.

86. On réussit quelquefois à injecter les réseaux par un tronc lymphatique, mais les valvules sont un sérieux obstacle ; le liquide lui-même qui est contenu dans les lymphatiques, et qui ne trouve pas d'issue, s'oppose à la pénétration ; c'est là un procédé incer-

* a, Serre-fine, dont la branche horizontale est dentée, et dont chaque dent correspond à une petite rainure de la branche qui lui fait face — b, Serre-fine coudée de manière à ne point faire saillie en dessus de la plaie. — c, Serre-fine qui se termine comme une pince à polypes. — d, Serre-fine palmée. — e, Serre-fine large se terminant par six pointes.

tain qui ne donne que des résultats incomplets ; on évitera de pousser l'injection dans le sens opposé au courant de la lymphe, à moins d'y être obligé, comme, par exemple, lorsqu'on veut remplir le lymphatique central des villosités intestinales ou les vaisseaux efférents des ganglions.

Tous les sujets ne sont pas également bons pour servir aux injections des lymphatiques ; ceux qui ont de l'œdème sont très-favorables ; on se rapprochera de cette condition, en déterminant un œdème artificiel. Pour cela, on fera passer un courant d'eau par les vaisseaux sanguins, et bientôt les tissus seront infiltrés, les lymphatiques distendus et il deviendra aisé de les atteindre.

C'est dans ces conditions surtout qu'il faut se placer pour injecter les conduits lymphatiques afférents et efférents des ganglions avec les matières à injections liquides, dont nous avons parlé plus haut. Une fois l'injection ainsi pratiquée, on fait durcir ces glandes dans l'alcool absolu pour pratiquer les coupes, destinées à montrer les rapports de ces conduits avec la substance glandulaire propre.

C'est également en procédant comme il a été dit plus haut, et en injectant des chylifères près de leur issue de l'intestin, en piquant la muqueuse au bord des plaques de Peyer, que l'on parvient à remplir avec les matières à injection liquides, non-seulement les sinus lymphatiques entourant ces glandes, mais encore les réseaux de la muqueuse intestinale et les prolongements en cul-de-sac qui en partent pour s'enfoncer dans les villosités. On fait durcir la muqueuse en remplissant l'intestin d'alcool et en laissant plonger toute la pièce dans ce dernier liquide pendant quelques jours. On pratique alors les coupes minces au rasoir, pour les examiner à l'aide du microscope et les préparer dans la glycérine ou dans le baume de Canada.

Pour avoir une injection lymphatique qui réussisse sur une étendue assez considérable, il est nécessaire de prendre un animal mort, mais aussi frais que possible ; car alors les parois des vaisseaux conservent leur intégrité et leur résistance mieux que plus tard après la mort. Sur l'homme, l'injection peut être faite vingt-quatre à trente-six heures après la mort, en hiver, mais, au delà, l'injection ne réussit pas convenablement.

Pour injecter en même temps les vaisseaux sanguins et les lymphatiques, et voir leur épithélium, on introduit une seringue ordinaire dans une artère. On remplit, avec la solution ci-dessus, tout le conduit sanguin choisi jusqu'à ce que les veines

bouts de l'artère et de la veine ; on met l'organe dans l'eau avec un peu de glycérine ou même d'acide acétique, suivant Belajeff, et on l'expose à l'action de la lumière pendant cinq à huit heures.

Aussitôt que la couleur grisâtre paraît, la préparation peut être considérée comme prête. La dessiccation par l'alcool, l'action de la rendre transparente par la térébenthine ou par l'huile de pavot ne l'abîment pas et la réaction de la pierre infernale n'est pas empêchée. Elle est, au contraire, rendue plus évidente. Après avoir obtenu la coloration des vaisseaux, il est nécessaire de conserver les préparations dans l'obscurité, si l'on n'a pas eu soin de les rendre inaltérables par l'hyposulfite de soude.

### Injection des veines en particulier.

87. Bien que l'injection des veines soit assez rarement pratiquée dans le but spécial d'en étudier le résultat à l'aide du microscope, et que ce que nous en avons dit plus haut (pages 59, § 78, et 61, § 80) soit suffisant sous ce rapport, il n'est cependant pas inutile, en terminant ce sujet, de rappeler les notions suivantes ; elles concernent spécialement la réplétion de ces vaisseaux.

Il est un certain nombre de veines qui peuvent être injectées de leur tronc vers leurs rameaux comme les artères. Parmi celles-là il faut signaler en premier lieu les *veines pulmonaires* ou *artérieuses*, les veines portes abdominales et rénales des poissons, des batraciens et des reptiles. Quand on veut colorer différemment les branches d'origine d'une part et les branches de terminaison d'autre part, tant dans le foie que dans le rein, il faut, par le même orifice de la veine, pousser dans un sens l'une des matières choisies et l'autre dans le sens opposé.

88. Notons ici que, sur des poissons, le système artériel à sang rouge est disposé comme les veines portes en général ; il est, en effet, sans communication directe avec le cœur et terminé par un système capillaire à ses deux extrémités. D'une part, les branches venant des capillaires des branchies se réunissent en aorte, et celle-ci se distribue en capillaires généraux dans tous les organes comme sur les autres animaux. Il en résulte qu'il faut procéder pour pratiquer l'injection de ce système, comme on le fait pour la veine porte. Si l'on veut injecter en une même couleur le tronc ainsi que les branches d'origine et de terminaison, on pousse l'injection par l'une des branches quelconques naissant de l'aorte ; celles qui se prêtent le mieux à cette opération sont les artères gastriques et mé=

sentériques. Quant on veut injecter avec une seule couleur tout le système de telle ou telle veine porte, on prend aussi une des branches principales se jetant dans le tronc, l'une de celles qui viennent des anses de l'intestin, particulièrement, s'il s'agit de la veine porte intestinale. Si cette-branche même ne s'est pas remplie par l'intermédiaire de quelque anastomose, on l'injecte ensuite séparément, s'il en est besoin.

89. Le tronc de la veine cave, les veines sus-hépatiques, ovariques, utérines, testiculaires, et beaucoup des veines périrachidiennes et intrarachidiennes, les veines azygos même, peuvent être injectées, soit séparément, en les remplissant de leur tronc vers les capillaires, soit ensemble en poussant la matière de haut en bas dans la veine cave, ou de bas en haut en plaçant la canule sur l'une des deux veines crurales ou iliaques.

Les veines cardiaques, dépourvues de valvules peuvent être injectés du tronc vers les capillaires en plaçant la canule au travers de la *valvule de Thebesius*. La veine vertébrale peut être aussi injectée de la sorte, quand on place la canule entre les valvules qui sont au niveau de son abouchement dans la sous-clavière. Il en est de même pour les jugulaires externes dont les valvules incomplètes laissent, du reste, souvent passer la masse poussée dans la veine-cave supérieure ou dans l'un des troncs brachio-céphaliques.

Les veines jugulaires internes, les sinus de la dure-mère, ainsi que la plupart des veines du cou, de l'encéphale, du crâne et de la face, qui se jettent dans ces conduits collecteurs, s'injectent aussi du tronc vers les capillaires en plaçant la canule dans la veine cave supérieure ou au point d'abouchement de l'une des jugulaires dans le tronc brachio-céphalique veineux qu'elle vient former.

Dans toutes ces circonstances, il importe d'ouvrir d'avance la veine à l'endroit où doit être placée la canule, et de faire sortir le plus de sang possible, tant par des pressions répétées, dirigées dans le sens convenable, que par une position déclive donnée au cadavre pendant plus ou moins longtemps. C'est aussi, lors de l'injection des veines, qu'il est utile souvent de pousser préalablement de l'eau dans les artères assez longtemps pour que le liquide revenant par les premières les débarrasse de leur sang, qu'il entraîne en sortant par l'ouverture faite d'avance au point où sera placée la canule.

90. Il ne reste, comme on le voit, qu'un petit nombre de veines qui, pour être remplies, exigent que l'injection soit poussée des rameaux vers le tronc. Ce nombre est moindre encore dans les oiseaux,

les reptiles, les batraciens et les poissons que chez les mammifères, dont les veines manquant de valvules, sont plus multipliées que sur les animaux des autres classes.

Pour injecter les veines superficielles et profondes des membres antérieurs de l'homme, on introduit successivement la canule dans la branche d'origine de la veine céphalique qui vient du pouce, dans l'une de celles qui sortent de la paume de la main et dans la veine salvatelle. Parfois les veines des doigts sont assez grosses pour que la canule puisse y être introduite.

Pour le membre inférieur, on pousse l'injection par l'une des veines dorsales des orteils ou de la face dorsale du pied prise dans le voisinage de l'extenseur du pouce. Souvent il est nécessaire en outre d'injecter par l'une des branches d'origine de la saphène externe prise derrière l'extrémité inférieure du péroné. Sur les autres mammifères, on placera la canule dans l'une des veines digitales des membres antérieur et postérieur, ou dans l'une des branches qu'elles forment en se réunissant, selon que l'animal est de petite ou de grande taille.

Souvent il arrive que quelque veine volumineuse des membres ou du tronc n'a pas reçu la matière à injection. Il faut alors remplir chacune d'elles séparément, en plaçant le tube sur le point de sa longueur que l'observation fera paraître le plus convenable.

Pour injecter les tissus érectiles de l'urèthre et des corps caverneux, et les veines qui en ramènent le sang, on introduit une canule dans quelqu'une des aréoles de ces organes, et l'injection, après avoir rempli celles-ci, passe dans les veines de la verge et de là dans celles du petit bassin. On injecte aussi parfois ces dernières en plaçant la canule dans la veine dorsale de la verge, tant chez l'homme que sur les animaux dont la taille permet de procéder ainsi.

91. Pour l'injection de la vessie, le suif coloré et bouillant, poussé par la veine dorsale de la verge et par les deux veines fémorales d'un même sujet, ne remplit que les gros troncs de la face inférieure de l'organe. Aucun des réseaux de la muqueuse ne peut être injecté par ce procédé.

Les injections partielles, en prenant successivement une à une les veines que l'on rencontre, sont aussi, la plupart du temps, insuffisantes.

Le moyen qui paraît le meilleur, le plus simple et le moins dispendieux, est celui qui consiste à pousser, par la veine dorsale de la verge, après avoir lié les deux veines fémorales et la veine cave inférieure, un litre et demi d'eau ordinaire colorée avec du bleu d'outre-mer en poudre ou du jaune de chrome. Cette injection pénètre immédiatement dans les vaisseaux les plus fins de la muqueuse, qui restent pleins de matière colorante, l'eau transsudant à travers les tissus. Les gros troncs doivent être aussitôt remplis par une injection au suif de même couleur, ce qui a l'avantage d'empêcher les vaisseaux de moyen calibre de se vider. Les injections d'eau et de minium sont impossibles, ce dernier produit n'étant pas miscible à ce liquide. La même matière, mêlée à l'essence de térébenthine, donne un rouge magnifique; mais, une fois injecté, ce liquide transsude partout, colore les tissus, et on ne peut distinguer les vaisseaux dans la masse. La glycérine avec une poudre donne de beaux résultats ; mais la simple injection d'eau et de bleu d'outre-mer par la veine dorsale de la verge, plus aisée à pratiquer, réussit aussi bien. (P. Gillette.)

92. Les remarques faites précédemment (page 63, § 83) sur le temps, les précautions, etc., exigés par les injections, s'appliquent à celles des veines plus encore qu'à la réplétion des autres vaisseaux. Le nombre des ligatures qu'il faut placer à la base du membre ou aux points d'abouchement des grosses veines dans les principaux conduits collecteurs, pour que la matière n'y passe pas et pour que les ramuscules puissent se remplir est en général considérable. Il en est particulièrement ainsi quand on injecte l'utérus et les organes génitaux externes. Il faut de plus avoir toujours sous la main les aiguilles et porte-aiguilles préparés pour placer de nouvelles ligatures aux endroits voulus pendant l'injection. Il sera bon aussi, dans le but également d'oblitérer certaines anastomoses, de se servir des pinces à pression continue de formes diverses (fig. 12), dont l'application est plus prompte et plus rapide que celle des ligatures, et devient d'une grande utilité toutes les fois que survient une rupture pendant la durée de l'opération.

C'est particulièrement pour l'injection des veines qu'il est utile de prendre dans la ligature un peu du tissu entourant le vaisseau, afin que le fil ne coupe pas les parois de celui-ci au moment où on serre le nœud sur la canule. Cela est d'autant plus utile ici que l'opération est lente et prolongée. On peut ne faire qu'un seul nœud, mais à double tour, ce qui l'empêche de se desserrer seul, tout en permettant de le relâcher pour enlever la canule et la réintroduire sous le même fil, en cas d'oblitération ou autre accident.

Il est des circonstances assez nombreuses relatives aux injections veineuses partielles et même artérielles dans lesquelles la canule introduite à frottement dans le vaisseau n'a pas besoin d'être liée et où il suffit de la maintenir avec les doigts, qui ramènent sur elle un peu des tissus ambiants. On est forcé de procéder ainsi pour injecter les veines de beaucoup de poissons, celles des sinus veineux des plagiostomes et des cyclostomes, beaucoup des veines des mollusques gastéropodes et céphalopodes, etc.

La mollesse des tissus est telle, en effet, chez divers de ces animaux, qu'ils se coupent, ainsi que la paroi vasculaire, sous l'influence de la constriction du fil placé autour de la canule. Dans le cas des sinus, leurs rapports et leurs adhérences aux organes ambiants s'opposent souvent à ce que cette ligature soit appliquée. Tantôt alors on glisse une canule cylindrique ou conique, relativement volumineuse, de manière à ce qu'elle s'adapte à frottement contre la face interne du conduit ; d'autres fois, il suffit même d'appliquer simplement son extrémité contre l'orifice pratiqué sur ce dernier et de pousser rapidement la matière liquéfiée. Ce procédé réussit souvent sur les veines et les sinus des animaux de petit volume et sur leurs artères également.

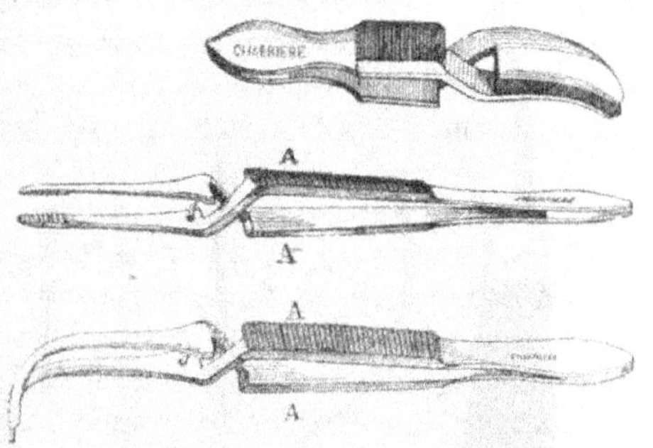


Fig. 12. — Pinces à pression continue.

93. Quoi qu'il en soit de ces diverses circonstances, qui se rencontrent assez fréquemment dans les recherches de laboratoire et dans le cours des études d'anatomie comparée, c'est en opérant sur des vaisseaux à parois minces, comme celles des veines, plus encore que sur les artères, qu'il faut avoir des aiguilles destinées à passer au-dessous du conduit le fil qui doit fixer la canule et à saisir ou non une certaine quantité du tissu voisin dans l'anse de la ligature.

Ces aiguilles doivent être des aiguilles à sutures chirurgicales, tant droites que courbes et demi-courbes (fig. 14), une aiguille à ligature à manche courbée dans le sens de sa longueur (fig. 15) et deux *aiguilles de Deschamps*, l'une *droite* et l'autre *gauche*, des plus petites de celles que tiennent les fabricants d'instruments de chirurgie et à extrémité pointue. Ces aiguilles à manche servent surtout lorsqu'il faut fixer la canule sur un vaisseau placé profondément dans les cavités thoracique et abdominale des vertébrés.

L'expérience seule peut apprendre quels sont les cas dans lesquels il faut passer l'aiguille et le fil au-dessous du vaisseau avant d'introduire la canule dans celui-ci, et ceux dans lesquels il faut mettre la canule d'abord et passer ensuite le fil. Dans ce dernier cas, il faut avoir soin de retenir la canule, pour que les mouvements que lui imprime l'aiguille, quand on la passe, ne la fassent pas sortir.

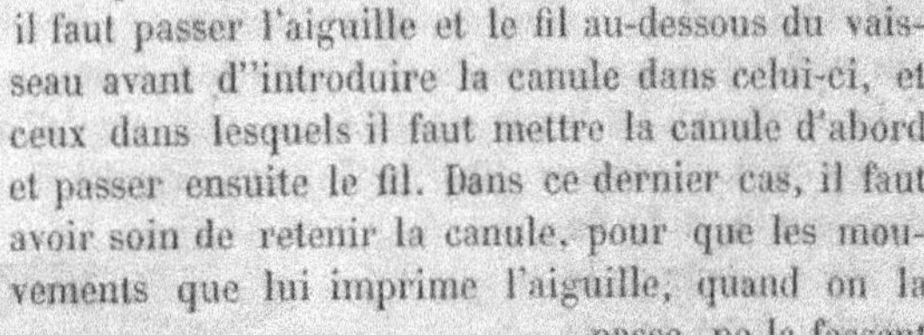

94. Les injections veineuses exigent que la matière soit poussée lentement, sans violence, en raison de la minceur des parois des conduits. Leur achèvement demande par suite un temps assez long, surtout

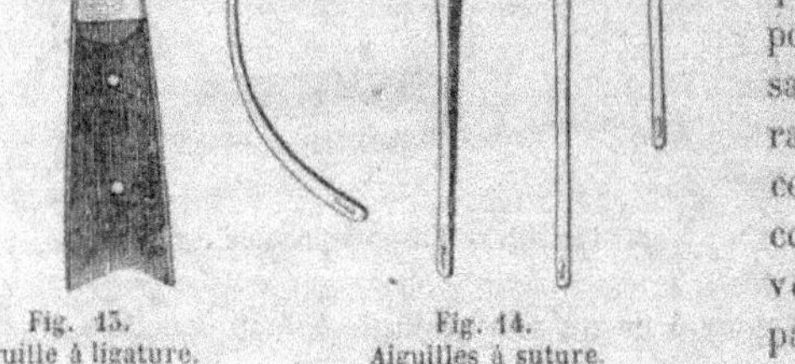

Fig. 13.
Aiguille à ligature.

Fig. 14.
Aiguilles à suture.

quand, injectant des extrémités veineuses vers le tronc, il faut se servir d'une canule de petit calibre et arriver jusqu'à la réplétion des capillaires.

Il en résulte que, si la nature des préparations à faire exige l'emploi d'une matière solidifiable, il faudra tenir l'animal injecté dans un bain d'eau chaude ou sous une cloche chauffée pendant toute la durée de l'opération. Cela est même nécessaire lorsqu'on se sert de la gélatine. C'est dans ces conditions également qu'il est parfois utile de remplir les capillaires à froid avec une masse non solidifiable (voy. p. 32 et suivantes), puis de laisser les grosses veines se vider pour y pousser ensuite une matière solidifiable de même couleur que la première.

On voit, par ce qui précède, que les appareils à pression continue peuvent être très-utilement employés pour pratiquer les injections des veines.

95. L'étude des vaisseaux des pièces pathologiques et des tumeurs n'est pas assez répandue, ce qui tient sans doute à la difficulté de les injecter ; c'est qu'en effet la matière colorante poussée par un des vaisseaux s'échappe sur toute la surface de la tumeur. Voici la conduite à suivre dans ces cas difficiles.

Fig. 15 *.

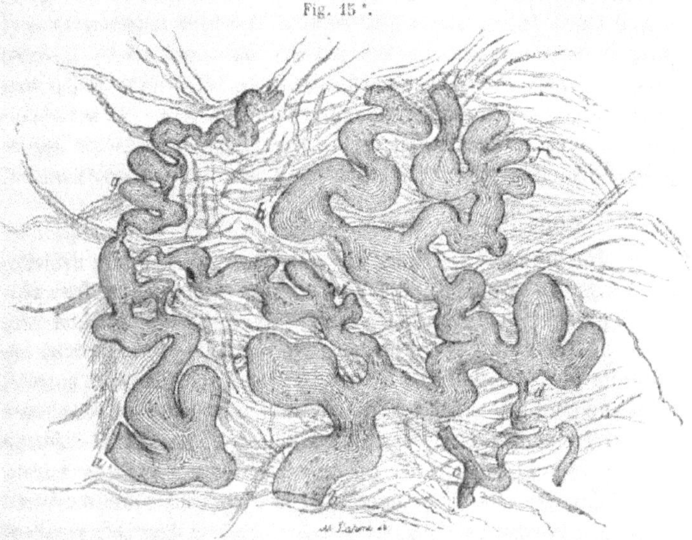

La canule sera placée dans un vaisseau volumineux, puis on fera des ligatures sur tous les orifices vasculaires que l'on rencontrera. On se sert également des pinces à pression continue (fig. 12, A, A). La pièce entière est alors mise dans un vase et on verse dans ce vase une solution concentrée de gélatine de façon à recouvrir la tumeur en laissant dépasser l'embouchure de la canule. Dès que la gélatine sera coagulée, on fera une injection froide à faible pression. De cette façon on peut même utiliser des fragments de tumeurs ; la gélatine en se moulant sur la pièce empêche l'issue de la matière à

* Vaisseaux capillaires d'une tumeur érectile du derme cutané disséqués après coagulation du sang dans leur cavité, et dessinés à un grossissement de 50 diamètres environ, au milieu de la trame de faisceaux de fibres lamineuses et de fibres élastiques interposés. — a, b, Capillaires qui avaient un dixième de millimètre et offraient les trois tuniques que possèdent habituellement les conduits sanguins de ce diamètre. — c, d, Capillaires normaux larges de 1 à 2 centièmes de millimètre. — e, f, g, h, i, j, Formes diverses des dilatations ampullaires en culs-de-sac et variqueuses que présentaient les capillaires composant essentiellement la tumeur par leur ensemble.　(Ch. Robin.

injection, tout en permettant, grâce à son élasticité, un certain gonflement des tissus ; on comprend du reste qu'on pourrait placer une
canule dans une artère et une autre dans une veine pour faire une
injection double.

On peut parfois de la sorte injecter des tumeurs érectiles (fig. 15)
et autres. Lorsque quelque particularité exceptionnelle fait qu'on
a une pièce pathologique bien injectée, on peut coaguler le sang
dans les vaisseaux à l'aide des moyens que nous avons signalés
plus haut (page 6, § 6), et faire ensuite l'examen de la disposition
des capillaires qu'ils renferment. Les tumeurs prises sur le cadavre
peuvent être traitées aussi de la sorte. Il en est de même encore
parfois de celles qui ont été enlevées à l'aide de l'*écraseur linéaire*.

### Injection des canaux excréteurs des glandes.

96. **Pour remplir les canaux glandulaires, on réussira difficilement avec les seringues**; il est indispensable d'employer les appareils à pression continue et de continuer l'opération pendant plusieurs heures. Le principal obstacle résulte de la présence dans ces
conduits du liquide plus ou moins dense qui est sécrété ou excrété,
et qui ne peut s'échapper par des canaux d'un autre ordre, comme
cela arrive pour les artères ; il y aurait donc un grand avantage
à les priver de ce liquide. On y parvient en partie en faisant
passer dans les vaisseaux sanguins de la glande un courant continu
d'eau qui imbibe peu à peu les tissus, pénètre dans les conduits
glandulaires et se substitue au liquide qui y était contenu. Or, la
matière que l'on pousse ensuite par les canaux sécréteurs ou excréteurs, chasse bien plus facilement l'eau qu'elle ne chasse des
substances épaisses et visqueuses. Un accident fréquent, lorsque
les conduits glandulaires sont plongés dans une trame molle et
friable, est dû au passage de l'injection de ceux-ci dans le système
vasculaire, lymphatique ou sanguin ; c'est ce que l'on voit souvent
pour les canaux biliaires et pulmonaires.

L'étude des terminaisons bronchiques exige une injection. La
distension par l'insufflation de l'air et le desséchement donnent des
résultats trompeurs. On se servira d'une substance coagulable
comme la solution de gélatine chargée d'une matière colorante ou
de nitrate d'argent pour faire apparaître l'épithélium des culs-de-
sac. Quelle que soit la matière employée, il est nécessaire de la
pousser dans des bronches vides d'air. La chose est facile si l'on
possède un poumon d'enfant mort-né qui n'a pas respiré. Le pou-

mon d'adulte sera privé d'air en exerçant une aspiration à l'aide
d'une seringue ou mieux avec l'appareil à pression continue (*fig.* 5,
p. 18). Une canule à robinet étant placée dans la trachée et adaptée à l'extrémité de l'appareil G, le vase B étant plein de mercure,
on abaissera le vase A, puis on fermera le robinet C, on ouvrira le
robinet D et remontant le flacon A on pourra répéter ces diverses
opérations jusqu'à ce que le poumon soit à peu près vide d'air ;
alors il faut fermer le robinet de la canule ; remplir le vase E de
matière à injection que l'on chassera dans le poumon par les moyens
ordinaires.

En employant des pressions fortes et soutenues on peut comme
Harting l'a montré, remplir de matière à injection la cavité des
ostéoplastes. Nous avons tenté une opération analogue pour les
corps étoilés, de la cornée en particulier ; nous avons parlé déjà des
résultats négatifs que nous avons obtenus (p. 53-54).

97. Sur quelques animaux invertébres tels que les petits mollusques, les insectes, les annélides, il est clair que nos procédés généraux d'injection ne sont pas applicables ; on sera contraint le plus
souvent de piquer avec la canule fine en biseau, soit les réseaux
vasculaires, soit les plus gros vaisseaux. Pour les insectes on enfon-
cera la canule dans le vaisseau dorsal.

Chez plusieurs mollusques gastéropodes, nous avons obtenu de
bons résultats en plongeant la canule piquante directement dans le
cœur de l'animal vivant et en employant une pression presque
insignifiante, le cœur se chargeait de distribuer l'injection.

# CHAPITRE VIII

### Étude des injections.

98. La dissection des injections opaques destinées à être vues au
microscope doit être faite sous l'eau, comme la plupart des dissections fines.

Il faut faire une étude assez longue de chaque injection avant de
savoir si elle est réussie ou non, et il faut observer ainsi plusieurs
injections du même tissu. On doit, comme pour l'étude des éléments
anatomiques à l'aide du microscope, faire son éducation sous ce
rapport avant de savoir distinguer ce qui est utile de ce qui n'a
aucune importance. On ne peut pas non plus, à la première vue,
discerner les plans divers des capillaires superposés.

Ce qui frappe d'abord, c'est la teinte générale de la pièce, suivant la couleur employée,et ce n'est qu'à la longue qu'on apprend à reconnaitre les faisceaux de fibres des tissus, les lobules glandulaires etc., et la distribution, les flexuosités des vaisseaux qui les accompagnent ou les couvrent. De même pour les muqueuses, les ondulations, les anastomoses des capillaires, leur distribution au pourtour des orifices glandulaires, ces orifices eux-mêmes, etc., ne peuvent être bien décrits, qu'autant qu'on met plusieurs heures, quelquefois plusieurs jours à les examiner. Aussi il est rare que les injections que l'on montre en passant soient bien interprétées, quand ceux qui les voient n'ont pas encore l'habitude d'en observer ; il est rare aussi qu'il reste autre chose dans l'esprit de l'observateur que le souvenir de l'élégance des réseaux colorés.

99. Les dissections des tissus injectés se font surtout à l'aide des ciseaux, des pinces et des aiguilles droites ou courbes (pl. I, *fig.* 8 et 9). Il est souvent plus utile de procéder par tractions lentes et graduelles que par section, parce qu'on ménage beaucoup plus les vaisseaux. Le microtome de Strauss (pl. I, *fig.* 10) est ordinairement très-utile pour ces dissections, à cause de la précision avec laquelle on coupe tel ou tel filament, sans que la main tremble et dérange la préparation.

On trouvait dans les boîtes d'instruments de Strauss accompagnant les anciens microscopes de M. Nachet, un ciseau à ressort et à manche, fabriqué par Charrière (fig. 16), d'un emploi beaucoup plus facile, plus précis et moins fatigant. Il est décrit et figuré dans les catalogues de M. Charrière, sous le nom de *ciseau à manche et bascule* (*Catalogue général* : Paris, 1851 in-8°, p. 20, fig. 118, et *Catalogue* de Robert et Collin, 1867, pl. 4 fig. 20). Il est fait sur le principe des ciseaux qui accompagnent les couteaux de poche, à pièces multiples. L'une des lames est

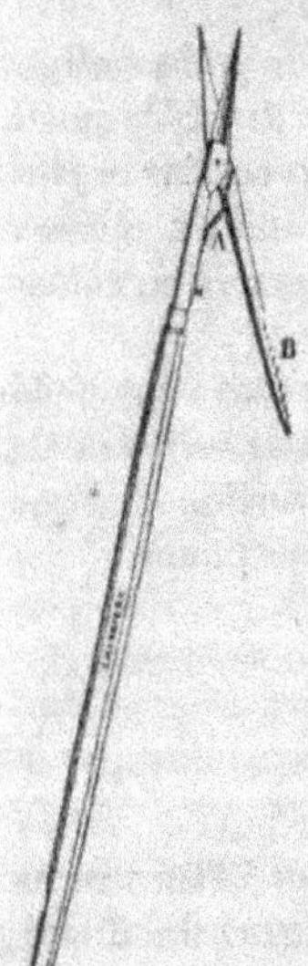

Fig. 16. — Ciseau à manche.

continuée par un manche fixe pareil à celui des aiguilles à dissection et portant un ressort qui tient ouverte l'autre. La simple pression d'un doigt amène le croisement des tranchants qui s'écartent par suite de l'action du ressort (A), dès que cesse l'effort du doigt en B. Il est bon d'en avoir à lame droite et à lame courbe. La figure ci-contre représente l'instrument réduit à la moitié de sa grandeur environ.

Les pinces dont il faut se servir sont, ou des pinces fines ordi naires droites, ou courbes de champ (*fig.* 17). Dans beaucoup de circonstances, les pinces à talon élargi, de manière à ce que les pointes prismatiques et aiguës ne dévient pas, sont indispensables. Il faut en avoir de droites (*fig.* 18, *b*) ; d'autres courbées sur le côté

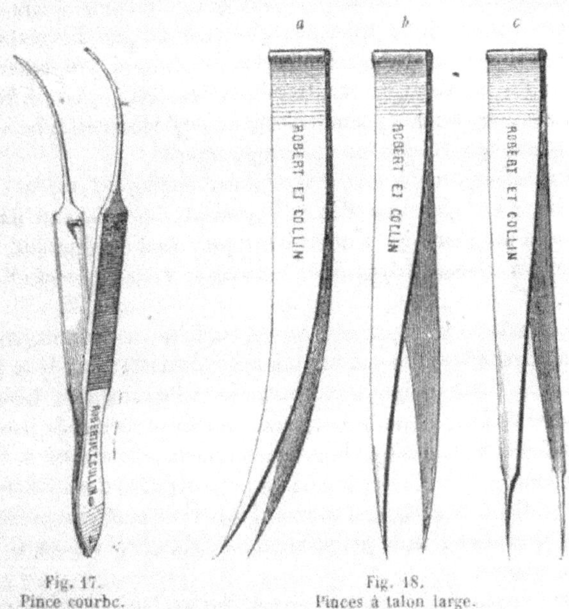



Fig. 17.
Pince courbe.

Fig. 18.
Pinces à talon large.

(*a*) ; d'autres droites, différant des premières par leurs poin tes effilées comme des aiguilles (*c*) : celles-ci permettent de saisir les parties les plus fines en ne masquant qu'une très-petite étendue du champ du microscope ou de la loupe.

Pour étudier les muqueuses, il faut d'abord en laver la surface par un filet d'eau qui en enlève le mucus, et ordinairement l'épithélium. Celui des muqueuses laryngiennes, trachéales et des grosses bronches, donne plus de peine à être enlevé que les autres. Dans les parties où il reste, il gêne l'observation et fait paraître les vaisseaux tapissés d'un voile grisâtre.

Dans l'étude des glandes et autres parenchymes, il ne faut jamais

se contenter d'examiner la surface, mais il faut poursuivre les vaisseaux le long des conduits glandulaires, etc., ce qui constitue la partie la plus difficile des dissections de ce genre ; mais les procédés à
suivre pour cela ne présentent rien d'assez invariable pour qu'il
soit utile de les signaler, chacun s'ingéniant à sa manière pour arriver au but.

100. Les injections opaques sont donc très-utiles par cela même
qu'elles peuvent être suivies en disséquant à l'aide d'une loupe
montée sur un pied. Ce genre de recherches est difficilement applicable aux injections transparentes ; mais celles-ci présentent l'in-
comparable avantage de montrer tous les détails, les différents
plans, etc., dès qu'une portion d'organe ou de tissu est mise sous le
microscope après réduction en coupes minces.

L'anatomiste décidera des cas où il doit employer l'une ou l'autre
méthode ; pour avoir une idée de l'ensemble des vaisseaux d'un organe ou d'un tissu, les matières opaques sont préférables ; pour
l'étude des réseaux capillaires, les matières transparentes valent
mieux.

Les injections transparentes seront étudiées en excisant des portions de tissus avec des ciseaux, ou après durcissement de la pièce,
en exécutant des coupes avec le rasoir. Généralement, lorsqu'on
s'est servi de la gélatine, les organes sont assez résistants pour permettre les coupes dès que le refroidissement est complet. L'emploi
des mélanges glycérinés nécessite une macération dans l'alcool ; si
l'on s'abstient de cette précaution, l'injection sort des points que
l'on sectionne et salit la préparation ; de plus, les vaisseaux se vident en partie.

Pour l'examen microscopique immédiat, on humectera les coupes
avec de la glycérine et on observera d'abord à un faible grossissement pour se rendre compte de l'ensemble. Au besoin, le microscope binoculaire donnera une idée plus nette des différents plans
et de la superposition des réseaux.

### Conservation des pièces injectées.

101. Les bonnes préparations de tissus injectés étant difficiles à
obtenir, on doit chercher, quand les résultats sont heureux, à les
conserver. Les injections opaques peuvent être conservées de plusieurs manières. Beaucoup d'entre elles doivent être étalées et sé-
chées sur des plaques de verre noir, puis couvertes de térébenthine
de Venise ou de baume de Canada, et l'on recouvre le tout d'une

autre plaque de verre mince. On peut, au lieu de verre noir, en employer du blanc, et, pour examiner la préparation, on la place sur de la cire ou du drap noir. Les préparations relatives aux injections du placenta, des muscles ou des glandes, peuvent être conservées ainsi. Certaines membranes comme la peau, le péritoine, la plèvre, peuvent être desséchés simplement et recouvertes ensuite de vernis à l'alcool de première qualité. Cependant, pour beaucoup de tissus, les procédés précédents présentent plusieurs inconvénients. Ainsi, pour les muqueuses qui ont des villosités, pour celles qui, sans en avoir, présentent de petits bourrelets caractéristiques autour des orifices glandulaires et pour quelques glandes, comme la thyréoïde, la dessiccation ou la conservation entre deux plaques de verre déforment et font disparaître ces particularités. Il faut, par conséquent, les conserver simplement dans l'alcool étendu d'eau et à chaque observation on les place dans l'eau. Nous verrons dans une autre partie de ce volume comment on procède pour conserver ces pièces avec leurs villosités ou leurs plis, etc., étalés et flottants sans compression, dans une cellule pleine de liquide, fixée sur une *bande* porte-objet à préparations microscopiques et close par une lame mince.

102. Pour tous les organes d'une structure délicate, on aura recours surtout aux injections transparentes que l'on conservera de la façon suivante : La pièce entière est placée dans l'alcool ordinaire pendant vingt-quatre heures ; au bout de ce temps on la met dans l'alcool absolu où elle durcit et perd complétement l'eau qui l'imbibait ; puis, avec un bon rasoir, on fera des coupes que l'on desséchera rapidement entre deux feuilles de papier buvard et qui seront traitées par l'essence de térébenthine et le baume de Canada à la manière ordinaire. Il sera question de ce point également dans la deuxième partie de cet ouvrage.

Le cerveau, la moelle épinière, les tissus testiculaire, ovarien, musculaire, les muqueuses dont on veut faire des coupes dans une direction perpendiculaire à l'axe du conduit qu'elles tapissent, doivent être préparés et injectés de la sorte. Il en sera encore ainsi pour le poumon lui-même, le placenta, beaucoup de glandes, la piemère, les plexus choroïdes, etc.

Les membranes minces, le périoste, la rétine, les aponévroses, etc., seront simplement étalés avec précaution sur la plaque de verre et conservées comme nous l'avons signalé ci-dessus.

Le baume de Canada est certainement la substance conservatrice qui donne le plus de sécurité et qui doit être le plus souvent employée ; mais ce procédé présente de sérieux inconvénients ; c'est d'abord de ratatiner les vaisseaux, puis parfois de donner aux préparations une telle transparence, que les éléments anatomiques deviennent peu appréciables.

Ainsi, pour certains tissus délicats, on fera bien d'éviter le durcissement dans l'alcool et de placer la préparation dans la glycérine, ou dans les mélanges conservateurs de gélatine, glycérine et acide arsénieux.

Il est vrai que, par ce procédé, les couleurs injectées pâlissent quelquefois assez rapidement, surtout le bleu ; il est bon d'ajouter une goutte d'acide acétique qui retarde cette altération.

Nous avons dit comment on préparait les injections au collodion, nous n'y reviendrons pas ; celles au nitrate d'argent seront conservées dans la glycérine ou dans le baume de Canada, après macération dans l'alcool,

103. Il faut toujours avoir soin, en donnant les diamètres d'un vaisseau, d'indiquer si la pièce est desséchée, si elle est injectée et conservée dans un liquide, ou si on a pris les mesures sur un capillaire non injecté ; car la dessiccation, ainsi que nous l'avons déjà dit, détermine un rétrécissement des vaisseaux. Les parois s'applipliquent sur la matière à injection, et celle-ci diminue d'autant plus de volume qu'elle est plus liquide. Les injections à la gélatine elle-même ne sont pas à l'abri de cet inconvénient, lorsqu'elles ont macéré dans l'alcool et qu'elles sont placées dans le baume de Canada.

Le meilleur moyen de déterminer le diamètre réel des vaisseaux est d'injecter la solution de gélatine colorée, en employant une pression à peu près égale à celle du sang artériel ($0^m,55$ de mercure) et de faire les préparations sans macération d'aucune sorte.

## CHAPITRE IX

### Des injections extemporanées.

104. On donne le nom d'injections extemporanées à celles qui sont destinées à une étude immédiate dans le but de représenter par le dessin certaines dispositions vasculaires, quand il n'est pas possible de conserver pour un examen ultérieur les pièces préparées.

On est souvent obligé de procéder ainsi, lorsqu'il s'agit de mettre en évidence le système gastro-canaliculaire du corps des polypes cténophores et hydraires, les conduits aquifères des échinodermes, les vaisseaux du système circulatoire des annélides, de quelques mollusques même. On peut procéder également ainsi pour une étude rapide des vaisseaux sanguins et lymphatiques des poissons, des batraciens, des reptiles et d'autres vertébrés.

105. Pour cet ordre de préparations, lorsqu'on ne possède pas les matières à injection liquides et utilisables à froid, indiquées plus haut, on peut se servir d'encres de diverses couleurs, mêlées ou non à de la gélatine ou à une solution de gomme[1]. Pour injecter les polypes, les annélides, les mollusques dans ces conditions, ou d'autres animaux transparents, le lait peut être utilisé très-avantageusement. On peut même le colorer en bleu ou en jaune avec du bleu de Prusse, de l'indigo ou du jaune de chrome, pour lui ôter sa transparence, et qui fait que, sans cette addition, il ne met pas suffisamment en évidence les capillaires.

Le lait et l'eau gommée ainsi colorés sont très-utiles dans ces circonstances, toutes les fois qu'il s'agit d'injecter les mollusques, les acalèphes, les annélides, etc., qui meurent très-lentement, qu'on injecte presque toujours avant que l'innervation et la contractilité aient tout à fait disparues, qui, par suite, se contractent énergiquement au moment où pénètrent les injections composées des liquides inorganiques; or ces contractions empêchent ainsi ces fluides d'arriver dans les petits vaisseaux. On évite, du reste, ce dernier inconvénient en mettant préalablement ces animaux dans une atmosphère ou dans un liquide éthérisé ou chloroformisé, jusqu'à ce qu'ils soient morts et devenus flasques.

Sur les mollusques, les crustacés et d'autres invertébrés, en introduisant une fine canule au travers des parois du cœur de l'animal vivant et en y poussant doucement une de ces injections plus opaques que le sang, on peut voir les vaisseaux se remplir et devenir assez évidents pour être facilement étudiés.

Il est bon de se servir dans ces conditions des liquides colorés

[1] Il est un procédé très-simple qui permet de conserver pendant plusieurs mois (l'expérience a duré près de quatre mois) les masses à injection dont le véhicule est la gélatine. Le mélange est versé dans un vase qu'il ne doit pas remplir complétement; on suspend au bouchon qui ferme hermétiquement le vase un fragment d'éponge imbibé d'alcool et de quelques gouttes d'essence de térébenthine; l'éponge ne doit pas atteindre la matière à injection. Les masses de gélatine colorées sont ainsi conservées sans altération et sans changement de leur transparence.

non coagulants et peu excitants indiqués plus haut. Cependant il est de ces animaux comme les arachnides et les insectes, sur lesquels on peut, dans le cœur ou vaisseau dorsal de l'animal vivant, pousser de l'essence de térébenthine colorée, sans arrêter de suite les contractions de l'organe, qui font ainsi passer ce liquide dans les sinus faisant suite au vaisseau dorsal on obtient de la sorte des injections susceptibles d'être conservées assez longtemps.

106. Pour pratiquer cette injection sur les insectes et leurs larves ou chenilles, on pratique une très-petite ouverture entre deux anneaux sur la ligne médiane dorsale de la portion abdominale du corps. On pique ensuite une des chambres du vaisseau dorsal et, dans l'orifice ainsi pratiqué, on introduit une fine canule et on injecte de l'essence de térébenthine ou quelque autre liquide coloré et très-coulant, en raison de la petitesse des canules qu'on est obligé d'employer.

Pour les aranéides, on met à découvert le cœur en incisant les téguments vers la partie moyenne dorsale de l'abdomen et pendant qu'il bat encore, on le pique à l'aide d'une très-fine canule. Les artères s'injectent ainsi à mesure qu'on distend le cœur en poussant doucement le fluide coloré. Pour les vaisseaux ou sinus afférents qui se rendent à chacune des chambres du cœur, il faut les injecter en les piquant séparément, parce que des valvules intra-cardiaques empêchent le reflux du liquide de la cavité du cœur dans ces conduits.

On procède d'une manière analogue pour les crustacés, dont beaucoup sont assez volumineux pour qu'une canule assez grosse soit introduite dans le canal de l'aorte ou dans d'autres artères, soit en pénétrant d'abord dans le ventricule, soit en incisant le vaisseau même sur une portion seulement de sa circonférence. La constriction exercée sur la canule distendue par les parois élastiques du vaisseau suffisent pour empêcher le reflux du liquide au dehors, quand on pousse l'injection fluide avec assez de douceur.

107. Du reste, ainsi qu'on le voit, dans toutes ces recherches, l'étude attentive des organes au point de vue de l'anatomie descriptive, c'est-à-dire au point de vue de leur siège, de leurs rapports, de leur volume et de leur forme, doit précéder les tentatives d'injection aussi bien que l'examen de la texture de ces parties.

# CHAPITRE X

**Injections concernant les recherches physiologiques.**

108. Les injections que l'on pratique dans le cours des recherches physiologiques n'ont pas pour but la réplétion des vaisseaux avec la substance injectée, mais l'introduction dans le sang d'un agent quelconque sur un animal vivant, pour étudier ses effets sur l'organisme ou pour immobiliser un animal qui doit être soumis à quelque autre expérience définitive (curare, morphine, etc.). L'étude de l'opportunité ou des effets de ces injections est étrangère à notre sujet ; nous indiquerons simplement ce qui a trait à l'opération en elle-même, et aux précautions qu'elle exige. Ce sont, en effet, les ouvrages traitant de divers problèmes qu'aborde la physiologie expérimentale, qu'on doit consulter pour apprendre quels sont les moyens employés pour fixer les animaux sur les tables ou autres supports appropriés aux essais que l'on veut tenter.

109. Pour injecter dans les vaisseaux une solution aqueuse d'un sel, on aura soin, pour éviter la coagulation du sang, d'employer un sel alcalin ou neutre. Il faut, en outre, que la solution soit soigneusement filtrée, et élevée à la température de l'animal en expérience. Il en est de même encore lorsqu'on injecte de fines poussières en suspension dans un liquide, pour en suivre les mouvements dans les vaisseaux, l'action physique sur les globules blancs, etc.; telles sont les injections de carmin, de bleu de Prusse, d'aniline, etc. En injectant dans la lymphe ou dans le sang du *bleu d'aniline dissous dans de l'alcool et précipité par de l'eau distillée*, par conséquent à l'état de grains extrêmement fins, suspendus dans le véhicule, Feltz pensait que, les molécules colorées se déposant (au dire de Cohnheim) dans et sur les éléments blancs du sang ou de la lymphe, il serait aisé de saisir la progression des leucocytes à travers les parois vasculaires ; que, dans le cas où le globule ne se colorerait pas, on pourrait voir au moins des dépôts de grains colorés dans les sinuosités des lacunes permettant le passage des globules rouges qui, n'ayant pas de mouvements amiboïdes, ne traversent les parois des capillaires que par excès de tension, c'est-à-dire par pression *a tergo*. Il conclut de ces expériences que les globules blancs de la lymphe et du sang ne se colorent pas avec le bleu d'aniline et les grains de cette substance ne s'infiltrent pas dans le protoplasma ou contenu des éléments, comme Cohnheim pense l'avoir vu.

Les grains d'aniline sont susceptibles de circuler avec le sang dans les vaisseaux, mais ils n'en sortent jamais sans déchirure préalable des capillaires.

Ces molécules colorées ne s'infiltrent pas dans les parois des vaisseaux, comme cela devrait nécessairement arriver, s'il y avait des lacunes ou des stomates, car il est de toute évidence que les globules rouges ne passant, d'après Cohnheim, que par excès de pression, il devrait en être de même des granulations bleues plus petites que les globules rouges.

Dans ces expériences, on injecte quelques divisions de la seringue de Pravaz pleine d'eau distillée, chargée d'aniline en suspension, comme il vient d'être dit, dans la veine tégumenteuse du ventre des grenouilles, puis on lie le vaisseau et on remet les animaux opérés dans l'eau pendant quelque temps.

Après quatre, six, huit et dix heures, on étale la langue de l'animal d'après le procédé ordinaire, pour assister aux phénomènes de la circulation et du début de l'inflammation. On constate ainsi que le sang renferme effectivement des grains colorés en assez grande quantité ; ils passent dans les vaisseaux sous forme de petites poussières libres et nullement renfermées dans l'intérieur des globules blancs ou rouges. Si la plupart de ces molécules sont parfaitement libres, quelques-unes cependant paraissent accolées à la surface externe des globules. (Voy. V. Feltz, *Journal de l'anatomie et de la physiologie*, Paris, 1870, in-8, p. 61.)

110. C'est ordinairement dans les veines que l'on injectera les substances dont on veut étudier les effets sur l'animal vivant. On choisira une veine superficielle et facilement accessible ; la jugulaire, à laquelle on s'adresse de préférence, offre de sérieux inconvénients ; on est obligé de la lier après l'opération, pour arrêter l'hémorrhagie ; de plus, elle est si près du cœur que l'injection arrive brusquement dans l'oreillette et le ventricule droits avant d'avoir pu se mélanger au sang, ce qui expose à des accidents spéciaux, remarqués par les physiologistes, accidents que l'on pourrait attribuer à une intoxication par la matière employée.

Il est donc préférable de choisir une veine d'un petit calibre et située à la périphérie. Les veines saphènes conviennent parfaitement chez les animaux assez gros, comme les chiens ; sur les animaux plus petits, comme le lapin, le cobaye, etc., on injectera par la veine crurale.

Supposons que nous voulions introduire dans les vaisseaux d'un chien une solution quelconque : l'animal est solidement fixé sur une table ; on comprime la cuisse, afin de faire saillir les veines, et on ne tarde pas à reconnaître une des saphènes ; par une légère incision on met le vaisseau à nu, un aide comprime au-dessus, et les parois vasculaires étant distendues par le sang, rien n'est plus facile que d'enfoncer par un coup sec la canule en bec de flûte d'une seringue de Pravaz ou de notre seringue à crémaillère. La ponction doit être oblique et dirigée dans le sens du cours du sang. Les seringues et la solution sont préalablement échauffées dans de l'eau tiède ; cette dernière précaution est inutile si l'on fait usage d'une faible quantité de liquide.

Dès que la canule a pénétré, ce que l'on reconnaît aux mouvements de latéralité qu'elle peut exécuter dans la veine, on fait cesser la compression, et l'injection est poussée avec beaucoup de lenteur ; puis on retire brusquement l'instrument, et le doigt est appliqué sur la plaie pendant une ou deux minutes. Au bout de ce temps, s'il y a encore un suintement de sang, on applique deux ou trois tours de bande.

Lorsqu'il est nécessaire de pratiquer plusieurs injections à des intervalles de temps convenablement espacés, il est mieux de placer dans la veine une canule à demeure. Pour cela, le vaisseau est mis à découvert ; on porte une ligature du côté des capillaires et une pince à pression continue du côté opposée ; la canule est fixée entre la ligature et la pince à pression continue. Lorsque tout est prêt, on remplit la canule d'eau pour éviter la pénétration de l'air, la seringue est mise en place, et, après avoir ôté la pince à pression, on pousse l'injection avec lenteur.

Des gaz sont introduits volontairement dans les veines en diverses circonstances : tantôt on injecte de l'air pour tuer brusquement un animal ; on doit alors pousser l'air rapidement. D'autres fois on cherche à étudier l'influence de certains gaz sur le sang ou les tissus, sans déterminer immédiatement la mort ; on agit alors d'autant plus lentement que le gaz est aborbé plus difficilement, et on peut, avec de la patience, en faire pénétrer de grandes quantités. Cl. Bernard a injecté 152 centimètres cubes d'acide carbonique sur un chien ; c'est ce même gaz que Brown-Séquard a chassé dans les artères pour quelques recherches spéciales.

111. Pour les artères, la méthode opératoire présente diverses particularités ; l'injection sera poussée tantôt vers les capillaires, tantôt vers le cœur ; dans les deux cas on fixera la canule comme

pour une injection anatomique, après avoir lié le vaisseau d'un côté et placé de l'autre une pince à pression continue et un fil d'attente qui est serré autour de l'artère dès que la quantité voulue de substance a pénétré. Il est rare que l'on ait à chasser l'injection du côté du cœur ; cependant il peut être utile de faire arriver directement dans l'aorte quelque substance ; on place alors la canule sur la carotide primitive et on injecte avec force du côté de l'aorte. Il est préférable dans ce cas d'introduire une longue canule flexible, une sonde en gomme par la carotide jusqu'à l'aorte. On peut se servir également de la sonde pour introduire directement des liquides ou des gaz dans le cœur droit par la veine jugulaire.

112. Les liquides et les gaz ne sont pas seuls employés dans ces sortes d'expériences. Pour oblitérer des vaisseaux et produire artificiellement le phénomène de l'embolie on a injecté des substances solides qui étaient entraînées par la circulation. Flourens, Cruveilhier, Prévost et Cotard ont employé dans ce but le lycopode, le mercure et les graines de tabac. Ces corps solides, le mercure excepté, sont mêlés à de l'eau et aspirés avec une seringue. Au moment de l'injection, on doit avoir soin d'agiter violemment cet instrument pour mettre en suspension les corps solides qui, sans cette précaution, iraient au fond engorger la canule s'ils sont plus lourds que l'eau, ou resteraient près du piston s'ils sont plus légers. Les canules devront être aussi grandes qu'il est possible, pour éviter l'obstruction ; elles seront placées avec les précautions ordinaires dans les veines, pour déterminer les embolies des vaisseaux pulmonaires, dans le bout périphérique des artères, pour oblitérer les artérioles ou les capillaires du cerveau, de la rate, etc.

113. Dans toutes ces expériences sur l'animal vivant on pourra employer les canules ordinaires en cuivre, mais on trouve des canules en verre, à extrémité renflée, qui rendent de grands services, lorsqu'on cherche à éviter la coagulation du sang ; ce qui est important quand l'injection doit se répéter plusieurs fois sur le même vaisseau, mais surtout lorsqu'on veut prendre la tension du sang dans les veines ou les artères. En ce cas, outre la précaution ordinaire de remplir d'une solution alcaline la canule et le tube qui la fixe au manomètre, il peut être avantageux, principalement pour les chiens dont le sang se coagule très-vite, de soumettre les animaux à un régime alcalin deux ou trois jours avant l'expérience.

114. Les physiologistes ont aussi quelquefois à faire des injections dans la trachée ; pour cela on emploie une seringue munie

d'une canule piquante un peu grosse, on ponctionne d'un seul coup et un peu obliquement les téguments et la trachée maintenue immobile entre deux doigts.

Quant aux injections dans les conduits glandulaires, dans les cavités splanchniques, dans l'épaisseur des tissus des animaux vivants, elles n'offrent rien de particulier à noter pour la manœuvre opératoire.

# SECONDE PARTIE

## DES MICROSCOPES ET DE LEUR EMPLOI

---

## PRÉLIMINAIRES

**115.** D'une manière générale, on donne le nom de *microscope* à tout instrument qui, interposé entre l'œil et les objets rapprochés, a la propriété de les faire paraître plus gros qu'ils ne sont, c'est-à-dire d'en faire peindre sur la rétine une image qui, reportée sur un plan extérieur à l'œil avec une grandeur égale à celle de l'image dont nous avons la perception, couvre une surface plus considérable que celle qui est recouverte par l'objet lui-même.

Cet accroissement des dimensions dans l'image de l'objet s'appelle le *pouvoir amplifiant, grossissant,* ou simplement le *grossissement du microscope*. Il peut s'élever depuis une fraction insignifiante jusqu'à 1800 ou 2000 diamètres réels.

On divise les microscopes en *microscopes simples,* ou *loupes,* qui ne renversent pas l'image des objets, et en *microscopes composés,* ou *microscopes proprement dits,* qui renversent l'image. Les uns et les autres peuvent être disposés mécaniquement, soit pour l'*observation* d'un objet préparé d'avance sur lequel il est impossible d'opérer autrement que par les réactifs chimiques, soit pour la *dissection*. D'après cela, on a dans chaque espèce deux variétés : *microscopes* et *loupes à dissection,* et *microscopes* et *loupes à observation*. On peut aussi disposer les premiers de manière à permettre de suivre les réactions des agents chimiques : ce sont les *microscopes chimiques*. Nous verrons du reste plus loin qu'on en compte un grand nombre de variétés, différemment nommées d'après le but que l'on se propose d'atteindre en les construisant, l'emploi auquel ils sont destinés, la nature de la lumière qu'on peut utiliser pour éclairer l'objet, etc.

116. L'invention du microscope composé remonte à l'année 1590. C'est aux Hollandais Hans et Zacharias Janssen, le père et le fils, qu'en revient l'honneur. Janssen en offrit un à l'archiduc Charles-Albert d'Autriche, lequel en fit présent à Cornelius Drebbel, alchimiste hollandais, astronome de Jacques I<sup>er</sup>, mort en 1664. Drebbel emporta l'instrument en Angleterre, le montra à Borelli et à plusieurs savants, construisit des microscopes à Londres en l'année 1621, en se faisant passer pour leur inventeur, ce dont la croyance dura longtemps.

Le Napolitain François Fontana fut le premier, en 1646, qui décrivit l'instrument dans ses *Nouvelles observations terrestres et célestes*. Il prétendit aussi l'avoir découvert en 1618, un an avant que Cornelius Drebbel l'eût importé en Angleterre.

Quelques auteurs disent que ce fut vers cette époque aussi que cet instrument reçut de Demisiano le nom de *microscope*, et que c'est à celui-ci également qu'est dû le nom de *telescope*. Kirscher (*Ars magna lucis et umbræ*. 1646) l'appelle *conspicilium smicroscopium* et *microscopium parastaticum*. Il a aussi été apppelé *Engyoscopium* (Borellus, 1655, et Zahn, 1685).

Parmi les premiers microscopes composés, on cite ceux de Hooke (1656), d'Eustachio Divini (1668), de François Griendelius (1687), et de Philippe Bonani (1688).

Le microscope de Hooke avait 3 pouces de diamètre, 7 de longueur, et pouvait s'allonger au moyen de quatre tubes engainés ; un petit objectif, un verre de champ et un puissant oculaire formaient la partie optique.

Le microscope d'Eustachio Divini était composé d'un objectif, d'un verre de champ, et d'un oculaire formé de deux lentilles qui se touchaient par le centre de leur courbure. Fermé, ce microscope avait 16 pouces de long, et ses grossissements variaient, au moyen des tirages, depuis 41 jusqu'à 143 fois.

L'instrument de Bonani était composé de trois verres, un oculaire, un verre de champ et un objectif. L'instrument était placé horizontalement, et la platine portait un petit tube garni d'une lentille convexe à chaque extrémité, destinée à condenser la lumière sur l'objet. Une lampe accompagnait l'appareil, mis en mouvement au moyen d'une crémaillère.

117. Le plan de cet ouvrage ne comporte pas l'étude historique de l'invention des diverses formes de microscopes, de celle des parties optiques et mécaniques, fondamentales ou accessoires, qui

entrent dans sa construction ou sont nécessaires à son emploi. Les personnes qui voudraient acquérir des connaissances complètes à cet égard, et également sur tous les sujets concernant la théorie et la pratique de ces instruments, devront recourir au remarquable traité du Microscope du savant professeur Harting, d'Utrecht [1].

Pendant la rédaction de cette seconde partie de ce volume, j'ai souvent eu recours à l'obligeance de MM. Nachet et fils pour l'exécution de nouveaux appareils et pour la vérification expérimentale de plusieurs données physiques. Je ne parle pas ici de leur habileté bien connue de tous les savants comme constructeurs de microscopes. L'étendue et la précision des connaissances scientifiques de M. Alfred Nachet, en ce qui touche toutes les parties de l'optique et l'état actuel des applications diverses qu'on en a fait en France et à l'étranger, m'ont conduit bien des fois à le consulter avec fruit sur les questions de ce genre.

118. La seconde partie de cet ouvrage sera divisée en plusieurs *sections* consacrées, la première à l'étude des loupes ou microscopes simples, et à celle des microscopes composés ou proprement dits. Dans les autres *sections*, seront décrits les instruments accessoires nécessaires à l'emploi du microscope, les agents physiques et chimiques indispensables pour l'examen et l'exécution des préparations microscopiques, la manière de faire et d'observer celles-ci, puis enfin les règles à suivre pour appliquer le microscope à l'anatomie, la physiologie, la médecine, l'histoire naturelle des plantes, des animaux, etc.

# PREMIÈRE SECTION

## DESCRIPTION DES MICROSCOPES SIMPLES ET COMPOSÉS

---

## CHAPITRE PREMIER

**De la réfraction et de la dispersion de la lumière par les prismes.**

119. Avant de décrire les loupes et les microscopes en tant qu'instruments, il est de toute nécessité de rappeler en quelques mots les phénomènes que présentent les rayons lumineux en passant d'un

---

[1] *Het Mikroskop*. Utrecht, 1858, in-8. *Das Mikroskop*. Braunschweig, 1867, 3 vol. in-8. 2ᵉ éd.

milieu dans un autre et en traversant tel ou tel de ces milieux ; car la description de ces instruments oblige de recourir incessamment à cet ordre de notions physiques.

Le seul cas que nous ayons besoin de bien faire saisir ici est celui dans lequel un rayon de lumière passe *obliquement* d'un milieu transparent dans un autre milieu de nature différente. Ce rayon est alors dévié de sa direction première. Ce phénomène de la déviation est connu sous le nom de *réfraction*. Nous nous occuperons plus loin d'un autre phénomène qui accompagne toujours celui-ci et qui est connu sous le nom de *dispersion*.

120. On sait que, si on fait entrer obliquement un rayon solaire dans une chambre obscure, dans laquelle on a disposé une cuve pleine d'eau un peu opalisée, de manière que le rayon pénètre dans l'eau par la surface supérieure (fig. 19, S. B), on aperçoit distinctement l'inflexion (B A) produite brusquement à l'entrée (B). — Ce rayon lumineux se rapproche un peu de la perpendiculaire (C D) à la surface; si le fond de la cuve est en verre, le rayon continuera sa marche en se relevant et en reprenant une direction (AL) parallèle à celle qu'il avait avant d'être immergé. Il s'écartera cette fois de la perpendiculaire (I F) à la face d'émergence.

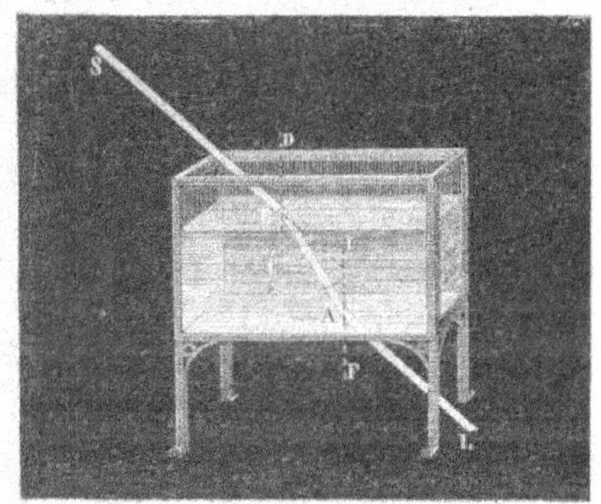

Fig. 19.

Ce fait démontre que ces deux milieux sont de force réfringente différente; — le plus réfringent est celui dans lequel l'angle formé avec la perpendiculaire est plus petit que l'*angle d'incidence* produit par le rayon (S) et la surface (B). Ainsi l'eau étant plus réfringente que l'air, l'angle A B C sera plus petit que S B D; au contraire, à la sortie, l'air étant moins réfringent que l'eau, le rayon s'éloignera de la perpendiculaire et l'angle L A F sera plus grand que son opposé B A I.

La connaissance des lois de la réfraction sert à expliquer différents phénomènes qu'il importe beaucoup au micrographe de connaître et d'avoir toujours présents à l'esprit. La petite lame mince qui recouvre un objet microscopique, par exemple, se comporte pour les rayons émanants de l'objet comme le rayon dans la cuve d'eau, ainsi que nous le verrons plus tard. Le transport des images, si important à connaître pour la correction des images produites par un objectif, est un phénomène de réfraction. On sait, du reste, que c'est à cela qu'est dû ce fait qu'une baguette plongée dans l'eau paraît brisée à la surface A (fig. 20); l'extrémité plongeant dans l'eau paraîtra relevée (A M). L'expérience est frappante surtout avec une pièce d'argent placée au fond de l'eau; l'œil voit en M'

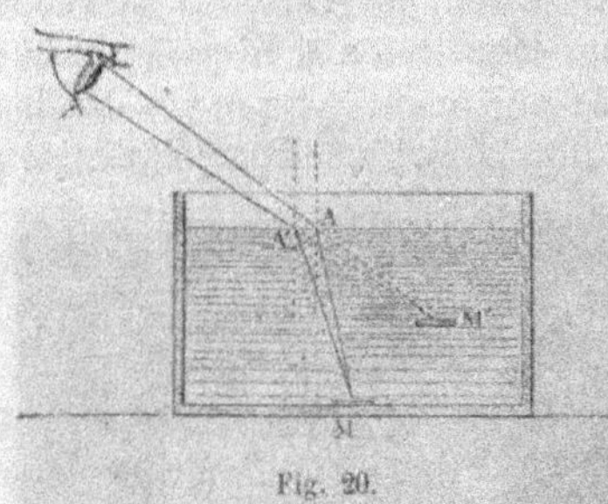

Fig. 20.

sur le prolongement du faisceau A M' la pièce qui, placée en M, a produit son image par suite de la réfraction dans la direction A M. Les conditions qui permettent de porter un jugement sur le lieu où se trouve l'objet, n'existent pour l'œil que sur le trajet et à la rencontre extérieure AA' des faisceaux qui ont produit l'image de cet objet sur la rétine. Il y a là déplacement et élévation; c'est ainsi qu'on voit toujours le fond d'un lac ou d'une rivière beaucoup moins profondément représenté qu'il n'est situé réellement (environ les 3/4 de la profondeur). Le phénomène a une telle intensité que les objets

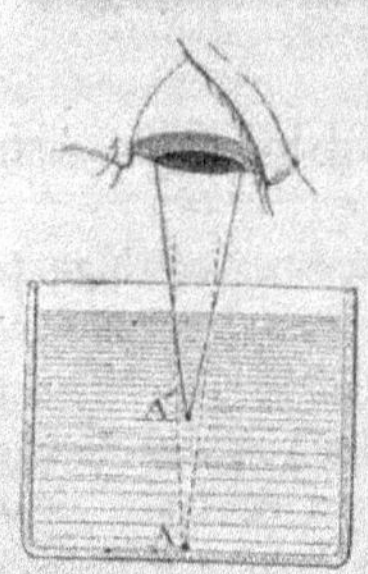

Fig. 21.

paraîtront dans l'eau un peu plus petits que nature quand l'œil est placé perpendiculairement au-dessus de la surface du liquide; l'œil ne recevant cependant que des rayons ayant pour obliquité l'angle formé par les deux pinceaux extrêmes rasant les bords de la pupille et se rencontrant sur l'objet, ils suffisent pour rendre manifeste l'influence de la réfraction (fig. 21); les rayons provenant de l'objet A produisent une image en A' par suite de leur inflexion en A A'. Ces remarques sur le transport de l'image s'appliquent directement au microscope; l'objet A est ici l'objet à examiner; la lame de verre mince ou couvre-objet remplace la couche d'eau, et l'œil est lui-même remplacé par l'objectif, qui admet des rayons d'une obliquité souvent extrême. Nous verrons plus loin de quelle importance est en micrographie l'étude de cette réfraction des rayons obliques.

121. Actuellement, nous allons examiner, afin d'arriver à d'autres applications, quelle forme a une image vue au travers d'un milieu transparent.

En examinant la figure 22, on conçoit que la déviation produite est d'autant plus considérable, que l'obliquité du rayon sera plus grande ; le rayon qui tombe perpendiculairement ne subit aucune

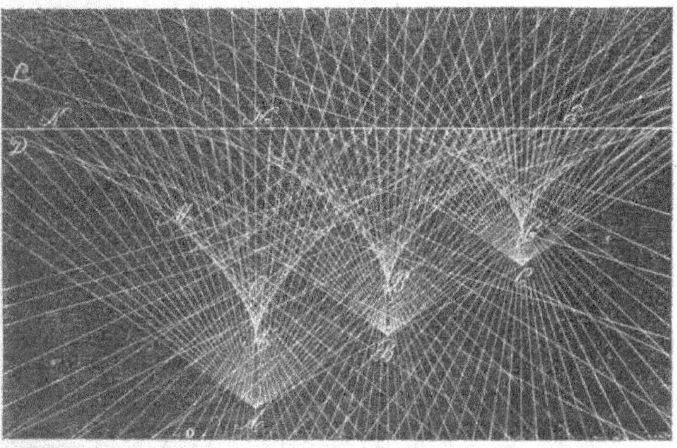

Fig. 22.

réfraction ; les rayons voisins sont faiblement déviés, et à mesure qu'on s'éloigne de la perpendiculaire, la flexion devient plus grande, jusqu'à ce qu'enfin le rayon *n'entre* plus dans l'air ; c'est à ce point que commence ce qu'on a appelé la réflexion totale dont nous n'avons pas à nous occuper maintenant.

Soit A B C un objet situé dans un milieu transparent. L'eau, par exemple, en contact avec l'air par la surface K E, dans la figure 22 empruntée à l'*Atlas d'optique descriptive* de Engel et Schellbach. (Berlin, in-fol. 1858. Les fig. 25 et 26 en sont également tirées.)

Tous les rayons émanants de A sont brisés à leur rencontre avec l'air d'autant plus fortement, qu'ils sont plus éloignés de la perpendiculaire ; ainsi le rayon A H sort normalement, tandis que le rayon A K est considérablement infléchi, et si on prolonge de nouveau dans l'eau la direction nouvelle qu'a prise ce rayon, il viendra rencontrer la perpendiculaire en un point O. Cet angle

K O H représente l'angle de réfraction. — Tous les rayons prolongés comme celui-ci produiront, par leur intersection deux à deux, une courbe très-élégante, connue en optique sous le nom de *caustique*, et se terminant en pointe en A'; — A' étant la position nouvelle du point A relevé par le transport de 1/4 de la profondeur A H dans l'eau et de 1/3 dans le verre.

Examinons maintenant à quel endroit un œil placé en L sur le prolongement de K M verrait le point A. Cet œil recouvre un faisceau conique de rayons très-rapprochés les uns des autres, dont le sommet est en M sur la tangente à la caustique; c'est donc toujours sur cette courbe que l'œil verra le point A placé au-dessus de H; il le verrait en A', et, à mesure qu'il s'éloigne

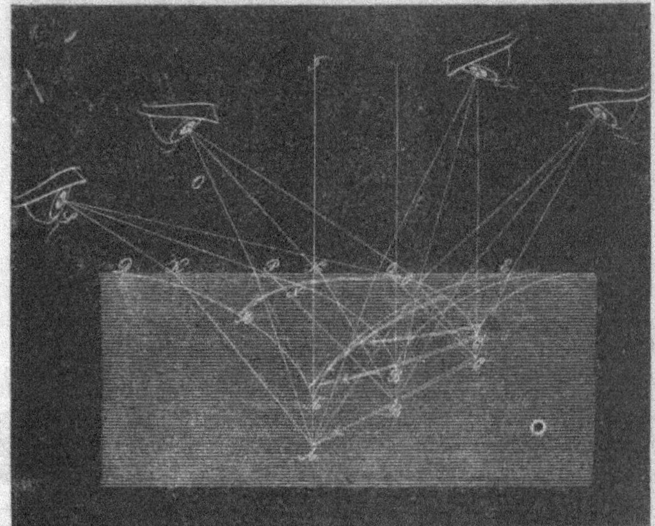

Fig. 23.

vers L, ce point remonte sur la branche de la caustique D M A'. Si on construit une caustique pour chaque point de la flèche A B C, cette flèche rectiligne paraîtra à l'œil L comme une ligne courbé M N O (fig. 23).

Le point A étant vu en M, le point B qui a produit le rayon B P L transporte son image en N où le rayon L P N touche la caustique, enfin le point C paraîtra à l'œil en O où le rayon C Q réfracté vers Q L touche la caustique du point C. — La figure montre successivement les formes que, suivant ses positions, prend l'objet A B C observé de différents points de l'espace.

**122.** *Du foyer des lentilles.* De ces remarques sur la réfraction, nous pouvons déduire quelques faits concernant la réfraction dans une lentille. Nous avons vu qu'un rayon de lumière entrant dans un milieu plus réfringent que l'air se rapproche de la normale à la surface. Supposons un corps prismatique (fig. 24) en verre A B C D E F recevant des rayons lumineux L L'. Ces rayons s'infléchiront pour se rapprocher de la normale I I'. Arrivés à la face A F et D E, ils seront brisés de nouveau et continueront leurs routes en s'écartant de la normale à ces faces et par conséquent en se rapprochant l'un de l'autre, et ils iront se confondre en F. Maintenant nous pouvons,

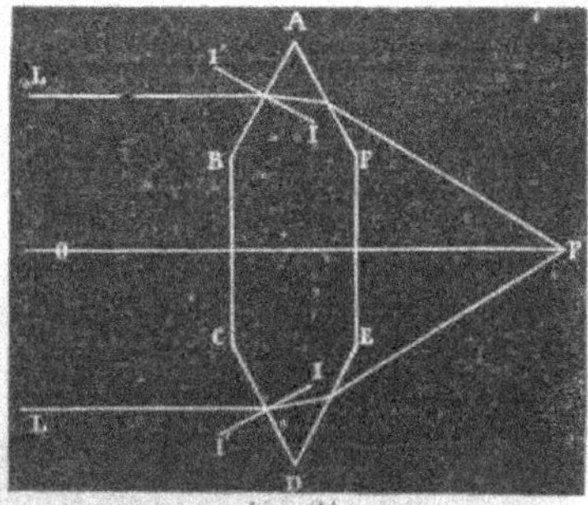

Fig. 24.

avec les géomètres, nous représenter une lentille limitée par des portions de sphère comme formée d'un polygone d'un nombre infini de côtés ou surfaces, qui joueront chacun le rôle des faces A B, C D, etc., et par conséquent réunissant toutes en un point unique les rayons qu'elles ont reçues ; — ce point s'appelle le *foyer*.

Un foyer est, soit réel, soit imaginaire ou virtuel. — Un foyer réel est le point par lequel passent réellement les rayons réunis par une lentille. — Un foyer *imaginaire*, ou *virtuel* est le point par lequel *passeraient* tous les rayons si on prolongeait la direction qui leur est imprimée par une lentille. Soit par exemple, une lentille concave (fig. 25).

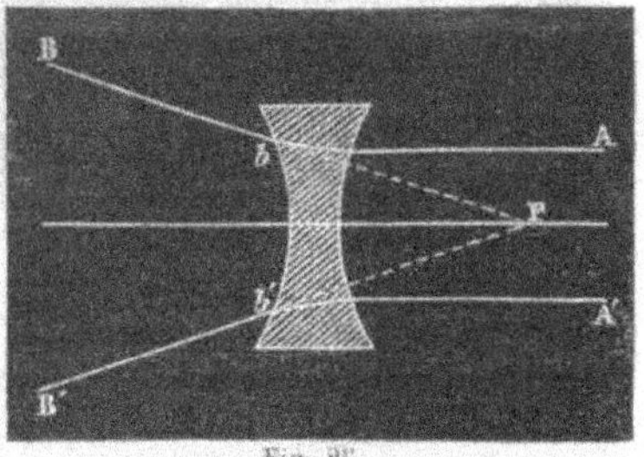

Fig. 25.

Les rayons A A' venant de l'infini sont rendus divergents en B B' ; si on prolonge virtuellement ces rayons dans la direction B' b', etc., leur rencontre avec l'axe de la lentille détermine le foyer F.

**123.** *Aberration de sphéricité.* Examinons maintenant plus attentivement ce qui se passe dans une lentille. Premièrement, les rayons rencontrant la surface de la lentille étant déviés proportionnellement à l'inclinaison des normales, les rayons centraux se réuniront plus loin que ceux des bords, de sorte que, au lieu de se réunir en un point unique, ils formeront une série de foyers placés les uns derrière les autres, les plus rapprochés correspondant à la zone des rayons marginaux. C'est ce qu'on a appelé l'*aberration de sphéricité*. Deuxièmement, ce rayon L, que nous faisons entrer dans la lentille élémentaire (fig. 24), ne sort pas tel qu'il est entré, en vertu d'une force propre à tous les milieux transparents, qu'on a appelée *pouvoir dispersif*. Il sort de la face A F, élargi et décomposé. Si on recevait sur un écran ce rayon seul, on le verrait se peindre en une bande oblongue contenant les sept teintes connues en physique sous le nom de *spectre solaire*. Dans celui-ci, le violet est le plus rapproché de l'axe, autrement le plus réfrangible, et le rouge, le plus élevé, et

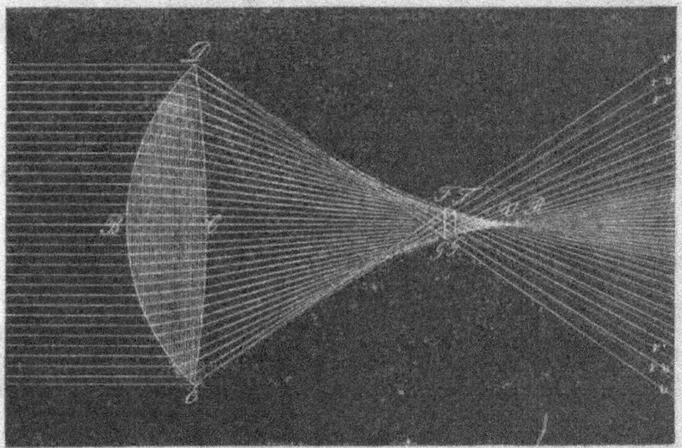

Fig. 26.

par conséquent il rencontre l'axe plus loin. Dans une lentille ordinaire, chacun des rayons se trouve donc élargi en même temps que dévié. Dans la figure 26 on voit les rayons extrêmes D *v*, E *v* former une nappe violette intérieure enveloppée par la nappe rouge formée par les rayons D *r*, E *r*. — Chaque faisceau tombant sur la surface, produit ainsi deux *caustiques*, s'emboîtant et se recouvrant. Entre les lignes F G, F' G', tous les rayons fournis par la lentille formeront ce qu'on a appelé le *cercle de moindre déviation*.

C'est le point incolore des foyers. Au delà, un écran placé entre F et R donnera un cercle plus petit, plus lumineux, mais entouré d'un grand cercle faiblement éclairé et bordé de bleu. Les points V et R indiquant les deux foyers violets et rouges extrêmes, si on couvre le centre de cette lentille par un disque de carton laissant libre un anneau marginal, une image distincte, mais faible et colorée, de l'objet sera produite en F G... le rouge étant en dehors. Si on diminue le diamètre de l'écran central et si on couvre par un anneau de carton les bords de la lentille, on obtiendra une nouvelle image située entre F' G' et Y, formée cette fois à une distance plus grande et gardant ses couleurs dans le même ordre. Enfin, si on augmente la largeur de l'anneau couvrant les bords et qu'on enlève le disque central, on aura une image entre V et R située encore plus loin. Il résulte de cet examen que les portions centrales d'une lentille produiront des images assez rapprochées et assez peu dissemblables les unes des autres pour donner une représentation fidèle de l'objet, mais qu'il n'en est pas de même des bords qui produiront des images très-confuses sans réunion possible avec celles du centre (c'est là ce qui caractérise ce qu'on nomme *aberration de sphéricité*) et malheureusement la réunion des images des bords à celles du milieu est indispensable pour obtenir des images vigoureuses.

On a indiqué plusieurs combinaisons pour corriger l'aberration de sphéricité ; nous ne nous y arrêterons pas ici. La lentille théoriquement représentée par la figure 27 est construite dans les meilleures conditions pour diminuer autant que possible cette aberration, quant aux rayons sensiblement parallèles. Le rapport des deux rayons de courbure est environ de 1 : 6, la surface de courbure la plus forte recevant les rayons parallèles.

**124.** *Achromatisme.* — Nous venons de voir la dispersion chromatique des rayons dans une lentille accompagner toujours l'aberration de sphéricité. Voyons maintenant comment on a pu réunir tous les rayons colorés en un même point et produire une image sensiblement incolore ou *achromatique*.

Les verres employés en optique sont très-différents les uns des autres. Les uns sont appelés *crown-glass*[1] ; ils dispersent peu les rayons lumineux. Les autres, appelés *flint-glass*[2], dans lesquels entre

---

[1] *Verre blanc, verre de couronne*, composé de 1 atome de quadrisilicate de potasse et 1 atome de quadrisilicate de chaux.

[2] *Verre de caillou*, composé de 3 atomes de quadrisilicate de plomb et 2 atomes de quadrisilicate de potasse.

C. ROBIN. — Microscope.  7 une assez forte proportion d'oxyde de plomb, séparent au contraire considérablement les rayons colorés et ont un pouvoir réfringent ou de convergence beaucoup plus considérable[1]. Pour tirer de l'inégal pouvoir dispersif de deux matières le moyen de produire des images incolores, il n'y avait qu'à associer à une lentille convergente peu dispersive en crown-glass, une lentille divergente plus faible, en flint-glass, mais plus fortement dispersive à l'égard des couleurs. Grâce à cette compensation, la convergence devient plus faible, le foyer est reporté plus loin, mais les rayons colorés sont ramenés en un seul point (fig. 28).

Soit un objet O,O (fig. 28), placé devant une lentille convexe en

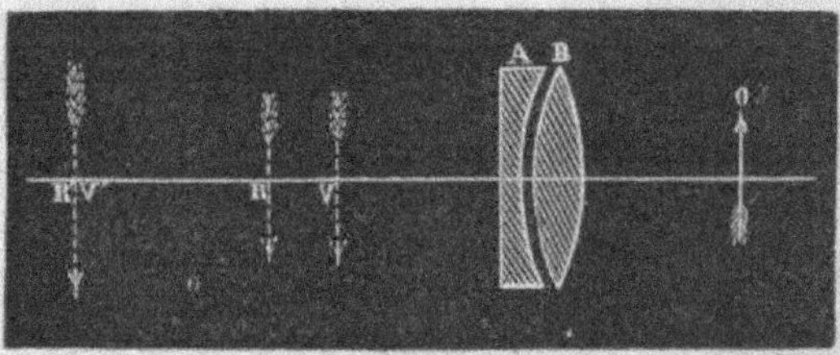

Fig. 28.

crown-glass B, et soit V le lieu de l'image violette et R le lieu de l'image rouge, la dispersion étant conséquemment indiquée par la distance VR. Maintenant, plaçons une lentille concave A sur le trajet des rayons; cette lentille aura pour effet de diminuer la con-

[1] Supposons deux lentilles biconvexes de mêmes rayons, à courbure de même grandeur, et partant de même épaisseur. La lentille A, en crown-glass, donnera d'un bout OO deux foyers violets et rouges V et R. La lentille B, en *flint-glass*, le plus réfringent et le plus dispersif des deux verres, donnera de l'objet O deux foyer V' et R' plus rapprochés de la lentille, mais plus séparés l'un de l'autre. Le pouvoir dispersif de deux matières transparentes peut donc être évalué par les dispersions différentes produites dans deux lentilles de même courbure taillées dans ces matières.

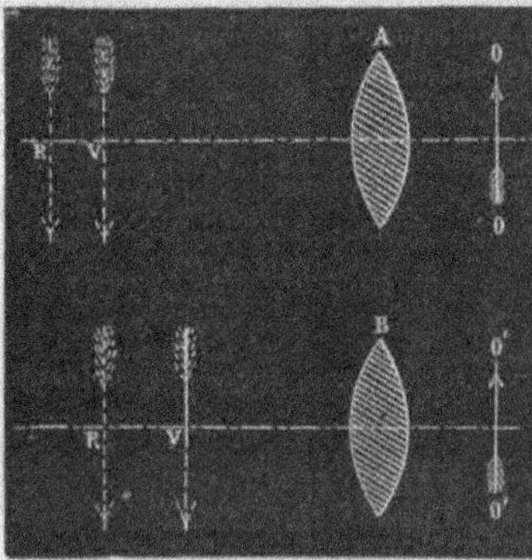

Fig. 27.

vergence des rayons et de rejeter à la fois les rayons violets et rouges à une plus grande distance ; mais l'effet sera plus considérable sur les rayons violets qui sont les plus réfrangibles. Supposons actuellement que la lentille A soit taillée en flint-glass d'une réfringence telle, qu'à une certaine distance, A V', par exemple, la dispersion qu'elle produira soit égale à R V. Il est évident que les images extrêmes *rouges* et *violettes* de l'objet seront affectées également et dans des directions contraires par les deux lentilles. La lentille A relèvera les rayons violets V produits par B jusqu'à V', et les rayons rouges étant moins réfrangibles se trouveront portés moins loin et viendront se réunir aussi en V'. Les foyers colorés intermédiaires seront sensiblement réunis également au même point.

Mentionnons toutefois ici que cette coïncidence absolue de tous les rayons du spectre en un seul point est impossible mathématiquement dans une lentille, par suite du manque d'égalité entre les différentes parties des spectres produits par des substances réfringentes très-différentes. Il faut avoir recours à la multiplication des lentilles permettant des compensations de couleurs afin de corriger ce qui pourrait rester d'imparfait dans l'achromatisme (spectre secondaire et tertiaire des physiciens). Nous verrons employer cette méthode dans la construction des objectifs du microscope.

De l'introduction de l'achromatisme dans l'exécution des objectifs du microscope est sorti l'immense développement des applications de cet instrument. Notons aussi ce fait, que l'achromatisme modifie l'aberration de sphéricité qui se trouve diminuée d'une notable quantité ; on devra recourir aux traités de physique pour étudier en détail ces faits passés à l'état d'axiome.

125. *De la déformation des images.* — Une troisième espèce d'aberration existe encore dans tout système de lentille. C'est la *déformation des images.* Un système de lentilles peut être corrigé complétement au point de vue des aberrations de sphéricité et de réfrangibilité, et donner encore des images déformées. Ce phénomène est surtout très-frappant dans les loupes. La figure des caustiques produisant cette aberration est trop compliquée pour pouvoir être reproduite ici. Mais, dans la figure 50, nous voyons les différentes modifications de la forme des images données par une lentille.

Quand l'image produite par une lentille est plus petite que l'objet, la *forme* de cette image est sensiblement celle de l'objet. Mais quand l'image est considérablement amplifiée, cette forme diffère quelquefois notablement de celle de l'objet. Soit pour une len-

tille L L un objet plan OO. L'image produite sera concave en II.
La lentille L′L′ donnera une image II encore plus concave si l'objet

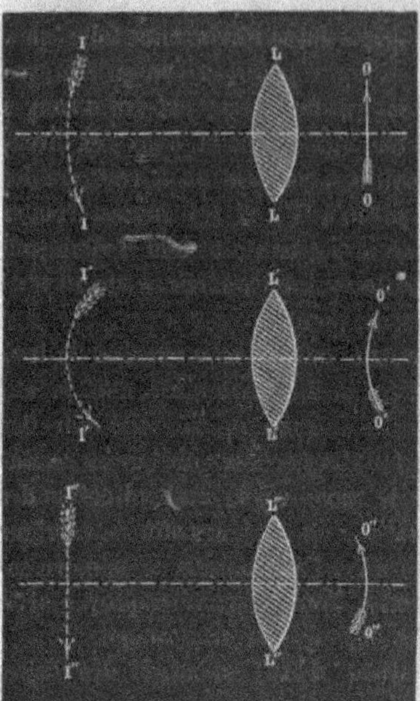

Fig. 29.

OO est convexe, et enfin un objet concave O″O″ ira former son image en I″I″. On voit que si on reçoit sur un écran plan l'image amplifiée d'un objet, celle qui sera formée par un objet concave sera seule bien définie en tous ses points. On voit, au contraire, que, pour les deux autres cas, l'image ne sera pas distincte en tous ses points sur l'écran, quoique, en le déplaçant par rapport à la lentille, on puisse obtenir avec netteté, successivement, les bords et le centre de l'image.

126. *Application, à l'emploi des lentilles considérées comme loupes, des considérations précédemment exposées. — Déformation symétrique des objets vus au travers des loupes.* — Les caustiques produites par les différents points d'un objet refractés au travers d'une lentille, sont tellement complexes, qu'il est impossible de les analyser ici. La discussion géométrique montre, dans la figure 30, qu'un objet plan placé devant une lentille DE ne permettra qu'une seule position à l'œil en A pour produire la sensation d'une surface à peu près rectiligne en AB (elle ne l'est jamais complétement; la gravure l'a représentée ici droite par erreur). Dans les deux autres positions des yeux A″ et A‴, ceux-ci auront la sensation des images A″B″ A‴B‴ violemment déformées. Disons de suite que cet effet est surtout propre à une lentille simple biconvexe, à courbures égales, la plus mauvaise de toutes les loupes. La figure 31 indique les diverses apparences que prendront les objets de formes différentes. Un objet plan AB, donnera une image convexe. Un objet faiblement concave aura pour image virtuelle une surface plane, et s'il est fortement concave, l'image sera aussi concave quoique faible-

ment courbée. Enfin un objet convexe fournira une image convexe

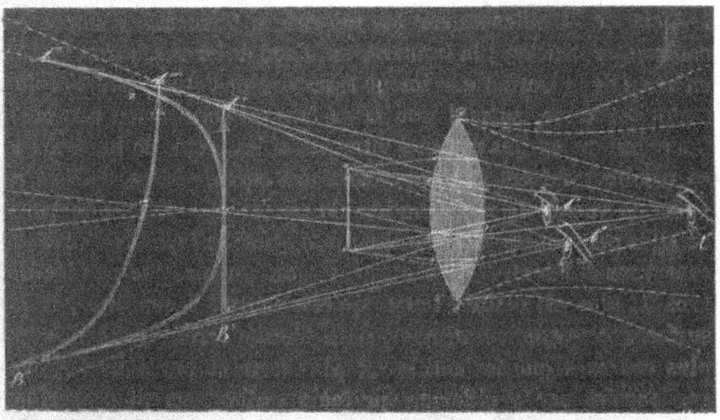

Fig. 30.

moins courbée toutefois que l'objet lui-même. Si l'œil éprouve heureusement quelque difficulté à apercevoir des déformations aussi considérables que l'analyse géométrique les montre, cela tient à ce que les opticiens ont cherché à corriger l'aberration de sphéricité par le dédoublement des verres qu'on a fait tantôt plan-convexes, tantôt concavo-convexes, en les asso-

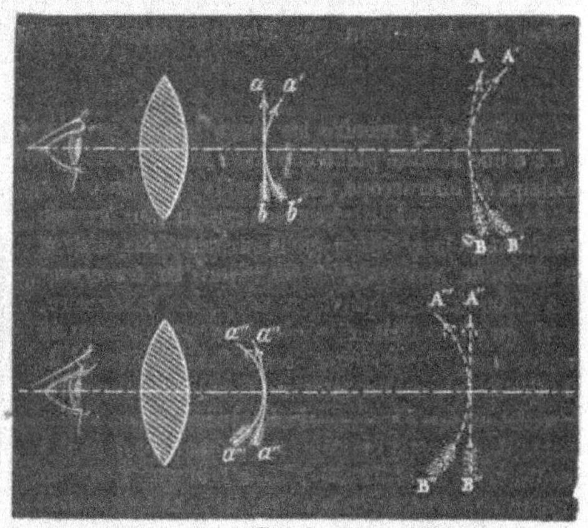



Fig. 31.

ciant, ce qui a en même temps donné des images plus aplanatiques, et que, d'un autre côté, les objets examinés sont assez petits par rapport à la largeur du faisceau admis par la loupe.

129. *Réflexions produites par les surfaces des lentilles*.—Les rayons qui entrent dans une lentille subissent au moment où ils frappent la surface une perte de lumière assez considérable. Une partie de

ces rayons est réfléchie et retourne dans la direction incidente, si la surface est plane et perpendiculaire à ces rayons, ou bien elle suit les lois de la réflexion sur les miroirs, si la surface d'entrée est convexe ou concave ; la lumière, en d'autres termes, paraît former en avant de la lentille une image assez vive de l'objet, tantôt droite, tantôt renversée, suivant que la surface est concave ou convexe[1]. Ces réflexions sur les surfaces vitreuses et les pertes de lumière qui en résultent doivent être appréciées des micrographes, d'abord au point de vue de la construction du microscope et ensuite parce qu'elles peuvent servir à reconnaître *a priori* le foyer des verres de courbures différentes. En effet, nous avons vu que, plus une lentille grossit, plus est petite l'image qu'elle fournit à son foyer, et les surfaces convexes constituant cette lentille seront donc d'autant plus convexes que la lentille est plus forte et par suite les images fournies par la réflexion sur leurs surfaces seront proportionnelles aux foyers des lentilles ; c'est-à-dire qu'elles seront très-petites, si le foyer de celle-ci est très-court et très-grandes si la distance focale est considérable. La figure 33 montre les images d'une fenêtre que les surfaces de deux lentilles d'oculaires doubles l'une de l'autre forment quand on les tourne vers

[1] La figure 32 montre les deux images produites par réflexion sur les surfaces d'une lentille plano-convexe ; le côté convexe tourné en l'air (le verre d'un oculaire de microscope, par exemple). La petite image, qui est la plus lumineuse est produite par la surface convexe, la plus grande résultant de la réflexion sur la surface plane et de la modification qu'éprouvent les rayons en traversant la surface convexe que nous supposons antérieure, ainsi qu'elle serait disposée dans un oculaire de microscope. L'intensité de ces réflexions dépend de l'indice de réfraction du verre. Plus le verre sera réfringent et plus l'image sera lumineuse plus, autrement dit, il y aura de lumière perdue à l'entrée des rayons dans le milieu le plus réfringent. Dans un objectif de microscope, la réflexion est assez prononcée sur les différentes surfaces des lentilles pour

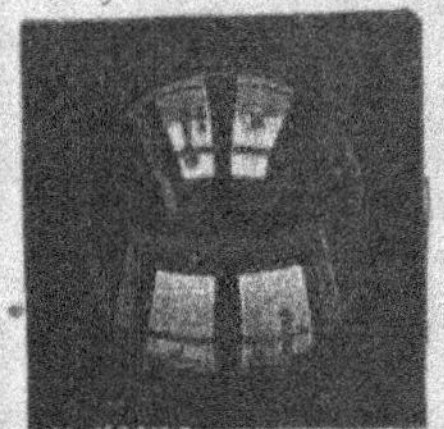

Fig. 32.

être évaluée. On peut s'en assurer en plaçant, au lieu d'un objet sur la platine d'un microscope, le bord d'un carton noirci se projetant sur la moitié de l'objectif, l'autre moitié recevant les rayons du miroir qui aurait éclairé l'objet. A l'aide de quelques mouvements du miroir, on parviendra à faire peindre sur le carton les faisceaux lumineux rasant le bord, et qui, réfléchis par les premières surfaces des lentilles, donnent une idée de la valeur des rayons perdus par les réflexions sur les surfaces lenticulaires. Nous verrons, dans la description de l'immersion des objectifs, que, si on pouvait supprimer ces réflexions, on augmenterait notablement la quantité de lumière.

celle-ci. L'application de ces notions se fera immédiatement dans le cas où on aurait dévissé et mélangé les verres inférieurs des trois ou quatre oculaires d'un microscope. L'inspection immédiate de leurs surfaces convexes tournées en l'air et placées sur une table à un mètre environ d'une fenêtre, indiquera par la grandeur proportionnelle de

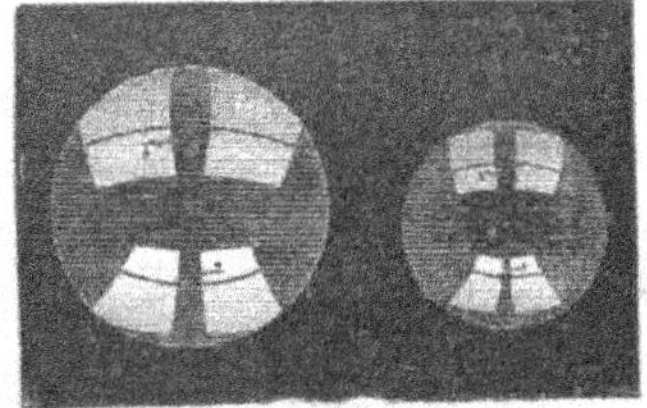

Fig. 53.

l'image de celle-ci les proportions de leur foyer, et permettra de replacer ces lentilles dans leur ordre.

# CHAPITRE II

**Des microscopes simples ou des loupes et des doublets.**

128. Les microscopes simples se composent ordinairement d'une seule lentille, ou d'une combinaison de lentilles, agissant immédiatement sur les rayons lumineux, et transmettant à l'œil l'image amplifiée sans la renverser.

*Sur la détermination du foyer et de la grandeur des images formées par des lentilles ou loupes.*

129. Pour déterminer pratiquement le foyer d'une lentille, on la place devant une croisée et on cherche à faire peindre sur un écran blanc l'image de la fenêtre et des objets qui peuvent être vus à l'horizon. Plus les objets sont éloignés, plus on arrive exactement à donner le chiffre du foyer principal, c'est-à-dire le point de concours de tous les rayons venant de l'infini. Généralement, on admet d'après Newton, qu'un objet placé à une distance dix mille fois plus grande que la distance focale d'une lentille, peut être considéré comme situé à l'infini. Mais il n'est pas besoin, dans la pratique, de prendre un objet ou une mire à une si grande distance. Entre un objet suffisamment éloigné et l'infini, il n'y a pas un grand écart de foyer ; pour toutes les lentilles employées dans le microscope et qui varient de 6 centimètres à quelques millimètres de distance focale principale, une mire ou un objet placé à une distance de 15

à 30 mètres, donnera une image au foyer de la lentille pour ainsi
dire mathématique.

130. Plusieurs appareils ont été construits pour donner en millimètres et fractions cette longueur. Un des meilleurs est le *focomètre
de Silbermann*, décrit dans la plupart des traités de physique. Les micrographes ayant surtout besoin de se familiariser avec la grandeur
des images, ce point seul nous occupera. Dans la figure 54, deux

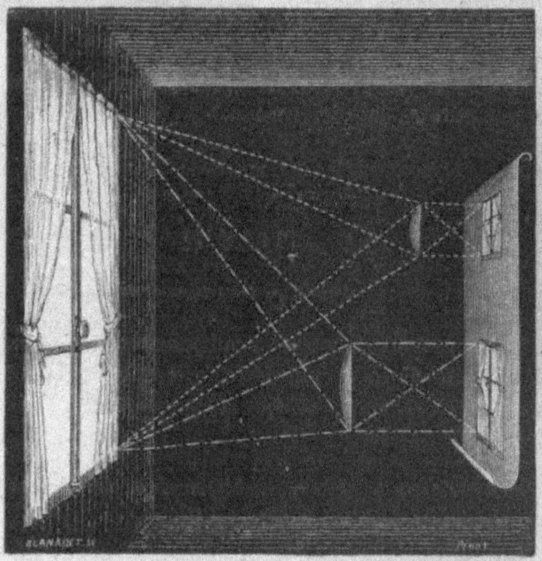

Fig. 54.

lentilles sont représentées faisant foyer sur un écran. On voit que
la plus petite et aussi la plus convexe donnera une image plus petite
et conséquemment plus rapprochée d'elle-même ; la grande, dont
le rayon de courbure est environ deux fois plus grand, donnera
une image double en diamètre et située à une distance proportionnelle. En d'autres termes, c'est la plus faible des deux et celle qui
grossit le moins. En général, les commençants sont enclins à penser que les images formées par les grandes loupes sont les plus
grossies ; mais on ne doit jamais oublier qu'une lentille doit être considérée à deux points de vue : 1° comme collecteur de rayons, et
2° comme appareil grossissant ; que celle qui grossit le plus fournira
sur l'écran la plus petite image des objets observés. Reprenons en

sens inverse la marche des rayons dans la figure et supposons que les petites fenêtres qui sont représentées sur l'écran sont des objets placés devant les deux lentilles agissant comme loupes grossissantes ou microscopes ; les images se formeront là où est la véritable fenêtre. Or, on voit de suite que la plus petite lentille devra être la plus grossissante pour former une image semblable avec un objet plus petit, sans préjudice pour les variations de grossissements qu'on peut faire subir à une image en éloignant de la lentille, plus ou moins, l'objet qu'elle représente.

Si nous supposons l'objet A (fig. 35) partant de l'infini pour s'ap-

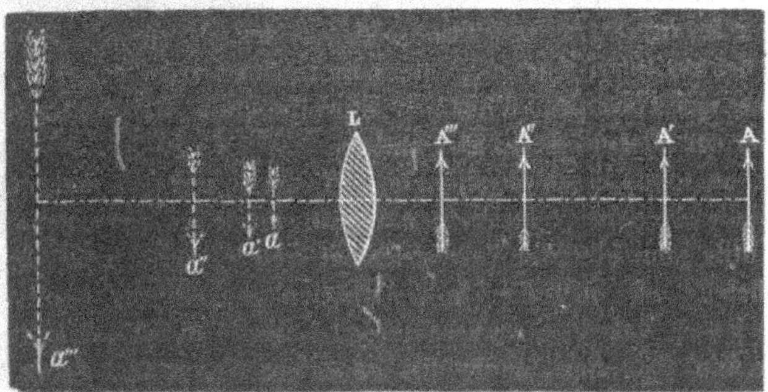


Fig. 35.

procher graduellement de la lentille L jusqu'à une certaine limite de rapprochement, l'image formée en *a* ne paraîtra pas quitter l'écran placé au foyer principal de la lentille ; mais, aussitôt que l'objet atteindra une région rapprochée (vers A′, par exemple), son image grandira et s'éloignera en *a* jusqu'à ce que, arrivée en A″, la distance de la lentille L à A″ étant le double de la longueur focale principale, l'image se reproduira de l'autre côté de la lentille, à une même distance et de même grandeur en *a″* ; puis l'objet continuant de s'avancer, l'image produite grandira en s'éloignant et en suivant une progression excessivement rapide. Arrivée à une distance presque égale au foyer de la lentille en A‴, l'image située en *a‴* sera considérablement grossie. Plus près, il n'y aura plus formation d'image. On voit donc que l'image formée par la lentille croîtra et s'éloignera à mesure que l'objet s'en rapproche ; mais quelque loin qu'il soit placé, il n'y aura pas d'image formée plus près qu'une certaine distance qui est le foyer principal ; on voit d'autre part qu'il n'y aura pas formation d'image amplifiée si l'objet s'approche de la lentille jusqu'à une distance moindre que la longueur du foyer de celle-ci. Les rayons réfractés par la lentille se séparent tellement qu'il n'y a plus réunion de tous les faisceaux ; mais, si on place l'œil derrière cette lentille, une image de l'objet paraissant située à une distance beaucoup plus grande, sera formé sur la rétine. C'est alors qu'on a ce qui caractérise une *loupe*.

### ARTICLE I<sup>er</sup>. — DES PRINCIPALES VARIÉTÉS DE LOUPES ET DE LEURS USAGES.

131. Les loupes sont utiles, pour avoir une idée générale des objets, en entomologie, en botanique, en minéralogie ; pour déterminer les caractères spécifiques des insectes, des plantes, les formes des petits cristaux, etc. Elles sont indispensables pour les personnes qui s'occupent d'histoire naturelle, et qui doivent toujours porter sur elles un de ces instruments.

En anatomie et en physiologie, la loupe ne sert qu'à un examen préliminaire et non à un examen définitif des tissus. Cet instrument est utile pour observer préalablement une injection naturelle ou artificielle, afin d'étudier la distribution générale des capillaires principaux. Mais le grossissement est toujours insuffisant pour en faire une étude approfondie. Les loupes grossissant dix à douze fois ont déjà un champ trop peu étendu et un foyer trop court pour être faciles à employer ; il faut, du reste, ordinairement, un pouvoir amplifiant plus considérable pour arriver à de bons résultats à cet égard. C'est au microscope à dissection qu'il faut recourir, instrument qui remplit d'une manière favorable les deux conditions précédentes, et permet de placer les préparations sous l'eau, ce qu'il est indispensable de faire dans la plupart des cas, surtout lorsqu'il s'agit d'une surface couverte de villosités, etc.

Les loupes servent aussi à examiner les orifices glandulaires à la surface des membranes, les filets nerveux, etc.

132. Quoique toujours construit sur le même principe, le microscope simple ou loupe peut subir de nombreuses modifications dans sa forme et sa disposition, suivant qu'il est destiné à faire un examen général et passager des objets, ou qu'il doit servir à observer d'une manière complète et suivie.

Dans le premier cas, l'instrument se tient ordinairement à la main, et se compose d'une ou de plusieurs lentilles convergentes disposées et maintenues dans une monture appropriée. Dans le second cas, l'instrument, ayant une destination beaucoup plus étendue, se compose d'un support muni d'un miroir et de divers accessoires. Les loupes ou lentilles que l'on emploie alors sont construites d'une façon particulière, et se nomment *doublets*. L'instrument ainsi disposé porte le nom de *loupe montée* ou plus spécialement de *microscope simple*

La loupe de la plus simple construction, employée pour l'observation habituelle, se compose d'une lentille biconvexe enchâssée dans une monture à recouvrement ; elle est d'un usage assez fréquent ; mais on emploie plus généralement, en histoire naturelle, deux ou trois loupes réunies dans la même monture, afin d'avoir des grossissements de plus en plus forts. Les microscopes des premiers observateurs qui ont usé de cet instrument n'étaient que de fortes loupes, à une seule lentille, très-petites et à un très-court foyer.

Lorsqu'on emploie ensemble deux loupes biconvexes, on peut les fixer aux deux extrémités d'une monture appropriée. De cette façon, l'instrument porte le nom de *loupe à deux bouts*. On peut aussi les placer dans une monture qui permet de les superposer ; on a alors l'avantage d'augmenter la série des grossissements que l'on obtenait en employant séparément chaque lentille. Dans ce cas, on leur donne généralement la forme plano-convexe, comme étant préférable à la figure biconvexe. C'est ainsi que sont construites les *biloupes* et les *triloupes*.

Afin d'obtenir plus de netteté, on intercale souvent entre les loupes des diaphragmes d'une ouverture appropriée.

Il faut, pour les différents cas qui peuvent se présenter, avoir des loupes grossissant depuis deux ou trois fois en diamètre jusqu'à huit ou dix fois ; du reste, les diverses espèces de ces instruments qu'on peut employer sont à peu près également bonnes, et l'on doit en laisser le choix à chaque anatomiste, suivant ses habitudes.

133. *Loupes de Brewster dites de Coddington.* — Le modèle à l'emploi duquel je me suis arrêté est celui des loupes formées d'un cylindre de verre dont les deux extrémités ont reçu la courbure appropriée au grossissement qu'on veut obtenir. Au milieu, le cylindre est échancré (fig. 36, *c*) circulairement dans une partie de son épaisseur, de manière à prendre la forme d'un sablier. La partie échancrée du cylindre est noircie de manière à empêcher le passage des rayons lumineux ; elle joue ainsi le rôle d'un diaphragme qui ne laisse passer que les rayons du centre et éteint ceux de la circonférence, L'aberration de sphéricité est détruite à peu près complétement. Elles

ont l'avantage de faire perdre beaucoup moins de lumière que les loupes achromatiques, parce qu'elles ne présentent que deux sur-faces de verre à traver-ser, au lieu de quatre comme ces dernières, tout en montrant les objets avec presque au-tant de netteté.

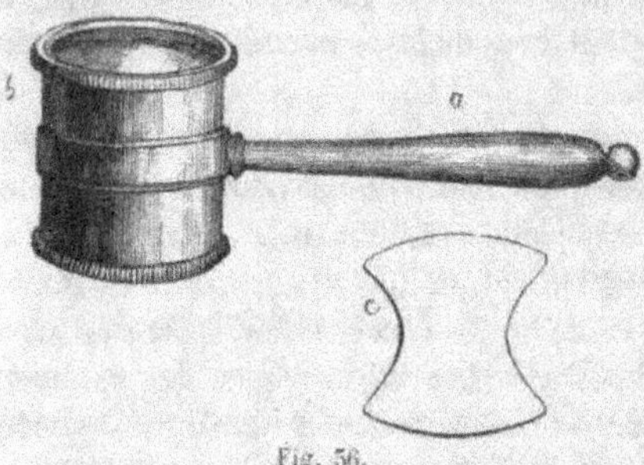

Fig. 56.

Le cylindre de verre échancré est protégé par un cylindre creux en cuivre, (*b*) lequel porte un manche qui sert à les tenir pendant qu'on observe. Ce manche (*a*) permet de les adapter directement aux pinces de tous les portes-loupes. Elles deviennent très-utiles pour un grand nombre de dissections. Il en faut plusieurs pour les divers grossissements, de 2 à 3, 5 à 8, et 10 à 12 diamètres ; mais celles qui donnent le grossissement moyen suffisent dans la presque totalité des cas, surtout pour dissé-quer les tissus, ou les animaux et les plantes de petit volume, mais cependant assez gros pour ne pas exiger l'emploi du microscope à dissection.

Les avantages que présente cette construction sont nombreux : le petit volume de l'instrument, son grossissement plus considé-rable, la netteté avec laquelle il permet de voir les objets, la faci-lité de s'en servir, le rendent applicable à une foule d'observations sur les corps transparents ou opaques.

134. Une autre loupe employée pour l'examen des corps transpa-rents est celle dite *de lord Stanhope*. Elle se compose d'un cylindre de verre, dont l'une des surfaces, la plus plate, est au foyer de l'autre. Le petit cylindre est maintenu dans une monture d'argent, etc., munie d'un anneau qui permet de tenir commodément l'instrument. Pour s'en servir, il suffit d'appliquer sur la surface la plus plate un corps transparent, tel que des écailles de papillon, des pollens, et de placer l'œil près de l'autre surface. En dirigeant alors l'instru-ment sur le ciel ou sur un corps éclairé, on aperçoit l'image grossie de l'objet.

L'instrument est d'un très-petit volume et donne des am-plifications d'environ 40 fois en diamètre, mais il existe dans cette construction des défauts qui l'empêchent de devenir d'un usage général. En effet, les deux surfaces du cylindre, la plus bombée faisant l'office de loupe et la plus plate celui de porte-objet, sont fixes, de sorte que l'instrument ne peut s'approprier à tous les yeux. Outre ce grave inconvénient, existe celui de ne pouvoir observer que des corps transparents.

On construit aussi des lentilles Stanhope donnant de plus fortes amplifications que la précédente, et qui sont munies d'un écran et d'un tube pour diriger la lumière. On adopte ordinairement le premier mode de construction.

Ces deux loupes ont été importées d'Angleterre par Charles Chevalier, en 1838.

135. La loupe dite *compte-fils*, généralement employée dans le commerce, se compose d'une simple loupe biconvexe enchâssée dans une monture de cuivre, laquelle monture porte à son extrémité une petite plaque percée d'une ouverture d'une grandeur déterminée.

On construit aussi des compte-fils dont la plaque inférieure est percée de deux ouvertures de grandeurs différentes. On peut en faire à un seul verre, ou à deux verres achromatiques.

Cet instrument est : 1° cylindrique, dans ce cas il se renferme dans un petit étui; 2° ou à charnières, pour être porté dans la poche. Dans la première construction, la lentille est maintenue dans une pièce pouvant se visser ou se dévisser; et dans la seconde, la charnière adaptée à la pièce qui tient la loupe permet de mettre l'objet voulu au point pour la vision distincte.

Pour s'en servir, il suffit de placer la petite plaque sur une étoffe et d'appliquer l'œil près de la lentille. Ayant amené l'objet au point, on aperçoit, amplifiés, les fils compris dans le petit espace, et il devient facile d'en connaître le nombre. On donne ordinairement à la petite ouverture 5 à 6 millimètres.

Une autre loupe, employée particulièrement pour l'examen des soieries, se compose de deux loupes biconvexes, placées à distance dans une monture qui se visse dans une bague de cuivre portant trois petits supports. L'instrument étant placé sur une étoffe et l'œil étant appliqué près de la loupe, il suffit, pour mettre au point de vue, de visser ou de dévisser la pièce portant les lentilles. Cette loupe se nomme généralement *loupe à réchaud*. (A. Chevalier.)

136. La loupe dite *microscope à main*, pour les corps transparents, se compose d'un petit cylindre de cuivre fixé sur une tige de cuivre munie d'un manche. A l'une des extrémités du cylindre, te-

nant à la tige, se trouve une loupe biconvexe, maintenue par une petite pièce de cuivre percée d'une ouverture formant diaphragme; à l'autre extrémité, se visse une petite pièce tenant deux petits disques de glace, entre lesquels on met l'objet que l'on veut observer. Pour en faire usage, il suffit de diriger l'instrument vers un endroit éclairé, ayant appliqué l'œil près de la lentille; il ne reste plus qu'à mettre au point, ce qui s'obtient en vissant ou en dévissant la pièce tenant les deux petits disques de glace entre lesquels se place l'objet.

C'est dans ce genre qu'étaient construits les microscopes de quelques-uns des anciens observateurs.

Les microscopes que Wilson construisit en 1702, étaient des microscopes à main; ils avaient plusieurs lentilles de rechange.

On peut faire d'autres instruments de ce genre en employant les doublets perfectionnés et en modifiant la monture. Ces instruments peuvent encore rendre quelques services aux naturalistes, pour l'examen général de certains objets.

En construisant un instrument semblable avec miroir concave, on obtient le microscope à main pour les objets opaques.

137. La *loupe des horlogers* se compose ordinairement d'une simple *loupe biconvexe* maintenue dans une monture de corne.

L'usage auquel on la destine ne permet pas de l'employer en la tenant à la main; il faut la monter sur un *porte-loupe*.

Les horlogers et les graveurs la tiennent près de l'œil, et, par ce moyen, se passent de supports, tout en gardant leurs mains libres; mais cet expédient devient presque impraticable lorsqu'il s'agit de faire des dissections, et dans l'un et l'autre cas le porte-loupe est préférable.

La loupe biconvexe, employée pour les divers usages ci-dessus mentionnés, grossit ordinairement de 3 à 5 fois.

L'objet qu'on examine avec elle n'est perçu avec netteté que par la partie centrale de la lentille, et à mesure que l'on fixe les bords, il devient trouble, plus ou moins selon les courbures données à la loupe; de plus, on remarque autour des objets les couleurs du spectre. Ces défauts tiennent, d'une part, à l'aberration de sphéricité, et de l'autre au manque d'achromatisme.

138. Une loupe dont on fait souvent usage, en remplacement de celle qui est biconvexe, se compose de deux lentilles plano-convexes, dont les convexités se regardent dans une monture de corne ou de laiton. Cette construction, improprement appelée achroma-

tique, est préférable à la précédente ; cependant elle n'a pas encore tous les avantages qu'on doit exiger. Il vaut mieux avoir des loupes formées d'un seul verre achromatique plano-convexe.

139. *La loupe dite des graveurs ou achromatique* est formée de deux verres achromatiques plano-convexes de diamètres inégaux, le plus grand des deux verres faisant face à l'objet.

Les deux verres sont maintenus dans une monture de cuivre ou de corne, et placés de manière que leurs convexités se regardent ; cette monture est susceptible de se diviser, afin d'isoler les lentilles lorsqu'on veut les nettoyer. Cette loupe est achromatique, parce qu'elle est formée de deux verres séparément achromatiques ; de plus elle est exempte d'aberration de sphéricité, car les deux verres que l'on emploie étant eux-mêmes formés chacun de deux lentilles, il résulte, comme conséquence de l'achromatisme, qu'en donnant à ces diverses lentilles des courbures fort peu prononcées, on arrive, par leur réunion, à produire le même effet qu'avec des loupes dont les courbures seraient plus fortes, sans avoir les défauts particuliers à ces dernières. (Arthur Chevalier, *l'Etudiant micrographe*, Paris, 1865, in-8°, p. 48.)

ART. II. — THÉORIE DES LOUPES.

140. Les loupes sont des instruments d'optique qui ont la propriété de faire paraitre les objets plus gros qu'ils ne sont ; ils ont, comme on dit, la propriété de grossir les objets.

Leur action réelle n'est autre que de fournir le moyen de voir distinctement à une très-petite distance, 2 ou 3 centimètres par exemple, un objet qu'il faudrait sans cela placer à environ 22 centimètres. Cette seule circonstance rend l'angle visuel beaucoup plus grand (fig. 37), et en même temps un grand nombre des faisceaux lumineux qui (outre les rayons parallèles), partis de tous les points de l'objet *a b*, seraient allés tomber en

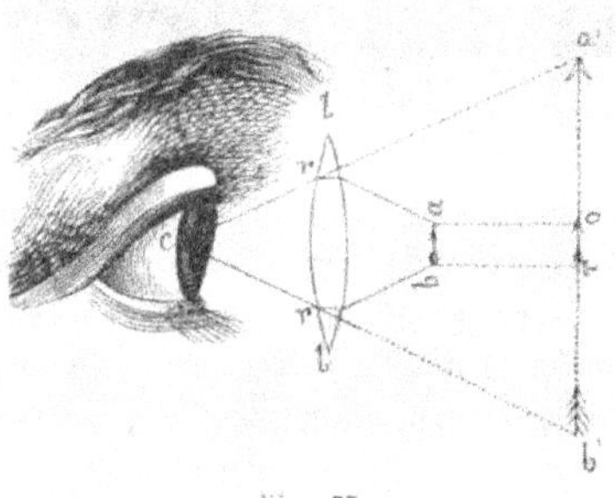

Fig. 37.

s'irradiant sur les côtés de l'œil *c*, peuvent pénétrer dans la pupille. Ils sont, en effet, rendus parallèles et même convergents par la lentille *l'*, *l*, pourvu que l'objet soit placé très-près de son foyer principal.

C'est cette double raison de la situation de l'objet près de l'œil,
et des rayons divergents rendus très-convergents par la loupe, de
manière à s'entre-croiser au centre optique de l'œil sous un angle
bien plus ouvert que si cette lentille n'avait pas été employée (voy.
fig. 38), qui fait paraître l'objet considérablement grossi. Ce fait permet en même temps d'en apercevoir les plus petits détails dont auparavant les rayons lumineux n'auraient pu former un angle optique
assez ouvert pour que l'image comprise entre les deux côtés fût
perçue par la rétine.

Soit, par exemple, pour rendre la démonstration du fait plus évi-
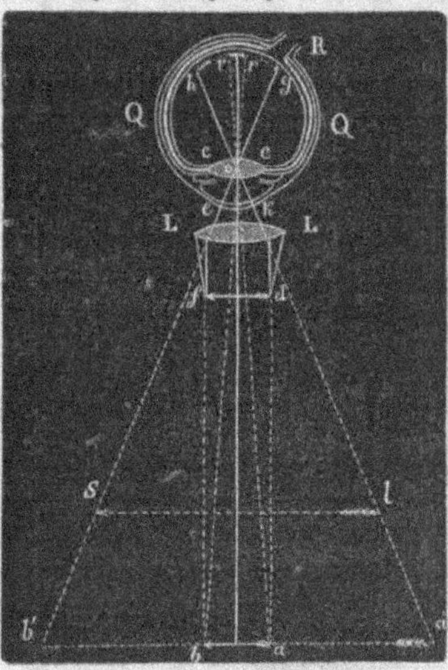
Fig. 38.

dente, un objet (fig. 38) qui,
pour être vu distinctement,
devrait être placé en $a\,b$, et
enverrait les rayons en $a\,r$,
$b\,r$, qui, après s'être entre-
croisés dans le cristallin $c\,c$,
iraient former au fond de
l'œil, sur la rétine, l'image
$r\,r$, représentant l'objet renversé. Si au-devant de l'œil,
entre lui et l'objet, on place
une lentille L L, on cessera
de voir ce même objet, pour
le voir directement, il faudra le rapprocher en $d\,f$.
Alors les rayons lumineux
$f\,e$ et $d\,k$ qui en partent, recueillis par toute la surface
de la loupe et rendus conver-
gents par elle, iront former au fond de l'œil une image $g\,h$ beaucoup plus grande que la première; d'où la sensation d'un objet
beaucoup plus grand que n'est réellement celui qui est examiné.

Mais par l'habitude que nous avons de rapporter les corps à une
certaine distance (qui, ainsi que nous le verrons, n'est pas celle
de la vision distincte, contrairement à ce qu'on admet), nous
sommes conduits à supposer que cet objet plus grand, placé en $s\,l$
par exemple, c'est-à-dire plus loin que $f\,d$, pourvu toutefois que l'œil
soit suffisamment garanti de la vision des corps voisins, sans quoi
l'illusion est détruite, et nous ne le supposons plus reporté plus loin
qu'il n'est réellement situé. Le pouvoir amplifiant des loupes est

exprimé à peu près par le chiffre qui représente le nombre de fois dont la longueur focale des lentilles est contenue dans la distance à laquelle l'objet est reporté. Ainsi que nous l'avons vu plus haut, l'objet doit être placé au foyer de la loupe, qui ne fait que donner aux rayons lumineux qui la traversent, en partant de $df$, le même degré de convergence que s'il était réellement aussi grand que $ls$, et placé à cette distance de l'œil.

ART. III. — INFLUENCE DE LA MYOPIE ET DE LA PRESBYTIE SUR LA GRANDEUR DES OBJETS VUS A LA LOUPE.

141. Soit un objet d'une grandeur déterminée (fig. 39, $a\,b$), un myope étant obligé pour le voir distinctement de le placer très-près de l'œil, en $a\,b$, le verra plus grand que le presbyte pouvant l'observer à une distance plus considérable $a'\,b'$ ; en effet, l'angle optique $a\,o\,b$ est plus ouvert que $a'\,o\,b'$, d'où résulte sur la rétine une image $r\,s$ plus grande que l'image $m\,n$. Si le presbyte regarde ce même objet par un trou percé dans une carte, il pourra le voir distinctement en le plaçant aussi près de son œil que le fait le myope (en $a\,b$ par exemple, au lieu de le placer en $a'\,b'$) ; mais alors il verra l'objet plus gros qu'il ne le voyait auparavant. Il le verra aussi grand que peut le voir le myope, parce que la distance de l'objet à l'œil nu étant la même, l'ouverture de l'angle optique est la même aussi. Comme le myope également, le presbyte verra des détails qui lui étaient restés inaperçus, parce que les rayons lumineux qui en partaient ne formaient pas auparavant un angle aussi grand, quoique assez ouvert, pour que l'image limitée par ses côtés pût être perçue.

La loupe a, comme on se le rappelle, pour action (fig. 38) de recueillir les rayons partis de l'objet placé en $df$ (trop près de l'œil pour qu'ils pénètrent sans l'aide de cet instrument). Elle les fait converger de manière à ce qu'ils forment un angle optique ou visuel $e\,o\,k$ bien plus ouvert que l'angle $a\,o\,b$ que donne l'objet placé à la distance de la vision distincte, et allant peindre sur la rétine une image $g\,h > r\,r$, laquelle est perçue telle que si elle était reportée en $ls > ab$.

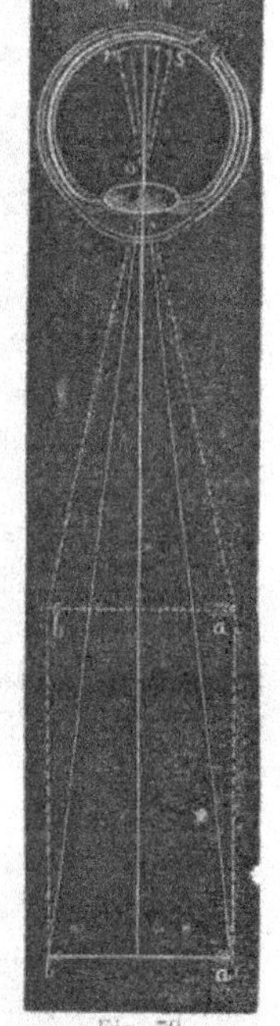

Fig. 39.

Ainsi $ls$, image de l'objet vu à la loupe, est une image virtuelle.

Comme la distance de la vision distincte est naturellement plus petite chez les myopes, il semble au premier abord que l'image virtuelle $a'\,b'$ (fig. 37) devra être reportée moins loin pour lui que pour le presbyte et l'image lui paraître plus petite, puisque la distance de la vision distincte est moindre.

Mais il n'en est rien; car, d'une part, nous verrons que les myopes reportent l'image vue à la loupe à la même distance que les presbytes; d'autre part, enfin, la loupe et l'œil ne formant qu'un seul système optique, et les myopes, pour voir nettement les objets à l'aide d'une lentille, étant obligés de les placer plus près de celle-ci que ne font les presbytes, les rayons plus convergents forment un angle optique plus ouvert, comme nous l'avons dit plus haut. (Voy. fig. 39, $r\,o\,s > n\,o\,m.$)

Ainsi les myopes, placés dans les mêmes conditions que les presbytes, voient les objets plus gros que ne les aperçoivent ces derniers, parce qu'en rapprochant la lentille de l'objet, l'augmentation de l'ouverture de l'angle optique qui en résulte détermine la formation sur la rétine d'une image plus grande.

Ce qui, outre la théorie, le prouve encore, c'est que les myopes dessinent toujours les objets vus à la loupe un peu plus grands que ne le font les presbytes, et lorsqu'ils comparent la grandeur de l'image des corps qu'ils étudient à un autre corps, leur appréciation est toujours plus élevée que celle des personnes qui ont une vue ordinaire. Nous verrons plus loin que le même fait se reproduit pour les microscopes, et que les myopes sont aussi obligés, quand ils se servent de cet instrument après un presbyte, de rapprocher un peu plus l'objectif de l'objet.

### ART. IV. — DES DOUBLETS.

142. Les doublets sont formés de deux lentilles plano-convexes tournées dans le même sens, la face convexe du côté de l'œil ou en haut, la face plane du côté de l'objet ou en bas. Ces deux lentilles ne sont pas de même largeur, la plus large, qui a la longueur focale la plus grande, est placée en bas; la plus étroite est en haut.

La monture de chaque doublet se compose de trois pièces; l'une, inférieure (pl. II, fig. 4), est un court cylindre creux $a\,a$, ouvert en haut et en bas. De ce côté il porte la lentille inférieure; il est un peu conique et s'engage à frottement ou par un ou deux tours de vis dans l'anneau du porte-doublet (pl. II, fig. 2 $p$). Sur son ouverture supérieure se visse la pièce oculaire *b b* du doublet (pl. II, fig. 4). Celle-ci est évasée et noircie du côté de l'œil, de manière à le garantir, pendant la dissection, de toute lumière étrangère, qui serait très-fatigante pour l'observateur. Elle porte la petite lentille ou lentille supérieure de l'appareil. En outre, un diaphragme circulaire *e c* est vissé à cette pièce, de manière à être interposé aux deux lentilles et à supprimer les rayons périphériques, ce qui diminue beaucoup l'aberration de sphéricité.

143. Le doublet a été imaginé par Wollaston, en novembre 1820. Son doublet se composait de deux lentilles plano-convexes dont les deux faces planes étaient tournées vers l'objet. L'idée de sa construction lui fut suggérée par l'examen des oculaires astronomiques d'Huyghens, et il résolut d'appliquer au microscope la même combinaison en sens inverse, afin d'éviter les aberrations de sphéricité et de réfrangibilité.

La monture de son doublet était construite de manière à faire varier l'écartement des lentilles, afin de les amener à produire le meilleur effet possible.

Mais leur écartement plus ou moins considérable devenait un obstacle très-grand lorsqu'il s'agissait de faire des dissections. Le foyer se trouvant très-rapproché des lentilles, il était impossible de faire agir les instruments et d'employer de forts grossissements. Ce fut 10 ans plus tard que Charles Chevalier, profitant de l'idée de Wollaston, construisit son doublet, qui, en conservant les avantages sus-indiqués, remédie aux défauts que j'ai signalés. Ce doublet se compose de deux verres plano-convexes, l'un très-large, placé du côté de l'objet, l'autre plus petit, et supérieur.

Les deux faces planes sont tournées aussi vers l'objet ; entre les deux lentilles fixées dans leurs montures, se trouve un diaphragme dont l'ouverture varie suivant le foyer du doublet. La disposition de ce doublet permet de laisser entre lui et l'objet une distance assez grande pour faire agir les instruments de dissection, les verres peuvent se démonter, afin de les nettoyer, et l'on peut ainsi dédoubler son grossissement en n'employant que la lentille supérieure.

Théorie du doublet.

144. Les doublets sont construits d'après les principes suivants, démontrés expérimentalement et théoriquement en physique. On sait, en effet, que pour des lentilles de même longueur focale, l'aberration de sphéricité est plus grande, et par conséquent la

largeur du champ de vision distincte moindre pour une lentille biconvexe que pour une lentille plano-convexe, recevant par sa face plane un faisceau de rayons parallèles. On a reconnu, d'autre part, que deux lentilles superposées produisent une aberration de sphé-ricité beaucoup moindre qu'une seule lentille dont la longueur focale est égale à celle de l'assemblage des deux premières.

On peut voir (fig. 40) que, quel que soit le nombre des lentilles qu'on aurait superposées pour diminuer l'aberration de sphéricité, elles agissent, quant au pouvoir amplifiant et à la formation de l'image, comme une loupe ou microscope simple (fig. 38) formé d'une seule lentille, dont la longueur focale serait égale à celle du système de ces lentilles agissant toutes ensemble. Le doublet n'est par conséquent encore, à proprement parler, qu'un microscope simple.

En effet (fig. 40), l'objet $i\,i$ examiné avec la loupe $e\,q$ seule, donne-

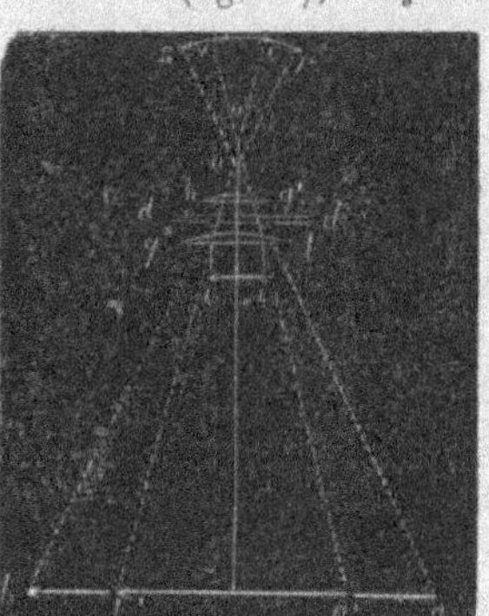

rait un angle optique $c\,o'\,v$ limitant une image $c\,v$ reportée à une certaine distance avec la grandeur $a'\,b'$. Mais si au lieu de laisser les rayons réfractés par cette loupe se croiser en $o'$, on les reçoit avant cet entre-croisement en $g\,h$, à l'aide d'une autre loupe d'un foyer plus court que la première, on forcera les rayons à converger beaucoup plus encore qu'auparavant. Ils s'entre-croiseront en $o$, de manière à aller former sur la rétine une image $r\,s$ beaucoup plus

Fig. 40.

grande que $c\,v$, et reportée à une certaine distance dans le prolongement des rayons $r\,o$ et $s\,o$, de manière à former l'image virtuelle $a\,b > a'\,b'$ qu'aurait donnée la lentille unique $e$. La théorie du doublet s'applique aussi aux loupes qui, fixées au nombre de deux ou trois à un manche en corne, peuvent être employées seules ou superposées.

145. Plus on augmente la courbure des lentilles employées, plus le pouvoir amplifiant devient considérable ; mais plus aussi on perd de lumière, et le champ du microscope se rétrécit comme dans les loupes. Néanmoins, comme on l'a vu plus haut, ces doublets et leur monture sont bien préférables aux microscopes Raspail, dont les lentilles sont simples et biconvexes, ce qui entraîne beaucoup

d'aberration de sphéricité et en limite considérablement l'emploi.
L'usage des doublets de 3 millimètres de longueur focale, et au
delà, est encore très-commode ; mais au-dessus ils deviennent très-
fatigants pour les yeux.

On peut, pour les doublets comme pour les loupes simples, calculer très-approximativement le pouvoir amplifiant, en cherchant
combien de fois leur longueur focale est contenue dans la distance
de la vision distincte. Mais le chiffre obtenu de cette manière est
trop considérable, en vertu d'un phénomène visuel qui sera exposé
au chapitre du microscope composé proprement dit.

### Loupes de Chevalier et de Brücke.

146. Dans l'emploi de certains grossissements avec les loupes et
les doublets, la lentille se trouve trop près de l'objet. Le moyen
de remédier à cet inconvénient a été indiqué par Charles Chevalier.
Dans son *Manuel du micrographe* (1839), il s'exprime ainsi à ce
sujet : « J'ai imaginé, en 1835, de placer au-dessus du doublet une
lentille achromatique concave que j'avais faite en 1827, et qui peut
s'en éloigner ou s'en rapprocher à volonté ; l'effet de cette combinaison est d'augmenter le grossissement et de reculer le foyer.
Ainsi disposé, cet instrument sera le plus puissant de tous les microscopes simples, et cependant l'espace destiné au passage des
scalpels, pointes, etc., sera plus considérable que si l'on faisait
usage du doublet seul. Plus le verre concave sera éloigné de ce
dernier, plus le grossissement sera fort ; cette puissance sera également en raison directe de la concavité. »

Cette combinaison, appliquée aux loupes qui servent à l'examen
des yeux, de la peau, procure des doublets permettant d'examiner
les objets en laissant entre eux et l'instrument une certaine distance
indispensable dans ce cas. C'est cette idée qui a présidé à la construction de la *loupe de Brücke*.

147. Cette loupe, qui rend de fréquents services (fig. 41) par son
foyer très-long, est fondée sur le principe de la construction de la
lunette de Galilée, c'est-à-dire formée d'un objectif achromatique
convexe et d'un oculaire concave ; l'objectif est composé de façon
que l'amplification est bien supérieure à ce qu'on obtient habituellement dans les lunettes de spectacle. Le foyer est d'environ
6 centimètres, et le grossissement varie entre 3 et 8 fois. Ce dernier est obtenu par l'allongement du tube de la lunette, ce qui
produit un plus grand écartement entre l'objectif et l'oculaire, et

augmente le grossissement sans modifier d'une manière nuisible le
foyer total. (V. Nachet, *Comptes rendus des séances
de l'Académie des sciences*, Paris, 1844, t. XVIII,
p. 592.)

Cette loupe peut être mise à la place du *corps*
dans la monture des microscopes composés ce qui
permet de s'en servir pour disséquer ou chercher de
petits objets parmi les autres. On peut aussi adapter cet instrument au microscope simple ou au porte-
loupe, et avoir environ de 3 à 8 centimètres de distance entre l'objet et l'objectif.

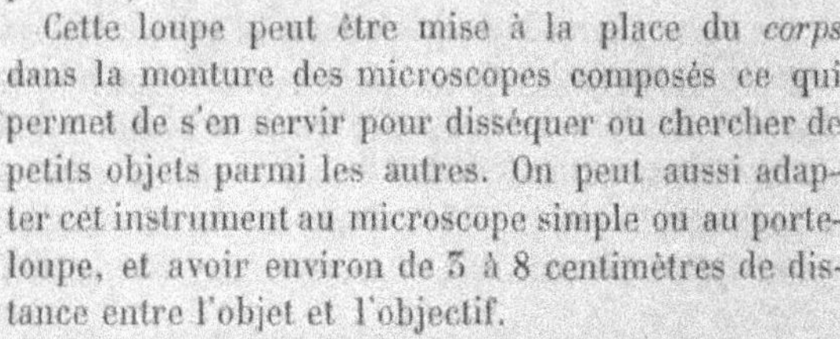

Fig. 41.
Loupe de Brücke.

Pour l'examen des yeux et de la peau, en raison du grossissement et de la longueur du foyer,
les médecins l'utilisent souvent.



ART. V. — DES PORTE-LOUPES ET DE LA MONTURE DES DOUBLETS.

### Des porte-loupes.

148. On est très-souvent obligé d'avoir les deux mains libres
pour examiner les objets à la loupe et pour disséquer ; il faut par
conséquent que cet instrument soit fixé et puisse cependant être
tourné en tous sens.

Le porte-loupe de Strauss-Durckheim (pl. I, fig. 11) est composé
d'un pied quadrilatère en laiton *a*, surmonté à ses extrémités
de deux supports, l'un droit *b*, l'autre courbe *c*. Une tige, articulée et susceptible de se démonter, *d*, *e*, joue autour d'un
centre représenté par un genou articulé *f*, qui surmonte le support courbe *c*. Cette tige porte à son extrémité fixe un anneau *g*,
que l'on fait glisser à volonté sur la tige droite *b*, de manière à
faire monter ou descendre l'extrémité libre *d*, de la tige autour
du genou *f*. Cette extrémité porte une pince *h*, serrant par un anneau à coulisse ; elle est susceptible de s'élargir beaucoup, de
manière à pouvoir saisir le manche de toute espèce de loupe, ou
celui de diverses sortes d'anneaux que l'on achète tout faits ou que
l'on fait soi-même avec du fil de fer pour supporter, soit des loupes
d'horloger, soit des *doublets* (pl. I, fig. 12). On pourrait encore perfectionner ce porte-loupe en ajoutant à la tige une articulation destinée
à lui faire exécuter de faciles mouvements de latéralité.

149. Une modification au modèle de Strauss a été apportée par
M. Nachet (fig. 42) ; elle consiste à faire mouvoir les branches à
l'aide d'une vis de rappel A pour la mise au point de la loupe sur

l'objet. Cette vis étant loin du lieu où l'action est effectuée produit un mouvement assez rapide quoique très-régulier. Comme les ar-

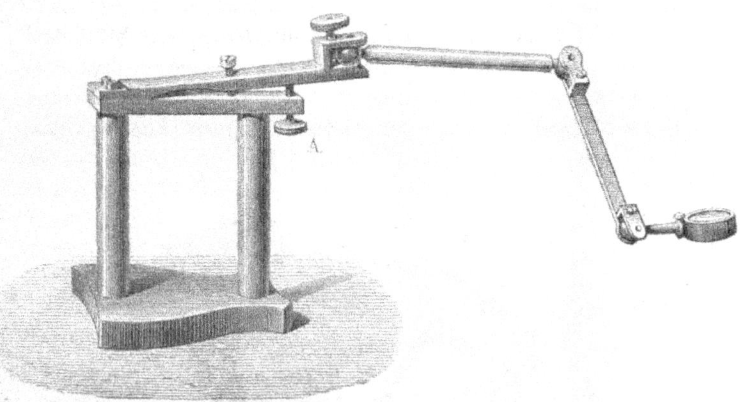

Fig. 42. — Pied porte-loupe de Nachet.

ticulations sont ajustées et jointes entre elles par des boules serrées dans des coquilles, toutes les positions voulues de la loupe peuvent être obtenues avec la plus grande facilité.

On doit à M. Cosson un système de pied plus simple représenté figure 43, un pied rond en cuivre plein de plomb, traversé par une tige armée d'une crémaillère sur laquelle se meut une tige articulée terminée par un canon mobile dans lequel on enchâsse des doublets qui peuvent être aisément rapprochés d'un objet placé sur une table ou dirigés

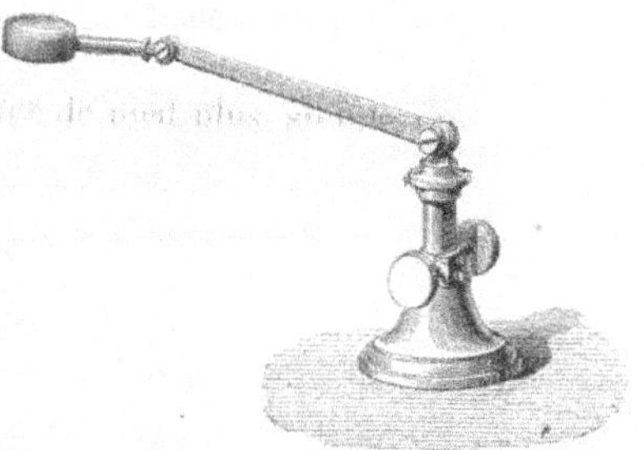

Fig. 43. — Pied articulé du porte-loupe de Cosson.

vers un point quelconque, d'une feuille d'herbier, par exemple, le pied de loupe se plaçant sur la feuille même.

150. M. Lacaze-Duthiers a imaginé une forme de porte-loupe portatif qui mérite une description attentive. Sur une planche épaisse (fig. 44) une tige droite se visse à volonté dans un angle du carré formé par la planche. Sur cette tige glisse à frottement doux (modifiable du reste par un bouton de pression) un bras horizontal por-

tant trois organes distincts. Le premier est une articulation terminant le bras horizontal, à laquelle est attachée une grande lentille
convergente munie d'un ajustage permettant de diriger sur la
planche de bois un faisceau de lumière, sous lequel on établit l'objet
dans un baquet ou sur des plaques de liège. Les loupes sont alors
ajustées par un petit collier dans les deux autres organes articulés
ayant trois articles terminés par une petite charnière horizontale, le

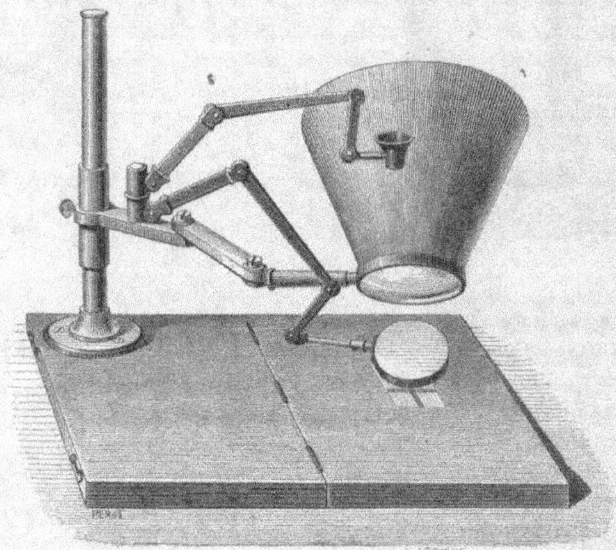

Fig. 44. — Porte-loupe de Lacaze-Duthiers. (Modèle Nachet.)

tout permettant une série de mouvements nécessaires pour parcourir les différentes parties d'un objet délicat immergé dans un baquet.

On voit de suite les facilités d'éclairage, de changement de
loupes, etc., qui résultent de cette combinaison. De plus, la loupe
porte dans sa monture une rainure évasée dans laquelle on introduit une feuille de carton noircie qui, par la direction de la rainure, produit un énorme demi-cône servant d'écran pour la tête
de l'observateur qui se trouve dans une obscurité relative. Ajoutons
que toutes ces pièces étant très-plates, M. Lacaze a eu l'idée de
couper en deux parties la planche servant de base à l'instrument,
lesquelles deux moitiés réunies de nouveau par des charnières peu-

vent se refermer et contenir l'instrument dans des rainures pratiquées intérieurement. De cette façon, l'appareil tout entier se réduit à une simple planche d'environ 55 centimètres carrés et de
7 centimètres d'épaisseur.

### *Monture des microscopes simples.*

**151.** Les instruments communément appelés *microscopes simples*
sont des loupes à une seule lentille, ou un doublet monté sur un
pied stable en fonte ou autre métal, pourvu d'une platine pour porter l'objet, avec un trou pour laisser passer la lumière que renvoie
un miroir mobile placé au-dessous. Le pied porte une tige verticale
qu'une crémaillère fait monter et descendre.

Au sommet de la tige verticale est placée à angle droit une branche mobile suivant sa longueur et qui, à son extrémité, porte la
loupe.

Cette disposition permet de faire parcourir la lentille sur l'objet
et d'en examiner toutes les parties.

La tige horizontale porte une crémaillère qui se meut au moyen
du bouton à pignon. A l'aide de ce mouvement, on fait avancer ou
reculer la lentille.

Tout microscope simple, qui n'est pas muni d'un mécanisme pour
faire mouvoir la lentille en tous sens, doit être rejeté.

A l'extrémité de la tige un anneau est disposé de manière à recevoir le doublet ou la loupe, qui s'y placent à frottement. Ce dernier
moyen est préférable à l'ancien, qui consistait à visser la lentille.

La platine est percée à son centre d'une large ouverture destinée
à recevoir une pièce de cuivre portant un diaphragme, ou bien un
disque de glace, lorsqu'il s'agit de faire des dissections.

Les différents mouvements du miroir permettent de lui donner
toutes les inclinaisons, afin d'éclairer convenablement l'objet.

L'objet, convenablement disposé, est placé sur la platine. La lentille étant maintenue dans l'anneau, on approche l'œil du doublet,
puis on incline le miroir de manière à faire tomber la lumière sur
l'objet ; celui-ci étant éclairé, on fait mouvoir le bouton à pignon,
qui entraîne la crémaillère placée sur l'arbre qui porte la lentille,
et l'on arrête lorsque l'image de l'objet est devenue nette.

On règle ensuite la lumière au moyen du miroir et du diaphragme
placé sur la platine.

Pour éclairer les objets opaques, on se sert d'une loupe à pied
ou qui se fixe sur la platine et concentre la lumière sur celle-là.

152. On fera bien de choisir de préférence les microscopes simples à pied dégagé de fermeture et à miroir libre. M. Nachet a disposé un modèle représenté figure 45.

Ce qui rend ce microscope préférable consiste dans l'adaptation à la platine de deux ailes à plans inférieurs au niveau de celle-ci, sur lesquelles on peut appuyer les mains, ce qui ajoute singulièrement à la sûreté des dissections. Les doublets sont placés en anneau à frottement et peuvent être changés très-facilement. Le bras qui les porte peut pivoter de façon à déplacer le doublet latéralement. M. Cosson a disposé pour les voyages un microscope à la fois simple et composé représenté figure 46. Une platine longue de

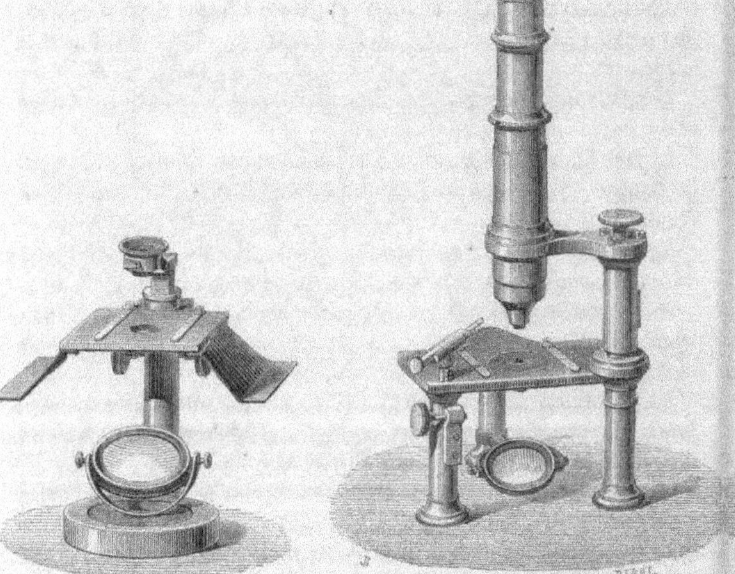

Fig. 45.<br>Microscope simple de dissection.
Fig. 46<br>Microscope de dissection et d'observation de Cosson.

15 centimètres supportée par trois colonnes dont les deux antérieures sont percées, l'une pour soutenir une douille à crémaillère sur laquelle est fixée à frottement doux une tige qui reçoit des doublets; l'autre percée pour recevoir une pièce en équerre, porteur d'un corps de microscope composé. La partie verticale de cette pièce est formée de deux tubes glissants sur un curseur et munis d'une vis

de rappel comme un mouvement lent de microscope ordinaire.
Cette pièce pouvant s'ajuster solidement à l'aide d'un bouton de
serrage, peut être ou tournée de côté ou enlevée complètement, de
façon à laisser fonctionner le microscope comme loupe montée.

### Monture des doublets.

153. La première condition que doit remplir la monture des doublets comme de tous les microscopes, c'est d'être aussi simple que
possible. Il faut en outre que le pied soit lourd pour présenter beaucoup de solidité, et surtout que la platine soit tout à fait immobile
et peu élevée, afin de permettre de disséquer facilement les objets
qu'elle renferme tout en laissant le poignet prendre son point d'appui sur la table.

Le pied décrit et figuré ici remplit les conditions précédentes
qui sont indispensables à remplir. Il vaut mieux que les montures
fixées sur la boîte qui doit les renfermer et que les montures à trépied. Il se compose (pl. II, fig. 2) d'une plaque circulaire en laiton
*a a* creuse en dessous et remplie de plomb. Sur elle est vissé ou
soudé un tambour *b* qui est largement échancré en avant et renferme
le miroir réflecteur *m*. Ce tambour est recouvert d'une platine fixe
*c c* en bronze ou en laiton noirci, carrée ou circulaire.

Au centre de la platine est un trou circulaire destiné à laisser
passer la lumière réfléchie par le miroir *m* pour éclairer les objets
disséqués par transparence. Ses angles sont munis chacun d'un
petit tube fendu *d d* destiné à recevoir un chevalet en laiton *e e* qui
sert à tirer les bouquets ou autres objets qu'on place sur la platine.
En arrière, la platine porte une oreille *f* prolongée en bas par un
tube prismatique à quatre pans *g*, dans lequel on fait mouvoir, en
tournant le pignon *h* d'une roue dentée, une tige carrée verticale *i*.
Celle-ci porte une branche cylindrique horizontale *k* creusée à l'intérieur, et dans laquelle glisse à frottement doux un cylindre *l* terminé par un anneau *p*; on le fait avancer et reculer à volonté à
l'aide du pignon *n* d'une vis de rappel engagée dans le cylindre.
Cet anneau est placé au-dessus du centre de la platine, et reçoit les
doublets *o* qu'on fixe par quelques tours de vis et qu'on peut changer
à volonté. On peut même faire faire un corps de microscope (pl. II,
fig. 3, *r*) qui puisse se visser dans l'anneau *p* à la place des doublets,
afin d'avoir sous un petit volume à la fois un microscope à dissection et à observation.

# CHAPITRE III

**Des microscopes composés.**

154. Nous avons vu que le microscope simple consistait en une ou plusieurs lentilles, réfractant et faisant converger les rayons lumineux, et transmettant directement à l'œil l'image amplifiée.

Dans le microscope composé, au contraire, une image est formée par une combinaison de lentilles, et grossie par une seconde placée à une certaine distance de la première.

On voit que, dans cette disposition, l'image n'est reçue dans l'œil qu'après avoir subi une seconde amplification.

Les verres destinés à former l'image se nomment *objectifs* parce qu'ils sont tournés vers l'objet, et ceux qui grossissent celle-ci portent le nom d'*oculaires*, et sont du côté de l'œil.

### ART. I. — DU MICROSCOPE COMPOSÉ EN GÉNÉRAL.

155. Le microscope est essentiellement constitué par deux parties, la partie optique et la partie mécanique. La première est fondamentale, invariable dans sa construction au point de vue théorique ; c'est principalement de sa perfection que résulte la bonté du microscope. L'autre, quoique secondaire, pouvant varier à l'infini, doit pourtant remplir d'une manière absolue un certain nombre de conditions de solidité et de précision qui facilitent beaucoup l'observation, et dont il sera question plus loin.

### A. *Partie optique du microscope.*

156. Elle se compose de deux appareils distincts : 1° l'*objectif* (pl. III, fig. 1, *x*) qui est tourné du côté de l'objet ; et 2° l'*oculaire* contre lequel est appliqué l'œil de l'observateur (pl. III, fig. 2, et fig. 3, *b c*) ; son application à la construction des microscopes est due à Huyghens (vers 1670).

1° L'*objectif* (fig. 47, *x*) est composé d'une seule lentille pour les faibles grossissements et de deux ou trois placées à peu près au foyer l'une de l'autre pour les grossissements supérieurs. On l'appelle alors quelquefois indifféremment *jeu de lentille ou objectif*. Chaque lentille de l'objectif est achromatique, et pour cela formée de deux verres différents collés ensemble à l'aide de térébenthine sèche. L'un est plano-concave, en flint-glass ; l'autre biconvexe, en

crown-glass, à moitié enfoncé dans la concavité de l'autre. Il en
résulte une lentille plano-
convexe dont la face plane
doit être tournée vers l'objet.
Chacune d'elles est portée
par une monture séparée qui
dans les objectifs composés
se visse avec celle des autres.

2° *L'oculaire* (fig. 47, *B*, *c*)

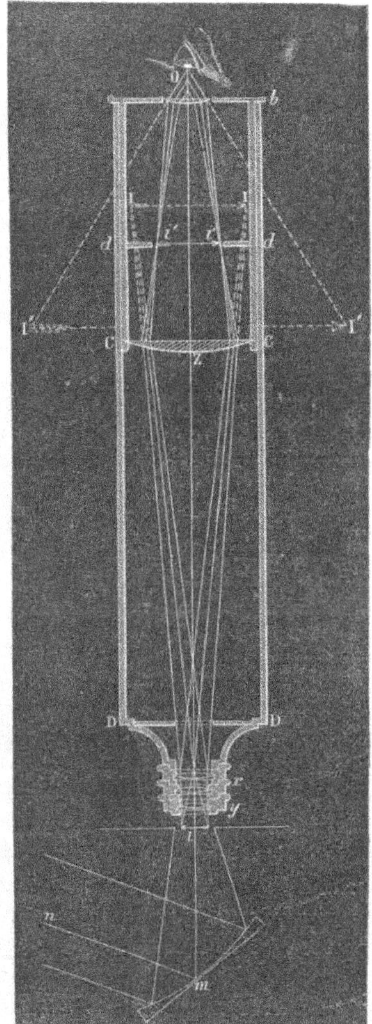

Fig. 47 *

* Fig. 47. — Théorie du microscope
composé à observation, et coupe du
corps. — *m*, Coupe du miroir réflecteur de la lumière. — *xy*, Objectif
achromatique formé de trois lentilles
faites chacune avec deux verres soudés par de la térébenthine; l'un est
inférieur, plano-concave, il est en flint;
l'autre est supérieur, biconvexe, il
est en crown. — DD, Premier diaphragme placé au-dessus du cône, arrêtant les rayons qui divergent trop
immédiatement au-dessus de l'objectif. — *bc*, L'oculaire glissant librement, mais juste, dans le corps ou
tube du microscope (*bCD*). — CC, Le
verre de champ. — *b*, Pièce supérieure
de l'oculaire dépassant les bords du
tube pour empêcher celui-là de descendre tout à fait. Elle porte à son
centre le verre supérieur ou oculaire,
ou verre de l'oculaire. — *dd*, Diaphragme de l'oculaire, placé exactement
au foyer du verre de l'œil. — *ii*, Objet
placé un peu au delà du foyer de l'ob-
ectif *xy*. — II, Image réelle de cet
objet, renversée et grandie par l'objectif, telle qu'elle se formerait s'il
n'y avait pas de diaphragme et de
verre de champ pour la modifier. Au
lieu d'être droite, elle serait convexe
en haut. — *i'i'*, Image réelle de l'objet *ii*, renversée telle qu'elle est réduite par l'action du verre de champ.
— I'I', image virtuelle de l'image
réelle *i'i'*, renversée telle qu'elle se
peint dans l'œil, et reportée à une
certaine distance par les centres nerveux visuels. — Cette image réelle *i'i*
est vue en I'I' grandie par le verre de
l'œil *b*, comme si c'était un objet vu

à l'aide d'une loupe que représente le verre de l'œil. L'image I'I' est une image
virtuelle, et elle est reportée à une certaine distance, comme celle de tout objet vu
à la loupe; cette distance, comme dans la planche précédente, n'est pas celle de la
vision distincte, et, de plus, elle varie avec le grossissement; elle est d'autant plus
grande que le pouvoir amplifiant du système (oculaire et objectif) est plus fort.

est toujours composé de deux lentilles simples plano-convexes, à convexité tournée vers l'objectif, et plus ou moins écartées l'une de l'autre. La lentille inférieure la plus éloignée de l'œil reçoit le nom de *verre de champ* (fig. 47, Z). La lentille supérieure la plus rapprochée de l'œil reçoit le nom de *verre oculaire* ou *supérieur*, *verre frontal* ou encore de *verre de l'œil* et de *loupe de l'oculaire*. Chacune d'elles a une monture séparée, formée d'un anneau de laiton noirci.

157. L'objectif est vissé sur une pièce conique, appelée le *cône* (*x D*), fixée elle-même à l'extrémité inférieure d'un tube cylindrique en laiton, qui porte le nom de *corps du microscope* (*D d*). L'objectif se dévisse facilement du cône avec les doigts, afin de pouvoir être remplacé à volonté par un autre. Dans quelques microscopes c'est le cône lui-même qui se dévisse du corps ; il y a alors autant de cônes que de jeux de lentilles ou objectifs.

158. L'oculaire est formé d'un tube cylindrique en laiton qui entre exactement dans l'extrémité supérieure du corps du microscope, mais sans frottement, de manière à pouvoir être remplacé par un autre avec facilité et sans rien déranger. Le verre de champ est fixé à son extrémité inférieure à l'aide des vis de sa monture ; on peut ainsi l'enlever au besoin afin de le nettoyer. Le verre supérieur, ou oculaire, est fixé comme l'autre, et peut être enlevé de la même manière ; seulement sa monture est plus large que le tube du corps pour empêcher l'oculaire de descendre trop avant (fig. 47, *b*).

L'intérieur des tubes du corps et de l'oculaire doit être enduit d'une couleur noire ou garni de velours, ou encore de diaphragmes pour éviter la réflexion de la lumière qui les traverse, réflexion qui fatiguerait l'œil et nuirait à la netteté de l'image.

159. L'*oculaire à indicateur* de Quekett est un ingénieux accessoire qui peut, dans certains cas, être utile pour indiquer à une personne l'objet qu'on désire lui faire apercevoir, surtout quand il se trouve parmi d'autres que l'on ne peut isoler. Il consiste en une petite tige de cuivre placée au foyer du premier verre de l'oculaire. Elle traverse le tube de l'oculaire qui est disposé de manière à ne pas s'enfoncer tout à fait aussi loin que le point occupé par l'aiguille ou tige précédente. Celle-ci se meut horizontalement à l'aide d'un petit bouton saillant au dehors.

160. Un objet assez petit pour être examiné, étant placé au-dessous de l'objectif, la lumière réfléchie par les nuages ou celle d'une loupe est concentrée sur lui de bas en haut à l'aide d'un miroir

concave (fig. 47 *n, m*). Ce faisceau de lumière traverse l'objet et la série des lentilles de l'objectif et de l'oculaire; il arrive dans l'œil après avoir éprouvé une suite de convergences et de divergences qui ont pour résultat de projeter sur la rétine une ombre de l'objet, qui peut être jusqu'à dix-huit cents fois plus grande que celle qui se peindrait dans un œil assez sensible pour le voir directement.

Un objet ainsi examiné n'est aperçu que parce que la lumière qui passe autour de lui n'étant arrêtée par rien, vient impressionner vivement la rétine, autour de la portion de cette membrane qui reçoit les rayons moins nombreux qu'il a laissés passer. Si le corps est opaque, on ne distingue que les bords, et sa masse se peint en noir ; s'il est transparent, on voit dans son intérieur toutes les parties qui ont une densité et une puissance réfringente autres que celles du reste de sa masse.

α. Usages des différentes parties optiques du microscope composé.

161. Si l'objet était au foyer même, les rayons, après avoir traversé l'objectif, sortiraient parallèlement, ou ils divergeraient s'il était entre l'objectif et le foyer, et l'image serait indéfinie. Il est par conséquent placé un peu au delà du foyer (fig. 47, *i i*). Alors les rayons lumineux qui le traversent quand il est vu par réflexion de la lumière, sont rendus convergents par les lentilles de l'objectif et s'entre-croisent presque immédiatement au-dessus de lui, de manière à ce que ceux de droite passent à gauche, et réciproquement.

En recevant sur un verre dépoli le faisceau lumineux au-dessus du croisement des rayons, on aurait une image rénversée de l'objet (*I I*), et d'autant plus grandie qu'on la recevrait plus loin au-dessus de l'objectif. Mais comme cette image serait très-vague et irisée sur les bords (parce que l'entre-croisement de tous les rayons ne se fait pas précisément au même point), un premier *diaphragme (D D)* est placé au niveau de la jonction du corps et du cône du microscope, et arrête les rayons les plus divergents.

162. Le *verre de champ* (fig. 47, *Z*) de l'oculaire a pour but de recueillir les rayons divergents les plus centraux que laisse passer ce premier diaphragme, et qui sans lui viendraient former une image en *I I*. Il les rapproche et les fait entre-croiser plus tôt, ce qui rend le grossissement deux ou trois fois moins considérable; mais du rapprochement des faisceaux et de la concentration de la lumière qui en résulte, l'image devient beaucoup plus lumineuse et plus nette. En même temps ces faisceaux, devenus convergents,

peuvent arriver à l'œil en beaucoup plus grand nombre, et par conséquent faire voir une plus grande étendue de la préparation à la fois, puisque, au lieu d'être abandonnés isolément à eux-mêmes, si l'on peut ainsi dire, ils sont rassemblés d'une grande surface et rendus convergents vers l'œil. Le champ de la vision est donc agrandi par cette lentille, de là le nom de *verre de champ*.

163. Lorsqu'en effet on supprime le verre de champ, et qu'on tient l'œil près du verre supérieur, on ne voit de la préparation qu'une étendue très-petite et circulaire, qui est limitée par l'ouverture de la pupille. En outre, à chaque mouvement de la tête ou de l'œil (*o*), ce point éclairé se déplace dans le même sens que la pupille ; de sorte qu'il est impossible de fixer, même pendant un temps assez limité, le même point de la préparation qu'on étudie. Si, au lieu de tenir l'œil près de l'oculaire, on l'éloigne peu à peu, le champ s'agrandit jusqu'à ce qu'il soit limité par le diaphragme, parce que les rayons qui sont reçus dans l'œil étant de plus en plus divergents, limitent un angle optique plus grand. Les objets vus ainsi paraissent bien plus grands, mais leur image est bien moins nette ; ses bords sont diffus et irisés, et en outre les faisceaux de lumière n'étant pas rassemblés, l'image est peu éclairée.

Comme le champ est d'autant plus restreint que le pouvoir amplifiant obtenu à l'aide des objectifs est plus considérable (parce qu'on ne voit alors qu'à l'aide des rayons passant très-près de l'axe), il en résulte qu'un oculaire dépourvu de verre de champ ne pourrait être utile que pour des grossissements très-faibles.

164. Ce verre n'est pas achromatique, mais sa convexité étant tournée en bas, c'est-à-dire opposée à celle des lentilles de l'objectif, l'aberration de réfrangibilité de celui-ci, dont l'achromatisme n'est pas parfait, se trouve corrigée par l'aberration même du verre de champ, d'après le mécanisme que nous indiquerons plus loin.

Il ne reste que l'aberration de sphéricité ; mais elle est très-diminuée par la concentration même des rayons à l'aide du verre de champ. De plus, au niveau de son foyer se trouve dans l'oculaire un diaphragme (fig. 47, *d d*) qui la réduit à peu de chose, en rétrécissant seulement un peu le champ de la vision.

Ce diaphragme doit avoir une ouverture calculée et être placé assez exactement au foyer du verre de l'œil en tenant compte de l'état de la vision de l'observateur, sans quoi, il en résulte un petit inconvénient : le contour du champ paraît coloré tantôt en bleu tantôt en rouge, par suite du sectionnement du cône de rayons non achromatiques qui se trouvent dans cette région ; il ne faut donc pas croire, *comme cela arrive aux commençants*, qu'un microscope n'est pas achromatique quand ce phénomène se présente, mais simplement constater une petite erreur dans le placement du diaphragme, attendu que les rayons colorés qui apparaissent alors ne dépendent nullement de l'objectif. D'autre part, c'est ce diaphragme qui détermine la grandeur de champ visuel ; c'est lui qui délimite la superficie aperçue par l'œil, et non pas l'objectif ; celui-ci fournit une surface de vision beaucoup plus grande que le champ visible dans un microscope, ainsi qu'on s'en convaincra en projetant sur un écran et sans oculaire l'image de l'objet, comme on le fait dans la photographie microscopique. On pourrait certainement construire des oculaires d'un champ visuel plus large, mais pour le faire il faudrait augmenter beaucoup le diamètre du verre de champ ; il en résulterait un peu de courbure de l'image des objets observés ; en outre cela n'aurait pas grand avantage, parce que le champ actuellement donné dans les microscopes est plus que suffisant, un examen attentif ne pouvant guère embrasser que le centre. C'est instinctivement que pour toutes les observations très-délicates les micrographes ramènent constamment au centre le point à examiner qui est presque toujours très-circonscrit.

165. Le pouvoir concentrateur du verre de champ varie avec chaque oculaire. Il est d'autant plus grand que le verre de l'œil grossit davantage ; pour cela on donne à ces verres une courbure telle que la longueur focale des plus faibles oculaires est d'environ 54 millimètres, celle des plus forts (dont le tube a 5 centimètres de longueur, par exemple) est de 40 millimètres.

166. L'image formée comme il a été dit plus haut (fig. 47, p. 125, *i′ i′*) est une image réelle ; on peut la recevoir sur un verre dépoli, ce que j'ai fait souvent, et l'examiner soit à l'œil nu, quand elle est assez grande (comme celle d'une écaille de papillon) soit à la loupe, ainsi qu'on le fait pour un objet quelconque. Son agrandissement n'est que de 40 ou 50 diamètres pour de forts objectifs ; l'emploi du *verre supérieur de l'oculaire* (b) ou *verre frontal, verre oculaire,* vient compléter le grossissement. Il sert, en effet, à grossir de 5 à 10 fois encore l'image formée dans l'intérieur du tube oculaire par l'objectif et par le verre de champ.

167. Cette lentille n'est autre chose qu'une simple loupe non achromatique, qui sert dans ce cas à amplifier cette image *ii′* et

comme le fait une loupe ou microscope simple pour tout autre
corps. Mais comme l'image grossie de tout objet vu à la loupe
(fig. 38, p. 112, *d*) est une image virtuelle qu'on dit être reportée
par habitude à la distance de la vision distincte (*a' b*), il en résulte
qu'en examinant un objet au microscope, c'est l'image virtuelle
(*I' I'*, fig. 47) de son image réelle *i' i'* que nous avons sous les yeux.

β. De la distance à laquelle est reportée l'image d'un objet<br>vu au microscope.

168. Cette image étant vue avec la loupe ou verre supérieur de
l'oculaire, se trouve reportée par un acte de perception se passant
dans les centres nerveux à une certaine distance du côté de l'objet
d'où vient l'impression (en *I' I'* par exemple) qu'on dit être celle
de la vision distincte. Mais on peut s'assurer, par expérience, que
cette assertion n'est vraie, ni dans le cas de la loupe ni dans celui
de l'oculaire, qui n'en diffère pas au fond.

Le fait physiologique du report de l'image vue à la loupe au delà
du point où est placé l'objet déterminé est bien vrai ; mais cette
distance n'est pas celle de la vision distincte.

D'une part, même avec les plus forts grossissements, elle est
toujours moindre que celle de la vision distincte ordinaire. D'autre
part, elle varie avec chaque système optique donnant un pouvoir
amplifiant différent, soit qu'on l'obtienne en changeant les oculaires
et laissant le même objectif, soit qu'on change les objectifs sans
toucher à l'oculaire. Plus le pouvoir amplifiant est considérable,
plus l'image est reportée loin ; plus sa distance se rapproche de
celle de la vision distincte. Plus il est faible, moins l'image est
reportée loin, plus la distance diffère de celle de la vision distincte.

Pour chaque système grossissant (oculaire et objectif), la distance
à laquelle l'image est reportée est la même, quel que soit le point
de la vision distincte des individus, depuis le cas de myopie ordinaire jusqu'à celui de vision distincte habituelle à 24 ou 26 centimètres. Elle est encore la même pour un même grossissement,
quels que soient le volume de l'objet étudié et l'intensité de la
lumière employée. Nous aurons à revenir sur ces questions.

169. Pour faire cette expérience exactement, il faut se servir d'un
oculaire micromètre (qui sera décrit plus loin) dont le verre supérieur grossit exactement dix fois, et rend par conséquent égal à
1 millimètre chacun des dixièmes de millimètre tracés sur la plaque
de verre dont il est formé. On mesure alors exactement les dimen-

sions linéaires de l'image d'un objet déterminé, une écaille de papillon, par exemple, placée au foyer de l'objectif. Cette image ainsi mesurée est reportée à l'aide d'une chambre claire sur une feuille de papier que l'on place à toutes les distances de l'œil qu'il est nécessaire pour exécuter l'expérience.

On trouve ainsi qu'avec un pouvoir amplifiant réel de 400 diamètres, il faut que l'image soit mesurée à 13 centimètres 3/4 du prisme réflecteur, pour que ses dimensions coïncident exactement avec celles de l'image du même objet mesurée au microscope. Si la distance est moindre, l'image faite à la chambre claire sera plus petite que celle qui est vue dans l'instrument. Si elle est plus considérable, elle sera de plus en plus grande, et à 22 centimètres indiqués comme distance ordinaire de la vision distincte, on aura un dessin qui sera environ le double de l'image vue dans le microscope.

170. Voici, du reste, le tableau des chiffres que j'ai obtenus pour chacun des objectifs de mon microscope et l'oculaire précédemment indiqué qui est le plus fort. Les oculaires plus faibles donnaient avec les mêmes objectifs des chiffres intermédiaires.

Ce microscope est un ancien modèle à tube court.

| Avec l'objectif | et l'ocul. | Pouv. amplifiant | Dimens. de l'image de l'objet dans le microscope. | Dist. à laquelle elle est vue avec les mêmes dimensions à la chambre claire. | Dimens. de l'image vue avec la ch. claire à 22 cent. |
|---|---|---|---|---|---|
| 0 | 5 | ( 46) | 10 mill. | $11\frac{1}{4}$ centim. | 19 mil. |
| 1 | id. | (100) | 10 | 12 | 18 |
| 2 | id. | (200) | 19 | $12\frac{1}{2}$ | 38 |
| 3 | id. | (256) | 26 | $13\frac{1}{2}$ | 46 |
| 4 | id. | (341) | 24 | $13\frac{1}{2}$ | 48 |
| 5 | id. | (400) | 38 | $13\frac{1}{2}$ | 59 |
| 6 | id. | (545) | 47 | 14 | 68 |
| 7 | id. | (688) | 49 | $15\frac{1}{2}$ | 68 |
| 8 | id. | (800) | 56 | $16\frac{1}{2}$ | 75 |

171. Ces mesures sont susceptibles d'une assez grande précision quand on a acquis un peu l'habitude de les prendre et qu'on y met le soin nécessaire. Mais lors même qu'en les répétant avec diverses chambres claires et des objets d'autres dimensions on ne tombe pas exactement sur les mêmes chiffres, les différences ne dépassent jamais 1 ou 2 millimètres. En outre, on retrouve toujours que la distance à laquelle est reportée l'image de l'objet avec les dimensions qu'elle a dans le microscope varie avec chaque système d'oculaire et d'objectif, et que plus le pouvoir amplifiant est considérable, plus l'image est reportée loin, et *vice versa*.

C'est là un fait physiologique expérimental curieux qui démontre que l'hypothèse qui veut que l'image d'un objet vu à la loupe soit reportée à la distance de la vision distincte, ne se vérifie pas par l'expérience, et que par conséquent elle doit être rejetée.

Il explique pourquoi les dessins faits à la chambre claire ou par le procédé dit de la double vue, à la distance de la vision distincte, sont toujours à peu près deux fois plus grands que l'image de l'objet figuré vue directement dans le microscope.

Il explique aussi pourquoi, en divisant le chiffre 20 ou 22 centimètres, donné comme étant celui de la vision distincte, par la longueur focale d'une loupe, afin d'avoir le pouvoir amplifiant de celle-ci, on obtient un chiffre qui est plus fort au moins d'un tiers (et ordinairement plus) que le pouvoir amplifiant indiqué par la comparaison directe d'un objet d'une grandeur connue (et grossi par cette loupe) avec une règle divisée exactement en millimètres.

Ainsi ce procédé est inexact, et appliqué au microscope il a causé des erreurs analogues ; comme nous le verrons, il doit être abandonné dans ce cas comme dans l'autre, et à bien plus forte raison.

#### 7. Théorie des avantages du verre de champ.

172. C'est à Huyghens qu'on doit le perfectionnement des oculaires, qui consiste à leur ajouter un verre de champ, et, depuis cette époque, on les appelle quelquefois oculaires de Huyghens. Il avait ajouté le verre de champ dans le but d'augmenter la largeur du champ de la vision et de diminuer l'aberration de sphéricité en produisant les réfractions des deux verres au lieu d'un seul. Mais Huyghens ne reconnut pas toute la valeur de cet oculaire : ce fut le savant jésuite de Raguse, Boscowich, qui, vers 1770, démontra le premier que par cette importante disposition des deux verres de l'oculaire, il avait, sans le savoir, corrigé une grande partie de l'aberration de réfrangibilité.

173. Nous savons déjà que l'aberration de sphéricité est diminuée beaucoup par le fait du rapprochement par le verre de champ des rayons lumineux vers l'axe du microscope, ce que prévoyait Huyghens, et enfin par le diaphragme qui supprime les rayons les plus divergents.

Quant à l'action du verre de champ sur l'aberration de réfrangibilité, elle est plus compliquée. Soit (fig. 48) un oculaire formé de deux verres plans convexes $LE$, $CN$, séparés par un diaphragme et placés à une distance l'un de l'autre qui égale la moitié de leurs longueurs focales ; ayant de plus leurs plans tournés vers

l'œil et leur convexité vers un objectif non achromatique ou non
parfaitement achromatique, ce qui est le cas ordinaire.

Si le verre de champ manquait, les rayons extrêmes partis des
bords et du centre de
l'objet viendraient de $rr$
en $vv$ former une image
colorée, composée d'au-
tant d'images qu'il y a
de couleurs dans la lu-
mière blanche et sous-
tendant tous l'angle $o$.
Les couleurs les moins
réfrangibles, comme le
rouge, sont les plus ex-
térieures $rr$; les plus
réfrangibles, comme le
violet, sont au contraire
les plus intérieures $vv$.

Il faut remarquer, en
outre, que les images $rr$
et $vv$ sont courbées en
sens inverse de ce qu'il
faudrait pour qu'elles
fussent vues distincte-
ment par le verre con-
vexe $LE$.

Or l'action du verre
de champ $CN$ est préci-
sément de modifier la
disposition des images
de manière à ce que les
couleurs $rr$ et $vv$ sous-

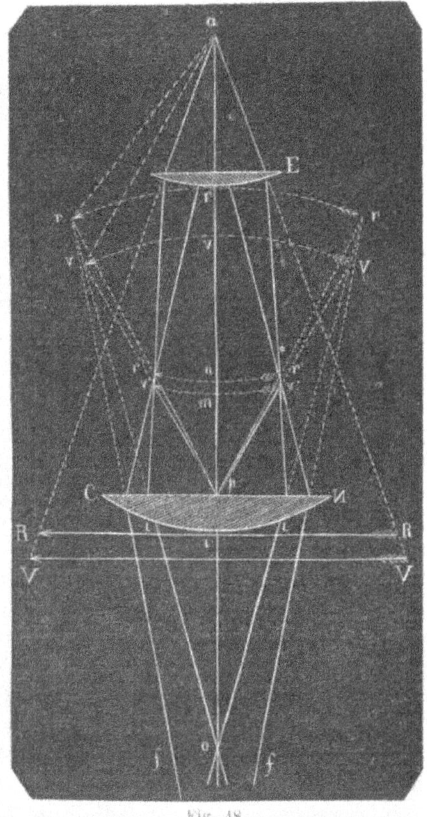

Fig. 48.

tendent l'angle visuel $VaV$, ouvert *en sens inverse* de l'angle
$ror$, et soient enveloppées par lui en $RV$, $RV$; de telle sorte que
les rayons rouges $rr$, au lieu d'être placés en dehors des violets
$vv$, soient au contraire en dedans, en un mot qu'on ait $RR < VV$.

L'œil se trouve alors au sommet d'un cône qui enveloppe toutes
les images, ce qui n'a pas lieu quand le verre de champ manque,
ainsi que le montrent les angles $rar > vav$; d'où $rr > vv$ ne seraient pas superposés, et les rayons rouges se trouveraient en de-

hors des rayons violets formant ainsi des anneaux concentriques diversement colorés.

Enfin, en même temps que le verre de champ fait converger les rayons $or$, $or'$ en $oir$, $oir'$, il renverse aussi la courbure des images $rr$ et $vv$ pour leur donner la forme $r'r'$ et $v'v'$. C'est la courbure nécessaire pour qu'elles soient vues nettement avec le verre de l'œil $LE$, à l'aide duquel on obtient les images virtuelles à peu près droites $RR$, $VV$, sous-tendant, comme nous l'avons dit, toutes les couleurs dans le même angle $VaV$. Les images rouges et bleues ont été aussi amenées très-près l'une de l'autre en $r'r'$, $v'v'$ par le verre de champ, ce qui tend encore à les faire passer presque incolores par le verre de l'œil.

Ainsi les faisceaux de rayons $ffo$ partis d'un objet concourent, après leur réfraction dans un objectif non achromatique ou incomplètement achromatique, vers des images colorées placées entre le foyer conjugué $r$ situé sur l'axe $oa$, correspondant aux rayons rouges, et le foyer $v$ des rayons violets; toutes ces images ainsi que l'objet sous-tendent le même angle au centre optique $o$. La lentille $CN$ reçoit en $ii$ les faisceaux réfractés par l'objectif avant leur concours en $rr$; les nouvelles réfractions qu'elle leur fait subir déterminent la formation d'autres images $r'r'$ et $v'v'$, plus petites et plus rapprochées de l'objet que $rr$ et $vv$; chaque image $r'$ ou $v'$ sous-tend le même angle au centre optique $p$ du verre de champ que l'image $r$ ou $v$ correspondante. Mais cet angle $p$ varie d'une couleur à l'autre; il est plus grand pour les rayons les plus réfrangibles, qui sont les rayons violets.

D'après cela, quoique l'image $rr$ soit plus grande que $vv$, la nouvelle image $r'r'$ qui sous-tend le petit angle $npr'$ peut devenir plus petite que $v'v'$, qui sous-tend le grand angle $mpv'$, et sous-tendre conséquemment le même angle que cette dernière au centre optique $a$ de l'oculaire $LE$; en sorte que les images virtuelles $RR$, $VV$ soient vues sous le même angle et reportées à une certaine distance de l'œil de l'observateur.

174. Nous venons de voir quelles sont les modifications que le verre de champ fait subir à la direction des faisceaux lumineux qui, en traversant l'objectif, ont subi une dispersion plus ou moins considérable, et se sont colorés. Il nous reste à dire comment l'action dispersive du verre de champ, qui n'est pas achromatique, se trouve corrigée par le verre de l'œil, qui lui-même n'est pas achromatique (fig. 49). C'est là le progrès que Boscowich a fait faire à la

théorie du perfectionnement de l'oculaire par le verre de champ.

Les rayons $E''$ qui vont frapper le verre de champ en $Cc$ s'y décomposent, car ce verre n'est pas achromatique; les rayons rouges
se dirigent en dehors en $CE$ et
$Ca$, les violets plus en dedans
$ce$ et $ce'$. Or, si les rayons n'é-
taient pas ainsi séparés en différentes couleurs à leur arrivée
au verre de l'œil $LL$, celui-ci
n'étant pas achromatique non
plus, ils se chromatiseraient, et
sortiraient en direction non parallèle, de manière à aller produire sur la rétine des images
colorées. Mais la séparation
même, effectuée par le verre
de champ, fait que les rayons
ponctués violets $Ce$ et $ce'$ tombent plus près du centre du
verre oculaire que les rouges
$CE$ et $ca$. Or, comme le pouvoir
réfringent de cette lentille, à
cause de sa courbe sphérique,
est plus petit vers le centre

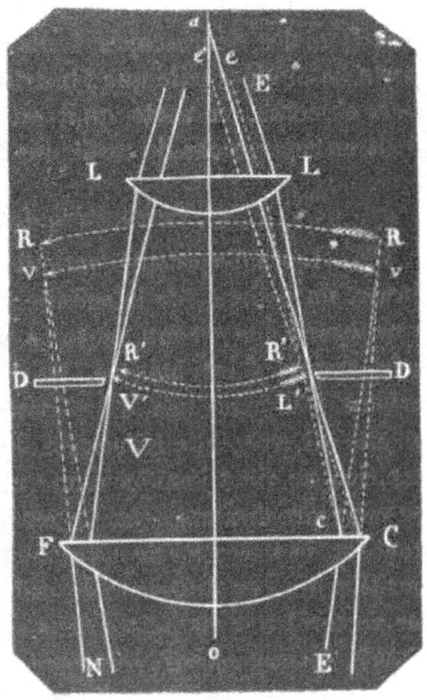

Fig. 49.

qu'au bord, et que les rayons violets sont justement les plus
réfrangibles, il en résulte que l'action du verre de l'œil compense
exactement la dispersion produite par le verre de champ, et que
les rayons $E$ et $e$, $a$ et $e'$ sortent sensiblement parallèles. Ils peuvent conséquemment rencontrer tous l'axe optique $ao$ très-près
l'un de l'autre, et agissent sur la rétine comme un seul point lumineux. Ce qui se passe ici pour un seul faisceau et les couleurs
extrêmes rouge et violet se passe aussi de la même manière pour
les faisceaux et les couleurs intermédiaires.

175. Dans tout ce que nous avons vu jusqu'à présent, relativement au microscope composé, on a pu reconnaître que l'image se
peint renversée dans l'œil (voyez ci-dessus p. 125, fig. 47), telle
qu'on peut la recevoir au-dessus de l'objectif. Tous les mouvements
qu'on veut faire exécuter dans une direction donnée à l'image vue
dans le microscope ne sont par conséquent obtenus que par un
mouvement en sens inverse de l'objet lui-même, ce qui offre du

reste peu d'inconvénients, car on prend vite l'habitude d'exécuter ces mouvements en sens inverse de ceux que fait l'image. Pour la redresser, il faudrait employer deux prismes croisés à angle droit ou deux objectifs superposés ; ces moyens sont utilisés dans la construction des microscopes à dissection, mais ils entraînent une perte de lumière telle que l'instrument ne pourrait plus recevoir de forts objectifs, en sorte qu'il est impossible de les employer ici. Nous en reparlerons du reste plus loin.

### B. *Partie mécanique du microscope.*

176. Les microscopes varient à l'infini sous le rapport de la forme, du volume, de la solidité, de l'élégance, etc. C'est surtout à cet égard que chacun vante au détriment des autres instruments celui auquel il est habitué. On peut en général regarder ce fait comme indiquant peu d'expérience du microscope, ou au moins qu'elle est restreinte à l'emploi du seul instrument dont on parle, car rien ne vient justifier d'une manière bien frappante ces éloges ou ces reproches exagérés. On reconnaît bientôt qu'ils ne sont basés que sur la nécessité de s'accoutumer à tenir les mains dans une position un peu différente de celle à laquelle on est exercé, ou à les porter à une vis placée dans un autre endroit, etc.

177. On ne saurait contester qu'en anatomie les plus simples microscopes et les plus solides sont les meilleurs ; ce sont même là des conditions qu'il est habituellement indispensable de leur voir remplir. Il faut en outre que le poignet puisse être appuyé sur la table où est placé l'instrument, afin de pouvoir travailler longtemps sans fatigue, pendant que les doigts reposent sur la platine du microscope et y exécutent divers mouvements.

Une certaine pesanteur du pied destinée à lui donner de la solidité, tout en laissant ses dimensions limitées à 10 ou à 12 centimètres de diamètre, sont encore des qualités nécessaires au microscope de l'anatomiste qui est obligé de le porter dans un laboratoire, ou en voyage, sans qu'il occupe trop de place et qu'il risque d'être ébranlé, faute d'une table disposée exprès. Il est encore indispensable que la platine soit horizontale et en verre noir dépoli, inattaquable à l'eau de mer et aux réactifs acides dont à chaque instant il faut se servir, ce qu'on ne peut guère faire sans en répandre sur elle.

Il est incontestable aussi que les microscopes qui remplissent ces conditions nécessaires pour l'étude de l'anatomie sont égale-

ment propres à tous les autres genres d'études, telles que la botanique, l'anatomie végétale, la zoologie, la physiologie, etc., qui
en général sont plus simples, demandent l'emploi de moins de
réactifs et de moins de manœuvres diverses que les études d'anatomie animale.

178. Ces motifs doivent décider à repousser l'emploi de ces
grands microscopes qui demandent souvent une table faite exprès,
soit à cause de leur hauteur, soit à cause de leur complication. Ceux
qui se vissent sur la boîte qui doit les renfermer, dont le volume
est toujours gênant, sans parler de la hauteur et du peu de solidité
de leur platine, doivent aussi être laissés de côté. Ceux dont la
platine est oblique et fixe ne doivent pas nous arrêter non plus,
parce que, dès qu'on est obligé de mettre l'objet à examiner dans
une quantité de liquide un peu considérable, ce qui est à chaque
instant indispensable, la plaque de verre supérieure glisse sur
l'autre et la préparation se perd. Ceux-là ne sont guère bons que
pour les préparations sèches.

La complication de ces microscopes entraîne beaucoup d'autres
inconvénients qu'il est inutile d'énumérer, sans qu'il y ait compensation réelle par d'autres avantages.

On trouvera la description de ces instruments et de beaucoup
d'autres accessoires de toute espèce, dans les traités du microscope
de MM. Chevallier (1839), Dujardin [1], Harting (*loc. cit.*) Strauss [2],
Quekett [3], etc., où ils sont longuement décrits.

α. Disposition générale des pièces du microscope.

179. Dans le microscope grand modèle de Nachet (fig. 50) l'instrument se compose d'une base en forme de fer à cheval, sur laquelle sont fixées deux colonnes, dont les chapiteaux sont les axes
d'un arbre transversal solide porteur de tout l'appareil. Sur cet arbre
est vissé un plateau circulaire dans lequel tourne la table ou platine
destinée à recevoir les objets. Cette platine contient un système de
coulisses très-minces pouvant se mouvoir par le moyen de deux vis
et produisant deux mouvements à directions rectangulaires, de telle
façon que l'objet peut être promené dans toutes les directions. Sur
cette platine mobile sont fixées des pinces à ressorts pour tenir les

---

[1] Dujardin, *Manuel de l'observateur au microscope*. Paris, 1843. 1 vol. in-18,
avec atlas.

[2] Strauss-Durckheim, *Traité d'anatomie comparative*. Paris, 1842. 2 vol. in-8.

[3] Quekett, *Pratical treatise on the use of the Microscope*. Londres et Paris
1848. In-8, avec figures.

objets, et elle est incrustée d'une glace noire qui la garantit contre
la destruction produite sur le cuivre par les réactifs employés pendant les observations. Sur l'oreille de la partie fixe de cette platine
se trouve établie la base d'une colonne dans laquelle se meut une

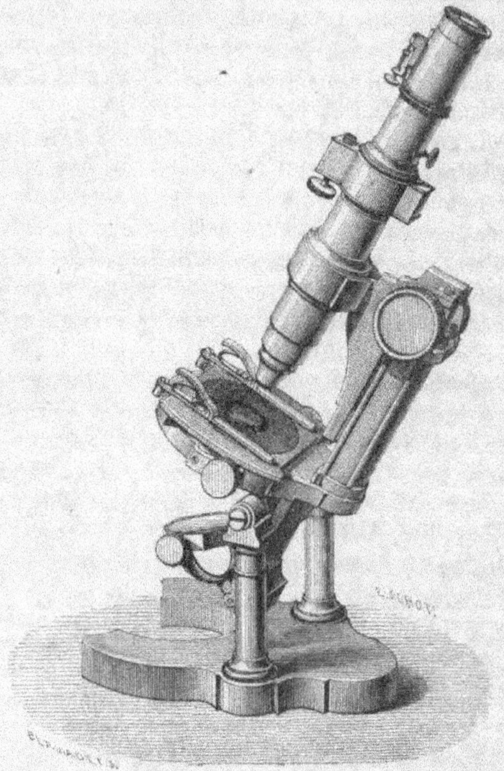

Fig. 50. — Microscope grand modèle de Nachet.

tige à crémaillère reliée au tube dans lequel glisse le corps
du microscope. Cette crémaillère, mise en mouvement par les deux
boutons que l'on voit à la partie supérieure de la colonne produit
un mouvement d'abaissement ou d'élévation de tout le système optique. On voit que la platine, en tournant dans l'anneau de repos
fixé à l'arbre d'inclinaison, fait tourner en même temps l'appareil
optique avec toute sa disposition des appareils destinés à la mise
au point. Le mouvement lent se compose d'une vis micrométrique

appliquée au milieu du corps. Le mécanisme de ce mouvement lent consiste en un double tube intérieur sur lequel les objectifs se vissent de telle sorte, que s'ils viennent à toucher l'objet, ils remontent sous l'effort de la résistance; c'est ce même tube qui, monté à ressort, obéit à l'impulsion de la vis de rappel agissant sur un petit levier placé dans la boîte circulaire qu'on aperçoit au milieu du corps. Le corps tout entier, pouvant s'élever et tourner dans le canon central, permet de donner à la vis de rappel la position qu'il devient nécessaire d'obtenir.

L'éclairage par transparence des objets s'obtient au moyen d'un double miroir concave monté sur un système d'articulation (fig. 51) concourant à permettre toutes les positions possibles des miroirs dans un espace assez considérable, de façon que les effets de lumière oblique puissent être obtenus avec la plus grande facilité. La pièce de cuivre rectangulaire qui relie ces articulations à la platine du microscope porte un système de coulisses mues par un levier pour faire approcher ou éloigner de l'objet un anneau centré avec la platine, dans lequel on place les condensateurs, diaphragmes et appareils dont l'intervention est nécessaire pendant les études, et que nous décrirons plus loin dans le chapitre où il sera question *de l'éclairage des objets*. Quand on fait intervenir

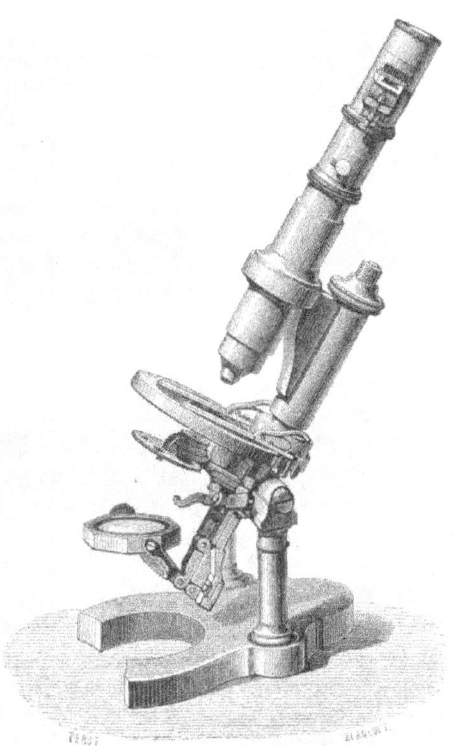

Fig. 51. — Microscope Nachet, grand modèle.

la lumière oblique, on enlève cet anneau afin de dégager le dessous de la platine, de sorte que la lumière rasante puisse atteindre l'objet. Cet instrument renferme ainsi tous les mécanismes importants et nécessaires aux observations les plus délicates.

180. L'emploi de deux tiges ou colonnes (au lieu d'une seule ou d'un tambour), afin de pouvoir renverser le corps du microscope, a été introduit par Georges Jackson en 1838 [1]. Le pied triangulaire à deux branches ouvertes en fer à cheval en avant et portant deux colonnes a été décrit par Ross en 1843 [2]. Le volume et la forme arrondie ou anguleuse du pied et de ses colonnes ont été depuis plus ou moins modifiées successivement par chacun des constructeurs ayant adopté ce type.

181. La description qui suit se rapporte aux grand et moyen modèles des microscopes de Charles Chevalier, de Georges Oberhæuser et de Nachet, qui ont été imités par d'autres opticiens, mais ordinairement avec des modifications parfois plus nuisibles qu'utiles. La longueur du corps rend moins commodes des microscopes d'un modèle analogue qui se font en Allemagne. Il sera question plus loin des objectifs séparément.

Le *pied* des microscopes de moyen ou de petit modèle se compose en général d'une *base* circulaire de 10 centimètres environ de diamètre, épaisse de 2 centimètres ; elle est en laiton creux, et du plomb coulé dans sa cavité lui donne le poids auquel est dû en partie sa grande solidité. Une lame de cuir est collée en dessous, afin d'empêcher l'instrument de glisser.

La base est surmontée d'un *tambour* cylindrique haut de 6 ou 7 centimètres, qui présente une ouverture quadrilatère pour laisser arriver la lumière sur un *miroir*. La monture de celui-ci est fixée dans le tambour à l'aide de deux vis, dont les pignons saillants en dehors servent à faire varier son inclinaison à volonté pour éclairer l'objectif.

Cette monture doit porter sur une de ses faces un miroir concave, destiné à concentrer la lumière, et un miroir plan sur l'autre face. Ce dernier sera employé dans les cas où l'on se sert de faibles grossissements, ayant un champ trop vaste pour que les rayons réunis par le miroir concave puissent l'éclairer en entier.

Le tambour est fermé en haut par la *platine* (fig. 52), formée d'une plaque circulaire de verre noir dépoli, enchâssé exactement dans une épaisse plaque de cuivre, dont les bords sont percés de

<hr>

[1] *Microscopical Journal*, 1838.
[2] *London philosophical Journal*, 1843.

deux ou quatre trous, dans lesquels on engage de petits *chevalets* en laiton, destinés à fixer le porte-objet à une place déterminée.

La platine peut être *fixe* ou à *tour-billon*. Elle est dite *tournante* ou à *tourbillon* quand elle peut, à l'aide d'un mécanisme particulier, tourner en tout sens autour de son centre. Ce moyen est très-utile pour placer un objet que l'on veut dessiner dans un sens déterminé, sans être obligé de tourner la plaque qui porte la préparation, ce qui souvent dérange celle-ci. Cette platine est encore utile dans beaucoup d'autres circonstances, et peut être regardée comme indispensable en anatomie et encore plus en zoologie.

C'est à Strauss-Durckheim qu'on doit l'invention du *pied à tambour* des microscopes et de la platine tournante qui les surmonte. (Voy. Strauss-Durckheim, *Traité d'anat. compa-*

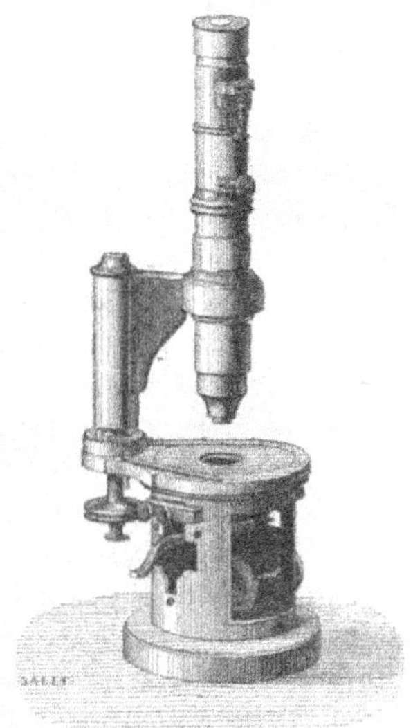

Fig. 52. — Ancien microscope grand modèle de Nachet.

*ratice*, Paris 1842, in-8°, p. 81, et Comptes rendus des séances de l'Académie des sciences, Paris 1845, t. 20, p. 744 et 892.) Sa platine tournait sur celle qui est fixe à la partie supérieure du tambour. Ce fut Trécourt qui fixa la tige portant le corps du microscope à la platine tournante même pour que l'instrument restât toujours bien centré (Strauss-Durckheim, *loc. cit.*, p. 79). C'est en raison des faits précédents que le nom de *microscope de Strauss* est parfois donné aux microscopes à platine tournante quelle que soit la forme du pied, et c

Au centre de la platine se trouve un orifice circulaire que traverse la lumière, et au-dessus duquel on amène l'objet à étudier. Dans ce trou glisse verticalement, au moyen d'un genou articulé et d'un manche qui fait saillie hors du tambour par une fente pratiquée à son côté gauche, un petit tube destiné à recevoir des diaphragmes à ouvertures de diverses grandeurs. Ces diaphragmes à mouvement vertical peuvent être rapprochés plus ou moins de l'objet, et sont surtout utiles lorsqu'on observe à l'aide de la lumière artificielle.

La plaque de cuivre de la platine porte sur un point de la circonférence une *oreille* à laquelle est fixée solidement, à l'aide de trois vis, une colonne de laiton ou de bronze, haute de quelques centimètres ; elle est entièrement cachée par un *tube de laiton* qui glisse exactement sur elle. Celui-ci porte à son extrémité une branche horizontale, ou tiroir, carrée, épaisse qui s'avance jusqu'au niveau du centre de la platine. Là cette branche est munie d'un *tube* vertical dans lequel glisse à frottement doux le corps du microscope, qu'on peut ainsi enlever et replacer à volonté. C'est en 1847 que M. Nachet appliqua à ce modèle une plaque glissante placée sous la platine percée à son centre d'un trou dans lequel joue un tube mu par un petit levier qu'on voit représenté sur la figure 52, de sorte que pour placer les diaphragmes il n'y avait qu'à tirer en dehors cette plaque ; le tube étant garni de son diaphragme venait ensuite se replacer sous l'objet.

La colonne de bronze est traversée dans toute sa longueur par une *vis micrométrique* en acier, qui s'engage dans un écrou dont est pourvu le sommet du tube de laiton qui la recouvre. Cette vis est entièrement cachée ; elle peut être mise en mouvement à l'aide d'un pignon que porte son extrémité supérieure ou l'inférieure, et qui se trouve alors au-dessous de l'oeille de la platine. Chaque tour de cette vis fait monter ou descendre, d'une très-petite quantité à la fois, le tube qui glisse sur la colonne, ainsi que la branche horizontale qu'il porte à son sommet.

Comme le corps du microscope est placé dans l'anneau de la branche horizontale, il monte et descend avec elle. Un ressort élastique, placé dans le tube, sert à rendre uniformes les mouvements déterminés par la vis ; il tend surtout à faciliter les mouvements d'ascension par la pression continue qu'il exerce de bas en haut.

182. L'axe du miroir réflecteur, le centre du trou de la platine et les diaphragmes qu'on y met, les objectifs, le corps du microscope et les verres de l'oculaire sont tous exactement centrés les uns par rapport aux autres. (Voy. p. 125, fig. 47.) C'est là une condition indispensable pour que les observations soient possibles et que le champ soit uniformément éclairé. Par conséquent, il faut éviter de porter le microscope par le support vertical, de peur que quelques-unes de ses parties ne soient faussées par le poids du pied, qui est considérable, et, par suite, n'amène une décentration : c'est par la partie verticale du pied qu'il faut le saisir.

β. Des mouvements que l'on fait exécuter aux diverses parties du microscope, et des précautions qu'ils nécessitent.

183. Il y a, comme on le voit, deux moyens d'éloigner ou de rap-

procher l'objectif du porte-objet : l'un dans lequel on ne fait que glisser le corps du microscope dans l'anneau de la branche horizontale. Il n'est employé que pour exécuter les grands mouvements qu'exigent les faibles objectifs, ou pour mettre approximativement *au point de vision nette*, ou *au foyer* les objectifs forts. Quelquefois on prend l'habitude d'user de ce moyen seul.

L'autre moyen consiste dans l'emploi de la vis micrométrique. Elle sert à mettre d'une manière précise l'objectif *au point*, quand, par glissement du corps du microscope, ce dernier a déjà été rapproché de manière à n'avoir que quelques tours de vis à exécuter.

On doit, pendant l'examen, avoir toujours la main au pignon de cette vis, afin de mettre ainsi au point successivement toutes les parties de chaque objet qui se trouve compris dans le champ du microscope.

L'expérience a montré que le moyen de mettre les objets au foyer, qui consiste à faire mouvoir le tube du microscope seul ou avec les branches qui le supportent, est bien plus précis et moins sujet à dérangement que celui qui consiste à monter ou à descendre la platine.

184. Les microscopes que nous venons de décrire sont verticaux ; leur hauteur est de 30 centimètres environ, de sorte que, placés sur une table de hauteur ordinaire, telles qu'on les trouve partout (70 à 75 centim.), leur oculaire est situé à la hauteur de l'œil d'une personne assise. Il suffit d'incliner un peu la tête, comme on la tient pour lire ou écrire, pour que la lumière qui traverse le microscope vienne frapper la rétine sans qu'on éprouve de lassitude.

Après avoir travaillé huit à dix heures par jour à cet instrument, on n'est pas fatigué plus que par quelque autre travail que ce soit. Si, après deux ou trois heures d'attention continue, on a de la céphalalgie, il est facile de remarquer qu'elle est de même genre que celle que l'on éprouve après un temps égal ou même moindre de lecture attentive ou de tout autre travail intellectuel. Ainsi ce qui fatigue dans les études microscopiques, c'est la grande attention souvent continue qu'on est obligé de leur donner, mais nullement la situation de la tête.

185. Jusqu'en 1822, on ne connaissait que le microscope vertical ; la monture était celle d'Euler, le tube optique était fixe, et la mise au point s'obtenait à l'aide d'un bouton à pignon et d'un engrenage entraînant la platine. La vis de rappel n'était pas encore employée, car ce ne fut que vers 1825 que la première construction des forts grossissements, par Charles Chevalier, lui suggéra l'idée d'adapter

au microscope une vis de rappel à boule. En 1830, Amici imagina
le microscope horizontal, à ce moment, les micrographes se parta-
gèrent en deux camps, les uns préférant l'instrument horizontal,
les autres le vertical. Charles Chevalier imagina de réunir les deux
instruments dans un même appareil et créa ainsi l'instrument dit
*microscope universel*.

Les microscopes horizontaux demandent certainement plus de
temps pour qu'on s'habitue à s'en servir sans fatigue, parce qu'ils
forcent de tenir la tête un peu redressée, d'où résulte bientôt une
lassitude marquée et pénible des muscles du cou. De plus, étant coudés par le milieu, leur hauteur est diminuée de près de moitié, ce
qui exige qu'on les place sur une table élevée ou sur un support
qui les élève, ou bien que leur pied soit très-élevé, ce qui les complique et rend leur emploi difficile.

On peut, du reste, à l'aide de la chambre claire, rendre horizontaux certains microscopes si on le veut; mais on les rend de la sorte
très-incommodes. Le corps de ceux de Nachet peut être dévissé par
le milieu et recevoir un prisme qui le rend oblique et dirige l'oculaire vers l'œil : cette forme n'est pas fatigante, et c'est certainement la plus commode de toutes ces modifications, après la forme
verticale. Le prisme qu'on emploie pour rendre les microscopes
horizontaux ou obliques, allongeant un peu le corps de l'instrument, grossit de quinze à vingt fois les objets; mais en même temps
il fait perdre un peu de lumière et de netteté, à cause des deux surfaces nouvelles que rencontre la lumière. Du reste, nous aurons à
revenir sur les microscopes qu'on incline à volonté. (Voy. aussi
fig. 50 et 51.)

186. *Des platines mobiles.* — On trouvera décrites, dans les traités du microscope, les *platines mobiles et à chariot;* instruments
compliqués et ordinairement inutiles, parce qu'à l'aide des doigts
on s'habitue à faire plus rapidement et avec assez de précision les
mouvements qu'ils ont pour but d'exécuter.

Les platines mobiles ne peuvent pas être faites de matière inattaquable aux acides, ni à tourbillon. Souvent aussi, dès que la
main vient à s'appuyer sur elles, on voit qu'elles fléchissent,
et l'objet cesse dès lors de se trouver au foyer de l'objectif,
ce qui gêne beaucoup pendant l'observation, surtout avec les
grossissements un peu forts. Ces accessoires sont loin d'avoir, en
pratique, les avantages qu'on leur attribue, et plus on s'en sert,
plus on est frappé de leurs inconvénients; plus aussi on apprécie

les platines qui n'ont d'autre mouvement que celui à tourbillon. Elles présentent seules la stabilité désirable, pour prêter un point d'appui aux doigts qui sont toujours le meilleur instrument accessoire pour faire exécuter au porte-objet toute espèce de mouvements, même par centième de millimètre. Ce sont les seules platines qui sont assez grandes et assez fixes pour servir en même temps de table à préparation des objets que l'on veut étudier et de support pour les lames de verre. Toutefois, en décrivant plus loin les procédés à suivre dans l'examen des préparations, nous aurons à signaler quelques cas dans lesquels on peut se servir utilement des microscopes qui en ont, tels que beaucoup des microscopes anglais.

187. *Microscope grand modèle de Ross.* — Ce microscope imaginé par Andrew Ross a été perfectionné par son fils, Thomas Ross, qui en a diminué le poids et a perfectionné la construction du pied (fig. 55). Le plan général de Ross est essentiellement le même que celui qui a été adopté sous une forme plus simple par beaucoup d'autres fabricants. On a donné une grande attention à la solidité, surtout dans les parties où il peut y avoir du jeu, et on a obtenu une répartition très-exacte du poids des diverses pièces par rapport à l'axe horizontal de rotation. Le mouvement rapide se fait au moyen d'un grand bouton molette B placé en haut du montant. Il fait mouvoir un pignon qui

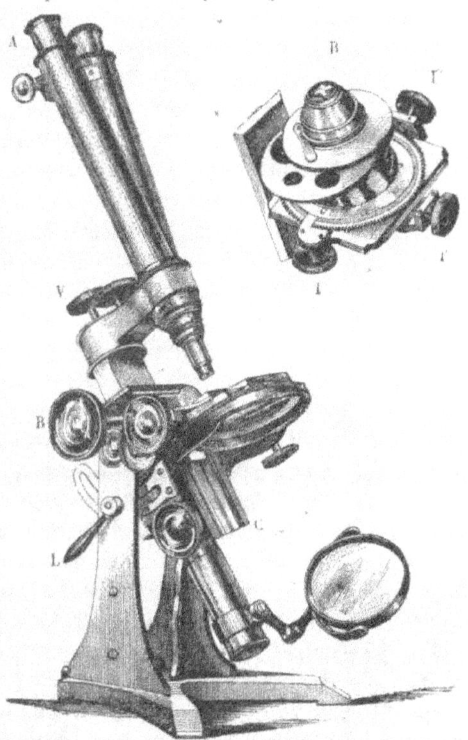

Fig. 55. — Grand microscope de Ross (de Londres).

engrène avec une crémaillère pratiquée sur une forte tringle qui porte à son sommet un bras transversal. Un second bouton caché ici par le pied termine l'axe horizontal du pignon et peut être manœuvré par la main gauche. Le mouvement lent est donné par un bouton molette V agissant sur le bras transversal derrière la base du corps du microscope. Il agit sur le nez, c'est-à-dire sur le tube placé au-dessous du bras transversal et qui porte les objectifs. L'autre bouton que l'on voit à l'extrémité du montant sert à réunir solidement le montant et le bras transversal. Il peut être serré ou desserré pour donner au microscope un léger mouvement latéral. Ce mouvement ne peut se faire que sur la droite, car à gauche il y a un arrêt qui détermine la coïncidence de l'axe du corps du microscope avec le centre de la plate-forme et avec l'axe du système d'éclairage placé au-dessous. C'est dans les mouvements de la plate-forme que se remarque le soin de la construction; ils sont au nombre de trois : l'un, de droite à gauche, le second d'avant en arrière, et un mouvement de rotation. Les mouvements rectilignes qui permettent à la plate-forme et à l'objet qu'elle porte de prendre un déplacement de 25 millimètres dans chaque direction sont donnés par deux vis placées à droite de l'instrument; elles sont côte à côte l'une de l'autre, de telle sorte que l'une peut être manœuvrée par l'index et l'autre par le médius, le pouce pouvant passer facilement de l'une à l'autre. La plate-forme sur laquelle est l'objet se place sur le support; elle a un mouvement propre d'avant en arrière, qui permet d'amener l'objet tout près de l'axe du microscope, de telle sorte que l'ajustement définitif se fasse au moyen de la vis. Cette plate-forme et les coulisses qui la portent peuvent recevoir un mouvement de rotation au moyen d'un bouton placé sous le porte-objet à gauche. Ce bouton fait tourner un pignon qui engrène avec une denture circulaire que l'on voit sur la figure. Tout l'appareil peut faire alors deux tiers de révolution, sans que l'objet soit le moins du monde déplacé, et sans qu'il sorte du champ du microscope. La graduation de la denture permet de l'employer comme goniomètre. Dans le modèle perfectionné de cet instrument représenté ici, tout le support est assez mince, et l'ouverture inférieure est assez large pour permettre d'employer de la lumière très-oblique. Dans ce but, le miroir est monté sur un bras qui peut s'allonger à volonté et que l'on peut fixer à différentes hauteurs sur son support cylindrique.

Au-dessus du pied et en face du support auquel on fixe le

miroir se trouve une gouttière mobile C que l'on élève ou qu'on
abaisse au moyen d'un bouton moleté placé sur le côté. C'est
ce que M. Ross appelle le second support ; il est représenté à
part en B. Il consiste en un tube cylindrique destiné à recevoir

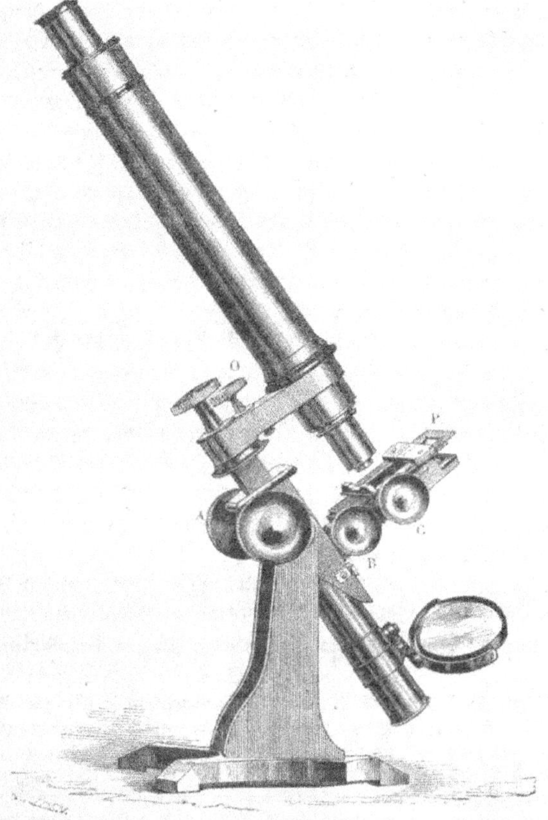

Fig. 54. — Microscope de Ross, petit modèle.

le condenseur achromatique, le prisme polarisant et d'autres
accessoires. Ici il est muni du condenseur imaginé spécialement
par M. Ross pour éclairer un grand champ avec de forts grossissements. Ce support supplémentaire peut aussi recevoir un mouvement de rotation au moyen d'un bouton moleté I. Deux vis lui donnent aussi des mouvements rectilignes de peu d'étendue, l'une en

devant et l'autre à gauche. Elles servent à mettre l'axe du condenseur exactement sur le prolongement de celui du microscope. Les avantages particuliers de ce microscope consistent dans une grande stabilité, le fini du travail et la variété des mouvements que l'on peut donner, soit à l'objet, soit aux accessoires du support supplémentaire; ses inconvénients en ce qu'il est peu portatif, en raison de son poids et en ce que ses nombreux mouvements déroutent tout d'abord l'observateur. La complication de ces mouvements est d'ailleurs plus apparente que réelle, car chaque partie est tout à fait indépendante des autres, et l'on apprend bien vite son mouvement. Les boutons moletés sont tellement placés, que la main passe facilement de l'un à l'autre pour les divers ajustements, sans que l'œil quitte un instant l'objet. Pour l'observateur inhabile, cette multiplicité de boutons épargne de la peine et du temps, en lui permettant de faire avec facilité et rapidité ce qu'il ne pourrait obtenir autrement qu'en tâtonnant.

188. Le microscope petit modèle de Ross (fig. 54) fixé sur deux montants droits peut s'incliner; le mouvement prompt d'éloignement ou de rapprochement s'obtient par la crémaillère mue par les boutons A; le mouvement lent s'effectue à l'aide d'une vis O comme dans le grand modèle décrit ci-dessus. Le plateau P porte aussi deux vis transversales B et C pouvant déplacer l'objet sous la lentille. Le miroir est monté sur une articulation pour obtenir la lumière oblique. (Carpenter.)

189. Les microscopes des deux autres principaux constructeurs de Londres (MM. Beck et Powell et Lealand) ressemblent assez au modèle décrit de Ross [1], nous ne les décrirons donc pas, les modifications

---

[1] L'objectif de $\frac{1}{12}$ pouce de M. Ross passe pour être le plus parfait qui ait encore été construit, du moins en Angleterre. Carpenter ne croit pas que, dans les mêmes circonstances, on ait fait des expériences qui attestent la supériorité des objectifs d'immersion construits sur le continent. MM. Smith et Beck ont construit il y a peu de temps un objectif de $\frac{1}{2}$ de pouce pour l'observation des objets qui exigent un grossissement considérable, mais qui n'ont pas besoin de cette grande ouverture angulaire qui oblige à employer des couvre-objets extrêmement minces, et à préparer les objets avec le plus grand soin. Il peut être employé aussi facilement qu'un objectif à long foyer; mais, comme il n'a que 140° d'ouverture, il ne surpasse pas l'objectif de 3 millimètres pour résoudre les diatomées. L'objectif de $\frac{1}{24}$ de pouce de MM. Powell et Lealand est des plus parfaits; il convient admirablement aux recherches physiologiques les plus délicates. Les mêmes fabricants ont même fait un objectif de ($\frac{1}{50}$ de pouce); mais quoique son pouvoir soit double du précédent, l'auteur n'est pas certain que la pratique en retire un bon usage. (Voyez du reste ci-après chap. v.

apportées par chacun des constructeurs étant d'ailleurs peu importantes en principes. Carpenter cependant dans son traité du microscope recommande spécialement les microscopes de Beck [1] quoi-

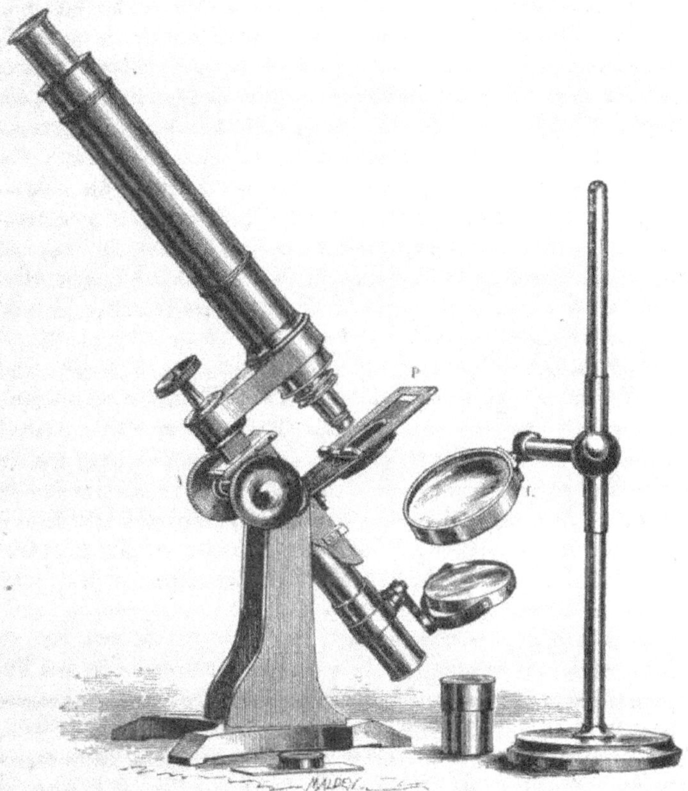

Fig. 55. — Microscope de Ross.

qu'il reproche au grand modèle de ce constructeur de ne pas avoir
de platine tournante. Je crois cependant que depuis 1867 ces instru-

[1] Plusieurs autres opticiens peuvent être considérés comme fabriquant des microscopes de premier ordre, aussi bien au point de là construction qu'en ce qui
concerne la partie optique; tels sont les instruments construits par MM. Baker;
Collins, Crouch, Dallmeyer, Ladd, Pillischer, Swift et Wheeler. Ils sont presque tous copiés plus ou moins sur les modèles de Ross, Smith et Beck. Le prix
de ces instruments est environ de 10 à 20 pour 100 inférieur à celui des instruments de Ross ou de Beck; ils ne présentent pourtant presque pas d'infériorité,
si ce n'est dans les très-forts grossissements.                    (*Carpenter.*)

ments les possèdent aussi, mais comme dans tous les instruments
anglais, c'est-à-dire l'objet tournant seul et l'objectif restant immobile, il s'ensuit que, quelque bien centré que soit l'objectif,
il est impossible que son axe optique coïncide avec celui de la
platine ; il en résulte que l'objet sort immédiatement du champ de
la vision. C'est pourquoi, avec cette disposition il est indispensable
d'avoir deux vis transversales l'une par rapport à l'autre pour
rappeler l'objet. De là l'utilité absolue dans tous les grands instruments anglais de posséder une platine mobile.

Les constructeurs anglais font aussi des modèles plus simples
dont je donne ici un spécimen (fig. 55). Le mouvement à crémaillère (A) sert à mettre rapidement au foyer et une vis située en
dessus et dans l'axe de la colonne de la crémaillère permet d'effectuer le mouvement lent en agissant sur le tube intérieur à l'extrémité
duquel est vissé l'objectif.

190. *Nouvelle disposition des grands microscopes.* — On sait que si
on éloigne considérablement l'oculaire de l'objectif du microscope,
l'image est amplifiée dans une énorme proportion. Certes c'est là
un excellent moyen de tirer parti de tout ce qu'on peut obtenir
d'un bon objectif à immersion ; mais cela, à la condition que le
diamètre du verre de l'oculaire sera agrandi proportionnellement à
son éloignement, afin que les faisceaux fournis par l'objectif soient
tous utilisés. Ici se présente une difficulté pratique : le long tube
ajouté au microscope portant un oculaire très-large, pèse nécessairement beaucoup, est encombrant, éloigne la tête et les mains de
l'observateur de sa préparation, assez même pour qu'il lui soit impossible de faire les manipulations habituelles. Pour tourner ces difficultés et faire un instrument pratique, M. Nachet a eu l'idée de
monter la partie optique ci-contre. Une forte base à trois pieds articulés (fig. 56) supporte un tube-colonne en laiton, qui reçoit à sa partie
supérieure une rondelle percée à son centre et munie d'une douille
dans laquelle se meut à crémaillère un tube de bronze A porteur
de l'objectif. L'extrémité de ce tube est composée d'un double tube
à arrangement et à mouvement lent, un peu analogue à celui des
microscopes anglais. On voit en V la vis qui le fait opérer de façon
qu'en tournant celle-ci on éloigne ou on rapproche l'objectif de
l'objet placé sens dessus dessous sur la table en platine portée
par trois colonnes qui sont fixées à la rondelle inférieure Sur le
flanc du tube-colonne est soudé un tube dont l'intérieur se trouve
ainsi en communication par une vaste ellipse avec le premier ; à

l'extrémité de ce tube oblique se place l'oculaire, qui peut ainsi être aussi large qu'on le voudra. Dans le fond du tube central, et au

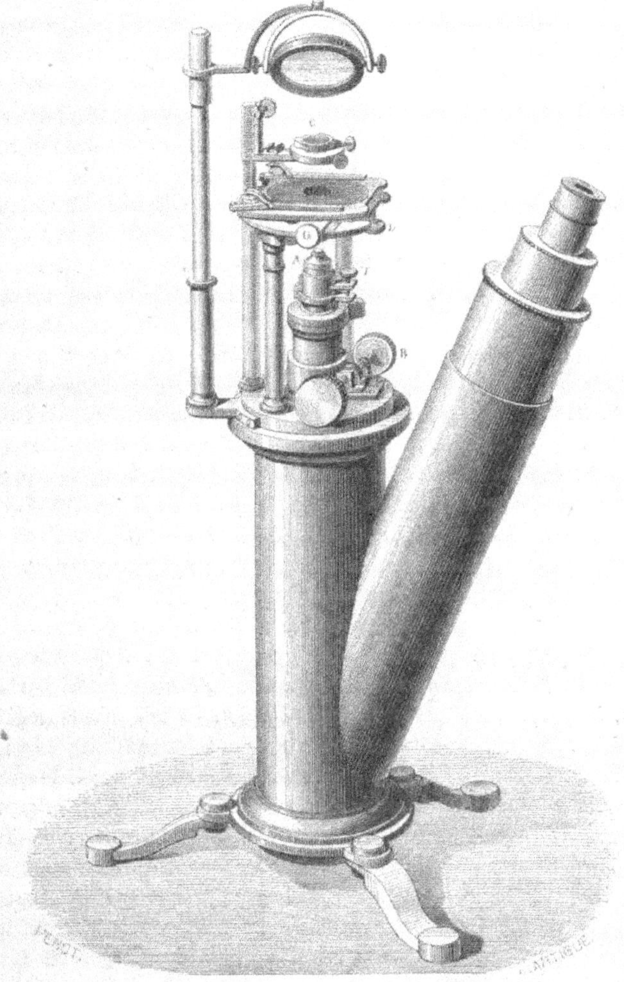

Fig. 56. — Nouveau grand microscope de Nachet.

milieu du pied, se trouve un miroir de verre argenté à la surface supérieure, comme Foucault l'a fait pour ses télescopes ; l'inclinaison de ce miroir est calculée de façon à être perpendiculaire à la bissectrice de l'angle que forment les deux tubes, afin que tous les faisceaux fournis par l'objectif passent par l'axe de l'oculaire. On conçoit quelle énorme longueur on peut donner au corps en employant ce procédé. Dans le microscope représenté (fig. 56), cette longueur est environ de 90 centimètres. Avec un objectif à immersion de bonne qualité, on peut très-bien observer à des grossissements de 3,000 ou 4,000 fois, suivant la construction de l'oculaire employé, avec une lumière et un champ de vision très-satisfaisants. L'intervention du miroir argenté ne nuit en aucune façon à la netteté de l'image ni à la quantité de lumière, la perte étant insignifiante, comme on l'a constaté dans les télescopes où des miroirs semblables ont été employés.

191. Sans entrer dans de plus longs détails descriptifs, je me bornerai à signaler en peu de mots les caractères distinctifs d'un certain nombre de modèles de microscopes dont les figures sont empruntées au catalogue de M. Nachet. Tous les microscopes actuels sont faits sur ces divers types, plus ou moins simplifiés par chaque constructeur ; ils sont modifiés, quant à la forme ou à la composition du pied, de trop de manières pour qu'il soit possible ou nécessaire de les décrire. Les plus simples comprennent ceux qu'on appelle souvent avec plus ou moins de justesse *microscopes d'étudiants, de laboratoire, microscopes usuels,* etc. Je reviendrai sur ce point dans le chapitre ci-après (section V), où il sera question du *choix à faire parmi les divers microscopes.*

L'un de ces microscopes, dit *grand modèle droit ou fixe,* ne se renverse pas, bien qu'il soit à platine tournante. Il possède une pièce dite à *mouvement ascensionnel* pour introduire les diaphragmes, éclairages, etc., sans déranger l'objet. Ce mécanisme (représenté fig. 52, p. 141) est destiné à remplacer les coulisses à levier des microscopes décrits plus haut sous le nom de tiroir ; il se compose d'une plaque pivotante sur le côté de la platine excentrique et amenant à volonté au centre de celle-ci un tube, porteur du diaphragme ou de l'éclairage de sorte que sans déranger l'objet on peut installer un diaphragme avec la plus grande facilité. Il a un appareil particulier pour introduire latéralement le micromètre oculaire au foyer même du verre supérieur de chacun des oculaires. (Voy. fig. 50 et 51.)

Le *microscope dit moyen modèle inclinant* dont le pied plein n'a qu'une colonne, est plus petit que le précédent et peut remplacer les autres dans bien des cas. Il possède les mouvements lent et prompt, la platine tournante incrustée, les deux miroirs, l'appareil décrit à propos du modèle précédent pour introduire les diaphragmes sous l'objet.

Le *microscope dit moyen modèle droit* est à peu près semblable au précédent, quant au pied, sur lequel pourtant il ne s'incline pas, bien qu'il soit à platine tournante incrustée de verre noir.

Le *microscope petit modèle*, à pied plein, à une seule colonne, est monté sur un axe de manière à pouvoir s'incliner sous tous les angles. La platine est pourvue d'une barrette glissante pour retenir les objets. Le miroir est mobile, s'écarte de l'axe pour obtenir les effets de lumière oblique, et peut pivoter sur l'attache. Ce mécanisme, imité du montage des moyens modèles, a l'avantage de graduer la lumière oblique, de la porter à droite, à gauche ou en avant de l'objet ; il porte un diaphragme mobile formé d'une plaque circulaire percée de trous comme les autres, un mouvement micrométrique lent (fig. 57, V), un autre rapide, à glissement. Le corps est à tube rentrant, afin de diminuer le volume de la boîte.

Le *microscope dit petit modèle droit* (fig. 57) est monté droit, fixe, non inclinant ; son miroir est ajusté sur des articulations et peut se placer hors de l'axe dans toutes les positions pour les effets de lumière oblique, les articulations et le centre étant munis d'un mouvement de rotation.

Les modèles des microscopes de M. Nachet, dont le tube rentrant comme dans une lunette (O B), permet d'augmenter ou de diminuer le grossissement d'un objet,

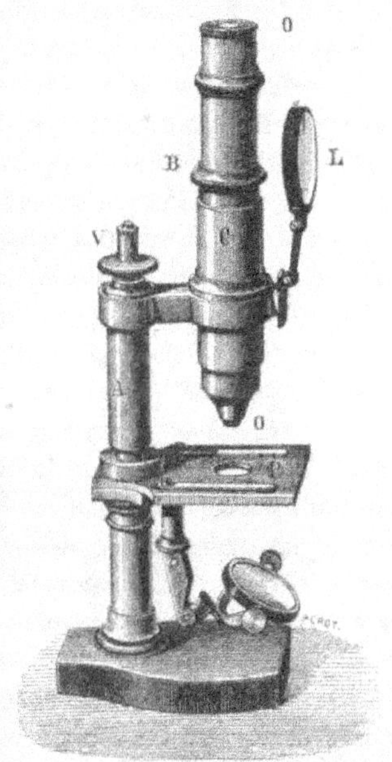

Fig. 57. — Microroscope petit modèle de Nachet.

sans changer de place celui-ci, peut être utilement employé. Il offre de grands avantages dans l'étude des animaux microscopiques, des organes de petit volume des plantes et des animaux, et surtout lorsqu'il s'agit de les dessiner à la chambre claire, de manière à ce que l'image donnée par celle-ci soit ramenée aux dimensions de l'image vue dans le microscope.

Un système de tubes à frottement, employés lorsqu'on veut appliquer les condensateurs, l'appareil de polarisation, etc., leur est applicable. L'ouverture de la platine de ces deux derniers instruments est préparée pour recevoir ces tubes.

ARTICLE II. — DES MICROSCOPES BINOCULAIRES ET STÉRÉOSCOPIQUES.

192. La construction de microscopes au moyen desquels plusieurs personnes peuvent examiner en même temps un seul et même objet date de 1852. Elle est due certainement à Nachet, pour les microscopes à plusieurs corps[1], et à M. le docteur Ridell, de la Nouvelle-Orléans, qui, en 1853, fit servir à la vision binoculaire les deux images données par des prismes séparateurs placés au-dessus de l'objectif. (*American Journal*, 1853, p. 266.) Ils ont peu après été perfectionnés par M. Wenham, de Londres.

Une observation bien faite retarda un peu M. Nachet dans l'exécution parfaite des microscopes binoculaires; il avait remarqué que les binoculaires dans lesquels les images ne sont pas croisées ne donnent pas des images stéréoscopiques, mais pseudoscopiques; et, chose bizarre, ce point mis hors de doute par Alfred Nachet et démontré aux physiciens de Paris, passa d'abord inaperçu et de plus fut nié par quelques observateurs. Harting, après l'avoir nié théoriquement dans la première édition de son remarquable traité, en constate la vérité dans la seconde.

Depuis la construction du microscope binoculaire pseudoscopique et stéréoscopique à volonté, ce fait est pratiquement et surabondamment démontré, ainsi que nous le voyons dans le passage suivant, extrait du *Cours de physique* de M. Jamin. Il fallait donc, dit ce savant, disposer un prisme de telle sorte que l'image de droite fût envoyée à gauche, et l'image de gauche à droite, ce qu'il (M. Nachet) réussit à faire en employant le prisme équilatéral pour séparer les images (fig. 58). Les images réfléchies sur la face A sont dirigées sur la droite, où un second prisme C les reçoit, pour les envoyer dans la verticale; celles que réfléchit la face opposée sont dirigées vers la gauche, où le même effet se trouve produit par le prisme latéral B. La disposition de Riddel, celle de Wenham, exécutées peu après, avaient toutes deux l'inconvénient de donner des

---

[1] Voyez Nachet. Sur un nouveau microscope approprié aux besoins des démonstrations anatomiques et permettant à plusieurs personnes d'observer ensemble. (Comptes rendus et mémoires de la Société de Biologie. Paris, 1853, in-8°, p. 141, avec 3 figures dans le texte.)

images pseudoscopiques, c'est-à-dire de faire paraître creux ce qui est en relief et *vice versa*. Et ainsi que le constatent Harting et Car-penter, c'est bien cette disposition qui a montré le parti qu'on pouvait tirer de cet instrument. Il fut exclusivement employé jusqu'au jour où Wenham, cherchant à utiliser les microscopes ordinaires pour les transformer en binoculaires, imagina de regarder directement l'objet par la moitié de l'objectif et de faire réfléchir l'autre par un prisme dans une direction telle, que l'oculaire placé sur la direction du prisme se trouve écarté de l'autre oculaire d'une quantité égale à l'écartement des yeux (fig. 59). Ce système a un inconvénient assez grave : les yeux des diffé-

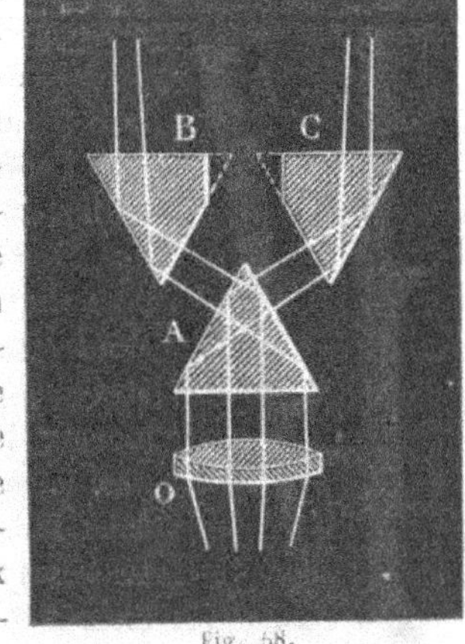

Fig. 58.

rents observateurs étant différemment écartés, il faut de toute nécessité avoir un moyen d'écarter les oculaires. Or il n'en existe qu'un seul possible : c'est l'allongement ou le raccourcissement des tubes; les oculaires prenant alors des stations différentes dans des lignes obliques, l'écartement varie, mais au dépens du grossissement. Les personnes qui ont les yeux très-écartés sont obligées d'allonger considérablement les tubes, de là une augmentation considérable du grossissement. L'inverse a lieu pour les yeux très-rapprochés.

M. Nachet avait remédié à cela dans l'ancien système, en faisant marcher les deux prismes latéraux à l'aide de deux vis à pas contraires et réunies par un mouvement de Cardan. Le nouveau système, représenté figure 60, possède un tout nouveau mécanisme remarquablement adapté à la fonction de l'écartement des oculaires sans

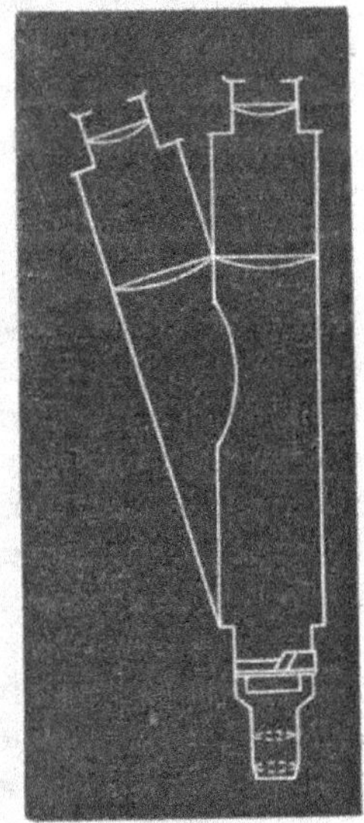

Fig. 59.

qu'il y ait le moindre dérangement dans les images. Le prisme latéral est placé dans une boîte montée sur axe, et par conséquent oscillante, de manière à pouvoir, en inclinant la face de réflexion vers l'extérieur, écarter le faisceau de celui qui passe dans le corps

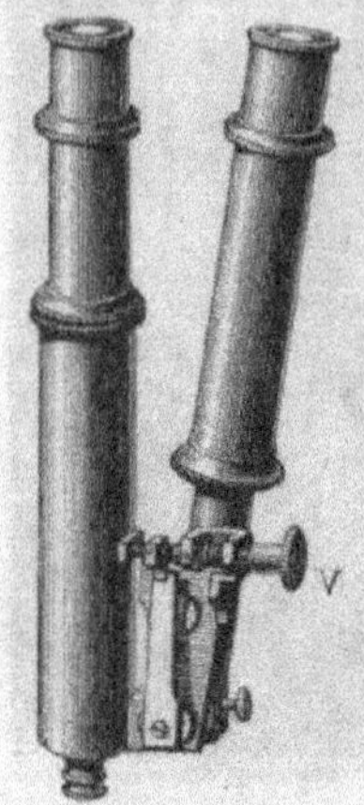

Fig. 60.
Microscope binoculaire
(modèle Nachet).

fixé; une vis transversale V placée sur la tangente d'un cercle qui aurait pour centre cette face donne ce mouvement. Mais voici quelle était l'autre difficulté à vaincre. On sait que si on fait incliner une face de miroir de 1 degré, le rayon réfléchi sera dévié de 2 degrés; ou autrement dit l'angle décrit par le rayon étant A, celui de la face réfléchissante ne doit être que $\frac{1}{2}$A; de manière que si on faisait tourner sur un pivot le prisme et le corps avec la même vitesse, l'image se déplacerait dans le champ de vision très-rapidement et ne serait plus en concordance avec celle du corps fixe vertical. Pour obvier à cet effet, M. Nachet sépare les deux fonctions. Le corps tourne sur le même pivot que le prisme, mais indépendamment l'un de l'autre; tous deux sont réunis et mus par des écrous traversés par la vis unique; mais, celle-ci possédant deux filets doubles l'un de l'autre, l'écrou relié au corps fonctionne sur la partie la plus grosse du filet, et l'écrou actionnant les bras du prisme est placé sur le filet fin; à l'aide de cette vis différentielle le prisme et le corps sont en parfaite harmonie de mouvement, quoique marchant avec des vitesses différentes, et l'objet reste toujours au milieu du champ pendant la rotation du corps qui peut être de 10 degrés, donnant des écartements de 55 à 70 millimètres.

Cette disposition n'a pas la symétrie mécanique de l'ancien modèle, mais, comme l'effet de la vision stéréoscopique est le même, on peut l'adopter comme applicable à des instruments qu'on tient à faire à la fois monoculaires et binoculaires.

193. Voyons maintenant comment a été disposée la partie optique et comment par un artifice très-simple Nachet a pu transformer l'appareil stéréoscopique en appareil pseudoscopique[1].

M. Nachet, dit M. Jamin, a réalisé très-simplement un instru-

---

[1] Voyez aussi : W. B. Carpenter, *On Nachet's stereo-pseudoscopic binocular microscope and on Nachet's stereoscopic magnifier; with remarks on the angle of aperture best adapted to stereoscopic vision.* London, 1867, in-8°.

ment qui montre les objets aux deux yeux, comme si, étant grossis par l'appareil, on les voyait avec les deux yeux à la distance de la vision distincte (fig. 61) [1].

Soit D, un point de l'objet; O, O', les deux yeux; O le verra suivant le cône DO, O' suivant DO'; il faut faire en sorte que, par l'intermédiaire du microscope, O et O' reçoivent encore les mêmes faisceaux sous les mêmes angles, de façon que les conditions de vision restent les mêmes et qu'il n'y ait que le grossissement de plus. Partis de D, les rayons traversent

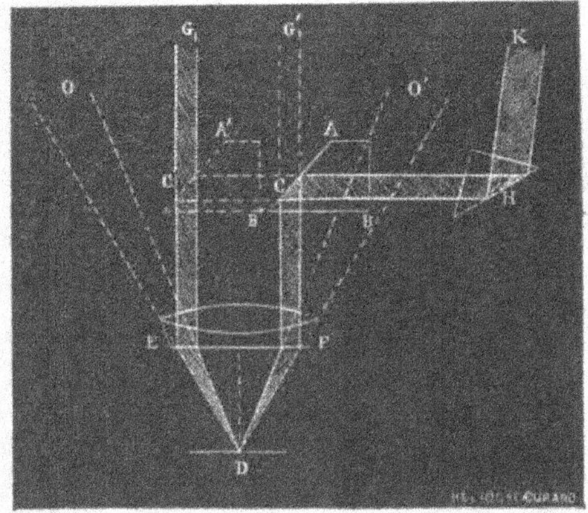

Fig. 61.

l'objectif EF, qui les transforme en deux faisceaux presque parallèles, puisqu'ils vont concourir à former l'image de D en avant de l'oculaire. On reçoit les rayons EG dans un premier tube qui les apporte à l'œil armé d'un oculaire; les autres rayons FG' se réfléchissent en C et en H dans deux prismes, et pénètrent dans un deuxième tube HK et dans un deuxième oculaire pour arriver ensuite à l'œil O'. Ces deux tubes ont un angle égal à celui des axes optiques des deux yeux regardant à la distance de la vision distincte, c'est-à-dire un angle égal à ODO'; et en résumé, les deux yeux voient l'objet D grossi, mais sous les mêmes perspectives que s'ils le voyaient en réalité sans microscope. La sensation des reliefs et des creux est alors saisissante. En transportant le prisme AB en A'B', le faisceau FG' est reçu par l'œil O, et le faisceau EG, réfléchi deux fois, pénètre dans l'œil O'. La perspective des deux yeux est retournée, et les conditions de relief renversées; on a une vue pseudoscopique de l'objet.

### Microscopes binoculaires de Nachet.

194. Le premier de ces microscopes a été celui qui a deux corps obliques et dans lequel la séparation se faisait au moyen du prisme

---

[1] Jamin, *Cours de physique*. Paris, in-8°, t. III. 1866 (Optique).

équilatéral central employé dans le microscope binoculaire; les tubes étaient inclinés de 30 degrés sur l'horizontal. M. Nachet le transforma bientôt en un microscope à deux corps redresseurs (fig. 62) et le rendit en même temps plus commode. Les deux

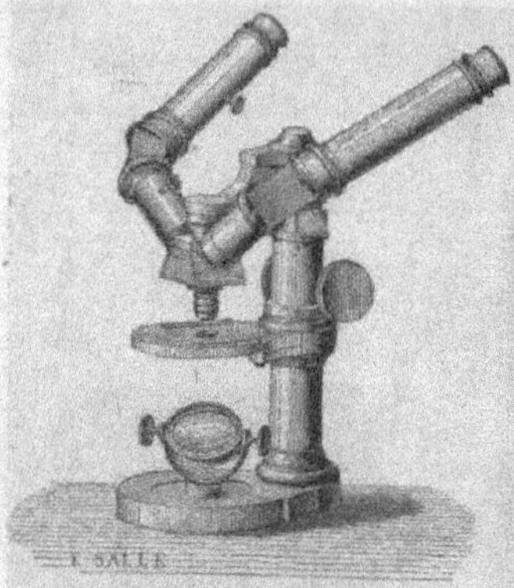

Fig. 62.
Microscope à deux corps redresseurs.

prismes latéraux, placés sur le trajet des rayons ayant leurs arêtes perpendiculaires au prisme central redressent l'image en changeant la direction des rayons qui sont ramenés sur un même plan; il en résulte que les deux observateurs peuvent être assis du même côté d'une table. Le modèle à trois corps (fig. 63) est excellent pour les démonstrations d'un même objet avec un grossissement moyen à un nombre considérable de personnes qui peuvent exécuter autour de l'instrument tous les va-et-vient nécessaires. La

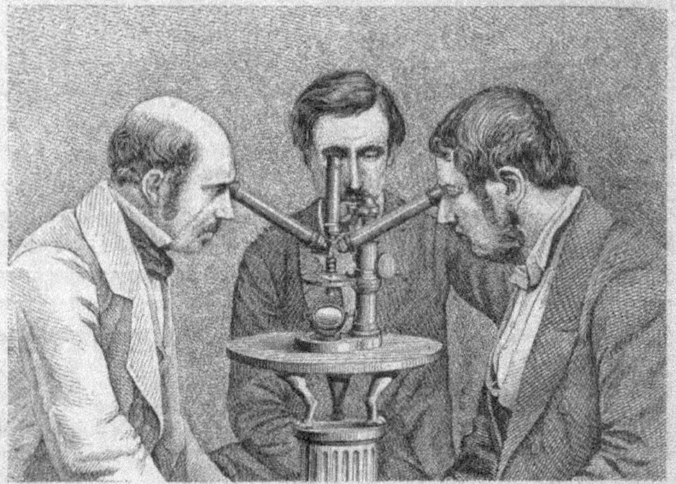

Fig. 63. — Examen à l'aide du microscope à trois corps.

multiplication des images s'obtient par un tétraèdre creux en verre assez difficile à bien exécuter (fig. 64). La mise au point s'opère d'une manière générale par une crémaillère et une vis de rappel. On l'obtient en particulier, pour chaque observateur dont la vue ne s'accorde habituellement pas avec celle de ses co-observateurs, par un procédé très-simple.

Tous les micrographes savent que lorsqu'on fait varier la distance de l'oculaire à l'objectif, la distance focale totale varie aussi en proportion. Il est à remarquer que si n'était le changement de grossissement qui en résulte, ce serait certainement le meilleur

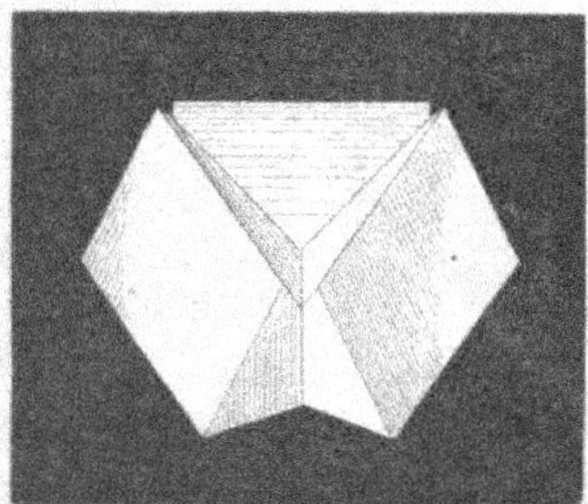

Fig. 64.
Tétraèdre de verre.

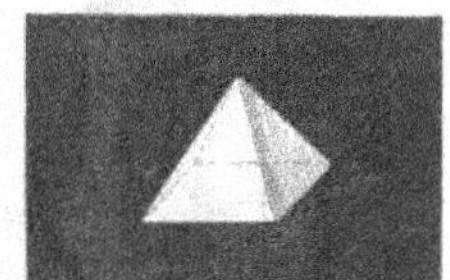

Fig. 65.
Pyramide quadrangulaire.

moyen d'ajuster au foyer. Ce procédé est appliqué ici sans inconvénient, puisqu'il ne sert que de correctif à la vision : ainsi quand un observateur a mis l'objet au foyer avec les mouvements rapides et lents, un autre ajuste en éloignant ou en rapprochant l'oculaire du prisme, et par conséquent des lentilles objectives.

195. Nachet a aussi un modèle à quatre corps, mais il est peu employé parce que les tubes sont assez rapprochés les uns des autres, et cela pour que les observateurs ne gênent pas l'action de la lumière. La multiplication des images était obtenue par une pyramide quadrangulaire dont chaque face est face de réflexion et face de sortie (fig. 65). Enfin, lorsqu'on veut transformer un instrument ordinaire en microscope de démonstration pour deux personnes (fig. 66, 67), Nachet rend la disposition ci-contre du prisme séparateur, tout à fait analogue à celle de l'ancien prisme du microscope binoculaire ; il est placé au-dessus des lentilles dans une boîte de cuivre de façon que son arête horizontale sectionne le champ de l'objectif en deux parties. La portion découverte opère pour le corps droit ; la portion couverte par le prisme agit dans le corps incliné par suite de la réflexion. C'est là un excellent système qui permet l'emploi du grossissement assez élevé de 200 à 500 fois.

ARTICLE III. — DES MICROSCOPES A DISSECTION, A DÉMONSTRATION
ET DES MICROSCOPES CHIMIQUES.

196. Ces microscopes sont applicables à l'étude des réseaux vasculaires des muqueuses, à celle de la disposition des vaisseaux dans
les villosités et les papilles, autour des orifices des glandules des
muqueuses. Ce n'est qu'à l'aide de ces instruments et en s'aidant de

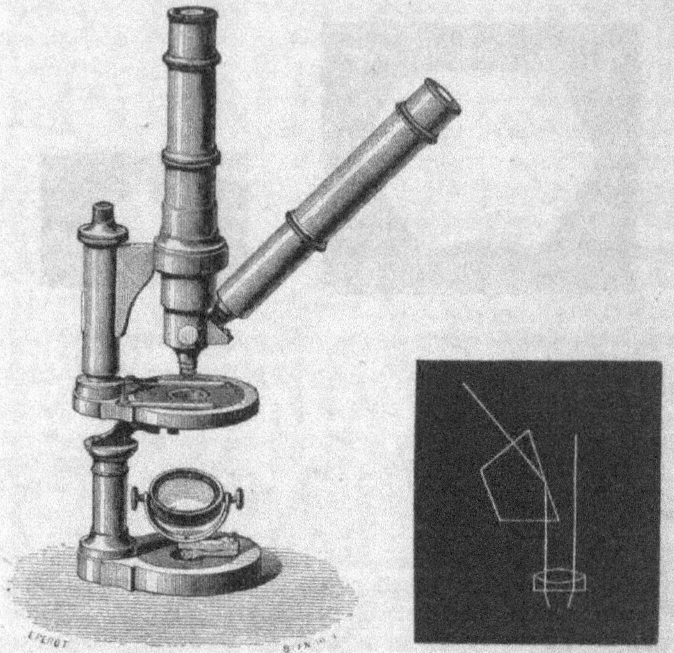

Fig. 66.
Microscope de démonstration à deux corps
(modèle Nachet).

Fig. 67.
Disposition du prisme séparateur
du microscope à deux corps.

diverses espèces de pinces, d'aiguilles et de scalpels droits et courbes, qu'on parvient à reconnaitre la distribution des vaisseaux dans
les glandes avec ou sans conduits excréteurs, la distribution des
nerfs dans beaucoup d'organes, etc. Ils sont nécessaires encore
pour un grand nombre de dissections dans lesquelles l'emploi des
loupes ne suffit plus, pour la dissection des organes de l'embryon et
de tous les animaux de petit volume, etc.

197. Les microscopes à dissection sont presque tous des micro-

scopes simples, c'est-à-dire des loupes ordinaires ou des *doublets*. Ceux-ci sont des loupes formées de deux lentilles, rapprochées de telle sorte, que la supérieure grossit l'image formée par l'inférieure. Un diaphragme interposé entre elles détruit en grande partie l'aberration de sphéricité.

Il en existe un grand nombre d'espèces, dont chacune est préférée par l'anatomiste qui a pris l'habitude de s'en servir à l'exclusion des autres. Les plus simples doivent, d'une manière générale, être regardées comme les meilleures. Ces loupes sont montées de façon à permettre l'examen des objets par *transparence* et par *réflexion*, c'est-à-dire à l'aide de la lumière transmise au travers de l'objet plus ou moins transparent, ou réfléchie à la surface des corps opaques. Dans le premier cas, on place l'objet à étudier dans un vase de verre, et celui-ci sur le plateau ou table de la monture du microscope, qui est percée circulairement, pour laisser passer la lumière qu'on transmet à l'aide du miroir réflecteur dont est muni l'instrument.

Pour l'étude des corps opaques, il suffit de fixer l'objet à étudier au fond de vases en verre ou en faïence, dans lesquels on a coulé de la cire noire ; on colle une plaque de liége avec de la cire à cacheter ou par tout autre moyen que l'on imagine suivant ce que les circonstances exigent.

On peut disséquer à l'aide de la lumière du jour ou la lumière directe du soleil, quand on se sert de faibles grossissements, mais, avec les jeux plus puissants, il faut concentrer la lumière sur l'objet à l'aide d'une lentille volumineuse (pl. II, fig. 1 *a*) pouvant se mouvoir en tous sens sur une tige articulée *b* que supporte un pied *c* assez lourd pour lui donner de la solidité. Cette lentille accompagne ordinairement les doublets et autres microscopes à dissection, et doit avoir sa place dans la boîte qui renferme ces instruments.

### *Des microscopes composés à dissection.*

198. Les loupes montées et les doublets ont le désavantage d'obliger de tenir l'œil appliqué très-près de la loupe et la tête continuellement baissée, ce qui est très-fatigant pour l'observateur. Ils ont, en outre, une longueur focale si courte, qu'ils deviennent très-difficiles à employer dès qu'on arrive à des grossissements un peu considérables. Si l'on excepte ceux dont le pied est tel que celui que nous venons de décrire, ils forcent à tenir les mains élevées au-dessus de la table sur laquelle on travaille ; aussi elles tremblent

dès que survient un peu de lassitude, ce qui gêne beaucoup pendant les dissections. Enfin, dès que la température est au-dessous de la moyenne, l'haleine vient se condenser sur les lentilles et les rendre ternes à chaque instant.

Ces inconvénients n'existent pas dans le microscope pancratique de Fischer de Waldheim, autrefois fabriqué par Trécourt et Georges Oberhæuser, qui est un microscope composé, dans lequel l'image est redressée par un deuxième objectif ajouté au-dessus du premier. On peut obtenir avec cet instrument des grossissements divers, depuis cinq fois jusqu'à environ quatre-vingts ou cent, par la seule variation des distances focales des deux objectifs portés chacun par un tube dont l'un glisse dans l'autre. (*Comptes rendus de l'Acad. des sciences*, t. IX, 1859, p. 329.) On conserve une distance assez considérable entre l'objectif et le corps à disséquer. Mais la perte de netteté des images, et surtout de la lumière, est telle, qu'il est presque impossible de l'employer, et, depuis longtemps, j'ai renoncé à son emploi pour quelque genre de travail que ce soit. Ce moyen de redresser les images est dû à Strauss-Durckheim, et le fait qu'il donne tous les grossissements voulus avec les mêmes verres par le changement de la distance focale des objectifs, a été découvert par Fischer de Waldheim. Schacht, Quekett et autres, ont aussi imaginé divers modèles de microscopes composés à dissection plus simples que le précédent.

199. *Microscope à prismes redresseurs de Nachet.* — Pour étudier la disposition des réseaux vasculaires des muqueuses et des autres tissus, de disséquer des glandes, des helminthes et d'autres animaux de petit volume, j'ai imaginé un autre microscope à dissection qui ne présente pas ces inconvénients. Il répond à peu près à tous les besoins des anatomistes, et depuis je ne me sers plus même des doublets.

Il a été construit par M. Nachet en 1847, qui l'a exécuté d'une manière bien plus parfaite, au point de vue de la longueur focale, de la largeur du champ et de la quantité de lumière nécessaire à de bonnes observations, que je ne le croyais possible. Depuis que je l'ai montré à quelques anatomistes et zoologistes, il a été adopté par plusieurs. Cet instrument (pl. III, fig. 1) peut, en effet, s'appliquer aussi bien à l'étude de la forme des organes extérieurs des petits insectes, des arachnides, ou des ovules et des organes des végétaux, qu'à l'anatomie proprement dite, et surtout à la dissection des embryons.

**200.** C'est un microscope composé, mais dont l'image est redressée à l'aide de deux prismes disposés à angle droit. L'objectif est formé de quatre lentilles d'un pouvoir amplifiant faible, et variant pour chacune d'elles, de telle sorte qu'on peut les employer séparément, ou deux à deux, ou toutes les quatre ensemble. On a ainsi un grand nombre de grossissements qui varient entre 6 ou 8 et 40 diamètres, avec une longueur focale qui est encore de 1 centimètre dans ce dernier cas, et de 4 ou 5 centimètres pour les faibles grossissements.

Dans le *tube* ou *corps* du microscope (pl. III, fig. 2, *a*) se trouve un premier prisme qui redresse l'image dans un seul sens. L'autre prisme a été ingénieusement disposé par M. Nachet, de manière à former le verre oculaire ou supérieur de l'oculaire (fig. 2, *b*, et 3, *b*). La nécessité d'incliner ce prisme sous un angle de 45 degrés environ (fig. 3, *b*) est devenue un moyen de faciliter l'emploi de ce microscope. Au lieu d'avoir besoin de pencher la tête sur l'oculaire, c'est le prisme qui, disposé de manière à en former la lentille supérieure, est dirigé vers l'observateur.

Le verre de champ (fig. 2 et 3, *c*) ayant concentré un peu les rayons lumineux comme dans l'oculaire des microscopes composés ordinaires, ceux-ci éprouvent dans le prisme *b* le même effet qu'en *a* ; ce qui n'a pu être figuré ici. Ceci achève de redresser l'image. Les rayons rencontrant la face inclinée du prisme en *d*, sont réfléchis, et vont former dans l'œil une image qui est reportée à une certaine distance dans la direction des rayons *d o*, en *e f* par exemple. La lumière n'a par conséquent à traverser de plus que dans les autres microscopes que les deux surfaces du prisme *a* placé entre l'objectif et le verre du champ de l'oculaire. Aussi on n'en perd qu'une petite quantité, et les forts grossissements sont les seuls qui nécessitent l'emploi de la lentille destinée à concentrer la lumière.

Le champ de ce microscope est assez large pour permettre de voir une assez grande étendue de l'objet qu'on dissèque et des instruments qu'on emploie. Sous ce rapport, il l'emporte déjà de beaucoup sur les doublets, dont pourtant l'usage ne présente pas de difficulté bien sérieuse à cet égard.

**201.** Le pied du microscope est une large plaque de cuivre (pl. III, fig. 1, *g*) dont le poids donne beaucoup de solidité à l'instrument, et permet de disséquer dans les baquets à fond de liége ou de cire, tout en laissant le poignet reposer sur la table ou sur ce pied lui-même, ce qui prévient toute fatigue. Cette plaque a 18 centimètres de long sur 16 de large ; à l'une de ses extrémités (fig. I, *h*) est fixée une forte colonne de cuivre, haute de 12 centimètres, et coudée à angle droit à son sommet. Cette portion coudée s'avance horizontalement (fig. 1, *h*) jusqu'au centre de la plaque. Elle porte à ce niveau un anneau (fig. 1, *r r r*) dans lequel on fait monter et descendre un tube mobile (fig. 1, *i*), à l'aide d'une crémaillère dont il est pourvu (fig. 1, *m*), et qui est engrenée dans une roue dentée qu'on tourne à l'aide d'un pignon *n*. Ce tube mobile *i* reçoit le corps ou tube du microscope *o* qu'on y fait glisser par frottement doux, et dont on peut ainsi tourner en tous sens le prisme oculaire oblique *b*.

Du centre de la plaque *g* à la colonne verticale *h* on compte 8 centimètres, et autant en hauteur de la branche horizontale *h* à la plaque *g*. Ceci permet de se servir de baquets de 16 centimètres de diamètre sur 8 de hauteur, et de disséquer ainsi sous l'eau de grandes pièces ou d'en étudier les injections. Le peu d'élévation du pied laisse concentrer la lumière à l'aide d'une lentille, bien plus facilement qu'avec tout autre microscope à dissection.

202. Lorsqu'il s'agit d'étudier un objet par transparence, on enlève le corps du microscope du tube mobile où il est placé par glissement, et on le porte sur un autre pied qui ne diffère du précédent que parce qu'il est disposé comme celui des autres microscopes. Il est formé d'un tambour cylindrique renfermant un miroir qui réfléchit la lumière, et éclaire l'objet par transparence au travers d'un large trou circulaire percé au centre de la platine qui recouvre le tambour. On peut aussi se servir de ce pied pour disséquer les corps opaques, mais l'élévation du tambour rend la dissection et l'éclairage plus difficiles.

Le pied, formé d'une plaque quadrilatère (pl. III), peut être remplacé par un pied à trois branches (fig. 68, *g g g*) imaginé par M. Lacaze-Duthiers, au centre duquel est fixée la colonne verticale *h*, de telle sorte qu'elle peut tourner sur son axe, et porter ainsi le corps du microscope au-dessus de plusieurs baquets placés entre chaque branche du pied, sans être obligé de déranger celui-ci. Les baquets sont aussi plus immobiles avec ce pied qu'avec les autres.

203. Lorsqu'on n'a pas encore fait usage de cet instrument, il semble toujours que le champ n'en est pas assez large. Il n'est pas d'essai qu'on ne veuille tenter à cet égard et de questions dont on n'accable les opticiens. Pourtant, lorsqu'on arrive à s'en servir, on

reconnaît bientôt que le champ a une étendue en général plus que suffisante, et lors même qu'il serait plus grand, on ne se servirait jamais que de sa partie centrale. En effet, le point qu'on dissèque n'est jamais aussi large que le champ du microscope, et lorsqu'il se trouve hors du centre ou à peu près, on l'y ramène toujours instinctivement à l'aide d'un léger glissement imprimé au baquet à dissection. Aussi, quand on a disséqué à l'aide d'instru-

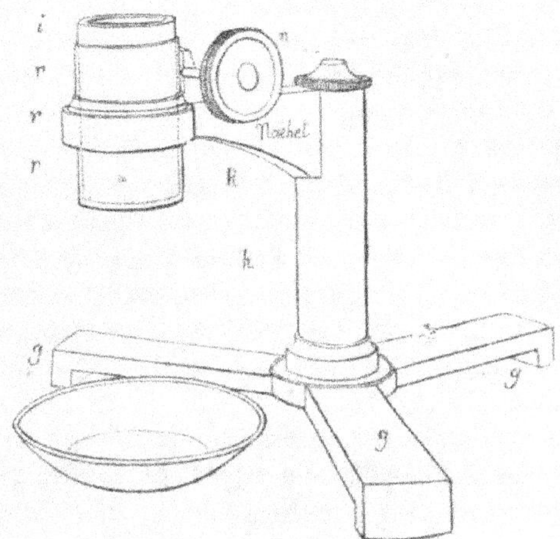


Fig. 68. — Microscope à dissection à tige tournante.

ments grossissants, on reconnaît, aux plaintes ou aux désirs exprimés relativement à l'étendue du champ du microscope, que ceux qui les émettent n'en ont pas encore fait usage ou ne font que commencer à s'en servir.

Il en est aussi de même pour ce qui concerne les forts grossissements, et quoique l'on puisse disséquer avec ceux qui grossissent trente fois, il est extrêmement rare d'être obligé d'employer ceux qui dépassent 10 à 18 diamètres. La plupart des dissections de filets nerveux, de capillaires les plus fins, de vers intestinaux et d'insectes même les plus petits, etc., se font avec un grossissement de 8 à 12 diamètres, sans qu'on cherche jamais à les grossir davantage. Ainsi l'expérience montre bientôt que, sous le point de vue de la largeur du champ, de la longueur de la distance focale et du grossissement, les microscopes tels que nous les avons remplissent toutes les conditions nécessaires aux observations zoologiques et aux dissections, toutes les fois qu'on veut y mettre la patience que nécessitent tous ces travaux.

204. Avec ce microscope il faut, pour étudier les tissus, des aiguilles d'acier fortes et inflexibles, droites et courbes (une paire de chaque) dites aiguilles de Strauss ou de Lebert, à manche hexagone (pl. I, fig. 8 et 9) ; d'autres minces et flexibles, à manche

rond, comme celles qui accompagnent les microscopes tels que les livrent les opticiens. Souvent on a besoin d'une aiguille à cataracte droite et d'une autre courbe sur le plat de quelques petits scalpels très-fins, deux ou trois fois plus gros que les aiguilles à cataracte, les uns aigus et droits, les autres courbés en serpette.

Il faut en même temps une paire ou deux des pinces suivantes : pinces ordinaires fines et très-fines, droites et courbes (fig. 17, p. 67); pinces à dents de rat; deux paires de pinces à pointes lisses et effilées, aiguës presque comme des aiguilles (fig. 18, *a*, p. 77), mais aplaties en dedans, et d'autres à branches fortes, à pointes aiguës prismatiques, dites pinces de Strauss, les unes droites, les autres courbes (fig. 18, *b* et *c*). Il faut encore une paire ou deux de petits ciseaux droits et courbes, en général à pointes fines, et des ciseaux à manche (fig. 16, p. 76).

205. On peut transformer tout microscope ordinaire en microscope à dissection au moyen du prisme redresseur de Nachet (fig. 69), qui remplace dans le tube du microscope l'oculaire

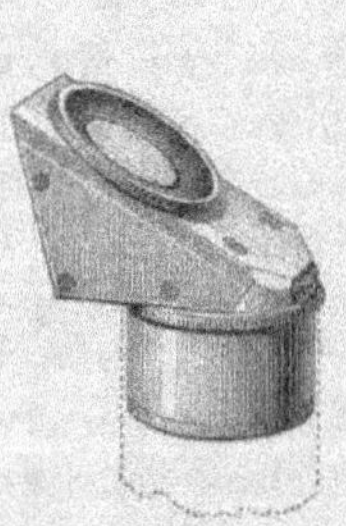

Fig. 69.
Prisme redresseur.

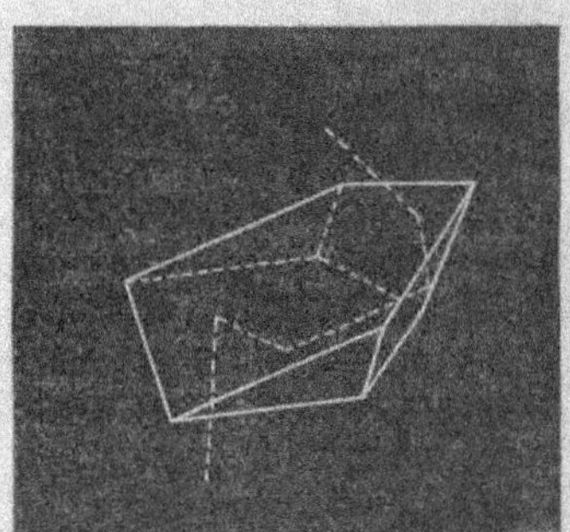

Fig. 70.
Théorie du prisme redresseur.

ordinaire. Le prisme (fig. 70) contenu dans la boîte de cuivre est formé de quatre surfaces disposées de telle façon que l'image étant réfléchie trois fois avant d'arriver à l'œil, produit un renversement total de l'objet; mais comme le microscope donne lui-même des images renversées, il s'ensuit que l'image se trouve replacée dans sa situation normale. La direction terminale des rayons est oblique par rapport à l'axe du microscope, de sorte qu'en employant cet appareil, on voit l'objet un peu en avant du microscope. Un des avantages de ce prisme est de pouvoir être appliqué à tous les grossissements.

L'emploi préalable ou permanent du prisme redresseur est des plus utiles pour choisir et cueillir avec un pinceau ou une aiguille humectés d'un liquide gluant les acariens, les ovules et autres objets que pour l'examen ou la conservation il importe de séparer des corps étrangers ambiants.

206. On peut-encore citer le *microscope à dissection et à observation* de Nachet, qui est formé d'une longue platine et qui porte d'un côté un bras destiné à recevoir les doublets à dissection et de l'autre une colonne à support horizontal pour recevoir le corps du microscope. On peut donc à volonté employer le microscope simple en enlevant la colonne qui porte le corps, et remettre celle-ci en place pour les observations avec le microscope composé. Le porte-doublet est mû par une crémaillère.

On peut enfin appliquer le principe du microscope binoculaire aux microscopes à dissection, comme l'a fait M. Nachet (fig. 25).

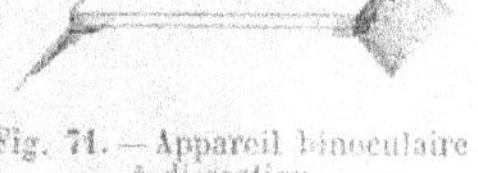

Fig. 71. — Appareil binoculaire à dissection.

Au moyen de cet appareil, le relief des objets qu'on dissèque est apprécié d'une manière complète; il en résulte une sûreté remarquable dans le maniement des instruments.

207. *Microscope à démonstration du professeur Beale.* — Le microscope employé par le professeur Beale avec succès pour la démonstration dans les cours est formé d'un tube extérieur fixé sur un support en bois qui porte une lampe que l'on peut fixer dans différentes positions et sur laquelle se braque l'instrument comme une lunette; elle éclaire ainsi directement l'objet. On met ce dernier en place sur la face inférieure de la platine qui est fixée au tube dans lequel glisse le tube du microscope. L'on complète l'ajustement en faisant glisser le système optique dans le tube extérieur. Il n'y a plus alors qu'à régler la position de l'oculaire, que l'on approche ou que l'on éloigne selon la vue. De la sorte l'appareil peut servir à un grand nombre de personnes sans se déranger, et chaque observateur met au point sans courir le risque de détériorer l'objet. Le microscope étant placé horizontalement, la préparation est retenue à plat contre la face inférieure de la platine par des chevalets élastiques dont le modèle varie avec chaque fabricant. MM. Murray et Heath construisent aussi un excellent microscope à démonstration, et M. Collins a récemment imaginé un nouveau modèle à l'usage des hôpitaux. Il peut servir comme microscope d'étude ou de démonstration.

208. On fait aussi à Copenhague, etc., des *microscopes à démonstrations* de ce genre, c'est-à-dire sans pied proprement dit, dans lesquels la platine est rattachée au tube dans lequel glisse le corps, de manière à pouvoir fixer la préparation sous la platine, puis éclairer directement celle-ci. Seulement ces microscopes sont mobiles, sans supports autres que trois boutons sous la platine permettant de dresser l'instrument comme un chandelier sur son pied, sans faire courir de risques à la préparation. Quand celle-ci est placée, on prend comme source de lumière les nuages, une lampe ou un bec de gaz que l'on vise avec l'instrument. Une crémaillère fait mouvoir le tube portant l'objectif et l'oculaire pour obtenir la *mise au point* de la vision distincte. On fait ensuite passer l'instrument de main en main. Il peut servir pour voir les vaisseaux et autres parties pouvant être conservées en préparations observables à un faible grossissement.

209. *Microscope à démonstration portatif de Nachet.* — Cet instrument comporte quelques dispositions nouvelles et très-commodes (fig. 72). Il se compose d'un tube recevant l'objectif et l'oculaire glissant à frottement doux dans un tube relié à un manche servant à diriger

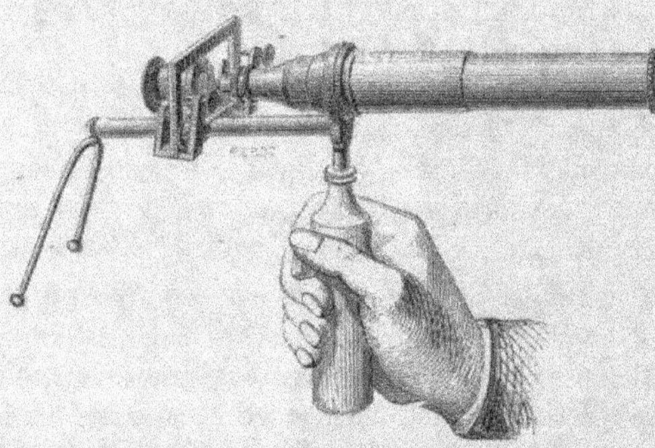

Fig. 72.
Microscope à démonstration portatif (Nachet).

l'instrument vers la lumière ; à ce manche tient une colonnette sur laquelle est ajustée la platine et un éclairage condensateur. Cette platine est différente de ce que nous avons vu dans les microscopes ordinaires. C'est un carré long ouvert au milieu. L'objet, au lieu d'être posé *sur* la platine, est fixé *dessous* par deux petites pinces à bascules dont les bouts sont garnis de caoutchouc. L'idée d'appliquer la préparation sous la platine est très-ingénieuse et fort utile dans un microscope à démonstration ; voici pourquoi : on sait que les différentes préparations sont faites sur des lames de verre d'épaisseurs quelquefois très-différentes les unes des autres ; il en résulte qu'à chaque changement d'objet on est

obligé de mettre au point par suite de la différence de distance
de l'objet à la lentille; en appuyant, au contraire, la préparation
sur sa surface supérieure cette surface une fois réglée pour l'objectif, toutes les préparations, quelque soit leur épaisseur, seront
au foyer de l'objectif. C'est un gain de temps considérable pour un
instrument destiné à circuler pendant un cours. Une fourchette
placée à l'extrémité de la colonnette, et dont les bouts sont garnis
de caoutchouc, afin d'amortir les chocs, sert avec le manche à poser l'instrument sur une table; dans ce cas, il repose sur trois

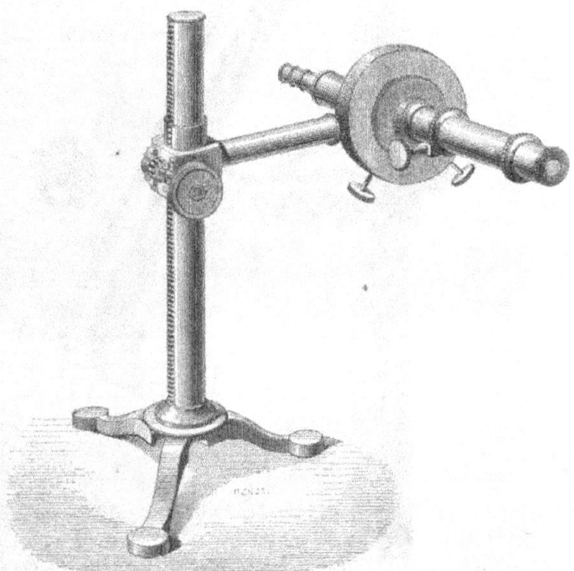

Fig. 73. — Microscope pour examiner les surfaces verticales (modèle Nachet).

points. Si on veut chercher dans une préparation un point difficile
à trouver, on installe ce microscope sur un petit chevalet très-
simple, porteur d'un miroir qui se trouve placé sous la platine. Les
manipulations s'exécutent comme sur un autre microscope, et,
aussitôt le point trouvé, on enlève le microscope après avoir serré
les deux pinces qui maintiennent la préparation sous la platine.

210. La figure 73 représente le microscope disposé par M. Lacae-
Duthiers pour ses études dans les aquariums, et un peu modifié par
M. Nachet depuis le premier modèle qu'il fit exécuter en 1864. Une
colonne sur une base solide porte un bras à l'extrémité duquel un

corps de microscope peut être promené dans l'espace à l'aide de deux vis rectangulaires, de manière à suivre l'objet qui se déplacerait, ou à le placer dans le champ de vision. La mise au point s'exécute à l'aide de la crémaillère supérieure [1].

211. La figure 74 représente le même instrument construit récemment d'une manière bien plus compliquée par Ross. On voit la mul-

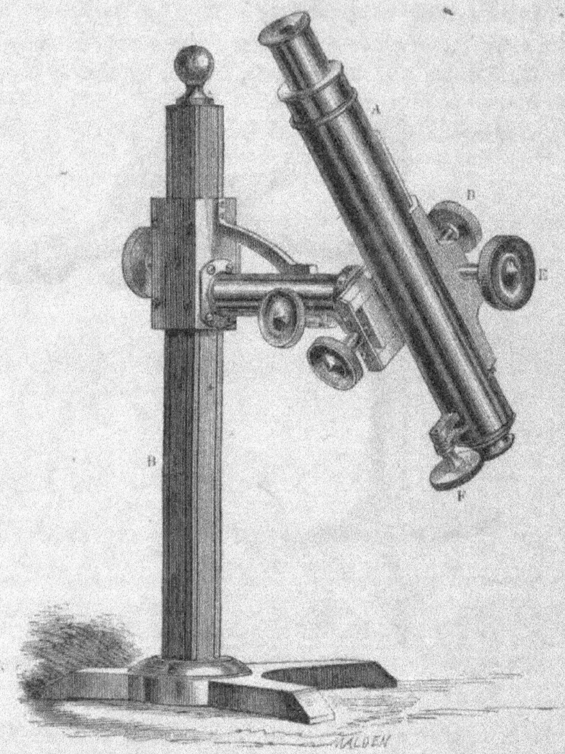

Fig. 74. — Microscope pour examiner les surfaces verticales (modèle Ross).

tiplicité des mouvements et le luxe des dispositions mécaniques [2].

(Pour les autres microscopes à démonstration, voyez ce qui a été dit page 157 à propos des microscopes binoculaires.)

212. *Microscopes de poche.* — Divers modèles de microscopes très-

[1] Le corps peut être tourné verticalement, afin d'en faire un microscope servant à examiner des objets de grande étendue situés dans des baquets ou sur une table.
[2] Dans la fig. 74, B est la colonne sur laquelle monte et descend le tube A ; D, E, F, les vis destinées aux divers mouvements rapides et lents.

petits et contenus dans une boîte de petites dimensions, destinés à être portés dans les hôpitaux, au lit des malades, et dans les excursions, ont été exécutés depuis que Ch. Chevalier a fait son *microscope diamant* (1854) et en a publié la description (*le Microscope et son emploi*, Paris, 1859). Ils ont cet inconvénient capital (ainsi que celui de Brunner, fait plus tard) de ne pas avoir une platine suffisamment large.

Le *microscope de poche*, dont je me sers souvent en voyage, est celui de Nachet (fig. 75). Cet instrument a 90 millimètres de long sur 50 millimètres de large; il est muni de forts grossissements; il permet de faire bien des observations microscopiques au lit du

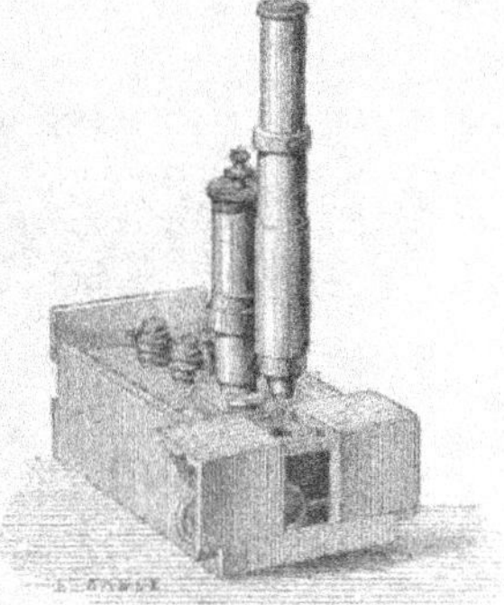

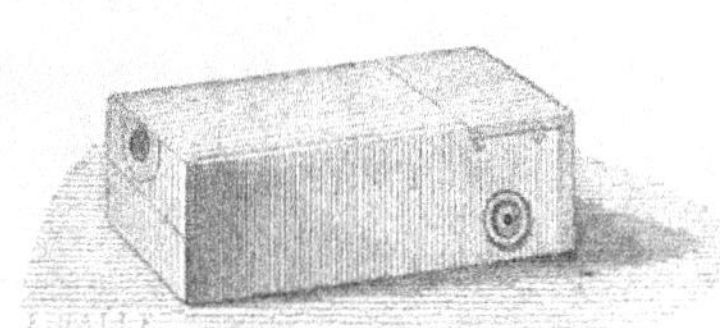

Fig. 75.
Microscope de poche (modèle Nachet).

Fig. 76.
Microscope replié dans sa boîte.

malade. Le principe de sa construction consiste à faire de la boîte de l'instrument (fig. 76) la base de tout le mécanisme. D'un montage facile, il ne faut que quelques instants pour l'apprêter; le couvercle glisse et ouvre le bout de la boîte destinée à recevoir l'objet sous lequel se trouve le miroir fixé sur un axe. L'intérieur du couvercle porte une attache destinée à recevoir le corps du microscope couché dans la boîte; il n'y a qu'à retourner et replacer le couvercle dans sa rainure pour amener les lentilles au-dessus de l'objet. Le corps du microscope est muni d'un mouvement lent et d'un autre à glissement comme les autres modèles; quoiqu'il soit très-court, le grossissement est le même que dans les autres, par suite de la construction particulière de l'oculaire; la platine est développée à 65 millimètres de longueur, ce qui est suffisant pour les préparations ordinaires; l'intérieur est garni en velours pour renfermer le tube du microscope et les objectifs.

**213.** *Microscopes chimiques.* — Il a été fait un grand nombre de microscopes destinés aux études chimiques, permettant de suivre l'influence de la chaleur sur divers corps, la cristallisation dans des verres de montre chauffés pour hâter l'évaporation, etc. Le plus ancien est celui de Charles Chevalier (1839). Le plus employé (fig. 77) est celui de Laurence Smith (de Charleston), exécuté par M. Nachet (Laurence Smith, *Comptes rendus et mémoires de la Société de biologie.* Paris, 1850, in-8°, p. 155, Robin et Verdeil, *Chimie anatomique*, Paris, 1852, in-8°, t. I, p. 717). M. Nachet l'a modifié ainsi qu'il suit :

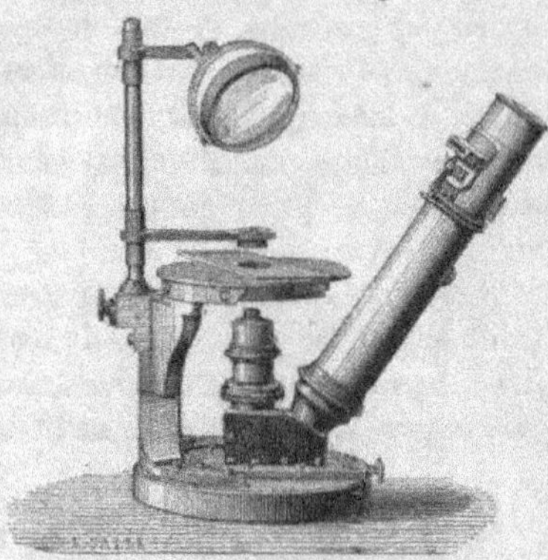
Fig. 77.
Microscope chimique (modèle Nachet).

Dans cet instrument, les objectifs étant placés sous l'objet, on n'a pas à craindre que les vapeurs détruisent les lentilles ou empêchent la vision nette par suite de leur condensation. Les objectifs sont montés sur une boîte contenant un prisme de verre très-pur à deux réflexions totales, qui est disposé de façon à envoyer dans le corps placé obliquement l'image fournie par l'objectif. L'obliquité du corps porteur de l'oculaire est des plus commodes ; la rapidité des manipulations est plus grande et plus aisée qu'avec les autres. La platine est dorée, pour résister aux acides qui pourraient s'échapper des préparations. Tout le microscope est monté sur un système de coulisses à tiroir pouvant amener le prisme qui permet le renversement de l'objectif, et les objectifs en dehors pour chauffer directement la préparation par le haut ou pour changer l'objectif. A l'aide d'une plaque longue isolée, on peut aussi chauffer les objets sans danger pour l'instrument pendant l'observation ; il est pourvu d'un goniomètre pour mesurer les angles des cristaux.

**214.** *Des microscopes solaire, à gaz, et photo-électrique.* — Le microscope solaire n'est autre chose qu'un microscope simple disposé d'une façon particulière, afin de représenter sur un écran et de rendre visibles dans le moment même, à un certain nombre de spectateurs, les objets microscopiques qui ne peuvent s'observer que séparément à l'aide des autres sortes de microscopes.

L'invention de cet instrument remonte à l'année 1738 ; elle est due à J. Nathanael Lieberkühn, célèbre anatomiste de Berlin. L'instrument dont il donna la description était composé d'une lentille puissante pour condenser les rayons solaires et d'un microscope simple. Il n'était pas accompagné de réflecteur, et l'effet de cet appareil était rarement satisfaisant. Cuff, opticien anglais, construisit un microscope muni de cet accessoire et du microscope de Wilson. Æpinus, Ziehr, Martin, Baker et Adams le perfectionnèrent, et bientôt B. Martin le compléta en proposant d'appliquer des lentilles achromatiques au microscope solaire ; mais les moyens de fabrication manquaient, et ce n'est que plus tard que l'instrument put être utilisable. Euler remplaça le miroir en verre par un réflecteur métallique ; enfin, de nos jours, Brewster et Goring ont modifié aussi avantageusement cet instrument, dont nous ne dirons que quelques mots, en raison de ce que son emploi a de restreint. Il ne peut pas, en effet, être appliqué aux recherches scientifiques.

Charles Chevalier fit divers perfectionnements au microscope solaire : il modifia la partie mécanique, plaça une roue à engrenage, appliqua un verre concave achromatique à l'instrument, rendit le foyer variable, construisit l'objectif achromatique, ainsi que le condenseur. Ces divers perfectionnements ont été partout adoptés.

Pour employer l'instrument, la lumière du soleil est renvoyée par un miroir ou par un héliostat dans une chambre noire où est l'appareil. La lumière est concentrée sur l'objet par une lentille condensatrice. On protége les objets contre l'influence d'une température trop élevée en interposant une petite cuve en verre et pleine d'une solution d'alun.

Si, sur un animal vivant, tel que ceux que l'on emploie quand on veut observer la circulation du sang, on projette le foyer des rayons solaires, il y aura brûlure, et par conséquent cessation du phénomène ; d'autres fois, cette concentration de la chaleur est nécessaire, par exemple lorsqu'il s'agit de faire cristalliser des solutions salines. Il est donc important de savoir régler la lumière. L'image produite par le microscope est reçue sur un écran, qui doit être parfaitement tendu et parallèle au microscope. Plus l'écran sera près, plus l'image sera petite, etc., et *vice versa*. Cependant l'écran ne peut être reculé que dans certaines limites, car la lumière devient insuffisante. Du papier blanc bien tendu sur un châssis formera un des meilleurs écrans. On peut aussi employer du papier végétal ou projeter l'image sur une muraille blanche et unie.

En se plaçant derrière l'écran, lorsqu'il est en papier mince, on voit distinctement les objets et l'on peut les dessiner. Lorsque l'on montre à un plus ou moins grand nombre de spectateurs les effets du microscope solaire, on les fait placer derrière l'écran, afin qu'ils ne puissent voir que l'image de l'objet. Si l'on veut dessiner, on reçoit cette image sur une glace dépolie.

215. Afin d'obvier aux inconvénients de la lumière solaire, surtout lorsqu'il s'agit de démonstrations scientifiques, on a recours à l'emploi de la lumière du gaz oxy-hydrogène, du magnésium, ou à la lumière électrique. On emploie donc le microscope à gaz ou le microscope photo-électrique, qui ne sont autres que l'instrument solaire modifié relativement à la nature de la source lumineuse.

Le microscope à gaz employé premièrement par Cooper, de Londres, fut importé en France par M. Warwick, mais l'appareil était dangereux à employer. MM. Donné[1], Charles Chevalier et Galy-Cazalat le modifièrent de façon à le rendre tout à fait maniable.

Le *microscope photo-électrique*, que l'on doit à MM. Donné et Foucault, fut d'abord construit par Charles Chevalier. Cet instrument[2] a été perfectionné, quant à la forme et à l'éclairage, par M. Dubosq, qui en a fait un appareil commode à employer. Comme le microscope à gaz, le microscope photo-électrique est un microscope à démonstration d'un usage restreint.

216. La reproduction des images données par le microscope à l'aide de la photographie au lieu du dessin, n'exige pas des modifications essentielles de l'instrument, mais seulement l'emploi de procédés photographiques spéciaux ajoutés à l'usage du microscope. Nous en traiterons en parlant de la reproduction de ces images dans un chapitre de la *cinquième section*. C'est là également qu'il devra être question des *chambres claires*.

C'est plus loin aussi, à propos de l'éclairage des objets sous le microscope que nous aurons à décrire les appareils polarisateurs susceptibles d'être ajoutés à presque tous les microscopes.

---

[1] Donné, *Appareil nouveau pour l'éclairage des microscopes au moyen de la lumière du gaz oxy-hydrogène* (Comptes rendus des séances de l'Académie des sciences, Paris, 1840, t. X, p. 246 et t. XI, p. 125).

[2] Donné et Foucault, *Appareil destiné aux démonstrations microscopiques* (Comptes rendus de l'Académie des sciences. Paris, 1844, t. XVIII, p. 606).

# CHAPITRE IV

**Des propriétés des objectifs et des oculaires.**

217. Le Hollandais Hermann van Deyl fut le premier qui en 1762 construisit une longue-vue achromatique. On sait de plus que l'idée première du microscope achromatique appartient en fait à Euler, qui en donna la description dans sa *Dioptrique*, en 1771.

De 1800 à 1810, le physicien Charles fit des essais pour rendre achromatiques de petites lentilles, mais sans parvenir à donner à ses verres une disposition convenable pour atteindre le but poursuivi [1].

En 1812, Brewster proposa de former des lentilles achromatiques composées de verres doués de pouvoirs réfringents différents. Cette idée ingénieuse offrait tant d'inconvénients pratiques, que sa mise à exécution ne fut pas possible.

Vers 1816, Frauenhofer fabriqua des microscopes d'après le principe d'Euler, mais à une seule lentille achromatique, dont les verres n'étaient pas collés ensemble. Ces microscopes grossissaient fort peu, aussi n'en fit-on pas usage, et en 1821 Biot écrivait encore que dans les microscopes composés il n'est pas possible de faire la lentille objective achromatique, parce que les verres dont il la faudrait composer seraient si petits, qu'on ne pourrait pas les travailler avec exactitude. (*Physique*, p. 348.) Les savants employaient toujours à cette époque les microscopes non achromatiques d'Adams, de Charles, etc.

En 1823, Charles Chevalier travaillait avec Vincent Chevalier, son père, lorsque le mécanicien Selligue, leur proposa d'exécuter des objectifs achromatiques pour les microscopes. Après six mois d'essais, Vincent et Charles Chevalier parvinrent à livrer à Selligue un microscope exécuté d'après ses indications et qui ne le satisfit pas. Néanmoins, il le présenta à l'Académie des sciences, le 5 avril 1824, et, le 30 août de la même année, Fresnel examina l'instrument, signala les défauts, tout en faisant un rapport favorable. Fresnel ne fit pas mention des constructeurs dans son mémoire, car il ignorait leur collaboration avec Selligue.

[1] Voyez du reste, sur ce sujet, pour tous les détails historiques et bibliographiques, l'excellent chapitre de l'ouvrage de Harting, déjà cité, intitulé : *Livre III, Histoire du microscope, de son emploi, et des appareils accessoires.*

L'instrument présenté par Selligue avait son objectif composé de quatre lentilles, formées chacune d'un *flint-glass* plano-concave, dans lequel s'enclavait une lentille biconvexe de *crown*. Il possédait déjà un certain achromatisme, mais les lentilles ayant leur côté convexe tourné vers l'objet, il en résultait une grande aberration de sphéricité; on avait cherché à diminuer celle-ci par des diaphragmes très-petits; mais ils ôtaient beaucoup de lumière et par suite l'instrument était défectueux.

Charles Chevalier reprit alors les travaux d'Euler, et il parvint à faire des lentilles achromatiques exemptes d'aberration sensible. Il eut l'idée de tourner le côté plan de la lentille vers l'objet: il put alors construire des lentilles d'un foyer court et d'un petit diamètre. Il imagina aussi de réunir les deux lentilles au moyen d'une substance diaphane, la térébenthine dite *baume du Canada*. Par ce moyen, il empêcha l'humidité de s'introduire entre les deux verres, et il évita la déperdition de lumière occasionnée par les réflexions des surfaces juxtaposées.

Ces perfectionnements ont donné l'essor à la construction des microscopes. Les fabricants français et étrangers s'appliquèrent à reproduire ces idées, et c'est seulement depuis 1823 que datent l'industrie et la production des premiers bons microscopes.

En 1824, Charles Chevalier construisit la première lentille achromatique de quatre lignes de foyer, deux lignes de diamètre et une ligne d'épaisseur au centre.

Il faut remarquer que si l'on n'eût pas construit de petites lentilles à court foyer, on n'aurait pu en superposer plusieurs, comme l'a imaginé Le Baillif, et détruire l'aberration de sphéricité.

En 1825, Vincent et Charles Chevalier présentèrent à la Société d'encouragement un microscope achromatique perfectionné sous le nom de *microscope d'Euler*. Hachette fit observer, dans son rapport, que l'instrument n'avait pas d'aberration sensible et présentait autant de netteté que les télescopes achromatiques.

Dans les années qui suivirent Tulley, Goring, en Angleterre, et Amici, à Florence, construisirent des lentilles achromatiques; mais il faut observer que c'est de la première construction, en 1823, que datent les procédés voulus pour faire des lentilles achromatiques convenables pour les microscopes.

En 1827, M. Amici construisit le microscope horizontal; il fut reproduit par Vincent et Charles Chevalier, par les opticiens anglais, et Arago déclara l'instrument parfaitement exécuté.

De 1828 à 1830, Charles Chevalier achromatisa des lentilles d'une ligne et d'une demi-ligne de foyer ; dès lors l'usage des forts grossissements devint général.

A Paris, Bouquet, Trécourt et Oberhæuser, Lerebours, Soleil ; à Berlin, Schick et Pistor ; à Vienne, Plœssl et les successeurs de Frauenhofer, à Munich, imitèrent bientôt le microscope français.

218. Lister, en 1830 (*Philosophical Transactions*. London, in-4°, p. 187), montra que, pour chaque lentille composée de *flint* et de *crown*, il n'y a que deux points (qu'il nomma *points focaux aplanatiques*) où disparaît toute aberration quand on y place un objet (aplanatique, de ἀπλανής, qui n'est pas dispersé.) L'un de ces points est celui où disparaît l'aberration de sphéricité, l'autre est celui où disparaît l'aberration chromatique.

Dans la pratique, on ne peut éviter complétement ni l'aberration de sphéricité, ni l'aberration chromatique. Si même l'on réussit à réunir en un point les rayons marginaux violets et rouges, le résultat de la dispersion de tous les rayons différemment colorés du spectre n'est jamais complétement uniforme ; car les bords de l'image laisseront encore voir des traces des rayons moyens du spectre qui n'auront pu se confondre et ces bords paraîtront être d'un vert jaune. C'est pour cela que, dans la construction des microscopes, on donne un peu plus d'épaisseur à la lentille en *flint*, afin d'obtenir une lueur bleuâtre qui est plus agréable à l'œil, et l'on dit alors que la lentille double a été *corrigée par excès*. Celle-ci est dite *corrigée par défaut*, quand elle laisse voir une bordure rougeâtre autour de l'objet. En traitant de la dispersion des couleurs, on dit que la lentille double d'un microscope a été corrigée par excès ou par défaut. Ces mêmes termes sont usités aussi quand on parle de la correction de l'aberration de sphéricité.

219. Si l'on excepte ce qui touche aux questions de l'angle d'ouverture des objectifs, aux objectifs à immersion et à correction dont il va être question, l'on peut dire que pendant quinze ans, les lentilles des microscopes furent construites d'après les idées de Charles Chevalier, et que de 1823 à 1838 aucun changement essentiel ne fut opéré. A l'Exposition universelle de 1855, Amici montra des jeux de lentilles dont la combinaison était différente. En effet, il n'employait plus trois lentilles séparément achromatiques, pour former l'objectif du microscope, mais bien trois lentilles séparément non achromatiques, et qui, réunies, donnaient des images très-nettes et exemptes de coloration. (Voy. sur cet historique Du-

jardin, *Observateur au microscope*, Paris, 1843, in-12, p. 321, et Arthur Chevalier, *l'Étudiant micrographe*, Paris, 1865, in-8°, p. 75.)

### ARTICLE I. — DES CONDITIONS QUE DOIVENT REMPLIR LES OBJECTIFS.

220. Nous reconnaîtrons avec Carpenter qu'un objectif doit remplir quatre conditions : 1° posséder complètement le *pouvoir définissant*, c'est-à-dire pouvoir donner une image très-nette et très-noire des détails, reliefs et des contours d'un objet ; 2° avoir un certain *pouvoir pénétrant*, afin de permettre à l'observateur de distinguer du même coup plusieurs plans très-rapprochés les uns des autres dans l'épaisseur des objets ; 3° être doué d'une certaine *puissance résolvante* ou *séparatrice* des éléments très-serrés existant sur une surface, tels que les stries ou les points des diatomées, etc.; il doit enfin 4° donner un champ de vision très-plan.

A ces quatre conditions, nous en ajouterons une cinquième qui est une *distance frontale* suffisante, afin de permettre d'observer des objets ou coupes un peu épaisses lorsqu'on est obligé de les couvrir d'un verre plus ou moins mince.

Les expressions de *pouvoir pénétrant* et de *pouvoir définissant*, ont, comme on le sait, été introduites dans la science par Goring. (*Microscopic Cabinet*, London, 1835.)

221. Voyons maintenant comment ces quatre qualités sont utilisées ou opposées quelquefois les unes aux autres.

1° Le *pouvoir définissant* dépend de la perfection, avec laquelle a été obtenue la correction des aberrations de sphéricité et de chromatisme, et quel que soit l'angle d'ouverture de l'objectif, avant tout cette correction doit être parfaite. Un micrographe expérimenté peut juger facilement de cette perfection sur tout objet dont l'étude lui est familière, et il pourra surtout, avec un objectif à compensation et à correction, juger pleinement des différentes corrections, si, après avoir employé un oculaire faible, il utilise un oculaire plus fort. Dans ce cas, la vigueur de l'image est très-sensiblement altérée si la correction n'est pas parfaite.

Une certaine habitude est indispensable pour reconnaître un objectif qui définit bien. Les contours de l'image qu'il présente paraissent très-fins et très-vifs. Des objets placés les uns à côté des autres et ceux qui se trouvent les uns au-dessus des autres, tout en étant projetés sur le même plan optique, laissent voir distinctement leurs contours, et on s'oriente facilement. Toute l'image ressemblant à une bonne gravure ou à une impression avec des lettres bien accentuées, l'ensemble a par suite quelque chose de net et d'élégant.

Il suffit, pour constater l'effet contraire, de recourir à un fort oculaire. Alors les contours deviendront épais, incorrects ; la netteté de l'image diminuera sur tous les points ; l'aspect général sera celui d'une impression dont les lettres ont des contours incertains. C'est cette finesse des contours donnant de l'élégance à l'image qui doit faire préférer les objectifs définissant bien. Un objectif doué d'une grande puissance de pénétration donne habituellement des images plus pâles, plus laiteuses et ne permet qu'à ceux qui ont des recherches une véritable expérience de laboratoire d'apprécier ses grands avantages qui sont importants surtout dans toutes les études anatomiques.

222. 2° Le *pouvoir pénétrant* se dit du plus ou moins de facilité qu'on éprouve à distinguer les parties d'un corps qui seraient un peu en dehors du foyer, dans toute l'épaisseur d'un globule microscopique sphérique, par exemple, placé au point de la vision distincte. Cette faculté étant en raison inverse de la valeur de l'angle d'ouverture, plus celui-ci sera ouvert, plus l'*épaisseur ou la profondeur focale* se réduira à un plan mathématique, de sorte qu'un objectif à angle d'ouverture comparativement modéré, donnera plus facilement une vue de l'ensemble des épaisseurs d'un objet (la perfection du *pouvoir définissant* étant bien entendu établie en principe).

Ceci est facilement compréhensible et s'appuie sur des principes d'optique. Nous savons que les rayons centraux subissent une faible réfraction ou un faible changement de leur direction première. Au contraire les rayons marginaux subissent une déviation considérable ; plus cette déviation est grande, plus est considérable la différence de réfraction (ou de déplacement par suite de leur transport) de deux faisceaux provenant de points placés l'un au-dessous de l'autre, et, par suite, plus est grande la différence d'ajustement focal, de sorte qu'il faudra un déplacement du foyer de l'objectif ou de la distance de l'objet à l'objectif pour obtenir alternativement une image nette de ces points voisins ; de là l'obligation de mettre au foyer constamment les différents plans occupés par tels ou tels corpuscules par exemple quoiqu'ils soient très-rapprochés. Il s'ensuit qu'un objectif à angle d'ouverture modérée permettra à l'observateur d'avoir de l'ensemble d'un objet, dont les différentes parties sont situées à une certaine distance les unes des autres, une idée suffisamment nette, sans ajuster mathématiquement chaque

partie de cet objet. Certainement tous les plans ne seront pas
également au foyer, mais entre une perfection qui serait inutile,
puisqu'il reste la ressource de mettre au point, et la possibilité de
voir d'un seul coup l'ensemble de l'objet, la nuance est si peu considérable qu'on préférera toujours pour les travaux de laboratoire
un objectif à profondeur focale considérable.

223. Maintenant, il faut observer que si ceci est absolument vrai
pour les objectifs relativement faibles (de 100 à 300 fois), il n'en
est plus complétement de même pour les objectifs très-forts, et voici
pourquoi : d'une part, l'accroissement de l'angle d'ouverture augmentant, la quantité de lumière (et c'est là une condition absolue)
doit être aussi considérable que possible dans de tels objectifs ;
d'un autre côté, les circonstances même qui font obtenir le grossissement font aussi qu'on ne peut pas espérer pouvoir jamais voir un
objet dans ses trois dimensions à la fois, mais seulement l'état d'un
plan de cet objet, et, pour apprécier sa masse, il n'y a d'autre ressource que de plonger successivement dans les différents plans en
coordonnant mentalement les diverses observations qui en résultent.

224. 3° *Pouvoir séparateur, analytique ou résolvant.* Cette faculté
dépend entièrement de la grandeur de l'angle d'ouverture. Elle est
l'opposé du *pouvoir pénétrant* avec lequel divers auteurs l'ont confondue, au moins dans les termes.

Elle consiste en cette qualité qu'ont certains objectifs de donner
une vision complète des dispositions relatives à la structure de la
superficie d'un objet transparent, tels que mamelons, ouvertures,
stries, points ou filaments ayant le même indice de réfraction que
la surface dont ils font partie et arrêtant si peu la lumière que si
on n'emploie pas la lumière oblique, on ne les apercevra pas. Or
la lumière oblique a pour résultat de faire former l'image de l'objet
par les rayons passant par les bords de l'objectif, ou autrement de
fournir à l'objectif des pinceaux formant à leur foyer une image des
perspectives obliques de l'objet. Si l'angle d'ouverture est assez
grand pour que la direction des pinceaux marginaux soit suffisamment oblique par rapport aux rayons centraux, l'image sera formée
d'une série de perspectives analogues à celles qui sont produites
artificiellement par l'éclairage oblique, c'est-à-dire qu'elles représentent les inégalités de réfraction de la surface beaucoup plus
vigoureusement que ne le feraient les pinceaux du centre.

On voit qu'entre deux objectifs à angles d'ouverture différents,
l'un pourra montrer sans le secours de la lumière oblique, des

détails que l'autre ne décèlera qu'à l'aide de ce moyen ; il y a donc dans le pouvoir résolvant une qualité incontestable. Malheureusement elle annule quelquefois les deux qualités précédentes, surtout la *pénétration* et n'oblige pas à une grande perfection dans la définition des contours. Il existe des objectifs très-défectueux au point de vue de la définition parfaite, et qui séparent, grâce à leur angle d'ouverture considérable, des stries extrèmement rapprochées. Les micrographes observateurs doivent donc toujours préférer la bonne définition à un pouvoir séparateur considérable, lequel n'aurait pas d'application dans la grande majorité des cas.

225. 4° *La disposition parfaitement plane du champ*. C'est une qualité sur laquelle il est inutile d'insister ; cependant il peut y avoir d'excellents objectifs qui présentent un champ courbé. Nous avons vu (p. 94 et 99) que la déformation régulière des images, toutes corrigées qu'elles soient d'ailleurs, est une suite naturelle de la marche des rayons. Lorsqu'on observe des objets ou éléments isolés, cet inconvénient n'est pas grave ; mais il le devient dans les applications d'un tel objectif à l'examen d'objets allongés ou tranchés en minces coupes. Heureusement les constructeurs sont parvenus à faire disparaître en grande partie cette dépression du champ de la vision qu'on observe dans tous les anciens microscopes.

226. En résumé, le pouvoir séparateur d'un objectif dépend de la grandeur de l'angle d'ouverture, et, par suite, de l'obliquité des rayons lumineux que les lentilles peuvent encore recevoir des différents points de la surface de l'objet. S'il s'agit de lignes très-rapprochées d'une surface transparente, qu'elles soient l'effet de stries ou de sillons, l'éclairage oblique, dans ce cas, acquiert une grande importance. Il est évident qu'en passant par de semblables inégalités, les rayons qui traversent l'objet dans une direction centrale, donneront des résultats moins nets que ceux qui tomberont obliquement sur sa surface. C'est ainsi qu'on voit, à l'aide d'un objectif de force moyenne, avec un angle d'ouverture plus prononcé et en recourant à l'éclairage oblique, des choses dont on n'apercevait aucune trace avec un éclairage central. Au contraire, un objectif ayant un très-grand angle d'ouverture pourra recevoir, tout en se bornant à l'éclairage central, un si grand nombre de rayons très-obliques qu'on obtiendra un résultat pareil à celui que donne l'éclairage oblique avec une combinaison plus faible. Mais si, en se servant d'un puissant objectif, à très-grand angle d'ouverture, on emploie en même temps l'éclairage oblique, toute incertitude

cessera, car il possèdera une puissance de résolution que n'atteindra jamais un faible objectif à petit angle d'ouverture. (Frey.)

D'après ce qui vient d'être dit, on comprendra pourquoi les opticiens se sont si fortement appliqués, dans ces derniers temps, à agrandir l'angle d'ouverture dont nous parlerons plus loin.

227. 5° *Distance frontale (appelée improprement foyer ou distance focale).* Pour l'observateur qui veut, avec le microscope, faire des recherches sérieuses et non pas s'en servir en simple curieux, il est indispensable de tenir compte de cette qualité. Depuis quelques années on a un peu négligé ce point, en Angleterre et en Amérique particulièrement; on a complétement perdu de vue le côté pratique du microscope pour s'adonner à l'agrandissement de l'angle d'ouverture d'une façon exagérée et comme on n'y peut arriver qu'en rapprochant de l'objet la lentille frontale ou inférieure de l'objectif, on a supprimé toute distance entre la lamelle mince et cette lentille. Quelque parfaits que soient ces objectifs à court foyer, ils seront toujours rejetés par le savant obligé de conserver cette distance assez grande pour l'examen de pièces couvertes d'un verre épais, ou encore de celles dans lesquelles il y a nécessité de plonger le regard, pour ainsi dire, par suite du volume des objets transparents qu'on ne peut pas écraser. A cet égard, M. Nachet a donné une supériorité notable à ses objectifs, en les construisant avec un angle d'ouverture très-suffisamment grand et une distance frontale presque double de celle que leur donnent les autres opticiens.

ARTICLE II. — DE L'ANGLE D'OUVERTURE DES OBJECTIFS.

228. On entend par angle d'ouverture l'angle que font entre eux les deux rayons extrêmes émanant de l'objet et *utilisés* par l'objectif.

Bien des conditions font que ces rayons sont réellement efficaces ou au contraire qu'ils n'arrivent pas à concourir à la formation de l'image, et pourtant leur rôle a une importance telle, dans cette formation d'images, qu'elle surpasse comme résultat définitif les avantages du grossissement seul. En d'autres termes, on peut avoir des objectifs très-puissants montrant beaucoup moins de détails que des objectifs plus faibles, construits en vue d'obtenir un grand angle d'ouverture, c'est-à-dire d'utiliser la grande majorité des rayons obliques émanant de l'objet. Supposons la surface d'un objet bien également transparent, la perception des reliefs ou différences d'épaisseur est due aux différences de l'influence qu'exercent sur la lumière les inégalités de la surface. On voit, en y réfléchissant, que la perception de semblables inégalités sera très-faiblement obtenue par la vision centrale; mais qu'au contraire les pinceaux obliques émanant d'une surface mamelonnée exerceront une grande influence dans la formation de l'image produite par cette surface; de là l'effet vraiment étonnant de la lumière oblique sur des objectifs, même de ceux qui ont un petit angle d'ouverture.

229. Depuis que, en 1830, Jackson Lister fit paraître son travail (*Transactions philosophiques*) sur ce sujet, les opticiens ont vaincu presque toutes les difficultés inhérentes à la construction de ces objectifs et sont arrivés à donner aux objectifs des angles d'ouverture vraiment remarquables, surtout depuis l'invention du procédé à immersion d'Amici. Quand on réfléchit qu'on peut, avec un système de lentilles prenant des rayons émanant d'un objet sous un angle de 170 degrés, fournir une image à laquelle concourront à la fois les rayons centraux et ceux qui sont écartés de 85 degrés, on reste étonné de la perfection qu'il a fallu apporter successivement aux combinaisons optiques.

Ces progrès à partir des travaux de Lister furent très-rapides. Ross le premier et Powell en Angleterre exécutèrent les meilleures combinaisons de ce genre vers 1842; les angles obtenus étaient 60 à 74 degrés. En 1844 Amici fit un objectif possédant un angle de 112 degrés. En France, les progrès furent plus lents, le mémoire de Lister étant resté complétement inconnu. Les objectifs de Charles Chevalier et Oberhæuser étaient d'angle et de grossissement assez faibles. En 1845 (*Comptes rendus des séances de l'Acad. des sciences,* Paris 1845, t. XX, p. 156) M. Nachet père présenta à l'Académie des sciences un objectif fort, construit sur le principe de l'agrandissement de l'angle d'ouverture et que possède M. le professeur Lebert. En 1847 ces objectifs étaient habituellement de 100 à 120 degrés. En 1851 le jury de l'Exposition de Londres [1] constata sur les objectifs de Ross un angle d'ouverture de :

$$27° \quad \text{pour ceux dits de} \quad 1 \text{ pouce.}$$
$$60° \qquad \qquad 1/2$$
$$113° \qquad \qquad 1/5$$
$$107° \qquad \qquad 1/8$$
$$135° \qquad \qquad 1/12$$

[1] Brewster *a Treatise on Optics*, London, 1853, page 474.

Notons ici à propos des indications qui suivent que les *numéros* des objectifs des opticiens anglais correspondent au *foyer que posséderait une lentille simple de même grossissement que l'objectif auquel on les compare.* Ainsi un objectif

Parmi les objectifs des remarquables microscopes que M. Nachet avait à cette exposition, l'un de 1/18 de pouce donnait un angle d'ouverture de 134 degrés.

En 1853 Ross a présenté à la *Société microscopique* de Londres un objectif de 1/8 de pouce anglais offrant un angle d'ouverture de 155 degrés.

230. L'agrandissement de l'angle formé par les faisceaux venant de l'objet augmente l'éclat et la vigueur de l'image, comme le fait sentir l'examen de la figure 78. Soit un objectif B, et A un objet; tous les rayons entre AC, AC' sont supposés les seuls utilisés dans un objectif qui serait construit de telle sorte que, malgré la grandeur de la lentille frontale, ces rayons soient les rayons extrêmes concourant à former l'image agrandie de l'objet A; mais il est évident que si, par une combinaison mieux entendue

dit de 1/12 de pouce n'a pas 1/12 de pouce de distance ou longueur focale ou frontale, soit $2^{mm},01$; mais il a le même grossissement qu'une lentille simple qui aurait ce foyer. Ce système très-logique en théorie n'a plus de sens dans la pratique, car d'un opticien à l'autre des objectifs de même numéro ont des grossissements très-différents. Le tableau ci-joint montre les différences des numéros, les grossissements étant semblables.

*Tableau comparatif des notations et numéros donnés par les constructeurs à leurs objectifs[1].*

| OPTICIENS ANGLAIS[2] | | NACHET Paris | OBERHAEUSER HARTNACK Paris | KELLNER BELTHLÉ à Wetzlar | ZEISS à Iéna | BÉNÈCHE à Berlin |
| --- | --- | --- | --- | --- | --- | --- |
| ROSS, SMITH et BECK | POWELL et LEALAND | | | | | |
| 2 pouces | 2 pouces | 0 | 1, 2, 3 | 1, 2, 3 | | 4 |
| 1 | 1 | 1 | 4 | 4 | A | 7 |
| 1/2 | 1/2 | 2 | 5 | 5 | B | 8 |
| 1/4 | 1/4 | 3 | 6 | 7 | C | |
| 1/6 | 1/6 | 4 | 7 | 8 | D | 9 |
| 1/8 | 1/8 | 5 | 8 | 9 | E | 11 |
| 1/10 | 1/10 | 6 | 9 | | | |
| 1/12 | 1/12 | 7 | 10 | 10 | F | |
| 1/18 | 1/18 | 8 | 11 | | | |
| 1/20 | 1/20 | 9 | 12 | | | |
| 1/30 | 1/30 | 10 | 15 | | | |
| | 1/40 | 11 | 16 | | | |
| | 1/50 | 12 | 18 | | | |

[1] Je note ici les objectifs que j'ai pu avoir sous les yeux ou dont j'ai pu obtenir les grossissements.

[2] Constructeurs américains : Spencer, — Tooles, — Wales, — Grunow, même nomenclature que les constructeurs anglais, mais suivie sans exactitude absolue. J'ai vu des objectifs marqués 1/4 de pouce qui étaient des 1/6, et *vice versa*.

des courbures, l'opticien est parvenu à faire qu'à ce cône de rayons
C'AC on ajoute le cône D'AD enveloppant l'autre, la quantité de
lumière sera considérablement accrue ;
la moindre addition produit un éclat considérable, à cause du développement de
l'aire marginale D'C', C'D. Mais, de plus,
remarquons que ces rayons sont de plus
en plus obliques par rapport à l'axe de
la lentille, qu'ils ajoutent aux perspectives centrales des perspectives infiniment plus accusées. Ceci est si vrai, que

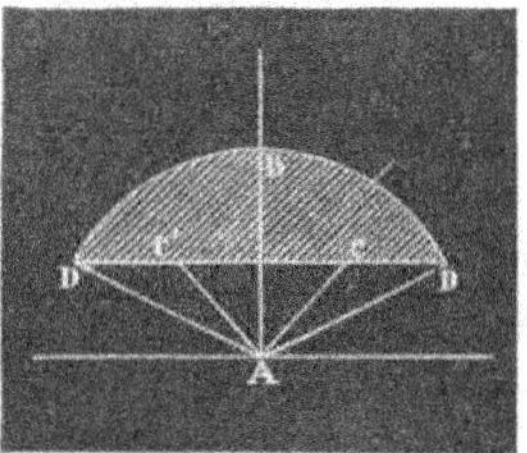

Fig. 78.

dans certains objectifs à très-grand angle d'ouverture, on augmente la visibilité de très-petits détails en masquant le centre de la
lentille et en n'utilisant positivement que ses bords.

De même, en employant un condensateur au-dessous de l'objet,
on augmente l'importance des rayons marginaux aux dépens de la
lumière centrale. De même aussi, en portant le miroir de côté
pour éclairer l'objet obliquement, ce sont les rayons des bords *d'un
côté* de l'objectif qui concourent à former l'image, à l'exclusion
de ceux du centre. On peut très-bien voir dans ce cas la marché
du faisceau éclairant et oblique, en examinant avec une petite loupe,
de quelques centimètres de foyer, l'image formée au foyer de l'oculaire, au-dessus du verre de l'œil (*anneau oculaire ou cercle de
Ramsden*). L'image lumineuse du miroir, se verra distinctement
dans certains cas ; vers le bord du champ de vision, on constatera
que ce n'est que cette très-petite portion de la surface totale de la
lentille qui fonctionne, mais cette portion est marginale.

Cette méthode d'observation du cercle de Ramsden peut être
utile, lorsqu'on veut ainsi s'assurer de l'éclairage des objets qu'on
examine, et elle fournit un moyen assez prompt de mesurer l'angle
d'ouverture réel d'un objectif, moyen que nous allons décrire plus
bas, et dont l'idée première appartient à Amici. Nous avons vu que
l'angle d'ouverture est formé par la première lentille, et plus ou
moins utilisé par les autres lentilles du système objectif. Pour mesurer ce faisceau, Lister avait proposé le moyen suivant : fixer le
corps du microscope sur un chevalet de bois qu'on place sur
une feuille de papier (fig. 79) ; viser par l'oculaire une lumière
placée à quelques mètres de distance et à une hauteur telle,
qu'elle coïncide avec l'axe optique du corps du microscope ;
puis, prenant l'objectif comme centre de rotation, faire tourner le

chevalet jusqu'à ce que la lumière disparaisse presque du champ ; tracer la position du chevalet sur le papier, pivoter de nouveau

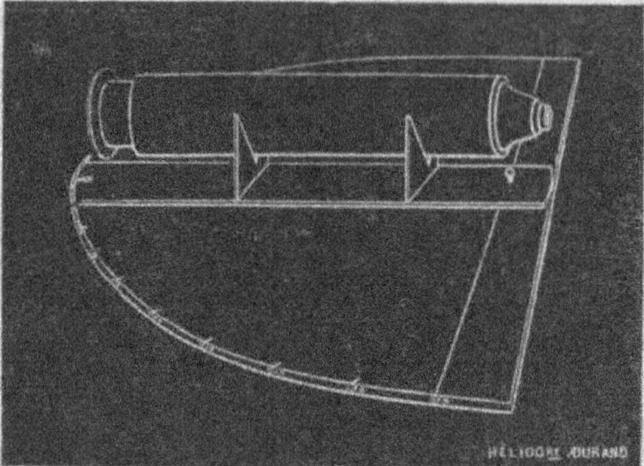

Fig. 79.

pour s'écarter de la lumière de l'autre côté, jusqu'à disparition de celle-ci. Le tracé étant une seconde fois fait sur le papier, l'angle que feront entre elles les deux positions du chevalet sera l'angle d'ouverture. La figure ci-contre de Carpenter montre sans explication la mise à exécution de ce principe. Celui d'Amici est plus vrai, en ce que Lister donnait la valeur de l'angle pour la lumière diffuse et non pour une image correctement formée.

Voici ce moyen : placer le microscope verticalement sur une table noire ; supprimer la lumière du miroir en masquant celui-ci, puis placer à droite et à gauche du pied du microscope deux objets brillants, ou simplement deux morceaux de carton blanc ; puis, regardant l'image

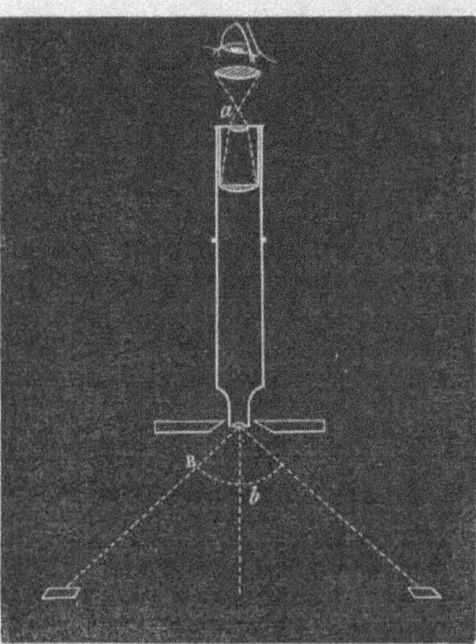

Fig. 80.
Procédé pour mesurer l'angle d'ouverture des objectifs.

formée au foyer de l'oculaire (fig. 80 en $a$) avec une loupe faible, ou même sans oculaire celle qui est formée par l'objectif, faire écarter successivement les cartons blancs jusqu'à ce qu'ils atteignent l'extrême bord du champ visible par la loupe. Dans cette situation, l'angle d'ouverture sera donné par la distance de l'objectif à la table comme hauteur (*b*) d'un triangle, dont les deux côtés sont formés par les lignes qui réunissent les cartons à l'objectif. Ces mesures sont faciles à prendre et à reporter, si on veut, sur une feuille de papier sur laquelle on placera un cercle gradué pour déterminer la valeur de l'angle que feront ces lignes, ou bien elles suffiront simplement avec une table des tangentes pour donner l'angle.

231. *Inconvénients inhérents à l'exagération de l'angle d'ouverture.* — Si la poursuite de l'agrandissement de l'angle d'ouverture a donné de bons résultats, il ne faut pas cependant négliger de voir les inconvénients qui en résultent, et les opticiens doivent toujours proportionner cet angle au grossissement. On a construit en Angleterre et en Amérique des objectifs possédant un angle considérable et manquant complétement de distance frontale. Des objectifs correspondant, par exemple, aux nᵒˢ 2 ou 3 de Nachet, avaient une distance focale inférieure à celle des objectifs les plus puissants, et, conséquemment, cessaient d'être utiles pour des recherches pratiques. En comparant ces objectifs à d'autres plus puissants et de même distance frontale, on s'aperçoit bien vite que, puisqu'on veut bien s'astreindre à l'emploi d'une si faible longueur, il vaut mieux se servir d'un bon objectif fort, ayant le même inconvénient; au moins on tirera avantage du grossissement qui se trouve ajouté au pouvoir séparateur.

ARTICLE III. — DES OBJECTIFS A CORRECTION ET A IMMERSION.

### Des objectifs à correction.

232. Un objectif ne peut être corrigé, c'est-à-dire ne peut donner une image nette de l'objet que sur une seule incidence des rayons entrant dans sa surface frontale; si l'angle d'incidence vient à changer, l'image perd sa netteté par suite d'une série d'aberrations qui interviennent immédiatement.

La lentille frontale d'un objectif L L' (fig. 23, p. 94) placé au-dessus de la lamelle mince V V' recouvrant un objet A B C, que, pour simplifier, nous supposerons situé lui-même dans un milieu réfringent de même indice que le verre. Nous avons déjà vu que le point A se trouve élevé en A', c'est-à-dire environ d'un tiers de la distance A H; il en est de même des points B C de la surface supposée de l'objet qui se trouverait transportée en B' C'. Ces aberrations si étranges sont néanmoins corrigées par l'objectif, tous ces points, quoique déplacés pour chaque zone de la lentille frontale, concourent à former une image correcte et nette de l'objet. Les lentilles étant disposées par leurs courbures et leurs distances pour corriger et réunir point par point les rayons brisés et infléchis à la sortie du verre mince, supposons maintenant que, au lieu de la lamelle mince VV', nous placions une lamelle plus épaisse dont la surface supérieure XX' soit plus éloignée de l'objet ABC, le point A' va remonter d'une quantité proportionnelle à l'épaisseur surajoutée, puisque nous avons vu que ce point est toujours fonction de l'épaisseur du milieu réfringent dans lequel il se trouve ; par suite, les angles de sortie des rayons brisés concourant à former ce point, seront changés ; la direction de ces rayons sera modifiée et les corrections que devaient produire les lentilles objectives ne s'effectueront plus complétement comme elles l'étaient tout à l'heure. Tous les autres points de la surface ABC sont modifiés de la même façon, et il sera impossible d'en obtenir une représentation fidèle et nette, le manque de réunion des images de ces points produisant un épanouissement ou un empâtement des détails de l'objet. Amici et Jackson Lister ont proposé plusieurs moyens pour remédier constamment et dans la proportion évaluée à ce défaut, remarquant que la déviation la plus importante a lieu sur les rayons marginaux, ce qu'il sera facile de constater sur *les figures* 25 et 26.

Amici avait appliqué derrière ces objectifs une quatrième lentille ménisque (lentille concavo-convexe) dont la courbure était tantôt dominante ou concave et tantôt convexe ; en appliquant à volonté derrière l'objectif une de ces lentilles, on ramenait d'une certaine quantité les rayons aberrants à leur point de concours au reste de l'image. Jackson Lister, en montrant la vraie nature des aberrations d'un système de lentille, avait naturellement fait pressentir que la correction pourrait s'effectuer par une modification apportée à l'écartement des lentilles entre elles. Ce fut Andrew Ross qui, en 1837, exécuta pratiquement le premier appareil destiné à écarter d'une faible quantité les lentilles entre elles. Voyons maintenant comment fonctionne cette correction. Les rayons trop déviés par suite d'une trop grande épaisseur de la lamelle mince sont fortement divergents à leur entrée vers les bords de l'objectif et produisent une certaine aberration qu'on appelle *negative*, l'objectif étant réglé pour un verre plus mince est doué lui-même d'un ordre d'aberration appelée *positive;* c'est-à-dire que sa construction doit être telle que les rayons

formant l'image doivent sembler venir des points A B C et non pas
des points A' B' C'. Il est clair que les points fictifs A' B' C' s'étant
élevés, c'est-à-dire la longueur de l'aberration négative ayant augmenté, il faudra nécessairement augmenter dans une même proportion l'aberration positive de l'objectif. Or, c'est justement ce qui
arrive lorsqu'on rapproche les unes des autres les lentilles d'un objectif, de sorte que, pour compenser ce défaut négatif, il n'y aura
qu'à rapprocher un peu les lentilles ; ce qui produira un défaut d'a-
berration positive, qui corrigera la marche imprimée à tort aux
rayons par suite de l'augmentation de l'épaisseur de la lamelle de
verre. Remarquons ici que c'est une des belles applications du grand
principe des compensations tant employé en physique, autrement
dit la correction d'un défaut par un défaut de sens contraire.

Il faut observer aussi que ce rapprochement des lentilles chan-
gera peu de choses aux conditions de l'achromatisme, car s'il devait
survenir un défaut important de cette nature, par suite de ce rapprochement des lentilles, il serait détruit par le léger chromatisme
déjà produit en sens contraire par l'augmentation d'épaisseur du
verre mince. Enfin, remarquons que le rapprochement des lentilles
augmentera d'une notable quantité le grossissement, mais que cependant cette augmentation sera un peu compensée, parce qu'un
des effets de l'aberration négative produite par une plus grande
épaisseur du verre sera une diminution apparente du diamètre de
l'objet.

233. Examinons maintenant comment on est parvenu à mobiliser
les distances des lentilles et à mettre sous la main de l'observateur
un moyen mécanique de corriger ou de compenser les aberrations.

Ce n'est qu'à partir de l'objectif 3 qu'il est utile
d'appliquer la correction facultative des images à
l'aide du mécanisme représenté figure 81, lequel consiste en un collier faisant rapprocher ou éloigner la
première lentille des deux autres. C'est le défaut
produit par les différentes épaisseurs de verre mince
recouvrant l'objet qu'on corrige en écartant ou rapprochant les lentilles.

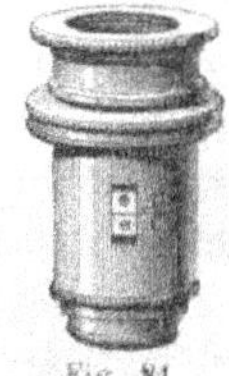

Fig. 81.

Un *petit index* correspondant aux lignes D et C, *découvert* et *couvert*, indique la direction à donner au mouvement pour corriger.

Nous avons dit qu'Amici corrigeait les différents défauts de l'objectif à l'aide d'une quatrième lentille ajoutée derrière les lentilles
ordinaires de l'objectif. Si le verre mince était un peu trop épais, il

ajoutait un ménisque divergent, s'il était trop mince, il changeait ce ménisque divergent contre un autre légèrement convergent. (Voy. Amici, *Comptes rendus des séances de l'Académie des sciences,* Paris, 1844, t. IX, p. 44.) Le procédé indiqué par Andrew Ross consistait à ajuster les deux dernières lentilles d'une façon immuable dans la monture cylindrique de l'objectif et à fixer la première, la frontale, à un tube glissant sur la partie fixe de l'objectif; de cette façon, la première exécutait seule un mouvement de rapprochement ou de séparation. On peut aussi faire marcher la dernière et l'isoler des deux premières; dans ce cas la correction est moins rapide et il faut de plus grands mouvements de séparation que lorsqu'on se sert de la première. On peut aussi doubler cette fonction et faire marcher la lentille frontale en même temps que la dernière, celle du milieu restant fixe (correction double de Hartnack). Le seul avantage qui en résulte est qu'elles ont chacune moins de chemin à parcourir que quand la correction s'opère par le déplacement d'une seule et il y a danger que le mouvement s'altère et surtout se durcisse par le frottement considérable des deux tubes.

Dans tous ces systèmes, il y a un petit inconvénient qui se manifeste assez vivement lorsqu'on a besoin de corriger rapidement une image; c'est la perte de la visibilité de l'objet. En effet, en tournant le collier (fig. 81), on éloigne ou on rapproche la lentille de l'objet, il faut donc avoir constamment sous la main le mouvement lent pour redescendre ou remonter tout le système optique vers l'objet. Il y a là une série de disparitions et de réapparitions de l'objet assez désagréables pour qui n'a pas une certaine habileté dans l'emploi du mouvement de correction et de celui de la mise au point par la vis de rappel.

Wenham, de Londres, a proposé, il y a déjà longtemps, une modification au système adopté qui est assez importante dans la pratique. Au lieu de faire mouvoir la lentille frontale sur les dernières, il rendait fixe la frontale et faisait mouvoir les deux dernières par un mécanisme agissant sur l'intérieur, de sorte que la petite lentille frontale resta à la même distance de l'objet pendant le déplacement des deux dernières; il faut nécessairement changer néanmoins la mise au point, mais d'une quantité infinitésimale, et pendant ces mouvements, l'objet, quoique moins net, reste toujours en vue. Cela est d'un très-grand avantage comme temps employé dans les recherches scientifiques sérieuses. M. Nachet et les constructeurs américains Tooles et Wales l'ont déjà adoptée.

**254.** Lorsqu'on veut régler la correction d'un objectif, afin d'obtenir le maximum de netteté des contours en étudiant une préparation couverte d'une lamelle dont on ignore l'épaisseur, on place la languette au milieu de la fente et on cherche, dans la préparation soumise à l'examen, une partie qui offre des détails d'une grande finesse. On met au point ; puis on tourne le collier, soit à droite, soit à gauche, suivant que l'on suppose que le couvre-objet a plus ou moins d'un dixième de millimètre d'épaisseur. Mais comme le mouvement de rotation a dérangé l'exactitude de la mise au point, on la rétablit en faisant agir la vis micrométrique ou à mouvement lent du microscope. Si l'on voit moins bien les détails de la partie observée, si, au lieu de gagner en finesse, ils prennent de l'épaisseur, cela indique qu'on n'a pas tourné le collier dans le sens convenable. Alors on tourne le collier en sens contraire ce qui ramène la languette à sa position moyenne ; on met l'objet au foyer, comme on l'avait fait en débutant, et l'on recommence la série des opérations ci-dessus indiquées en faisant mouvoir le collier en sens inverse. Si l'image paraît sensiblement plus parfaite, on continue à tourner le collier de la même façon et à remettre chaque fois au point jusqu'au moment où l'image commence à perdre de sa netteté. C'est le signe que l'on a dépassé les limites de la correction exigée par l'épaisseur du couvre-objet. On revient facilement à la position favorable dont on s'était un peu écarté.

Ces tâtonnements s'exécutent promptement en ne quittant pas, d'une main, la vis micrométrique du microscope, et de l'autre, le collier de l'objectif.

### *Des objectifs à immersion.*

**255.** Nous avons vu que le principal obstacle à la bonne résolution (voy. pages 101 et 102) des objets vient de la réfraction violente que subissent les rayons en quittant la lamelle mince pour entrer dans l'air et en second lieu à leur nouvelle réfraction pour entrer dans la lentille.

Amici avait pensé que pour corriger ce défaut (la réfraction, le brisement des rayons à leur entrée dans l'air au sortir du verre mince) il faudrait que la lentille frontale fît partie du verre mince ; mais comment dans ce cas rendre variable la distance de l'objet à la lentille ? Simplement en leur interposant un milieu élastique ayant à peu près le même indice de réfraction que le verre. Il imagina de faire plonger la lentille dans un liquide de même indice que le verre mince, la glycérine mêlée à l'essence d'anis, par exemple, ou même cette dernière seule; plus tard il reconnut que l'eau distillée suffisait très-bien à la condition de corriger les faibles aberrations produites par les différences d'épaisseur relatives des milieux superposés, verre et eau. Ces aberrations augmentent assez du reste pour exiger que l'objectif soit muni d'un appareil à correction, si l'on passe d'un objet monté à sec à un objet monté dans la térébenthine dite baume du Canada.

236. Les avantages de l'application du principe de l'immersion sont considérables. Premièrement, par suite de la suppression de la brusque réfraction des rayons marginaux entrant dans l'air au sortir du verre mince, une notable partie de ces rayons est admise par la lentille alors qu'elle aurait été perdue; de plus les rayons centraux eux-mêmes étaient auparavant affaiblis par cette réfraction et par la rentrée dans la lentille au sortir de la lame d'air. De là une augmentation de lumière considérable dans le champ.

En second lieu les aberrations étant mieux corrigées les contours et les détails de l'objet sont infiniment plus nets.

Enfin, par suite de la plus grande épaisseur d'un milieu plus réfringent que l'air, composé du milieu dans lequel est plongé l'objet, du verre mince et la lame d'eau, le transport de l'image à l'objet est par conséquent augmenté; la distance seule entre la lentille frontale et l'objet est plus considérable que dans un objectif ordinaire du même grossissement.

On voit que la méthode imaginée par le grand physicien italien peut être considérée par les micrographes comme un bienfait. Les essais d'Amici concernant les systèmes d'objectifs à immersion datent de 1844. Je l'ai vu, cette année-là ou la suivante, montrer chez Oberhæuser un objectif dont il faisait reconnaître les avantages qui viennent d'être indiqués en interposant entre lui et une préparation d'écailles de *Lepisma*, soit une goutte d'huile de pied de bœuf, soit une goutte d'essence; il les croyait préférables à l'eau dont il recommandait déjà l'emploi comme donnant de bons résultats avec toutes les espèces d'objectifs à distance focale courte. Mais ce n'est qu'à partir de 1855 que M. Nachet et M. Hartnack, successeur d'Oberhæuser ont fabriqué et livré couramment ces objectifs.

237. Ainsi qu'on vient de le voir pour bien comprendre les avantages des objectifs à immersion, il faut se rappeler que la distance focale d'une lentille est due: 1° à la courbure de ses faces; 2° à la valeur de l'indice de réfraction de la substance par rapport à l'air,

en sorte que, si cet indice venait à diminuer, le foyer de la lentille s'éloignerait d'elle, et que si, au contraire, il venait à augmenter, son foyer se rapprocherait. Or, supposons maintenant qu'une
lentille biconvexe soit appliquée par une de ses faces sur une lame
de verre plane, telle que celle qui recouvre une préparation, et
qu'entre les deux, pour remplir le vide qui existera nécessairement,
on introduise un peu d'eau : il est clair que les rayons qui pénè-
treront à travers la lame de verre la traverseront, ainsi que l'eau,
sans déviation ; ensuite en passant de l'eau dans l'objectif ou la lentille, ils seront réfractés non plus en raison de l'indice de réfraction de la lentille par rapport à l'air, mais en raison de l'indice
de réfraction de la lentille par rapport à l'eau. Dans ce cas, par
exemple, l'indice de réfraction sera moindre et le foyer de la
lentille sera porté plus loin ; sa distance focale sera allongée.

Il est facile de comprendre, d'après ce que nous avons dit plus
haut que cet effet ne sera pas changé si, comme dans le cas des
objectifs des microscopes, la couche de liquide au lieu de former un
simple ménisque, représente une couche complète interposée à la
lamelle plane de la préparation que ne touche pas l'objectif et à
celui-ci ; car le liquide ne fait ici que rendre plus épaisse la
couche plan-concave de flint dans laquelle est enchâssée la vraie
lentille biconvexe de crown de la pièce inférieure de l'objectif.

Ainsi on augmente la distance pouvant exister entre la lentille
inférieure et l'objet vu sous un fort objectif, quand on remplace
la couche d'air qui sépare habituellement l'objet de la face extérieure de cette dernière lentille, par une couche d'eau dont l'indice
de réfraction diffère peu de celui du verre.

238. Les réflexions par la lentille, même sous les très-grandes incidences données par les objectifs à grand angle d'ouverture sont
rendues moins sensibles, si on les compare à celles qui se manifestent à l'entrée des rayons de l'air dans le verre : alors la quantité
de lumière efficace et concourant à la formation de l'image se
trouve considérablement augmentée. Ceci est un avantage réel,
équivalant à une amplification de l'angle d'ouverture qui, comme
nous l'avons vu (page 185), améliore d'une façon très-notable la
netteté de la vision dans le microscope. En outre, ces mêmes rayons,
à incidence oblique, ne subissant plus, par la réfraction, qu'une
déviation très-faible et, par conséquent, bien plus régulière, ils
contribuent mieux à la formation de l'image. En un mot, la lumière
abondante qui pénètre dans l'objectif à immersion, sous des con-

ditions de réfraction les plus favorables fait ressortir, avec une extrême précision, des détails que l'on distinguait avec peine en se servant d'objectifs ordinaires.

La clarté de l'image, la pénétration sont les avantages que possèdent les objectifs à immersion et, à ces qualités, il faut ajouter encore, surtout dans l'emploi des plus forts grossissements, la plus grande longueur de la distance existant entre l'objet et la lentille inférieure, ce qui permet d'utiliser des couvre-objets plus épais.

239. Pour se servir des objets à immersion, l'eau doit être limpide. L'eau distillée ne l'emporte sur les autres que parce qu'elle ne contient aucun sel qui puisse, après dessiccation, former un dépôt sur la surface externe de la lentille inférieure, dans le cas où l'on négligerait de l'essuyer pendant qu'elle est encore humide. Il importe d'éviter la formation de cette croûte saline, car elle est quelquefois difficile à enlever et le frottement peut détériorer la surface du verre.

C'est à l'aide d'une petite baguette de verre que l'on dépose une goutte d'eau sur la lentille inférieure de l'objectif, préalablement essuyée avec un linge fin et doux, humecté au besoin avec de l'alcool ou de l'ammoniaque. Cette goutte s'attache facilement au verre et doit le couvrir entièrement, sinon ce serait une preuve qu'il n'est pas suffisamment nettoyé. On fait également tomber une autre goutte sur le couvre-objet bien essuyé ; on abaisse lentement le tube du microscope jusqu'à ce que les deux gouttes d'eau se confondent et constituent une couche unique. L'opération est alors terminée et il ne reste plus qu'à mettre au point suivant les procédés ordinaires. On peut, du reste, aussi commencer par mettre l'objectif à peu près au point, puis faire glisser une goutte d'eau entre le couvre-objet et l'objectif pour achever ensuite la mise au point avec la vis micrométrique.

ARTICLE IV. — DE L'ASSOCIATION DES OBJECTIFS ET DES OCULAIRES DANS LE BUT D'OBTENIR TEL OU TEL GROSSISSEMENT VOULU.

240. Nous avons déjà vu que, dans les microscopes composés, tout grossissement s'obtient par l'association d'un oculaire à un objectif. Comme les oculaires ont un pouvoir amplifiant variable et peuvent être facilement remplacés l'un par l'autre, on peut, avec un même objectif, obtenir successivement autant de grossissements qu'on a d'oculaires, sans qu'on ait besoin de déranger la préparation. Il est

utile pour les commençants d'examiner ainsi avec tous les oculaires comparativement un même objet sans changer l'objectif.

241. Plus les objectifs ont un pouvoir amplifiant considérable, plus leur longueur focale est courte ; plus les lentilles qui les composent sont rapprochées les unes des autres, et moins est considérable par conséquent la distance du foyer à l'objectif, à l'exception toutefois de certaines combinaisons pour les faibles grossissements.

Les objectifs sont désignés, d'après leur grossissement, par des chiffres, 0, 1, 2, 3, etc., ou 1, 2, 3, etc. ; mais ces nombres n'indiquent pas la valeur de leur grossissement, qui devra être recherché d'après la méthode indiquée plus loin. Ces chiffres sont, du reste, employés arbitrairement par chaque opticien (voy. le tableau, p. 184). Comme aussi, plus le grossissement est considérable, plus le diamètre de la lentille inférieure de l'objectif est petit, on s'habitue bientôt dans la pratique à juger par là de leur pouvoir grossissant relatif, sans recourir à la vue des chiffres qu'ils portent.

242. Ainsi, un premier moyen de grossir les objets consiste à employer successivement des objectifs de plus en plus forts ; avec la précaution d'user en même temps de couvre-objets de plus en plus minces. Il faut même, lorsqu'on pense devoir être obligé de changer de grossissement, se servir de suite des lamelles les plus minces, parce qu'en voulant changer celles qui recouvrent la préparation, cette dernière est souvent détruite ou dérangée. Enfin, lorsqu'on achète de ces lames minces, il faut indiquer aux opticiens le numéro de l'objectif à l'emploi duquel on les destine ou montrer un fragment de ces lamelles comme spécimen de l'épaisseur voulue.

En même temps que diminue la longueur focale et qu'augmente le pouvoir amplifiant de l'objectif, la lumière diminue et la dispersion de la lumière sur les bords de l'objet augmente. C'est, avec l'obligation d'employer les lames de verre trop minces, l'une des raisons qui empêchent de porter le grossissement au delà de certaines limites.

243. Avec chaque objectif on peut obtenir plusieurs grossissements divers, suivant l'oculaire qu'on emploie ainsi que nous l'avons dit. Plus un oculaire est court, plus il grossit, et plus il grossit, plus il fait perdre de la lumière. Les pertes de lumière et de netteté des bords de l'objet, pour un agrandissement donné par les oculaires, sont plus considérables que pour le même grossissement obtenu à l'aide des objectifs. Aussi, quand la nature des re-

cherches le permet, il vaut mieux obtenir l'agrandissement successif d'un objet à l'aide des objectifs qu'avec les oculaires, malgré l'inconvénient, assez faible du reste, d'employer des verres minces pour le recouvrir.

244. Chaque microscope est accompagné, en général, de trois à six oculaires différents. Leur longueur varie ordinairement entre 2 et 5 centimètres. La perte de lumière et de netteté avec les oculaires de moins de 3 centimètres de long est telle, qu'il ne faut pas s'en servir. On ne peut en user qu'avec les plus faibles jeux de lentilles, et un grossissement égal obtenu en prenant un objectif d'un numéro plus élevé, donne une perte de lumière beaucoup moindre avec des images bien plus nettes. Les oculaires de 3 centimètres de longueur, c'est-à-dire dont le verre supérieur grossit de dix fois environ, ne peuvent déjà plus être employés avec les deux ou trois objectifs les plus forts de la série complète des jeux de lentille que fournissent les opticiens.

En résumé, la pratique démontre qu'il suffit d'avoir trois oculaires dont le plus fort a un grossissement double de celui du plus faible et l'autre est intermédiaire. On se sert en général de celui-ci pour le remplacer par l'un des deux autres, selon qu'on veut, sans déranger un objet, le voir grossi davantage ou moins. Souvent, quand on observe avec des objectifs d'un faible grossissement des animaux ou des organes de petit volume, on les associe à l'oculaire le plus long pour obtenir un grossissement de plus en plus fort, en lui substituant les deux autres. En dehors de ces circonstances qui se rencontrent du reste fréquemment, l'oculaire le plus court ne sert qu'exceptionnellement, surtout avec les objectifs les plus puissants.

245. Il y a un troisième moyen de grossir les objets étudiés au microscope, qui consiste dans l'allongement du corps. On peut constater le fait en soulevant peu à peu l'oculaire, sans le sortir entièrement du tube; on voit alors l'objet d'autant plus grand que l'oculaire est plus élevé.

Plusieurs des microscopes anciens n'avaient pas d'autres moyens de varier les grossissements. Actuellement encore, des fabricants, en Angleterre surtout, font des microscopes dont le tube a plus de 20 à 22 centimètres, et obtiennent ainsi des grossissements plus considérables que les autres avec les mêmes objectifs. Mais, outre l'inconvénient d'être d'un emploi mal commode, à cause de leur élévation, ces instruments ont encore celui d'avoir beaucoup moins de lumière que les autres.

Nous avons déjà parlé plus haut des modèles de microscope à tube rentrant, permettant d'augmenter et de diminuer les grossissements suivant les besoins à l'aide de ce moyen (page 155).

Ainsi, lorsque le corps ou tube du microscope dépasse 20 à 25 centimètres, et que les oculaires ont moins de 5 centimètres de longueur (qui est celle du micromètre oculaire employé, dont le verre supérieur grossit dix fois), la perte de lumière est telle, les images deviennent si peu nettes, qu'il vaut mieux étudier avec des grossissements moindres. Toutefois il faut dire qu'avec des objectifs à immersion parfaits on peut pousser le grossissement par l'éloignement de l'oculaire jusqu'à des limites considérables. Nous avons vu (page 150) que M. Nachet a tiré parti de cette faculté dans son microscope à miroir argenté et à oculaire de grand diamètre.

On se rend-facilement compte des causes de l'augmentation du grossissement produite par l'allongement du tube ou corps du microscope, en considérant que plus on éloigne l'oculaire de l'objectif, plus les rayons lumineux que reçoit le verre de champ sont divergents (fig. 47, page 125); par conséquent, plus ils donnent une image étendue. Mais, en même temps, comme l'oculaire ne reçoit que la partie centrale du faisceau lumineux divergent et sur une lentille dont l'étendue ne varie pas, plus celle-ci est éloignée du point d'entre-croisement des rayons lumineux, moins elle reçoit de lumière et plus les bords de l'image obtenue deviennent diffus.

ARTICLE V. — DU POUVOIR AMPLIFIANT DES MICROSCOPES ET DES DIFFÉRENTES MANIÈRES DE LE MESURER.

246. Il est très-important de connaître .exactement le pouvoir amplifiant des microscopes avec chaque objectif. En premier lieu, c'est afin de pouvoir indiquer avec quel grossissement on a étudié et figuré tel ou tel détail, et de mettre d'autres. observateurs en état de les vérifier. En second lieu, c'est afin de pouvoir répondre exactement à la première question qui est faite quand on montre un objet sous le microscope, celle de savoir quel est le grossissement du système optique employé.

Mais, pour résoudre les problèmes relatifs à cet important sujet, il faut traiter, dès à présent, une question qui touche directement à la manière dont nous voyons les objets sous le microscope.

247. Dans les examens microscopiques, la vision est généralement monoculaire. Elle nous fait percevoir la direction suivant laquelle se

trouve l'image des objets que nous voyons, sur une étendue à deux dimensions seulement ou superficielle, dans un champ de vision ou plan circulaire limité par le diaphragme de l'oculaire; mais, dans la vision à l'aide d'un seul œil, l'accommodation ne donne qu'un secours presque nul pour déterminer la distance à laquelle se trouve cette image sur la ligne de visée. L'image peut être déplacée sur cette ligne sans qu'il se produise dans l'impression reçue par l'œil des modifications autres que celle qui se rapporte à la grandeur du cercle de diffusion formé sur la rétine. Dans le microscope, toutefois, le déplacement dépasse rapidement la longueur de la *ligne d'accommodation* de Czermak, et le cercle de diffusion devient rapidement considérable, mais il est rapidement aussi annulé par la mise au point, qui se fait à volonté. Comme dans toute vision monoculaire, nous ne saisissons donc immédiatement dans le microscope que la ligne de visée sur laquelle il faut chercher à quelle distance est le point occupé par l'image que nous voyons.

La distance effective entre notre œil et l'image est mesurée par la longueur focale du verre supérieur de l'oculaire. La distance effective entre l'œil et l'objet, dont ce verre grossit l'*image réelle*, se mesure facilement, en prenant l'espace qui de la platine s'étend jusqu'à l'œil de l'observateur; elle est de 22 à 25 centimètres environ, en plus ou en moins, selon la nature des objectifs forts ou faibles ajoutés au bas du tube, selon la longueur de celui-ci, etc. Or le fait est que cette image est reportée (suivant une expression reçue), comme cela a lieu pour tout objet vu à l'œil nu, à une certaine distance extérieure à l'œil, sur la ligne de visée; et cette distance n'est ni la longueur focale de la loupe oculaire, ni 22 ou 25 centimètres.

Rappelons que ce *report* de l'image est ici la conséquence de ce que dans l'examen des objets vus à l'œil nu nous avons appris, par une expérience répétée, datant des premières semaines de notre vie extra-utérine, qu'entre l'œil et un corps lumineux placé en face, à droite ou à gauche, nous devions étendre le bras ou marcher pour juger la distance et la troisième dimension de ce corps, c'est-à-dire son épaisseur, et par suite sa consistance, sa température, etc.

En d'autres termes, la notion d'espace, de distance, nous est fournie par l'expérience, et non par une tendance organiquement innée à reporter l'impression au delà du nerf impressionné. Par une induction rapide et involontaire, par suite de l'ancienneté et de l'habituelle répétition des expériences sur lesquelles elle repose, nous concluons à l'existence du corps ou de l'image loin de la rétine, mais sans que jamais ils soient rigoureusement à la distance dite, si on nous force à la formuler en nombres précis. Bien que dans ce fait, dit de *report* ou *extérioration* de l'image, nous ne fassions pas de raisonnement actuellement conscient, nous n'en avons pas moins exécuté (comme dans les cas d'action réflexe en quelque sorte) la série des actes élémentaires du raisonnement, et nous en avons obtenu la conclusion, aussi bien, mais plus rapidement que dans les premiers temps de notre vie ; et cette conclusion s'impose à notre esprit à la manière des actes sur lesquels notre volonté n'a pas d'action.

A ces conclusions inductives, formulées comme perceptions visuelles manquant du travail de vérification de la pensée consciente, la justesse absolue manque également tant que n'intervient pas la rectification par le toucher ou par une comparaison faite avec des corps voisins, d'une distance déjà expérimentalement connue. Aussi, dans le cas du microscope, l'image perçue n'étant reportée ni à la distance où est la préparation observée, ni à celle où est le foyer de la loupe oculaire, quand un commençant veut toucher la préparation étudiée sans la regarder directement, il ne met pas les doigts sur elle, mais il les porte en tâtonnant où la perception sus-indiquée lui fait croire qu'elle est. Quelques heures d'expériences analogues à celles de la première enfance suffisent pour lui apprendre où sans y regarder il doit porter la main pour toucher la préparation, et où est son image. Mais l'expérience est à recommencer chaque fois que nous observons avec un microscope dont le pied a une hauteur autre que celle de l'instrument qui nous sert habituellement.

248. Nous pouvons actuellement dire que les procédés indiqués dans les traités de physique, dans les traités sur le microscope et employés par les opticiens, sont au nombre de deux. Tous deux sont fondés sur la propriété qu'a l'œil de reporter à une certaine distance de lui l'image vue à l'aide d'une loupe ; et nous savons que tout le microscope se réduit en définitive à une loupe dans laquelle l'objectif et le verre de champ n'ont pour effet que de préparer une image réelle grossie, image qui est simplement regardée et grossie encore sous la loupe que représente le verre oculaire supérieur (voy., p. 125, l'explication de la figure 47).

La distance à laquelle est reportée l'image avec la grandeur qu'elle a pour l'œil qui la voit dans le microscope a jusqu'à présent été supposée gratuitement être celle de la vision distincte ; mais cette distance est moindre et varie avec chaque combinaison d'objectif et d'oculaire donnant un grossissement différent.

J'ai montré, en effet, dans la première édition de ce livre (1849) : 1° Que, contrairement à ce qu'indiquent les traités de physique ou du microscope, ce n'est pas à la distance de la vision distincte que l'image des objets est reportée, avec les dimensions qu'on lui voit dans le microscope ou sous la loupe, mais à une distance toujours moindre, variable avec le pouvoir amplifiant; cette distance est d'autant plus grande que le grossissement est plus considérable, et *vice versa* (voy. ci-dessus, page 131, les mesures qui le montrent); 2° Ce point de départ vicieux était cause que, par les procédés indiqués pour prendre le pouvoir amplifiant du microscope, le chiffre obtenu était de cinquante à huit cents fois trop élevé, selon les objectifs, les oculaires ou les procédés employés ; 3° En employant un micromètre oculaire dont le verre supérieur grossit exactement dix fois, j'ai été amené à indiquer un autre moyen très-simple d'avoir plus exactement le grossissement réel en diamètre des microscopes (objectif et oculaire réunis, car ni l'un ni l'autre ne peuvent être employés isolément); 4° Le chiffre du grossissement de chaque objectif et l'oculaire micromètre employé pour obtenir ce grossissement, servent à mesurer le diamètre des corpuscules avec chacun des objectifs qu'on utilise.

Le pouvoir amplifiant du microscope sert de la sorte à la mesure du volume des objets étudiés; mais la mesure du pouvoir amplifiant et celle du volume des objets microscopiques constituent deux ordres d'opérations fort différentes. On peut, en effet, déterminer celui-ci sans connaître le premier. On a même su mesurer le diamètre des corpuscules sous le microscope longtemps avant de pouvoir fixer le pouvoir amplifiant de ce dernier.

Ces mensurations exigent l'une et l'autre l'emploi d'instruments particuliers appelés *micromètres* qu'il importe de faire connaître dès à présent.

### A  *Des micromètres.*

249. On donne le nom de *micromètres* aux instruments destinés à la mesure des images ou des objets de très-petites dimensions dans les lunettes et les microscopes. Les premiers micromètres proprement dits, destinés aux télescopes, furent imaginés par Huyghens (1656), puis par Malvasia, Ausout (1666), etc. Le *micromètre oculaire*, le *micromètre objectif* et le *micromètre à aiguille* sont dus à Benjamin Martin (*New system of Optic*, London, 1740).

250. Tout microscope doit nécessairement être accompagné de

deux micromètres : 1° le *micromètre objectif*; 2° le *micromètre oculaire* ou *oculaire micromètre*. On ne saurait se passer de ces deux instruments; employés ensemble, ils servent à déterminer le pouvoir amplifiant du microscope avec chaque objectif.

251. Le *micromètre objectif* est formé d'une série de petites lignes parallèles très-ténues, tracées sur une plaque de verre à des intervalles parfaitement égaux, par une pointe de diamant. Ces intervalles sont des centièmes de millimètre ; de cinq en cinq une des lignes dépasse les autres, et de dix en dix, celles-ci sont dépassées par les divisions principales.

Pour tracer exactement ces divisions, les constructeurs se servent d'une vis micrométrique d'une exécution parfaite, portant un cercle divisé, qui tourne contre un vernier, afin d'avoir exactement les subdivisions du pas de vis, qui est dans un rapport simple et déterminé d'avance avec le millimètre. Ordinairement c'est la plaque elle-même que la vis fait mouvoir en avant, d'un centième de millimètre à la fois, et la pointe du diamant n'a qu'un mouvement transversal à exécuter pour tracer une des petites lignes parallèles. On a fait ainsi des micromètres formés de 1 millimètre divisé en cinq cents et même mille et deux mille parties. C'est à Le Baillif, vers 1820, que l'on doit les principaux perfectionnements apportés à leur construction.

La petite lame de verre sur laquelle est tracé le micromètre est enchâssée dans une plaque de cuivre, et recouverte, ou non, du côté où sont les divisions par une lamelle de verre extrèmement mince, afin de pouvoir placer l'instrument sous tous les objectifs, quelle que soit leur longueur focale. Ces lignes étant très-fines, elles sont ordinairement assez difficiles à trouver et à mettre au foyer ; pour en faciliter la recherche, il faut marquer la place du millimètre par un ou deux points d'encre placés sur les côtés. Les divisions se trouvent noyées dans la lumière et ne se voient pas avec les faibles objectifs si l'on emploie toute la lumière que réfléchit le miroir ; il faut en conséquence n'en utiliser qu'une petite portion en faisant varier l'inclinaison de celui-ci.

252. Le *micromètre oculaire* est formé d'une plaque de verre portant un centimètre ou un demi-centimètre divisé en cent ou en cinquante parties, c'est-à-dire en dixièmes de millimètre. Cette plaque est fixée au diaphragme de l'oculaire, et comme lui placée exactement au foyer du verre supérieur.

Dans tous les oculaires micromètres qu'on livre encore habituellement, le pouvoir de cette lentille n'est pas déterminé, ce qui limite beaucoup l'emploi de cet instrument. Comme elle grossit un certain nombre de fois, ce ne sont plus des dixièmes de millimètre qu'on a en permanence dans l'oculaire, mais des fractions de millimètre indéterminées. Ce verre grossissant de six à sept fois environ, autant que j'ai pu le calculer, chaque dixième de millimètre est devenu égal à sept dixièmes de millimètre à peu près. Comme on peut tailler des verres oculaires supérieurs grossissant dix fois, il vaut mieux avoir des micromètres ainsi faits que d'autres, parce qu'on peut comparer exactement les divisions de ce micromètre aux centièmes de millimètre du micromètre objectif, ce qui conduit à connaître le pouvoir amplifiant du microscope, comme nous le verrons plus loin.

253. Quant aux micromètres oculaires à pointes et à ceux qui sont portés par la platine, et aux autres micromètres fondés sur l'emploi des vis, ils doivent être rejetés, à cause des erreurs causées par le *temps perdu* de celles-ci. Ils étaient construits de la manière suivante :

Le micromètre à aiguille et à cadran, de Martin, était composé d'une vis marquant des pas dont on connaissait exactement l'écartement ; elle était terminée à l'une de ses extrémités par une aiguille déliée, à l'autre par un indicateur qui parcourait les divisions tracées sur un cadran fixe et donnait la mesure exacte de la progression de la vis. On fixait l'appareil sur l'oculaire en faisant pénétrer l'aiguille déliée qui terminait l'une des extrémités de la vis dans le tube au point même où venait se former l'image de l'objet. En tournant alors la vis, la pointe de l'aiguille traversait l'image, tandis que l'indicateur marquait sur le cadran le point de départ et celui d'arrêt ; un calcul fort simple donnait enfin un résultat assez exact.

Frauenhofer a construit sur ce principe un micromètre qui se plaçait sur la platine du microscope, et la vis faisait marcher l'objet préparé ; un fil tendu dans l'oculaire servait de point de repère.

B. *Détermination du pouvoir amplifiant des microscopes par la méthode dite de la chambre claire.*

254. Le premier procédé, dû à Amici (1821), consiste à reporter à la distance de la vision distincte, à l'aide d'une chambre claire (fig. 82, *v, v*), l'image grossie d'un micromètre objectif sur une

règle divisée en millimètres (*a*), et on note combien chaque centième de millimètre grossi couvre de millimètres ; le nombre des
millimètres couverts indique combien de fois cent le microscope
amplifie.

Au lieu de reporter l'image du micromètre sur une règle ou sur

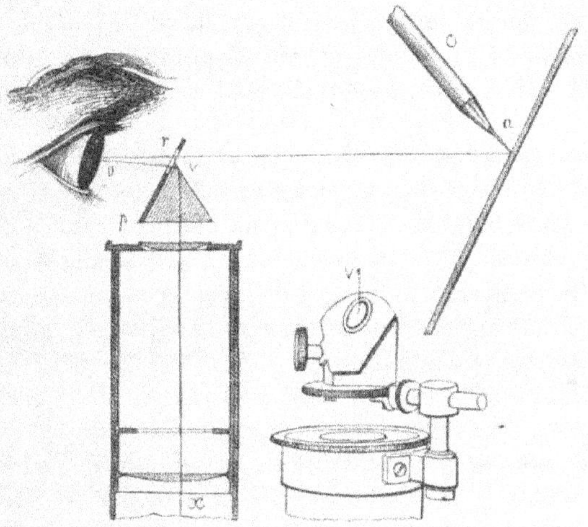

Fig. 82. — Mesure du pouvoir amplifiant avec la chambre claire.

du papier divisés en millimètres, on peut prendre avec un compas,
sur un pupitre ou sur la table sur laquelle on a reporté l'image à la
distance de la vision distincte, l'écartement de chaque ligne séparant les centièmes de millimètre grossis. On voit ensuite sur une
règle à combien de millimètres est devenu égal chaque centième de
millimètre ; le nombre obtenu indique combien de fois cent l'image est
plus grande que l'objet. Jusqu'à présent ce chiffre était, pour les
opticiens et beaucoup d'observateurs, le grossissement des combinaisons d'oculaire et objectif employées pour l'obtenir, mais nous
avons vu (page 131) qu'il est trop considérable.

255. *Procédé dit de la double-vue.* — L'autre procédé consiste
à fixer les divisions du micromètre objectif dans le microscope avec
un œil, pendant qu'avec l'autre on regarde (sur une feuille de papier
placée à côté du tube du microscope à la distance de la vision distincte), les pointes d'un compas, comme le faisait Hooker (1667)
pour mesurer la largeur des corpuscules qu'il étudiait. Observées
avec l'œil droit, par exemple, pendant que l'œil gauche fixe l'oculaire

dans le microscope, les images des deux objets différents, peintes séparément dans chacun des yeux, vont se superposer dans la partie des centres nerveux qui est le siége de la perception ; et avec un peu d'habitude, on voit les pointes du compas superposées aux divisions du micromètre objectif.

On peut mesurer alors combien une seule de celles-ci, après avoir été grossie, vaut de millimètres ; ce qui est censé indiquer le pouvoir amplifiant, car si un centième de millimètre est rendu égal à un millimètre, l'image est réellement cent fois plus grande que l'objet.

256. On comprend facilement que si on a fait une table de la grandeur de l'image d'un centième de millimètre, grossi et mesuré à une distance toujours la même, pour chaque combinaison d'oculaire et d'objectif, on pourra obtenir le volume absolu de tout objet placé sous le microscope, pourvu qu'il soit examiné avec la combinaison correspondante des oculaires et des objectifs et mesuré exactement à la même distance.

En effet, l'écartement des pointes du compas, indiquant les dimensions de son image, indique aussi combien de fois il est plus grand ou plus petit qu'un centième de millimètre. C'est là un des moyens d'obtenir le volume des objets examinés au microscope, qui au fond est exact ; mais la difficulté de placer le pupitre ou le plan fixe sur lequel on mesure toujours exactement à la distance où a été faite la table comparative des grossissements le rend sujet à erreur.

257. Quand on se sert de la chambre claire, la nécessité de la fixer ainsi que le pupitre, puis de déterminer la distance de celui-ci à l'œil, entraîne une perte de temps qui, quoique peu de chose, est beaucoup trop en pratique. En effet, la plupart des objets étant susceptibles de se mouvoir dans le champ du microscope, ils ont disparu au moment où l'on est prêt à en mesurer l'image. Souvent aussi, pendant ces préparatifs, un mouvement quelconque dérange le porte-objet ou fait perdre de vue la préparation. Ainsi ce procédé de déterminer le volume des objets ne sera, je crois, jamais employé couramment.

258. Les raisons pour lesquelles le chiffre de la grandeur de l'image de chaque centième de millimètre grossi n'exprime pas exactement combien de fois cent la combinaison optique employée (oculaire et objectif) grossit, mais donne toujours un résultat trop élevé, sont les suivantes.

C'est parce que, comme nous l'avons dit, *l'image perçue n'est pas reportée à la distance de la vision distincte, mais à une distance moindre*, qui, pour moi, qui suis un peu presbyte, et pour mon collègue J. Regnauld qui est un peu myope, est la même. Elle varie entre 14 centimètres 1/5 pour l'un des forts objectifs (avec l'oculaire numéro 3) de mon microscope (800 diamètres réels), et 8 à 10 centimètres pour les plus faibles grossissements (25 à 40 diamètres).

Lorsque par exemple, après avoir trouvé que, mesurée avec la chambre claire à la distance de 13 centimètres trois quarts, l'image d'un centième de millimètre (avec mon objectif 5 et l'oculaire 3) égale 4 millimètres, c'est-à-dire égale précisément les dimensions que cette image a quand elle est mesurée directement dans le microscope, on en conclut, avec raison, que cette combinaison optique grossit quatre cents fois. Si l'on vient ensuite à mesurer la même image à 20, 22 ou 25 centimètres, distances adoptées comme celles de la vision distincte, on trouve qu'elle est plus grande des trois quarts au moins que dans le premier cas.

259. Comme la distance de 22 à 25 centimètres est celle qui est adoptée habituellement, on comprendra pourquoi les chiffres donnés par les opticiens sont plus grands des trois quarts environ que le grossissement ne semble l'exiger en fait, quand on observe directement des centièmes de millimètre grossis; on comprendra aussi pourquoi les dessins exécutés de cette manière dépassent dans les mêmes proportions l'image de l'objet vue directement dans le microscope.

C'est là aussi la raison qui fait qu'on ne doit avoir aucune confiance dans la valeur des chiffres du grossissement indiqué par les tables des catalogues et des livres sur le microscope quand il a été mesuré de cette façon. Toujours ces grossissements sont exagérés de beaucoup et aucun des objectifs donnés comme grossissant cinq cents fois ou mille fois ne montre, avec une largeur de 5 ou 10 millimètres, un corpuscule dont le diamètre est de un centième de millimètre.

D'après ce qui précède, on peut se rendre compte facilement aussi de la raison pourquoi les myopes, qui voient distinctement à une distance qui est de 15 centimètres environ, obtiennent en suivant ce procédé, *dit de la double vue*, un pouvoir amplifiant pour chaque combinaison optique, qui est moindre que celui obtenu par un presbyte. Les myopes obtiennent, en effet, des chiffres qui ne dépassent que de quarante à cinquante fois le grossissement

réel, parce que, ne voyant plus les pointes du compas au delà de
15 centimètres environ, ils rapprochent beaucoup plus le plan sur
lequel ils reportent l'image que ne le font les presbytes.

260. Outre la raison capitale qui vient d'être développée, il y en
a de plus particulières qui font que les grossissements obtenus par
les deux procédés indiqués ci-dessus, non-seulement ne sont pas
exacts, mais encore ne sont pas comparables. En effet, lorsqu'un
auteur ou un opticien donne le pouvoir amplifiant du microscope, il
est rare de trouver indiquée la distance réelle à laquelle l'image a été
reportée, ce qui pourtant est indispensable pour donner des résultats
susceptibles de comparaison.

Or les uns mesurent à 18 centimètres, d'autres à 20, d'autres enfin
à 22 ou 25; toutes distances qui d'un traité à l'autre sont indiquées
comme étant celles de la vision distincte. Il en est encore qui prennent pour distance la longueur du corps de l'instrument, ou celle
qui sépare l'objet du verre oculaire supérieur, ou même celle qui
sépare ce verre de la table sur laquelle repose le microscope.

261. *Valeur de l'angle sous-tendu par l'image des objets.* —
Au lieu de chercher à obtenir le pouvoir amplifiant des combinaisons d'objectifs et d'oculaires, et le volume absolu des objets
pris à l'aide de la chambre claire, comme il a été dit plus haut,
on pourrait se contenter de comparer entre eux les nombres qui indiquent la valeur des angles optiques que sous-tendent ces objets.

On obtient la valeur de l'angle optique sous-tendu par l'image
d'un corpuscule grossi par le microscope, en divisant la distance
qui sépare l'œil de l'image d'un objet par le diamètre de ce dernier.

Supposons, par conséquent, un intervalle entre deux lignes
large de un centième de millimètre placé au foyer de l'objectif
et son image reportée au moyen de la chambre claire ou par la double
vue. Examinant par le procédé dit de la double vue à une distance
de l'œil quelconque, en divisant le chiffre de cette distance par celui
du diamètre de l'image du centième grossi, on aura la valeur de l'angle optique sous-tendu dans l'œil par cette image. Si on recule le plan
ou le pupitre sur lequel est reportée l'image, comme celle-ci grandit
en même temps que la distance et d'une manière proportionnelle,
la division de l'une par l'autre donnera toujours le même quotient.
Ce chiffre n'exprime ni les dimensions de l'objet, ni le nombre des
degrés compris par les côtés de l'angle; il n'a de valeur que d'une
manière comparative.

Si maintenant à la combinaison employée on en substitue une

autre, et successivement toutes celles qu'on peut former avec les divers objectifs et oculaires du microscope, on établira une échelle comparative entre les valeurs des angles que sous-tend le même centième de millimètre avec des pouvoirs amplifiants divers. On pourra, par conséquent, dire combien l'un grossit plus que l'autre, sans jamais savoir pourtant de combien le premier grossit d'une manière absolue, non plus que le second par rapport au troisième, etc.

262. Ces chiffres obtenus, si on substitue un objet quelconque au centième de millimètre, on verra combien de fois l'angle que sous-tend son image grossie est plus grande ou plus petite que celui qui est sous-tendu par le centième de millimètre, *vu avec la même combinaison optique*; le chiffre obtenu par la division indique alors le diamètre de l'objet.

263. En donnant le diamètre des objets déterminé par ce procédé, il suffit d'indiquer le chiffre de l'angle sous-tendu par la combinaison employée et de la fraction de millimètre prise pour unité; mais peu importe la distance à laquelle a été reportée l'image, puisque, si on recule le pupitre, l'image grandit en proportion, ce qui laisse à la division le même quotient.

Supposons, par exemple, qu'à la distance de $142^{mm},50$, l'image d'un centième de millimètre soit avec une combinaison d'objectif et d'oculaire donnés large de 8 millimètres, on aura $\dfrac{142,50}{8,00} = 17,80$;

nombre qui exprime la valeur relative de l'angle optique sous-tendu par l'image du centième de millimètre, avec cette combinaison. Si on remplace le micromètre objectif par un objet quelconque dont l'image, à la distance de 213 millimètres, ait 24 millimètres de largeur, on aura $\dfrac{213}{24} = 8,87$. Ce chiffre exprimant la valeur de l'angle optique sous-tendu par l'image de ce corps relativement à l'angle optique sous-tendu par le centième de millimètre, il faut diviser 17,80 (valeur relative de l'angle sous-tendu par un centième de millimètre), par 8,87, valeur relative de l'angle sous-tendu par l'image d'un corps quelconque, qui est reportée à une distance qui est ici de 213 millimètres. On a ainsi $\dfrac{17,80}{8,87} = 2,10$, c'est-à-dire que le corps pris pour exemple a une largeur de 2 centièmes de millimètre, plus la fraction un dixième de centième $= 0^{mm},0210$.

264. Lorsque, par conséquent, on voudra prendre à l'aide de la chambre claire le volume des objets grossis, c'est ce procédé qu'il faudra employer de préférence, après s'être fait une table de la valeur des angles sous-tendus par un centième de millimètre avec chaque combinaison.

Mais il offre, du reste, tous les inconvénients de longueur de temps et de risques de dérangements signalés précédemment (§ 257), quand on emploie la chambre claire dans ce but, de sorte qu'on peut le considérer à peu près comme inexécutable dans les recherches de laboratoire.

C. Méthode de mensuration à l'aide de l'oculaire<br>micromètre.

265. Reconnaissant successivement ces différentes causes d'erreurs, j'ai été amené, en 1849, à trouver un procédé destiné à mesurer le pouvoir amplifiant des objectifs, qui est plus rigoureux que les autres, sans l'être pourtant encore autant qu'on pourrait le désirer.

Ce procédé repose sur cette donnée que toute méthode de mensuration du pouvoir amplifiant du microscope ne peut conduire à des nombres exacts que si elle s'appuie sur le principe de la superposition de l'image du millimètre étalon à l'image des divisions différemment grossies qu'on lui compare, et cela sur un point donné de l'axe même du microscope, c'est-à-dire suivant la ligne droite qui passe par le centre des lentilles grossissantes (fig. 47, m o, page 125). Cette superposition de l'image des divisions (grossies différemment par chaque jeu de lentilles) du micromètre objectif au micromètre oculaire ou étalon invariable qui détermine l'étendue de l'agrandissement linéaire dans chaque cas, cette superposition, dis-je, doit avoir lieu dans un même plan horizontal; la situation de ce plan est naturellement marquée par le point de la vision distincte de l'image agrandie, point qui varie un peu avec chaque œil, mais qui est invariable pour un même observateur (d'un jour au précédent du moins, à l'état normal).

Toute inflexion de cet axe, soit par un miroir ou un prisme réflecteur comme dans la chambre claire (fig. 81, a, r, x, page 203), soit par suite du report sur une règle étalon qui fixe l'un des yeux micromètre objectif amplifié que voit l'autre œil (voy. pages 203-204), toute inflexion de ce genre, dis-je, amène en effet dans l'image de l'objet grossi des changements de sa grandeur qui la rendent plus ou moins large qu'elle n'est vue, selon la distance à laquelle est reportée ainsi cette image, sans que l'étalon varie corrélativement. Il en résulte que le rapport constant cherché entre le millimètre, pris pour étalon, et ses divisions grossies par tel et tel système d'objectifs et d'oculaires successivement, ne peut être établi. Le chiffre qui l'exprime étant celui qui indique le grossissement, il devient parfaitement impossible de donner ce dernier d'une manière exacte, autrement que par hasard, ce qui a tout laissé à l'arbitraire jusqu'à présent.

266. Le procédé que j'ai imaginé pour atteindre l'exacte et nécessaire superposition dont il vient d'être parlé, consiste à faire que les divisions du micromètre étalon, placées au foyer même du verre supérieur de l'oculaire, soient des millimètres. On y parvient en fixant dans un oculaire un verre plan portant cinquante divisions, larges chacunes de un dixième de millimètre, au foyer d'une lentille frontale ou supérieure grossissant exactement *dix fois*. On a constamment, de la sorte, dans cet oculaire, des divisions larges d'*un millimètre* et servant de donnée invariable de comparaison.

On peut se servir alors de ces millimètres comme d'étalon pour mesurer l'image formée au foyer de ce verre, et compter combien chacun d'eux couvre de divisions du micromètre objectif sans courir de chances d'erreurs ; car l'image de l'objet et celle du micromètre grossi se trouvent dans l'axe optique de l'instrument, exactement superposées dans un même plan mathématique, au foyer de la même loupe, en sorte que, pour des dimensions égales, elles soustendent le même angle sur la rétine.

En conséquence, si l'on place le micromètre objectif sous le microscope et que, regardant avec le micromètre oculaire et tel objectif donné, chaque centième de millimètre du premier est grandi de manière à couvrir trois divisions du second (c'est-à-dire trois dixièmes de millimètre rendus égaux à un millimètre), on dira que le microscope grossit trois cents fois. Il est bien entendu, après ce que nous avons dit plus haut (pages 196-197), que ce même objectif donnerait un chiffre plus élevé s'il était mis au bout d'un microscope à tube plus long, ou *vice versa*, fait important à rappeler pour le cas où il s'agirait d'un instrument à tube pouvant être à volonté allongé ou raccourci.

267. En agissant ainsi, on a le même résultat que l'on obtiendrait en descendant un compas dans l'oculaire sans que les pointes fussent grossies par le verre supérieur, pour mesurer ensuite sur un mètre combien elles embrassent de ses subdivisions en millimètres

pour chaque centième de millimètre grossi. En un mot, on remplace à la fois et le compas et le mètre divisé, en plaçant au foyer du verre objectif supérieur un centimètre, dont chaque division, égale à un dixième de millimètre, est rendue équivalente à un millimètre par cette lentille même.

Peu importe ici la distance, variable pour chaque combinaison (voy. p. 151 et 198), à laquelle l'œil reporte l'image peinte sur la rétine, puisque l'image de l'objet et celle du micromètre oculaire se trouvent situées dans un plan unique coupant un même axe, au foyer de la même loupe, grossies et reportées ensemble d'une manière inséparable.

268. Comme le verre supérieur de l'oculaire donne beaucoup d'aberration de sphéricité quand il grossit dix fois, si c'est un centimètre que l'on place au foyer, les divisions extrêmes sont moins nettes et sensiblement plus grandes que les autres. On prévient cet inconvénient en se servant d'un micromètre de 5 millimètres seulement, qui permet de rétrécir davantage le diaphragme et par là de diminuer cette aberration. Du reste, réduites à ces dimensions, toutes les divisions sont également grandies, ou, en d'autres termes, l'aberration de sphéricité n'influe pas d'une manière appréciable sur leurs dimensions.

269. En prenant le pouvoir amplifiant des objectifs, il arrive presque toujours que chaque division du micromètre objectif ne coïncide pas exactement avec deux, trois ou quatre divisions du micromètre oculaire. Comme la différence ne peut pas être déterminée exactement pour chaque division prise isolément, il faut compter combien toutes les divisions du micromètre oculaire, au nombre de cinquante, recouvrent de divisions du micromètre objectif, et diviser ce nombre cinquante par celui des divisions du micromètre objectif qu'il recouvre.

Le premier chiffre obtenu indique combien de fois cent le microscope grossit, et on pousse la division jusqu'à ce qu'on ait les dizaines, puis les unités, en ajoutant chaque fois un zéro au reste. Si le premier chiffre égalait dix ou le dépassait, il faudrait le déposer tel qu'il est obtenu, et il indiquerait que le microscope grossit mille fois ou au delà.

Il est rare que les divisions extrêmes du micromètre oculaire coïncident exactement avec les divisions du micromètre objectif qui leur sont superposées. Ainsi, par exemple, avec le n° 2 de l'un de mes anciens objectifs de Nachet, les cinquante divisions du micromètre oculaire recouvrent 19 1/2 = 19, 50 divisions du micromètre objectif, qui, divisant 50,00, donnent 256 pour grossissement de cet objectif.

Avec le n° 3, il en recouvre 14 2/3 = 14,66, qui, divisant 50,00, donnent un grossissement de 341 fois en diamètre.

Avec le n° 6, il en recouvre 7 2/6 = 7,33, qui, divisant 50,00, donnent 684.

Il faut tenir compte de ces fractions avec le plus grand soin pour avoir un résultat aussi précis que possible, c'est même la seule partie de l'opération qui soit un peu difficile ; mais en se servant pour les mesurer des divisions du micromètre oculaire, qui sont autant de fractions de celles du micromètre objectif grossi, on parvient à les déterminer très-exactement.

270. Lorsqu'on arrive aux grossissements les plus faibles, il peut se faire que le micromètre objectif ne soit pas assez grossi pour couvrir le micromètre oculaire ; alors on divise le nombre des divisions de celui-ci qui sont recouvertes par 100, qui est le nombre des divisions du micromètre objectif ; le grossissement est, dans ce cas-là, moindre que 100. Ainsi, par exemple, avec le plus faible des objectifs de mon microscope de Nachet, le micromètre objectif tout entier ne couvre que 46 divisions du micromètre oculaire, qu'il faut diviser par 100, nombre des divisions du premier, ce qui donne pour résultat 0,46, c'est-à-dire que le microscope grossit 46 fois avec cet objectif et l'oculaire n° 3 à lentille supérieure d'une courbure telle, qu'elle amplifie 10 fois.

En d'autres termes, avec ces faibles grossissements le nombre des divisions que l'image du micromètre objectif entier embrasse sur l'oculaire micromètre, indique le grossissement de l'objectif employé.

271. Sachant que le verre supérieur de l'oculaire micromètre grossit exactement 10 fois, il suffit, quand on a obtenu à son aide le grossissement du microscope, de diviser le chiffre qui l'exprime par dix pour connaître le grossissement de l'objectif seul. Mais on n'a ainsi son grossissement que modifié par le verre de champ, lequel est une nouvelle cause de complication qui empêche de pouvoir mesurer le pouvoir amplifiant du microscope, en multipliant directement le grossissement de l'objectif par celui de l'oculaire. En effet, il faudrait connaître de combien de fois le verre de champ de chaque oculaire rapetisse l'image formée au delà de l'objectif. Or, comme leur longueur focale varie dans le même sens que celle

du verre de l'œil, on ne peut mesurer exactement l'action que de celui du micromètre oculaire. Ce n'est là du reste qu'une question de curiosité scientifique.

Il en est encore ainsi d'une autre complication qui est due à ce que plus l'oculaire est long, plus il descend bas dans le corps du microscope, et moins les rayons recueillis par le verre de champ sont divergents, moins l'image qu'ils limitent est grande; ce qui est une cause de variation du grossissement dont il faudrait encore tenir compte.

Il est vrai qu'en pratique on pourrait se passer de tenir compte de l'action du verre de champ et de ses variations, suivant le point où il descend dans le corps du microscope. Mais alors le seul moyen d'obtenir les dimensions de l'image formée au foyer du verre de l'œil, est précisément l'emploi de l'oculaire micromètre dont nous venons de parler, c'est-à-dire d'un micromètre oculaire dont le verre de l'œil a un pouvoir amplifiant exactement connu.

### D. *Des grossissements réels.*

272. La méthode précédente est la seule que le raisonnement et l'expérience montrent être fondée sur des principes rigoureux, parmi celles qui sont réellement applicables; elle donne pour grossissement réel des objectifs, des chiffres bien moins élevés que tous les autres procédés. J'ai obtenu les nombres suivants pour la série des neuf objectifs de mon microscope de Nachet :

| N° 0 = 46 | N° 3 = 366 | N° 6 = 695 |
| 1 = 120 | 4 = 465 | 7 = 1040 |
| 2 = 218 | 5 = 560 | 8 = 1200 |

Dans les microscopes de Georges Oberhæuser, datant de 1849, l'objectif n° 9, qui était le plus fort de tous, ne dépassait jamais 380 à 400; les autres varient entre ce chiffre et 30 ou environ, pour le plus faible.

Or il faut qu'on sache que les n°ˢ 8, 9, 10, 11 et 12 de Nachet sont les objectifs les plus forts qu'on possède encore, à part peut-être deux ou trois d'Amici, de Georges Oberhæuser, Hartnach, Powell et Lealand; mais encore est-il que leur grossissement n'a pas été nettement déterminé, et que ces constructeurs ne les livrent pas habituellement avec les microscopes qu'on leur demande. Les n°ˢ 7 et 8 de Nachet accompagnent, au contraire, toujours son microscope complet. Notons que les objectifs les plus puissants des opticiens anglais semblent atteindre des grossissements réels de 1500 et de

1800 fois, grâce à leurs longs tubes et à leurs oculaires très-courts.

Toutefois on voit qu'il y a loin de là aux grossissements fabuleux de 2 ou 3,000 fois dont parlent encore quelques opticiens et même des observateurs pour les microscopes ordinaires. Je ne parle pas ici bien entendu des objectifs exceptionnels des opticiens que je viens de citer et de quelques autres, qui peuvent donner réellement ces grossissements, mais qui ne sont pas vendus couramment et qu'on n'emploie que dans des cas spéciaux fort rares. L'illusion à cet égard tient à ce que les uns emploient les procédés inexacts dont il a été question, et à ce que les autres donnent les dimensions en surfaces ou même cubiques, au lieu de les donner simplement en diamètre. Or, comme au microscope nous ne voyons que des plans et non des solides à trois dimensions (en sorte que ce n'est que par divers artifices que nous constatons l'épaisseur des objets examinés), ce sont par conséquent des dimensions linéaires, les seules qui nous frappent, que nous devons prendre en considération. Aussi les personnes qui ne sont pas prévenues de ces erreurs, après avoir examiné avec ces prétendus grossissements de 2,500 à 3,000 fois des objets déjà visibles à l'œil nu, comme les poussières de papillon, sont-elles toujours surprises de ne pas les voir plus grosses, et elles mettent en doute, avec raison, la réalité de déterminations qui sont contraires au bon sens [1].

273. Les grossissements que j'ai donnés plus haut sont au contraire parfaitement réels; ce sont bien des amplifications en *diamètre*. Avec l'objectif n° 7, chaque *centième de millimètre* est réellement grossi de manière à couvrir 10 *millimètres*, le n° 4 de manière à en couvrir 4 1/2, et ainsi des autres.

274. Le seul inconvénient de ce moyen d'obtenir le pouvoir amplifiant des objectifs, c'est de ne le donner qu'avec un seul oculaire. Mais comme c'est toujours le même oculaire, on peut ainsi

[1] Lardner, mathématicien anglais, qui a laissé des travaux de vulgarisation scientifique assez originaux, disait ce qui suit sur ce sujet. Ce qui prouve que les chiffres donnant le grossissement des instruments d'optique sont exagérés, c'est l'expérience suivante : prenez un microscope donné comme possédant un grossissement de 1,000 diamètre; procurez-vous un micromètre objectif formé d'un millimètre divisé en millièmes, ce qu'on peut avoir facilement et exactement aujourd'hui. Si le microscope grossit réellement 1,000 fois, il est clair que les divisions paraîtront larges comme des millimètres, eh bien, jamais dans ce cas, on n'a la sensation du millimètre ; dans quelques instruments anciens, on ne pourra même pas séparer les traits, parce que, indépendamment de l'erreur de mesure, il y a à tenir compte de la valeur du pouvoir optique.

établir les différences absolues du grossissement donné par chaque objectif avec lui, et approximativement celui qu'on obtient avec les autres oculaires.

275. Cet oculaire a de 3 centimètres à 3 centimètres et demi de longueur, et il fait perdre une quantité de lumière assez considérable pour qu'on doive le considérer comme le plus fort de tous ceux qui peuvent encore être employés utilement et faire repousser comme plus nuisible qu'utile tout oculaire grossissant davantage. On a par conséquent le grossissement le plus considérable qui puisse être obtenu avec chaque objectif. Quant aux autres oculaires plus faibles, on ne peut connaître qu'approximativement (et après avoir l'habitude de s'en servir longtemps) quel est à peu près le grossissement qu'ils donnent.

Ainsi, lorsqu'on indique quel est l'objectif employé, il faut dire comment a été pris le grossissement qu'on lui attribue, et, de plus, quelle est la longueur du tube et de l'oculaire dont on a usé avec lui; car tous les modes de déterminer le grossissement donnés avant le précédent sont inexacts. Mais une fois qu'on sait qu'il a été obtenu de cette manière et quel est le numéro de l'oculaire dont on se sert, on aura un guide assez précis.

276. Il est à remarquer que le grossissement ainsi déterminé n'est pas celui de l'objectif seul, mais de tout le microscope, objectif et oculaire. C'est l'image qu'a grossie l'objectif, réduite par le verre de champ de l'oculaire, qui en a rapproché les rayons divergents, et grossie de nouveau par le verre supérieur qu'on a sous les yeux. Mais, comme on ne peut observer sans oculaire, le grossissement de l'objectif seul serait tout à fait inutile.

Ainsi, lorsqu'on parle du grossissement d'un objectif, on entend son grossissement avec l'oculaire micromètre qui a servi à prendre son pouvoir amplifiant; micromètre que nous avons vu devoir être adopté comme le plus fort de ceux qui sont d'un emploi encore utile. C'est, à proprement parler, le grossissement du microscope avec tel objectif qu'il faudrait dire.

A part les moyens erronnés dont il a été question (pages 203 et 204), il n'existe pas encore de procédé qui puisse donner le grossissement de chaque objectif avec tous les oculaires successivement.

277. Enfin, il ne faut point passer sous silence que le principal inconvénient de ce procédé gît dans la difficulté qu'on éprouve à obtenir des constructeurs de microscopes des *oculaires micromètres* dont le verre supérieur grossit exactement dix fois. Toutes

les causes d'inexactitude proviennent en effet des oculaires ne remplissant pas exactement ces conditions, car on sait que les divisions dans les micromètres objectifs sont faites avec une précision et une rigueur telles, qu'on ne doit pas chercher là les sources d'erreurs à cet égard. Il est pourtant possible de faire ces lentilles avec une exactitude suffisante, ainsi qu'on peut le vérifier par la comparaison directe, d'un objet d'une grandeur connue, vu avec une loupe, et un millimètre vu à l'œil nu. On parvient avec le temps et des essais répétés à donner à ces sortes de comparaisons, fréquemment employées en physique expérimentale, beaucoup plus de précision qu'on ne le croirait avant de l'avoir tenté.

Toutefois, cette exactitude du pouvoir amplifiant n'est jamais parfaite, et, avec plusieurs oculaires micromètres de ce genre préparés avec le plus grand soin par les seuls opticiens que j'aie pu décider à faire ce travail, MM. Nachet et fils, j'ai presque toujours trouvé des différences de l'une à l'autre des lentilles supérieures devant grossir dix fois. C'est ainsi, par exemple, qu'en essayant un microscope, ayant trouvé un objectif n° 5 qui donnait un grossissement de cinq cents fois à un ou deux près avec l'oculaire micromètre qui l'accompagnait, quatre autres oculaires de ce genre m'ont offert des différences qui sont allées à donner avec ce même objectif un grossissement de 530 pour le plus fort, et de 475 pour le plus faible.

ART. VI. — DES DIFFÉRENTS MOYENS DE MESURER LE DIAMÈTRE<br>DES OBJETS MICROSCOPIQUES.

278. Il y a plusieurs procédés qui permettent d'obtenir le diamètre absolu des objets étudiés au microscope, et tous sont à peu près également exacts; il n'y a réellement qu'à choisir entre les plus commodes et les plus rapides.

J'indiquerai en premier lieu le procédé fondé sur la connaissance du pouvoir amplifiant des objectifs, quoique jusqu'à présent il n'ait jamais été mis en usage, parce qu'on ne connaissait pas de moyen pour obtenir exactement ce pouvoir amplifiant. C'est le plus simple et le plus exact en même temps que le plus rapide de tous et celui qu'il faut adopter en pratique.

279. Il consiste à substituer l'oculaire micromètre à l'oculaire servant en ce moment à l'examen d'un objet, puis à constater combien il faut de ses divisions pour couvrir l'image de cet objet. Le volume de ce dernier sera exprimé par une fraction dont le *nu-*

*mérateur* est le nombre des divisions de l'oculaire micromètre que recouvre l'image et dont le *dénominateur* est le chiffre qui exprime le pouvoir amplifiant du microscope avec l'objectif employé. Pour faciliter la comparaison du volume des objets, on réduit cette fraction en fractions décimales.

Ainsi, par exemple, avec l'objectif n° 4 de l'un de mes microscopes, dont le pouvoir amplifiant est 400, l'image d'un globule de sang recouvre trois divisions du micromètre oculaire ; il égale donc $3/400^{es}$ de millimètre, ou $0^{mm},007$. Ce procédé est très-simple ; il suffit, pour l'employer, d'avoir fait d'avance une table des grossissements des objectifs du microscope, pris de la manière indiquée plus haut (pages 210-211).

280. Il existe un autre procédé qui permet de mesurer le diamètre des corpuscules, lors même qu'on ne connaît pas le pouvoir amplifiant du système représenté par l'oculaire et l'objectif employés. Pour le mettre à exécution, on se sert de l'oculaire micromètre qui accompagne ordinairement les microscopes tels que les livrent les opticiens. Il est composé d'un centimètre tracé sur verre et divisé en 100 parties ou dixièmes de millimètre, qui est placé au foyer d'un oculaire faible, long de 5 centimètres, et dont le verre supérieur grossit seulement six à sept fois ; en sorte que les divisions du micromètre sont écartées l'une de l'autre de 6 à 7 dixièmes de millimètre. Du reste, le grossissement du verre supérieur est indéterminé et, par conséquent, aussi l'écartement des divisions du micromètre ; il est inutile de le connaître ; il suffit que ce soient des divisions également écartées l'une de l'autre, peu importe de quelle quantité.

Voici comment on l'emploie : on détermine combien de divisions de cet instrument sont nécessaires pour couvrir chacun des *centièmes de millimètre du micromètre objectif*, préalablement placé au foyer ; et si, par exemple, il en faut trois, il devient évident que chacune d'elles vaut $1/300^e$ de millimètre ou $1/3$ de centième de millimètre, et ainsi des autres.

Mais il est rare qu'un certain nombre des divisions du micromètre oculaire coïncident exactement avec celles du micromètre objectif, et lors même qu'on le croit, la superposition n'est presque jamais exacte. Il faut, par conséquent, tenir compte des fractions et pour cela diviser le nombre 100, qui est celui des divisions totales du micromètre oculaire, par le nombre des centièmes de millimètre qu'il recouvre sur le micromètre objectif. Le chiffre obtenu indique la valeur de chaque division du micromètre oculaire, relativement à l'objectif employé. il faut se faire une table de cette valeur relative des divisions du micromètre oculaire, pour tous les objectifs successivement, et on l'emploie comme on le ferait du grossissement réel des objectifs, d'après la méthode indiquée dans le paragraphe précédent; pourvu, bien entendu, que dans la mesure du volume des corpuscules on se serve toujours du même micromètre oculaire qui a servi à faire la table.

Ainsi, par exemple, supposons que pour l'objectif n° 4 chaque centième de millimètre du micromètre objectif recouvre trois divisions plus une fraction du micromètre oculaire. Par le procédé qui vient d'être décrit, on obtient le chiffre 357, c'est-à-dire que chaque division du micromètre oculaire vaut, avec l'objectif n° 4 ci-dessus, 1/357e de millimètre. Si l'on étudie le sang avec cet objectif, on trouve que chaque globule recouvre deux divisions et demie du micromètre oculaire, soit 2,50/357e de millimètre ou, en réduisant en fraction décimale, qu'il a 0$^{mm}$,007.

281. On pourrait placer dans l'oculaire micromètre toute espèce de divisions qu'on voudrait, et le résultat définitif serait toujours le même, pourvu que ces divisions fussent à une distance égale l'une de l'autre. Mais cet oculaire est toujours très-faible, son verre supérieur ne grossit guère que six ou sept fois au plus. Il en résulte un inconvénient que n'a pas l'oculaire micromètre, dont le verre supérieur grossit dix fois, c'est que, ses divisions n'étant pas très-écartées l'une de l'autre, on voit difficilement si l'objet en recouvre deux, trois, etc., plus une fraction. De plus, grossissant fort peu l'objet, on ne fait pas grande attention à ces fractions, surtout quand il s'agit de corps très-petits.

Cependant, dès qu'on n'en tient pas compte, il en résulte des erreurs qui portent sur le chiffre des millièmes, ou quatrième chiffre des fractions décimales, qui est important lorsqu'il s'agit de globules n'ayant que quelques millièmes de millimètre de diamètre : tels sont ceux du sang, de la lymphe, etc., et beaucoup de fibres. Il y a quelquefois une différence telle entre le chiffre obtenu pour le diamètre d'un objet, en suivant le premier procédé (§ 279) et celui indiqué par les auteurs, qu'il est à croire qu'en prenant la valeur relative des divisions du micromètre oculaire pour chaque objectif, on n'a pas tenu compte des fractions de centièmes de millimètre, d'après la méthode indiquée au paragraphe précédent.

282. On a dû remarquer que le procédé pour obtenir le diamètre des objets microscopiques, décrit au § 280, exige la même opération préliminaire que celle qui, avec un oculaire micromètre, grossissant exactement dix fois au lieu de six ou sept, sert à donner le pouvoir amplifiant du microscope et ensuite à calculer le diamètre des corps étudiés.

Il ne faudrait pas croire, d'après cela, que le chiffre (1/357e pour l'objectif n° 4 pris comme exemple) obtenu avec l'oculaire micromètre, grossissant six ou sept fois et qui exprime la valeur relative de chacune de ses divisions, indique aussi le véritable grossissement de l'objectif combiné à cet oculaire faible, de la même manière que le chiffre (400 pour le même n° 4) obtenu avec l'oculaire fort indique le pouvoir amplifiant réel (voy. p. 209 et suiv.).

Le chiffre qu'on obtient ainsi est beaucoup plus fort (une fois et demie au moins) que le véritable pouvoir amplifiant de cette combinaison. Ce grossissement réel est 400 avec l'objectif n° 4 pris comme exemple, tandis qu'avec cet oculaire micromètre faible il n'est que de 200 fois environ.

On peut s'assurer de cela par un examen comparatif et direct du micromètre objectif ou de divers corpuscules, examen fait successivement avec les deux oculaires placés alternativement sur le même objectif. Il est facile de reconnaître que les corps ou les divisions en centièmes du micromètre objectif sont deux fois plus larges environ avec l'oculaire micromètre, dont le verre supérieur grossit dix fois, qu'avec celui qui grossit six ou sept fois.

On voit cependant que l'opération indiquée plus haut (§ 279) donne 400 avec le premier, ce qui est bien le grossissement réel, puisque chaque centième de millimètre est rendu égal à 4 millimètres, et elle donne néanmoins le chiffre voisin et comparativement énorme de 357 avec l'oculaire le plus faible.

On pourra encore constater que le volume des objets ou l'écartement des divisions du micromètre objectif, vus avec l'objectif n° 5 et l'oculaire faible, ne sont pas plus grands qu'avec un objectif faible comme le n° 2, qui, avec l'oculaire micromètre grossissant dix fois, donne un grossissement exact de 200 diamètres.

Ce genre de comparaison fait avec soin est susceptible de beaucoup de précision et donne des résultats analogues avec tous les objectifs pris l'un après l'autre comme exemple.

Ces différences reconnaissent pour cause la longueur du tube des divers oculaires micromètres, dont le plus faible étant très-long reçoit sur son verre de champ les faisceaux qui doivent former l'image avant qu'ils aient beaucoup divergé (v. p. 125 et 197). Dans l'oculaire micromètre fort dont le tube est bien plus court, les rayons beaucoup plus divergents vont former une image plus grande au foyer de son verre oculaire que dans l'autre. Il en résulte que la variation d'étendue à laquelle l'image du micromètre objectif est soumise par le *verre de champ* n'est pas proportionnelle à celle du micromètre oculaire qui est grandi six ou sept fois dans un cas, et dix dans l'autre. En conséquence, le quotient de la division du terme 100 (nombre des divisions du micromètre oculaire) par un chiffre variable (tiré du nombre qu'il recouvre des divisions du micromètre objectif) qui a varié de grandeur proportionnellement au premier, doit présenter des différences qui sont considérables, comme on le voit.

Malgré cela, on obtient le même chiffre pour le *diamètre des objets* en suivant l'une ou l'autre méthode, sauf les erreurs dont est surtout susceptible la dernière ; dans celle-ci, en effet, l'objet à mesurer ne faisant que remplacer le micromètre objectif, il se trouve soumis à la même cause de variation que lui, puisque son image *est reçue par le même oculaire micromètre*. dont la longueur différente de l'un à l'autre est cause unique des différences indiquées ci-dessus.

Quant au verre oculaire supérieur, son influence est nulle, puisqu'il grandit en même temps et l'image qui est concentrée à son foyer par le verre de champ et le micromètre placé à ce même foyer.

283. Il y a encore plusieurs autres manières de prendre le diamètre des objets qu'il suffira de mentionner, car elles sont bien moins faciles à employer, et il en a été nécessairement question à propos du grossissement du microscope. Tel est le procédé de Hooker mentionné plus haut (p. 203 à 204).

On peut aussi prendre avec un compas le diamètre des images données par la chambre claire et diviser ce nombre par celui qui a été obtenu préalablement comme indiquant le pouvoir amplifiant du microscope, d'après le procédé de la chambre claire décrit précédemment (page 203). Quoique nous ayons reconnu que ce chiffre est beaucoup trop fort, l'objet étant grandi en même proportion, le résultat pourrait être exact s'il n'y avait beaucoup de causes d'erreurs dues à la difficulté de toujours mesurer l'image de l'objet à la même distance de la chambre claire, c'est-à-dire à l'endroit où primitivement avaient été déterminées les divisions du micromètre objectif pour obtenir le prétendu pouvoir amplifiant. Ce procédé, du reste, est moins facile à employer que les précédents.

Il faut rejeter aussi comme moins commodes et plus longues, et probablement plus inexactes que les méthodes indiquées plus haut, celles qui consistent à comparer les objets à des grains de poussière, des fils de soie tirés du cocon, des fils métalliques, etc., comme le faisaient Leuwenhoeck, Jurine, etc.; fils dont le diamètre était pris d'avance, et qu'on plaçait dans la préparation, à côté des objets dont on voulait mesurer l'épaisseur.

Nous ne mentionnerons de nouveau que pour mémoire la mesure des objets à l'aide d'oculaires portant deux pointes mises en mouvement par des vis micrométriques, et placées au foyer du verre supérieur de l'oculaire.

Il en est de même pour les vis micrométriques adaptées à la platine du microscope, et faisant marcher le porte-objet; de telle sorte que le nombre des tours du pignon de la vis indique en fractions de millimètre le diamètre du corps étudié, qui a préalablement été placé de manière qu'un des bords de son image soit au contact d'un fil de soie situé au foyer du verre supérieur de l'oculaire, et sous lequel on fait passer l'objet tout entier à l'aide des mouvements circulaires imprimés au pignon.

Tous ces appareils sont loin d'être aussi précis que les autres; ils sont, en outre, coûteux, difficiles à employer, et les vis se détériorent très-facilement. Ce sont des instruments de curiosité, mais à peu près inapplicables en pratique.

284. Notons enfin que beaucoup d'observateurs, depuis Hertel, en 1716, jusqu'à Le Baillif, en 1820, mesuraient les corpuscules sous le microscope à l'aide de micromètres faisant fonction de porte-objets, à lignes parallèles, se coupant ou non à angle droit. Supposons l'un d'eux divisé en $100^{es}$ de millimètres. On comprend aisément qu'un objet qui occupe deux de ces intervalles a une largeur de $^2/_{100}^{es}$, tandis qu'un autre, qui en remplit 5, a une dimension de $^5/_{100}^{es}$ de millimètre.

Quelque avantageuse que puisse d'abord paraître cette méthode, elle présente de grands inconvénients, de sorte qu'on ne s'en sert plus aujourd'hui. D'abord, la petitesse d'une foule d'objets exige l'emploi de micromètres à divisions très-fines, et chers par conséquent. Ensuite, le nettoiement les altère et les use vite. En outre, et c'est là un fait plus important, les objets que l'on veut mesurer masquent les divisions, ou se trouvent souvent dirigés obliquement et non perpendiculairement par rapport aux divisions. Enfin, on a souvent à calculer des fractions d'intervalle telles, que l'œil peut facilement commettre des erreurs.


# DEUXIÈME SECTION

## DES INSTRUMENTS ET DES APPAREILS ACCESSOIRES DONT LES ÉTUDES MICROSCOPIQUES DEMANDENT L'EMPLOI

285. Les faits exposés dans les chapitres précédents ont déjà fait comprendre qu'il est un certain nombre d'appareils et d'instruments fort différents les uns des autres, sans lesquels l'emploi du microscope est habituellement impossible. Il en est parmi eux qui, ainsi qu'on le verra, peuvent, selon leur nature et selon les convenances de chacun, être placés dans la boîte même, livrée par les constructeurs avec chaque microscope, ou dans une caisse séparée, quand l'observateur se propose de voyager. Des lames de verre, des aiguilles à dissection, des scalpels, des ciseaux fins et des pinces, tels sont les instruments sans lesquels l'usage du microscope est impossible et qui doivent être acquis en même temps que ce dernier. Quant aux autres, on peut attendre les exigences des observations que l'on poursuit pour se les procurer.

286. Parmi ces instruments, il en est dont l'usage est spécial aux recherches microscopiques, à l'éclairage ou au dessin des objets, et d'autres dont l'emploi est commun aux études anatomiques et physiologiques ordinaires et aux études chimiques. Il sera fait mention de ces instruments dans autant de chapitres distincts, mais une section particulière, la suivante, sera exclusivement réservée à l'indication des agents chimiques qui sont les auxiliaires indispensables du microscope envisagé autrement que comme objet de curiosité. Il existe de plus quelques appareils dont l'usage est tellement spécial à tel ou tel ordre de recherches qu'il n'en sera fait mention que dans les sections où il sera traité de ces dernières. Enfin il y a un si grand nombre de variétés de la plupart de ces sortes d'instruments et chaque observateur peut les modifier de tant de manières, que ceux-là seulement qui sont véritablement nécessaires devront être décrits.

# CHAPITRE PREMIER

**Des instruments dont l'usage est spécial aux recherches microscopiques.**

---

ARTICLE I. — DES TABLES DE TRAVAIL.

287. La première préoccupation de toute personne qui possède un microscope doit être de choisir une table convenable, pouvant être, autant que possible, placée à demeure dans une pièce de travail facile à éclairer. Le microscope ou les microscopes resteront sur celle-ci entourés des divers instruments dont ils exigent l'emploi, de manière à se prêter sans perte de temps à toute observation devenue nécessaire et au dessin des objets étudiés. Elle sera pourvue de tiroirs disposés de manière à être ouverts sans dérangement de l'observateur pendant le travail et destinées à contenir des instruments, etc.

La stabilité de la table et de l'instrument sur celle-ci sont les premières conditions qui doivent être remplies. En second lieu, sa surface doit être noire et de ton mat ou au moins très-foncé ; toute lumière blanche ou brillante réfléchie dans l'œil amène en effet une prompte fatigue et enlève à la rétine la sensibilité nécessaire pour l'observation des lignes fines et pâles qu'il s'agit de discerner.

Il est utile cependant, pour bien des études anatomiques, d'avoir à côté de la place habituellement occupée par le microscope sur cette table, une plaque de glace polie, ronde ou carrée, fixée par incrustation dans le bois ; elle peut avoir une largeur de 10 à 20 centimètres environ. La plaque est incrustée de manière à se trouver bien de niveau avec le reste de la table ; puis le fond de la dépression qu'elle comble exactement est coloré en blanc ou en trois bandes peintes en blanc, rouge et vert, ou mieux encore il est divisé en quatre carrés de ces trois couleurs, plus un autre noir. Parfois on se borne, sur les tables dont le bois n'est pas noir, à incruster simplement une tablette d'ardoise polie. On peut remplacer la peinture par du papier ou une étoffe de couleur placés sous la plaque de verre indiquée plus haut.

En faisant les préparations, on fait glisser la lame porte-objet sur telle ou telle des portions de la table ainsi colorées, de manière à ce que les objets déjà presque invisibles à l'œil nu ou très-transparents que l'on sépare les uns des autres, deviennent plus facilement apercevables par opposition entre leur teinte et celle du fond sous-jacent.

288. On comprend que la grandeur et la forme des tables devront varier suivant les convenances personnelles et suivant qu'elles seront destinées à de simples recherches ou en même temps aux démonstrations d'un cours. Dans ces dernières circonstances, on peut donner aux tables une forme circulaire et leur faire porter deux petits rails sur lesquels courent des tablettes à roues en métal bien poli ou en caoutchouc, permettant de faire passer d'une personne à l'autre le microscope sous lequel est fixée une préparation destinée à être montrée à plusieurs observateurs. Mais ce mode de démonstration n'est applicable qu'à l'examen des objets pouvant être étudiés à l'aide d'un faible grossissement, et encore souvent la préparation se déplace de manière à ne plus montrer les mêmes détails dès que le microscope a parcouru un mètre ou deux de ce petit chemin de fer.

La table adoptée sera munie de tiroirs destinés à protéger tous les objets qui craignent la poussière, puis les provisions de lamelles, les accessoires du microscope, divers instruments, les linges destinés à les essuyer, etc. Sur cette table seront en outre de petits globes et des verres renversés pour protéger les portions de tissu ou certaines préparations fraîches ou en voie d'exécution, etc. À l'une de ses extrémités, mais à portée de la main, sera la boite à réactif, fermée ou non.

### ARTICLE II. — DES PLAQUES OU LAMES DE VERRE.

289. Les instruments les plus nécessaires aux recherches, après la table qui doit porter le microscope, sont les lames de verre.

#### *Des lames ou bandes porte-objets.*

290. Les unes dites *lames* ou *bandes porte-objets* doivent être en verre à glace parfaitement poli, et planes sur les deux faces. Les plaques faites simplement en verre à vitre ne valent rien en raison des petites saillies de leurs surfaces, des bulles d'air et des impuretés contenues dans leur épaisseur, comme dans tous les verres de mauvaise qualité. De plus, il est rare qu'elles ne soient pas un peu courbées, ce qui fait qu'elles oscillent sur la platine (qui est parfaitement horizontale) dès qu'on les touche d'un seul côté à la fois.

C'est là un grave inconvénient, en ce que l'objet cesse à chaque instant d'être au foyer ou sort du champ du microscope par suite du glissement trop facile de la lame.

Il est bon que ces plaques de verre poli soient passées à l'émeri sur les bords et aux angles. Il suffit d'en avoir une douzaine au plus pour l'examen habituel, en dehors d'une provision destinée aux préparations à conserver. L'épaisseur de ces lames est de 1 ou de 2 millimètres. Il est bon qu'elles soient de même épaisseur dans toute provision, afin de ne pas être obligé d'élever ou d'abaisser l'objectif chaque fois que l'on remplace une préparation par une autre, ainsi que cela est à chaque instant nécessaire dans les recherches scientifiques. Il en faut aussi avoir qui n'ont qu'un demi-millimètre environ d'épaisseur. Elles seront réservées pour l'examen des embryons, des annélides, des acariens, etc., dont les préparations doivent être étudiées successivement sur les deux faces à l'aide d'assez forts grossissements. Leur minceur permet de retourner la préparation, de manière à mettre en bas la face qui était d'abord supérieure et qui est couverte d'une lamelle mince. On protège celle-ci et on évite la compression de l'objet préparé en faisant reposer les extrémités de la grande lame sur un anneau en laiton, en carton ou en gutta-percha, à bords polis, qu'on pose à volonté sur la platine du microscope.

291. Les lames porte-objets destinées aux préparations que l'on veut conserver doivent être les mêmes que celles qui servent aux observations, parce que souvent la préparation d'un objet étudié sans idée de conservation prévue est assez bien réussie pour que, chemin faisant, on désire lui faire prendre place dans une collection. Sous ces divers rapports, il n'est pas indifférent de donner à ces lames telle ou telle grandeur.

Au point de vue de la facilité du maniement, de la possibilité de faire des préparations assez larges et d'en faire deux sur le même porte-objet pour les comparer aisément l'une à l'autre, etc., les lames de verre, longues de 72 à 75 millimètres et larges de 24 à 25 millimètres, sont préférables à toutes les autres. Telle est la grandeur des *lames* ou *bandes* sur lesquelles j'ai toujours vu faire les préparations depuis 1840, en France, par M. Bourgogne et en Angleterre. Le nom de *bandes anglaises* leur est parfois donné chez les fabricants, par opposition à des bandes plus étroites et plus courtes sur lesquelles se vendent les préparations communes et qui accompagnent les microscopes à bas prix de quelques opticiens.

En Allemagne, la grandeur des lames est généralement inférieure aux dimensions notées plus haut, et souvent on les trouve
longues de 50 millimètres sur 38 à 40 de large.

C'est en se guidant sur les dimensions données plus haut, à
1 ou 2 millimètres près (72 millimètres), que sont faites les boîtes
destinées à conserver les collections, et, sous ce rapport, il importe que la grandeur des porte-objets soit telle, qu'ils puissent
entrer dans ces dernières et y être assez immobiles pour pouvoir
être transportés sans oscillation.

### Des lames minces, lamelles ou couvre-objets.

292. Ces lames de verre sont carrées ou mieux circulaires,
larges de 15 à 25 millimètres 1/2 de côté. Elles servent à
recouvrir l'objet ou la préparation que l'on veut étudier. Leur
épaisseur doit être appropriée au grossissement de l'objectif qu'on
emploie. Comme plus le pouvoir amplifiant est considérable, plus
est courte la longueur focale, plus aussi doivent être minces ces
lamelles de superposition dites également *couvre-objets*, par opposition aux bandes porte-objet.

Il faut avoir trois sortes de ces lamelles distinguées par leur
épaisseur : 1° les unes, très-minces, serviront pour les deux ou
trois objectifs les plus puissants ; 2° les autres, un peu plus épaisses, peuvent être mises en usage avec les objets d'un pouvoir amplifiant moyen ; 3° les dernières, épaisses d'un demi-millimètre ou
un peu plus, servent pour les faibles objectifs. Du reste, en dehors
des cas dans lesquels il faut utiliser de ces lames épaisses pour
étudier des objets résistants, exigeant qu'on les soumette à une
certaine pression, l'on arrive à n'user que des lames les plus
minces qui permettent d'examiner un même corps, depuis les plus
faibles grossissements jusqu'aux plus forts.

293. Ces lamelles doivent être tenues dans des boîtes qui portent le numéro de l'objectif le plus fort avec lequel elles peuvent
être employées, afin de reconnaître immédiatement qu'il est possible
de les utiliser avec tous les jeux de lentilles d'un numéro plus faible.
Lorsqu'on étudie un objet avec un faible grossissement et qu'on
pense être obligé d'en prendre un plus fort ensuite ou de le
conserver, il faut recouvrir de suite la préparation avec une lamelle des plus minces, car on détruit ordinairement celle-là quand,
étant achevée, on change le premier couvre-objet.

Pour l'étude ou la conservation des embryons, des annélides, de diverses algues, etc., de certaines coupes du rein, de la langue, du cerveau, etc., il faut avoir quelques bandes longues de 80 millimètres ou au delà et larges de 50 à 60 millimètres, avec des lamelles minces de grandeur appropriée.

C'est dans ces conditions que l'on est parfois obligé de couper soi-même les verres au diamant, ou à l'aide d'un instrument que possèdent et fournissent les constructeurs de microscopes et qu'on appelle *tournette*.

294. Ces lames minces sont faites chez les verriers par insufflation d'une boule de verre jusqu'à un diamètre tel, que la matière ait la minceur voulue. Le fabricant développe ensuite, à une chaleur suffisante ce ballon en un plateau plus ou moins plan, généralement faisant partie d'une sphère creuse dont le rayon est assez grand pour que les feuilles découpées dans ces plateaux paraissent planes. Ce sont elles que les verriers livrent aux opticiens et aux préparateurs qui les découpent en *lamelles de superposition* ou couvre-objet de telle ou telle largeur. Or, celles-ci ne sont encore que des portions d'une sphère et ne sont pas absolument planes. Aussi, en examinant du sang ou quelque liquide contenant de très-petits corpuscules, on s'aperçoit parfois si on a placé cette lamelle sur sa convexité ou sa concavité, d'après la manière dont se rangent les globules ou dont ils se déplacent quand on appuie sur la lamelle.

295. C'est l'Angleterre, la maison Chance, de Birmingham, en particulier, qui fournit à toute l'Europe à peu près, les feuilles de verre mince servant à faire les préparations[1]. Elles sont livrées sous la désignation des numéros 1, 2, 3 et 4. Celles qui s'emploient le plus sont celles qui sont désignées par le n° 2 ; elles ont une épaisseur de deux dixièmes de millimètre. Celles dites du n° 1 ont une épaisseur double ; celles qu'on indique par le n° 3 ont un dixième de millimètre seulement d'épaisseur ; les plus minces enfin (n° 4) sont dites impalpables, parce que, brisées entre les dents, leur poussière ne donne presque aucune impression de toucher à ces organes et à la langue.

[1] Dans la seule année 1868, la maison Chance a fabriqué environ 400 livres anglaises de ce verre mince, soit, 182 kilogrammes à 455 grammes par livre anglaise. Ces chiffres ont été communiqués par M. Chance à M. Nachet. Or, le kilogramme de ces feuilles de verre mince donne environ 5,000 verres minces, déchet défalqué. Il s'agit là des lamelles de l'épaisseur moyenne et de la grandeur généralement adoptée, de 18 à 20 millimètres; ce qui fait 910,000 lamelles employées par les micrographes dans une année. Ces chiffres donnent une idée du nombre et de l'importance des travaux micrographiques.

*Des soins exigés par les lames de verre.*

296. Il faut, dès le commencement de ses études microscopiques, étudier les plaques et lamelles au microscope indépendamment de toute préparation, afin de ne pas prendre pour l'objet qu'on cherche les différents *défauts* du verre. Ces *défauts* sont des raies quelquefois produites accidentellement; des points rougeâtres, en général oblongs, qui sont de très-petits creux existant à la surface des lames, et remplis par l'émeri et l'oxyde de fer qui servent au polissage de certains verres. Ce sont enfin des fissures invisibles à l'œil nu, présentant la forme d'étoiles, de lignes courbes, de cassure écailleuse, etc. Elles doivent être aussi étudiées, car on voit à chaque instant les personnes qui se servent du microscope depuis peu ou rarement, prendre ces accidents pour quelque chose de particulier. Il en est de même des stries formées de lignes courbes, en quelque sorte emboîtées l'une dans l'autre, que causent les aiguilles et autres instruments durs qui rayent le verre quand on fait certaines préparations.

Les plaques et lamelles doivent être, dans l'intervalle des observations, tenues dans une soucoupe à fond concave et pleine d'eau alcoolisée. On les prend en les ramenant avec le bout de l'index et on les nettoie à fur et à mesure des besoins au moment d'observer. L'eau alcoolisée conseillée par M. Lebert est le liquide qui en rend le nettoyage le plus facile et le plus parfait; on les débarrasse ainsi avec la plus grande facilité des corps gras ou autres, et on évite de les briser beaucoup plus qu'avec tout autre liquide.

Le *nettoyage* de chaque lamelle doit être pratiqué en la faisant glisser entre la pulpe du pouce et celle de l'indicateur d'une main tenant un linge fin et mou, de manière à ce que les extrémités des doigts se correspondent toujours ; car, dès qu'elles portent à faux sur les faces de la lamelle, celle-ci se brise, accident commun au début des manœuvres de ce genre et signe d'inexpérience.

Dans les cas assez fréquents où à la longue la surface des porte-objets ou des lamelles minces se couvre de dépôts calcaires, il faut ajouter de l'acide chlorhydrique à l'eau alcoolisée, dans laquelle on les laisse tremper avant de les essuyer pour s'en servir. Si ce sont des corps gras ou résineux qui leur adhèrent, il faut les tremper dans l'ammoniaque, l'alcool, l'essence de térébenthine ou le chloroforme, ou encore les essuyer avec le linge fin humecté de tel ou tel de ces liquides.

*De l'utilité des couvre-objets.*

297. Disons dès à présent, pour ne pas être amené à le répéter trop souvent, que les motifs qui obligent de recouvrir d'une lamelle la plupart des objets examinés sous le microscope, sont les suivants :

1° Elle protége ces objets contre les contacts qui les altéreraient et contre la poussière qui les salirait dans les préparations de collections.

2° Elle empêche l'évaporation de l'eau des corps humides préparés et surtout des divers liquides dans lesquels on est en général obligé de placer les divers objets à étudier; non-seulement cette évaporation, si on la laisse s'accomplir, fait changer de place les corpuscules et les altère souvent, mais encore le fluide se condense sur la lentille inférieure de l'objectif, en hiver surtout, de manière à empêcher le passage de la lumière et à attaquer la monture des lentilles, si le véhicule est acide.

3° Mais l'usage essentiel du couvre-objet est de faire que, dans les préparations vues à l'aide de la lumière transmise, la surface d'entrée et la surface de sortie des rayons lumineux soient parallèles. Autrement la direction de ces derniers sortant de la préparation pour pénétrer dans l'objectif, ne serait pas parallèle à la direction de leur incidence; ils seraient déviés à leur émergence dans l'air en diverses directions, proportionnellement aux courbures et à l'irrégularité des surfaces des objets qu'ils traversent. Tous n'iraient plus frapper l'objectif, ou ne lui arrivant plus parallèlement, ils ne donneraient qu'une image confuse des corps; fait de la réalité duquel il est facile de s'assurer en examinant successivement la même préparation à découvert, puis avec une lamelle superposée, dont la présence détermine aussitôt la netteté de l'image (V. aussi p. 92 à 93).

298. Ces indications nous forcent de dire aussi, dès à présent, que cet effet du couvre-objet reste très-incomplet si les rayons émergeant des corpuscules passent dans un milieu trop peu réfringent par rapport à celui qu'ils représentent, comme l'air, par exemple. On le voit quand une couche d'air reste interposée entre les corpuscules étudiés et le couvre-objet. C'est là une des raisons qui font qu'on est obligé de placer les corps à observer dans un véhicule liquide dont la face supérieure ou d'émergence est rendue parallèle à l'autre par la superposition du couvre-objet. Or, on le peut d'autant mieux faire, ue la dioptrique nous apprend que l'in-

dice de réfraction d'un corps, par rapport à un autre, est constant et toujours égal au rapport des indices de réfraction de ces deux substances par rapport au vide; que, par conséquent, si l'on superpose différents milieux de pouvoirs réfringents divers, de manière à ce que les faces d'entrée et de sortie soient parallèles, la direction de la lumière, sortant de l'ensemble de ces milieux, sera toujours parallèle à la direction de son incidence, et, par suite, qu'il n'y aura pas la déviation qui existe à l'émergence dans l'air dans le cas de non-parallélisme de ces surfaces d'entrée et de sortie.

ARTICLE III. —— DES LAMES CREUSES OU A CUVETTE ET DES CELLULES
A PRÉPARATION.

299. *Lames creuses*. — A côté des lames porte-objets planes, il faut parler de celles qui sont creusées d'une dépression ovale ou circulaire d'une profondeur et d'une largeur proportionnelles à l'épaisseur et à la largeur de la lame même. On peut se les procurer chez les opticiens et chez les préparateurs d'objets microscopiques.

L'excavation remplie d'eau et recouverte d'une lamelle mince permet d'examiner à de forts grossissements et sans compression les premiers phénomènes de l'évolution ovulaire des batraciens, de quelques poissons, des glossiphonies et d'autres annélides, ainsi que les organes de divers invertébrés de petit volume.

En plaçant contre la lame creusée une lame plane épaisse, de même grandeur que la dépression, on peut conserver dans l'air des acariens vivants ou d'autres invertébrés et les observer plus ou moins longtemps. Il faut pour cela maintenir la lame superposée à l'aide de deux ressorts formés d'une petite bande de maillechort ou de laiton repliée deux fois sur elle-même à angle droit.

300. *Porte-objet de Balbiani*. —— Il se compose d'une lame de cuivre polie, longue de 86 millimètres, épaisse de 5, et d'une largeur qui varie d'une moitié à l'autre, de 32 à 57 millimètres. Cette lame présente, au milieu d'un de ses côtés, une large échancrure irrégulièrement quadrilatère. L'un des bords de cette échancrure porte une branche immobile garnie de deux pinces à mors élastiques ; le bord opposé présente une pince unique à l'extrémité d'une branche coudée à angle droit qui peut se mouvoir horizontalement dans une demi-rainure à la manière d'un verrou, et permet de rapprocher ou d'éloigner plus ou moins la pince mobile des deux pinces fixes qui lui font face. C'est entre ces trois pinces, préalablement placées à distance convenable, que l'on glisse les lamelles de

verre mince pour l'observation. Ces lamelles sont isolées ainsi de toutes parts du porte-objet, et une quantité insignifiante seulement du liquide pénètre entre les mors des pinces qui le soutiennent. De plus on peut se servir de lamelles de largeur fort inégale. Il est bon, pour empêcher l'oxydation du cuivre par l'eau de mer, que ce petit appareil soit doré. On le trouve chez M. Verrick, opticien à Paris.

M. Balbiani pense que ce porte-objet peut rendre de bons services aux micrographes, lorsqu'il s'agit d'examiner un objet alternativement sur ses deux faces à l'aide de forts grossissements, car il suffit pour cela, sans déranger la lamelle de verre, de retourner simplement le porte-objet dans un sens ou dans l'autre, son épaisseur maintenant toujours la lamelle élevée au-dessus de la platine du microscope. Il croit que son utilité sera surtout appréciée des naturalistes qui font des observations sur le développement de certains animaux aquatiques, tels que les vers, les mollusques, etc., dont les larves ou les œufs subissent leur évolution fixés contre les corps submergés. Il suffit, en effet, de faire en sorte que ces larves ou ces œufs s'attachent aux lamelles de verre déposés dans les vases où l'on tient ces animaux en captivité, comme M. Balbiani l'a fait dans ses recherches sur le développement des ascidies, pour pouvoir porter ensuite, aussi souvent qu'on le désire, ces lamelles sous le microscope à l'aide de son porte-objet, sans nuire aucunement au développement des êtres que l'on observe. (*Journal de l'anatomie et de la physiologie*, Paris, 1868, p. 568.)

301. Les *baquets en laiton* à fond de verre fixé avec de la laque, les *verres de montre* fixés ou non dans la sertissure d'une lame de laiton élastique, courbée en anneau à extrémités non soudées, sont des instruments accessoires qui servent aussi à examiner dans l'eau de petits invertébrés ou des embryons étudiés à l'aide d'un faible grossissement. Les opticiens et les préparateurs les fournissent.

### Des cellules.

302. On donne ce nom aux objets destinés à limiter sur la bande porte-objet le pourtour d'une cavité que la lamelle mince achève de clore du côté opposé à celle-là.

On fait une *cellule* quand, craignant de voir un objet endommagé par la pression continue ou accidentelle de la lame mince, on interpose quelque corps entre elle et le porte-objet, pour limiter et retenir ensuite le liquide et la lame mince avec une couche de l'un des ciments décrits plus haut. Les corps interposés sont trois ou quatre gouttelettes de cire, selon que la lamelle mince est circulaire ou carrée; des morceaux de corne, de plume, de crin, de soies de porc pris à une brosse, de parchemin, de papier, etc.

303. On appelle plus particulièrement cellules les cadres complets qu'on a été amené à substituer à ces moyens pour certaines préparations, cadres qu'on fixe à la bande porte-objet et sur lesquels on pose et cimente la lamelle mince.

Les unes sont fixes, les autres sont mobiles.

### 1° *Cellules fixes ou extemporanées.*

304. Elles se font à la cire à cacheter, ou avec l'un des ciments dont il sera ultérieurement question.

Avec un pinceau chargé du ciment on inscrit aussi correctement que possible les bords de la cellule. Il faut avoir soin d'employer un pinceau assez chargé de substance, et d'appliquer plusieurs couches pour obtenir l'épaisseur que l'on désire, autrement les cellules ne sont pas régulières et deviennent impropres à l'usage auquel on les destine.

La cellule formée, on la laisse sécher à l'abri de la poussière, ce qui a lieu en quelques heures, et quelquefois moins, surtout en été.

Les cellules faites au pinceau doivent toujours avoir peu d'épaisseur, et servir pour des objets très-minces. Du reste, il serait difficile de préparer à l'aide du pinceau des cellules d'une certaine épaisseur. Pour faire des cellules circulaires il faut, afin d'avoir des cellules régulières, se servir de la tournette de Hett. La lame est fixée sur un disque de cuivre, qui se meut sur un pivot; on place le pinceau sur la lame, suivant le diamètre désiré pour la cellule; on fait mouvoir le disque et l'on obtient une cellule circulaire. Si elle doit être épaisse, on laisse un peu sécher et l'on donne une autre couche. L'on doit employer pour faire les cellules la colle ou mixtion des doreurs, unie à une dissolution de bitume de Judée dans l'essence de térébenthine, de la manière suivante.

<pre>
Colle des doreurs. . . . . . . . . . . . . 1 partie.
Bitume en dissolution. . . . . . . . . . . 1   —
</pre>

Ou bien :

<pre>
Mixtion des doreurs. . . . . . . . . . . . 2   —
Bitume. . . . . . . . . . . . . . . . . . 1   —
</pre>

Au moment de faire des cellules, on mêle les deux substances dans un petit vase à l'aide d'un bâton de verre. On peut conserver de la substance prête dans un flacon, mais il vaut mieux n'en faire le mélange qu'au moment de s'en servir.

Le vernis copal à l'essence de spic peut aussi être employé pour faire des cellules, après l'avoir laissé évaporer pendant quelque temps, afin de lui donner la consistance désirable pour l'usage auquel on le destine. Le ciment ou bitume seul en dissolution dans l'essence de térébenthine peut aussi être employé.

305. Différents autres mélanges et substances peuvent aussi servir pour faire les cellules. Ainsi, le vernis gras, mélangé à parties égales avec la dissolution de bitume, fournit de bonnes cellules.

Le vernis français, dit du Japon, est parfait employé seul pour les cellules minces.

Mêlé avec la mixtion et le bitume, il donne aussi de bons effets dans les proportions suivantes :

> Vernis français . . . . . . . . . . . . 2 parties.
> Ciment ou bitume de Judée. . . . . . . . 1 —
> Colle des doreurs. . . . . . . . . . . . 1 —

On peut encore employer, suivant le docteur Lequoy, une solution de gutta-percha dans le sulfure de carbone.

Le vernis à la *glu marine* que l'on doit laisser épaissir à l'air avant de l'employer peut servir à faire des cellules, à clore les couvercles. Il a l'avantage d'être inaltérable aux divers produits employés. Il sera décrit plus loin.

La gomme laque dissoute dans le naphte donne aussi de bonnes cellules. C'est le *liquid glue* des Anglais.

Les blancs de plomb ou de zinc, préparés à l'huile, peuvent aussi servir à faire de bonnes cellules. La marche à suivre est la même que pour les autres substances. Seulement, ces cellules ont l'inconvénient d'être longues à sécher. En mêlant au blanc de plomb ou de zinc une petite quantité de litharge et de minium, on remédie à cet inconvénient.

306. Ordinairement, on emploie la cellule aussitôt faite, et on la clôt à l'aide d'un petit couvercle de glace mince, en appuyant légèrement ; on passe ensuite sur les bords de la lamelle et de la cellule une petite quantité d'huile d'amandes douces, afin de boucher les moindres insterstices. Si l'on use des cellules sèches, on aura soin, avant de s'en servir, de passer sur les bords une petite quantité de blanc de plomb frais, afin de permettre l'adhérence du couvercle. Les cellules doivent être assez grandes pour que

l'objet ne vienne pas y toucher : il faut, au contraire, laisser une certaine marge entre les parois de la cellule et l'objet. Cette recommandation s'applique à tous les genres de cellules. (Voy. A. Chevalier, *l'Étudiant micrographe*, 1865, p. 295-297.)

Les solutions salines ou autres, ne contenant que de faibles proportions d'alcool ou d'essences, peuvent être contenues dans les cellules faites avec la mixtion des doreurs et ses mélanges.

Pour les solutions plus fortement alcoolisées, on peut employer le blanc de plomb ou de zinc, et même le bitume de Judée dissous dans la térébenthine, etc. Pour les cellules épaisses, on coule à chaud de la glu marine sur une lame de glace, puis, à l'aide d'un scalpel, on enlève la substance en excès et l'on pratique dans son épaisseur des cavités destinées à recevoir l'objet et le liquide. Le couvercle se clôt en passant sur les bords de la cellule une petite quantité de ciment ou de la colle des doreurs. (Berkley.)

### 2° *Des cellules mobiles.*

307. Pour les objets plus épais, on emploie des cellules faites de corps très-divers et de différentes formes.

308. *Cellules mobiles en gutta-percha.* — On se les procure chez les préparateurs, chez les opticiens et même chez quelques marchands d'objets en caoutchouc, etc. Pour les faire soi-même, on achète une planchette unie, homogène et flexible. Si elle est ondulée ou fendillée, on lui rend sa première forme en la plongeant dans l'eau bouillante. A l'aide d'une règle et d'un couteau, on taille, comme dans du carton, des morceaux carrés ou des carrés longs, naturellement un peu plus étroits que la bande porte-objet.

On se sert d'un emporte-pièce et d'un marteau pour obtenir les ouvertures circulaires, ovales ou rectangulaires, destinées à recevoir l'objet et son liquide. On en fait provision pour s'en servir au besoin comme il est indiqué ci-après.

309. *Cellules de caoutchouc.* — On les prépare comme les précédentes, en se procurant des tablettes de caoutchouc. Il est facile de les coller les unes sur les autres, à l'aide de la chaleur, et donner aux cellules la hauteur désirée, quand on en veut de très-épaisses.

310. *Cellules de verre.* — Elles sont supérieures aux autres. On les achète toutes faites chez les opticiens. Il en existe de diverses espèces qui ont la forme d'un cadre allongé ou d'un carré percé au milieu, ainsi que les cellules de gutta-percha.

On les choisira de la hauteur voulue, ainsi que d'une largeur appropriée à celle des lames minces et des porte-objets dont on use habituellement. Si on se sert de lamelles circulaires, il faut prendre des cellules annulaires faites en coupant des tubes de verre. Ces cellules imaginées par Le Baillif ont été les premières mises en usage.

Les lames de glace portant une ou plusieurs concavités faisant cellule sont impropres à la préparation des objets, la forme concave nuisant à la transmission de la lumière au travers du porte-objet.

On peut encore employer des cellules faites au moyen de lames de glace épaisses percées de part en part de trous de différentes largeurs. D'après Quekett, c'est à Goadby que l'on doit l'idée de ces porte-objets que l'on transforme en cellule en collant une lame mince de chaque côté du trou dont ils sont percés. Pour les objets volumineux, injectés ou non, demandant à être étudiés sur les deux faces, ils sont plus commodes que les cellules très-élevées. On en fait d'une épaisseur qui varie de 5 à 10 millimètres.

341. Pour confectionner soi-même les cellules de verre, on fait tailler ou l'on coupe dans du verre à glace des bandes de quelques millimètres d'épaisseur, ce qui est facile si l'on a un peu l'habitude de se servir d'une pointe de diamant. Ces bandes seront de deux dimensions différentes : les premières auront 15 à 18 centimètres de longueur ; les autres, 7 à 10 centimètres seulement. C'est avec ces bandes que l'on construit les parois de la cellule. On la fixe, après l'avoir préalablement chauffée avec la colle ou la glu marine, sur un anneau en verre ou sur l'ouverture d'une plaque de verre percée. Après cela, on fait dans le milieu de la lamelle, avec la pointe d'une lime triangulaire, un trou qu'on agrandit en allant jusqu'au bord. Aucune fêlure ou fente ne s'étend au delà du bord solidement cimenté. On chauffe de nouveau cette lamelle perforée, et elle se détache aisément. (Beale.)

On peut, au moyen de la flamme d'une lampe à souffler le verre, ployer une bande de verre et lui donner la forme d'un carré à angles obtus, puis en souder les extrémités. Beale recommande de se servir de flint. Ce procédé, lorsqu'il s'agit de faire des cellules hautes et grandes est facile à une main exercée à l'exécution de cet ordre de manœuvres. En tout cas, il importe que les rebords des cellules soient très-bien cimentés sur le porte-objet.

342. On cimente les parois des cellules avec la *glu marine* (*marine glue* des Anglais).

Cette colle consiste en parties égales de gomme-laque et de caoutchouc, dissous dans de la benzine. Chaque matière doit être dissoute, d'abord séparément, puis on les mêle à la faveur d'une chaleur légère. On ajoute, suivant les besoins, de la benzine à cette colle; on peut également recourir à l'éther et à une solution de potasse pour la délayer et l'étendre. D'après Quekett, la glu marine du commerce la plus convenable porte la marque G. K. 4.

Pour cimenter avec cette colle, on chauffe le porte-objet en le plaçant sur une plaque métallique chaude. Les anatomistes anglais se servent d'une petite table en tôle, à quatre pieds, avec une lampe à esprit-de-vin placée au-dessous.

On dépose un peu de glu sur le porte-objet; elle fond promptement; on l'étend sur toutes les parties destinées à recevoir la cellule; puis on enfonce celle-ci dans le ciment à l'aide d'une forte pression; on retire le tout de dessous la plaque de tôle et on laisse refroidir. On enlève plus tard, avec la lame d'un scalpel, l'excédant de colle s'il s'en est répandu sur les parties libres de la lame. Une solution faible de potasse sert à nettoyer les cellules.

### Ciment des cellules en caoutchouc.

313. D'après Harting, pour le faire, on mêle 1 partie de gutta-percha, coupée en petits morceaux, dans 15 parties d'essence de térébenthine, et on dissout à une chaleur modérée, en remuant sans interruption. On filtre alors dans une flanelle, et on ajoute 1 partie de gomme-laque qui se dissout également à une chaleur modérée; il faut remuer sans cesse. On continue à chauffer jusqu'au moment où une goutte versée sur une plaque de verre paraît se durcir. Arrivée à cette consistance, la solution forme un ciment bon à employer. Il faudra y ajouter, quand on voudra s'en servir, un peu d'essence de térébenthine avant de le chauffer.

Pour fixer une cellule en caoutchouc, on commence par la présenter à l'une des faces et au milieu du porte-objet; on étend alors, avec un pinceau, sur la face et à la place indiquée par le contour de la cellule, le mastic préalablement chauffé. Cela fait, on retire la cellule de caoutchouc, et, en entretenant la chaleur, on la fixe dans le ciment dont on vient de recouvrir le porte-objet. On ôte le tout et on laisse refroidir sur une tablette. Le ciment fait avec de la gutta-percha, d'après les indications de Harting, sert également à fixer les cellules en verre et à consolider les quatre bandes de verre employées pour construire certaines variétés d'entre elles.

Il est un autre mastic qu'on peut employer aux mêmes usages. On dissout 1 partie de caoutchouc dans 64 parties de chloroforme ; on y ajoute 16 parties de mastic sec pulvérisé. A l'aide d'un pinceau, on étend à froid une couche légère de ciment sur la lame inférieure en verre et on y fixe la cellule préalablement chauffée. (Frey, *le Microscope*. Traduct. française. Paris, 1867, in-12, p. 244.)

314. Quelle que soit la méthode adoptée, il sera prudent de faire adhérer soigneusement la cellule avec le ciment, afin d'éviter toute fissure et toute introduction d'air. Il est utile souvent de donner aux rebords des cellules de verre une surface rugueuse, en les frottant avec de l'émeri sur une pierre à repasser. Lorsque la cellule est remplie de la liqueur conservatrice et qu'on y a introduit l'objet à conserver, et après s'être convaincu de l'absence de toute bulle d'air, on ajuste la lamelle sur laquelle on a fait passer son haleine. La lamelle doit constamment être un peu plus petite que la cellule, de manière à ne pas dépasser ni même atteindre ses bords extérieurs. On enlève ensuite, avec précaution, le liquide superflu qui pourrait s'échapper de la cellule. En agissant autrement, on s'exposerait à voir s'introduire subitement des bulles d'air. Après cela, on cimente le couvre-objet.

Cette opération doit se faire immédiatement, à moins que la liqueur conservatrice ne consiste en *glycérine* ou en une *solution de chlorure de calcium* ne s'évaporant que lentement. Dans ces cas-là, on est libre d'opérer plus tardivement. (Frey.)

ARTICLE IV. — DES PORTE-OBJETS DITS PNEUMATIQUES ET CHAMBRES, OU CELLULES A EAU, A VAPEUR D'EAU OU HUMIDES ET A GAZ, TANT FROIDES QUE CHAUDES.

315. De tout temps les porte-objets creux ou à cuvettes et les anneaux ou cellules métalliques et autres posés sur ceux-là, ont été transformés par chaque observateur, selon les besoins de ses études, en chambres ou cellules closes par superposition d'une lame de mica ou de verre, mince ou épaisse, maintenue ou non par un lut ou par une petite pince faite d'une lame métallique repliée. Ces chambres étaient remplies d'eau pour observer les algues, les embryons, les petits têtards, les infusoires, les petits articulés ou vers, etc. (voy. Dujardin, *Des infusoires*, Paris, 1841, p. 185) et d'air ordinaire ou humide, pour y suivre les modifications subies

par les mêmes animaux (Peltier, dans Dujardin, *ibid.*, p. 186), par les acariens et autres articulés microscopiques aériens.

316. Quant aux chambres à gaz, la première connue a été celle qu'a fait faire M. Poiseuille, en 1832, pour étudier l'action sur les êtres vivants de l'air à des pressions différentes, et décrite par Chevalier, Dujardin, etc., sous le nom de *porte-objet pneumatique*.

Cet instrument ingénieux se compose d'une caisse de cuivre, fermée à la partie supérieure et inférieure par des glaces planes. Un ajutage permet d'adapter une pompe, et de mesurer l'augmentation ou la diminution de la pression, sur les animaux microscopiques, etc., introduits dans l'appareil.

### *Chambres à eau.*

317. A ces appareils, Charles Chevalier a substitué sa *cuve ou aquarium*, composée de quatre lames de verre soudées au bitume de Judée, de manière à former une chambre quadrilatère. L'une des deux grandes plaques est assez mince pour permettre l'observation à des grossissements déjà puissants. L'une des petites plaques peut s'enlever aisément et se luter de nouveau, pour permettre d'introduire l'eau et les animaux ou les plantes dont on veut suivre les mouvements, la reproduction, l'évolution, la circulation, etc.

On a fait depuis plusieurs sortes de chambres dites à eau ou à infusoires, etc., soit dans ce genre, soit composées d'une cellule métallique soudée sur un porte-objet en verre et se fermant à vis, du côté de l'objectif, par un anneau sertissant une lame mince.

On se procure ces instruments et les suivants chez les opticiens de tous les pays; ceux de Londres, en particulier, en ont plusieurs variétés.

### *Chambres humides.*

318. Ces appareils sont destinés à placer dans des conditions plus ou moins normales des éléments anatomiques dont on veut étudier les propriétés à l'état vivant. Tels sont par exemple les mouvements amiboïdes des leucocytes des animaux à sang chaud.

Un grand nombre d'appareils ont été proposés dans les dernières années. Voici la description que donne Frey des appareils de M. Schultze et von Recklingshausen.

Pour éviter l'évaporation du liquide ajouté à l'objet qu'on veut examiner, Recklingshausen a inventé un petit appareil très-avantageux. Le lecteur se fera facilement une idée de cet appareil,

en examinant la figure 83. Une lame de verre un peu grande
et polie (*d*) porte l'objet à la manière ordinaire. Un anneau
en verre également poli en-
toure, à une certaine distance,
l'objet, et son bord inférieur (*a*) repose sur la lame
qui supporte la préparation.
On attache aussi solidement
que possible une espèce de
bourse (*b*) en caoutchouc très-
mince à la partie supérieure
de l'anneau. L'ouverture de

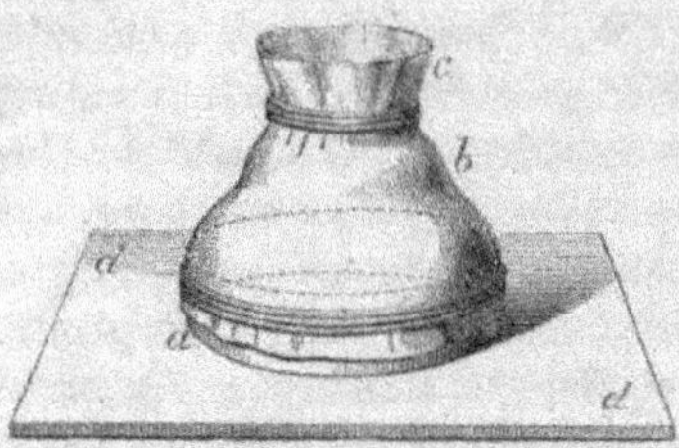

Fig. 83.
Chambre humide de Recklinghausen.

cette bourse (*c*), entourée d'un petit cordon en caoutchouc, contient
l'anneau ou le tube du microscope. Pour maintenir saturé d'humidité l'intérieur de cette chambre ainsi isolée, on place en dedans
de l'anneau en verre deux bandelettes de moelle de sureau ou de
papier buvard imprégnées d'eau ; on enveloppera, en outre, extérieurement le bord inférieur de l'anneau avec des bourrelets de
papier buvard, préalablement mouillés.

A l'aide de ces dispositions et d'un objectif à immersion, on suivra le mouvement des cellules pendant des heures et même pendant des journées entières. On pourra étudier ainsi, à la température
habituelle d'une chambre, la vie des éléments sur un animal à
température variable, par exemple dans une grenouille (sur les
ligaments, la cornée, le sang, la lymphe), ce qui ne pourrait se
faire avec des parties provenant du corps d'un animal à température fixe. Dans ce dernier cas, et par une température basse, la vie
s'arrête trop promptement. Il faut donc, pour obtenir des résultats
satisfaisants, élever la température au degré de celle de l'organisme vivant.

## Des chambres chaudes.

319. Déjà anciennement des expérimentateurs cherchaient, autant
qu'ils le pouvaient, à élever la température des préparations, en
chauffant le porte-objet. Plus tard, Beale construisit un porte-objet
susceptible d'être chauffé. Dans ces derniers temps, M. Schultze a
inventé un appareil de ce genre, qui, par son exactitude, répond
mieux à tous les besoins.

Sur la platine du microscope, se trouve une plaque de cuivre
(A, fig. 84) fixée à l'aide de pinces ; cette plaque est échancrée

par derrière (c), afin de s'adapter à la tige du microscope ; elle est
percée en *a* de part en part pour les besoins de l'éclairage, et porte
en avant et au milieu un thermomètre placé obliquement (*d*) ; aux
deux extrémités sont les deux bras (*b*). C'est sous les bras qu'on
place deux petites lampes à alcool destinées au chauffage. L'extré-

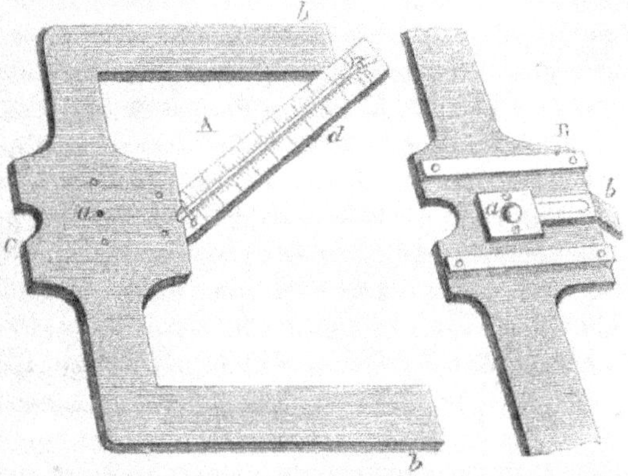


Fig. 84. — Porte-objet susceptible d'être chauffé.

mité inférieure du thermomètre, enfermée dans le petit cof-
fret en cuivre B, *a*, embrasse de toute part l'ouverture du porte-
objet ; elle s'étend, dégagée, sur une partie de la surface inférieure de celui-ci, et arrive recourbée, à travers une ouverture
(*b*), sur la surface antérieure de la plaque métallique graduée.
L'expérience a prouvé que le thermomètre indique exactement la
température de l'objet. Il est indispensable d'employer avec le
porte-objet, susceptible d'être chauffé, la chambre humide et les
objectifs à immersion. (H. Frey.)

520. Nous venons de dire que, lorsqu'on se propose d'examiner
les éléments anatomiques d'un animal à sang chaud, pour ainsi
dire à l'état de vie, il importe de leur conserver leur chaleur. Pour
cela il faut les placer sur un porte-objet chauffé et les maintenir à
la température de 37° ou 40° pendant toute la durée de l'observation. Polallion a employé un appareil qui atteint parfaitement ce
but. Il se compose d'une boîte aplatie de 1 à 1 centimètre et demi
d'épaisseur, de même forme que la platine du microscope, et qui
peut se fixer solidement sur elle ; les deux faces de cette boîte sont
en glace pour laisser passer les rayons lumineux ; le pourtour est
un cercle de laiton qui réunit les deux rondelles de glace, et laisse

entre elles un intervalle circulaire où se trouve un petit thermomètre. Cette cavité communique avec l'intérieur au moyen de deux
petits robinets vissés sur le pourtour du laiton. A chacun de ces
robinets s'adapte un tube de caoutchouc aussi long qu'il sera commode à l'observateur. L'un de ces tubes communique avec un vaisseau plein d'eau chauffée ou refroidie à une température donnée ;
l'autre va se déverser dans un second vase placé sur un plan inférieur au premier. On comprend que, par le mécanisme des si-
phons, on peut avoir, sur la platine du microscope, dans la boite
ci-dessus décrite, un courant continu d'eau chaude, et que l'objet
qui y sera placé pourra être maintenu à une température constante
et déterminée, pendant des heures entières. Ce but n'est pas atteint
avec les appareils qui chauffent l'objet au moyen de métaux bons
conducteurs. Tels sont aussi au fond, sous des dispositions variées,
ceux de Chevalier (1839), de Dujardin (1843), de Beale (1865). (Voy.
Polaillon, *Journal d'anatomie et de physiologie*, 1866, p. 133, etc...)

*Chambres à gaz.*

321. Après avoir cherché à examiner les propriétés physiologiques
des éléments, on a voulu voir l'effet sur eux de différentes substances
et entre autres les modifications apportées aux globules sanguins par
les gaz mis en contact avec eux. Stricker (de Vienne) a inventé un
appareil dans ce but. Il se compose d'un porte-objet en verre épais de
3 à 4 millimètres, creusé vers son centre d'une rainure profonde
d'un demi-millimètre, formant un cercle d'un diamètre de 5 à 6
millimètres, et en communication avec un petit conduit de même
diamètre logé dans l'épaisseur du porte-objet et dépassant chacune
de ses extrémités, de manière à s'adapter là à deux petits tubes de
caoutchouc apportant les gaz. Une mince couche de vernis noir est
appliquée sur le porte-objet jusqu'au voisinage du sillon circulaire
sus-indiqué. Son épaisseur limite celle qu'aura la couche de liquide
et des éléments anatomiques quand sera appliquée la lamelle
mince sur la portion du porte-objet à laquelle le vernis laisse sa
transparence, lamelle qui fait du sillon circulaire un canal complet dans lequel passe le gaz qui doit influer sur les éléments
anatomiques soumis à son action.

322. Une autre chambre à gaz dont j'ai vu se servir M. le docteur
W. Engelmann chez le professeur Donders, à Utrecht, se compose
d'une caisse quadrilatère en laiton haute de 5 à 8 millimètres. Elle
est fermée en dessous par une lame de verre fixe. Du côté opposé

elle reçoit à coulisse un couvercle aussi en laiton dont la fermeture est rendue hermétique par un corps gras ou autre lut dont en enduit la coulisse. Ce couvercle est percé d'un trou rond avec une rainure circulaire du côté de la cavité de la caisse, pour recevoir un verre mince qu'on y lute convenablement. Une goutte d'une solution contenant 1 de chlorure de sodium pour 100 d'eau, est placée sur cette lame mince du côté de la caisse ; dans cette goutte on met des cellules ou un lambeau de muqueuse à épithélium vibratile, où même des infusoires, etc., en se servant alors d'eau pure. On a ainsi une chambre humide dans laquelle les corps précédents vivent longtemps. Un ajutage placé à chaque extrémité du cadre permet de faire entrer et sortir tels autres gaz qu'on veut faire agir sur ces êtres et qu'on fait passer par des tubes en caoutchouc.

### Chambre chaude et à gaz de Nachet.

323. Tous ces appareils ont pour inconvénient que leur emploi exige une certaine dextérité et une attention soutenue. Aussi le maintien d'une température constante est presque impossible avec rigueur. Lors même qu'on a observé et surveillé le chauffage, à l'aide d'un thermomètre placé intérieurement ou près de l'objet, rien ne prouve que le point où se trouve ce dernier est lui-même à la température indiquée par le thermomètre. Cela tient à ce que la constance d'une température ne peut s'établir que dans le cas où il n'y a pas dans le voisinage des corps bons conducteurs de la chaleur.

Or l'objectif placé au-dessus de la préparation est assez volumineux et assez près pour soutirer constamment le calorique surtout si cet objectif est à immersion. Il faudrait que la plus grande partie de l'instrument fût chauffée à la température employée pour l'objet comme je l'ai vu essayer dans le microscope construit spécialement par M. Nachet pour ces études (fig. 85). Malheureusement l'instrument définitif destiné à fixer automatiquement une température quelconque n'est pas encore terminé, et je ne puis le représenter ici. Mais les essais faits avec l'appareil provisoire font prévoir un résultat tout à fait satisfaisant.

324. Dans ce microscope, l'objectif se trouve sous l'objet et sur un prisme ou plutôt sur un miroir argenté, enfermé dans une boîte sur laquelle est vissé le corps porteur de l'oculaire. La mise au point s'opère par l'élévation facultative de l'objectif, et par la vis

micrométrique V qui fait mouvoir la platine. Sur celle-ci, se trouve une cellule circulaire en verre C, dont le fond, percé d'un trou de 18 millimètres est garni d'un verre mince, bien luté au baume du Canada ou avec du wasser-glass; c'est sur ce verre mince qu'on place l'objet à examiner. Une tige B porte un miroir qui réfléchit la lumière de haut en bas sur l'objet placé dans la cellule C. Cette cellule est munie de deux robinets de verre RR', et couverte d'un disque de verre plan bouchant hermétiquement à l'aide d'un peu de

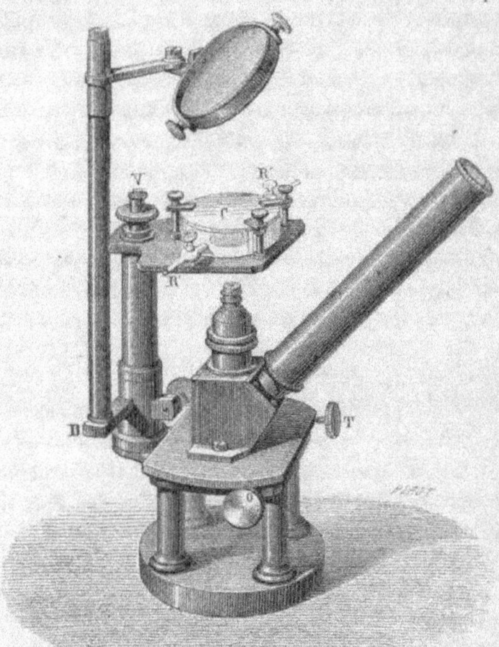

Fig. 85. — Microscope de Nachet, destiné à l'étude des éléments soumis à une température constante.

glycérine ou de graisse placée sur le contour de la cellule. Trois petites pinces maintiennent solidement la cellule et son couvercle; l'objet est donc immobilisé. Cet instrument porte une disposition nouvelle pour le déplacement de la préparation; c'est le corps et par conséquent l'objectif qui se déplace au moyen de deux vis transversales l'une à l'autre, O et T. Si l'on réfléchit à la nécessité d'attacher des tubes en caoutchouc aux deux robinets en verre et de s'assurer de la parfaite immobilité de certains éléments anatomiques, on comprendra de suite les avantages de la disposition susdite; les expériences d'absorption de gaz, de raréfaction et de compression de l'air sont on ne peut plus simples. L'appareil à chauffer est basé sur le principe de la circulation de l'air chaud dont l'arrivée est modérée automatiquement par un thermomètre métallique d'une nouvelle disposition.

525. Cet appareil permet d'avoir ensemble, chambre humide, chambre chaude et chambre à gaz, et, outre cela on peut employer les grossissements les plus considérables sans aucun inconvénient.

Deux parties, comme on le voit, sont essentielles dans cet instrument: 1° la chambre humide; et, 2° la disposition du microscope lui-même. Quant à la disposition du microscope, elle ressemble beaucoup à celle que M. Nachet emploie dans le microscope chimique, avec lequel on examine l'objet par le dessous. Mais il y a cependant ici une différence capitale, c'est que l'appareil optique du nouvel instrument est mobile dans tous les sens et que l'objet reste immobile et fixe sur la platine. On entretient l'humidité de celui-ci à l'aide de papier buvard mouillé, etc., placé dans la cellule ou cylindre de verre C.

<h3 style="text-align:center">ARTICLE V. — DES COMPRESSEURS.</h3>

526. Ces instruments ont pour but d'exercer une pression graduée sur les objets dont la structure ne peut se révéler que lorsqu'on les a réduits à une épaisseur très-minime au moyen de la compression. Pour quelques objets, au lieu du compresseur, ont peut employer une boîte à liquide. Mais il y en a beaucoup dont l'organisation est si délicate qu'ils seraient altérés ou détruits par le moindre excès de pression et pour l'étude desquels il est tout à fait indispensable d'employer un instrument qui permette de régler avec exactitude le degré de la pression. Le compresseur le plus généralement adopté est représenté (fig. 86). Il a été imaginé par Valentin, et fabriqué par Schieck (de Berlin), mais les détails ont été modifiés par M. de Quatrefages.

Il se compose d'une plaque de cuivre dont la longueur varie de 75 à 100 millimètres et de 32 à 37 millimètres de large. Au milieu est une ouverture circulaire de 15 à 18 millimètres de diamètre; elle est fermée par un disque de verre mince cimenté avec du baume du Canada. Au-dessus de ce disque vient s'en appliquer un autre, mastiqué aussi avec du baume du Canada sur un anneau de cuivre soutenu, au moyen de deux tourillons par un arc métalli-

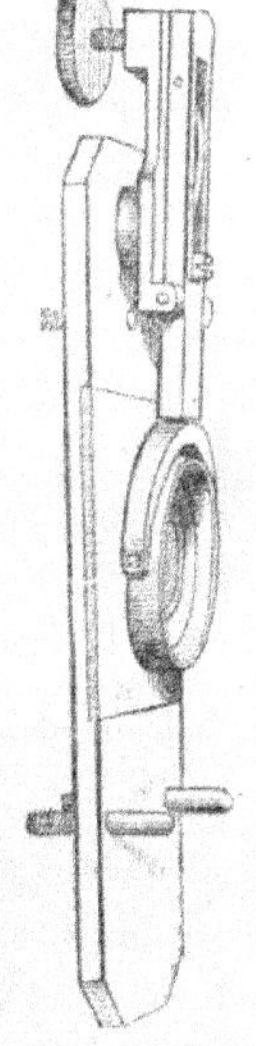

Fig. 86.

que qui termine l'un des bras d'un levier horizontal. Ce levier oscille autour d'un axe fixé à une ouverture ménagée sur la plaque de cuivre,

son mouvement est dirigé par une broche fixée sur la plaque et qui
s'engage dans une rainure pratiquée sur le grand bras. La compression s'opère enfin à l'aide d'une vis qui, en relevant le grand bras
du levier, force le disque de verre mobile à venir s'appliquer sur
l'autre. Quand on a placé sur le verre l'objet que l'on veut comprimer, on amène le disque mobile au-dessus et on tourne la vis : on
voit que le disque mobile, grâce à la manière dont il est monté, reste
parallèle à lui-même. Comme il est souvent utile de pouvoir examiner l'objet comprimé aussi bien d'un côté que de l'autre, la plaque
de cuivre porte deux broches à l'une de ses extrémités ; elles sont
exactement de même longueur que celle qui sert à guider le levier ;
elles permettent alors de retourner l'instrument et de le poser sur
les trois pieds sur le porte-objet. Afin de permettre d'employer de
très-forts grossissements dans les deux cas, les deux disques de
verre sont extrêmement minces, tandis que, à l'origine, le verre
fixé au levier était un peu plus épais. Quand ils sont brisés, les deux
verres peuvent être remplacés très-facilement : on chauffe la garniture pour pouvoir enlever les morceaux.

327. Quelques observateurs préfèrent une autre disposition de
l'instrument. Ici la plaque de cuivre porte un verre ordinaire
sur lequel on peut préparer l'objet sous le microscope à dissections avant de le soumettre à la compression. On le porte alors
dans le compresseur avec le verre sur lequel il a été disséqué,
ce qui fait qu'on ne dérange en rien la pièce. Un inconvénient
consiste en ce qu'on ne peut plus observer avec de forts grossissements en raison de l'épaisseur
des verres. Il a encore un autre inconvénient, c'est que
rien ne garantit le parallélisme
des verres. Ce défaut est évité
dans le compresseur de Ross
(fig. 87), dans lequel le verre
supérieur D est monté dans une

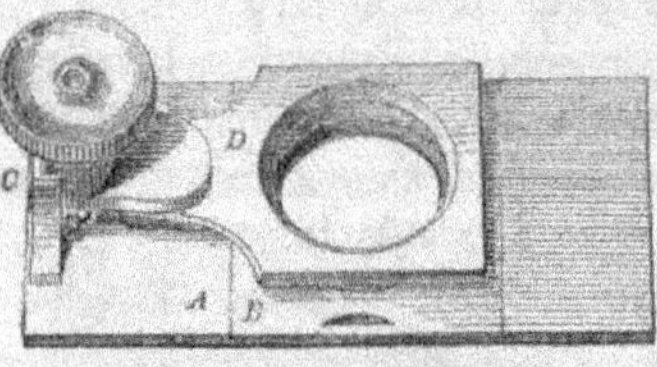

Fig. 87. — Compresseur de Ross.

garniture mobile au moyen d'une vis verticale à bouton qui la fait
mouvoir dans les rainures verticales de la pièce C, de manière à
maintenir le parallélisme exact des deux verres. La monture D porte
un verre très-mince et peut se déplacer latéralement comme le montre la figure ci-dessous. Le verre est carré et s'introduit dans les
rainures de la monture, de manière qu'on peut le remplacer
facilement. Le verre inférieur est circulaire et s'applique dans une

gorge ménagée sur le contour de l'orifice de la plaque B qui glisse elle-même dans les rainures de la plaque A. On peut enlever la plaque B, la porter sous le microscope à dissections et la remettre sous le compresseur, quand la pièce a été préparée.

Dès 1851, j'ai eu entre les mains un compresseur en tout semblable à celui de Ross, fait par MM. Nachet et fils, d'après les dessins et les indications de M. Moulinié (de Genève).

328. Le compresseur est rarement utile en anatomie générale, mais il est presque indispensable pour l'anatomie des êtres transparents et de petit volume, et pour l'étude du développement de beaucoup d'animaux. Il sert plutôt à empêcher, à volonté, la trop grande compression par le poids des lamelles de verre qu'à comprimer. On peut en effet produire un écartement fixe et déterminé des deux lames de verre entre lesquelles est interposé l'animal ou l'ovule de manière à ce qu'il soit emprisonné dans une goutte d'eau en conservant tous ses mouvements.

On peut, du reste, le fixer par telle compression qu'on veut par quelques tours de vis, ou même l'écraser complétement sous les yeux de l'observateur, pour voir plus nettement les mandibules, les crochets, les poils, écailles, etc., ou d'autres détails. A l'aide des modifications que lui a fait subir M. de Quatrefages dont on a adopté le modèle, on a le grand avantage de pouvoir à volonté étudier l'animal sous l'une et l'autre face en retournant l'instrument, à cause des petits supports dont il est pourvu. Quant aux erreurs attribuées à ce petit appareil, il faut, comme dans beaucoup d'autres cas, les rapporter à l'interprétation donnée à tel ou te aspect mal étudié par celui qui observe, mais l'instrument n'a pas les inconvénients qu'on lui a reprochés.

ARTICLE VI. — DES ANNEAUX ET DES SUPPORTS PERMETTANT D'EXAMINER UNE PRÉPARATION ALTERNATIVEMENT SOUS LES DEUX FACES.

329. Pour protéger contre une forte pression les lamelles minces des préparations et les objets qu'elles conservent lorsque par exemple on doit tourner vers l'objectif la bande porte-objet, après avoir étudié la face que touche la lame mince, on peut coller d'étroites bandelettes de verre à vitre coupées au diamant de chaque côté de celle-ci. On peut les remplacer même par de petits prismes de carton dur ou de bois, collés avec le baume du Canada, la cire à cacheter, ou le lut au bitume de Judée, etc.

Je préfère de beaucoup à ce moyen l'emploi d'un anneau en laiton ou en carton, tel que celui d'une boîte circulaire dont on a enlevé le fond, et dont les bords supérieurs et inférieurs sont lisses et bien parallèles. On les prend d'une hauteur de 5 à 8 millimètres environ et d'une largeur de 30 à 60 millimètres.

On pose l'anneau sur la platine du microscope et sur lui on place le porte-objet de la préparation, quand on pense être obligé de retourner celle-ci pour examiner sa face opposée. On sait qu'il en est souvent ainsi pour l'étude des acariens, des annélides, des œufs et des embryons de beaucoup d'animaux, pour divers organes des plantes, etc., conservés en collections et surtout observés à l'état frais. Il est, par conséquent, utile d'avoir un anneau de ce genre dans la boîte à microscope. Son contour, sur lequel reposent les bouts du porte-objet, empêche toute compression de la lame mince et de la préparation.

Il faut demander les anneaux en laiton aux opticiens, qui les font en sciant les tubes de laiton à télescopes. On peut en faire soi-même en carton en défonçant le couvercle d'une boîte.

ARTICLE VII. — DES APPAREILS OU INSTRUMENTS A FAIRE LES COUPES OU TRANCHES MINCES MICROSCOPIQUES.

330. On pourra se procurer chez les fabricants d'instruments de chirurgie ou les constructeurs de microscopes quelqu'un des appareils qui sont destinés à fixer les tissus durcis et à guider le rasoir qui les tranche pour en faire des lames d'égale épaisseur. Une vis micrométrique est disposée pour pousser le tissu de manière à faire la coupe de l'épaisseur voulue et ainsi déterminée d'avance. Quelques-uns de ces appareils ont reçu le nom de *microtomes*, mais à tort, ce nom étant depuis longtemps donné aux instruments décrits ci-dessous, page 255 et 256.

D'autres sont appelés *tables à trancher*, *tranchoirs*, *tournettes*, etc., et servent *à l'exécution des coupes des tissus durcis* ou naturellement durs, tant animaux que végétaux.

### Des discotomes dits aussi couteaux à double tranchant ou de Valentin.

331. Ces instruments se composent de deux lames que l'on rend parallèles au moyen de deux vis de pression (fig. 88). Les deux tiges sont assemblées à tenon. M. J. Charrière a remplacé le verrou par une vis. De cette manière, au lieu d'avoir un écartement limité, on peut le graduer à volonté en laissant les lames parallèles quelle que soit l'épaisseur que l'on désire donner à la coupe.

On peut aisément séparer les lames pour les nettoyer isolément. Ces dernières peuvent être droites ou convexes du côté tranchant ou convexes, et même tranchantes et convexes des deux côtés.

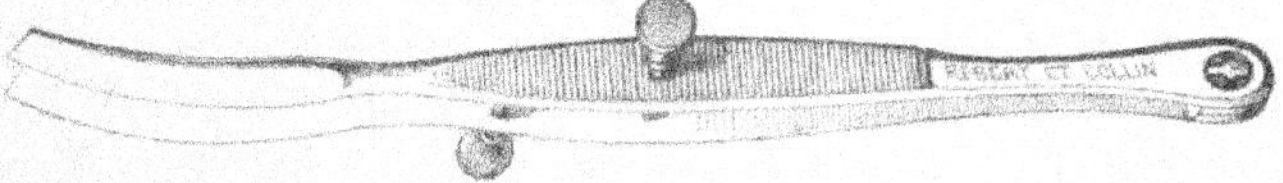

Fig. 88. — Couteau de Valentin.

Cet instrument, comme les grands couteaux à coupe, ne sert guère que lorsqu'on se propose de faire des recherches spéciales sur la structure de l'encéphale, du rein, du testicule, etc. Pour ses recherches sur la structure de l'encéphale, M. Rowdanowski a fait faire des discotomes de ce genre de la grandeur des couteaux de table à découper. (*Journal de l'anatomie et de la physiologie*, Paris, 1865, et Paris 1869, in-8°.)

### Étaux à main.

332. Pour faire les coupes du tissu des feuilles de certains fruits, des tiges, etc., ou de beaucoup de tissus animaux durcis, comme nous le dirons plus loin, ou naturellement assez durs comme les cartilages, etc., on les saisit entre les mors plats d'un étau à main (fig. 89). La surface libre de ces mors qui dépasse l'objet que l'on veut trancher est lisse, de manière à permettre de glisser au rasoir ou au scalpel qui, d'un mouvement rapide, enlève une tranche mince.

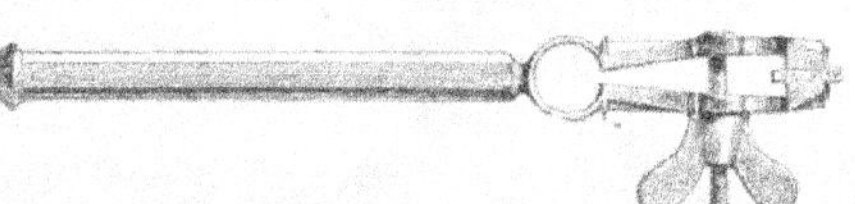

Fig. 89.
Étau à main pour pratiquer les coupes minces.

Il faut, en général, placer le tissu ou l'organe entre deux lames de moelle de sureau ou de liége fin qui protégent le premier contre l'action directe des mors de l'étau. Si l'organe à trancher est cylindrique, on creuse le liége ou la moelle de sureau, de manière à les fixer sans trop les déformer. On presse sur le corps ainsi disposé avec l'écrou de l'étau ou simplement en appuyant avec les doigts sur les mors de celui-ci. Après une première coupe pour affranchir le tissu ou l'organe, on fait saillir un peu celui-ci et on pratique la coupe mince destinée à l'étude.

### Appareil à faire les coupes minces de Follin.

333. L'appareil à faire les coupes de Follin (fig. 90) se com-

pose d'un pied circulaire D à plate-forme C graduée, divisée en
cent parties. Le pied porte une tige mobile et creuse B, dans laquelle est une vis micrométrique qui monte ou descend d'une
quantité voulue dont la valeur est donnée par un index saillant
dans une rainure de la tige (au-dessous de B), en même temps
que le parcours de l'aiguille de la plate-forme, C l'indique proportionnellement en grand. Les coupes peuvent être d'une épais-

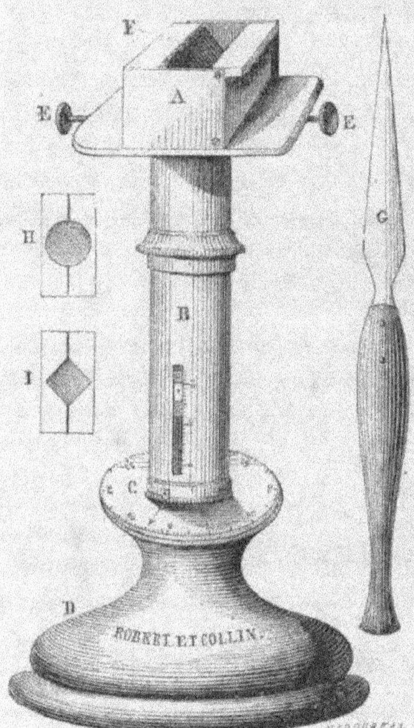


Fig. 90.
Appareil à faire les coupes minces de Follin.

seur de un centième de
millimètre. Dans la cavité F
de la boîte supérieure A se
placent les deux pièces mobiles H et I, percées au centre d'un orifice d'une forme
cylindrique ou carrée pouvant s'adapter à celle de
l'objet à trancher. Ces pièces sont elles-mêmes ser-
rées autant qu'on le juge
convenable quand on tourne
les deux vis E, E. Le haut
de la tige micrométrique intérieure correspondant exactement à l'orifice des pièces
H et I qui portent le tissu
à couper, pousse celui-ci de
la hauteur voulue et on pratique ensuite la coupe avec
le couteau G, ainsi qu'il a
été dit plus haut, en le faisant glisser sur le plan représenté par la partie supérieure de la boîte A.

334. Au chapitre III, art. III de la section suivante (IVe section),
traitant spécialement de l'exécution des coupes des tissus durcis
ou naturellement durs, nous décrirons l'appareil à faire les coupes
minces de Polaillon, qui est plus simple que le précédent et d'un
emploi plus facile.

*Appareil à faire des coupes anatomiques du Dr J. Luys.*

335. L'appareil est essentiellement composé :

1° D'une petite table en fonte de fer, percée au milieu d'une ouverture quadrangulaire (fig. 9);

2° D'un curseur mobile muni d'une partie évasée (fig. 92 C), destinée à retenir, par l'intermédiaire d'un dé en bois (fig. 92 A'), la pièce
anatomique que l'on veut sectionner.

Ce curseur s'emboîte dans l'ouverture de la petite table. Il peut
aisément s'abaisser et se relever par suite de l'élasticité d'un ressort spiroïde (fig. 92, H), dont la tension est réglée à l'aide d'une
vis munie d'un bouton;

3° D'un dé mobile en bois (fig. 92, A'), de forme rectangulaire,
s'ajustant avec précision dans la portion évasée C du curseur.

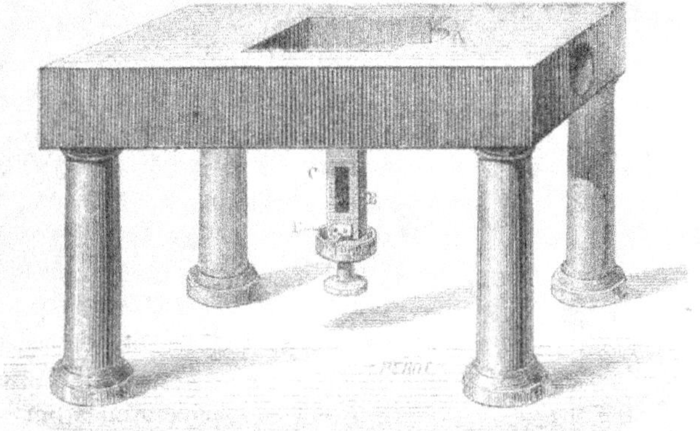

Fig. 91. — Table de l'appareil à faire les coupes minces de M. J. Luys.

556. La table (fig. 91) à face supérieure, parfaitement dressée
et toujours bien polie, mesure en longueur 225 millimètres; en
largeur 112 millimètres; en épaisseur 55 millimètres.

La hauteur de chaque pied de colonne est de 110 millimètres.
Les dimensions de l'ouverture quadrangulaire sont en longueur de
6 centimètres et en largeur de 4 centimètres. Cette ouverture porte
sur sa paroi latérale droite une rainure verticale semi-circulaire
(fig. 91, A), destinée à recevoir la saillie de la vis du curseur dans la
course verticale. Elle est en outre perforée à sa paroi inférieure
d'un orifice quadrangulaire. Cet orifice est prolongé extérieurement par un manchon pareillement quadrangulaire B destiné à
recevoir la tige du curseur qui doit s'ajuster dans sa cavité avec
une grande précision.

Une petite fenêtre rectangulaire, pratiquée à la paroi antérieure de ce manchon, permet de suivre les différents degrés de la course de la tige du curseur. Un point de repère, convenablement ménagé, laisse apprécier le moment où le curseur est au bas de sa course.

La cavité de l'ouverture centrale communique encore avec le dehors à l'aide d'un canal horizontal D, qui permet l'introduction d'un instrument destiné à serrer sur place le dé en bois, une fois introduit dans la portion évasée du curseur.

337. Le curseur est constitué : 1° par une tige quadrangulaire (fig. 92, A), de 50 à 55 millimètres de longueur, sur 10 millimètres

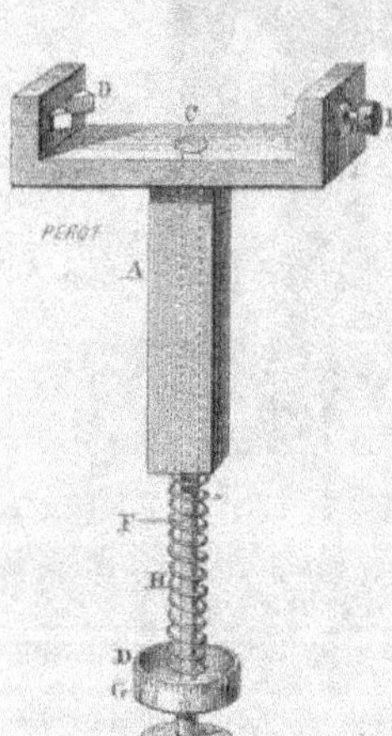

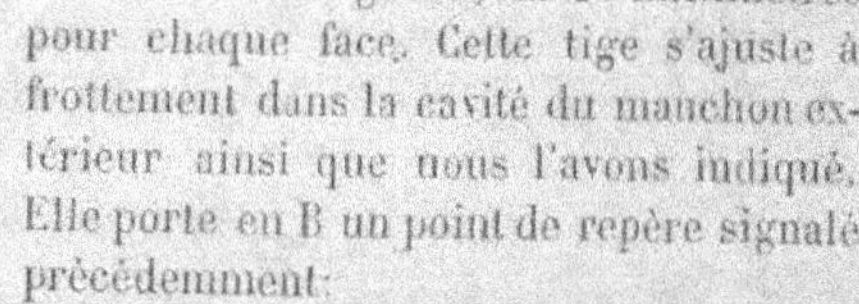

pour chaque face. Cette tige s'ajuste à frottement dans la cavité du manchon extérieur ainsi que nous l'avons indiqué. Elle porte en B un point de repère signalé précédemment;

2° Par une portion évasée, constituée par une lame horizontale rectangulaire dont les deux bords, droit et gauche, se relèvent à angles droits. Le bord gauche, sur lequel le dé de bois est pressé (fig. 92, A′), porte deux pointes cunéiformes destinées à s'implanter dans le bois C, D (fig. 92). Le bord droit est muni d'une vis dont la pression détermine l'immobilité absolue du dé de bois. Une lamelle métallique (fig. 92, A′), que l'on interpose entre la vis et le dé de bois, sert à égaliser et à répartir uniformément la pression qu'elle exerce;

3° Par une vis micrométrique, prolongeant le manchon extérieur (au-dessous de G), de 36 à 40 millimètres de longueur. Elle est située dans l'axe du curseur et chacun de ses tours est de un demi-millimètre.

Fig. 92.
Pièce se fixant à la table à faire les coupes minces.

Une cupule circulaire G, large de 18 à 20 millimètres, qui s'adapte avec elle, porte des divisions micrométriques (G D). Le pas de la vis étant de un demi-millimètre. Chaque tour complet de la cupule représente donc une ascension ou une descente du curseur de un demi-millimètre. Un index (fig. 91, E), recourbé en crochet fixé à la partie inférieure du manchon, sert à graduer les mouvements de rotation de la cupule.

Enfin, un ressort spiroïde (fig. 92, H), dans l'axe duquel passe la vis micrométrique, sert à régler, par la mise en jeu de son élasticité, les mouvements d'élévation ou d'abaissement du curseur dans son manchon, et par cela même le degré de saillie de la pièce anatomique au-dessus de la surface de la table de fonte.

338. Le dé de bois (fig. 92 A') doit s'ajuster avec précision dans la partie évasée du curseur et dépasser légèrement les bords des lames latérales sur lesquelles il s'appuie. Sa face supérieure sera hérissée de rugosités ou de rayons pour pouvoir plus aisément retenir le plâtre destiné à fixer la pièce.

339. Le couteau nécessaire pour mener à bien l'opération doit être très-soigneusement vérifié au point de vue du tranchant. La lame aura environ 0$^m$,20 de longueur. Elle doit être pourvue d'un manche coudé (fig. 93), et s'appuyer sur la table à surface plane. La coupe de la lame doit donc représenter un triangle rectangle très-aigu.

340. Ceci posé : voici comment on opère : Les pièces que l'on veut sectionner en tranches minces sont disposées sur une série de dés que l'on a préparés à l'avance. Ces pièces ne peuvent avoir que 1 ou 2 centimètres d'épaisseur. Elles sont méthodiquement fixées, étant encore humides, avec du plâtre fin sur la surface de chaque dé. On introduit alors le curseur dans le manchon, la vis étant dans l'axe du ressort spiroïde (fig. 92 H) et on abaisse légèrement le tour à moitié course. On introduit alors un tourne-vis par l'orifice extérieur (fig. 91, D), et on met en mouvement la vis (fig. 92 E) en pres-

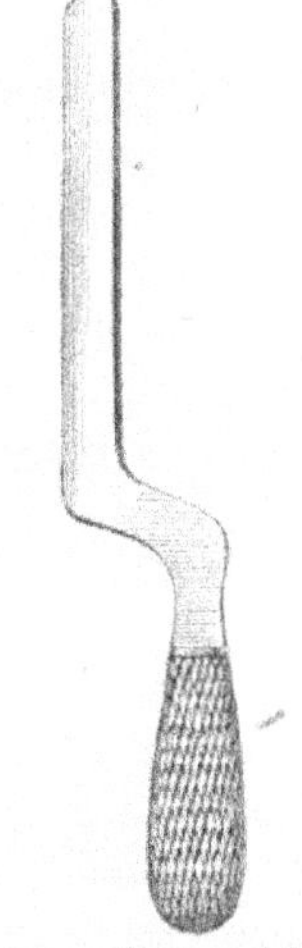

Fig. 93. — Couteau à faire les grandes coupes minces de M. J. Luys.

sant fermement le dé contre la paroi opposée. Il s'immobilise alors complétement, grâce aux deux pointes cunéiformes (D) dont nous avons parlé. Le dé étant de la sorte aussi immobilisé que possible, on tourne graduellement la vis, de façon à ce que le curseur (A) soit au bas de sa course. La surface supérieure de la pièce anatomique doit à ce moment affleurer la surface supérieure de la table à section. A ce moment, on saisit le couteau, dont les deux faces doivent être préalablement humectées avec de l'eau savonneuse, soit avec de l'eau alcoolisée, ou avec de l'huile. On pratique alors la section avec lenteur et d'un seul trait ayant bien soin d'évite les temps d'arrêts et les reprises.

La coupe étant ainsi pratiquée, on tourne la vis d'une quantité proportionnelle à l'épaisseur que l'on veut donner à la tranche, et l'on recommence une nouvelle section. On peut ainsi avec cet appareil faire des coupes de la moelle épinière de $1/10^e$ à $1/15^e$ de millimètres, puis des coupes du bulbe, de la protubérance, du cerveau et du foie, du rein, etc., ayant cette épaisseur, et une large surface; cette surface n'est autre que celle de la face supérieure du dé de bois qui est, en moyenne, de 55 millimètres de long, sur 55 de large.

Le grand avantage de cette méthode est d'économiser les coupes, puisqu'avec une seule tranche mince bien faite on obtient, d'un seul coup, une série de préparations et l'ensemble complet de la pièce anatomique.

C'est avec un appareil à sections construit d'après les mêmes données, mais dans des proportions beaucoup plus considérables, que M. Luys a pu parvenir à faire des coupes régulières et successives du cerveau dans son entier, soit dans le sens vertical, soit dans le sens horizontal. Il a pu obtenir ainsi des représentations photographiques de sections du cerveau, suivant son grand diamètre, de 1 millimètre d'épaisseur, et parfaitement réussies au point de vue de l'ensemble.

Je dois la description de cet appareil et les dessins qui s'y rapportent à M. J. Luys, qui les a obligeamment exécutés sur la demande que je lui en ai faite.

341. C'est sur des dispositions du genre des précédentes que repose la construction des tables à faire les coupes des tissus et des organes animaux durcis, des tiges, des fruits et autres parties des plantes que livrent les préparateurs d'objets microscopiques. Il y a de ces tables dans lesquelles, non-seulement une vis micrométrique permet de déterminer par centièmes de millimètre l'épaisseur de la coupe enlevée, mais encore dans lesquelles le couteau est représenté par un tranchoir mince, à tranchant oblique ou courbe et mû, autour d'un axe fixe, à l'aide d'une petite manivelle qui permet de lui imprimer un mouvement d'une rapidité voulue.

*Appareil à faire des coupes, système Nachet.*

342. Le principe sur lequel repose cet instrument est différent de celui des autres systèmes. Au lieu de trancher en faisant glisser obliquement une lame droite, on coupe à l'aide de cet appareil en faisant

tourner une lame dont le tranchant est déterminé suivant une courbe spirale de façon que tous les points de ce tranchant avancent progressivement et régulièrement dans la masse de l'objet. Sur un plateau lourd (fig. 94) se trouvent deux colonnes, l'une portant à son sommet une lame A, taillée en forme de spirale, épaisse à son centre et affilée très-finement sur les bords ; sa surface inférieure est absolument plane. Elle est montée sur un pivot et on la fait

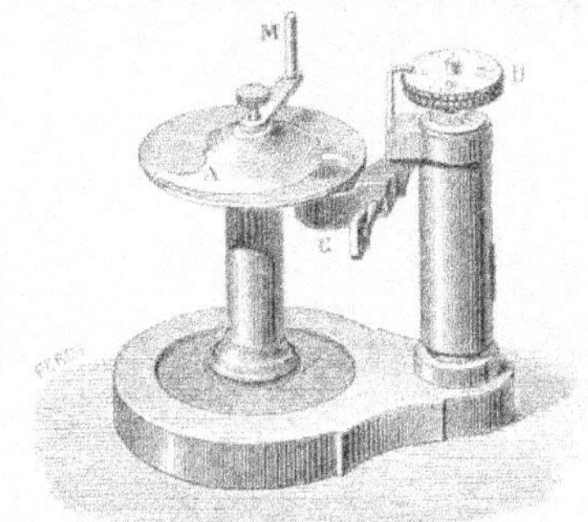

Fig. 94.
Appareil à faire les coupes.

tourner au moyen de la petite manivelle M ; le plateau circulaire sur lequel paraît poser la lame en est séparé d'un millimètre et se place là simplement pour la protéger et écarter les accidents. L'autre colonne contient une vis micrométrique D faisant mouvoir un tube portant une bague C à vis installée sous la lame. C'est dans cette bague qu'on fixe l'objet. Il peut aussi être placé et collé dans un tube glissant dans cette bague. L'objet est alors laissé saillant de quelques millimètres et on le fait déborder un peu au-dessus du plateau, la lame ayant été au préalable tournée de manière à ce que l'ouverture du plateau soit libre ; on règle ensuite avec la vis la hauteur de l'objet afin que son plan supérieur soit un peu au-dessus du plan de lame. Celle-ci en tournant vient *planer* la surface, puis on se sert de l'index placé à côté de la division pour savoir de combien on doit faire monter la vis pour produire des coupes d'une épaisseur donnée. Elles peuvent être de $\frac{1}{200}$ de millimètre si l'appareil est d'une construction soignée.


# CHAPITRE II

### De quelques instruments d'anatomie dont l'usage du microscope demande l'emploi.

#### *Des aiguilles à dissection.*

545. Pour étudier les éléments anatomiques et parfois aussi les tissus il faut des aiguilles à manche, faites en acier, à pointe très-aiguë,

à corps inflexible, dites *aiguilles de Strauss-Durckheim* ou de *Lebert*. Il en faut une paire de droites (pl. 1, fig. 8) et une paire de courbes, à courte courbure, ramenant la pointe presqu'à angle droit par rapport à l'axe du manche (fig. 9). Ce dernier doit être hexagone ou octogone, de volume égal dans toute sa longueur, afin qu'on puisse le faire tourner aisément et avec égalité de mouvements entre ses doigts, tout en le tenant solidement.

Il est trois défauts que les fabricants s'obstinent généralement à donner à leurs aiguilles et qui doivent les faire rejeter pour en choisir d'autres. Ce sont : 1° la flexibilité du corps ou tige de l'aiguille qui enlève toute sûreté aux mouvements qu'on leur fait exécuter pour écarter des corps un peu adhérents les uns aux autres ; 2° la trop grande courbure ou la direction oblique, ou à angle obtus de la pointe par rapport à la tige donnée aux aiguilles courbes, qui fait que l'aiguille tourne entre les mains dès qu'on est obligé de s'en servir avec quelque effort ; 3° l'aplatissement du manche qui est gênant pour un grand nombre de mouvements qu'on doit faire subir aux aiguilles, particulièrement lorsqu'on veut, par un mouvement de rotation sur leur axe, débarrasser leur pointe de quelque corps lui adhérant.

Les *aiguilles tranchantes*, dans le genre des *aiguilles à cataracte*, sont souvent nécessaires pour les dissections sous le microscope. Il en faut qui soient droites et d'autres courbes, soit sur le plat, soit sur le tranchant en forme de serpette.

344. On peut aussi avoir des porte-aiguilles, c'est-à-dire des manches comme les précédents qui, au lieu d'une aiguille fixe, portent une tige métallique fendue en trois ou en quatre branches, que l'on rapproche à l'aide d'un anneau coulant, après avoir mis entre elles une aiguille à coudre ou une épingle plus ou moins grosse. Si l'on excepte quelques recherches spéciales d'anatomie comparée ou de physiologie, l'emploi de ces instruments est rarement exigé, et ils ne valent pas les aiguilles décrites plus haut.

### Des scalpels.

345. Il est inutile de décrire ici les scalpels nécessaires pour les études microscopiques ; ce sont les mêmes que dans tous les autres genres de dissections ; ils doivent être les uns plus ou moins petits, les autres de grandeur ordinaire.

### Des rasoirs.

346. Les rasoirs destinés à faire les coupes des tissus animaux et

végétaux, doivent être de la meilleure qualité et de la meilleure trempe possible. Ils peuvent être emmanchés comme les rasoirs à barbe ou, au contraire, à manche fixe. Les premiers sont préférables, car ils sont d'un emploi au moins aussi commode et il est bien plus facile de les préserver de tout accident.

Il faut en avoir au moins un à faces planes du dos vers le tranchant, et un autre à faces concaves ou évidées du dos vers le tranchant. Ce dernier sert surtout pour les coupes des tissus mous ou friables.

547. Il est presque toujours nécessaire d'affiler les rasoirs avant de s'en servir pour faire une coupe que l'on tient à réussir. Pour cela, on les passe un certain nombre de fois sur une pierre à affiler de bonne qualité, que l'on se sera procurée chez les fabricants d'instruments de chirurgie. On sait qu'il faut avoir soin de tenir le rasoir bien appliqué sur la meule, sans trop appuyer, après quoi on le passe sur un cuir à affiler, choisi parmi les plus fins dont on se sert pour les rasoirs à barbe. Chacun, du reste, arrive à cet égard, à choisir tel ou tel des moyens d'affiler employés d'un pays à l'autre.

Des couteaux.

548. Pour pratiquer de grandes coupes du cerveau, du cervelet, du foie, de la rate, du rein, de la langue, etc., il faut avoir un large et long couteau à lame mince, à faces planes ou à faces évidées. Ces instruments, qui sont analogues à ceux qu'on emploie en anatomie descriptive pour les coupes de l'encéphale, ne sont utiles que lorsqu'on se propose de faire des recherches scientifiques spéciales sur le système nerveux central, sur les acalèphes de grand volume, tels que les rhizostomes, etc. Comme tous les fabricants d'instruments de chirurgie en ont actuellement, il est inutile d'en donner ici une description détaillée. (V. aussi fig. 93.)

Pour certaines recherches spéciales encore, pour faire des coupes de tissus végétaux ou animaux de peu de consistance, il est souvent utile d'avoir un couteau à lame mince triangulaire ou en forme de fer de lance, de la grandeur, de l'épaisseur, et à peu près de la forme des anciens couteaux à cataracte. (Voy. aussi fig. 90.)

Des ciseaux et des microtomes.

549. Les ciseaux nécessaires pour faire les préparations microscopiques sont les mêmes que ceux qui servent aux dissections. Il faut en avoir surtout de petites dimensions, tant droits que courbes

sur le plat, sur le tranchant et obliques. Quelques fabricants diminuent la largeur des anneaux de ces instruments, proportionnellement à la petitesse des lames, jusqu'au point de rendre difficile l'emploi de ces ciseaux fins. Il faut avoir soin de ne pas prendre ceux qui sont faits d'une manière aussi peu rationnelle.

Pour les dissections sous le microscope, l'usage des ciseaux ordinaires à anneaux est difficile. Strauss-Durckheim les avait remplacés par l'instrument qu'il a nommé *microtome* (pl. I, fig. 10), sorte de ciseaux à ressort toujours ouvert, facile à manier entre le pouce et l'index par simple pression ; une vis à deux écrous permettait de limiter à volonté la fermeture et l'écartement des lames.

Le ciseau à manche et à ressort décrit plus haut (page 76, fig. 16), lui est du reste préférable de beaucoup.

Depuis Strauss, on a parfois donné, mais à tort, le nom de *microstome* aux instruments destinés à faire des coupes minces de divers tissus ou à faciliter leur exécution en en réglant l'épaisseur, etc., décrits plus haut (p. 245 et 247).

*Des pinces.*

550. Indépendamment des pinces ordinaires à dissection, il faut une paire ou deux des pinces suivantes : pinces ordinaires fines et très-fines, droites et courbes, les unes lisses, les autres dentées (fig. 17, page 77) et des pinces à dents de rat.

Il est utile d'avoir deux paires de pinces à pointes lisses et effilées, aiguës (fig. 18, c. p. 77) presque comme des aiguilles, mais aplaties en dedans et d'autres à branches fortes, à pointes aiguës prismatiques, dites *pinces de Strauss*, les unes courbes les autres droites (fig. 18, *a* et *b*, p. 77). Elles sont très-utiles dans les dissections embryogéniques et dans celles des petits invertébrés.

Ces pinces sont dites *brucelles* et *presselles*, selon que leurs bouts sont lisses ou dentés, et parfois, d'un fabricant à l'autre, elles reçoivent indifféremment l'un ou l'autre de ces noms.

Dans les dissections d'ovules, d'œufs, d'embryons, à l'œil nu, sous la loupe, le doublet ou le microscope, les pinces à bouts ou à mors lisses, non dentés sont très-utiles pour séparer les membranes ou feuillets blastodermiques, amniotique, allantoïdien, les séreuses, et autres pellicules délicates, parce que dès qu'on cesse de les presser les mors abandonnent les tissus à la place où on les a tirés. Les pinces à mors leur restent au contraire adhérentes et les entraînent sur tel ou tel point de la préparation lorsqu'on les porte ailleurs pour

saisir un autre organe, de manière ordinairement à nuire aux observations.

### Microphore de Strauss-Durckheim ou pince à tenir des auteurs anglais.

351. Pour tenir les objets sous le doublet ou le microscope et
leur donner différentes positions, il est commode d'employer la
pince à tenir ou *microphore*, que l'on fixe sur le microscope de
différentes manières (fig. 75). Elle est montée à charnières sur
une tige B qui s'en-
gage dans un trou pra-
tiqué sur le bord du
porte-objet. L'objet est
saisi en pressant sur
le bouton, et il est

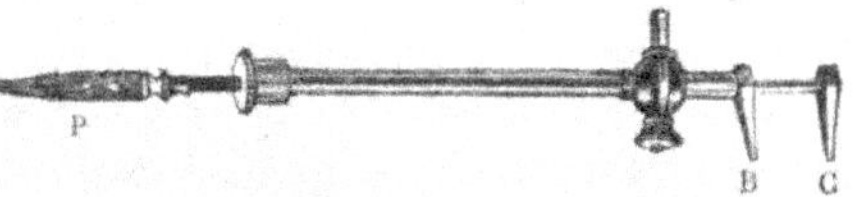

Fig. 75. — Microphore ou pince à tenir les objets
dans les microscopes.

maintenu entre les mors P. En faisant glisser par le moyen de
la pièce C la tige de la pince dans sa monture et en faisant tourner
celle-ci verticalement autour de son axe, et cet axe autour de la
tige B, on peut placer l'objet dans le champ du microscope et
dans la position voulue, l'examiner sous toutes ses faces. L'autre
extrémité de la pince porte souvent une petite boite de cuivre
garnie de liége et percée de trous sur les côtés. On peut y fixer
alors des épingles ordinaires, à la tête desquelles on colle de petits
objets à l'aide de la gomme ou bien de petits disques en papier
sur lesquels on attache les objets que l'on peut examiner avec le
miroir de Lieberkühn (Carpenter) Ce procédé pour tenir les objets
était jadis très en faveur ; mais il est maintenant abandonné, parce
qu'on ne se sert plus guère de l'éclairage de Lieberkühn

### Des baquets à dissection.

352. Les dissections et les observations qu'on fait à l'aide du microscope à dissection doivent être presque toujours pratiquées
sous l'eau, qui maintient les organes soulevés et empêche chaque
saillie de l'objet de réfléchir la lumière en tous sens ; réflexion qui
gêne beaucoup l'examen. Pour cela on emploie des baquets de verre
au fond desquels on fixe une plaque de liége couverte de drap
noir, ou bien on coule autour du liége de la cire noire, rendue
moins cassante par addition d'un cinquième environ d'axonge. On
noircit la cire avec du noir de fumée ; il faut en verser jusqu'à ce
que le liége soit recouvert d'une couche de 5 ou 4 milimètres ;

cette couche facilite la pénétration, dans la plaque de liége sous-jacente, des épingles fines dont on se sert pour maintenir les objets à disséquer.

Étaler convenablement l'animal ou l'organe sous l'eau, en le fixant avec des épingles d'une finesse proportionnée au volume de ces objets, constitue souvent la plus grande difficulté des dissections faites sous le microscope ; d'autant plus que l'eau tend à chaque instant à soulever le liége ou la cire dans lesquels on plante les pointes. Ces corps tendres se détachent surtout quand on tire sur celles-ci pour les enlever. Aussi faut-il souvent prendre des baquets à bords droits qui permettent de fixer le liége ou la plaque de cire avec des coins. Autrement il faut les maintenir avec des poids métalliques. Ces baquets peuvent être ronds ou carrés, en verre, en faïence ou en porcelaine.

353. Comme la surface de l'eau réfléchit des rayons qui pénétrent dans l'objectif et nuisent à la vision nette de l'objet, surtout quand des gouttes d'huile s'élèvent de la préparation jusqu'à la superficie du liquide pour s'y étaler, il est utile dans bien des cas de disséquer dans un baquet assez profond pour que la lentille inférieure de l'objectif soit immergée dans l'eau. Non-seulement on évite alors les inconvénients sus-indiqués, mais on obtient les avantages signalés à propos des objectifs à immersion. Il faut avoir soin après chaque observation de dévisser la lentille de l'objectif qui a plongé dans l'eau pour en essuyer les verres et les tours de vis. Un usage très-prolongé de ce moyen en disséquant dans l'eau de mer finit par altérer la monture de cette lentille, mais comme il s'agit là d'objectifs faibles, peu couteux et faciles à remplacer, il faut devant les avantages obtenus, savoir au besoin se résigner à ce sacrifice.

*Des pointes et des épingles à fixer les objets à disséquer.*

354. Les épingles employées dans les dissections microscopiques peuvent être des épingles ordinaires, ou mieux des épingles à piquer les insectes. On les prend de différentes grandeurs et grosseurs. Une pince tranchante sert à les couper quand leur longueur gêne les mouvements de la pièce sous le microscope ou ceux des instruments à dissection. On les plante avec les doigts ou mieux en les saisissant avec des brucelles ou une pince à dissection ordinaire.

Le cuivre des épingles passe à l'état de sels de cuivre au bout d'un jour ou environ, au contact de l'eau de mer ou des liquides conservateurs, soit salins, soit acides, dans lesquels on opère les

dissections sous le microscope. Ces sels de cuivre, en se dissolvant,
colorent le liquide et même les tissus, de manière à gêner l'observateur. Aussi doit-on remplacer souvent les épingles par de fines
épines de pseudo-acacia, mais surtout des cactus, dont il est utile de
faire provision chez les jardiniers, quand on peut être appelé à
faire des dissections de mollusques, d'annélides, d'embryons, etc.
Ces épines et celles de prunier sauvage et d'aubépine constituent
le meilleur moyen que l'on puisse employer pour fixer les préparations anatomiques et zoologiques des musées, étalées sur des lames
de verre percées ou sur des plaques de liége et de bois plongées
dans un liquide conservateur.

### Des pinceaux.

555. Indépendamment des pinceaux destinés au dessin, les anatomistes doivent avoir deux ou trois des pinceaux employés pour
la peinture au lavis, l'un mou, en poil d'écureuil, l'autre plus
rigide, en poil de blaireau ou de martre.

Le pinceau mou sert à mouiller la lame du rasoir ou du couteau
à faire les coupes des tissus durcis.

Le même pinceau ou le pinceau plus ferme sert à enlever, étaler,
retourner et manier de diverses façons, dans les liquides où on les
fait tomber ou sur le porte-objet, certaines coupes minces des tissus
durcis qu'on briserait en les saisissant avec des pinces ou des aiguilles. Il sert aussi à balayer les deux faces de ces coupes pour
en enlever des fragments de tissus ou des corps étrangers pouvant
en gêner la préparation et l'examen.

Il sert même à pratiquer une sorte de *dissection* des coupes minces
de quelques tissus, comme celui du rein, des glandes lymphatiques,
du foie, de la rate, etc. dont il entraîne les éléments cellulaires, quand
on s'en sert comme d'une brosse ou d'un balais. Après son action,
il laisse la trame vasculaire ou fibreuse bien plus nettement visible
qu'elle n'était avant d'être débarrassée de la sorte des cellules interposées et superposées à ces filaments et aux capillaires. Ces derniers
peuvent alors parfois être étudiés isolément avec une grande netteté.

Le pinceau peut aussi être employé pour faire couler en quantité
voulue un liquide dont il est imbibé, soit à la surface d'une coupe,
soit entre les deux lames de verre. Privé de liquide sans être tout à fait
sec, il peut au contraire servir à pomper par capillarité et enlever
l'excès du fluide d'une préparation; on le fait souvent avec un petit
morceau de papier non collé, mais le pinceau vaut beaucoup mieux.

Enfin les pinceaux secs sont très-utiles pour enlever la poussière à la surface des lentilles de l'objectif, des oculaires ou des lamelles recouvrant les préparations, surtout dans les cas où celles-ci ne doivent pas être comprimées.

# CHAPITRE III

**De quelques instruments de chimie nécessaires aux études microscopiques.**

356. Il est un certain nombre d'instruments qui, de tout temps, ont été utilisés dans les laboratoires de chimie, dont l'usage du microscope exige souvent l'emploi.

Ce sont : 1° les *baguettes de verre* dites *agitateurs*, qui servent à chaque instant à prendre une goutte d'eau ou de tout autre liquide dans lequel on veut faire une préparation, ou que l'on ajoute à celle-ci, ou encore une goutte des liquides normaux ou morbides que l'on veut observer.

2° Des *tubes* ouverts aux deux bouts et des *pipettes* pour prendre des corpuscules par aspiration ou par ascension du liquide dans le tube plongé d'abord jusqu'au fond du vase, avant qu'on enlève le doigt qui d'abord avait été placé sur son orifice supérieur. C'est de la sorte que l'on prend les divers dépôts dans les liquides sains ou altérés, les ovules, les embryons, les infusoires, etc., dans l'eau où ils sont plongés.

3° Des *tubes* fermés à la lampe, et soit ouverts, soit fermés d'un bouchon de liége ou à l'émeri, pour y conserver des objets de toute sorte ou les y soumettre à l'action de la chaleur, des réactifs, etc., avant de les examiner. Il est bon d'en avoir de toutes grandeurs, depuis ceux qui sont longs de 2 à 3 centimètres jusqu'à ceux de 15 à 30 centimètres ou environ.

4° Des *verres à pied* ou *à expérience* sont souvent utiles pour y laisser reposer des liquides pouvant donner un dépôt qui se rassemble vers le fond rétréci du vase.

5° Des *baquets en verre*, des *verres de montre*, des *capsules* et des *soucoupes en porcelaine*, destinées à l'exécution de quelques réactions, à l'observation des petits animaux que l'on veut examiner à un moment donné, ou à étaler des tissus, sont également nécessaires.

6° Une *lampe à alcool*, de *petits trépieds*, *supports* ou *tablettes percées*, pour tenir au-dessus de la première un verre de montre ou des capsules et des *étagères* pour tenir droits les tubes, tels sont encore les instruments souvent employés.

# TROISIÈME SECTION

## DES AGENTS PHYSIQUES ET CHIMIQUES QUI SERVENT A LA PRÉPARATION ET A L'EXAMEN DES OBJETS MICROSCOPIQUES.

357. La lecture du titre de cette section suffit pour montrer quel est exactement le sujet dont elle traite. Quant aux agents variés qui servent à la conservation des objets préparés, tels que certains mélanges complexes, les bitumes, les luts, etc., il n'en sera question que dans la section suivante, consacrée à l'étude des diverses manières d'exécuter les préparations et de les conserver.

358. Dans un livre qui a pour destination essentielle de traiter de questions techniques, il n'y a pas lieu de s'étendre longuement sur les propriétés générales des réactifs mis en œuvre pour étudier les corps invisibles à l'œil nu. Pourtant il est quelques indications préliminaires qu'il est utile de donner et qui se rapportent aux propriétés optiques de ces agents, d'une part, à leur action chimique de l'autre.

## CHAPITRE PREMIER

**Des propriétés optiques des agents chimiques employés en micrographie.**

359. Il faut ici rappeler que les objets dont l'existence et les caractères sont décelés par le microscope, sont presque toujours observés par lumière transmise et réfractée au travers de toute l'épaisseur de leur substance; que, par conséquent, on doit se préoccuper autant que possible de connaître l'indice de réfraction des corps étudiés. Rien de plus utile, en effet, que d'être familier avec tout ce qui regarde la dioptrique quand on est obligé de se servir du microscope, dont l'invention a été inspirée par les découvertes de cette partie de la physique.

*De l'indice de réfraction des objets microscopiques et de leurs véhicules.*

360. Très-généralement la lumière passe au sein de la préparation d'un milieu moins réfringent dans un milieu plus réfringent représenté par les objets examinés. Ce liquide est habituellement de l'eau, de la glycérine, de la gélatine, une essence, une térébenthine, une sérosité, etc., dans lesquels ces objets sont dis-

posés de telle sorte que la lumière qui leur arrive passe en fait, de ce fluide ou du verre porte-objet dans leur épaisseur et non de l'air dans leur épaisseur. La lumière est donc réfractée dans ces préparations, en raison de l'indice de réfraction de l'objet étudié par rapport à celui de l'eau, de la glycérine ou des autres liquides employés.

La visibilité des contours de chaque objet étant d'autant plus grande que l'indice de réfraction de sa substance l'emporte davantage sur celui de ces derniers, il faut, pour bien interpréter chaque observation, connaître au moins approximativement quel est l'*indice de réfraction du solide observé par rapport au liquide* qui lui sert de véhicule dans la préparation. Cette relation, comme on le sait, est exprimée par le quotient obtenu en divisant le nombre qui désigne l'indice de réfraction du solide par le nombre représentant l'indice de réfraction du véhicule. Ainsi, par exemple, l'indice de réfraction du tissu de la cornée étant 1,350, si on le divise par 1,336, qui désigne celui de l'eau, on obtient le nombre 1,001, qui exprime l'indice de réfraction de la cornée par rapport à l'eau. La faible différence qui existe entre ces deux derniers nombres, fait saisir pourquoi les contours des fragments du tissu de la cornée mis dans l'eau sont pâles et relativement difficiles à voir sous le microscope, quelle que soit la netteté de leur délimination.

Nous aurons à revenir, du reste, plus bas, sur ce point. Ces données font comprendre qu'il est toujours utile, au début des études, d'observer un même objet successivement dans des liquides doués de pouvoirs réfringents différents.

*Du pouvoir réfringent des objets microscopiques et de leurs véhicules.*

561. Il n'est pas inutile de connaître le *pouvoir réfringent* des objets étudiés et de leurs véhicules, c'est-à-dire le mode d'action des corpuscules sur la lumière, en vertu des différences de leur nature moléculaire ou chimique, indépendamment de leur densité.

Ainsi, le pouvoir réfringent de l'eau étant 0,785, et de 1,255 pour le camphre, les granules de celui-ci ont un contour net et foncé comme les grains de fécule dans l'eau sous le microscope. Ce pouvoir est de 1,264 (*huile d'olive*) à 1,282 (*huile de lin*) et 1,531 (*cire*) pour les corps gras et cireux qui ont tous, dans les préparations aqueuses, un aspect des plus frappants sous ce rapport. Au contraire, le contour des grains ou des gouttes de ces corps, tout en restant net, est pâle, peu tranché sous le microscope, si on les examine avant qu'ils soient dissous, dans l'essence de térébenthine dont le pouvoir réfringent est de 1,522 (ou même dans l'alcool dont le pouvoir réfringent est 1,012), c'est-à-dire peu différent de celui de ces composés. C'est encore ce qui fait que les fragments de verre, même globuleux, dont le pouvoir réfringent est de 0,533 à 0,734, offrent toujours un contour net peu foncé sous le microscope, tant dans l'acide sulfurique dont le pouvoir réfringent est de 0,612, que dans l'eau (0,785).

*Du pouvoir dispersif des objets placés sous le microscope.*

362. Disons ici quelques mots d'un sujet dans lequel il ne s'agit plus d'examiner comparativement l'indice de réfraction des objets à étudier et celui du liquide dans lequel on les place; or nous savons que la différence de ces indices représente la condition essentielle de la visibilité des corps transparents incolores, et qu'elle formule, si l'on peut dire ainsi, l'influence décelante du réactif, qui dans ce cas, est représenté par la lumière. Dans ce sujet, il s'agit de modifications que certains des corps observés font subir à la lumière à l'exclusion de tels ou tels autres corpuscules, et qui fournissent ainsi un caractère distinctif entre les premiers et les seconds, à la manière de ce que font les réactifs en ce qui regarde les composés qu'ils attaquent et ceux qu'ils n'attaquent pas.

En général, bien que cela ne soit pas absolu, une grande puissance réfractive est accompagnée d'un *pouvoir dispersif* énergique; c'est-à-dire que les corps gras, par exemple, le diamant, les essences, les parties pileuses et cornées, etc., en réfractant fortement la lumière, écartent davantage ses divers rayons composants violets, indigo, bleus, etc., que ne le font les corps albuminoïdes qui ont un faible indice de réfraction. De là les teintes irisées que présentent ces corpuscules vus par lumière transmise et réfractée sous le microscope, jusqu'à séparation en spectre des rayons compris entre le violet et le rouge; rayons qui, toujours rangés dans le même ordre, n'occupent pas cependant des longueurs proportionnelles.

Ainsi, quoi qu'on fasse, les corpuscules doués de ce pouvoir dispersif à un haut degré offrent des contours peu nets, élargis, irisés tant qu'on les laisse dans un liquide dont l'indice de réfraction diffère beaucoup du leur; il ne faut donc pas, contrairement à ce que l'on entend dire souvent, attribuer cet aspect aux objectifs ou à la source lumineuse.

Ce phénomène se trouve, comme on le voit, lié avec les grandeurs des indices de réfraction correspondants à chaque couleur. Si l'on prend la différence de ces indices entre le violet et le rouge, on aura la valeur de l'intensité de la *dispersion de la lumière*. Une substance est d'autant plus *dispersive*, que pour elle cette différence est plus grande ; ainsi, 1,330 étant l'indice de réfraction du rayon rouge, correspondant à la raie *b* du spectre de l'eau, et 1,344 celui du rayon violet (raie *h*), le nombre 0,014 exprime la dispersion de la lumière comprise entre la 1<sup>re</sup> et la 7<sup>e</sup> raie, comme 0,023 exprime la dispersion que cause l'essence de térébenthine.

363. Le tableau de la page 267, emprunté à la traduction française du *Traité de la lumière* de W. Herschel (Paris 1833, in-8, t. II, p. 277 et suivantes), met en regard les nombres qui expriment : 1° les indices de réfraction ; 2° les pouvoirs réfringents, et 3° les pouvoirs dispersifs de ceux des corps sur lesquels on les a déterminés, et que les micrographes peuvent avoir besoin de connaître.

Les nombres qui concernent la glycérine, le sulfure de carbone, la cornée et le cristallin sont les seuls qui viennent d'autres sources.

Ce tableau résume en outre les données précédentes. Il montre entre autre choses, que l'eau, l'éther, le blanc d'œuf, humeur aqueuse, sont de ces substances celles qui ont la moindre dispersion, et le diamant, la corne, les huiles, les essences, les térébenthines, etc., celles qui ont la plus grande puissance à cet égard. que le flint l'emporte de beaucoup sur le crown sous ce rapport, etc. A ces divers points de vue, le tableau suivant mérite d'être consulté.

364. Il faut encore rappeler ici que lorsqu'il s'agit d'observer sous le microscope des corpuscules opaques, comme les granules de charbon et de poussières métalliques, il n'y a dans leur examen à tenir compte, au point de vue physique, que des propriétés optiques du véhicule dans lequel ils se trouvent et non des propriétés précédentes des corps. En effet, alors le véhicule seul laisse passer la lumière transmise par le miroir, et il n'arrive à l'œil de l'observateur que l'ombre de l'objet circonscrit par les rayons qui traversent le premier, tandis que celui-ci arrête les autres.

Au contraire, dès que les objets (fig. 96, EBD) sont plus ou moins translucides, il y a bien toujours à tenir compte du phénomène de dispersion, mais il n'est plus que partiel ; une portion de la lumière projetée au-dessous d'eux par le miroir les traverse (de B en R), et ils la réfractent plus ou moins, selon leur nature intime, graisseuse, albuminoïde, etc. Ces corpuscules jouent, par rapport à cette lumière (B), le rôle de prisme ou de lentille, selon leur forme; prismes ou lentilles indépendants des lentilles objectives et oculaires, et non achromatisés comme celles-ci. Cette lumière dispersée se joint à leur ombre, si l'on peut dire ainsi, et l'accompagne dans les réfractions successives subies au travers de l'objectif et de l'oculaire, aussi bien que la lumière qui n'a fait que traverser les lames de verre et le véhicule dans lequel sont les objets préparés,

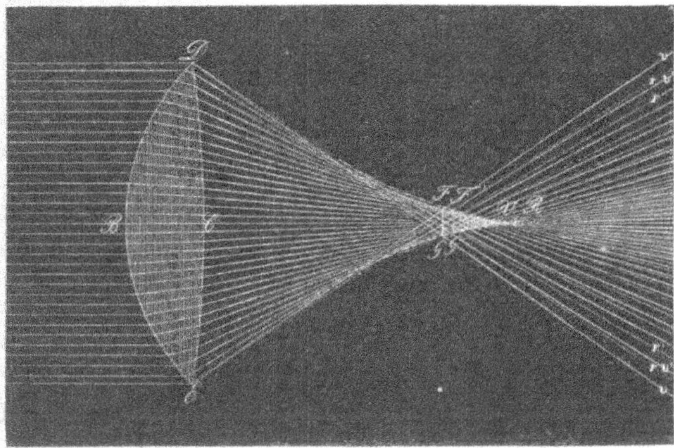

Fig. 96.

pour former image avec elle et venir se joindre sur la rétine. Le corpuscule semi-lenticulaire très-réfringent EBD, par exemple, viendra concentrer, sous forme de point brillant et lumineux, entre FV, les rayons qu'il réfracte (voy. page 96). Mais en réfractant la lumière, il en écarte ou disperse les diverses sortes de rayons ($Er$; $Erv$; $Ev$; $Dr'$; $Drv'$; etc.), et donne lieu à la formation d'un spectre coloré au même titre que tout autre prisme ou lentille composés par une matière très-dispersive. Ce spectre reçu sur la rétine en $vv$, ou encore par un objectif qui le grossit, et observé dans la direction BR, circonscrit toujours le point lumineux auquel, entre F et V, a donné lieu la concentration des rayons réfractés par le même corpuscule EBD et réunis à son foyer F.

365. Quand, sous le microscope, les corpuscules, graisseux ou autres, réfractent la lumière et la dispersent au point qu'un spectre soit réellement formé, celui-ci est grandi comme l'image même de

l'objet à laquelle il se superpose, et dont, en outre, il dépasse nécessairement le contour. Notons que cet écartement des divers rayons colorés est, dès l'instant où il a lieu, favorisé par ce fait que c'est un peu au delà du foyer réel de l'objectif que les corpuscules à examiner doivent être placés pour que les rayons qui en partent et arrivent à l'objectif s'entre-croisent au-dessus de celui-ci.

Si le corpuscule est lui-même coloré, sa couleur se combine à celles du spectre. Si la source lumineuse est colorée, comme l'est, par exemple, la lumière jaune des lampes à huile par rapport à la lumière réfléchie par des nuages blancs, les couleurs de la portion du spectre qui déborde le contour de l'image de l'objet se combinent à cette lumière.

On voit donc, dès à présent, pourquoi tous les corpuscules qui réfractent fortement la lumière, comme les corps gras, le camphre, les résines, les carbonates, etc., ont un contour irisé, et pourquoi ce contour et leur coloration propre varient de largeur et de teinte avec la nature de la lumière employée. Nous voyons en même temps pourquoi les corps albuminoïdes tous doués d'un indice de réfraction peu élevé et d'un pouvoir dispersif très-faible ont sous le microscope un contour pâle, mais net. Ajoutons que les phénomènes ci-dessus, qui ne s'observent que sur les corps doués d'un pouvoir dispersif considérable, et ordinairement d'un grand pouvoir réfringent, coexistent avec une image de ces objets qui est brillante au centre, et, au contraire, à contour large et foncé. La présence de celui-ci est due au fort pouvoir réfringent, mais non à la puissance dispersive des corpuscules. Le centre brillant est formé par les rayons que réfractent le cylindre ou la lentille E B D, représentés par les corpuscules doués d'un grand indice de réfraction, rayons réunis au foyer de ces corps réfringents à surface courbe.

Le contour foncé est dû à ce que les rayons réfractés par ces portions du cylindre ou de la lentille microscopique se réunissent en partie au foyer précédent, et sont en partie renvoyés au dedans même du milieu plus réfringent (représenté par le corpuscule) au lieu d'en sortir; ceux-là, par conséquent, n'arrivent pas à l'œil de l'observateur, d'où résulte que la rétine n'est pas impressionnée par cette portion de l'image; par suite elle paraît noire, pendant que la lumière qui traverse sans déviation le véhicule périphérique ébranle au contraire vivement cette membrane autour de la partie précédente, qui reste relativement en repos.

*Table des indices de réfraction, des pouvoirs réfringents et dispersifs dont l'emploi du microscope peut exiger la connaissance.*

| | INDICES DE RÉFRACTION | POUVOIR RÉFRINGENT | POUVOIR DISPERSIF |
|---|---|---|---|
| Vide | 0,000 | » | » |
| Air | 1,00029 | 0,452 (Dulong) | » |
| Acide carbonique | 1,00044 | 0,455 (Dulong) | » |
| Glace | 1,340 | » | » |
| Eau | 1,336 | 0,784 | 0,012 à 0,014 |
| Salive et mucus | 1,339 | » | » |
| Eau de mer | 1,345 | » | » |
| Cristallin | 1,429 | 0,680 | » |
| Cornée | 1,350 | 0,732 | » |
| Acide acétique | 1,396 | » | » |
| Colle de poisson | 1,345 | » | 0,013 |
| Sang humain | 1,354 | » | » |
| Ether | 1,358 à 1,374 | » | 0,012 |
| Blanc d'œuf | 1,359 | » | 0,013 |
| Alcool à 0,86 | 1,370 | » | » |
| Alcool rectifié | 1,372 à 1,377 | 1,012 | 0,011 |
| Solution saturée de sel marin | 1,375 | » | » |
| Acide chlorhydrique concentré | 1,409 | 0,551 | 0,016 |
| Pus | 1,395 | » | » |
| Acide azotique | 1,406 à 1,410 | 0,667 | 0,019 |
| Solution de potasse | 1,405 | » | » |
| Jaune d'œuf | 1,428 | » | » |
| Acide sulfurique | 1,429 à 1,440 | 0,612 | 0,014 |
| Suif fondu | 1,430 | » | » |
| Cire fondue | 1,462 | » | » |
| Essence de lavande | 1,467 à 1,473 | » | 0,024 |
| Essence de bergamotte | 1,471 à 1,473 | » | 0,025 |
| Essence de limon | 1,481 à 1,489 | » | 0,025 |
| Huile de pavot | 1,467 à 1,483 | » | 0,020 |
| Huile d'olives | 1,467 à 1,476 | 1,260 | 0,018 |
| Beurre froid | 1,474 à 1,480 | » | » |
| Huile de navette | 1,475 | » | 0,019 |
| Huile d'amandes et de baleine | 1,471 à 1,483 | » | 0,021 |
| Essence de térébenthine rect. | 1,470 | 1,322 | 0,020 à 0,023 |
| — — commune. | 1,486 | » | » |
| Huile de lin | 1,482 à 1,487 | 1,281 | » |
| Huile de noix | 1,490 à 1,507 | » | 0,022 |
| Suif froid | 1,492 | » | » |
| Cire froide | 1,492 à 1,507 | 1,530 | » |
| Naphte | 1,475 | » | » |
| Glycérine | 1,475 | 0,922 | » |
| Gomme arabique | 1,476 à 1,514 | 0,857 | 0,018 |
| Camphre | 1,488 à 1,500 | 1,255 | » |
| Crown-glass divers | 1,500 à 1,526 | » | 0,020 |
| Verres ordinaires divers | 1,538 à 1,575 | 0,543 | 0,017 |
| Empois séché | 1,504 | » | » |
| Epiderme humain | 1,514 à 1,517 | » | » |
| Gomme adragante | 1,520 | » | » |
| Gomme-laque | 1,525 à 1,528 | » | » |
| Essence de sassafras | 1,522 à 1,524 | » | » |
| Térébenthine ou baume du Canada | 1,528 à 1,549 | » | 0,024 |
| Baume de Judée | 1,529 | » | » |
| Sucre blanc | 1,535 | » | » |
| Colophane | 1,543 | » | » |
| Sel gemme | 1,545 | 0,617 | 0,029 |
| Essence d'anis | 1,556 à 1,601 | » | 0,044 |
| Sulfate de baryte | 1,646 | 0,582 | 0,019 |
| Ambre | 1,547 | 1,565 | 0,023 |
| Copal | 1,575 à 1,585 | » | 0,024 |
| Térébenthine | 1,545 | » | » |
| Nacre de perle | 1,655 | » | » |
| Spath Islande, rayon ordinaire | 1,654 | 0,642 à 0,655 | » |
| — — rayon extraordinaire | 1,483 | » | » |
| Carbonate de chaux, réfrac. maxim. | » | » | 0,027 |
| Cristal de roche | 1,547 à 1,562 | 0,545 à 0,655 | 0,014 |
| Corne | 1,565 | » | 0,045 |
| Flint-glass | 1,576 à 1,585 | 0,798 | 0,052 |
| Huile ou essence de cassia | 1,624 à 1,641 | » | 0,089 |
| Chlorhydrate d'ammoniaque | 1,625 | 1,129 | » |
| Sulfure de carbone | 1,678 | 2,190 | » |
| Diamant | 2,439 à 2,755 | 1,456 | 0, 0 |
| Chromate de plomb | 2,479 à 2,505 | 1,045 | 077 |

# CHAPITRE II

**Des agents chimiques employés pour l'étude des objets microscopiques [1].**

366. Le biologiste peut disposer comme d'une faculté nouvelle de l'ensemble des procédés chimiques pour perfectionner ses recherches sur les organismes et leurs parties, ainsi que sur les actes qu'ils accomplissent. Ils constituent un ordre de ressources d'une importance des plus grandes, en raison de ce que l'emploi des moyens qu'ils nous fournissent nous conduit plus près de la nature propre des phénomènes fondamentaux dont la substance organisée est le siége.

L'importance directe des moyens d'observation, mais surtout la valeur logique de la connaissance de chacun des ordres de caractères qu'ils nous dévoilent, vont en augmentant à mesure qu'on approche davantage de ceux qui sont d'ordre chimique, c'est-à-dire des réactions décelant les analogies et les différences de la composition immédiate de chaque espèce d'élément anatomique et d'humeur. La raison de ce fait est que la connaissance de ces données nous place plus près des conditions moléculaires d'accomplissement des actions exercées par les parties étudiées. Elle nous conduit plus près des notions relatives à leur état d'organisation, c'est-à-dire des conditions les plus directes de leur activité organique. Il y a donc dans l'étude des réactions et des autres caractères d'ordre chimique des éléments anatomiques, des humeurs comme des tissus, une question de méthode qui nous donne la raison scientifique de ce qui rend leur connaissance plus importante encore que celle des caractères physiques, ou de ceux de configuration et de volume, lorsqu'il s'agit de distinguer les éléments anatomiques d'une espèce de ceux d'une autre espèce. C'est ainsi, par exemple, que deux éléments de même forme, de même volume, de même consistance, etc., ne peuvent être considérés comme de même espèce s'ils réagissent différemment. Sous ce rapport, leur emploi est des plus précieux pour éviter de tomber dans les erreurs de fait et d'interprétations, des plus singulières souvent, qui remplissent la

[1] Par MM. Grandry (de Liége) et Ch. Robin.

plupart des travaux de ceux qui se bornent à la facile étude de la texture, sans connaître préalablement les éléments anatomiques composant le tissu, par leur réunion dans un ordre qui est nécessairement subordonné à leur nature.

L'anatomie, ainsi que la physiologie normale et pathologique, dans nombre de leurs recherches, mettent en usage de diverses manières les procédés chimiques pour distinguer sous le microscope les éléments anatomiques les uns des autres et les humeurs, pour déceler l'arrangement réciproque des parties élémentaires composant les tissus, etc.

L'emploi méthodique de ces moyens repose entièrement sur la connaissance des lois de la combinaison et de la décomposition des corps, d'une part, et, de l'autre, sur celle des propriétés chimiques des principes immédiats constituant la substance des éléments anatomiques et des humeurs observées. En raison de la nature de ces principes et par suite de celle de la substance qu'ils forment, on observe dans l'usage des moyens chimiques en biologie de nombreuses particularités qui sont propres à cette science.

Les agents chimiques sont colorants, dissolvants, coagulants, durcissants, antiputrides, etc., tantôt ils sont employés dans le but d'obtenir un résultat immédiat, ou bien ils sont seulement destinés à rendre possible l'examen microscopique et même les dissections proprement dites, ou, enfin, la conservation des tissus, des organes et des individus entiers. Ces divers composés peuvent non-seulement être empruntés à ceux que fournit la chimie, mais encore à l'économie animale même; tels sont le suc gastrique, la bile, parfois utilisés comme dissolvants de certains éléments anatomiques ou comme principes colorants.

En physiologie, l'emploi des moyens chimiques, en tant que destinés à faciliter l'observation directe des phénomènes, ne comporte pas une aussi grande extension qu'en anatomie, mais l'importance des résultats obtenus, quant à la détermination de la nature des actes d'ordre organique, n'est pas moins grande, en ce qui concerne tous les phénomènes digestifs, les sécrétions, etc.

567. Quelles que soient les variétés de forme et de volume que puissent présenter les divers individus d'une même espèce d'éléments anatomiques, au point de vue de l'ensemble de leurs caractères extérieurs, les phénomènes qu'ils offrent au contact des

réactifs et leur composition immédiate sont les mêmes dans toutes les parties du corps sur les animaux vertébrés, et même chez tous les invertébrés dont l'organisme est encore séparable en un certain nombre d'éléments. Aussi la constance et l'uniformité des caractères chimiques sont bien plus grandes que celles des caractères physiques, et la distinction des éléments anatomiques en plusieurs espèces n'est pas basée seulement sur l'examen des caractères physiques. La connaissance de l'action des composés chimiques est donc très-utile sous ce rapport, sans parler des si nombreuses circonstances dans lesquelles on se sert de ces matières pour dissoudre les éléments qui nuisent à l'observation d'autres espèces, ou pour colorer et rendre facilement visibles ceux qui sont trop pâles, durcir les tissus qui sont trop mous pour être convenablement tranchés en coupes minces, ramollir ceux qui sont trop durs, pour constater le mode d'entre-croisement, ou la quantité relative de certains éléments dans un tissu, etc., pour rendre transparents divers tissus d'un organe, pour voir la forme, le volume et les rapports intimes d'autres parties de ce dernier qui restent ou deviennent moins translucides, etc., etc.

Ajoutons qu'on ne peut être sûr de l'action réellement dissolvante d'un acide, par exemple, qu'autant qu'après l'avoir fait agir on le sature à l'aide d'une base, ou réciproquement s'il s'agit d'un alcali. C'est ainsi que l'acide acétique, qui rend transparents et homogènes les tissus lamineux et fibreux qu'il gonfle au point de sembler les dissoudre sous le microscope, laisse réapparaître leurs caractères quand on le sature par la soude ou l'ammoniaque.

568. Ce que nous avons dit en commençant montre qu'on ne peut classer rigoureusement les agents chimiques d'après leur inertie relative, la nature de leur action dissolvante, tuméfiante, durcissante, colorante, etc. Cette action est, en effet, pour chaque composé, subordonnée à la composition immédiate de l'élément, de telle sorte que tel réactif qui dissout ou rend transparent un élément, un tissu ou un être microscopique, durcit ou rend opaque un autre de ces corps.

Il est cependant possible de donner un exposé succinct des propriétés de bien des composés chimiques, permettant de se faire une idée nette de l'utilité des réactifs en histologie. Remarquons de suite qu'une même substance peut avoir des propriétés radicalement opposées, suivant son mode d'emploi.

**369.** Les réactifs peuvent être *inoffensifs*, c'est-à-dire qu'ils peuvent maintenir les éléments dans leur état d'intégrité parfaite, tels sont quelques sérosités, l'iodsérum, l'eau albumineuse, etc.

Les réactifs peuvent servir à isoler les éléments ; ils sont alors dits *isolants*. Cette manière d'agir est parfois désignée sous le nom de macération ; elle varie suivant la composition des substances elles-mêmes. Il peut y avoir une véritable dissociation des particules, comme, par exemple, dans le cas de l'acide chromique faible agissant sur les éléments nerveux ; il est au contraire des substances qui détruisent certains éléments pour en laisser voir nettement d'autres, c'est le cas de l'acide acétique, agissant sur le tissu lamineux, et mettant en évidence ses fibres élastiques.

Une autre propriété dont jouissent certains réactifs, est la *propriété altérante*. Ils sont dits *altérants* quand ils produisent des modifications profondes sur les éléments ou les tissus. Ici, comme dans toutes les propriétés des réactifs, on doit différencier les substances suivant leur mode réel d'action. Ainsi, l'altération peut être passagère, comme c'est le cas pour l'acide acétique qui fait disparaître les fibrilles lamineuses, fibres qu'on peut ensuite faire reparaître ; mais elle peut être permanente lorsque les réactifs ont amené la destruction complète de l'un des éléments d'un tissu.

Les réactifs peuvent être *colorants*, et cela de diverses façons ; il peut y avoir imbibition simple ou combinaison avec le tissu lui-même, et, en outre, il peut y avoir déposition de substances colorantes dans l'élément lui-même, comme on le voit pour les sels d'argent.

**370.** On distingue également les réactifs *durcissants*. Ici également le mode d'action est variable suivant la nature des composés et des moyens physiques employés. Ainsi, l'acide chromique durcit en se combinant aux éléments, la coction en les coagulant et les gonflant, l'alcool en déshydratant et coagulant.

Il faut dans l'emploi des agents durcissants tenir compte d'autre part de la nature des principes immédiats coagulables concourant à constituer la substance même des éléments anatomiques prédominant dans chaque tissu. C'est ainsi que la coagulabilité depuis si longtemps reconnue des principes constitutifs des œufs d'oiseaux, de reptiles, de poissons, d'insectes, d'arachnides, de crustacés, et autres invertébrés permet d'employer un grand nombre de moyens pour les durcir et en faire des coupes minces destinées à voir les relations réciproques des membranes et autres organes aux diverses phases de l'évolution embryonnaire et fœtale. L'eau bouillante, l'alcool pur ou étendu acidulé ou non, les acides azotique, sulfurique, chlorhydrique, oxalique, chromique, le chromate de potasse, les essences de térébenthine, de citron les solutions de sels de fer et de cuivre, étendues ou non d'alcool ont successivement été employées dans ce but et peuvent l'être avec avantage dans tel ou tel cas donné que l'expérience apprend à déterminer.

Disons déjà que le séjour pendant quelques heures ou quelques jours dans l'alcool, les solutions faibles d'acide chromique, de chromate de potasse dont il sera question plus loin, sont avec les essences les agents durcissants qui réussissent le mieux sur les ovules et les embryons, qu'ils durcissent sans rendre les parties trop cassantes ou trop opaques en raison de l'état grenu des éléments que cause la coagulation.

371. L'action coagulante qui appartient à un grand nombre des réactifs a jusqu'à présent été trop peu étudiée.

Nous signalerons qu'il faut dans les actions coagulantes de divers composés chimiques employés en micrographie distinguer :

1° L'action sur l'élément vivant.

2° L'action sur l'élément mort, c'est-à-dire ayant déjà subi la coagulation cadavérique. Cette distinction est importante dans l'emploi du nitrate argentique, par exemple, pour étudier les épithéliums délicats et le cylindre-axe.

Notons enfin qu'on obtient les principales formes de la coagulation :

A. Par la coction;

B. Par l'action des acides minéraux concentrés, azotique, sulfurique, etc.; dilués, ils n'ont pas la même action ;

C. Par leur combinaison avec la substance des éléments; acide chromique concentré, etc.;

D. Quelquefois enfin on obtient la coagulation par la déshydratation des tissus.

Nous résumerons dans le tableau ci-contre les données générales qui viennent d'être exposées, en énumérant les principaux réactifs déterminant les actions ci-dessus indiquées. Nous ferons remarquer enfin qu'un grand nombre d'autres composés auraient pu être encore signalés, et que ce tableau signale seulement les substances les plus fréquemment employées.

### ISOLEMENT DES ÉLÉMENTS :

| | |
|---|---|
| Solution de bichromate potassique faible, acide chromique faible, liqueur de Müller. . . . . . . . | Épithéliums délicats, centres nerveux, terminaisons nerveuses et en général presque toutes les macérations. |
| Acide acétique faible. . . . . . . | Terminaison des nerfs dans les muscles, dans la peau, et, en général chaque fois qu'on veut se débarrasser du tissu lamineux. |
| Acide chlorhydrique faible. . . . . | Nerfs des muscles, etc. |
| Acide nitrique au 3°. . . . . . . . | Muscles lisses, etc. |
| Potasse. . . . . . . . . . . . | Beaucoup d'éléments, surtout employée dans l'étude des terminaisons nerveuses. Solution concentrée ; cellules de l'ongle. |
| Acide sulfurique concentré. . . . | Éléments des poils. |
| Iodsérum. . . . . . . . . . . | On doit l'employer chaque fois qu'on veut faire macérer dans un liquide inoffensif et surtout pour les éléments nerveux. |
| Acide tartrique. . . . . . . . . | Tissus glandulaires. |

### COLORATION DES ÉLÉMENTS [1] :

| | |
|---|---|
| Acide chromique. . . . . . . . . | Presque tous les tissus excepté la graisse, soit qu'on s'en serve comme durcissants ou comme isolants. |
| Bichromate potassique. . . . . . | |
| Chlorure d'or. . . . . . . . . . | Fibres nerveuses. |
| Acide hyperosmique. . . . . . . | Moelle nerveuse, cylindre-axe, cellules nerveuses. — graisse, — épithélium intestinal. |
| Chlorure de palladium. . . . . . | Muscles lisses, etc. |
| Nitrate argentique. . . . . . . . | Épithéliums, cylindre-axe, cellules nerveuses. |
| Acide picrique. . . . . . . . . | |
| Carminate d'ammoniaque. . . . . | |
| Picro-carminate d'ammoniaque. . . | Voir ci-après l'étude particulière de ces réactifs. |
| Aniline. . . . . . . . . . . . | |
| Hématoxyline. . . . . . . . . . | |

### RÉACTIFS ALTÉRANTS :

Leur principal emploi consiste dans l'ablation de certaines substances, c'est-à-dire que ces réactifs font disparaître momentanément, ou pour toujours certains éléments ou certains principes immédiats.

| | |
|---|---|
| Acide acétique. . . . . . . . . | Tissu lamineux. |
| Acide sulfurique étendu. . . . . . | Sels calcaires normaux ou pathologiques. |
| Acide chromique. . . . . . . . . | Sels calcaires des os. |
| Potasse. . . . . . . . . . . . | Substances organiques. |
| Coction. . . . . . . . . . . . | Enlève tous les éléments capables de se réduire en gélatine et n'attaque pas les substances de nature élastique. |

### RÉACTIFS DURCISSANTS :

| | |
|---|---|
| Alcool. | |
| Acide chromique. | |
| Bichromate potassique. | |
| Solution de Müller. | |
| Acide oxalique. | |
| Acide acétique. | Voir ci-après, sur ce qui touche ce sujet, l'étude particulière de chacun de ces agents. |
| Acide sulfurique étendu. | |
| Acide hyperosmique. | |
| Acide picrique. | |
| Chlorure d'or. | |
| Coction. | |
| Dessiccation. | |
| Congélation. | |

[1] Les réactifs colorants peuvent être considérés comme isolants, dans le plus grand nombre des cas.

372. Il est des réactifs qui doivent être employés à des degrés de dilution différents. Il est utile par suite de disposer pour chacun d'eux une série de flacons destinés à les contenir, préparés d'avance à des degrés de concentration méthodiquement gradués, de manière à les avoir sous la main d'une manière sûre aussitôt que l'exige telle ou telle recherche.

ARTICLE I. — DES LIQUIDES ANIMAUX POUVANT SERVIR DE RÉACTIFS OU DE VÉHICULES POUR LES PRÉPARATIONS EXTEMPORANÉES, ETC.

373. Les éléments anatomiques naturellement en suspension dans un plasma, une sérosité ou un mucus doivent être observés dans le liquide où ils vivent jusqu'au moment où il s'agit de constater l'action sur eux de tels et tels réactifs chimiques.

Pour diluer ces liquides et écarter les éléments trop nombreux qu'ils renferment, pour observer les fibres musculaires, les éléments du cristallin et beaucoup d'autres, les ovules, les tissus des embryons, les muqueuses à cils vibratiles, les villosités et d'autres tissus pris sur des animaux vivants ou qui viennent d'être tués, il faut prendre le sérum sanguin privé de ses globules par la coagulation de la fibrine, les sérosités de telle ou telle séreuse dont on a laissé les éléments se déposer au fond du vase. On sait que ces liquides se conservent plusieurs jours sans altération et leur putréfaction est retardée fort longtemps quand on laisse un petit morceau de camphre à leur surface ainsi que l'a remarqué Landolt.

Il sera utile dans ce cas d'avoir examiné préalablement la forme des petits cristaux et des dendrites que donnent les dissolutions de camphre en s'évaporant et les petits cristaux prismatiques hexagonaux, à angles arrondis ou non ainsi que les grains simples ou géminés, sphéroïdaux ou ovoïdes que produit la précipitation par l'eau de ses solutions alcooliques; car il ne faut pas confondre ces granules avec des corps gras, calcaires, etc., qui réfractent la lumière presque aussi fortement les uns que les autres.

374. Quand j'ai les yeux d'un animal tué récemment ou depuis 2 à 3 jours seulement, l'humeur aqueuse et le liquide suintant du corps vitré placé dans une capsule ou un verre de montre sont les véhicules inoffensifs que j'emploie toujours au lieu de l'eau dans ces circonstances, depuis que je les ai proposés dans la 1<sup>re</sup> édition de ce livre en 1849. (Voyez l'indice de réfraction du corps vitré, et celui de l'eau comparativement, p. 279.)

Le blanc d'œuf délayé dans 5 à 10 fois son volume d'eau, avec ou sans 1 à 4 p. de chlorure de sodium pour 100, selon les cas, et au besoin filtré sur un linge fin, donne des liquides (*sérums artificiels*) qui n'attaquent pas les éléments anatomiques comme l'eau et permettent de les observer vivants, plus ou moins longtemps et aussi bein que les précédents.

Aux liquides d'origine organique pouvant être utilement employés dans les manœuvres préparatoires qui précèdent presque tout examen microscopique il faut joindre la sérosité sous-arachnoïdienne, l'iodsérum et le suc gastrique dont l'action se rapproche du reste de celle des acides faibles.

*Emploi du liquide sous-arachnoïdien et du liquide amniotique.*

375. La sérosité que je préfère à toutes les autres pour servir de véhicules aux préparations, pour étendre le sperme contenant des spermatozoïdes vivants, les mucus contenant des épithéliums à cils vibratiles en mouvement, etc., c'est la sérosité céphalo-rachidienne. Toutes les fois qu'on peut s'en procurer, il est facile de la conserver pendant des mois sans altération, avec ou sans camphre placé à la surface. Comme elle est très-pauvre en principes albuminoïdes, elle a l'avantage de ne pas se coaguler et se troubler quand on traite par l'acide acétique, etc., les éléments anatomiques qu'elle a servi à préparer. Celle du chien, du cheval et de l'homme sont également favorables.

Quand on a des œufs entiers de ruminants, de chiens, de chats, etc., contenant un liquide amniotique limpide, comme il l'est ordinairement quand les fœtus sont encore peu développés, il faut le garder pour en user comme de la sérosité sous-arachnoïdienne dont à cet égard il partage les propriétés.

*Emploi du suc gastrique.*

376. L'emploi du suc gastrique comme isolant a été proposé et utilisé par Faivre (1858) dans ses recherches sur le système nerveux de la sangsue. Polaillon (1866) en a obtenu de bons résultats dans l'étude des ganglions nerveux des vertébrés, et c'est le moyen qui lui a rendu les plus grands services pour arriver à l'isolement et à l'examen des rapports réciproques des cellules nerveuses ganglionnaires. Nous y reviendrons en parlant du mode de préparation de ces éléments.

Quand on s'est procuré du suc gastrique on peut le conserver plusieurs jours sans altération, surtout en plaçant à sa surface un petit morceau de camphre, si on est en été particulièrement.

Employé *à froid* son action prolongée pendant 5 ou 6 heures est peu différente de celle de l'acide acétique étendu. Mais au bout de 24 heures de macération le tissu lamineux du ganglion est dissous et les éléments propres de ce dernier se dissocient sous forme de débris par l'agitation du vase qui les contient.

La paroi propre des tubes et des cellules ganglionnaires est attaquée, dissoute et la gaine médullaire elle-même se dissocie de sorte qu'on ne voit bien, après l'isolement, que le corps de la cellule et souvent sur une petite longueur seulement les cylindres-axes qui en portent. A *chaud*, c'est-à-dire à la température du corps humain au bout de 2 ou 3 heures le gonflement et la dissociation précédente sont achevés.

La quantité de suc gastrique doit être proportionnée à la masse du tissu soumis à son action. Deux gouttes de suc gastrique suffisent pour la désagrégation de 5 à 6 ganglions rachidiens de rat placés dans un petit tube bouché et tenu sous l'aisselle, comme le faisait Spallanzani pour les digestions artificielles.

### *Iodsérum.*

377. L'iodsérum est un liquide inoffensif dont l'usage a été conseillé par M. Schultze et qui donne d'excellents résultats pour l'étude des tissus délicats, du système nerveux, des glandes, des leucocytes, des hématies, etc. Il peut servir comme isolant quand on y laisse macérer le tissu pendant quelques jours. Il doit du reste être employé chaque fois que l'on veut voir des éléments parfaitement normaux. Cependant on peut toujours dire qu'ils ont subi un certain degré de coagulation et que par là même ils ne sont pas absolument dans leur état naturel.

M. Schultze l'a mis en usage avantageusement aussi pour étudier les cellules des couches profondes de l'épiderme dont il montre la forme particulière.

L'iodsérum se fait avec l'eau de l'amnios de carnassiers, de ruminants, de rongeurs, etc., à laquelle on ajoute une certaine quantité de teinture d'iode qui la trouble. On filtre et ce liquide filtré doit être ajouté à l'eau amniotique encore à l'état naturel. On ajoute environ 6 à 8 gouttes du premier liquide iodé à 30 grammes d'eau de l'amnios. On obtient alors un fluide coloré en jaune qui pâlit bientôt. Il est alors nécessaire d'ajouter de nouvelles quantités de teinture iodée. Il s'altère et se trouble assez vite quand il est fait avec le liquide amniotique des ruminants ; pourtant on peut empêcher cette altération en laissant un petit morceau de camphre sur le fluide.

D'après M. Schultze, le liquide suivant peut remplacer l'iodsérum :

> Blanc d'œuf. . . . . . .    30 grammes.
> Eau. . . . . . . . . . . .  2 0     —
> Chlorure de sodium. . .    40 centigrammes.

On ajoute ensuite à ce fluide filtré ou non environ 6 gouttes de teinture d'iode pour 30 grammes de liqueur (*iodsérum artificiel*).

ARTICLE II. — DES LIQUIDES NEUTRES SERVANT DE VÉHICULE
OU DE RÉACTIFS.

### *Emploi de l'eau.*

378. Tout anatomiste doit avoir à sa disposition de l'eau distillée pour certaines opérations dont il sera question plus loin. Il doit aussi avoir en permanence devant son microscope un verre ou un autre vase à large ouverture, plein d'eau distillée ou simplement filtrée, pouvant être préservée des poussières par un couvercle. Cette eau sera renouvelée dès qu'on s'apercevra qu'il s'y développe des infusoires.

Comme presque tous les objets soumis à l'examen microscopique doivent être étudiés dans un liquide, une goutte d'eau portée avec une baguette sur le porte-objet, servira pour y placer, avec ou sans dissociation selon la nature des objets ; ceux de ces derniers qu'on veut préparer et observer, sans avoir pour but de les conserver en collections. Elle sert aussi de véhicule pour les préparations extemporanées de presque tous les éléments et les tissus végétaux, les poils, les écailles, les téguments, les coquilles ou carapaces, les tissus squelettiques des vertébrés et des invertébrés.

Elle sert également pour la préparation, dans ces conditions, de la plupart des éléments et des tissus épithéliaux, des éléments et des tissus élastiques et fibreux, de ceux des tendons, des muscles, de beaucoup de glandes, etc., des coupes de la plupart des tissus durcis par divers agents chimiques, ou par la dessiccation ; coupes auxquelles on ajoute ensuite ou non de la glycérine, etc.

Elle sert pour étendre et gonfler beaucoup de mucus, dont elle n'altère pas les cellules épithéliales, pour dissocier les matières fécales et la plupart des concrétions naturelles ou morbides, pour examiner les coupes de celles-ci, etc.

On peut employer de l'eau pour étudier la circulation chez les batraciens et les poissons ainsi que leurs spermatozoïdes, et les cils vibratiles des branchies sur les mollusques, ainsi que sur les infusoires. Pour cet ordre d'examen, il faut prendre de l'eau de mer, et non de l'eau douce, quand il s'agit des animaux marins, et *vice versa*.

379. L'eau en trop grande quantité fait au contraire cesser les mouvements des cils vibratiles et des spermatozoïdes des mammifères et des oiseaux, ainsi que ceux des fibres musculaires placées sous le microscope. Pourtant, ajoutée en petite proportion au sperme ou au mucus, dans lequel sont des épithéliums vibratiles, de manière à ce qu'elle n'arrive que lentement à ces corps, elle rend leurs mouvement plus rapides ou plus étendus.

L'eau sert de réactif gonflant et dissolvant pour les hématies et les leucocytes, pour les cellules de la notocorde, pour celles des épithéliums en voie de développement, et de beaucoup de glandes, ou même de certaines muqueuses. Il faut par conséquent en éviter l'emploi quand on veut voir quelles sont réellement les dispositions normales de ces éléments et des couches qu'ils forment.

L'eau rend grenues et opalines certaines cellules, comme les cellules nerveuses et la plupart de celles qui couvrent les tissus des embryons, ainsi que les ovules pris dans les ovaires et l'utérus. Elle agit de même sur beaucoup de substances amorphes intercellulaires et interfibrillaires. On peut constater ce fait en plaçant dans l'eau une portion de la rétine, celle d'une séreuse quelconque, etc. Ces membranes perdent alors de leur transparence et deviennent opalines. Ce n'est donc également ici que comme réactif qu'il faut en user, et il faut choisir d'autres véhicules pour l'étude des dispositions anatomiques réelles de ces parties.

On voit d'après ce qui précède qu'il est un grand nombre de parties constituantes des animaux pour lesquelles l'eau n'est pas un liquide inoffensif, et dans l'examen desquels son emploi doit être évité. Il doit l'être en particulier dans beaucoup des observations faites dans un but de recherches scientifiques nouvelles.

380. Ce n'est pas seulement parce que l'eau est un liquide d'un emploi facile qu'on s'en sert beaucoup en anatomie. C'est encore parce que la faiblesse de son pouvoir réfringent permet, si l'on peut dire ainsi, aux divers corps d'origine organique plongés dans son épaisseur sous le microscope de trancher nettement sur elle, par

la manière dont ils dévient la lumière comparativement au milieu qu'elle représente par rapport à eux.

Quand cette différence est considérable, ces corps forment lentille en quelque sorte et ils dessinent sur la rétine une image bien tranchée, à contours foncés, aisément apercevable, à centre clair ou même brillant.

Sous ce rapport, il n'est pas inutile de donner ici l'indication de la valeur de l'indice de réfraction des seuls tissus animaux sur lesquels il ait été mesuré.

L'indice de réfraction de l'eau est 1,336, celui de la cornée 1,350 suivant les modernes, et de 1,330 selon Chaussat; celui de la capsule du cristallin 1,339 d'après Chaussat et 1,405 suivant les auteurs modernes; celui des couches molles, dites couches moyennes par les physiciens, est de 1,395 suivant Chaussat et de 1,429 suivant les modernes; celui du noyau central est de 1,454 selon ces derniers et de 1,420 suivant Chaussat. Celui de l'humeur vitrée est de 1,339 d'après celui-ci, 1,348 selon les autres. Son pouvoir dispersif est 0,012 ou 0,014, c'est-à-dire le même que celui de l'eau.

L'indice de réfraction d'un objet comparé à celui du liquide employé étant la cause de la vision plus ou moins nette de cet objet et de l'accentuation de ses contours, on peut dire en règle générale qu'avec des objets complètement frais et non coagulés, on doit employer des fluides à indice de réfraction faible et le plus possible inoffensifs; l'iodsérum, le sérum, l'eau albumineuse, l'acide chromique faible et enfin l'eau distillée seront les liquides employés.

381. On se sert généralement de l'eau parce que c'est le liquide qu'on a ordinairement sous la main; mais on vient de voir que ce liquide est loin d'être toujours inoffensif. Lorsqu'on voudra observer des éléments dans leur état aussi normal que possible, il faudra la remplacer, dans ce cas, et du reste en général, par la solution d'une partie d'acide chromique dans 3,500 p. d'eau; cette dernière solution, outre qu'elle est à peu près inoffensive, offre l'avantage de colorer légèrement les éléments, et par là d'accentuer leurs contours.

L'iodsérum, le sérum sanguin, l'humeur aqueuse, la sérosité sous-arachnoïdienne, etc., sont cependant préférables lorsqu'on a ces liquides à sa disposition. En outre, ils possèdent un indice de réfraction qui ne se rapproche pas trop de celui des éléments anatomiques, et par là même ne gêne pas beaucoup l'observateur, surtout s'il fait usage des diaphragmes qui lui permettent de déterminer exactement la proportion de lumière la plus utile pour examiner tel ou tel objet.

L'eau sucrée est aussi employée dans les préparations extemporanées, mais cependant il faut tenir compte de son indice de réfraction plus grand que celui de l'eau et qui rend déjà les contours des objets moins nets.

### Glycérine.

382. La glycérine est peu employée comme réactif proprement dit. On l'utilise le plus souvent ou pour donner de la transparence à des objets durcis par l'acide chromique ou l'alcool ou colorés d'une façon quelconque.

Elle s'emploie pure ou étendue d'eau. Son indice de réfraction est de 1,475 quand elle est pure ou de 1,400 quand elle est mêlée d'un volume égal d'eau; aussi les cellules du cristallin qui forment une couche dont l'indice de réfraction est 1,405 ne peuvent-elles presque pas être aperçues dans son épaisseur.

L'action de la glycérine sur les tissus frais est assez analogue à celle de l'acide acétique en ce qu'elle rend ceux-ci très-transparents, le plus souvent même trop, et cela à cause de son indice de réfraction aussi élevé que celui des tissus mêmes et de l'imbibition des éléments eux-mêmes dont elle gonfle un certain nombre, tels que les fibres lamineuses, musculaires et autres. Elle rend évidents les noyaux et les fibres élastiques au milieu des éléments qu'elle a gonflés et rendus transparents.

L'emploi le plus fréquent de la glycérine consiste dans la conservation des pièces, et dans ce cas on la prend pure ou étendue d'eau. On peut conserver ainsi des coupes d'organes ou des éléments isolés préalablement traités par l'acide chromique et aussi des injections. La glycérine associée à la gélatine gommée constitue un excellent moyen de conservation. Comme elle ne s'évapore pas, elle permet de garder longtemps les préparations sans qu'il soit besoin de les cimenter.

Il faut savoir toutefois qu'ajoutée à une préparation déjà placée dans l'eau entre deux lames de verre, elle amène le dégagement de petites bulles d'air qui peuvent gêner dans l'examen des objets.

383. Les diverses particularités précédentes font que la glycérine constitue un véhicule très-souvent employé. Elle est très-utile pour étudier les coupes d'os frais faites à l'aide d'un scalpel, qu'elle rend

transparentes, homogènes ; en même temps elle amène un dégagement de gaz dans beaucoup d'ostéoplastes et dans leurs canalicules, ce qui les rend très-nettement apercevables.

Elle sert aussi très-avantageusement à l'étude et à la conservation des parties dures des invertébrés. Toutefois elle exerce une action dissolvante sur les plaques calcaires des Comatules (*Ante-
don*, etc.,) et autres crinoides (Carpenter) et sur les premiers points
d'ossification du squelette (Ch. Robin) ; on ne doit donc pas
l'employer pour faire les préparations de ces tissus que l'on désire
conserver. On ne sait pas encore si cette action dissolvante est due
à la glycérine même ou à ce que sa purification imparfaite la laisse
mélangée à des traces d'acide sulfurique.

Mêlée à parties égales environ d'acide acétique, elle constitue le
meilleur véhicule pour l'étude et la conservation des acariens. Les
bulles d'air qui restent dans la préparation disparaissent au bout
de quelques jours dans ces conditions, ce qui n'a pas lieu si elle est
pure ou mêlée d'eau. Pure elle jaunit à la longue les parties
molles de presque tous les animaux.

Son usage est également très-utile dans l'étude des tissus végétaux, des spores, des grains de pollen, ainsi que des corps en général que l'eau mouille difficilement.

*Alcool.*

384. L'alcool est fréquemment employé en histologie pour
durcir les pièces tant normales que pathologiques. Comme action
générale, il est durcissant et coagulant et nous croyons que son
principal mode d'action est d'enlever l'eau aux tissus mis en contact avec lui. L'alcool et l'acide chromique étant les deux agents
durcissants les plus fréquemment utilisés, il est bon de voir
quand on doit employer l'un ou l'autre.

L'alcool est le meilleur durcissant que possèdent les histologis-
tes lorsqu'il s'agit de voir la disposition relative des différents éléments tels que ceux du système nerveux, de beaucoup de glandes,
des divers tissus essentiellement formés de fibres, etc.

Mais il déforme notablement en les rétractant ceux des éléments
qui ont forme de cellule. Il n'en est pas de même pour les fibres
musculaires, lamineuses et autres qu'il conserve avec tous leurs
principaux caractères pendant des années et permet de reconnaître
aisément quelle que soit la durée de leur conservation. Du reste sur
beaucoup de tissus les cellules rétractées reprennent leur forme au

contact de l'eau et de la glycérine mélangées et de l'un ou de l'autre de ces liquides avec un peu d'acide acétique. L'alcool compte aussi parmi les liquides qui durcissent sans les déformer les globules rouges du sang quand il est suffisamment concentré, ce qui permet de les retrouver bien reconnaissables dans les coupes des pièces durcies, tant dans les capillaires qu'au dehors. Il les durcit et les amincit un peu et leur donne un aspect qui a quelque chose de l'apparence des corps d'origine minérale.

385. L'alcool doit être employé de préférence à l'acide chromique lorsqu'on veut plus tard colorer les éléments d'une préparation avec le carmin et les placer ensuite dans le baume du Canada ; il y a, en effet, toute une série de manipulations qu'il n'est pas nécessaire d'exécuter dans ce cas et qui rendent très-longue la préparation à l'acide chromique. Ajoutons que les matières colorantes se fixent beaucoup mieux sur les préparations durcies par l'alcool qu'à celles obtenues à l'aide de l'acide chromique. Il est très-utile sous ce rapport pour durcir le pancréas, les glandes salivaires, le testicule, etc. Les coupes colorées par le carmin permettent de bien distinguer les parties constituantes de ces organes et celles de leurs cellules épithéliales qui se sont distendues et sont devenues vésiculeuses par la production de gouttes hyalines, dites de *mucine*. Comme le carmin ne teinte pas ces gouttes tandis qu'il colore les mucus proprement dits, tels que ceux du larynx, de la pituitaire, etc., avec presque autant d'intensité qu'il le fait pour les cellules épithéliales, il est probable que ces gouttes ne sont pas de la mucosine.

On peut user simultanément de l'acide chromique et de l'alcool comme durcissants ; voici alors comment on procède : des organes sont placés d'abord pendant 2 à 3 semaines dans l'acide chromique, puis mis dans l'alcool.

L'acide chromique pourtant ne peut être remplacé par l'alcool dans l'étude du système nerveux. L'acide chromique l'emporte encore sur l'alcool dans le cas où il agit comme durcissant et colorant, et quand sa propriété colorante sert à différencier ou délimiter des éléments. Tous deux du reste conservent très-bien les hématies dans les capillaires, et on peut voir sur les coupes la distribution de ces derniers qui retiennent les globules, quand on plonge dans ces fluides la pièce encore congestionnée. (Voy. p. 6.)

L'alcool est employé pour durcir les organes sur lesquels on a pratiqué des injections, pourvu que la matière de celle-ci ne soit pas dissoute par lui.

Pour durcir les tissus injectés avec une matière colorante telle que le carmin, l'aniline ou autres susceptibles d'être attaquées par les acides, il faut se servir de l'alcool de préférence à l'acide chromique ou même au chromate de potasse.

L'alcool, avec ou sans un peu de camphre, est employé pour empêcher la formation des moisissures dans les préparations à l'acide chromique. Il est aussi d'une grande utilité pour enlever l'eau d'une préparation quand on veut placer celle-ci dans le baume du Canada. Pour cela il faut faire séjourner la préparations pendant un jour ou deux dans l'alcool ordinaire, puis dans l'alcool absolu après quoi on les porte pendant quelques heures dans l'alcool méthylique absolu, et enfin dans l'essence de térébenthine avant de les placer dans le baume ou térébenthine du Canada.

586. L'alcool est souvent employé comme véhicule au lieu d'eau pour les préparations extemporanées des corps qui, plus ou moins humectés de substances grasses ne se laissent pas mouiller aisément par l'eau. Tels sont les poils, les écailles de beaucoup d'invertébrés et de vertébrés, les plumes, les pellicules épidermiques, les champignons parasites de la peau, l'épiderme et les poils de beaucoup de plantes, de fruits, etc. A mesure qu'il s'évapore, ce qui a lieu assez vite, on le renouvelle par gouttes introduites entre les lames de verre ou on peut, après qu'il a agi comme dissolvant des graisses et des résines, le remplacer par de la glycérine pure ou mêlée soit à lui soit à de l'eau.

Pour se rendre compte des différences d'aspect que présentent les mêmes corps selon qu'ils sont plongés dans l'un ou l'autre de ces liquides successivement, il faut se rappeler que le *pouvoir réfringent* de l'eau est 0,785, celui de l'alcool 1,012 ; ou que *l'indice de réfraction* de l'eau est 1,336, celui de l'alcool 1,374, celui de la glycérine pure 1,475 et celui de la glycérine mêlée à égale partie d'eau est 1,400.

L'alcool est aussi employé pour déterminer la coagulation et la rétraction de l'utricule azoté des cellules végétales, moyen par lequel on met en évidence son existence et les rapports du noyau avec elle.

Il entre dans un certain nombre de mélanges dont il sera question à propos des corps essentiellement actifs qui l'accompagnent alors.

587. *L'alcool méthylique ou esprit de bois*, plus employé en Angleterre que partout ailleurs, peut remplacer l'alcool ordinaire dans un grand nombre des conditions précédentes, mais, hors son bas prix, il a peu d'avantage sur lui, ou ne le vaut pas.

### Éther proprement dit ou oxyde d'éthyle.

588. Ce composé dont l'indice de réfraction est 1,358 est rarement employé directement parce qu'il est trop volatil, ne se mêle pas à l'eau et mouille difficilement les tissus. Mais comme il n'attaque pas ces derniers il sert à laver sur le porte-objet ou dans un tube à expérience les coupes ou autres formes des préparations du tissu adipeux, des glandes sébacées, de la moelle, du cerveau, etc., dont on veut enlever les principes graisseux superficiels ou interstitiels.

### Chloroforme.

589. Il sert à dissoudre le baume de Canada de façon à rendre son maniement plus facile et a l'avantage sur l'éther de ne pas s'évaporer aussi rapidement. Plus miscible à l'eau que l'éther, il est employé directement ou indirectement comme lui dans l'étude des tissus animaux et végétaux contenant des corps gras dont on veut les débarrasser.

### Essences de térébenthine et autres.

590. L'essence de térébenthine peut enlever la graisse dans les préparations. C'est Lyonnet qui s'en est servi le premier dans ce but; les autres essences, la benzine et l'éther, sont utilisés dans le même cas. Henle en a usé pour enlever la moelle des tubes nerveux dans son travail sur la matière amorphe cérébrale.

Lorsqu'on veut se servir du baume du Canada pour conserver une préparation, on plonge celle-ci préalablement dans l'essence de térébenthine. Elle donne de la transparence aux pièces qui ont macéré dans l'alcool. Son indice de réfraction est de 1,476, c'est-à-dire presque le même que celui de la glycérine (1,475).

Les essences s'évaporant plus lentement que l'alcool, on peut les prendre comme véhicule pour les préparations extemporanées des objets humectés de corps gras, tels que les plumes, les poils, les téguments de divers articulés, etc.

ARTICLE III. — DES LIQUIDES ACIDES SERVANT COMME MOYEN D'ÉTUDE ET DE PRÉPARATION DES OBJETS MICROSCOPIQUES.

### Acide acétique.

591. C'est de tous les acides le plus anciennement et le plus souvent employé en histologie.

L'acide acétique qu'on doit avoir dans un laboratoire est l'*acide acétique cristallisable* ou *monohydraté*. Il est prafois assez important de pouvoir doser exactement les quantités employées. C'est pourquoi il vaut mieux avoir cet acide que ceux qui, plus étendus ou moins purs, sont appelés *acide acétique du verdet*, *acide pyroligneux* et *vinaigre de bois* (mais non *esprit de bois*; voy. p. 283). Pourtant, au contact des tissus, etc. ces derniers ont à peu près les mêmes effets que le précédent.

L'acide acétique n'est jamais un liquide inoffensif, quelle que soit la dose à laquelle on l'emploie; lorsqu'on ne remarque d'abord aucune modification bien appréciable, on peut bientôt observer cependant une transparence plus grande qu'avant son action.

392. Comme isolant, l'acide acétique est fréquemment utilisé et nous avons ici à distinguer deux cas importants : 1° l'acide acétique est réellement isolant à la manière de l'acide chromique, car appliqué sur un tissu, il permet d'en dissocier les éléments sans qu'aucun d'eux ait subi une modification tout à fait notable et qu'aucun n'ait disparu soit momentanément, soit définitivement; 2° l'acide acétique est isolant en détruisant ou faisant disparaître momentanément certains éléments. Comme véritable isolant, l'acide acétique s'emploie pour goufler les cellules épithéliales, et par là les faire se détacher les unes des autres, mais surtout pour enlever toute la couche épithéliale à la surface d'une muqueuse par exemple, pour en montrer les papilles. (L'acide sulfurique doit au contraire lui être préféré quand on n'étudie que l'épiderme.)

Cette même propriété a été mise en usage dans l'étude de la structure de la peau; en effet il suffit d'une macération de vingt-quatre heures d'un lambeau de peau dans l'eau, très-légèrement acidulée par quelques gouttes d'acide acétique, pour qu'on puisse détacher complétement l'épiderme et le corps muqueux du derme et cela sans aucunement briser les papilles du derme, et sans qu'il reste la moindre trace du corps muqueux à leur surface; c'est de cette manière qu'on étudie les terminaisons nerveuses dans la peau. Cette méthode permet d'observer l'épiderme complétement détaché et ayant conservé presque toutes ses propriétés normales; dans l'étude des corpuscules du tact par la méthode que nous venons d'indiquer, outre la propriété isolante, la propriété altérante de l'acide acétique est mise en jeu.

L'acide acétique, comme nous venons de le voir, peut être isolant en faisant disparaître certains éléments; c'est ce qui a lieu quand pour étudier les fibres élastiques dans le tissu lamineux, on traite ce dernier par l'acide acétique. C'est en se servant de ce procédé qu'on peut élucider la plupart des questions relatives à la structure de la trame élastique du derme et des muqueuses, etc.; l'acide acétique en isole pour ainsi dire en outre les nerfs, les vaisseaux, les muscles, etc.

Kölliker l'a employé pour suivre la terminaison des nerfs dans les muscles chez la grenouille, et à cet effet, il conseille de se servir d'un mélange de huit à dix gouttes d'acide acétique dans cent parties d'eau.

593. La principale action de l'acide acétique est basée sur sa propriété altérante. Si on applique de l'acide acétique sur certains tissus, on les voit pâlir, se gonfler, devenir transparents, quelquefois disparaître complétement et, en même temps, on distingue plus nettement certains éléments. Les fibrilles du tissu lamineux traitées par l'acide acétique deviennent tout à fait transparentes, invisibles, gonflées, elles sont réduites en une masse gélatineuse. Si on suit à l'œil nu l'action de l'acide acétique sur un tissu contenant des fibres lamineuses, on le voit augmenter de suite de volume ; au microscope les fibrilles ont complétement disparu ; mais ce qu'il y a de particulier dans cette action, c'est que l'on peut faire reparaître les fibrilles telles qu'elles étaient avant, en enlevant l'acide acétique par le lavage dans l'eau ou en le neutralisant par l'ammoniaque, etc. En même temps que les fibres lamineuses disparaissent, on voit apparaître les noyaux embryoplastiques, les fibres élastiques entre les premières et leurs faisceaux, ou enroulées autour de ceux-ci, alors qu'on ne pouvait que vaguement constater leur existence avant l'action de l'acide acétique.

Remarquons ici que l'action de l'acide acétique est telle que nous venons de le dire sur les fibres lamineuses fraîches ; elle est même alors très-rapide, mais lorsque les fibrilles sont coagulées, et surtout conservées depuis longtemps dans l'acide chromique ou l'alcool, l'action est bien plus lente. Comme dans ces conditions, il rend transparents les faisceaux ou les couches formés par ce tissu, il est souvent employé dans le but sus-indiqué lors de l'examen des coupes des tissus durcis.

Sous ce rapport, on peut dire que l'acide acétique est le véritable réactif servant à distinguer le tissu lamineux des fibres élastiques et de quelques autres éléments fibrillaires qu'il n'attaque pas.

594. Une des propriétés de l'acide acétique est de rendre apparents

les noyaux partout où il y en a qui étaient masqués par les fibres lamineuses, comme dans les tissus tendineux, fibreux, etc.; cela tient à ce qu'il gonfle et rend transparentes les substances constituant ces éléments ou le corps de la cellule, dans le cas où il s'agit de couches épithéliales, des glandes, des muqueuses, etc., tandis qu'il resserre la substance des noyaux et rend leur contour extérieur plus foncé. On fait ainsi apparaître les noyaux embryoplastiques dans l'épaisseur des faisceaux striés des muscles, les noyaux du myolème, etc. On connaît aussi la manière dont il gonfle, puis dissout la substance du corps des leucocytes en rassemblant d'abord leurs granulations sous forme de un à trois noyaux vers le centre de l'élément.

395. L'acide acétique gonfle et rend transparente la fibrine comme le tissu lamineux, ainsi que la substance qui reste après qu'on a enlevé à des coupes des os leurs sels calcaires avec de l'acide chlorhydrique très-dilué. Ces particularités sont dues à ce que, comme l'acide sulfurique étendu, modifie les substances organiques azotées de telle façon, qu'il les rend aptes à fixer une grande quantité d'eau ; celle-ci, auparavant, ne les pénétrait pas, et, après cette action chimique, elle les hydrate comme dans le cas de l'hydratation de la silice gélatineuse et d'autres composés encore, mais sans les dissoudre. Longtemps la transparence, acquise alors par les couches et les faisceaux fibrillaires ou striés du tissu lamineux et de la fibrine, a fait croire à la dissolution de ces corps par l'acide acétique. Elle a fait croire aussi à la présence d'une paroi autour des faisceaux du tissu fibreux, qu'on voit se gonfler et devenir variqueux au contact de cet acide, sans que leur aspect de cordons disparaisse. Il faut l'intervention de la chaleur portée au degré de l'ébullition ou à peu près pour que, de l'état d'hydratation, la substance ramollie arrive à l'état de *liquéfaction*, plutôt même qu'à celui de dissolution proprement dite.

396. L'acide acétique en gonflant les éléments devient durcissant quand l'augmentation de masse de la substance gonflée est empêchée et celle-ci comme étranglée partout par une trame d'éléments non modifiés, tels que les fibres élastiques. Cette particularité peut être utilisée dans certains cas. Il y a des tissus qui comme la peau se gonflent suffisamment et durcissent alors au point de permettre de faire des coupes minces. Ce degré de durcissement a ici pour cause l'existence d'une grande quantité de fibres élastiques qui emprisonnent des groupes de fibres lamineuses dans le derme :

Pour obtenir ce résultat, sur la peau par exemple, il suffit de la laisser macérer pendant vingt-quatre heures dans l'acide acétique étendu d'eau ; l'épiderme se détache et laisse à nu le derme avec ses papilles ; l'on peut alors étudier sur la peau des phalanges les corpuscules du tact ; le tissu lamineux étant devenu homogène et hyalin, la propriété isolante se manifeste.

397. L'acide acétique, grâce à sa propriété de gonfler les éléments et les tissus, est encore employé pour ramollir et rendre transparents des organes qu'on a fait dessécher et sur lesquels on pratique des coupes minces qu'on traite ensuite par cet agent étendu.

On l'utilise comme dissolvant et altérant pour enlever les sels calcaires dans les tissus qui en possèdent normalement ou pathologiquement.

L'acide acétique est également employé pour précipiter le carmin de sa dissolution ammoniacale dans les préparations par imbibitions et les injections.

On s'en sert aussi dans l'étude des dépôts d'urates, de phosphates et de carbonates calcaires des urines, dans celle du tartre dentaire, etc.

### Des mélanges acétiques.

398. Il est souvent utile pour certaines recherches spéciales de faire agir l'acide acétique étendu de divers autres liquides sur des organes qu'on y met en macération pendant quelques heures ou quelques jours avant d'en exécuter des coupes ou autres préparations, pour la peau, l'intestin, etc.; il faut parfois faire sécher l'organe qui s'est gonflé et a pris de la transparence par macération avant de pratiquer les coupes minces que l'eau gonfle et rend de nouveau translucides.

Quelques gouttes de cet acide par 30 grammes d'eau suffisent pour rendre, au bout de quelques jours le tissu cellulaire assez transparent pour qu'on puisse très-bien voir par exemple, les ganglions nerveux placés sous la muqueuse intestinale, et dans les couches musculaires (Auerbach) de l'intestin le long des vaisseaux, etc. Pour bien reconnaître des fibres musculaires lisses, Moleschott a employé, pendant quelques minutes, l'acide acétique dans les proportions de 1 ou 1 1/2 p. 100. L'acide acétique fort, pesant 1,070 spécifiquement, est mêlé avec l'eau dans les proportions suivantes : eau, 99, ou 98 1/2 ; acide 1 à 1 1/2.

Ce même observateur a également proposé le mélange suivant

dont je me suis servi utilement pour étudier les coupes de la peau et de l'intestin de divers vertébrés :

1 partie d'acide acétique monohydraté ;

1 partie d'alcool, d'une pesanteur spécifique de 0,815 ;

2 parties d'eau distillée.

599. *Acide acétique et acide azotique, glycérine, alcool.* — Beale recommande d'ajouter un peu d'acide azotique au mélange d'alcool et d'acide acétique, quand on fait des recherches sur des parties épithéliales. On doit également ici varier le mélange selon les besoins. La formule qu'il a donnée est la suivante :

| | |
|---|---|
| Eau. . . . . . . . . . . . . . . . | 50 grammes. |
| Glycérine.. . . . . . . . . . . . . | 60 — |
| Alcool. . . . . . . . . . . . . . | 60 — |
| Acide acétique. . . . . . . . . . . | 6 — |
| Acide azotique. . . . . . . . . . . | 3 — |

400. *Acide acétique et alcool.* — Une partie d'acide dans trois d'alcool donnent un liquide qui durcit et rend transparents les tissus de la moelle épinière, des ganglions, en peu d'heures. Ce procédé proposé par Clarke, utilisé par Schultze peut aussi être employé pour l'étude des tissus riches en fibres élastiques.

401. *Acide acétique et glycérine.* — L'acide acétique mêlé de parties à peu près égales de glycérine est très-utile pour l'étude et la conservation des acariens et autres articulés microscopiques. Beale recommande ce mélange pour l'examen de beaucoup de tissus peu transparents en le faisant dans des proportions variables que l'expérience apprend à déterminer au fur et à mesure des recherches exécutées.

### Acide chlorhydrique.

402. L'acide chlorhydrique peut être employé comme isolant et comme altérant.

Comme isolant, sa principale application est celle qui concerne l'étude de la terminaison des nerfs dans les muscles ; ici on prend une solution de 1 partie d'acide pour 1000 parties d'eau et on laisse macérer pendant vingt-quatre heures. Comme isolant, il a été utilisé par Henle pour étudier les canaux excréteurs du rein : on pourra employer à cet effet 1 p. d'acide chlorhydrique pour 2 à 3 d'eau.

Comme altérant, la solution faible d'acide chlorhydrique sert pour faire disparaître le tissu lamineux et mettre en évidence les fibres élastiques, etc.

L'acide chlorhydrique concentré agissant pendant 3 à 4 jours, ou

dilué agissant pendant 5 à 8 jours permet d'étudier la substance gélatineuse des os, celle de l'ivoire des dents. A chaud et sur des coupes
minces l'acide dilué dissout rapidement les sels et la substance
organique, la paroi des tubes de la dentine exceptée.

On peut encore s'en servir pour dissoudre les substances calcaires
dans les tissus normaux, les productions pathologiques qui en
sont incrustées, dans divers calculs et concrétions, etc. Il est dans
ce but fréquemment employé en anatomie animale et végétale.

403. L'acide chlorhydrique, devenu jaune au contact des matières
organiques ou par son exposition à la lumière, dilué par 2 à 3 fois
au moins de son volume d'eau met en évidence d'une manière très-
nette les fibres-cellules des tissus qui en renferment dans les
embryons des vertébrés et des invertébrés. Ces fibres deviennent
assez faciles à isoler dans les tissus qui ont séjourné quelques heures dans l'acide dilué comme il vient d'être dit, mais un séjour
trop prolongé les ramollit ou les rend friables.

L'acide chlorhydrique peut être utilisé aussi pour rendre évident
le contenu des navicules vivantes et sa disposition, parce qu'il le
bleuit ou le rend vert en même temps qu'il fait cesser les mouvements
propres de ces cellules végétales.

### Acide azotique.

404. L'acide azotique ou nitrique peut être considéré comme
isolant, comme altérant, comme durcissant et comme colorant.

Comme isolant, il a été employé par Kühne pour étudier les fibres
musculaires, après mélange avec du chlorate de potasse; il devient
également isolant en faisant disparaître le tissu lamineux s'il est
très-dilué de manière à être altérant de ce dernier tissu. Il sert
ainsi à chercher les terminaisons nerveuses dans les muscles.

Il a été utilisé comme colorant grâce à sa propriété de teinter
en jaune les substances albuminoïdes des tissus animaux, l'utricule azoté et le noyau des cellules végétales. Son emploi le plus fréquent est pour isoler les fibres musculaires lisses et pour enlever
les substances calcaires déposées dans les tissus.

Pour isoler les muscles lisses on se sert de cet acide dilué dans
les proportions suivantes :

Eau. . . . . . . . . . . . . . .  400<br>
Acide azotique. . . . . . .  100

Dans ce cas au bout de quelques jours de macération les fibres
lisses s'isolent avec la plus grande facilité. En essayant l'acide azo-

tique sur les muscles lisses de l'intestin, nous avons pu nous convaincre que ce réactif permet d'isoler avec la plus grande facilité les glandes de Lieberkühn, en conservant tout à fait intact le revêtement épithélial.

L'acide azotique, dans les proportions de 4 à 5 parties pour 100 parties d'eau ou environ, a de tout temps été employé comme durcissant des tissus musculaires et surtout nerveux, et comme gonflant et ramollissant le tissu lamineux de manière à permettre la facile dissection des nerfs et des muscles. Il durcit et colore un peu la substance amorphe du tissu nerveux gris central prise en masse ou sur les coupes. Il la sépare nettement ainsi du tissu lamineux névrilématique ou autre avec lequel on l'a parfois confondue systématiquement à l'encontre des faits les plus évidents.

Il sert aussi, comme on vient de le voir, pour enlever les substances calcaires soit à l'état de phosphates, soit à l'état de carbonates ; il suffit de placer l'os, le cartilage incrusté de sels calcaires, une pièce pathologique ayant subi l'incrustation crétacée dans l'acide nitrique dilué (ac. nitrique 10, eau 100) pour que, après quelques jours de macération, on obtienne l'effet désiré. On peut ainsi isoler les corpuscules osseux, les canalicules dentaires, dissoudre certains calculs, etc.

L'acide nitrique peut encore être utilisé pour constater la présence de la matière colorante de la bile dans un tissu quelconque. Nous parlerons plus loin du fréquent emploi de cet acide en anatomie végétale.

### Mélanges nitro-chlorhydriques.

405. En mélangeant à parties égales approximativement l'acide azotique et l'acide chlorhydrique et en mettant une portion de ce mélange dans au moins 5 à 6 parties d'eau, on obtient un liquide qui conserve longtemps le tissu musculaire de la vie végétative, le tissu nerveux central qu'il durcit, etc. Il permet ensuite d'isoler aisément les fibres-cellules du premier et celles des vaisseaux sanguins, celles des capillaires surtout. Ce mélange peut être utilisé de la même manière pour la recherche des fibres musculaires chez les invertébrés, mais il faut en augmenter la dilution dans des proportions que l'expérience apprend seule à déterminer.

### Mélanges d'acide azotique et de sels de potasse.

406. En ajoutant du chlorate de potasse à de l'acide azotique monohydraté ordinaire, on obtient un liquide dangereux à manier

parce qu'il est détonant; plus ou moins étendu d'eau, il a servi
à Kühne à isoler les fibres musculaires et à étudier la terminaison
des nerfs. On a proposé l'emploi d'un mélange d'acide azotique et
de chlorure de potassium plus ou moins dilué, pour étudier les
tubes urinifères. Il n'a guère d'avantage sur le mélange nitro-
chlorhydrique.

*Acide sulfurique.*

407. L'acide sulfurique peut être utilisé comme isolant, comme
altérant, comme durcissant.

Comme isolant on s'en sert avec avantage dans l'étude des poils
et des ongles, et en général des substances cornées. Ce réactif
permet en effet d'isoler les cellules de l'ongle, et pour cela il suffit
de faire macérer l'ongle dans l'acide sulfurique concentré. Dans
ce cas il est bon de chauffer légèrement, ce qui amène l'isolement
des cellules beaucoup plus rapidement que si on avait agi à la
température ordinaire. Ce qui vient d'être dit pour l'ongle, s'applique à l'étude de l'épiderme et de la substance corticale des poils.
Il gonfle d'une manière remarquable les cellules épithéliales
et rend leur noyau très-pâle ou le dissout tout à fait.

Comme isolant et altérant en même temps, on peut le prendre
pour faire disparaître le tissu lamineux; à cet effet, on fait macérer
dans l'acide sulfurique très-étendu. M. Schultze l'a employé comme
durcissant en mêlant 1 à 10 gouttes d'acide concentré à 50 grammes
d'eau; il le conseille pour étudier certaines parties des organes
nerveux centraux, et les glandes lymphatiques.

D'après les essais que nous avons faits avec ce réactif, il nous parait donner des résultats satisfaisants.

On peut se servir de l'acide sulfurique pour enlever les sels calcaires, mais il donne rapidement de nombreux cristaux aciculaires
de sulfate de chaux, qui gênent l'examen de la préparation, et font
qu'on doit lui préférer les acides étudiés plus haut.

L'acide sulfurique est aussi utilisé comme réactif colorant quand
il est associé soit au sucre, soit à l'iode.

408. Nous nous réservons de parler de son emploi fréquent
dans l'étude des tissus végétaux en traitant des applications du microscope à la botanique.

Nous avons déjà dit que convenablement étendu, il gonfle les
fibres lamineuses et leurs faisceaux, en pâlissant un peu les fibres
élastiques qui les accompagnent. Nous avons signalé en même

temps (p. 287) la cause chimique de ces modifications physiques. Le *pouvoir réfringent* de l'acide sulfurique monohydraté est de 0,612.

Son action sur la substance des diverses espèces d'éléments anatomiques, les fibres élastiques exceptées, fait qu'on l'emploie particulièrement dans les cas où l'on veut distinguer les granules de noir de fumée et de charbon proprement dit dans le poumon, dans les glandes lymphatiques, etc., de ceux du pigment mélanique des grains d'hématosine, etc.

Nous reviendrons plus loin sur l'influence de l'acide sulfurique plus ou moins étendu d'eau et chauffé, en parlant de la *coction des tissus* dans divers liquides. En effet, si l'on soumet pendant vingt-quatre heures un fragment de tissu lamineux à l'action de l'acide sulfurique affaibli, 10 grammes sur 1,000 grammes d'eau, on le verra se dissoudre à une température de 35 à 40 degrés centigrades et prendre la forme d'une colle. On peut, par ce moyen, isoler d'autres éléments constitutifs du tissu cellulaire en procédant avec précaution. Une ébullition prolongée plus ou moins, suivant les circonstances, de quelques minutes en général, active considérablement cette préparation.

### *Acide osmique ou hyperosmique.*

409. On ne connaît comme on sait, qu'un acide osmique ($OsO^4$). Il est employé comme réactif en anatomie depuis quelques années seulement. Il est appelé à rendre de grands services en histologie, tant humaine que comparée, car il a déjà conduit à de bons résultats depuis qu'on l'utilise.

Les effets qu'on peut obtenir à l'aide de ce réactif sont complètement liés à la manière dont on s'en sert ; ici plus qu'ailleurs il est important d'apporter une grande attention aux degrés de concentration de la solution et au temps durant lequel on laisse l'objet en contact avec le réactif.

L'acide hyperosmique est colorant et durcissant ; ce sont du moins de ses propriétés les deux dont on tire parti. Comme colorant, on peut dire que c'est surtout sur les corps gras que l'acide hyperosmique agit ; on obtient une coloration noire très-intense de ces principes. Il peut également être employé à colorer les muscles et les épithéliums.

Pour donner une idée exacte de l'utilité de ce composé, il suffira d'indiquer les travaux dans lesquels on l'a essayé avec succès. Les résultats les plus remarquables, obtenus à l'aide de ce réactif, sont relatifs au système nerveux central et périphérique.

Si on agit sur les cellules nerveuses de la moelle épinière comme Schultze l'a fait, on obtient dans ces éléments une apparence fibrillaire se continuant dans les prolongements, et qu'on retrouve du reste dans le cylindre de l'axe lui-même; le même résultat est obtenu par l'acide chromique très-dilué, ou le bichromate potassique. L'action sur les fibres nerveuses à moelle est certainement la plus remarquable; dans ce cas on voit ces fibres se colorer en noir, et par ce moyen on peut les suivre avec beaucoup de facilité jusqu'au moment où elles abandonnent la gaîne médullaire près de leur terminaison. A ce moment on constate l'effet de l'acide hyperosmique sur le cylindre-axe, et l'apparence fibrillaire décrite par Schultze. Cette réaction nous a permis de déterminer le point où les nerfs atteignent les corpuscules de Pacini, et le mode de terminaison de l'extrémité de la fibre dans le renflement terminal.

Les résultats les plus intéressants ont été obtenus par M. Schultze dans l'examen de la structure de la rétine; voici comment on doit l'employer dans ce dernier cas. Si on laisse macérer seulement pendant une demi-heure à deux heures, on se sert d'une solution de 1/4 à 1 partie d'acide pour 100 d'eau; si on veut laisser de dix à vingt-quatre heures on prendra la solution de 1/5 à 1/10 p. 100; on voit donc que la concentration de la solution doit être en raison inverse du temps d'action. Nous ferons remarquer que pour obtenir de bons et rapides effets de l'acide hyperosmique, il est presque nécessaire de suivre à des temps très-rapprochés l'action du réactif, et alors on trouve facilement le meilleur mode d'emploi de ce composé quant à sa concentration et à la durée de l'action sur un tissu donné.

La solution faible d'acide osmique a permis à Pflüger de suivre la terminaison des nerfs dans le foie, et leurs connexions avec les cellules enchymatiques glycogènes.

Nous nous sommes servi de l'acide hyperosmique pour examiner la terminaison des nerfs dans le bec du canard; il nous suffira d'indiquer la méthode que nous avons suivie pour montrer la manière d'utiliser ce réactif. On prend la peau du bec d'un animal fraîchement tué (nous ne saurions trop recommander de prendre toujours des organes aussi frais que possible), qu'on met dans une solution de 1 partie d'acide pour 500 d'eau, pendant quinze à vingt-quatre heures. On voit alors comme premier phénomême que ce fragment de peau est *durci* suffisamment pour permettre de faire des coupes très-minces. Sur une coupe on reconnaît de suite que l'action du réactif s'est portée sur les nerfs, sur leurs organes terminaux et sur l'épiderme, qui est coloré très-fortement; le tissu connectif est contracté mais faiblement coloré ; si on est dans un endroit où il y a des vésicules adipeuses, celles-ci se montrent alors sous forme de sphères complétement noires. Au lieu de laisser macérer comme nous venons de l'indiquer, on peut faire des coupes minces sur l'organe frais et les plonger, pendant un temps court dans une solution de 1/2 à 1 p. 100, et on obtient les mêmes résultats. Il y a peut-être avantage à faire ainsi, parce qu'on peut suivre l'action du réactif sous le microscope.

L'emploi de l'acide hyperosmique a un désagrément qu'il est bon de signaler, c'est qu'il donne quelquefois une opacité très-grande aux tissus, et que par suite il devient nécessaire de recourir à l'acide acétique et à la glycérine pour faire la préparation ; il est cependant des cas où on ne peut agir de la sorte et où il faut absolument faire la préparation dans l'eau ou dans la solution elle-même.

Signalons comme exemple les corpuscules de Pacini du mésentère du chat sur lesquels ce réactif permet de découvrir la structure du renflement terminal de la fibre nerveuse, structure qui disparaît instantanément par l'addition d'acide acétique ou de glycérine.

410. Comme colorant et durcissant, l'acide hyperosmique a été utilisé par Eimer pour l'étude de l'épithélium de l'intestin, et des rapports des cellules dites caliciformes avec l'intérieur des villosités. Cet auteur place l'intestin dans une solution à 1 p. 100 pendant vingt-quatre heures et pratique des coupes minces.

L'emploi de l'acide hyperosmique doit certainement donner de bons effets avec une quantité d'organes, et on ne saurait trop en recommander l'usage à ceux qui veulent étudier des terminaisons nerveuses. Cependant, nous n'avons pu obtenir des résultats nets sur les nerfs des Mollusques acéphales, mais cela tient probablement à ce que nos essais concernant la concentration de la solution, n'ont pas été assez nombreux.

Lorsqu'on a traité la moelle épinière par l'acide osmique, on peut la faire durcir dans l'alcool, et pratiquer des coupes minces qui doivent être imbibées avec le carmin, de telle façon que les cellules nerveuses et les cylindres-axes se montrent colorés en rouge et la gaîne médullaire des nerfs en noir. On peut utiliser très-souvent cette double coloration c'est-à-dire que tout organe traité par l'acide osmique peut être coloré par le carmin, et il est certain que cette méthode conduira à de bons résultats.

### Acide borique.

411. Cette substance a été employée récemment par Basch. La solution à 1 p. 100, agissant pendant vingt-quatre heures, fait apparaître, sur les cellules épithéliales prismatiques et sur celles de la voûte palatine et de la langue, l'aspect d'orifices arrondis.

### Acide oxalique.

412. L'usage de l'acide oxalique, a été proposé par M. Schultze.

Il emploie une solution saturée et froide d'acide oxalique, celle-ci rend transparent le tissu connectif. Cette solution conserverait intacts, d'après cet auteur, les éléments délicats du système nerveux. Il est en effet favorable à la recherche des cylindres-axes terminaux des nerfs dans la peau, les muqueuses, etc. M. Schultze conseille aussi la solution d'acide oxalique dans l'alcool.

M. Ranvier l'a utilisé pour faire apparaître les noyaux dans les cellules préalablement imprégnées par le nitrate argentique.

### Acide tartrique.

413. L'acide tartrique en solution concentrée ou plus ou moins diluée agit sur le tissu lamineux qu'il rend transparent, à peu près comme le fait l'acide acétique étendu. Il n'attaque pas les parois propres, ni les épithéliums glandulaires qu'il rend au contraire plus grenus et plus opaques. Il peut par suite être employé avantageusement pour faire macérer les organes dont on veut étudier ensuite les petites glandes ou les grosses glandes elles-mêmes dont il rend les culs-de-sac plus faciles à observer.

### Acide formique.

414. L'acide formique a été employé en solutions plus ou moins concentrées dans ces dernières années pour remplacer l'acide acétique. Il agit comme lui sur le tissu lamineux, etc.

### Acide phénique.

415. L'eau contenant de 1 à 5 pour 100 ou même pour 300 d'acide phénique ne sert pas directement aux observations microscopiques, mais elle est utilisée pour conserver sans putréfaction pen-

dant des mois les organes dont on désire voir les tissus tels qu'ils sont
à l'état frais. Il suffit pour cela de tenir les pièces entourées d'un
linge mouillé de ce liquide dans un vase fermé, contenant en outre
un peu de cette solution sur une hauteur de 1 centimètre au plus.

On peut encore placer simplement la pièce sur des étoupes
ou sur un chiffon imbibé de ce mélange et tenir le tout dans un flacon bouché de manière à ce que l'acide conservateur ne s'évapore
pas trop vite. (Lemaire, Lister.)

L'eau phéniquée dans la proportion de 1 à 5 parties d'acide phénique pour 1000 parties d'eau peut servir de liquide conservateur
pour les coupes microscopiques des tissus végétaux. Une plus forte
proportion d'acide coagule et altère la disposition du contenu azoté
des cellules.

ARTICLE IV. — DE L'EMPLOI DE L'ACIDE CHROMIQUE ET DES CHROMATES
DE POTASSE.

416. L'emploi de l'acide chromique en anatomie générale a été
fait pour la première fois par Hannover en 1840. Depuis lors cet
emploi est devenu familier à tous les anatomistes qui en font un
fréquent usage. (Voy aussi la première édition de cet ouvrage, 1849,
p. 229-230.)

Il peut être utilisé comme agent inoffensif, comme altérant,
colorant, dissociant et durcissant. Sous ce dernier point de vue son
usage a marqué un des plus importants progrès qu'aient fait les
procédés qu'exige l'étude de l'histologie, en permettant de rendre
tous les tissus assez consistants pour qu'ils puissent être ramenés
à l'état de coupes transparentes, permettant de constater la forme,
le volume et l'arrangement réciproque réel des parties constituantes invisibles à l'œil nu dans la profondeur de presque tous les
organes.

A. *Acide chromique considéré comme liquide inoffensif.*

417. Dans un sens absolu on ne peut considérer l'acide chromique comme liquide inoffensif ; il possède pourtant la propriété remarquable et très-utilisée en micrographie de conserver les éléments très-délicats comme ceux du système nerveux. Il peut être
considéré encore comme inoffensif en ce sens que la coagulation
qu'il produit ne déforme pas considérablement les éléments soumis
à son action ; mais cependant, outre la coagulation produite, il y a
une combinaison chimique qui amène un changement dans la

transparence des objets. Son action dans ce cas doit être décrite à propos de l'acide chromique considéré comme isolant.

On peut l'employer en solution très-faible, 1 p. 5000 p. d'eau, comme liquide remplaçant soit l'eau, soit l'eau albuminée, pour faire les préparations extemporanées, et il donne dans ce cas de fort bons résultats. Nous nous en servons journellement pour faire les préparations microscopiques quelles qu'elles soient ; il faut toujours avoir sur la table de travail un flacon contenant cette solution.

B. *Acide chromique employé pour isoler les éléments.*

418. Pour employer l'acide chromique comme isolant, on se sert de solutions aqueuses faibles variant de 1 p. 2500 à 1 p. 5000 et on laisse macérer le tissu pendant vingt-quatre à quarante-huit heures à la température ordinaire. Il a été employé de lasorte par Deiters, M. Schultze et autres dans les investigations délicates sur les centres nerveux et les terminaisons des nerfs des organes des sens. Pflüger, Letzerich et Boll s'en sont servi avec avantage pour montrer les rapports des fibres nerveuses avec la membrane propre des glandes salivaires (Pflüger), du testicule (Letzerich), de la glande lacrymale (Boll). Nous en usons continuellement pour préparer les épithéliums délicats, et il nous a donné d'excellents résultats pour étudier les corps cyathiformes qu'on rencontre dans les organes tactiles des poissons.

Quant au mode d'application de cette solution faible d'acide chromique, il est indispensable d'apporter une grande attention à la quantité de liquide employée et à la durée de son action. Pflüger dans ses recherches sur les nerfs des glandes salivaires recommande de laisser macérer pendant vingt-quatre heures une glande sous-maxillaire de lapin, par exemple, dans une quantité d'eau suffisante pour la recouvrir, liquide auquel on ajoute 5 à 6 gouttes de solution chromique de 1 partie pour 3500 d'eau à 1 partie pour 5000. Cette méthode sert à déterminer le rapport des nerfs avec la paroi propre des culs-de-sac. Nous verrons que la même solution employée d'une façon différente constitue un moyen de durcissement.

419. Comment l'acide chromique en dissolution agit-il sur les tissus pour amener la dissociation des éléments sans les altérer ? voici ce que nous pensons à cet égard :

Outre la coagulation que produit le liquide mis en contact avec un élément anatomique encore vivant, l'acide se combine avec la substance même des éléments et il se produit ici une véritable combinaison chimique ; de là résulte un corps n'ayant plus exactement la même composition élémentaire que les tissus vivants. Cette coagulation diffère de la coagulation ordinaire produite par la mort en ce que les éléments, changés chimiquement par fixation de quelque composé chromique ne sont plus aussi facilement imprégnés par l'eau et par là même ne peuvent plus être gonflés et déformés. L'acide chromique agissant ainsi sur les éléments figurés, l'eau n'imprègne que les intervalles, et par suite la dissociation devient plus facile. Cette coagulation et cette combinaison des éléments sont la cause de la coloration légère et de l'accentuation des contours qu'on observe sur les tissus délicats, tels que les épithéliums prismatiques de l'intestin, des fosses nasales, et surtout sur les cellules glandulaires vus par lumière transmise.

La solution à 1 partie d'acide pour 5000 d'eau dissocie très-bien les cellules nerveuses de la moelle épinière ; elle permet de les séparer de la masse granuleuse très-complétement, et en ménageant avec facilité les prolongements même très-délicats. M. Schultze est arrivé à montrer l'existence d'un état fibrillaire dans l'intérieur des grosses cellules nerveuses par cette méthode.

### C. *Acide chromique comme agent colorant.*

420. On ne peut pas dire rigoureusement que l'acide chromique puisse être regardé comme colorant simplement les éléments ou tissus ; toujours à côté de la coloration produite se manifestent la propriété d'isolement, ou celle de durcissement. On utilise l'une ou l'autre de ces deux propriétés combinées à celle de la coloration, suivant chaque cas spécial et selon le but qu'on se propose d'atteindre.

Un exemple fixera mieux la pensée et indiquera de suite ce dont il s'agit : Veut-on étudier les épithéliums délicats, s'altérant très-vite, et conserver leurs formes normales : deux cas peuvent se présenter : 1° on veut les voir isolés ; 2° on veut les voir en place et étudier les rapports qu'ils présentent entre eux. Dans chacun de ces cas, on devra employer des solutions à des degrés divers de dilution, et surtout pendant un temps plus ou moins long.

Dans le premier cas, les solutions faibles, agissant pendant vingt-quatre heures, donneront les meilleurs résultats ; dans le second, des solutions plus concentrées, agissant plus longtemps, réussiront mieux. Notons cependant que, dans la plupart des

expériences, les éléments deviennent trop opaques lorsqu'on les durcit; ils nécessitent, pour être examinés, des coupes extrêmement
minces ou, à défaut de celles-ci, l'usage des moyens voulus pour
rendre transparente une préparation d'une certaine épaisseur,
celui de la glycérine par exemple; telle est le cas des coupes de la
muqueuse nasale, de la rétine et des organes parenchymateux.

Il est cependant des circonstances dans lesquelles la coloration
unie au durcissement sert à différencier entre eux deux éléments
ou tissus, alors que d'autres moyens ne donnent que des résultats peu avantageux. C'est ainsi que dans la capsule surrénale
durcie par l'acide chromique on distingue immédiatement la
ligne de démarcation entre la substance médullaire et la substance
corticale, par l'effet seul de la coloration ; la substance médullaire
se colore en brun foncé ; la substance corticale se colore peu ; or,
par les autres méthodes soit de durcissement, soit de coloration,
la délimitation nette entre les deux substances est très-difficile.
Les faits que nous venons de signaler s'appliquent également à
l'usage des chromates et de la solution de Müller.

L'emploi de l'acide chromique comme colorant est surtout
utile lorsqu'on veut étudier des éléments isolés, normalement pâles,
réfractant peu la lumière, facilement altérables. Il en est également qu'on voit déjà très-bien en employant, soit l'eau, soit l'iodsérum comme véhicule, qui se distinguent beaucoup mieux après
une macération dans la solution chromique ; à cet égard, on ne
saurait trop recommander l'emploi de l'acide chromique comme
colorant aux personnes qui doivent faire des démonstrations histologiques et aux commençants.

Prenons, par exemple, l'épithélium à cils vibratiles des mammifères ou de la grenouille : on voit facilement les cils quand le
mouvement vibratoire existe encore ; mais alors on ne distingue
nettement ni la base des cellules portant les cils, ni toujours
les cils eux-mêmes ; si on isole les cellules, il faut déjà une
certaine habitude du maniement du microscope et surtout des
effets de lumière pour bien saisir les filaments vibratiles avec tous
leurs caractères; il est surtout souvent difficile de les montrer à
des personnes inexpérimentées. Si on fait macérer la muqueuse dans
l'acide chromique, le tout devient aisé à voir, et on peut même
employer la glycérine comme véhicule, ce qui permet en outre de
faire des préparations bonnes à conserver pendant un temps plus
ou moins long.

Ces données s'appliquent également à l'épithélium des fosses nasales, dans lequel on distingue alors parfaitement les caractères décrits par Schultze ; l'épithélium intestinal, les cellules nerveuses, etc, sont dans le même cas.

421. Nous devons examiner ici sur quelles parties se fixe principalement l'acide chromique comme colorant et coagulant, car nous croyons que le résultat obtenu est dû à ces deux propriétés du réactif. L'acide chromique et les chromates en général se fixent plutôt sur tel élément que sur tel autre, suivant la constitution intime de chacun. La preuve de l'exactitude de cette manière de voir est facile à donner : si on examine l'action de l'acide chromique sur l'épiderme on constate que les cellules les plus superficielles sont peu ou pas colorées, tandis que les cellules profondes et surtout celles dites du corps muqueux sont fortement influencées par le réactif, à tel point, que les cellules les plus profondes, pour être examinées, nécessitent des coupes très-minces rendues transparentes par différents véhicules.

Nous pourrions ajouter que plus les éléments se montrent granuleux à l'état frais, plus ils fixent l'acide chromique et même ils sont d'autant plus attaqués qu'ils se rapprochent davantage de l'état embryonnaire. Nous avons du reste constaté également ment ce fait sur les cellules des cartilages de certains animaux non entièrement adultes, lorsqu'on les examine près du périchondre, et là encore l'acide chromique permet de distinguer nettement la limite séparant le cartilage proprement dit du tissu lamineux du périchondre. Il faut encore signaler que, dans les éléments où le noyau a disparu, dans les cellules épidermiques superficielles par exemple, la coloration est presque nulle.

Si nous traitons des éléments nerveux, les cellules surtout, avec l'acide chromique modérément concentré, nous voyons de suite que, comme pour la coloration par le carmin, le noyau est la première partie affectée, il devient beaucoup plus granuleux qu'à l'état normal; le nucléole reste transparent. Si la macération se prolonge, le corps de la cellule devient lui-même granuleux et se colore ; le nucléole au contraire reste toujours transparent et incolore.

Une des actions manifestes de l'acide chromique comme colorant se fait sentir sur les muscles de la vie de relation qu'il rend plus opaques, et chez lesquels les stries transversales ou longitudinales se montrent avec beaucoup de netteté.

Remarquons ici que l'acide chromique est un des meilleurs réac-

tifs pour montrer la décomposition possible des faisceaux striés
en fibrilles. La macération dans la solution chromique, ou dans celle
dite de Müller, est aussi très-bonne pour vérifier les travaux de
Conheim sur les fibres musculaires; elle remplace parfaitement le
sérum, le sel de cuisine et l'acide acétique faible.

### D. *Acide chromique employé comme altérant.*

422. L'acide chromique employé comme altérant peut agir de
plusieurs façons.

Un premier cas se présente, c'est celui où l'acide chromique agit
comme les acides chlorhydrique, acétique, etc., sur les substances
calcaires, tant à l'état de carbonates qu'à l'état de phosphates, soit
en dégageant l'acide carbonique et se substituant à lui, soit en
dissolvant les phosphates. Cette propriété est utilisée en microscopie pour enlever la substance calcaire, des os, par exemple, et des
incrustations ou dépôts calcaires pathologiques. L'acide chromique
teint en jaune la substance organique qu'il laisse, comme il le fait
pour toutes les substances analogues.

Un second cas est celui dans lequel l'acide chromique sert d'isolant,
c'est-à-dire permet de dissocier avec facilité des éléments qui, normalement, sont très-adhérents et très-peu séparables, sans leur faire
subir de graves altérations, par exemple, les cellules nerveuses. Ce
fait est-il dû à l'acide chromique lui-même? nous ne le croyons pas
et nous serions tentés de dire qu'ici l'action isolante est due, comme
nous l'avons vu plus haut, à l'imbibition de certaines substances
par l'eau, l'acide chromique se fixant peu ou lentement sur elles.

Nous retrouvons encore l'acide chromique comme altérant, lorsque nous examinons l'influence de différents autres réactifs sur des
substances ayant préalablement macéré dans sa solution. Le tissu
connectif nous en offre un exemple curieux. On sait que ce tissu,
traité par l'acide acétique, est rendu homogène; or ce même tissu,
traité antérieurement par l'acide chromique, est difficilement atta-
quable par l'acide acétique, l'acide sulfurique étendu, etc., et
encore faut-il, pour que cette action ait lieu, que celle de l'acide
chromique ait été passagère.

### E. *Acide chromique comme durcissant.*

423. L'usage de l'acide chromique comme durcissant doit être
considéré sous plusieurs rapports. Nous parlerons en premier lieu
d'une méthode particulière peu employée jusqu'à ce jour et que
nous considérons comme très-importante, à cause de son utilité

pour étudier des parties molles, dont les éléments sont facilement
altérables et qu'on veut observer dans leur état presque normal.

Pflüger est le premier, croyons-nous, qui ait érigé en méthode, l'u-
sage de l'acide chromique faible comme durcissant. Il a suivi, à l'aide
de ce réactif, les nerfs des glandes salivaires quant à leur rapport
avec les cellules épithéliales. Après lui, Boll et Letzerich ont employé
la même méthode pour étudier les nerfs des glandes lacrymales
et du testicule; nous avons nous-mêmes procédé ainsi pour examiner des épithéliums délicats et des terminaisons nerveuses, et
toujours avec de bons résultats. Nous ne saurions faire mieux que
de décrire le procédé de Pflüger, en indiquant les précautions
indispensables pour réussir dans certains cas énoncés avec beaucoup de soin par ce savant. Pflüger a employé l'acide chromique
de la façon suivante : les animaux dont il veut étudier les glandes
salivaires sont tués par hémorrhagie, par section des vaisseaux du
cou pour ne pas avoir de convulsions; les glandes sont enlevées
avec précaution, de façon à ne leur faire subir aucun tiraillement et
placées ensuite dans la solution chromique, dans un flacon bien
bouché. La solution employée est celle de 1 partie pour 3500 à
5000 parties d'eau; 6 à 8 gouttes sont versées sur une glande salivaire
(sous-maxillaire) du lapin mise dans l'eau. Cette donnée peut servir
à évaluer la quantité nécessaire pour un autre organe, si toutefois cependant il n'est pas trop volumineux. On laisse agir pendant
une à deux heures; au bout de ce temps, dans le plus grand nombre des cas, les glandes sont suffisamment dures pour qu'on puisse
y pratiquer des coupes même très-minces. On dissocie ensuite
celles-ci avec précaution en faisant aussitôt la préparation avec de
nouvelles parties de la solution chromique. Il faut éviter toute espèce de compression, et on y arrive en plaçant sous le verre mince des
bandelettes de papier qui ne peuvent servir qu'un petit nombre de
fois parce qu'elles s'imprègnent d'acide chromique et, par là, ren-
forcent la solution dans les dernières préparations pour l'examen
desquelles on en fait usage.

424. Les solutions variant de 1 partie d'acide chromique pour
100 et jusqu'à 1000 parties d'eau sont celles dont on use essentiellement comme agent durcissant proprement dit; on place dans
cette liqueur des fragments peu volumineux du tissu à étudier, en
commençant par une solution faible; au bout de deux à trois jours
on les met dans une liqueur plus concentrée. Les pièces peuvent
rester indéfiniment dans la solution chromique; mais alors, pour

empêcher la formation des moisissures, on ajoute quelques gouttes d'alcool camphré, de benzine ou d'acide phénique. Au lieu de laisser les pièces dans l'acide chromique indéfiniment, on peut les retirer au bout de quinze à vingt jours et les conserver dans l'alcool médiocrement concentré.

Il est important de n'employer que des fragments de tissus peu volumineux, car, s'ils sont trop gros, l'acide chromique ne pénètre pas dans leur intérieur; on trouve alors la couche superficielle durcie et le centre complètement altéré et ramolli; on a conseillé, dans le cas où on veut durcir des pièces volumineuses, de les injecter préalablement avec la solution chromique.

425. Bien que les chromates de potasse ne rentrent pas dans le groupe des agents chimiques acides dont traite ce chapitre, nous pensons qu'il est utile de parler ici de leur emploi, pour mieux faire ressortir les analogies et les différences que présente leur action comparativement à celle de l'acide chromique.

### F. *Bichromate ou chromate rouge de potasse.*

426. Le bichromate potassique possède toutes les propriétés de l'acide chromique et tout ce qui a été dit précédemment de l'utilité de ce dernier s'applique à celui-là. Ce sel employé seul en solution dans l'eau est isolant quand la solution est faible, et on met cette propriété en usage pour étudier les cellules nerveuses, la rétine, etc.

Comme l'acide chromique, il est colorant, et, comme tel, il peut être utilisé exactement dans les mêmes cas que lui.

Comme durcissant, le bichromate potassique peut être employé en solution faible ou en solution relativement concentrée. Ici les règles données à propos de l'acide chromique sont tout à fait applicables.

Solutions faibles : 1/2 à 1 partie de sel pour 100 parties d'eau.

Solution plus concentrée jusqu'à 3 parties pour 100 parties d'eau.

Le bichromate potassique peut être mis en usage seul ou associé à d'autres substances comme par exemple le sulfate de soude (liquide ou liqueur de Müller).

| | |
|---|---|
| Eau. . . . . . . . . . . . . . . . . . . . | 100 parties. |
| Bichromate potassique solide. . . . . | 2 à 3 — |
| Sulfate de soude. . . . . . . . . . . . . | 1 — |

Cette solution de Müller conserve parfaitement les éléments nerveux, ceux surtout de la rétine et les éléments glandulaires. Ivanoff a porté à 2 p. 100 la quantité de sulfate de soude pour conserver aussi longtemps qu'on le veut les yeux et les organes nerveux sur lesquels on pratique ensuite les coupes, lorsqu'il est besoin de les étudier. Pour les yeux des grands mammifères et les grosses pièces, il faut réduire la quantité d'eau à 80 parties pour que le durcissement et la conservation soient convenables. On *a ainsi un des meilleurs* liquides conservateurs de laboratoire et des plus faciles à manier, surtout pour la conservation des tissus morbides.

Nous nous servons habituellement des solutions de bichromate de préférence à celle de l'acide chromique parce qu'il nous a paru donner de meilleurs résultats.

### *Chromate neutre ou chromate jaune de potasse.*

427. Ce chromate de potasse peut être utilisé comme le précédent, mais il faut l'employer à dose de moitié à 1 ou 2 fois plus forte. On obtient un liquide très-convenable pour durcir tous les nerfs périphériques et les ganglions destinés à être préparés en coupes minces en mettant 2, 3 ou 4 parties de ce sel et 2 parties de sulfate de soude dans 100 ou 80 parties d'eau.

428. Nous nous sommes servi également d'une solution de chromate neutre potassique acidifiée, et voici une formule qui, pour le durcissement, nous a donné des résultats satisfaisants.

> Eau distillée.. . . . . . . . . . . . 200 parties.
> Chromate jaune de potasse. . . . . 2 à 3   —
> Acide nitrique.. . . . . . . . . . 1      —

C'est là en fait un mode d'association du nitrate de potasse et de l'acide chromique. Ce mélange est des plus favorables au durcissement et à la mise en évidence des terminaisons nerveuses dans les muqueuses des organes des sens de l'homme et des divers animaux vertébrés et invertébrés.

ARTICLE V. —— DES LIQUIDES ALCALINS SERVANT COMME MOYEN D'ÉTUDE
ET POUR LES PRÉPARATIONS MICROSCOPIQUES.

### *Potasse.*

429. On emploie la potasse en bâton du commerce, en solution concentrée ou étendue dans une plus ou moins grande quantité d'eau. En général, on ne tient pas compte de la quantité de carbonate qui s'y produit par absorption de l'acide carbonique de l'air ; il est cependant nécessaire de la conserver dans des flacons bien

bouchés. Les effets de la potasse sont variables surtout à cause des degrés de concentration de la solution.

Les dissolutions de potasse attaquant rapidement les bouchons de liège ainsi que les bouchons de verre qu'elle soude au goulot du flacon, il faut l'avoir en petits morceaux dans un flacon bien clos dont elle ne touche pas le bouchon. L'on prend ensuite un des petits fragments pour en faire la solution toutes les fois qu'on en a besoin, soit dans un verre à expérience, soit sur le porte objet suivant les nécessités de son emploi.

430. La potasse considérée comme réactif en histologie est isolante, altérante, ou dissolvante.

Son action sur les cellules de l'ongle est altérant et à la fin dissolvante ; en effet, si on place un fragment d'ongle dans une solution concentrée de potasse, on voit les cellules se gonfler et se montrer sphériques avec leur noyau, plus tard grâce à l'action prolongée, elles tendent à disparaître. Elle agit de même, mais plus rapidement sur les diverses sortes de cellules épidermiques.

La solution généralement employée est de 35 p. de potasse pour 100 d'eau et le temps d'action est d'un quart d'heure à une demi-heure.

Cette méthode sert à isoler les éléments nerveux, même délicats comme les cellules olfactives d'après la méthode de M. Schultze.

Pflüger et Boll s'en sont servis récemment pour chercher la terminaison des nerfs dans les glandes en grappe. Pflüger dit de laisser les glandes salivaires dans la solution de potasse pendant une demi-heure et on reconnaît que la réaction est à point, à la coloration brune que prennent les tissus ; il ajoute que pour s'assurer du temps suffisant d'action, il faut examiner les artères dont les muscles lisses sont alors très-nettement limités et brillants. Il donne, avec Paulsen, ce moyen comme le plus facile pour rendre évidents les fibres-cellules et leurs granules.

En dissolution faible, la potasse tend à dissoudre les éléments sur lesquels on l'applique. Nous aurons à parler plus loin de son emploi fréquent en histologie végétale.

### Soude caustique.

431. L'usage de sa solution concentrée n'a aucun avantage sur celui de la solution potassique. Dans un liquide composé de 10 parties de soude en poids, pour 100 d'eau, les tissus musculaires, dermique, etc., deviennent plus transparents ce qui permet de mieux suivre les tubes nerveux.

La solution de soude sus-indiquée ou même de carbonate de soude à des degrés de concentration que l'expérience apprend à déterminer rend transparents beaucoup de tissus et en particulier ceux des embryons de vertébrés et d'invertébrés. Comme d'autre part elle n'attaque pas les pièces squelettiques calcaires ou chitineuses de ces animaux, elle est d'un grand secours dans l'étude de ces parties en voie d'évolution. Les pièces peuvent être ensuite conservées dans l'alcool un peu étendu d'eau qui n'enlève plus leur transparence aux tissus ainsi traités. C'est de la sorte que Carpenter a préparé et conservé les embryons des Comatules (*Apiocrynites*, *Actinocrynites*, etc.) qui ont été l'objet de ses belles recherches.

### *Mélange d'alcool et de soude.*

452. Beale a obtenu des effets remarquables avec un mélange de 8 à 10 gouttes d'une solution concentrée de soude caustique avec 30 grammes d'alcool. Beaucoup de tissus y acquièrent peu à peu un durcissement considérable et de la transparence. Ce mélange convient plus particulièrement dans les recherches sur les dépôts calcaires des productions pathologiques, des ossifications embryonnaires, etc. Sous l'influence de ce liquide, les tissus les plus délicats et les plus variés deviennent transparents, sans qu'il se manifeste le moindre changement dans les productions calcaires. On parvient ainsi à apercevoir avec beaucoup de facilité les moindres points d'ossification. Un embryon, par exemple, qui a séjourné pendant quelques jours dans ce mélange se conserve ensuite très-bien dans l'alcool. Beale s'en est servi avec avantage dans les recherches qu'il a faites sur le foie.

### *Ammoniaque liquide.*

453. L'ammoniaque liquide est utilisée en micrographie dans les mêmes cas que la soude et la potasse, seulement son action est un peu moins énergique. On s'en sert surtout pour donner de la transparence à certaines préparations épaisses, etc.

Elle sert à dissoudre le carmin et peut être également employée pour neutraliser des acides qu'on aurait introduits dans une préparation comme par exemple lorsqu'on agit par l'acide acétique sur le tissu lamineux et qu'on veut faire reparaître les fibrilles qui avaient disparu. L'ammoniaque sert aussi de réactif pour distinguer les leucocytes, qu'elle dissout rapidement, des épithéliums qu'elle ne fait que pâlir ou n'attaque même presque pas.

Dujardin a montré qu'on peut s'en servir d'une manière analogue et très-utilement dans l'étude des infusoires, pour dissoudre certaines parties de leur corps, leurs cils, etc., à l'exclusion des autres parties, telles que les téguments et pièces squelettiques. Elle peut être utilisée dans le même but pour l'étude des articulés microscopiques, tels que les Rotifères, les embryons des crustacés, etc., dont elle dissout les cils, les parties molles, dissocie les amas de gouttes graisseuses, puis laisse intacts les téguments et autres organes chitineux.

L'ammoniaque est par suite très-employée dans les études de ce genre pour mettre en évidence un certain nombre de dispositions anatomiques difficiles à voir et pour résoudre directement ou non des questions touchant la nature et les propriétés physiologiques de divers êtres microscopiques.

C'est ainsi par exemple qu'elle fait cesser les mouvements des diverses sortes d'Oscillaires colorées ou incolores, des Navicules, des zoospores des algues dont elle dissout les cils, sans attaquer leur enveloppe hyaline, qu'elle rend plus évidente; elle reste au contraire sans influence sur le mouvement brownien des granulations moléculaires diverses qu'on trouve dans presque toutes les préparations de ces divers corps et autres. Elle immobilise aussi les *Spirillum*, les *Vibrio catenula*, les *bactéries* sans les dissoudre alors qu'elle dissout les *Monas*, les *Amibes*, comme les infusoires animaux bien déterminés, ainsi que les spermatozoïdes.

ARTICLE. VI. — DES SOLUTIONS SALINES SERVANT COMME MOYEN D'ÉTUDE ET DE PRÉPARATION DES ÉLÉMENTS ANATOMIQUES ET DES TISSUS.

434. On peut dire d'une manière générale que les solutions salines neutres, à bases alcalines servent rarement en anatomie générale, mais il n'en est pas de même de divers sels à base métallique.

### Chlorure de sodium.

435. En dehors des cas où l'on se sert de la solution plus ou moins concentrée de ce sel comme moyen de conservation des tissus, elle n'est guère employée que comme réactif dans l'étude des hématies, des leucocytes, et des infusoires. Seule ou mêlée d'eau sucrée, de blanc d'œuf elle sert parfois à conserver pendant quelques jours les préparations fraîches de ces éléments et d'autres. Cohnheim l'a choisie pour étudier les muscles striés. 1 à 4 par-

ties de chlorure de sodium, en poids, 5 à 6 parties de blanc d'œuf, avec 30 à 50 parties d'eau, forment un *sérum artificiel* utile pour ces diverses études. (Voyez aussi p. 241, 275 et 277.)

### *Sulfate et phosphate de soude.*

456. Leurs solutions servent comme celles du chlorure de sodium de réactif dans l'étude de quelques éléments tels que les leucocytes qu'elles resserrent sans les altérer à proprement parler. Elles conservent aussi les hématies sans les modifier notablement quand on prend une solution de 10 p. 100 de sel au moins pour 100 d'eau.

### *Chlorure de calcium et chlorure de zinc.*

437. La solution de chlorure de calcium, proposée par Strauss-Durckheim pour la préparation et la conservation des muscles des insectes dans la proportion de 1 partie sur 5 d'eau, est parfois employée dans quelques recherches spéciales sur les fibres musculaires. C'est surtout comme liquide conservateur des préparations des tissus végétaux qu'elle est utilisée. La solution adoptée généralement est celle de Schacht à 1 partie de sel pour 5 d'eau.

La solution de chlorure de zinc s'emploie dans les mêmes proportions et dans les mêmes circonstances.

### *Azotate d'argent.*

458. Tous les observateurs qui ont connu F. Dujardin savent qu'il se servait non-seulement de l'acide azotique et de la teinture d'iode pour colorer les tissus et les substances albuminoïdes des animaux et des plantes, pour distinguer leurs parties les unes des autres, mais encore de l'azotate d'argent, du nitrate acide de mercure et du chlorure d'or. Aussi est-on étonné de voir que dans son manuel du microscope il n'entre dans aucun des détails qu'il signalait en montrant ses préparations, et qu'il se borne à dire que : « Les sels d'or, d'argent et de mercure pourront aussi, dans certains cas, être employés pour colorer fortement des tissus animaux ou végétaux et rendre leur étude plus facile. » (*Observateur au microscope.* Paris, 1843, in-12, p. 69.)

439. Le nitrate argentique n'a été beaucoup employé dans ces dernières années que depuis les travaux de His, Coccius, et von Recklinghausen.

Au contact des éléments anatomiques il se décompose et passe à l'état de chlorure d'argent, ce même chlorure soumis à l'action

de la lumière se décompose, et laisse l'argent libre à l'état métallique ; de là, la coloration produite par le nitrate d'argent. Mais, à
côté de cette propriété de coloration, il ne faut pas oublier qu'au
contact des tissus il les coagule et les durcit. Au premier abord, en
examinant l'action de ce réactif sur les cellules épithéliales,
on est tenté de croire qu'il n'agit que superficiellement, que
la surface seule est atteinte, imbibée par le liquide, et cela se
comprendrait grâce à l'action coagulante de l'acide du sel d'argent qui rend nécessairement l'imbibition profonde difficile ; mais
les recherches de Grandry sur le système nerveux ont prouvé que
l'action du réactif ne se borne pas à la surface et qu'il agit dans la
profondeur des éléments ; comment en effet expliquer que dans
certains cas, en agissant sur les cellules nerveuses avec le nitrate
d'argent, on puisse trouver une de ces cellules complètement
divisée en deux parties par un plan coloré passant à travers toute
l'épaisseur du corps de celle-ci. Les mêmes faits se constatent sur
le cylindre-axe.

Nous croyons que l'action plus ou moins pénétrante du nitrate
argentique est liée à la manière dont on l'emploie et surtout au
temps pendant lequel on laisse agir la solution dans l'obscurité,
c'est-à-dire quand on n'a pas une couche d'argent métallique s'op-
posant à l'imbibition. Il y a par suite deux manières d'employer le
nitrate d'argent ; une première consiste à exposer les objets à la
lumière en même temps qu'on fait agir la solution argentique ;
dans une seconde au contraire, on laisse à l'obscurité la préparation pendant un temps plus ou moins long, puis ensuite on la
soumet à l'influence de la lumière.

L'application la plus habituelle de l'azotate d'argent est faite
à l'étude des épithéliums délicats, et a surtout pour résultat de
faire voir les épithéliums des vaisseaux capillaires, des conduits
biliaires (Ch. Legros), etc.

Les règles à suivre pour se servir avantageusement du nitrate
argentique soit dans l'étude des épithéliums, soit dans celle du
tissu connectif, sont difficiles à donner d'une façon précise. Von
Recklinghausen recommande des solutions faibles (1 partie pour
400 parties d'eau, pour 600 ou pour 800).

His a exposé à la lumière des coupes de cornée imprégnées de
nitrate d'argent et placées dans une solution de sel de cuisine,
d'acétate d'ammoniaque ou d'humeur aqueuse.

Recklinghausen recommande pour obtenir de bons effets une

solution faible de sel de cuisine. His au contraire recommande une solution concentrée.

Ch. Schmidt s'est servi avec avantage de la solution à 1 p. 500 pour étudier l'épithélium pulmonaire en prenant des organes tout à fait frais. M. Legros a réussi à montrer très-bien les épitheliums vasculaires en injectant dans les vaisseaux soit de la glycérine, soit une solution de gélatine à laquelle il ajoutait une petite quantité d'azotate d'argent (1 pour 400). Cet habile anatomiste a prouvé en outre que ce moyen fait voir fréquemment les fibres-cellules des vaisseaux avec leurs contours aussi accusés que ceux des épitheliums. Il signale le nitrate argentique comme un des meilleurs moyens pour démontrer la forme et les rapports réciproques des fibres-cellules. Injecté dans les tubes des glandes en grappes, il en met également bien en évidence les épitheliums.

Arnstein s'est servi du nitrate d'argent pour montrer les cellules dites caliciformes de l'intestin; voici comment on peut procéder dans ce cas chez la grenouille par exemple : il suffit d'enlever un fragment d'intestin, de le remplir d'une solution argentique au 400°, puis de l'ouvrir au bout de quelques minutes et de le laisser exposé à la lumière.

Une remarque à faire à propos des épitheliums traités par le nitrate argentique, c'est qu'il amène la disparition des cils si on agit sur l'épithélium vibratile.

Fromman, a déterminé à l'aide du nitrate d'argent, la disposition de la substance amorphe interposée aux tubes de la moelle épinière et en se servant d'organes congelés. Il signale aussi son action sur le cylindre-axe.

440. Nous avons employé ce sel de la façon suivante :

Les organes à étudier sont enlevés aussitôt que possible après la mort, et alors plongés dans une solution de nitrate argentique cristallisé au 400°. Nous ferons remarquer ici qu'il est important de toujours prendre les organes très-frais, pour ainsi dire vivants lorsqu'on veut obtenir de bons résultats d'argent, quelle que soit du reste la méthode employée. Après l'immersion dans la solution argentique nous plaçons les pièces dans l'obscurité pendant un temps plus ou moins long ; puis nous exposons à l'action de la lumière ; l'intensité de celle-ci a une grande influence, et les résultats sont toujours obtenus beaucoup plus rapidement et plus sûrement par une lumière intense. La concentration de la solution argentique a aussi son importance pour nous ; dans nos recherches sur le système nerveux la solution au 400<sup>e</sup> nous a semblé la meilleure, cependant on peut réussir avec des solutions plus concentrées ou plus faibles. Fromman a employé la solution au 300<sup>e</sup> pour les nerfs. Par cette méthode on obtient une striation particulière sur le cylindre-axe, et sur les cellules nerveuses. Dans celles-ci le noyau reste incolore et visible sous forme d'une tache blanche. (Voy. Grandry, *Journal d'anatomie et de physiologie*, 1869 ; p. 291, pl. XI.)

M. Ranvier a fait l'application du nitrate argentique à l'étude des productions pathologiques, et voici les règles qu'il donne à ce propos. Il faut que la tumeur ait été enlevée sur le vivant et qu'elle soit étudiée peu d'heures après son extirpation. Avec un rasoir mouillé dans l'eau distillée on pratique des sections bien nettes et comprenant des blocs qui sont immédiatement placés dans une solution au 300<sup>e</sup>. Au début de l'imprégnation, il est bon d'agiter la portion de tumeur avec un instrument non métallique, de manière à chasser le dépôt qui forme un nuage à la surface de la pièce. Au bout de quelques minutes, l'imprégnation est obtenue et se traduit par une coloration noirâtre, s'il y a eu exposition au soleil. Cette dernière condition est favorable, mais non indispensable. On retire alors la pièce, on la lave à l'eau distillée, et avec le rasoir mouillé dans l'eau distillée on pratique une section qui doit comprendre la couche imprégnée seulement. Cette section est rendue très-facile parce que le nitrate d'argent ayant durci toutes les parties qui ont été imprégnées, la main de l'opérateur se trouve guidée. Les coupes ainsi obtenues sont placées dans la glycérine ; exposées de nouveau à la lumière solaire, elles peuvent être ensuite colorées au carmin et soumises à l'action de l'acide oxalique ; on peut aussi les placer dans du picro-carminate d'ammoniaque.

M. Ranvier donne en même temps un procédé pour faire apparaître les noyaux dans les tissus imprégnés d'abord par le nitrate d'argent. Pour arriver à ce but, il faut après avoir imprégné la préparation la colorer dans une solution de carmin dont l'ammoniaque a été neutralisée par l'acide oxalique, la laver à l'eau distillée et l'examiner, soit dans une solution d'acide oxalique à 5 parties d'acide pour 100 d'eau, soit dans un liquide formé de glycérine et de la solution précédente à parties égales.

*Chlorure d'or.*

441. On emploie généralement comme sel d'or dans les recherches microscopiques le chlorure d'or, mais on peut cependant le remplacer par le sel double soit d'or et de potassium, soit d'or et de sodium ; nous avons obtenu dans ces cas les mêmes réactions qu'avec le sel d'or simple, et il y a avantage à se servir des sels doubles, parce que ceux-ci se rencontrent dans le commerce à l'état de pureté plus parfaite.

Les sels d'or ont été utilisés dans ces dernières années par Cohnheim et autres observateurs pour suivre la terminaison des nerfs ; les résultats les plus intéressants ont été obtenus sur la cornée, les muscles viscéraux et la peau.

Cohnheim, pour étudier les nerfs avec le chlorure d'or, place les organes pendant un certain temps dans la solution aurique, puis les lave à l'eau et les place ensuite dans l'acide acétique.

Kölliker a modifié la méthode de Cohnheim et procède de la façon suivante : il place la cornée dans une solution aurique de 1/4 à 1/2 p. 100 et la laisse à l'obscurité pendant 3/4 à une heure, puis la met dans l'eau et l'expose à la lumière pendant un à deux jours.

Langerhaus, en suivant le procédé de Cohnheim, est arrivé à déterminer la terminaison des nerfs dans la peau de l'homme.

Nous nous sommes servis du chlorure d'or et de potassium pour étudier la terminaison des nerfs dans les corpuscules de Pacini et dans la peau du bec du canard, et voici ce que nous avons obtenu. L'épiderme se colore très-fortement et devient presque complètement opaque, des dépôts d'or réduit en grande quantité se trouvent dans le tissu connectif, les troncs nerveux sont très-colorés en violet foncé, et on peut s'assurer que c'est le cylinder-axis qui est coloré, ce que démontrent du reste les recherches de Cohnheim et autres. Quant aux corpuscules terminaux on voit, lorsque l'action n'est pas trop intense, la fibre centrale teintée en violet sous forme d'une ligne nettement limitée ; mais lorsque l'action est prolongée, tout le centre du corpuscule de Pacini devient fortement coloré en violet, de telle façon qu'on pourrait croire que tout le centre est l'épanouissement de la fibre nerveuse qui alors se montre sous forme de pédicule.

Gerlach s'est servi du chlorure d'or pour l'étude des centres nerveux, voici comment il procède : un morceau de moelle ou de cerveau est placé dans une solution de 1 à 2 p. 100 de bichromate ammonique et y est laissé pendant trois à six semaines. On pratique des coupes minces qui sont placées dans une solution de 1 partie de chlorure d'or et de potassium dans 10,000 parties d'eau acidulée avec de l'acide acétique ou de l'acide chlorhydrique, et on trouve après dix à douze heures la substance blanche colorée en lilas, la substance grise au contraire est restée incolore. Après cela cet auteur fait subir aux coupes une préparation spéciale pour les placer dans le baume du Canada. Par ce procédé les cellules nerveuses sont peu colorées. Pour les rendre plus apparentes, Gerlach place les coupes dans une solution de chlorure d'or additionnée d'une solution faible d'azotate d'uranium ou de chlorure de palladium et les y laisse pendant cinq à six heures.

### Azotate d'uranium.

442. Kukchin s'est servi de l'azotate d'uranium pour étudier les glandes lymphatiques et les autres glandes sans conduits excréteurs. On place l'organe dans une solution aqueuse à 5 à 10 parties de sel pour 100 d'eau, puis on les place dans une solution aqueuse de 1 p. 100 de cyanure ferroso-potassique pandant cinq à quinze minutes. On pratique ensuite les coupes voulues pour l'examen de la structure de ces organes.

### Chlorure de palladium.

445. Le chlorure de palladium a été préconisé dernièrement par F. E. Schultze, qui l'a surtout appliqué à l'étude du muscle ciliaire.

Il faut lui ajouter 4 à 6 gouttes d'acide chlorhydrique par litre d'eau ; une petite quantité d'acide libre est du reste nécessaire pour l'examen d'organes constitués principalement par du tissu connectif.

La solution employée généralement est 1 partie de sel pour 800 parties d'eau. On place dans le liquide des morceaux de tissus frais de la grandeur d'un haricot ; l'action est généralement obtenue au bout de deux à trois jours, mais on peut laisser macérer plus longtemps sans inconvénient.

On voit que le résultat est tel qu'on doit le désirer, quand les tissus ont acquis la consistance qui permet de faire des coupes facilement ; il y a d'un tissu à l'autre une coloration jaune ou brune foncée. Le contenu granuleux des éléments se colore partout en jaune foncé ou brun, les muscles lisses en jaune paille, les muscles striés en jaune brun et les tubes nerveux à moelle en noir d'encre ; le tissu lamineux reste incolore ; on peut cependant le colorer ultérieurement par le carmin, de sorte que l'association des deux méthodes de coloration rende encore plus nette la différentiation optique des tissus.

Il faut avoir soin de traiter les coupes pendant plusieurs heures par l'eau distillée pour enlever l'excès de chlorure de palladium, sans cela le tout serait coloré en noir uniforme lorsqu'on aurait mis la préparation dans la glycérine.

Il est à remarquer qu'il y a certains tissus dans lesquels la pénétration du liquide est difficile : tels sont le système nerveux central, les épithéliums stratifiés, et surtout les tissus cornés.

### Sulfate de fer et Cyanure ferrico-potassique ; etc.

444. Leber a préconisé les précipitations métalliques dans l'intérieur des tissus en faisant agir une première substance sur un organe, puis ajoutant une nouvelle solution d'une substance formant un précipité avec la première.

Il s'est servi de la méthode suivante pour la cornée des grenouilles : on place cet organe pendant cinq minutes dans une solution de 1/2 à 1 p. 100 d'un sel ferreux, puis, dans une solution de cyanure ferrico-potassique. On teint aussi en bleu la substance intermédiaire et on laisse incolore les cellules, les canaux et les nerfs.

Il conseille aussi le sulfate de cuivre et d'ammoniaque (2 p. 100); on traite ensuite par le cyanure ferrico-potassique (5 p. 100) : ce qui donne une coloration brun rouge.

A côté de ces substances Leber parle encore de beaucoup d'autres précipitations métalliques peu utiles du reste. (Voy. *Arch. für. pathologischen Anatomie*, XIV, 3, 300-316.)

### Perchlorure de fer.

445. Le perchlorure de fer a été employé comme durcissant pour la rate par Billroth, mais on choisit maintenant de préférence pour cet organe l'alcool et l'acide chromique. M. Vulpian (1856) l'a proposé comme agent durcissant et conservateur des tissus nerveux.

On peut s'en servir pour coaguler le sang dans les vaisseaux, de façon à obtenir pour ainsi dire les capillaires injectés naturellement : ce procédé est applicable à l'étude de certaines tumeurs érectiles, du tissu pulmonaire sain ou malade de l'homme, et de divers animaux. Les solutions employées sont faites à l'aide du

perchlorure de fer médicinal étendu d'eau, jusqu'à ce qu'il ait la
couleur du vin de Malaga. En deux ou trois heures le durcissement
peut être suffisant pour qu'il soit possible de pratiquer des coupes
du tissu. Plus étendu d'eau encore, il peut servir à la conservation
des pièces pathologiques dont il ne rétracte pas les éléments, telles
sont les tumeurs d'origine épithéliales, glandulaires, etc.

### Chlorure mercurique (deuto-chlorure ou bichlorure de mercure, sublimé). ·

446. Ce sel autrefois employé en solution aqueuse ou alcoolique
à divers degrés de concentration pour durcir les tissus nerveux,
dont il permet ensuite de voir aisément le cylindre-axe, n'est que
rarement utilisée actuellement. Il sera question de ce corps dans la
section suivante, en tant que liquide conservateur utilisé seul ou
associé au chlorure de sodium.

### ART. VII.— DES AGENTS ESSENTIELLEMENT COLORANTS.

447. Parmi les éléments anatomiques de chaque tissu il en est qui
sont réfractaires à toute action tinctoriale, tandis que d'autres s'imprègnent de certaines matières colorantes, d'où résultent des
différences très-nettes entre eux. C'est pourquoi les colorations
sont d'un grand secours dans les recherches histologiques, comme
l'a montré le professeur Gerlach.

### Teinture ammoniacale de carmin.

448. Le carmin, à l'état de dissolution, est l'agent colorant par
excellence, dont l'usage en anatomie a été introduit par Gerlach en
1858. Grâce à cette propriété, il différentie les éléments en colorant les uns et non les autres ; il est donc isolant comme l'acide
acétique lorsque celui-ci, en rendant homogènes, hyalines les
fibrilles du tissu lamineux, laisse voir les fibres élastiques dans la
peau, les séreuses, etc.

Le carmin agit principalement d'abord sur les noyaux, puis
ensuite sur tous éléments dont le corps est granuleux comme les
cellules nerveuses, etc. On l'emploie donc pour colorer ces
espèces d'éléments, pour distinguer parfaitement les glandes dans
le tissu connectif, pour juger dans certains cas du degré d'altération d'une cellule épithéliale glandulaire d'après la facilité avec
laquelle elle se colore par le carmin. Quand, en effet, les granulations intra ou extra-cellulaires sont graisseuses, elles ne fixent

que peu ou pas le carmin, et dans ce cas lorsqu'on ne voyait plus
le noyau d'une cellule, celui-ci apparait immédiatement.

449. Il importe de n'employer que les dissolutions peu riches en
ammoniaque. Celles qui réussissent le mieux doivent être préparées
ainsi qu'il suit :

On prendra quelques centigrammes de carmin, qu'on mêlera à
une trentaine de grammes d'eau distillée, puis on y ajoutera quelques gouttes d'ammoniaque. Une partie du carmin est dissoute et
traverse le filtre avec tout le liquide. Une autre portion non
dissoute reste sur le filtre et peut être employée à divers usages.
Il est bon de laisser la solution une demi-journée et même une
journée entière à l'air sous une cloche, afin de faire volatiliser toute
l'ammoniaque. Si, au bout de quelque temps, on remarque qu'il
s'est formé un précipité granuleux de carmin, il suffira d'ajouter
une seule goutte d'ammoniaque pour en amener la dissolution.
(Frey.) Ce mélange sera employé tel quel ou versé, par gouttes,
dans de l'eau, et l'on obtiendra à volonté une coloration en rouge,
ayant l'intensité voulue.

Dans les recherches sur les parties délicates, on ajoute utilement
à cette matière colorante, une quantité de glycérine égale environ à celle de la solution précédente.

Avec des teintures chargées de carmin quelques minutes suffisent pour colorer, tandis qu'une immersion de plusieurs heures
et même d'un jour est nécessaire quand on emploie des teintures
faibles. Nous recommandons spécialement les solutions faibles
qui permettent de bien suivre l'action du carmin, et ainsi on
arrive à de meilleurs résultats qu'en employant les solutions concentrées, qui colorent le tout d'une façon intense dans un temps
relativement court.

On peut colorer par le carmin soit des objets frais, soit des
objets durcis par l'alcool et par l'acide chromique, ou par un autre
moyen ; il faut remarquer que dans ce cas, mieux vaut l'alcool
que l'acide chromique. On peut se servir du carmin pour faire
des colorations doubles, comme par exemple dans le cas d'objets
durcis par l'acide picrique. On fait aussi des imbibitions au carmin d'organes injectés soit en bleu, soit en jaune, etc.

Lorsqu'un objet est coloré par le carmin on peut ajouter de
l'acide acétique pour précipiter le corps colorant dans l'intérieur
des éléments.

450. Gerlach a donné le procédé suivant pour les imbibitions par

le carmin : 30 grammes d'eau auxquels on ajoute 2 à 3 gouttes de solution ammoniacale concentrée de carmin ; on laisse les coupes pendant deux à trois jours dans cette liqueur ; on peut employer d'après ce savant une solution concentrée de carmin, et y plonger les pièces quelques instants. Après cela on lave à l'eau, puis on traite par l'acide acétique pur ou alcoolisé, ou par la glycérine et l'acide acétique.

Frey recommande la solution ci-contre : 15 à 30 centigrammes de carmin sont dissous dans la quantité d'ammoniaque voulue pour avoir une liqueur complétement neutre, et on mêle à 30 grammes d'eau distillée ; on filtre, et on ajoute 30 grammes de glycérine, puis 8 à 10 grammes d'alcool fort. Un fragment de tissu demeurera plus ou moins longtemps dans cette solution, selon que celle-ci aura plus ou moins de puissance colorante; avec des teintures chargées quelques minutes suffisent pour colorer, tandis qu'une immersion de plusieurs heures est nécessaire quand on emploie des teintures faibles. Après avoir retiré le tissu coloré, on le lave soit avec de l'eau pure, soit avec de l'eau légèrement acidulée (2 à 3 gouttes d'acide acétique pour 30 grammes d'eau).

451. Thiersch préconise une solution dont voici la formule :

<pre>
Carmin. . . . . . . . . . . . . .   1 gramme.
Borax  . . . . . . . . . . . . .    4    —
Eau. . . . . . . . . . . . . .     56    —
</pre>

Le même auteur conseille encore la solution suivante :

<pre>
Carmin. . . . . . . . . . . . . . . . . .   1 gramme.
Acétate d'ammoniaque liquide . . . . . . .   1    —
Eau distillée. . . . . . . . . . . . . . .   5    —
</pre>

On mélange cette solution à une autre composée de 1 partie d'acide oxalique pour 22 parties d'eau ; on filtre, et on ajoute 12 parties d'alcool pur.

S'il arrive que le mélange ainsi préparé ait un ton orange au lieu de la couleur rouge du carmin, on diminue l'action d'une trop grande quantité d'acide oxalique, en laissant tomber goutte à goutte de l'acétate d'ammoniaque, jusqu'à ce que la solution ait acquis le degré de teinte carminée voulu. Toutefois, on peut aussi se servir de cette teinture jaune pour colorer. Si, dans la suite, il se forme un précipité de cristaux d'oxalate d'ammoniaque, ce qui a lieu lorsqu'on ajoute à la solution de l'acétate d'ammoniaque liquide ou de l'alcool, on filtrera le tout une seconde fois.

D'après les expériences de Thiersch, cette teinture colore, d'une manière égale, en une à trois minutes, sans donner lieu à des gonflements des cellules épithéliales. Après avoir obtenu la coloration, on enlève la matière colorante restée à la surface, avec un mélange d'environ 80 parties d'alcool et de 20 parties d'eau. Si la coloration est trop foncée, on lave le tissu dans une solution d'alcool et d'acide oxalique ou d'acide borique. (Thiersch, dans, H. Frey, *le Microscope*, trad. par Spillmam, 1867, p. 167.)

452. Beale donne les solutions suivantes :

*Première solution.*

| | |
|---|---|
| Carmin. . . . . . . . . . . . . . . . . . | 50 centigr. |
| Acétate d'ammoniaque liquide concentré.. | 50 centigr. |
| Glycérine. . . . . . . . . . . . . . . . . | 60 grammes. |
| Alcool. . . . . . . . . . . . . . . . . . | 15 — |

*Deuxième solution.*

| | |
|---|---|
| Carmin. . . . . . . . . . . . . . . . . . | 10 centigr. |
| Ammoniaque caustique.. . . . . . . . . . | 2 centigr. |
| Glycérine.. . . . . . . . . . . . . . . . | 60 grammes. |
| Eau. . . . . . . . . . . . . . . . . . . | 60 — |
| Alcool. . . . . . . . . . . . . . . . . . | 25 — |

Pour préparer ces liquides le carmin est divisé en petites parcelles, puis mêlé avec l'ammoniaque ou son acétate dans un verre à réactifs et dissous à chaud. Au bout d'une heure, cette solution est froide, et une partie de l'ammoniaque s'est évaporée. On y ajoute alors l'eau, la glycérine et l'alcool ; on filtre, ou bien, après un repos de plusieurs heures, on sépare du dépôt la partie claire de ce mélange pour s'en servir. La coloration a lieu par imbibition dans les différentes parties, en un temps qui est loin d'être toujours le même.

*Teinture au carmin bleu.*

453. *Carmin bleu* ou *bleu de carmin* est le nom commercial du précipité obtenu en versant de la potasse dans le *sulfate d'indigo* dit *bleu de Saxe*.

Thiersch a recommandé le mélange suivant :

Acide oxalique, 1 partie,
Eau distillée, 22 à 30 parties,
Bleu de carmin, quantité suffisante pour amener la saturation.

L'alcool peut entrer dans cette solution. Si la couleur bleue est en excès, on y remédiera avec une solution d'acide oxalique dans de l'alcool. Cette matière colore vite par imbibition et d'une manière uniforme. Elle sert à teinter en bleu la masse des tissus injectés en rouge au carmin, etc. Elle convient aussi pour colorer les cylindres-axes, ainsi que les cellules des ganglions, du cerveau et de la moelle épinière, préalablement durcis dans l'acide chromique.

*Teinture à la fuchsine ou rouge d'aniline.*

454. On sait que la base connue sous le nom de *rosaniline* ($C^{12}H^{12}Az^3$. Hoffmann), en combinaison avec les acides, constitue les différents *rouges d'aniline*. Le plus employé est la *fuchsine* qui a été le premier *rouge* découvert par Verguin, de Lyon, en 1859. Frey en prépare ainsi une teinture.

> Fuchsine cristallisée, 1 centigramme.
> Alcool absolu, de 20 à 30 gouttes.
> Eau distillée, 15 centimètres cubes.

Il résulte de ce mélange une belle solution rouge. Elle colore, presque instantanément, et sans rien altérer tous les tissus animaux. Elle convient, d'une manière spéciale, pour l'étude des couches épithéliales, de la membrane hyaloïde, du cristallin et du corps vitré.

Un peu étendue d'eau, cette même solution colore, dans l'espace d'une demi-heure, les cellules à cils vibratiles des grenouilles sans que le mouvement des cils cesse un instant. On voit également des globules sanguins se colorer, mais d'une manière lente. Cette même solution est d'un usage excellent pour la coloration des cellules ganglionnaires et celle des éléments cellulaires des glandes lymphatiques; mais, par contre, elle paraît convenir beaucoup moins pour les cartilages et le tissu osseux. Les tubes nerveux, après une immersion de plusieurs heures, deviennent légèrement rouges, et leurs cylindres-axes deviennent sensiblement plus foncés.

La solution de fuchsine produit des effets supérieurs, sous beaucoup de rapports, à ceux obtenus avec le carmin. La promptitude, l'uniformité de la coloration, telles sont les qualités qui la rendent précieuse quand il s'agit de démonstrations instantanées et pour colorer des cellules pâles, délicates, qui deviennent ainsi plus distinctes sans subir d'altération ; mais l'alcool absorbe promptement la matière colorante. On ne peut pas en conserver les préparations dans le baume du Canada. (Frey.)

*Teinture au bleu d'aniline ou azurite du commerce.*

455. Le bleu ordinaire d'aniline (les *bleus d'aniline* sont des combinaisons d'aniline avec divers acides) ne se dissout pas dans

l'eau. En le traitant avec l'acide sulfurique, on en retire la partie bleue qui est soluble. On dissoudra simplement ce bleu dans de l'eau jusqu'à ce qu'on ait obtenu la teinte foncée du cobalt, ou bien on recourra au mélange dont voici l'indication :

> Bleu d'aniline soluble, 2 centigrammes,
> Eau distillée, 25 centimètres cubes,
> Alcool, 20 à 25 gouttes.

Ce liquide a réellement les avantages que Frey lui attribue. Il colore surtout en bleu vif, et en quelques minutes, les tissus préparés dans l'alcool ; il faut un peu plus de temps pour les objets préparés avec l'acide chromique. On conserve cette couleur dans l'eau, dans l'alcool et dans la glycérine ; elle n'est point altérée par l'addition d'un liquide acide ou alcalin. Les glandes lymphatiques, la rate, et plus particulièrement des coupes du cerveau et de la moelle épinière, prennent, sous son influence, un bel aspect. (Frey.)

456. Les *bleus* précédents, celui d'*aniline* surtout, ainsi que l'indigo pulvérulent, servent non-seulement dans les conditions précédentes, mais encore, tenus en suspension dans l'eau pure ou un peu albumineuse, ils servent dans les expériences sur la circulation. Injectés dans une veine on voit leurs globules circuler avec ceux du sang. (Voyez p. 83.)

457. L'indigo et le carmin, en suspension dans l'eau, etc., ont aussi été recommandés par Dujardin pour étudier la direction des mouvements des cils vibratiles épithéliaux et des infusoires, ainsi que comme moyen de coloration du tube digestif des animaux microscopiques qui les avalent.

### *Hématine ou hématoxyline.*

458. C. F. Müller s'est servi de cette substance dans ses recherches sur la cornée. C'est la matière colorante du bois de Campêche, découverte par M. Chevreul et appelée par lui *hématine* en 1814.

On prend une petite quantité de solution d'hématoxyline dans l'alcool absolu et on la mélange à une solution d'alun (2 d'alun ; eau 30) ; on obtient de cette façon une liqueur violette dans laquelle il suffit de laisser les coupes pendant dix à vingt minutes, pour obtenir l'effet désiré.

459. Le suc des *Vaccinium*, celui de la *Canneberge* en particulier (*Vaccinium oxycoccos.* L.), colore très-bien les cellules nerveuses,

surtout celles qui sont isolées. (Roudanowski. *Journal d'anatomie et de physiologie*, Paris, 1865, in-8°, p. 227.)

### *Acide picrique.*

460. Schwarz a préconisé, le premier l'emploi de l'acide picrique associé au carmin pour étudier les muscles de l'intestin, de la rate, des glandes lymphatiques et des autres organes. Les substances amorphes ne sont pas colorées par l'acide picrique; les cellules épithéliales, les cellules glandulaires, les muscles lisses et striés et les fibres nerveuses prennent au contraire une teinte jaune soufre. Voici la méthode suivie par cet observateur:

Les organes qu'on veut observer, sont placés dans un mélange de 1 partie de créosote, 10 de vinaigre, 20 d'eau, pendant un temps court, puis desséchés. On pratique ensuite des coupes minces qui, après macération dans une solution faible de carmin, sont placées dans l'eau acidulée. Après la coloration par le carmin, on laisse pendant deux heures dans une solution d'acide picrique ($0^{gr}$,066 acide picrique; pour 400 d'eau). Une solution de $0^{gr}$,02 d'acide pricrique dans 100 grammes de glycérine agit en deux ou trois secondes. Après l'action de l'acide picrique, on rend les coupes transparentes par la créosote, et on les place dans le vernis.

Pour obtenir une coloration verte, la solution d'acide picrique dans la glycérine est additionnée d'une certaine quantité de décoction de bois de Campêche, à laquelle on ajoute 1 p. 1000 de chromate neutre de potasse. (Éd. Schwarz, *Ueber eine Methode doppelter Farbung mikroskopischer objecte und ihre Anwendung zur Untersuchung der Musculatur der Darmtraktes, der Milz, Lymphdrüsen und anderer Organe.* Sitzungsbericht der Wiener Akademie. 1867, in-8, t. LV, première partie, p. 671.)

Depuis lors, M. Ranvier a indiqué l'acide picrique comme durcissant et alors on l'emploie en solution concentrée. Ce médecin pense que pour qu'un tissu prenne une consistance convenable, il faut qu'il contienne beaucoup de sang, car le durcissement semble dépendre surtout de la coagulation. Après macération même prolongée, les éléments distincts ne sont pas soudés entre eux, comme il arrive avec l'alcool et l'acide chromique. L'albumine et les autres substances protéiques, qui entrent dans la constitution des cellules, n'y forment pas de précipité granuleux, de sorte que les noyaux des éléments cellulaires restent apparents. Les globules rouges du sang y conservent leur forme, et demeurent très-reconnaissables. Cet observateur le conseille surtout dans l'étude du poumon à l'état normal et pathologique, les reins congestionnés, les tumeurs télangiectasiques et surtout les nouvelles formations de capillaires. En le faisant agir sur le tissu osseux, il enlève les sels calcaires et conserve les autres principes. Dans le cartilage, il fait apparaître un noyau dans l'intérieur de chaque cellule. Les solutions d'acide picrique donnant facilement lieu à la formation des champignons, on obvie à cet inconvénient en fermant les flacons avec un bouchon arrosé d'alcool camphré.

M. Ranvier, sous le nom de picro-carminate d'ammoniaque, ajoute de la solution de carmin à l'acide picrique jusqu'à ce que la liqueur prenne la teinte du jus de groseille et obtient un liquide colorant pour l'étude des éléments délicats.

### *Teinture d'iode, glycérine et eau iodées, eau bromée.*

461. Les teintures aqueuse et alcoolique d'iode sont surtout employées en raison de la couleur bleue qu'elles donnent à l'amidon et à la cellulose des jeunes cellules végétales, de même qu'à celle des cellules du bois ou du liber des plantes textiles débarrassées de leurs principes incrustants par la potasse ou des lessivages répétés.

Leur usage est fréquent dans cet ordre d'études. Il l'est encore dans l'étude des spermatozoïdes des plantes et des animaux, ainsi que des infusoires que l'iode employé en faible quantité tue ; en même temps il jaunit leur tissu comme il le fait pour toutes les substances azotées ; il jaunit également leurs cils vibratiles en les rendant rigides, bien évidents et permet de mieux voir leur direction droite ou spirale, leur longueur et leurs insertions. A cet égard, ce réactif et l'eau bromée sont d'une grande utilité. Depuis que j'en ai proposé l'emploi dans ce but dans la première édition de cet ouvrage (1849), l'eau iodée a été recommandée de nouveau par divers observateurs et en particulier par M. Balbiani. (*Journal d'anatomie et de physiologie*, 1868, p. 567.) L'eau iodée montre aussi que ces organes sont en général terminés par une extrémité mousse et non effilée en pointe. Elle permet de déterminer nettement et vite les régions où ils existent et celles sur lesquelles ils manquent, ainsi que leur absence sur certains corps régulièrement mobiles, tels que les Navicules, les Oscillaires, etc.

Ces teintures sont également employées pour rendre évidents l'utricule azoté et son noyau qu'il jaunit et rétracte dans les cellules végétales. Elles sont très-utiles à cet égard, pour mettre en évidence la structure cellulaire en montrant la disposition du contenu azoté dans les algues oscillaires incolores, les *Leptothrix*, etc., contenu qu'elle jaunit sans colorer le tube mince extérieur.

462. La meilleure solution d'eau iodée est celle qui se compose de 5 à 10 centigrammes d'iode solide, et de 15 à 20 centigrammes d'iodure de potassium pour 30 grammes d'eau.

L'eau bromée peut être préparée de la même manière en remplaçant l'iodure par le bromure de potassium.

463. La glycérine iodée est souvent utile pour l'étude des cellules des plantes ; quand on veut déterminer immédiatement si elles contiennent ou non des granules d'amidon, la coupe du tissu frais est placée de suite dans une goutte de ce liquide.

Ce liquide se prépare en mêlant une, deux ou trois parties d'eau iodée à de la glycérine ou en tenant un petit fragment d'iode au fond d'un flacon de glycérine, étendue d'un peu d'eau.

464. La teinture alcoolique d'iode donne après l'action de l'acide sulfurique, une teinte violacée particulière à la substance azotée formant les concrétions microscopiques, dites *amyloïdes*, des centres nerveux, du rein, des glandes lymphatiques, etc. Elle est par suite employée dans ces conditions. Elle donne au contraire une teinte d'un jaune brun particulier aux concrétions azotées prostatiques, ainsi qu'à la plupart des substances azotées dites albuminoïdes.

465. *Eau bromée*. — En plaçant une grosse goutte de brome dans un flacon plein d'eau distillée, on obtient une dissolution de ce métalloïde, analogue à l'eau iodée, et, dont on se sert de la même manière, mais seulement pour colorer en jaune brun les éléments anatomiques azotés, leurs cils vibratiles, etc., et les rendre plus nettement visibles.

### *Liqueur azoto-mercurique ou de Millon.*

466. On a depuis longtemps employé le *nitrate acide de mercure médicinal* ou d'autres azotates comme réactif pour colorer les substances albuminoïdes. Au lieu du nitrate de mercure, quelques auteurs proposent le *nitrite d'oxyde mercurique*. On emploie exclusivement aujourd'hui la *liqueur azoto-mercurique ou réactif de Millon* qu'on obtient en dissolvant du mercure dans un poids égal d'acide azotique à un équivalent et demi d'eau ; la réaction s'établit à froid, à la fin on chauffe pour achever la dissolution du mé-

tal. On étend ensuite la liqueur de deux volumes d'eau, pour un volume de dissolution mercurielle. (Millon, 1849.)

On s'en sert surtout en anatomie botanique, on place les coupes des tissus frais dans quelques gouttes de ce liquide et au bout d'un quart d'heure, ou rapidement si on chauffe à 100 degrés environ, il colore en rouge vif les substances albuminoïdes, à l'exclusion des autres. Le coton, les fécules et la gomme sont colorés en rose par cet agent que les nitrates mercureux et mercurique ne remplacent pas. En ajoutant de l'acide nitreux à ces azotates, on a une réaction analogue, mais moins nette.

# CHAPITRE III

**Des agents physiques employés seuls ou associés aux réactifs chimiques[1].**

### ART. I. — DE LA CONGÉLATION.

467. La congélation est un moyen de durcissement qu'on peut employer avec succès, mais les conditions dans lesquelles nous nous trouvons dans notre pays nous permettent rarement son emploi. Il faut en effet agir par une température de 5 degrés au-dessous de zéro au moins, laisser les objets longtemps exposés au froid, faire les coupes avec le rasoir à la même température que l'organe et pratiquer les autres manœuvres sur la préparation à une basse température. Nous ne pouvons, en général, obtenir ces conditions qu'à l'aide des mélanges réfrigérants.

Roudanowski a utilisé avec avantage les basses températures des hivers de la Russie et de la Sibérie pour étudier les centres nerveux laissés à une température de 15 à 6 degrés au-dessous de zéro. Il recommande de ne pas descendre au-dessous de cette dernière température. Frommann a aussi employé la congélation et le nitrate d'argent pour étudier la substance amorphe de la moelle épinière. La congélation pourrait servir d'isolant en ramenant les organes congelés à une température plus élevée, mais les altérations élémentaires qui surviennent sont trop considérables.

### ART. II. — DE LA COCTION.

468. *Coction dans l'eau.* — L'eau bouillante peut être employée

[1] Par MM. Grandry (de Liége) et Ch. Robin.

comme coagulant et durcissant. Deux cas peuvent se présenter :
1° l'action dure peu de temps ; 2° l'action est prolongée.

La coction peut être momentanée, ou on peut se borner à la projection instantanée dans l'eau chaude. Dans ce cas on durcit et on gonfle le tissu lamineux et beaucoup d'autres parties du corps ; cela permet de pratiquer des coupes qui peuvent rendre des services pour l'examen de leur ensemble.

Malgré l'inconvénient dû à la coagulation des éléments et à l'opacité qu'ils ont acquise, il est possible, par exemple, d'étudier avec assez de détail la structure du derme à l'aide de la coction non prolongée ; remarquons ici que l'épiderme se détache avec le corps muqueux et laisse le derme complétement à nu. Le durcissement des tissus musculaires et de divers tissus glandulaires jetés quelques instants dans l'eau bouillante peut être assez considérable pour permettre d'en faire des coupes et peut parfois être utilisé.

C'est par la coction dans l'eau portée jusqu'à l'ébullition, ou en les jetant dans l'eau bouillante que Swammerdam et Rusconi durcissaient les œufs de batraciens, pour les disséquer ou en faire des coupes. Ce moyen peut encore être employé non-seulement sur ces œufs, mais sur ceux des insectes, de quelques annélides, etc.

La coction prolongée sert à enlever les matières gélatineuses dans les tissus qui en contiennent et comme un certain nombre d'éléments ne sont pas attaqués, il s'ensuit qu'on les obtient complétement isolés ; on isole de cette façon les fibres élastiques du derme, les cellules du cartilage, etc.

### Coction dans des liquides acides.

469. Au lieu de soumettre les tissus à l'action de l'eau chaude, on peut en cuire de petits fragments dans un tube contenant de l'eau acidulée. On retire le tube de dessus la lampe à alcool lorsqu'on voit, au bout de quelques minutes à peine, le tissu devenu assez transparent, sans qu'il soit trop ramolli, ce que l'expérience seule apprend à déterminer convenablement.

Ce moyen est des plus utiles pour suivre la distribution des nerfs et même des capillaires, dans les cloisons des tissus tendineux, fibreux et autres. (V. les recherches de M. Sappey sur ce sujet, 1867.)

Il l'est également pour étudier la disposition des fibres élastiques comparativement dans les diverses artères et veines, dans le derme, dans le chorion des muqueuses, les aponévroses, etc.

On doit employer surtout de l'eau contenant 1 ou 2 parties d'acide sulfurique pour 100 d'eau. On peut porter en certains cas la quantité d'acide jusqu'à 10 p. 100. L'expérience conduit rapidement à voir quelles sont les proportions qui doivent être adoptées dans chaque ordre de recherches.

Pour quelques tissus, quand ils sont incrustés de sels calcaires particulièrement, on peut utiliser les acides chlorhydrique ou azotique dans les mêmes proportions à peu près.

Il faut au contraire employer de cette manière l'acide tartrique ou l'acide acétique dilués quand on veut étudier les glandes, les follicules pileux, etc., dans l'épaisseur ou au-dessous des téguments muqueux et cutanés. L'acide sulfurique réussit du reste également pour cet ordre de préparations préliminaires ainsi pratiquées, qui sont très-utiles dans les recherches d'anatomie comparée. Elles ne le sont pas moins dans beaucoup d'études anatomo-pathologiques, en raison de ce que l'acide sulfurique très-étendu gonfle et rend translucide le tissu lamineux chauffé quelques instants dans ce liquide et cela sans qu'il attaque notablement les capillaires et les globules rouges qui les remplissent. On peut ainsi étudier très-utilement l'état de ces conduits dans les tissus enflammés, comparativement à ceux qui ne l'ont pas été.

Il est des circonstances dans lesquelles la coction dans l'eau pure ou acidulée peut être poussée jusqu'à liquéfaction ou dissolution complète de certaines portions comme les fibres lamineuses, afin de n'avoir plus que les parties non attaquées par ces agents comme la trame élastique du derme, des artères, etc. On peut isoler ainsi les tubes de l'ivoire dentaire sur les coupes de dents débarassés à froid de leurs sels calcaires. Mais ici et pour les coupes des os dont on veut isoler la *capsule des ostéoplastes* avec leurs canalicules, il vaut parfois mieux chauffer le fragment de tissu dans une grosse goutte d'eau sur le porte-objet lui-même.

Les cartilages et les fibro-cartilages, ainsi que la cornée et divers organes chitineux des invertébrés traités de la sorte, montrent plus facilement qu'auparavant plusieurs des particularités de leur texture.

470. La coction des tissus dans divers liquides est fréquemment nécessaire en anatomie végétale. Il en sera question à propos de chacun des cas particuliers qui en exigent l'emploi.

### ART. III. — DE LA DESSICCATION.

471. La dessiccation peut être employée comme moyen de durcissement en histologie, pour déterminer des détails de texture sur les tendons, les muscles, la peau, le poumon surtout après son insufflation, les artères, les veines, etc. Elle permet d'observer les rapports des éléments constituant un tissu ou un organe, mais elle ne peut servir en aucune façon pour l'étude des éléments qui sont très-déformés et auxquels on ne parvient pas toujours à rendre l'eau qu'on leur a enlevé.

Pour faire sécher les tissus, on en place des fragments sur des planches de liége ou de bois et on laisse le tout à la température ordinaire à l'air libre ; on peut aussi les mettre au soleil.

Des moyens rapides de dessiccation peuvent aussi être employés, comme par exemple quand on place l'objet suspendu dans un flacon contenant du chlorure de calcium solide. On a eu recours également à la pompe pneumatique et à l'acide sulfurique.

Lorsque les objets sont desséchés on pratique des coupes minces avec un rasoir, et ces coupes sont placées dans la glycérine étendue d'eau ou dans l'eau légèrement acidulée par l'acide acétique qui les ramollit et tend à leur rendre leur forme primitive. On peut préalablement les colorer par le carmin.

Il y a dans l'examen des coupes d'objets desséchés, différentes choses qui peuvent embarrasser les commençants ; elles tiennent à la coupe elle-même et à son imbibition plus ou moins complète. On observe souvent des lignes brillantes, des irisations, une apparence de non-homogénéité ; elles sont dues à la surface de la coupe qui n'est pas plane, mais déchiquetée, ou à sa non-imbibition par l'eau.

On peut dessécher des organes injectés, en faire des coupes et les placer dans le baume ou térébenthine du Canada, soit pour les conserver à l'état de préparations transparentes, soit pour en obtenir d'opaques.

*Procédé de dessiccation du professeur Brunetti.*

472. Parmi les procédés de dessiccation permettant de faire d'excellentes coupes minces pour étudier la texture des organes, en même temps que la conservation indéfinie de ceux-ci dans leur intégrité, comme pièces des musées, on ne saurait trop recommander la remarquable méthode du professeur Brunetti, de Padoue.

Voici en quoi consiste cette méthode, qui s'applique, du reste, à la préparation du cadavre tout entier comme à celle d'une simple pièce anatomique.

Elle comprend diverses opérations :

1° Le *lavage* qui se fait à l'aide d'injections d'eau pure dans les vaisseaux et les canaux excréteurs ; on entraîne ainsi au dehors le sang et les autres liquides qui sortent par leurs voies particulières, suivant que l'injection a eu lieu dans les artères, les veines ou les canaux excréteurs. On injecte ensuite de l'alcool pour achever d'enlever l'eau qui est restée dans les vaisseaux. Cette injection a pour but d'empêcher la putréfaction qui résulterait de la présence de l'eau dans les tissus, et de préparer les voies aux autres substances douées de la propriété d'arrêter la décomposition putride. On sait que le tannin jouit à un degré éminent de cette propriété ; or son action s'exerce non-seulement sur la peau, mais encore sur tous les autres tissus, excepté la graisse.

2° Le *dégraissage* doit donc précéder la tannification. Il est pratiqué à l'aide de l'éther sulfurique. La durée de cette opération varie entre deux et dix heures. L'éther est injecté dans les vaisseaux, et pénètre ainsi dans la trame des tissus, qu'il débarrasse de leur graisse.

3° La *tannification*, ou préparation par le tannin, s'opère lorsque l'on a préalablement enlevé l'éther par les lavages répétés. Le tannin est dissous dans l'eau distillée bouillante, et la solution est injectée dans les artères, les veines et les canaux excréteurs.

4° La *dessiccation* s'effectue avec de l'air chaud et desséché à l'aide de chlorure de calcium. Cet air n'entoure pas seulement les parties extérieures, il est poussé encore à l'intérieur des tissus par le moyen d'une pompe aspirante et foulante, qui porte par les vaisseaux un courant continu d'air comprimé à la pression de plusieurs atmosphères. L'air arrive jusqu'aux réseaux les plus déliés des vaisseaux capillaires, traverse leurs parois, pénètre dans toutes les cavités, s'insinue dans les interstices, chassant devant lui tous les liquides qu'il remplace. Grâce à lui, les vaisseaux gardent leur état normal de dilatation, comme s'ils étaient encore parcourus par les liquides. (Brunetti, *Congrès médical* de Paris, 1867 et *France médicale*, Paris, 1867, in-4°.)

# QUATRIÈME SECTION

## DE LA PRÉPARATION ET DE LA CONSERVATION DES OBJETS MICROSCOPIQUES.

473. Il est facile de comprendre que la manière de procéder dans l'exécution d'une préparation, est entièrement subordonnée à la nature simple ou complexe, à l'état d'isolement ou d'association des parties, dont on doit étudier les caractères individuels, les mouvements ou l'arrangement réciproque.

Quand ce sont des parties simples que l'on veut voir, comme des globules du sang, des cellules d'épithéliums, des cellules végétales, etc., les procédés diffèrent naturellement selon que ces éléments sont naturellement isolés et libres, ou qu'ils sont adhérents les uns aux autres et ont besoin ou non, pour être vus, d'être préalablement dissociés. Dans ce dernier cas, les procédés ont essentiellement pour but d'amener artificiellement les cellules, les fibres, les vaisseaux, etc., cohérents à cet état libre où se trouvent naturellement les grains de pollen, les spores, les globules du sang, et autres éléments anatomiques.

Enfin quand ce sont des parties complexes, telles que des tissus ou encore des organes de petit volume comme des glandules, etc.; l'exécution des préparations diffère selon qu'ils sont demi-solides, solides avec plus ou moins de dureté, comme dans le cas de toutes les pièces squelettiques.

Dans le premier cas, il s'agissait d'isoler le corps à étudier de ceux qui l'environnent avec ou sans adhérence, afin de le placer dans des conditions de visibilité permettant l'examen des caractères d'ordres divers qu'il présente. Dans celui-ci, il faut amener les parties complexes à un état de visibilité telle, par lumière transmise, que la forme et l'arrangement réciproque des parties simples qui les composent puissent être déterminés.

Rendre visibles les corps, soit par isolement, soit par réduction en couches assez minces pour qu'elles soient translucides, et savoir déterminer la nature spécifique de chaque corps simple ou complexe par l'étude de leurs caractères propres, sont en effet deux ordres d'opérations fort distinctes, que les anatomistes doivent pouvoir accomplir avec une égale habileté ; ils doivent surtout se garder de confondre ces deux choses et de croire que lorsque l'un de ces deux ordres de conditions est rempli, l'autre l'est également ou n'a aucunement besoin de l'être. Rien de plus commun en effet, et pourtant de plus nuisible pour la science que de prendre le procédé qui permet d'apprendre pour le savoir réel qu'il aide à acquérir. C'est là une question de principe qui, semble des plus élémentaires et qui est en effet des plus nettes, mais qui, faute d'être bien déterminée, fait croire à certains esprits empiriques que toute l'anatomie et la physiologie normales et pathologiques gisent dans une question de procédé, adopté à l'exclusion des autres par tel ou tel de ces investigateurs. On ne saurait dire combien est grand le nombre des erreurs que fait journellement commettre ce vice de méthode, et combien de travaux cette confusion rend nuls ou seulement bons à être recommencés.

474. Ajoutons que selon la nature normale ou morbide, cristalline ou organisée du corps qu'il s'agit de préparer, l'extraction, l'isolement, la réduction à l'état de lames transparentes, et la préparation proprement dite se font naturellement en suivant des procédés très-divers. Mais quelle que soit cette nature, ces procédés sont toujours fondés : 1° sur ce qu'on sait déjà de la constitution de l'objet solide ou liquide dont on retire cette partie ; 2° sur ce que l'on sait, ou ce que l'on suppose touchant les caractères de celle-ci. L'opération est naturellement plus facile quand on connaît déjà ces caractères, comme par exemple ce qui altère, ou au contraire ce qui conserve les corps qu'il s'agit d'observer. Dans le cas où les attributs de celui-ci ne sont pas encore connus, il y a plus de difficulté en raison des tâtonnements par lesquels on est obligé de passer. En tout cas, il y a toujours lieu de tenir compte de ces deux circonstances, savoir : celle dans laquelle la nature du corps qu'il faut préparer est déjà connue, et celle dans laquelle elle ne l'est pas encore.

Quand au manuel opératoire, il paraît difficile tant qu'on ne l'a pas exécuté, mais chacun des procédés qui à la lecture semblait d'abord inexécutable, devient facile après un très-petit nombre d'essais, sauf les cas où l'on recherche quelque disposition anatomique spéciale et encore inconnue.

475. Le contenu du paragraphe précédent montre nettement quelles doivent êtres les divisions de cette section.

Quelle que soit du reste la diversité des arrangements réciproques des parties simples, auxquelles sont immanentes les propriétés dont les actes qui nous frappent directement sont la résultante, la manière d'exécuter les préparations qui montrent ces parties et leurs arrangements, est tellement subordonnée à la nature géométrique ou physique de celles-là (comme leur volume, leur forme ou leur consistance par exemple) que les procédés se trouvent être les mêmes pour des parties douées d'actions physiologiques très-diverses. De là vient aussi que la description de ce que présentent de commun les procédés à employer dans les préparations en général, se réduit à un nombre de données relativement assez restreint.

# CHAPITRE PREMIER

**Préparation des corps microscopiques naturellement isolés les uns des autres.**

476. Faire une préparation des corpuscules invisibles à l'œil nu, naturellement isolés les uns des autres, consiste à en prendre une petite quantité que l'on délaye dans de l'eau, de la glycérine, ou autre véhicule ne les dissolvant et ne les attaquant pas, préalablement placé sur le porte-objet.

C'est ainsi que l'on procède quand ils forment un amas pulvérulent, comme les grains de pollen, les spores, les sporanges, les paraphyses, les mycéliums, etc., de beaucoup de plantes, comme les poils des plantes et des articulés, les écailles de lépidoptères, les poussières proprement dites, etc. Il est nécessaire que la proportion des corps solides, par rapport au liquide, soit assez faible pour que les premiers ne se touchent pas, au moins dans la plus grande partie de la préparation, afin que les contours de la plupart d'entre eux soient nettement visibles. L'expérience seule conduit à bien faire la préparation, à cet égard, pour chaque espèce d'objets étudiés ; elle s'acquiert du reste rapidement.

Il est bon parfois d'examiner à un faible grossissement l'ensemble de la préparation avant de la recouvrir d'une lamelle mince. Mais pour en faire un examen définitif et prolongé, il faut la recouvrir de celle-ci. Si le liquide employé ne s'étend pas, jusqu'aux bords de cette lamelle on en ajoute un peu. Si au contraire, il les dépasse trop on l'enlève en l'étalant sur le porte-objet ou mieux en le pompant par capillarité avec du papier brouillard, un pinceau ou le bout d'un chiffon d'étoffe de chanvre ou de coton. Quand on a mis trop des corpuscules solides entre les lames de verre, comme en général le fluide

les entraîne avec lui, on les retire par ce moyen, soit directement, soit
en ajoutant du liquide à la préparation par le côté opposé à celui où
on le pompe. Quand les corpuscules sont flottants dans le liquide
où ils se sont développés, comme les infusoires animaux ou végétaux, les gouttelettes graisseuses et résineuses du latex, du chyle,
du lait, etc., les éléments anatomiques de la lymphe, du sang, des
mucus, du pus, etc., il suffit de prendre une goutte de ces fluides
à l'aide d'une baguette de verre, d'un tube ou d'une pipette selon
les cas, et de la placer sur le porte-objet. On la couvre ensuite
d'une lamelle dont l'épaisseur sera appropriée au grossissement de
l'objectif qu'on veut employer. Si le liquide ne s'étend pas au dessous de toute la lamelle on pourra en ajouter, et on en pompera
l'excès comme il a été dit plus haut si le fluide déborde trop la
lame supérieure. Dans ce cas en effet, pendant les mouvements de
glissements imprimés au porte-objet sur la platine, le liquide peut
toucher l'objectif, s'interposer à lui et à la lamelle mince, de manière à gêner l'observation ou même à attaquer la monture de
celui-là, si le fluide employé est acide.

Quand ces corpuscules sont trop nombreux et se touchent de
manière à nuire à leur propre examen, on les écarte en enlevant
une certaine quantité d'entre eux par les moyens qui viennent
d'être indiqués (p. 332). On peut parfois les chasser auparavant
sur le bord de la lamelle en pressant sur le centre de celle-ci. Mais
ce moyen n'est pas applicable aux éléments qui sont mous et s'a-
platissent aisément. Il faut alors les écarter en ajoutant un excès
de quelque liquide qui ne les altère pas, comme de l'eau s'il
s'agit des infusoires, de quelques épithéliums, une sérosité dépourvue de particules en suspension, si on étudie des globules du
sang, des leucocytes, des épithéliums, des spermatozoïdes, etc ,
(voy. sur ces liquides, p. 274 à 275). L'excès du liquide surajouté·
peut être pompé comme nous l'avons dit, et avec lui sont entraînés
quelques-uns des éléments surabondants.

477. Avant d'observer les particules en suspension dans un liquide,
il est souvent nécessaire d'attendre qu'elles se soient déposées contre
les parois, ou au fond du vase. Car, dans cet ordre d'examen, ce n'est
pas le fluide que l'on étudie à l'aide du microscope, mais les solides
qu'il contient.

C'est ce qu'on est obligé de faire dans l'étude des corps reproducteurs et des premières phases de la reproduction de beaucoup
de cryptogames, et d'animaux invertébrés d'eau douce et marins ;

d'animaux et de plantes unicellulaires, d'humeurs saines ou morbides, comme les mucus, les sérosités, le sang, la lymphe, les
urines, le liquide spermatique, etc.

Pour cela, on les place dans une éprouvette ou mieux dans un
verre à expérience conique, et on attend que le dépôt se soit formé,
ce qui a lieu plus ou moins lentement selon la nature organisée ou
cristalline des corps.

Quand les éléments placés dans un liquide ont ainsi formé une
couche ou un dépôt contre les parois ou au fond du vase, comme
les dépôts muqueux ou urinaires, les cristaux des liquides qu'on
évapore, etc., certains ferments, et autres matières que nous
venons de citer, on les enlève par le raclage avec quelque spa-
tule ou aiguille courbe appropriée ; on peut aussi le faire par
aspiration avec un tube ou une pipette, etc., et on dépose sur
le porte-objet une goutte du mélange qu'ils forment avec le
liquide où ils étaient. Il faut parfois prendre tel ou tel objet
dans ce dépôt en se guidant avec la loupe pour diriger les pipettes.
On recouvre alors le tout d'une lame de verre avec ou sans addition du fluide où ils siégeaient ou de quelque autre substance
inoffensive. Si ces corps sont trop abondants, on se débarrasse
de l'excès comme nous venons de l'indiquer (p. 332). Quand
les corpuscules examinés ne sont pas friables, ni faciles à écraser, on peut se débarrasser de cet excès en faisant glisser la lamelle sur le porte-objet, jusqu'à ce qu'on voie qu'elle a laissé
sur son trajet assez de corpuscules pour que ceux qui restent sous
elle soient isolés et forment une préparation convenablement
transparente.

Il est un certain nombre de cas, que l'expérience seule apprend
à déterminer, dans lesquels on peut se débarrasser de l'excédant
des corpuscules de la préparation, en appuyant sur elle, soit parce
qu'ils sont assez résistants pour que ceux qui restent ne s'écrasent
ou n'éclatent pas, s'il s'agit de cristaux, soit parce que quelque
corps étranger plus volumineux que ceux qu'on étudie protége
ceux-ci. On peut même souvent procéder ainsi à plusieurs reprises
pour la même préparation, en étudiant les globules rouges du sang,
pour détruire par exemple, les piles qu'ils forment au bout de quelques instants dans le plasma.

Il est utile de profiter des mouvements imprimés à certains éléments pour mieux les étudier, parce qu'en roulant ils se présentent
à l'observateur sous toutes leurs faces successivement, ce qui

permet de voir exactement leur forme, et la distribution dans leur épaisseur des granules qu'ils renferment.

478. Hors des circonstances sus-indiquées, il faut ordinairement éviter de presser sur la lamelle, ou même de la laisser tomber trop brusquement sur la goutte de liquide. Il faut la poser doucement, soit horizontalement, soit obliquement par un de ses bords avant les autres. En d'autres cas, on aura soin de prévenir sa chute brusque en la retenant avec une aiguille placée sous elle. Pour cela on prend les lamelles délicatement avec des pinces fines ou avec les doigts ; il faut avoir soin de ne pas toucher les deux faces pour éviter de les tacher du résidu de la sueur évaporée, ou de la graisse qui reste souvent entre les sillons épidermiques de la pulpe des doigts. Ces taches gênent en effet l'observation ou même l'adhésion parfaite du ciment, quand il s'agit d'une préparation à conserver.

479. Au nombre des parties naturellement isolées les unes des artres que l'on peut être appelé à préparer en procédant comme il vient d'être dit en parlant des éléments anatomiques, il faut ranger beaucoup de petits organes caduques des vertébrés et des invertébrés. Tels sont les poils des animaux et des plantes, les petites plumes, les écailles des papillons, les soies et les acicules de diverses annélides, etc. On les préparera dans la glycérine avec ou sans alcool, etc., selon qu'ils sont enduits ou non de substances grasses, permettant qu'ils soient mouillés plus ou moins complétement sans adhésion de bulles d'air microscopiques.

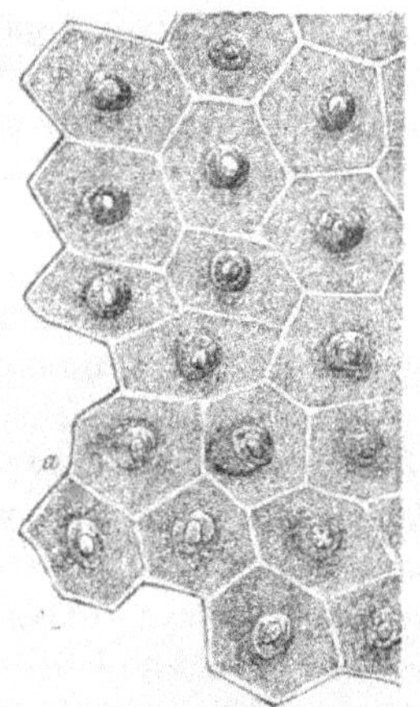

Fig. 97 *

Sur divers animaux ces parties caduques, qu'on peut préparer et observer comme il vient d'être dit, sont représentées par les pellicules de l'épiderme cutané, par les lambeaux d'épiderme ou épithélium qui se détachent de la surface du corps des batraciens (fig. 97), etc.

* Portion de lambeau épidermique de la Grenouille commune, naturellement desquamé de la surface du corps. Il montre la substance finement grenue des cellules et vers le centre leur noyau nucléolé. *a b* portion de leur substance dépourvue de granules indiquant les lignes de segmentation de la couche épithéliale en cellules.

# CHAPITRE II

**Préparation des animaux et des végétaux microscopiques.**

480. C'est à propos des corps naturellement séparés les uns des autres qu'il faut parler du mode de préparation le plus général des êtres mentionnés ici.

Toute la préparation consiste à les prendre avec des instruments appropriés, tels que tubes, ou pipettes, s'ils sont dans l'eau, aiguilles, pinceaux, etc., s'ils sont à la surface des corps solides ou mélangés d'autres corpuscules dans la vase, les mousses, les algues, etc. Dans ces derniers cas, s'il s'agit de très-petits articulés, de larves, d'œufs, d'embryons, d'algues, de petits champignons, de pro-embryons des cryptogames, etc., il est souvent utile d'humecter avec de l'eau, de la glycérine, de la solution de gomme, etc., les instruments destinés à enlever les êtres que l'on veut saisir et transporter individuellement à l'exclusion de tels ou tels autres. Il est impossible ici de donner autre chose que des indications générales, chacun devant s'ingénier à choisir ou inventer le moyen le plus convenable, c'est-à-dire le plus en rapport avec la nature des corps à examiner et avec le point de vue sous lequel on désire les étudier.

C'est pour cet ordre d'opérations préalables exécutées dans des détritus divers, des croûtes, des poussières, dans la vase, le sable, etc., qu'il faut agir sous la loupe, ou sous le microscope à dissection ou encore sous le microscope composé à l'aide d'un faible grossissement et du prisme redresseur, qui là est d'un grand secours. Après avoir étalé sur un large porte-objet les matières dans lesquelles on veut faire un triage, on va cueillir en quelque sorte et enlever à l'aide d'une aiguille droite ou courbe ou d'un pinceau ainsi humecté d'un liquide gluant les acariens, les annélides, les infusoires même, ou les œufs, les embryons, les larves, les spicules, les pièces squelettiques, les dépouilles ou les parties de tels et tels de ces êtres pour les porter tantôt morts, tantôt vivants sur le porte-objet approprié à la préparation que l'on veut faire et examiner. On les place ainsi en nombre voulu, et, de tel ou tel sexe, de tel ou tel âge qu'il convient.

Ceux des êtres dont il vient d'être question qui sont très-minces comme beaucoup d'infusoires, quelques vers, des ovules, des algues des acariens sarcoptides et autres peuvent être placés sur le porte-objet ordinaire dans un des liquides appropriés à leur observation à l'état vivant ou à leur conservation en préparation. Parfois seulement il est nécessaire d'empêcher la pression du porte-objet par l'interposition de quelque corps étranger, comme un morceau de poil, d'ongle, de corne, de plume, etc.

Pour les gros infusoires, beaucoup d'annélides, d'œufs, d'embryons, de larves et de jeunes d'animaux, et de plantes, vivant dans l'eau ou non, il faut recourir à l'emploi des porte-objets creusés d'une petite cuvette (page 229), ou encore de ceux sur lesquels on a collé une *cellule* (page 231).

Il en doit être particulièrement ainsi quand on veut en faire des préparations à conserver. On place alors le corps dont il s'agit dans l'un des liquides appropriés à leur nature dont il sera parlé plus loin.

481. Quoi qu'il en soit, c'est surtout dans les diverses circonstances dont il vient d'être question, pour les préparations des ovules, des embryons, des larves, etc., qu'il importe de ne pas trop les comprimer, et de ne pas les écraser. En posant sur eux le couvre-objet, il faudra donc opérer avec lenteur et précaution, qu'on veuille ou non la cimenter ensuite. C'est dans ces cas-là aussi que lorsqu'on ne veut qu'étudier, sans conserver en collection ces êtres, on se sert du *compresseur* dont la vis permet de maintenir le corps, vivant ou non, dans une goutte de liquide entre deux lames de verre, sous la compression voulue pour amener un certain degré de transparence ou même de le fixer sans aucune compression.


# CHAPITRE III

**De la préparation des parties microscopiques adhérentes les unes aux autres.**

482. La manière de procéder dans l'exécution des préparations de parties microscopiques adhérant les unes aux autres, est très-différente dans les conditions dont il s'agit ici, de ce qu'elle est dans les précédentes. Les difficultés sont plus grandes dans ces dernières circonstances en ce que les manœuvres déjà décrites, bien que devant finalement être toujours accomplies, ont besoin d'être précédées d'une série d'autres manœuvres.

Celles-ci sont naturellement très-diverses, parce qu'il faut nécessairement qu'elles soient en rapport avec la nature simple ou complexe, avec les attributs physiques, chimiques et organiques des corps à observer.

Toutes ont pour but d'arriver à rendre le corps en question visible à l'aide de la lumière transmise par le miroir du microscope, sauf un très-petit nombre de cas, afin de voir, quand il est d'organisation complexe, par quels éléments anatomiques il est composé et quel est l'arrangement réciproque de ceux-ci ; afin de connaître ses attributs effectifs, et sa structure spécialement, s'il est simple. Car une fois un corps organique rendu visible, il faut toujours en arriver à voir quelles sont les parties simples qui le composent et quels sont les caractères spécifiques et distinctifs de celle-ci. Hors de là, l'anatomie reste livrée à l'arbitraire de toutes les hypothèses qui se peuvent émettre, ou à tout ce qu'il y a de plus borné dans le simple examen des dispositions géométriques ou physiques, souvent bizarres ou élégantes des corps microscopiques.

483. On peut dire d'une manière générale :

1° Que l'isolement des organes microscopiques et des petits appareils destinés à être disposés en préparations transparentes ou opaques sur le porte-objet, se fait par *dissection* opérée à l'œil nu, à la loupe ou avec un microscope approprié ; instruments sous lesquels on procède par section, traction, déchirure ou dilacération, comme dans beaucoup d'autres dissections ordinaires ;

2° Que l'arrangement réciproque des éléments anatomiques dans chaque tissu, que les rapports et les autres dispositions des divers tissus dans chaque organe et des petits organes les uns avec les autres, se constatent à l'aide de *coupes* ou *sections* pratiquées de manière à rendre ces parties assez minces pour qu'elles soient susceptibles d'être conservées en préparations translucides, permettant de voir les dispositions précédentes ;

3° Que les caractères individuels et spécifiques des éléments constituant les diverses parties dont il est question, ne peuvent être observés que sur des coupes du genre de celles qui viennent d'être mentionnées quand il s'agit de tissus des plantes et de tissus durs des animaux ; souvent même il faut arriver à leur isolement par dilacération, avec ou sans l'emploi des réactifs chimiques et de la chaleur. Pour la plupart des tissus mous, la connaissance de ces éléments (qui domine la détermination de la nature des parties complexes) ne peut être obtenue qu'après leur isolement, ici par *dissection*, là par *dilacération* et aussi par *raclage* pour quelques-uns. C'est alors que la préparation s'achève encore par des manœuvres semblables à celles dont il a été question dans les chapitres précédents et qui consistent en une disposition convenable des parties isolées dans un liquide approprié, entre le porte-objet et une lame mince.

Il est facile de comprendre que dans bien des cas ces divers procédés doivent être employés successivement pour arriver à faire une préparation susceptible d'être examinée.

Encore une fois enfin, il faut savoir distinguer ici ce qui touche la préparation, de ce qui concerne les parties qu'elle doit nous mettre à portée de voir, et l'étude des attributs de ces dernières. Il faut savoir, par exemple, que pour être utilisée autrement que comme objet commercial, la préparation d'un organe microscopique ou d'un tissu ne peut être observée avec fruit que si l'on connaît déjà les éléments qui les composent et dont cette préparation doit précisément nous faire voir l'arrangement réciproque.

### ART. I<sup>er</sup>. — DES DISSECTIONS MICROSCOPIQUES.

484. Le nombre des circonstances dans lesquelles on est obligé de recourir à la dissection sous le microscope, tant pour faire l'anatomie descriptive des organes trop petits pour être bien vus à l'œil nu, que pour arriver à faire des préparations transparentes devant être examinées à un fort grossissement est très-considérable.

Toute étude de la structure intime des organes des invertébrés de petit volume, et des embryons d'un grand nombre de vertébrés, exige comme pour les plus grands animaux, qu'ils aient été disséqués au point de vue de l'anatomie descriptive, afin que l'on sache bien d'où viennent les éléments anatomiques qu'on porte sous le microscope.

Cette dissection se fait sous la loupe, le doublet, le microscope à dissection, ou le microscope à observation, à l'aide d'un faible grossissement et du prisme redresseur.

Le prisme redresseur de Nachet pouvant s'appliquer à tous les microscopes, est de beaucoup le plus commode.

Au moyen de ce prisme, dont la construction repose sur une observation très-curieuse qu'on doit à Amici, on peut disséquer sur toute espèce de microscope avec la plus grande facilité ; on le place simplement sur l'oculaire, et les images sont complétement

redressées. On peut aussi se servir de son prisme redresseur perfectionné combiné avec un oculaire pour don-
ner un plus grand champ (fig. 98).

Quand la préparation doit être exécutée à
l'aide de la lumière réfléchie, on fixe l'animal
ou l'organe avec des épingles, ou des épines,
sur une plaque de liége, de cire, ou autre substance (voy. p. 258), soit à nu, soit dans un baquet ou cuvette à dissection, pouvant être rempli de liquide suivant ce que permet ou exige la
nature des tissus à préparer.

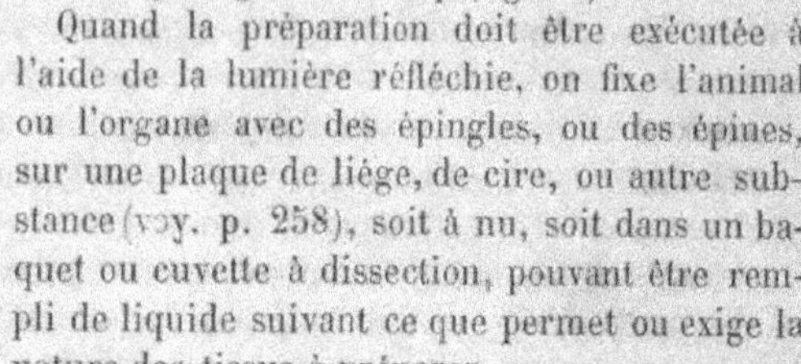

Fig. 98. — Emploi du
prisme redresseur de
Nachet.

Quand la transparence des animaux, des em-
bryons particulièrement ou des organes étudiés s'y prête, on les
dissèque à l'aide de la lumière transmise en les tenant sur une
lame de verre ou dans un verre de montre.

Toutes ces dissections s'exécutent par incisions, tractions, déchirures à l'aide des ciseaux, microtomes, scalpels, aiguilles droites
ou courbes, et pinces, dont il a été question plus haut. Ces manœuvres varient naturellement selon qu'il s'agit de mettre à nu des
cordons nerveux, des ganglions, des muscles, des glandes, des
conduits, ou de séparer les unes des autres des membranes,
comme sur les œufs des vertébrés, etc.

Dans tous les cas, leur but est l'isolement des organes pour en
voir le volume, la forme, les connexions et la couleur; puis on
peut alors les enlever en totalité ou en partie avec des ciseaux et
des pinces ou par simple traction pour les étaler sur la lame
porte-objet dans un liquide approprié. On les recouvre avec une
lamelle mince pour les observer sous le microscope composé,
à l'aide de grossissements plus ou moins puissants, comme on le
fait pour les corpuscules naturellement isolés. On peut ensuite cimenter le couvre-objet pour faire du tout une préparation de collection, ou au contraire soumettre l'organe à la dilacération, etc.,
pour isoler et mieux voir les éléments anatomiques composant son
tissu.

Les dissections microscopiques de ce genre doivent être exécutées
souvent, non-seulement sur des embryons ou d'autres êtres de
petit volume, animaux ou végétaux, mais encore sur des produits
morbides. C'est comme il vient d'être indiqué qu'il est utile de
procéder pour isoler les petits vaisseaux dilatés de différentes
manières, des tumeurs érectiles (fig. 15, p. 73), des centres nerveux

(fig. 99), etc., dont on veut faire des préparations destinées à être
étudiées à un grossissement plus ou moins fort. Quand les tissus
sont mous, quand les parties à isoler ne tranchent pas par leur
couleur sur le reste de la masse, il vaut mieux faire la dissection
par transparence sur une lame de verre en se servant de pinces,
d'aiguilles droites ou courbes et des ciseaux à manche (fig. 16, p. 26);

Fig. 99 *

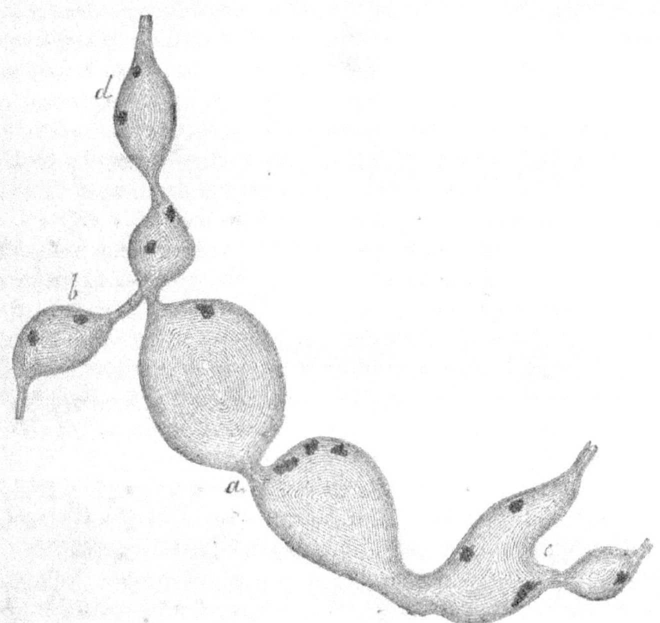


instruments à l'aide desquels on saisit, tire et sépare les portions
qu'on doit préparer isolément ensuite. Le nombre des cas de ce
genre est trop considérable, tant en ce qui touche les parties
normales, telles que les villosités, les papilles, les acini glandulaires, les conduits excréteurs, etc., qu'en ce qui regarde les produits morbides pour qu'il soit possible de les énumérer.

485. C'est par l'usage alternatif du scalpel et des ciseaux, ou du
*microtome* (p. 76), en pratiquant des incisions, que l'on commencera

* Capillaire venant de la partie rougeâtre entourant un ramollissement cérébral et
offrant des dilatations presque toutes ampullaires (*a b d*). Dilatation au niveau d'une
bifurcation (*c*); grossissement de 45 diamètres.

les dissections. On emploiera nécessairement des scalpels et des ciseaux d'une forme appropriée, à la forme et au volume de l'objet que l'on dissèque. Il ne restera plus qu'à séparer les parties incisées, à les fixer à l'aide d'épingles ou autres moyens, à mesure qu'elles s'écartent et flottent dans l'eau.

Si l'on veut ensuite extraire de petits objets pour les soumettre à d'autres dissections, à l'aide des aiguilles emmanchées on les mettra en évidence, puis les saisissant avec des presselles fines, on les séparera avec des ciseaux à ressort (fig. 16, p. 76), ou de petits scalpels. Si l'objet est mou, s'il s'agit d'un mollusque, d'une larve d'insecte, ou autre corps de même nature, c'est par déchirements et avec des aiguilles droites et courbes que l'on opèrera les dissections, quand la nature du corps permet, par sa consistance, d'isoler les organes que l'on veut étudier. Dans certaines de ces opérations, il est avantageux de laisser macérer quelque temps les objets que l'on doit disséquer, dans un des liquides durcissants que nous avons indiqués. L'expérience seule apprend quels sont ceux qu'il faut choisir dans chaque cas particulier. C'est, en grande partie, par des tractions méthodiques, que l'on obtient les meilleurs résultats, et que l'on met en évidence dans les bourgeons, les boutons, et les ovaires végétaux leurs parties constituantes. Les coupes en tranches minces dans différents sens devront être aussi nécessairement employées.

Les organes ou les appareils retirés du corps de certains articulés, des mollusques, etc., se dissèquent parfois sur la platine du microscope simple, sur un disque de glace que l'on y adapte à cet effet. On se sert des doublets, avec des grossissements variables depuis dix fois jusqu'à soixante et plus ; mais, dans ce cas, il faut une certaine habileté, qu'on n'acquiert qu'après de nombreuses manipulations. On peut aussi, sur la platine des microscopes simples ou à dissection, avec de faibles lentilles, disséquer d'assez gros objets ; mais, lorsqu'ils sont trop volumineux, l'emploi du porte-loupe et de la loupe achromatique dite de Brücke (p. 117), est bien préférable.

Swammerdam disséquait les petits insectes sur une table de cuivre construite par Musschenbroeck. Sur cette table, deux bras mobiles étaient destinés, l'un à maintenir l'objet, l'autre à porter la lentille ou le microscope construits avec le plus grand soin. Leurs foyers ainsi que leurs dimensions étaient variables. Swammerdam commençait ses observations avec les plus faibles grossissement dont il augmentait progressivement la puissance. Il employait aussi de petits tubes de verre effilés, aussi minces que des soies de porc. Ils lui servaient à insuffler les petits vaisseaux, à les isoler ou à les injecter avec des liquides de différentes couleurs; il faisait périr ses insectes en les plongeant dans de l'alcool, de l'eau ou de l'essence de térébenthine qui empêchaient la putréfaction, augmentaient la solidité des parties molles et facilitaient leur dissection.

Quand il avait fendu les téguments avec les ciseaux et noté attentivement tout ce qu'il remarquait d'abord, il enlevait avec soin et lentement les divers organes après les avoir préalablement isolés avec des pinceaux fins, de la graisse abondante qu'on rencontre dans les insectes et dont la dissection entraîne souvent l'altération des parties voisines. Cette manœuvre est plus facile lorsqu'on la pratique sur les insectes à l'état de nymphe.

Parfois il plongeait les viscères dans l'eau et les agitait doucement pour mettre en évidence les trachées qu'il parvenait, par ce moyen, à isoler des parties environnantes sans les altérer. Il nettoyait souvent les viscères en dirigeant sur eux le jet d'eau d'une seringue, puis il insufflait les trachées et les faisait sécher pour de nouvelles observations. C'est à lui qu'on doit le procédé consistant à ponctionner les insectes, les chenilles, etc., avec une aiguille et, après avoir chassé tous les fluides par une légère pression, à les insuffler avec des tubes très-fins; on les fait sécher ensuite à l'ombre et on les enduit d'une couche d'essence d'aspic (*Lavandula spica*, DC.), tenant en dissolution une petite quantité de résine; ces préparations retiennent longtemps leurs formes naturelles. Pour enlever l'enveloppe extérieure des chenilles au moment où elles se disposaient à filer, il les suspendait par leur fil et les plongeait subitement dans de l'eau bouillante d'où il les retirait aussitôt. Le tégument se détachait alors avec la plus grande facilité et il enlevait sans peine les débris de l'enveloppe, en plaçant la chenille dans un mélange à parties égales d'esprit-de-vin et de vinaigre distillé, qui augmentait la solidité des parties. C'est au moyen de ce procédé, qu'il démontrait l'emboîtement du papillon dans la nymphe et de cette dernière dans la chenille.

Ces divers procédés plus ou moins modifiés suivant l'ordre de recherches que l'on veut faire, et les instruments répandus de nos jours sont encore ceux que l'on emploie souvent.

ART. II. — DE L'EXÉCUTION DES COUPES MINCES SUR LES TISSUS<br>NATURELLEMENT DURS.

486. L'histoire de l'anatomie nous montre que les coupes des tissus proprement dits ont d'abord été faites sur des tissus naturellement durs comme divers tissus végétaux, la corne, les gros poils, les os, les dents, les carapaces des crustacés, les coquilles des mollusques, etc. Mais elles sont restées des objets de curiosité jusqu'au moment où l'introduction de la notion d'élément anatomique a permis d'interpréter exactement les aspects observés. Alors seulement elles sont devenues réellement utiles aux progrès de la science. Elles sont aussi les premières préparations qui aient été conservées en collections.

L'exécution des coupes qui étaient faites sur des tissus assez consistants pour se laisser trancher sans céder devant l'instrument a été graduellement étendue jusque sur les tissus mous ramenés à la consistance des premiers, ou à peu près, par les divers agents que nous avons indiqués, qui ne causent pas une trop notable déformation des éléments anatomiques. On peut dire que c'est à Hannover qu'est due l'introduction de ce procédé anatomique, qui a été un pas considérable ait dans ce sens et le point de départ de nombreuses découvertes scientifiques. Il date de l'époque où ce savant anatomiste a étudié l'action durcissante, etc., de l'acide chromique sur le plus grand nombre des tissus mous des vertébrés dont la structure se conserve pourtant parfaitement. En même temps, il montra d'autre part comment le durcissement permet de couper les tissus nerveux, rétinien et autres, *en tranches minces propres à l'observation microscopique, sans que les parties élémentaires soient dérangées* (Hannover. *Die Chromsaure, ein vorzügliches Mittel bei mikroskopischen Untersuchungen, in Archiv. füer Anat. u. Physiol.* 1840 in-8° p. 549, *Recherches microscopiques sur le syst. nerveux.* Copenhague, 1844, in-4°, p. 14), tandis que la créosote et le carbonate de potasse, auparavant utilisés dans le même but, pour durcir le cerveau, etc., en altèrent la structure.

Toutefois, quels que soient les moyens durcissants employés, la conservation de l'état naturel des parties n'est pas absolue, tant s'en faut, et il suffit, pour s'en assurer de les observer comparativement dans ces conditions et à l'état frais sur beaucoup de glandes, de muqueuses. Aussi ne peut-on avoir une connaissance réelle de ce que sont les tissus aussi bien que les éléments anatomiques que lorsqu'on a fait cette comparaison ; comme, par exemple, sur les leucocytes, les corps fibro-plastiques, etc., d'une part, les épithéliums des glandes lymphatiques, etc., d'autre part. Malgré cela, les rapports ou arrangements réciproques de ces parties constituantes élémentaires sont assez bien maintenus pour que l'examen des coupes des tissus durcis en donnent une connaissance exacte, au moins après avoir rendu une partie de leur transparence et de leur volume à celles de plusieurs d'entre eux, à l'aide de la glycérine, de l'acide acétique, etc.

*Des coupes pratiquées sur les tissus osseux, dentaire, etc.*

487. Il est aujourd'hui assez rare que les anatomistes et les naturalistes aient besoin de pratiquer eux-mêmes des coupes de ces tissus qu'on trouve toutes faites chez tous les préparateurs et même chez beaucoup de constructeurs de microscopes. A Paris on peut les avoir chez MM. Bourgogne père et fils. Il est même mieux pour les étudiants de se procurer un certain nombre de ces préparations permettant de bien étudier les caractères types des principaux tissus durs animaux et végétaux, que de consacrer aux exercices purement manuels et peu instructifs le long temps qu'exige leur exécution.

Toutefois, pour bien des recherches scientifiques, il est impossible de faire faire convenablement telles et telles coupes que l'on a jugées nécessaires. Il faut alors que l'anatomiste les exécute lui-même.

488. D'une manière générale, pour les os, les dents, les élytres les téguments épais des insectes, certaines écailles, les carapaces des crustacés, etc., les coquilles, les noyaux des fruits, les concrétions morbides, les calculs, les fossiles animaux et végétaux, on les divise en tranches minces avec une scie très-fine, dans la direction voulue. On use ensuite la coupe sur une meule ou sur un morceau de grès, puis on les passe sur une pierre à aiguiser du Levant ou autre, afin de les amener à l'épaisseur désirable. Pour tenir la section, on se sert d'un morceau de liège de dimensions convenables, qu'on tient avec les doigts, et la pièce à user se trouve entre la pierre et le liège. On achève le poli à sec sur une pierre à aiguiser très-fine. On peut aussi user les tranches avant de les polir en les frottant entre deux morceaux de pierre ponce fine à surfaces très-planes. Les sections d'os se préparent à la térébenthine du Canada, mais, comme elle rend les ostéoplastes et leurs canalicules invisibles en pénétrant dans leur cavité, on prend une dissolution de colle forte

faite à froid, puis à l'aide d'un pinceau, on en passe une très-faible couche sur les surfaces de la coupe d'os, on laisse sécher deux heures, ensuite on prépare. Pour les tranches de dents et des objets d'une dureté analogue, on les obtient en sciant ces corps avec une scie fine, ou mieux à l'aide d'un fil de fer fin tendu sur un arc et de l'émeri. La coupe est amincie ensuite sur une meule ou sur un plateau de verre avec du grès. L'épaisseur désirable étant obtenue, on achève l'usure de la coupe sur un plan en cuivre ou en verre, en la maintenant avec un liège et en se servant des émeris, 10, 20, 30. On peut la polir sur du drap enduit de rouge anglais mouillé d'un peu d'eau. Le drap doit être collé sur une surface plane.

Il faut une certaine habitude pour donner une égale épaisseur à toute la coupe, ce qui s'obtient en pressant avec le liège d'une manière uniforme sur toute la tranche, mais sans presser trop fort. Cela est surtout difficile quand on amincit des lames d'organes formés de tissus ayant chacun une consistance différente, comme on le voit sur les dents pour la dureté de l'émail par rapport à celle de l'ivoire et du cortical osseux.

Les difficultés sont plus grandes encore quand les organes durs sont aréolaires, etc., pourvus ou non d'une couche périphérique plus ou moins résistante que le tissu interposé, comme on le voit pour la couche compacte des os par rapport au tissu spongieux sous-jacent, pour les piquants et la carapace des échinodermes, les polypiers, les valves des Balanes, etc. Dans ces circonstances avant de pratiquer la coupe à la scie ou après que celle-ci est faite, il faut remplir les canaux ou les alvéoles du tissu par de la cire, de la paraffine, du blanc de baleine, de la gomme ou de la gélatine, glycérinées ou non, que l'on laisse durcir plus ou moins. Les parties friables étant ainsi soutenues, on procède à l'amincissement comme il a été dit plus haut. On enlève ensuite la matière surajoutée en laissant séjourner la coupe à froid ou à chaud dans de l'alcool, du sulfure de carbone, ou de l'éther, etc., pour le premier cas, dans l'eau pour le second ; cela fait, on peut procéder à l'examen de la préparation ou à sa conservation. Il va sans dire que, souvent, il faut examiner la coupe sous un faible grossissement pendant qu'on l'amincit, pour voir, si son usure est égale ou non, si elle s'est brisée, etc.

489. Il ne faut pas oublier du reste qu'on peut obtenir autrement encore des lames minces des os, des dents et des divers tissus

durs indiqués plus haut, sinon de manière à pouvoir les conserver
en collection, mais au moins de façon à pouvoir en déterminer rapidement les caractères essentiels et la nature anatomique. Pour
cela, on enlève des coupes minces avec un scalpel fort et bien tranchant, avec une gouge, un ciseau à main ou de graveur sur
bois, etc. Bien que fendillées parfois sur une partie de leur étendue
et roulées en copeau, ces coupes peuvent encore être étalées dans
l'eau ou la glycérine et bien étudiées après avoir été recouvertes
d'une lame mince. Lors même que le tissu est frais et humide, il est
souvent utile de l'humecter, ainsi que l'instrument tranchant, avec
de l'eau, de la glycérine, de l'eau gommée ou gélatinée, afin d'en diminuer la friabilité et de retenir la coupe sur l'instrument.

Ces précautions sont indispensables si les tissus sont aréolaires
et surtout s'ils sont secs. Dans ce dernier cas, il faut même les laisser s'humecter pendant quelques moments au contact des liquides
précédents.

*Coupes des parties de consistance cornée ou ligneuse.*

490. Pour pratiquer des coupes des diverses sortes de bois, de
beaucoup de noyaux, de téguments, des fruits ou des graines, de
certains cotylédons ou albumens de celles-ci, des cornes, des ongles,
des piquants cornés, des plumes, des téguments chitineux des
insectes, de certaines écailles, de la coque, des œufs de reptiles,
de poissons plagiostomes, etc., on se sert des couteaux, scalpels et
rasoirs indiqués ailleurs (page 255). Après avoir bien fixé l'organe entre le pouce et l'index, ou en le maintenant avec les doigts
et les ongles contre une plaque de liége, de caoutchouc, d'ébène ou
d'autre bois, on enlève une coupe dans le sens voulu. La répétition
de ces manœuvres, conduit seule peu à peu à donner aux sections
l'épaisseur et la grandeur convenable. Pour la plupart de ces tissus,
il est utile d'en humecter et d'en ramollir la surface avant de faire
la coupe pour éviter qu'elle ne se roule trop en cornet et ne se fendille. L'eau, la glycérine, la salive, ou une solution alcaline peuvent servir à cet effet. Ici encore l'expérience seule apprend à choisir
le liquide et le degré d'humectation nécessaires pour arriver à faire
de bonnes tranches selon qu'il s'agit de telle ou telle partie organique.

Pour pratiquer ces coupes, on se sert souvent d'un étau à main à
la surface des mors duquel on fait dépasser le tissu qu'on veut
trancher et protégé au besoin par deux lames de sureau ou de liége

fin. On l'affranchit d'un premier coup du rasoir qu'on a mouillé ou non selon les cas, et, d'un second coup, on enlève la tranche mince. On trouve en outre chez les fabricants d'instruments de chirurgie divers appareils destinés à fixer les rameaux des plantes, les organes des animaux de consistance cornée, avec une vis micrométrique qui les pousse ; de cette manière d'un coup de rasoir ou d'un tour de couteau à guillotine qui leur est adapté on enlève une tranche d'une épaisseur voulue et mesurée par la hauteur dont on a fait avancer la vis et l'objet qu'elle chasse devant elle. (Voy. pages 248 et 253.)

Les divers procédés qui viennent d'être décrits sont aussi ceux qu'on met en œuvre pour faire des sections des tissus cartilagineux, de beaucoup d'organes fibreux, élastiques et chitineux de consistance cartilagineuse, frais ou préalablement desséchés.

L'exécution de ces coupes ne présente difficulté que lorsqu'il s'agit d'en faire qui emportent à la fois le cartilage, par exemple, et un tissu moins homogène, moins ferme, comme le périchondre, des ligaments, etc. C'est alors que la dessiccation préalable est utile, sauf à humecter ensuite la coupe avec de l'eau pure ou glycérinée, etc.

La difficulté est plus grande encore quand le tissu le moins dur est entouré d'une couche plus ferme et friable comme la couche osseuse périphérique du squelette des plagiostomes, ou si au contraire il englobe un point d'ossification, comme on le voit sur le fœtus des vertébrés.

C'est pourtant toujours le procédé qui vient d'être indiqué ou quelqu'un des précédents que l'on emploie; seulement il faut un peu plus d'habitude et manquer un plus grand nombre d'essais avant d'obtenir une section convenable, sans trop de ruptures du tissu le plus dur et le plus friable. Il est bon, dans ces circonstances, d'humecter, les tissus friables surtout, avec de la glycérine ou de la gélatine glycérinée.

491. Pour faire des coupes des poils, des crins, des filaments de lin, de chanvre, de coton, etc., on en forme des faisceaux que l'on ramène à un degré de compacité analogue à celui des parties indiquées plus haut en les imbibant d'une solution concentrée de gomme ou de gélatine. On laisse sécher et on répète cette opération, au besoin, jusqu'à ce que l'ensemble forme un cylindre ou un prisme compacte sur lequel on pratique des coupes minces à l'aide du rasoir ou de l'un des instruments indiqués plus haut. On soutient le cylindre en l'appliquant contre une plaque de bois ou de caoutchouc, ou en

le fixant dans la rainure creusée dans un cylindre de bois tendre ou de moelle de sureau. On délaye les coupes dans l'eau qui dissout la substance agglutinante et on choisit les tranches minces qu'on réunit sur l'endroit de la plaque dans la glycérine ou quelque autre liquide approprié à leur étude ou à leur conservation en préparation de collection. (Voy. Dujardin, *Observateur au microscope*, 1843, p. 115.)

Du reste, pour ces préparations encore, il est mieux de s'en procurer de toutes faites pour l'étude, chez les préparateurs et de ne donner son temps à leur exécution que lorsque l'on se propose de poursuivre quelque recherche scientifique spéciale exigeant qu'on les exécute soi-même. Parmi les cas de ce genre auxquels ce procédé est applicable, il faut citer celui des grains de pollen, des spores des Fougères, des Lycopodiacées et d'autres cryptogames qui, ainsi agglutinés, peuvent être tranchés en coupes ou segments minces de sphères, permettant d'en bien étudier les parois et même le contenu. Seulement, il est utile alors de rendre la solution de gomme moins cassante par l'addition d'un peu de glycérine.

ART. III. — DE L'EXÉCUTION DES COUPES MINCES
SUR LES TISSUS DURCIS[1].

492. Nous avons déjà dit que lorsqu'on veut voir les éléments en place et surtout examiner leurs rapports entre eux, il faut presque toujours pratiquer des coupes minces des organes, à moins que ceux-ci ne soient suffisamment transparents pour être observés entiers avec ou sans action des réactifs.

Pour faire les coupes, nous nous servons toujours de rasoirs à lames plates, minces, de façon que, lorsque l'on tranche, on est beaucoup plus certain de marcher horizontalement et d'obtenir ainsi une épaisseur égale dans toute l'étendue de la coupe. Il faut avoir toujours soin que le rasoir soit parfaitement affilé et surtout ne soit pas ébréché, parce que, sans cela, on brise chaque fois les tranches d'une certaine étendue quand elles sont minces.

On peut avoir à faire des coupes au rasoir sur des objets frais et mous ou sur des objets durcis ; le plus souvent on les fait sur des tissus qui ont séjourné dans les liquides durcissants, parce qu'il est toujours difficile d'enlever des pellicules minces et homogènes sur

----

[1] Par MM. Grandry (de Liége) et Ch. Robin.

des organes frais, à moins qu'ils n'aient par eux-mêmes une consistance suffisante, comme le cartilage, par exemple.

#### *Exécution des coupes à l'aide du rasoir.*

493. Pour pratiquer les coupes sur des objets durcis on commence
d'abord par faire une section nette et plane de l'objet que l'on
veut étudier de façon à égaliser complétement la surface. Cela fait,
on prend le tissu entre les doigts de la main gauche et on cherche à enlever des tranches minces avec le rasoir en dirigeant le
tranchant de celui-ci vers soi ou en sens opposé ; les deux manières
sont employées, et ici encore tout est question d'habitude. Il est bon de
mouiller le rasoir et l'objet, sans cela les coupes se fractionnent le
plus souvent. Quand on a affaire à des organes durcis artificiellement, il est nécessaire que ceux-ci ne soient pas trop durs, sans
cela, ils deviennent cassants.

Les coupes sont généralement faciles à exécuter sur des objets,
durcis, et on prend vite l'habitude de les faire minces et larges en
nombre assez considérable en peu de temps, soit qu'il s'agisse de
trancher les tissus durcis séparément de quelque animal vertébré,
soit, au contraire, que l'on ait affaire à des animaux entiers durcis,
comme des embryons ou les œufs des premiers, ou comme des mollusques, des annélides, etc., dont on veut étudier les organes
dans leurs rapports réciproques, etc.

494. Lorsqu'on veut exécuter des sections de membranes minces
comme la rétine par exemple, on suit le procédé suivant : on fait
durcir la rétine dans la solution de Müller, etc., puis on l'étale sur
une plaque d'ébène, de plomb laminé, de caoutchouc durci, et alors
on pratique une section nette avec le rasoir, en appuyant l'extrémité
de celui-ci sur la plaque et imprimant un mouvement de bascule;
cette première coupe faite, on cherche en déplaçant le rasoir à en
exécuter une seconde, et si le mouvement de déplacement a été suffisamment petit, on obtient une bonne section transversale de la
rétine. On s'habitue bientôt à répéter rapidement cette manœuvre
et à obtenir des coupes de toutes les parties voulues de l'organe.
Ce procédé est applicable non-seulement aux membranes, mais à
toute portion d'organe réduit en lame. On peut dire que l'étude de
la rétine et des autres membranes minces, comme la pituitaire,
etc., n'offre plus de difficulté, depuis que ce procédé est devenu
familier aux anatomistes.

Comme liquide additionnel à employer pour faire, la préparation on se sert, en général, de glycérine pure ou diluée à cause de la perte de transparence qu'ont subi les éléments par la coagulation et l'action du réactif.

495. Il existe un grand nombre de tissus des végétaux phanérogames (moelle, ovaires, fruits, graines, etc.) et cryptogames surtout, tels que les basidiomycètes et les ascomycètes, les lichens, beaucoup d'algues dont les tissus ont une consistance analogue à celle des tissus animaux durcis par l'alcool, l'acide chromique, les chromates, etc. Dans toutes ces circonstances, l'exécution des coupes permettant l'étude de leurs tissus et de leurs organes reproducteurs se fait en suivant les procédés qui viennent d'être décrits avec ou sans dilacération ou dissociation consécutive, suivant les cas, se faisant sous le microscope à dissection ou sous la loupe montée. La tranche portée dans une goutte de liquide conservateur approprié est recouverte ensuite d'une lamelle mince pour être examinée, cimentée ou non, comme pour toutes les préparations précédentes.

Que les tissus animaux aient été durcis par l'un ou l'autre des agents indiqués précédemment (p. 292 et suiv.), ou par la dessiccation avec ou sans traitement préalable par l'acide acétique, comme on le fait parfois pour la peau, quelques muqueuses, etc., le procédé reste au fond le même. Dans ces dernières conditions, il est ordinairement utile d'humecter la surface que l'on va trancher avec de l'eau, de la salive ou de la glycérine. Quelques essais montrent vite quels sont les cas dans lesquels il faut ou ne faut pas procéder ainsi.

*Exécution des coupes d'organes très-petits ou très-délicats.*

496. Il est des organes délicats et compliqués des vertébrés et des invertébrés surtout, il est aussi de ces derniers pris en entier et des embryons qui durcis, ou non, ne peuvent être tranchés en coupes minces qu'après avoir été consolidés, si l'on peut dire ainsi, par quelques moyens mis en œuvre avant l'emploi du rasoir. Le principal consiste à plonger ces appareils ou ces animaux dans une solution concentrée de gomme arabique, de manière à ce que celle-ci pénètre le mieux possible entre les parties à étayer. Il faut ajouter quelques gouttes de glycérine à la solution de gomme, pour qu'elle ne soit pas trop friable, et n'éclate pas sous le tranchant du rasoir. On laisse la gomme se dessécher dans une capsule ou autre vase permettant de retirer aisément la masse consolidée. On saisit alors celle-ci entre les doigts de la main gauche, et on

pratique les coupes voulues, en tirant le rasoir, le tranchant tourné vers soi ou en sens inverse, selon les circonstances et la nature des organes. On fait tomber ensuite la coupe dans une quantité d'eau suffisante pour dissoudre la gomme sur le porte-objet même qui doit servir. On pompe alors cette eau qu'on remplace par le liquide conservateur voulu, sans déranger les organes dont on veut étudier la structure, quand il s'agit par exemple de coupes du corps des embryons, de certains mollusques, des papilles, etc. On recouvre enfin le tout de la lamelle mince.

Ce procédé sert encore à montrer nettement la disposition et la structure des villosités et des plis des muqueuses, celle des pièces de l'appareil de l'odorat chez les petits mammifères, de l'oreille interne (Lœwenberg), et autres encore.

Il est également applicable à l'exécution des coupes des champignons basidiosporés de petit volume, de quelques lichens et mousses, des ovaires avec leurs ovules sur quelques phanérogames, des grains de pollen, des grosses spores, etc.

Du reste ce procédé comme beaucoup d'autres, se prête à des applications variant presqu'en nombre infini, à mesure qu'on en use davantage et qu'on l'applique à des recherches plus diverses. Ainsi on peut, de même que les suivants, l'employer pour faire de très-belles coupes du corps, de la tête et des yeux, des insectes mous, tels que les diptères, les larves et les chenilles, les nymphes, les helminthes, les annélides, qu'il est utile de laisser auparavant durcir dans l'acide chromique, le chromate de potasse, l'alcool, etc.

497. Ce procédé est également applicable à l'exécution des coupes minces sur les œufs et les embryons durcis des batraciens, des poissons, des insectes, etc. Mais, pour ces derniers, il vaut mieux les englober dans une petite masse de stéarine pure ou mêlée de cire, et mieux encore dans de la paraffine fondue. Après la solidification de ces matières, l'on pratique les coupes selon celui des méridiens de l'ovule qui est le plus convenable pour voir telle ou telle partie de l'embryon, ainsi que premier.

On peut aussi fixer l'œuf avec ces substances dans l'excavation d'un morceau de moelle de sureau en lui donnant d'avance la position qui convient le mieux pour la coupe qu'on se propose de faire. On fait tomber les coupes dans un verre de montre plein d'essence de térébenthine, qui dissout la paraffine ou la stéarine, et on les reprend ensuite avec un pinceau pour les placer sur le porte-objet. On s'habitue vite à ces maniements délicats.

498. Les agents durcissants qui rendent possible l'exécution de ces manœuvres sont aussi des agents conservateurs ; ils offrent par suite de grands avantages dans les recherches embryogéniques faites à l'aide de coupes destinées à montrer les rapports réciproques de chacun des nouveaux organes qui apparaissent et de ceux qui grandissent. Ces avantages consistent en ce que l'on peut de jour en jour ou à des intervalles de temps plus rapprochés encore y plonger successivement des séries d'œufs de batraciens, de poissons, de mollusques, d'annélides, d'insectes, etc., ayant tous au début été fécondés en même temps pour pratiquer sur eux à loisir les coupes voulues pour leur étude. On sait en effet qu'il est des périodes du développement de certains organes qui sont si rapides qu'on n'a pas encore eu le temps de disséquer d'observer et de dessiner l'embryon de la première que déjà il faudrait se mettre à examiner celui de la seconde ; d'où l'obligation fréquente de renoncer à cet examen pour le faire lorsqu'une nouvelle ponte de la même espèce en fournit l'occasion.

499. Pour fixer solidement les ganglions nerveux de manière que le rasoir puisse les couper précisément dans le sens qui semblera le plus avantageux pour l'étude, soit en long, soit en travers, voici les procédés employés : après avoir retiré le fragment de tissu, le ganglion, etc., de la solution qui a servi à le durcir, on le dispose en étendant ses parties sur du papier buvard, où on le laisse sécher à l'air libre pendant une heure ou deux. Lorsque sa surface est bien privée d'humidité, on le trempe dans de la paraffine fondue, dont la température de fusion (42°) n'est pas assez élevée pour en altérer la substance ; puis on le retire immédiatement pour laisser solidifier à sa surface une première couche de paraffine. En trempant ainsi le même organe à plusieurs reprises, on obtient bientôt un petit bloc de paraffine contenant le tissu à trancher, dont on connaît la position exacte, c'est-à-dire qu'on sait où sont ses faces, ses extrémités, les points d'émergence de ses principales branches, s'il s'agit d'un ganglion nerveux, etc. Ce bloc de paraffine est encore trop petit pour être tenu facilement entre les doigts ; on le fixe alors au moyen d'un peu de la même substance fondue sur un bouchon de liége, ou on le dispose dans la cavité d'un tube en laiton, et on y coule autour du ganglion, etc., une certaine quantité de paraffine fondue. Après

la solidification de celle-ci, on retire du tube une petite bougie contenant à une de ses extrémités l'organe disposé dans le sens précis où l'on veut pratiquer les coupes.

Au lieu de paraffine, on peut se servir de divers encollages (que l'on trouve à acheter chez M. Bourgogne à Paris), au moyen desquels on colle les organes à couper sur du liège ou sur de petits morceaux de bois tendre. Il faut toujours appliquer sur l'objet plusieurs couches de ces encollages, lesquelles demandent plusieurs heures, quelquefois plusieurs jours pour sécher ; tandis que la paraffine est immédiatement solide, et ce procédé dû à Polaillon a au moins l'avantage d'être expéditif.

Ces encollages ont généralement pour base des mélanges de solutions concentrées de sucre ou de gomme avec de la gélatine dissoute.

500. Les *coupes* que l'on peut faire à *main levée*, suffisantes pour l'étude de la plupart des tissus, sont souvent défectueuses pour celle du tissu ganglionnaire. En effet, il s'agit non-seulement d'avoir une tranche très-mince, mais encore de l'avoir souvent dans une grande étendue, afin qu'elle comprenne les nerfs qui s'irradient du ganglion, et que l'on puisse suivre, s'il est possible, la marche des tubes nerveux entre les cellules ganglionnaires et leur continuité avec ces éléments anatomiques. Pour obvier à cette imperfection de la main, M. Polaillon a fait construire, par MM. Robert et Collin, un *microtome* qui ne diffère de celui de Follin que par la facilité avec laquelle on fixe dans son intérieur l'objet à couper.

Nous venons de parler de la manière de faire de petites bougies cylindriques de paraffine avec un ou plusieurs ganglions nerveux, par exemple, pris dans cette substance. Le calibre des moules de laiton qui servent à les fabriquer est égal au calibre du tube de ce microtome de Polaillon, de sorte que les bougies entrent exactement dans ce tube. Une de leurs extrémités (celle qui ne contient pas le tissu, le ganglion, etc.,) repose sur une sorte piston de cuivre fixé à la vis micrométrique, piston qui monte avec cette vis, et par suite pousse le cylindre de paraffine, dont l'autre extrémité (celle qui contient le ganglion) arrive au niveau d'un plan d'acier poli.

Supposez qu'on fasse glisser une lame bien affilée sur ce plan, on coupera tout ce qui le dépassera ; si on fait monter la vis micrométrique d'un trentième ou d'un cinquantième de millimètre, l'extrémité de la bougie fera saillie au-dessus du plan d'une quantité correspondante, et si on rase ce plan avec la lame d'un couteau, on aura une coupe de la paraffine et de l'objet qu'elle contient, d'une épaisseur égale au vingtième du millimètre. La paraffine se casse et se pulvérise, mais la coupe de l'objet reste.

On peut remplacer le cylindre de paraffine par un petit cylindre de moelle de sureau ou bois tendre de même diamètre ; à une de ses extrémités, on fixe le ganglion par un encollage, on place tout le petit système dans le microtome, puis on pratique les coupes comme je viens de le dire.

La méthode des coupes, dans l'étude de presque tous les tissus, des ganglions en particulier, doit toujours être contrôlée par celle des dilacérations, si l'on ne veut s'exposer à des erreurs. C'est ainsi que M. Roudanowski (1865), qui n'a étudié que des coupes faites dans un seul sens, a cru voir des anastomoses entre les cellules ganglionnaires, au moyen de prolongements qu'elles s'enverraient réciproquement, anastomoses qui n'ont été signalées que par lui et que nous n'avons pu retrouver. (Polaillon, *Étude sur les ganglions nerveux*, *in Journal de l'anatomie et de la physiologie*. Paris, 1866 ; p. 135.)

*De l'exécution et de la préparation des coupes des organes entiers tels que les doigts, etc.*

501. Des organes entiers, tels que les doigts de l'homme, et de divers autres animaux, les membres des fœtus ou de petits mammifères, des oiseaux, etc., plongés dans les mélanges acétiques (p. 288), ou nitro-chlorhydriques (p. 291), peuvent au bout de plusieurs jours ou de plusieurs semaines, et après dessiccation à l'air libre, être réduits en coupes minces. On pratique ces coupes à l'aide des appareils à trancher décrits précédemment (p. 248 et p. 253). Les os privés de leur phosphate calcaire se laissent sectionner sans difficulté. Ces coupes sont des plus utiles pour étudier les rapports des ongles avec les papilles de la matrice onguéale, la situation réelle des glandes sudoripares, le mode d'union des ligaments aux os ou aux cartilages, les rapports des surfaces articulaires entre elles et avec les synoviales, etc.

On trouve du reste des coupes de ce genre très-bien faites parmi les préparations que M. Bourgogne livre séparément ou en collection méthodiques.

Une fois exécutées, ces coupes doivent être gonflées et rendues transparentes par un séjour de quelques heures au moins, dans

l'eau glycérinée, et conservées ensuite dans un mélange formé
de 2 parties de glycérine, 1 d'eau, et 1 environ d'acide acétique.

### ART. IV. — DE L'ISOLEMENT DES ÉLÉMENTS ANATOMIQUES PAR DILACÉRATION [1].

502. La nécessité de bien connaître individuellement les caractères
de chacune des espèces d'éléments anatomiques qui entrent dans la
composition d'un tissu pour se rendre un compte exact de leur arrangement réciproque dans celui-ci rend indispensable leur isolement dans un grand nombre de circonstances. Il en est ainsi, non-
seulement dans l'étude des parties élémentaires des animaux, mais
encore dans celle des plantes, bien qu'ici les coupes permettent
assez ordinairement de voir à la fois les caractères des cellules et
leurs relations. Toutefois, pour étudier les cellules du liber, les
laticifères, les cellules du tissu de beaucoup de champignons, etc.,
il faut les dissocier et les isoler par dilacération, après avoir enlevé
par déchirure ou à l'aide d'une coupe mince une petite portion du
tissu.

L'expérience montre, dans ce cas et dans beaucoup d'autres encore, que la dilacération et le raclage même ne sont pour bien des
tissus qu'un moyen de les réduire en lames plus minces que
celles que donnent les coupes, plus transparentes par suite, mais
d'une moindre étendue, ne montrant que les rapports des éléments
entre eux, mais non ceux d'organes microscopiques plus ou moins
rapprochés les uns des autres, ce à quoi les coupes servent surtout.

503. D'une manière générale, pour étudier individuellement les
éléments anatomiques des animaux, la première condition à remplir quand on fait une préparation destinée à être portée sous le microscope, c'est d'isoler avec soin, par la dissection, l'organe dont on
veut examiner le tissu, afin de savoir au juste d'où vient le corpuscule que l'on a sous les yeux, et ne pas donner de détermination
vicieuse. Cette remarque est surtout applicable aux études embryogéniques, d'anatomie comparée et d'anatomie pathologique.
Très-souvent c'est sous la loupe ou le microscope à dissection qu'il
faut faire cette dissection préalable. Il faut ensuite prendre avec de
petits ciseaux une minime quantité seulement du tissu que l'on

_______________

[1] Par MM. Grandry (de Liége) et Ch. Robin.

porte sur le porte-objet, préalablement bien essuyé et sur lequel on a mis une goutte du liquide dans lequel doit être faite la dissociation par dilacération isolante. Celle-ci s'exécute le plus souvent en fixant avec l'aiguille à manche, que tient la main gauche, le fragment du tissu pendant qu'avec l'aiguille de l'autre main qu'on implante dans celui-ci on le divise en parcelles plus petites. Souvent c'est la main gauche qui est obligée d'exécuter les mouvements qu'a d'abord faits la main droite, et *vice versâ*. On continue ainsi jusqu'à réduction en particules presque invisibles à l'œil nu et en tenant les aiguilles presque perpendiculaires ou sous l'inclinaison donnée à une plume quand on écrit.

Le liquide dans lequel on doit faire la dilacération maintient les particules en suspension et empêche leur déformation. Il est en outre indispensable pour empêcher des bulles d'air de rester interposées entre ces parties et les lamelles de verre, ce qui masque les éléments anatomiques et gêne ou même rend impossible l'observation. Il fait de la préparation un tout homogène que la lumière traverse plus facilement, sans rencontrer des surfaces libres sur lesquelles elle se réfléchit.

Dans la grande majorité des cas, on peut se servir d'eau pour préparer ainsi les solides organiques, parce que la plupart sont insensibles à son action. Elle est très-utile lorsqu'il s'agit de se débarrasser des g'obules sanguins. Dans ce cas même, et lorsque des éléments insolubles dans un réactif, comme les fibres élastiques, certains épithéliums, le myolème, sont masqués par d'autres qui sont attaquables, tels que les fibres de tissu lamineux ou musculaire, on se sert directement d'acide acétique étendu pour y pratiquer la dissociation. Nous avons déjà dit que lorsqu'on prépare des éléments anatomiques attaquables par l'eau, il faut se servir d'autres liquides, et nous avons noté quels sont ceux qu'il faut choisir (voy. p. 274). Pour quelques tissus normaux ou pathologiques, il suffit de racler avec un scalpel sur une coupe fraîche de l'organe pour en exprimer le suc, ou en détacher quelques particules. Ce procédé peut être employé pour détacher les parcelles d'épiderme et d'épithélium et mêmes leurs cellules, ainsi que les ovules de l'ovaire de beaucoup de mammifères.

504. Il semble aux commençants que de si petits fragments ne peuvent rien montrer de bien concluant, la dilacération devant rompre les cellules ou les fibres qu'il s'agit d'observer; mais l'expérience prouve que ce procédé si simple montre mieux ces parties que d'au-

tres moyens plus longs et plus minutieux. De plus elle prouve que les cellules sont trop petites pour pouvoir subir alors l'action du tranchant de l'instrument, et, lors même que quelques-unes soient rompues, ce qu'on peut constater parfois, il en reste toujours assez d'entières pour permettre une étude complète. Quant aux fibres, leurs extrémités, coupées ou rompues, offrent souvent des caractères utiles à connaître, et elles sont ordinairement encore assez longues pour dépasser la largeur du champ du microscope, et même pour qu'on ne puisse en déterminer la longueur.

La dilacération doit être faite avec soin, comme une sorte de dissection minutieuse, quand il s'agit des *acini* des glandes, des corpuscules ganglionnaires, etc., qui sont assez gros pour être détruits par le raclage. Il est cependant des glandes en grappe, surtout hypertrophiées et la glande thyréoïde, dans lesquelles ce dernier procédé suffit pour montrer les culs-de-sac ou les vésicules. Mais, pour la plupart des glandes, pour les bulbes pileux, il faut, par une dissection préalable, isoler l'acinus à étudier ou le bulbe, et l'enlever avec des ciseaux courbes, ou les observer sur les coupes faites comme nous l'avons vu plus haut.

C'est particulièrement dans l'exécution des préparations de ce genre qu'il faut éviter de prendre des fragments de tissu de trop grandes dimensions, faute ordinairement commise par les commençants. Souvent même, pendant la dissociation, particulièrement quand on opère sur des tissus qui se gonflent au contact de l'eau, on est obligé de repousser une partie des petits morceaux qu'on a placé sur le porte-objet pour achever l'opération en n'utilisant que la plus petite partie ainsi réservée.

Il faut se garder de dilacérer à sec les fragments ou les coupes des tissus et de mettre la goutte du liquide additionnel après la dissociation seulement. Lorsqu'on met le fragment à dilacérer dans le liquide avant la dissociation, celle-ci parait plus difficile, les parties détachées venant toujours se replacer à côté des portions non dilacérées, mais cela est un bien moindre inconvénient que celui qui est produit par la dessiccation plus ou moins grande de l'objet pendant qu'on agit sur lui sans fluide. Dans ce dernier cas les éléments adhèrent à la lame de verre et, lorsqu'on dépose le liquide additionnel, il mouille difficilement les parties isolées ou les mouille incomplètement. On obtient alors des images très-peu nettes, des phénomènes de réflexion lumineuse qui nuisent beaucoup à l'observation et qui peuvent même devenir des causes d'erreur.

Au lieu de prendre un fragment de tissu, on peut faire une coupe la plus mince possible de celui-ci et la dilacérer ensuite ; c'est le procédé que nous suivons de préférence. On doit généralement dissocier le plus possible, mais il est certains cas où l'on doit apporter la plus grande attention en dissociant ; c'est lorsqu'on a affaire à des tissus formés d'éléments d'un grand volume à détails délicats et fragiles comme le sont par exemple les grosses cellules nerveuses du cervelet et autres.

505. Outre ces moyens de dissociation, il y a ceux qu'on n'emploie généralement qu'après l'action de réactifs et surtout de l'acide chromique faible. Pour les cellules nerveuses de la moelle épinière, par exemple, nous avons toujours très-bien réussi de la manière suivante ; on prend un fragment de moelle qui a macéré dans l'acide chromique faible et on le place sur la lame porte-objet, en ajoutant une assez grande quantité de liquide additionnel, alors, avec le plat d'un scalpel ou un objet plat quelconque, on frappe doucement sur le fragment de tissu ; de cette façon, on élimine très-facilement la matière granuleuse en enlevant le liquide à l'aide de papier buvard et le renouvellant plusieurs fois. Un autre moyen consiste dans l'emploi du pinceau. Pour cela on prend un fragment de tissu ou une coupe mince qu'on met dans une grande quantité de liquide additionnel et on place le pinceau perpendiculairement à l'objet, puis on frappe sur celui-ci en exécutant des mouvements précipités, sans être trop violents.

506. Nous voyons en résumé que les objets quels qu'ils soient, pour être soumis à l'examen microscopique, ont besoin de subir une préparation variant suivant le volume, la consistance les propriétés optiques et autres de l'objet. Il faut, en d'autres termes, qu'il soit apte ou rendu apte à être placé sur la lame porte-objet et recouvert d'une lamelle mince pour être ensuite porté sur la platine et mis au foyer de l'objectif.

Certaines manœuvres de la préparation sont communes à celle de tous les corps et nous citerons en premier lieu la fixation de ce dernier, d'une façon quelconque et la mobilité de l'appareil sur lequel il est fixé. Mais, en dehors des points communs à toutes les préparations microscopiques, on peut donner une idée d'ensemble du *modus faciendi* de celle-ci de la manière suivante :

A. Préparations extemporanées ; 1° à sec ; 2° avec liquide additionnel.

B. Préparations non extemporanées ; 1° à sec ; 2° avec isolement des parties à l'état frais; 3° avec ou sans isolement des parties après durcissement de l'objet.

ART. V. — DE L'ISOLEMENT DES ÉLÉMENTS ANATOMIQUES

PAR INFILTRATION HYDROTOMIQUE.

507. Parmi les moyens qui peuvent être employés pour arriver à voir exactement à la fois ce que sont les éléments anatomiques et quel est leur arrangement réciproque, il faut noter spécialement les dispositions naturelles et les procédés artificiels qui tiennent ces parties écartées les unes des autres, tout en conservant leurs rapports essentiels.

Le type des dispositions naturelles de ce genre se rencontre dans le tissu de plusieurs organes des acalèphes dont les fibres et les cellules sont tenues écartées par une assez grande quantité de matière amorphe hyaline. Les coupes pratiquées à l'aide d'un rasoir ou de ciseaux permettent d'observer les parties élémentaires dans leurs rapports naturels et de bien voir leurs caractères individuels, sans dilacération et sans autre isolement que celui qui résulte de l'interposition de la matière amorphe transparente qui les tient à la fois réunis et écartés.

Il est d'autres invertébrés encore chez lesquels des particularités de texture de cet ordre peuvent être mises à profit d'une manière analogue pour l'étude des éléments qui les composent et de l'arrangement réciproque de ceux-ci. Il en est encore de même sur un certain nombre de vertébrés, ainsi que je l'ai signalé depuis longtemps à propos du tissu connectif ou lamineux du rostre des poissons cartilagineux (*Annales des sciences naturelles*, Paris, 1847, in-8, t. VII, p. 279), de celui des embryons de poissons, de batraciens et de reptiles.

Là et dans les tissus pathologiques aux éléments anatomiques figurés desquels l'interposition d'une substance amorphe hyaline donne l'état dit *colloïde* les coupes du tissu frais pratiquées au rasoir ou à l'aide des ciseaux courbes, peuvent permettre de faire les mêmes observations. Souvent elles montrent non-seulement les divers éléments nucléaires, cellulaires et fibreux du tissu, mais encore les capillaires, remplis ou non de globules sanguins, les leucocytes inclus dans cette matière amorphe, etc. Elles permettent de bien voir les rapports des uns avec les autres, des noyaux et des cellules, par exemple, avec les fibres au milieu des mailles que circonscrivent celles-ci.

508. On peut obtenir artificiellement un isolement analogue des fibres et des vaisseaux du tissu lamineux, qui permet d'en bien voir la
structure, à l'aide de l'*hydrotomie*. (Lacauchie.) On sait que ce procédé
consiste à injecter de l'eau dans les vaisseaux des animaux vertébrés jusqu'à ce que le liquide, traversant, par exemple, les parois
des capillaires et s'interposant aux éléments anatomiques, les écarte
en rendant le tissu transparent et rénitent.

Les petits organes formés d'éléments anatomiques opaques,
comme les lobules adipeux, les filets nerveux, ou très-cohérents et
ne se laissant pas écarter par l'eau, comme les faisceaux des tissus
élastiques et fibreux, comme les petites glandes ou les acini des
glandes composées deviennent alors évidents au sein du tissu transparent. Il est possible ensuite de faire des coupes de ce dernier avec
des ciseaux, etc., ou de prendre isolément les petits organes dont
il vient d'être question et que le gonflement du tissu lamineux d'interposition écarte les uns des autres.

Dans ces dernières circonstances et pour étudier aussi les diverses variétés que présente la texture des tissus lamineux, musculaires de la vie végétative, etc., il faut injecter ainsi jusqu'à production de l'œdème une solution de gélatine au lieu d'eau. Lorsqu'après son infiltration la gélatine s'est solidifiée, elle permet de
faire des coupes à l'aide du rasoir et des ciseaux qu'on place dans
l'eau ou dans la gélatine glycérinée dont il sera question plus loin.
Les préparations ainsi faites laissent bien voir la situation relative
des éléments dans les tissus lamineux, glandulaires, musculaires, etc., que l'on a ainsi amené à l'état *colloïde* à l'aide d'une substance translucide qui ne s'écoulant pas comme l'eau maintient l'é-
cartement des parties. Elles laissent aussi constater mieux que les
autres moyens quelle est la proportion des éléments anatomiques
accessoires par rapport aux éléments fondamentaux isolés les uns
des autres par le procédé ci-dessus.

ART. VI. — PRÉPARATION DES OBJETS A L'ÉTAT SEC [1].

509. Les procédés que réclament les préparations d'objets secs exigent plutôt du soin et de la patience qu'une grande habileté, et toute
personne qui voudra s'en occuper avec un peu d'assiduité parviendra aisément à de bons résultats.

Les objets seuls qui peuvent se trouver altérés par la présence

[1] Par MM. Grandry (de Liège) et Ch. Robin.

des liquides devront être conservés à l'état sec ; on sait qu'ils sont peu nombreux. La première méthode employée consistait à maintenir l'objet dans une fiche d'ivoire ou autre substance entre deux petites rondelles de mica ; mais ce moyen ne mettant pas les objets complètement à l'abri de l'air, a dû être rejeté ; du reste, l'emploi du mica présentait de grands inconvénients, car non-seulement cette substance est très-fragile, mais encore plus ou moins couverte de raies dont le nombre s'augmente par le frottement.

Pour les corps d'une certaine épaisseur, on collait sur le porte-objet une bande de papier ou d'étain plus ou moins forte, au centre de laquelle on ménageait une ouverture appropriée. Cette ouverture se pratique à l'aide d'un emporte-pièce ; on doit donc en avoir de différents diamètres si on use de ce procédé, aujourd'hui peu employé. La petite cavité formée par l'épaisseur du papier en contact avec le porte-objet forme la cellule destinée à recevoir l'objet. Pour clore ce réservoir, il suffit de superposer une lamelle mince que l'on maintient en la lutant à l'aide des moyens indiqués aux chap. V et VI de cette section. Aujourd'hui on remplace ces *cellules* en papier par celles dont il a été question page 231.

510. Pour coller ce papier, les étiquettes de ces préparations, etc., on peut se servir de la colle de M. Jackson, indiquée par Quekett, et qui est composée de :

| | |
|---|---|
| Gomme adragante en poudre.. . . . . . . . | 1 once. |
| — arabique.. . . . . . . . . . . . | 2 — |
| Sucre blanc.. . . . . . . . . . . . | 2 — |

Le tout est dissous dans une quantité suffisante d'eau.

On achète chez les papetiers une colle en flacon, dite *colle blanche de Gaudin*, qui remplit très-bien les mêmes usages et autres analogues.

511. Pour certaines préparations à l'état sec, après avoir déposé l'objet sur la lame, on met dans un petit espace en rapport avec la lamelle à recouvrir quelques petits fragments de baume du Canada, préalablement épaissi ou presque desséché au bain-marie ; on recouvre le tout d'une lamelle et l'on chauffe légèrement avec la lampe à alcool ; le baume se liquéfie, et en appuyant légèrement, ou fait adhérer les lames ensemble ; il se forme de la sorte un petit cadre résineux qui sèche promptement et qui préserve pour toujours l'objet du contact de l'air.

Pour les écailles des lépidoptères, des podurelles, des lépismes, des poissons, et pour un grand nombre d'infusoires fossiles, etc., etc., ce moyen est employé par les préparateurs.

Pour conserver les cristaux, on peut se servir des moyens indiqués ci-dessus, mais celui de Darker est préférable.

Son procédé consiste à prendre deux lames de glace taillées en biseau, de manière à produire par leur rapprochement une gouttière que l'on peut combler pour maintenir les lames. Ayant mis une goutte de solution saline entre les deux lames, on laisse cristalliser ou l'on active la cristallisation à l'aide de la chaleur ; cela fait, il ne reste plus qu'à couler dans la gouttière l'un des luts indiqués dans le chapitre suivant.

La méthode de Darker est très-bonne, aussi pour conserver à l'état sec des tranches minces de bois, d'os, des échantillons minéralogiques, etc.

512. Les préparations à sec peuvent être transparentes ou opaques et on les place suivant les cas sur un fond noir et ne laissant nullement passer la lumière, ou sur une lame transparente. Il est très-important de placer les préparations qu'on veut examiner par lumière directe ou réfléchie par une loupe sur un fond complétement opaque, à cause des effets produits même par une faible lumière traversante ; ainsi le tissu osseux sec, dont les ostéoplastes sont remplis d'air montre ces cavités parfaitement noires et nettement limitées quand il y a absence totale de lumière traversante, et dans le cas inverse, on les voit grises, mal délimitées, et présentant par suite une image très-désagréable à l'œil. (Voy. pages 345 à 346.)


# CHAPITRE IV

### Des matières destinées à la conservation des objets préparés et de leur emploi.

513. Le sujet traité dans ce chapitre est très-différent, ainsi qu'on le comprend aisément, de celui dans lequel il a été question des agents chimiques, qui, en raison de l'action qu'ils exercent sur tels éléments anatomiques et non sur tels autres, servent à faire distinguer ceux-ci de ceux qui appartiennent à quelque espèce différente, mais pouvant leur ressembler plus ou moins, quant à la forme, au volume, etc.

ART. I. — DES TÉRÉBENTHINES.

**514.** *Térébenthine ou baume du Canada.* La substance vendue dans le commerce sous ce nom est la plus ordinairement employée de toutes celles qui servent pour conserver les préparations microscopiques.

Mais il importe de savoir qu'elle n'a pas la composition des *baumes*, et constitue au contraire une *térébenthine*.

La *térébenthine du Canada* est produite au Canada par l'*Abies balsamea*, Miller, qui a de grandes analogies avec le sapin argenté ou commun (*Abies pectinata* DC.). Elle a été employée d'abord en 1832 par New et Bond, préparateurs de Londres, à la place de la térébenthine de Venise dont l'usage avait été introduit par Lebaillif en 1825, comme moyen de conserver et de sceller les préparations.

Elle est liquide, presque incolore, nébuleuse, lorsqu'elle est récente, mais tout à fait transparente, si elle est ancienne. En quarante-huit heures, elle se dessèche à l'air si elle est en couches minces. Il faut trois à quatre jours au moins pour qu'il en soit ainsi d'une couche épaisse d'un millimètre ou environ. Sa surface se dessèche dans les bouteilles incomplétement pleines, et la masse prend alors une teinte d'un jaune doré de plus en plus foncée. La chaleur, en chassant son essence l'amène à l'état de masse résineuse de cette couleur. Son indice de réfraction est de 1,532.

La térébenthine du Canada est imparfaitement soluble dans l'alcool, mais elle se dissout bien dans le chloroforme; son odeur est suave.

Quand elle durcit trop dans les flacons des laboratoires, on la ramollit avant de s'en servir à l'aide d'un peu de chloroforme.

**515.** La *térébenthine du sapin* (*Abies pectinata* DC.), vendue sous les noms de *térébenthine de Venise* et parfois *d'Alsace* ou de *Strasbourg*, a exactement les mêmes propriétés que la précédente, et peut être employée à sa place. C'est la *térébenthine* dite *au citron* dans quelques pharmacies, en raison de son odeur. Elle contient des traces d'acide succinique.

**516.** La *térébenthine de Bordeaux* (du *Pinus maritima* Miller), qui se durcit plus vite que les précédentes n'est pas employée à cause de sa couleur.

**517.** La *térébenthine du Mélèze* (*Larix europœa* DC.), ou *térébenthine fine ordinaire des pharmacies*, dite aussi *des Vosges* et de

*Strasbourg*, vient généralement de la Suisse ou de la Savoie. Elle ne sèche pas à l'air, en sorte que, lorsqu'on s'en sert, il faut cimenter les préparations comme si on employait un liquide proprement dit.

518. La térébenthine ou baume du Canada sert surtout pour la préparation des pièces très-opaques auxquelles on veut donner de la transparence. (Voy. aussi pages 345 à 346).

Toute coupe ou autre préparation doit, avant d'être mise dans la térébenthine du Canada, être soumise à une dessiccation préalable. On peut recourir, à cet effet, à la chaleur d'un bain-marie, ou bien exposer la préparation à l'action desséchante de l'acide sulfurique ou du chlorure de calcium et à d'autres procédés encore. (Voy p. 328.) Il est des objets qui peuvent être plongés ensuite pendant quelques minutes dans l'essence de térébenthine. S'il y a de l'air à l'intérieur de la pièce, il faudra un temps plus long et quelquefois même on se verra obligé de chauffer.

L'immersion dans le baume de l'objet dont on désire assurer la conservation se fait ainsi : après avoir bien essuyé le porte-objet, on l'expose à la chaleur d'une lampe à l'esprit-de-vin, pour la chauffer modérément et en évitant avec soin une température élevée. On prend ensuite, avec la pointe d'une baguette de verre, une goutte de la térébenthine qu'on dépose sur la lame. Le liquide s'étend, et, dans les circonstances heureuses, forme une masse homogène, sans bulles de gaz. S'il en restait (et il s'en forme un nombre considérable quand le baume se trouve sur une lame trop chauffée), on les touche avec la pointe d'une aiguille chaude pour les faire éclater, ou bien on les attire, à l'aide d'une aiguille froide, jusqu'au bord de la goutte de baume. Après cela, on place dans celui-ci l'objet à conserver ; puis on saisit, pour la seconde fois, la tige de verre garnie de térébenthine pour en étendre une couche très-mince sur la face supérieure de l'objet. En agissant avec promptitude, ou bien en chauffant légèrement, on verra bientôt le baume ajouté en dernier lieu s'unir à celui qui a été placé d'abord sur le porte-objet. On prend ensuite, à l'aide d'une pince, le couvre-objet qu'on a eu soin de nettoyer ou de chauffer légèrement, et on le laisse tomber sur l'objet recouvert de baume, en ayant soin de commencer par appuyer le bord opposé à celui qui a été saisi avec la pince sur le porte-objet. On abaissera peu à peu la lamelle qui avait au commencement une position inclinée, jusqu'à ce qu'elle couvre le tout horizontalement. On peut encore à ce moment chasser quelques bulles de gaz isolées au delà des bords de la lamelle, en soulevant avec précaution un côté de celle-ci, pourvu, toutefois, que l'objet introduit dans le baume soit capable de supporter une certaine pression. Arrivé à ce point, on examine la préparation à l'aide d'un grossissement faible. Si on découvre encore quelques bulles de gaz, ce qu'on aura de mieux à faire sera de placer l'objet couvert d'une cloche sur un support chauffé, et de l'y laisser pendant des heures entières ; on donne ainsi, en même temps, de la consistance à la térébenthine. Ce dernier procédé pourra être également employé avec avantage dans d'autres circonstances. (Frey.)

Si la quantité de térébenthine a été trop grande, on cherche à en diriger une partie vers les bords du couvre-objet, ou bien même on la laisse s'écouler au delà. Quand le baume sera durci, on enlèvera le superflu avec la lame d'un couteau ; puis on nettoiera la surface du verre avec un morceau de linge trempé dans de l'essence de térébenthine ou dans de la benzine.

Le durcissement de la térébenthine enveloppant l'objet ne s'opère que très-lentement à l'intérieur. Souvent elle est dure à la circonférence depuis des jours et des semaines, tandis qu'elle est encore fluide au centre ; une manœuvre maladroite pourrait, dans ce cas, faire glisser le couvre-objet et détruire la préparation. C'est alors qu'il est bon de fixer ce dernier avec un ciment, ou avec deux à trois gouttes de cire à cacheter.

Nous avons dit plus haut comment il faut procéder pour empêcher la térébenthine du Canada de pénétrer dans les canaux de Havers, dans les ostéoplastes et leurs canalicules radiés, dans les canalicules de l'ivoire, etc., lorsqu'on en place les coupes dans cette substance. (Voy. p. 345.)

Les précautions dont il s'agit ici doivent être également prises pour la préparation de ces pièces, lorsqu'au lieu de la térébenthine utilisée comme qu'il vient d'être dit, on emploie sa solution dans le chloroforme.

### Solution de térébenthine au chloroforme.

519. Cette solution s'obtient en mélangeant du chloroforme à la térébenthine du Canada, jusqu'à ce que le tout ait la consistance d'un sirop épais. On a ainsi une substance dans laquelle on peut conserver les pièces durcies, les injections, toutes les parties habituellement mises dans les térébenthines. Mais elle a le grand avan-

'tage de pouvoir être employée à froid et d'être bien plus facile à manier que celles-ci. Il est bon de mettre assez de la solution sur le porte-objet, pour qu'elle déborde la lamelle mince et fasse ciment périphérique en se desséchant. Si, pendant le dessèchement, la diminution de volume est assez grande pour que l'air entre sous la lamelle mince, on ajoute une ou deux gouttes de cette substance.

Cette solution qui pénètre bien les tissus est très-utile aussi pour conserver les pièces solides des articulés et même les animaux entiers qui sont d'un très-petit volume, qu'ils aient ou non été préalablement conservés dans l'alcool. C'est avec la gélatine glycérinée dont il sera question plus loin et les mélanges de glycérine avec l'alcool, l'acide acétique, etc., un des liquides conservateurs les plus utiles et qu'il importe le plus d'avoir habituellement sur la table de travail.

### Ciment à la résine ou colophane de la térébenthine du Canada.
#### (Hepworth.)

520. Faire sécher au feu du baume du Canada pur, jusqu'à ce qu'il soit dur comme de la glace. On le dissout ensuite dans du chloroforme pur ou encore dans de l'essence de térébenthine rectifiée. Le chloroforme est préférable. Une solution un peu épaisse du baume du Canada dans le chloroforme donne un lut meilleur encore que le *bitume de Judée* pour entourer la lame mince dans un grand nombre de préparations. (Lockart-Clarkes, Rutherford, Tuke, etc.) Il s'emploie de la même manière et donne un ciment incolore ou à peu près.

Cette solution conserve beaucoup de tissus. Elle peut être employée comme véhicule conservateur et comme ciment tout à la fois.

A l'aide d'un pinceau, ou d'une tige en verre, on dépose, goutte à goutte, un peu de cette solution froide sur la lame de verre ; on y place l'objet en imbibant les surfaces libres et on le couvre. Il s'introduit parfois, par suite de l'évaporation du chloroforme, un peu d'air entre la bande et le couvre-objet. En inclinant le porte-objet, on ajoute encore quelques gouttes de solution, jusqu'à ce que toute la coupe soit bien enveloppée.

### Emploi des solutions de térébenthines et de résines.

521. Pour conserver dans les solutions précédentes ou même dans les térébenthines des parties molles, gorgées de liquides, on cherchera

d'abord à débarrasser ces préparations de l'eau qu'elles contiennent, en y faisant pénétrer un fluide capable de former un mélange avec elle ; puis ce premier fluide sera remplacé par un autre, et ainsi de suite jusqu'au moment où les matières précédentes pourront les mouiller et y rester. Les coupes minces de la moelle épinière, du rein ou de la rate, de l'intestin, dont les vaisseaux sanguins où les vaisseaux lymphatiques ont été injectés, celles du cerveau ou d'une glande lymphatique, etc., doivent être privées d'eau pour éviter les contractions occasionnées par la dessiccation simple ; pour cela on placera l'objet, pendant une demi-journée et même pendant une journée entière, dans de l'alcool très-fort, ou, ce qui est préférable, dans l'alcool absolu.

En sortant l'objet de l'alcool absolu, on le plonge pendant une demi-heure dans de l'alcool méthylique très-concentré (toutefois cette dernière partie du procédé n'est pas indispensable). On élimine ainsi l'eau qui est remplacée par l'alcool. On retire la préparation de l'alcool méthylique ; on la reçoit sur un filtre et on la dépose dans l'essence de térébenthine au moment même de l'évaporation. Au bout de quelques heures, tout l'alcool méthylique est chassé par l'essence, et l'objet se trouve en état d'être mis dans une solution au chloroforme de baume du Canada. C'est à ce degré, en général, qu'il faut sécher toutes les parties injectées avant de les enfermer dans cette solution. On réussit à conserver ainsi beaucoup de détails histologiques, même l'épithélium prismatique et d'autres cellules fort délicates qu'on peut rendre plus distinctes encore, à l'aide de la coloration par le carmin ou le bleu d'aniline. Toutes les injections transparentes à la gélatine, s'y conservent bien. Frey conseille d'ajouter une goutte d'acide acétique à l'alcool employé à chasser l'eau des parties injectées avec le bleu de Prusse.

522. Pour monter les objets avec du baume du Canada, il est convenable d'avoir quelques instruments très-simples dont l'emploi évite des pertes de temps et de la peine. Comme source de chaleur, la lampe à esprit-de-vin est ce qu'il y a de mieux, en ce qu'elle est très-facile à régler et qu'elle ne donne pas de fumée. Quand on a à préparer beaucoup d'objets à la fois, il est commode de se servir ou bien d'un bain-marie couvert d'une lame métallique ou bien d'une plaque de métal soutenue au-dessus de la lampe à alcool, à une distance telle que sa température ne dépasse pas cent degrés. Frederick Marshalle a fait connaître la disposition suivante, qui lui paraît la plus commode. Un bain-marie en étain est dis-

posé de manière à permettre qu'on pose au-dessus un support plat, pour recevoir la lame, ou bien encore qu'on puisse mettre à l'intérieur un flacon à large ouverture contenant le baume. Lorsqu'on porte le bain à la température de 100°, ce dernier se liquéfie sans qu'il se forme de bulles d'air, et la lame est maintenue suffisamment chaude pendant, qu'on achève la préparation. Sans renouveler l'eau du bain-marie, on peut préparer 10 à 12 objets. En marquant sur le support le contour de la lame et son centre on voit de suite, à quel endroit du verre il faut placer l'objet. Pour tenir la lame de verre, quand on la chauffe sur la lampe, ou qu'on la refroidit ensuite et pour exercer en même temps une pression convenable, sur le couvre-objet on peut employer un appareil ingénieux que M. James Smith a nommé instrument à préparations. Il se compose d'une lame de cuivre dont les bords sont relevés et sur laquelle peut reposer la lame de verre. Au centre de ce support est un orifice circulaire assez grand qui permet de chauffer la lame de verre par-dessous. Un manche sert à soutenir la lame de cuivre. Sur ce manche et dans une direction parallèle est une tige de cuivre terminée d'un côté par un bouton d'ivoire qui vient se projeter au centre de l'orifice circulaire, et fixée de l'autre par une articulation à une oreille que porte le manche de la lame. Un ressort tend à écarter la tige du manche de l'appareil, mais une broche filetée fixée vers le milieu du manche la traverse librement, et au moyen d'un écrou, l'on peut combattre la répulsion exercée par le ressort, rapprocher autant qu'on veut la tige du manche et exercer sur le couvre-objet une pression plus ou moins énergique. On peut employer aussi la pince à lame de Page dont l'élasticité permet de serrer convenablement une lame d'une épaisseur ordinaire. Deux lames de bois serrent la lame de verre, et, au moyen d'un pied recourbé en cuivre, l'appareil repose sur la table et maintient en l'air la lame de verre chauffée. Cet instrument est particulièrement avantageux quand le baume doit être déposé sur la lame, et s'y solidifier pour y fixer des corps dont on veut faire des sections très-fines.

Outre une paire de pinces d'acier à pointes fines pour tenir l'objet que l'on veut préparer, il faut en avoir une autre paire plus commune pour tenir le verre à couvrir, car elle peut être enduite de baume. Il est indispensable d'avoir une paire de fortes aiguilles emmanchées pour manier les objets et pour faire disparaître les bulles d'air.

Lorsqu'on veut fixer les verres à couvrir, et qu'on n'a pas les instruments décrits plus haut, si l'élasticité du baume qui se refroidit ou de l'objet y font quelque obstacle, on peut employer avantageusement les ressorts que fournissent les constructeurs et les préparateurs. Si la pression n'est pas suffisante, on peut avoir recours à une petite presse. Il faut avoir bien soin de faire en sorte que tous ces objets ne retiennent pas de baume, car autrement les verres à couvrir et les lames se tacheraient. Le moyen le plus commode pour nettoyer les aiguilles est de les chauffer au rouge à la lampe, car peu importe qu'elles conservent ou non leur trempe, le baume se carbonise et on peut alors facilement l'enlever. Les pinces de bois ou de métal doivent être nettoyées avec de l'essence de térébenthine ou de l'alcool méthylique. (Carpenter, *The Microscope*. London, 1868; in-12, § 154.)

ART. II. — DES MÉLANGES GLYCÉRINÉS.

523. Nous avons déjà dit que la glycérine mélangée à divers autres agents est le liquide le plus employé pour la conservation des coupes microscopiques. Elle sert moins souvent peut-être pour conserver les tissus durs que la térébenthine du Canada, mais elle est d'un emploi plus facile et peut remplacer celle-ci pour la conservation, de toutes les parties cornées, chitineuses (voy. p. 280 à 281), siliceuses, de beaucoup d'articulés, d'annélides, de vers, etc.

C'est par conséquent un des agents conservateurs les plus employés. Il ne faut toutefois pas omettre de signaler qu'employée pure pour conserver des tissus mous, non préalablement durcis, et des articulés microscopiques, elle donne au bout de quelques mois un ton jaunâtre, foncé aux parties molles, qui ne permet plus de distinguer les détails de structure intérieure et qui fait qu'à cet égard les préparations finissent par être totalement perdues.

Si on désire conserver longtemps les objets, il est indispensable que la glycérine soit neutre, dépourvue d'eau autant que possible, et ne contenant point de sels de plomb. Sans mélange, la glycérine donne aux coupes une transparence qui parfois devient trop forte au bout de quelque temps. C'est pourquoi il faut ordinairement lui ajouter environ partie égale (plus ou moins, suivant les circonstances) d'eau distillée ou camphrée. On peut placer, pendant quelques jours, les objets destinés à la conservation dans un petit vase contenant de la glycérine pure ou un mélange de glycérine et d'eau, pour les laver, les rapproprier; cette opération fait aussi connaître le degré de transparence obtenu. (Frey.)

On enfermera ensuite l'objet, en suivant les procédés habituels,
En se servant de glycérine qui ne s'évapore pas, il n'est nullement nécessaire de se hâter de cimenter le couvre-objet.

Dans beaucoup de cas, il est utile d'ajouter deux à quatre gouttes
d'acide acétique ou chlorhydrique par 60 grammes de glycérine. Les
objets injectés au carmin ou au bleu de Prusse exigent cette addition, si on veut éviter que ces couleurs ne pâlissent ou ne disparaissent tout à fait.

### Glycérine gélatinée.

524. Il est différentes préparations de gélatine qui constituent
de très-bons moyens de conservation des tissus végétaux et animaux.
Ainsi on obtient une substance qui sert à la fois de lut et de matière
conservatrice en mélangeant une solution chaude de colle de poisson
ou ichthyocolle dans aussi peu d'eau que possible à un volume égal
de glycérine ou à peu près (de 6 à 8 parties de cette solution concentrée pour 8 parties de glycérine d'après Roudanowski). On a de la
sorte une gelée qu'on liquéfie à une légère chaleur ; on la verse goutte
à goutte sur la préparation quelle qu'elle soit, ou on met l'objet à
observer ou à conserver directement dans ce liquide, si on a fondu
la gelée sur le porte-objet. On place ensuite la lamelle mince. La
gelée devient assez solide par le refroidissement pour n'exiger aucune autre occlusion par un ciment. Tous les tissus animaux se
conservent très-bien dans cette matière. Elle est très-utile en particulier pour conserver les coupes de tissus injectés.

Les préparations du tissu nerveux non colorées par la teinture de
carmin ou de cochenille y deviennent, au bout de quelques mois,
trop diaphanes ; aussi faut-il les colorer ainsi avant de les mettre
dans ce milieu. (Roudanowski, *Journal d'anatomie et de physiologie.*
Paris, 1865, in-8°, p. 227.)

525. Comme liquide conservateur d'un grand nombre de tissus animaux et végétaux et de produits en dérivant, on peut employer le
liquide gélatiné de Deane composé de 30 grammes de gélatine ou
d'ichthyocolle dissous à chaud dans 60 à 120 grammes d'eau distillée,
liquide auquel on ajoute 120 grammes de glycérine, ou, en d'autres
termes, 1 partie de gélatine pour 3 d'eau environ et 4 de glycérine.

Beale préconise un mélange de glycérine et de gélatine ; Farrants
un mélange de glycérine, de gomme arabique et d'acide arsénieux
à parties égales.

M. Ch. Legros prépare ainsi qu'il suit un mélange de ce genre

pour mon laboratoire. Il fait d'abord une solution concentrée de gélatine (1 partie de gélatine pour 2 parties d'eau distillée), puis une
solution saturée d'acide arsénieux.

Alors à une température de 35° environ il mélange à parties égales la solution de gélatine, la solution d'acide arsénieux et la glycérine pure. Il ajoute quelques gouttes d'une solution d'acide phénique et passe à travers une flanelle. Ce composé se solidifie en
une gelée transparente qui se liquéfie à une faible chaleur et s'emploie comme la gélatine glycérinée, dont il vient d'être question
(p. 370). Il est bon de cimenter les préparations ainsi faites pour
empêcher le glissement du couvre-objet, etc.

Depuis plus de deux ans, M. Legros conserve des tissus embryonnaires, dans ce mélange que l'on peut employer non-seulement pour
les préparations microscopiques, mais pour la conservation des
embryons, des ovules, de tous les tissus délicats des vertébrés et
des invertébrés, des Helmintes, des fragments de tumeurs, etc.
C'est un des agents conservateurs qu'il importe le plus d'avoir à
demeure sur la table de travail.

### Glycérine gommée ou alcoolisée.

526. Le mélange de gomme et de glycérine forme un liquide d'un
emploi facile et excellent pour conserver des animaux microscopiques ou leurs parties et surtout la plupart des tissus et des organes
provenant des plantes, ainsi que les infusoires végétaux.

Les meilleures proportions sont 2 parties de solution épaisse de
gomme auxquelles on ajoute à peu près le même volume d'eau et
1 partie de glycérine.

En faisant un mélange analogue dans lequel on met 2 parties
d'alcool au lieu de 2 parties de gomme, on a un liquide qui conserve, non-seulement les tissus végétaux, mais leur matière colorante verte.

Quant aux fluides mentionnés ci-après, ils ne sont pas aussi habituellement employés que les précédents; plusieurs même ne le
sont que très-exceptionnellement.

### Glycérine et acide chromique ou bichromate de potasse.

527. Les solutions d'acide chromique et de bichromate de potasse, même très-faibles, fournissent de bonnes liqueurs conservatrices en y ajoutant de la glycérine suivant les circonstances. Le
mélange de 1 partie de glycérine et de 1 partie du liquide de Müller,

(v. p. 304), paraît être d'un excellent usage. Ce liquide, même pur, est très-propre à la conservation des tissus d'une grandedéli-catesse; on y garde intactes, par exemple, pendant des mois entiers, des cellules épithéliales à cils vibratiles (Frey), des tissus embryonnaires et quelques organes des invertébrés.

### Liquides glycérinés d'Ordoñez.

528. Ordoñez a publié, dans le *Guide de l'étudiant micrographe* de Ch. Chevalier (1865), les formules suivantes des liquides qu'il employait et dont j'ai constaté les qualités conservatrices, tant par l'emploi que j'en ai fait que sur les pièces de sa collection.

1<sup>er</sup> liquide.

| | |
|---|---|
| Glycérine blanche. . . . . . . . . . | 25 grammes. |
| Eau distillée. . . . . . . . . | 10 — |
| Tannin en poudre cristalline.. . . . . | 50 centigr. |

Filtrez.

Ce liquide est très-utile pour les préparations de la peau ou des glandes. Au bout d'un certain temps, les éléments anatomiques prennent une coloration marron plus ou moins foncée; mais cette circonstance, loin d'être un inconvénient, facilite l'étude des divers détails.

2<sup>e</sup> liquide.

| | |
|---|---|
| Glycérine pure. . . . . . . . . . | 5 grammes. |
| Eau distillée.. . . . . . . . . | 15 — |
| Eau camphrée.. . . . . . . . | 5 — |
| Acide acétique. . . . . . . . . . . | 5 gouttes. |

Filtrez et conservez dans des flacons bien bouchés.

Ce liquide est très-bon pour les préparations de cartilages, de la peau, des nerfs, des entozoaires, etc.

3<sup>e</sup> liquide.

| | |
|---|---|
| Eau distillée. . . . . . . . . . | 15 grammes. |
| Alcool rectifié créosoté.. . . . . . . | 1 — |
| Eau de chaux. . . . . . . . . | 1 — |
| Glycérine pure. . . . . . . . . | 5 — |
| Eau camphrée. . . . . . . . . | 15 — |

Filtrez.

Avec ce liquide, on peut préparer le tissu fibreux, les muscles, les capillaires.

4<sup>e</sup> liquide.

| | |
|---|---|
| Eau distillée. . . . . . . . . . | 25 grammes. |
| Glycérine.. . . . . . . . . . | 1 — |
| Alcool rectifié.. . . . . . . . . | 1 — |
| Solution de bichlorure de mercure | |
| au 10<sup>e</sup> . . . . . . . . . . . | 10 gouttes. |

Filtrez.

Avec ce liquide, on peut préparer la plupart des tissus, les glandes, les nerfs, etc. Il sert aussi pour les produits pathologiques.

*5ᵉ liquide.*

Eau distillée. . . . . . . . . . . . . 20 grammes.
Acétate d'alumine. . . . . . . . . . 1   —
Filtrez.

Pour la conservation des coupes des tissus colorés par la solution de carmin et pour les algues colorées.

*6ᵉ liquide.*

Eau distillée . . . . . . . . . . . . 25 grammes.
Acide arsénieux. . . . . . . . . . . 5 centigr.
Faites bouillir et filtrez. Ajoutez :
Eau distillée légèrement camphrée.. . 50 grammes.

Pour la préparation de la plupart des tissus.

*7ᵉ liquide.*

Eau distillée. . . . . . . . . . . . . 25 grammes.
Alcool créosoté. . . . . . . . . . . 1   —
Filtrez.

Pour les préparations du tissu musculaire pour les tendons, les cartilages.

*8ᵉ liquide.*

Eau distillée. . . . . . . . . . . . . 20 grammes.
Chlorure de sodium. . . . . . . . . 5 centigr.
Eau camphrée. . . . . . . . . . . . 1 gramme.
Filtrez.

Pour la préparation des épithéliums, des cellules nerveuses.

*9ᵉ liquide.*

Eau distillée. . . . . . . . . . . . . 25 grammes.
Glycérine. . . . . . . . . . . . . . 1   —
Solution aqueuse d'acide chromique. 1   —
Eau camphrée. . . . . . . . . . . . 5   —
Filtrez.

Pour la conservation des éléments nerveux, des spermatozoïdes, des cellules à cils vibratiles, pour les tissus mous des invertébrés.

ART. III. — LIQUIDES ALCOOLIQUES.

*Alcool créosoté.*

529. Thwaites a indiqué la composition d'un liquide qui peut conserver parfaitement les algues, en laissant intacte leur matière

colorante ou endochrome. Ce liquide peut aussi être employé pour les autres préparations végétales et pour quelques tissus animaux. Sa composition est la suivante :

On prend 14 grammes d'eau distillée, à laquelle on ajoute 1 gramme d'alcool, et l'on sature ensuite ce liquide avec la créosote. On agite et on laisse reposer quelques jours.

La solution terminée, on filtre au papier, ou, comme l'indique Thwaites, à travers de la craie lévigée.

### Alcool méthylique et créosoté de Beale.

530. Ce mélange est composé de :

| | |
|---|---|
| Créosote. | 2 grammes. |
| Alcool méthylique. | 180   — |
| Eau distillée. | 2,000   — |
| Craie. | Quantité suffisante. |

On mêle d'abord l'alcool méthylique à la créosote ; ensuite on ajoute la quantité de craie nécessaire pour former une pâte épaisse et molle. Cette masse, placée dans un mortier, arrosée d'eau en petite quantité, au commencement, et longuement broyée, se trouvera enfin unie au volume d'eau ci-dessus indiqué. Après y avoir ajouté quelques petits morceaux de camphre, on laisse reposer le tout pendant quinze ou vingt jours dans un vase légèrement couvert. On remuera de temps en temps ce mélange ; ensuite on le filtre et on le garde dans une bouteille hermétiquement bouchée.

### Fluide de Topping.

531. Topping conseille de se servir de 1 partie d'alcool absolu sur 5 parties d'eau. Pour ménager des couleurs délicates, il dissout 1 partie d'acétate d'alumine dans 4 parties d'eau distillée. Ce dernier mélange, additionné d'une partie égale de glycérine permet de conserver les coupes des tissus injectés au carmin.

### ART. IV. — LIQUIDES SALINS.

### Chlorure mercurique (deuto-chlorure de mercure ou bichlorure de mercure, sublimé), et chlorure de sodium.

532. Harting recommande des solutions de 1 partie de sublimé dans 200 à 500 parties d'eau distillée pour conserver les globules de sang. Ceux de l'homme et des mammifères exigent une solution de 1/200e de sublimé ; ceux des oiseaux, 1/300e ; ceux des grenouilles, 1/400e. Les qualités qu'il trouve à ces solutions

pour conserver des fragments de cerveau, de moelle épinière et la rétine, nous paraissent moins bien justifiées ; par contre, elles conviennent aux cartilages, aux muscles et au cristallin. Toutes les solutions de sublimé ont l'inconvénient de rendre les objets foncés, moins transparents. (Frey.)

Depuis que Queckett a recommandé d'y ajouter de une à plusieurs fois autant de chlorure de sodium que de sublimé, on a varié à l'infini dans bien des laboratoires ces solutions souvent données comme nouvelles. C'est surtout dans ces proportions, depuis long-temps proposées par Pacini et Goadby qu'elles sont utiles.

### Liquides de Pacini.

531. Ils sont composés de la manière suivante :

#### A. *Premier mélange.*

| | |
|---|---|
| Sublimé. . . . . . . . . . . . . . . . . | 1 partie. |
| Chlorure de sodium, . . . . . . . . . . . | 2 parties. |
| Glycérine (25° Baumé).. . . . . . . | 13 — |
| Eau distillée. . . . . . . . . . . . . | 113 — |

On laisse ce mélange au repos, au moins pendant deux mois. Au bout de ce temps, on en prend, pour l'usage, 1 partie qu'on mêle à 5 parties d'eau distillée, et on filtre au papier.

Les globules de sang s'y conservent très-bien. D'après Pacini, ce même liquide conserve, à un égal degré, les nerfs, les ganglions, la rétine, les cellules cancéreuses et, en général, tous les tissus délicats.

#### B. *Deuxième mélange.*

| | |
|---|---|
| Sublimé. . . . . . . . . . . . . . . . | 1 partie. |
| Acide acétique. . . . . . . . . . . . . | 2 parties. |
| Glycérine (25° Baumé). . . . . . . . | 45 — |
| Eau distillée. . . . . . . . . . . . . | 215 — |

Ou emploie ce deuxième mélange comme le précédent. Il ne conserve intacts que les leucocytes.

La remarquable conservation des éléments anatomiques et des tissus les plus altérables dans les liquides de Pacini leur a valu une réputation des mieux justifiées qui me les ont fait préférer à tous les autres depuis que j'ai reçu de cet éminent anatomiste des préparations qui ne se sont jamais altérées.

Depuis 1863, en effet, je conserve des globules sanguins entre deux lames lutées comme à l'ordinaire dans un liquide composé de :

| | |
|---|---|
| C. — Sublimé. . . . . . . . . . . . | 1 partie. |
| Chlorure de sodium. . . . . . . | 2 parties. |
| Eau. . . . . . . . . . . . . . | 200 parties. |

Des cellules du foie et des culs-de-sac glandulaires dans :

         D. — Bichlorure de mercure. . . .        1 partie.
               Chlorure de sodium. . . .     .    1 partie.
               Eau. . . . . . . . . . . . .     100 parties.

Des cellules épithéliales normales et à tous les degrés de l'altération dite cancéreuse, dans :

         E. — Bichlorure de mercure. . . .        1 partie.
               Chlorure de sodium.. . . . .       2 parties.
               Eau.. . . . . . . . . . . .     100    —

534. *Liquide de Goadby* (*the conserving liquor* des Anglais).

         Sel de cuisine. . . . . . . . .     120 grammes.
         Alun. . . . . . . . . . . . . .      60     —
         Sublimé. . . . . . . . . . . .       20 centigrammes.
         Eau bouillante.. . . . . . . . .      2 $^{1}/_{2}$ litres.

Cette composition n'est pas propre à conserver des objets microscopiques transparents, parce que la préparation s'assombrit peu à peu, et devient bientôt hors d'usage. Par contre, les pièces injectées opaques, provenant d'Angleterre, et conservées dans le liquide dont il vient d'être question, ne laissent rien à désirer. (Frey.)

Les tissus des animaux marins se conservent très-bien dans le fluide de Goadby. On doit à ce liquide la conservation des belles préparations restant incolores et d'aspect vitré, d'Acalèphes et autres Polypes, etc., qu'on admire dans les musées anglais.

*Azotate de chaux.*

535. Un gramme de ce sel, dissous dans 5 grammes d'eau distillée, donne une solution qui conserve fort bien la fibre musculaire. Dans toutes les solutions, on doit, autant que possible, remplacer l'eau simple par l'eau camphrée. (Pour le *chlorure de calcium*, v. p. 309.)

*Carbonate de potasse.*

536. La solution d'un gramme de ce sel dans 50 grammes d'eau a été employée pour conserver les cellules nerveuses.

*Arséniate de potasse.*

537. Sa solution est ainsi composée :

         Eau. . . . . . . . . . . . . . .     250 grammes.
         Arséniate de potasse.. . . . . . .     1     —

Cette solution s'emploie comme la précédente.

*Silicate de potasse ou verre soluble.*

538. Pour préparer les objets au silicate de potasse, on met la

pièce humectée d'eau sur le porte-objet ; on y laisse tomber une goutte du liquide puis on applique la lamelle. Au bout d'une demi-heure, le produit est solidifié. Le pouvoir réfringent du verre soluble est à peu près aussi faible que celui de l'eau.

Les parties cornées, les nerfs, les muscles, le tissu de la rétine, se conservent dans cette substance. Mais en général, il se trouble et perd les préparations au bout de quelques semaines. A cet égard, c'est une mauvaise substance qui n'est indiquée ici que pour mémoire. C'est surtout comme lut ou ciment qu'on l'utilise. On achète ce liquide tout préparé chez les marchands de produits chimiques.

# CHAPITRE V

### Des luts ou ciments employés pour sceller les préparations.

539. Lorsqu'un objet est préparé, recouvert par la lamelle mince reposant directement sur celui-ci et sur le liquide qui doit le conserver ou sur une *cellule* destinée à le protéger, on fixe cette lamelle à l'aide d'un ciment qui, en se desséchant, empêche le glissement de celle-ci et l'évaporation du liquide. Il permet ainsi le maniement et la conservation des préparations.

Les ciments employés sont très-nombreux. On peut les préparer soi-même ou mieux encore en acheter une provision de quelques centilitres, chez les fabricants de produits chimiques ou les préparateurs d'objets microscopiques. Ils les livrent et les envoient dans un flacon bas, à large ouverture bouchée au liège. Si, avec le temps, ils durcissent trop ou se dessèchent, on les ramollit jusqu'à consistance voulue en y ajoutant de l'éther, du chloroforme, de la benzine, de l'essence de térébenthine ou quelqu'autre des liquides servant à les préparer.

### 1° *Ciment au bitume ou asphalte de Judée.*

540. Le ciment le plus anciennement employé et qu'on se procure le plus aisément est le lut noir, ayant une consistance crémeuse. Il se compose de *bitume ou asphalte de Judée* dissous dans des liquides qui varient d'un préparateur à l'autre. En Angleterre et en Allemagne il est désigné sous le nom de *noir de Brunswick*.

Il faut savoir qu'en demandant de l'*asphalte* au lieu de *bitume de Judée*, les marchands donnent parfois une asphalte d'origine quelconque, non séparée des matières terreuses qui l'accompagnent et se dissolvant mal ou ne se dissolvant pas dans les liquides dont il va être question.

Pour préparer ce lut on introduit dans un flacon à large ouverture, bouchant au liége, le bitume de Judée en poudre ou concassé.

Sur le bitume, on verse un volume à peu près égal du liquide : on laisse digérer un ou plusieurs jours, en remuant de temps en temps à l'aide d'une baguette, jusqu'à ce qu'on ait un vernis ou sirop très-épais et homogène.

Comme liquide dissolvant, on recommande les essences de térébenthine, de spic ou aspic (*Lavandula Spica*, DC.) qui bout à 175°, de mirbane ou nitro-benzine du commerce ; elle bout à 210°. Mais comme elles s'évaporent lentement, il faut plus de deux à trois jours pour que le ciment soit assez dur pour fixer la lame de verre. On perd ainsi beaucoup de préparations dans les dérangements d'objets si fréquents dans les laboratoires.

La benzine, bouillant à 86°, est de beaucoup préférable sous ce rapport ; elle donne un lut assez dur, au bout de six à dix heures en été, de vingt-quatre heures en hiver, pour que la préparation puisse être mise en boîte après ce temps-là.

Le sulfure de carbone bouillant à 45°, pris comme dissolvant, donne un ciment devenant dur plus rapidement encore. Seulement il a l'inconvénient de se fendiller et de laisser les liquides s'évaporer jusqu'à perte de la préparation. Pour empêcher cet accident, on peut ajouter au bitume de la *térébenthine de Venise* ou du Canada, dans la proportion de 1 partie de celle-ci, pour 6 à 10 du premier. On a ainsi un lut tenace, non fragile et ne se fendillant pas avec le temps et par suite ne laissant pas fuir le liquide de la préparation, inconvénient qui se présente, si on ne prend que du bitume, sans térébenthine.

Sous ce rapport, cette addition est toujours utile, même quand on prend de la benzine, de l'essence de térébenthine qui bout à 156°, ou ses analogues pour dissolvants. Ces derniers dissolvants sont du reste préférables au sulfure de carbone quand il s'agit des préparations que l'on veut garder en collection. Les autres dissolvants employés encore sont les essences de lavande (*Lavandula vera*, DC.), qui bout à 210°, de citron qui bout à 175°, etc. ; l'huile de naphte ou pétrole, bouillant de 80° à 115°, celle de schiste, etc.

L'habitude fait vite reconnaître quel est le degré de viscosité que doit conserver ce ciment pour qu'il soit toujours d'un emploi facile et pour qu'en desséchant il ne donne pas une couche tellement mince, qu'il faille en ajouter une seconde. Il est, du reste, souvent utile d'ajouter ainsi une deuxième et même une troisième couche à la première, quand les préparations sont épaisses ou doivent subir de fréquents maniements.

Ce ciment n'est attaqué que par l'essence de térébenthine, l'éther, le chloroforme et un peu par les huiles grasses et par l'alcool. Il ne peut par conséquent pas servir à tenir longtemps bien fixés les verres des préparations conservées dans ces liquides.

### 2° *Vernis noir, dit français ou du Japon.*

541. C'est un vernis à la résine laque ou au copal dur de Madagascar ou de Zanzibar, etc., rendu soluble dans l'alcool par oxydation à l'air selon le procédé Durozier, et noirci au noir de fumée. On l'achète chez les marchands de couleurs et de vernis qui fournissent les carrossiers et on s'en sert comme du précédent. Il sèche vite et cimente bien. On peut le rendre moins fluide et moins coulant par addition d'une certaine proportion du précédent.

### 3° *Vernis à la laque.*

542. Il se compose d'une dissolution de laque du commerce dans l'alcool. On le trouve tout préparé chez les marchands de vernis. Il forme un bon ciment, se desséchant vite, moins salissant que les précédents, mais qui exige qu'on passe plusieurs fois de nouvelles couches sur les premières.

### 4° *Ciment ou colle des doreurs* (*Gold size* des Anglais).

543. Pour le préparer, on fait bouillir, pendant trois heures, 25 parties d'huile de lin, 1 partie de minium et autant de terre d'ombre. On décante la portion du liquide qui est claire, puis on y ajoute lentement et peu à peu, partie égale de céruse et d'ocre jaune parfaitement broyés, en remuant le mélange sans interruption. On fait bouillir de nouveau, on décante et on enferme la mixtion dans une bouteille. On s'en sert avec un pinceau, et, au bout de quelques heures, on peut donner une nouvelle couche. Les préparations où entre cette mixtion seront laissées au repos pendant quelque temps avant d'être définitivement cimentées. (Beale, *The Microscope*, London, in-8°; 1868, p. 48.) C'est M. Thwaites qui en a proposé l'emploi.

### 5° *Ciment blanc de Ziegler.*

544. Ce ciment, perfectionné par Meyer de Francfort, a l'aspect

d'une matière un peu épaisse ; mais il est facile de le rendre fluide à
volonté, en y ajoutant de l'essence de térébenthine, à une chaleur
modérée. Une couche très-mince, déposée au pinceau, suffit aux
préparations conservées dans la glycérine. On applique ordinairement une couche plus épaisse, en forme de bordure, autour de la
lamelle, bordure qui sert à protéger cette dernière sans nuire au
bon aspect de l'objet.

Le ciment blanc sèche, en général, très-lentement, aussi est-il
susceptible de s'affaisser sous une certaine pression, même après des
mois entiers. On se gardera donc de superposer les préparations
faites à son aide, et l'on évitera tout ce qui pourrait déterminer des
adhérences. Mais cette mixtion, une fois solidifiée, n'est jamais su-
jette aux gerçures, aux éclats, ni à la formation de fentes ou de
trous. Au bout de quelques jours, on peut déjà enlever, avec la lame
d'un couteau, les bavures qui se trouvent en dehors des parties cimentées. Quant au ciment qui se serait trop étendu sur la face extérieur de la lamelle, on attendra plusieurs mois avant d'y toucher.
On se sert de l'essence de térébenthine pour nettoyer les pinceaux
et les lames de verre auxquels il adhère. (Frey, *le Microscope*.
Trad. franç. Paris 1867, p. 247.)

### 6° *Vernis coloré de Thiersch.*

545. Quand des objets ont été enfermés dans du baume de Canada pur ou chloroformé, pendant des jours, des semaines et même
des mois, on les entoure d'une bordure de solution de baume dans
le chloroforme. Plus tard, mais jamais avant deux ou trois jours, on
applique une dernière couche. Cette couche consiste en un vernis
coloré et épais de gomme-laque, indiqué plus haut (§ 542), préparé à
l'esprit-de-vin, chez les marchands de couleurs et de drogueries. On
le laisse soigneusement s'évaporer jusqu'à consistance d'un mucilage peu épais ; puis on le colore en bleu ou en jaune avec une solution concentrée et filtrée dans l'alcool absolu de bleu d'aniline ou
de gomme-gutte. On ajoute, enfin, environ 125 centigrammes d'huile
de ricin par 30 grammes du mélange ci-dessus décrit : on laisse
encore un peu s'évaporer, et on conserve le tout dans un vase parfaitement fermé. Si la concentration devient, par la suite, un
peu trop forte, quelques gouttes d'alcool absolu suffiront pour y
remédier.

On étend ce vernis, avec un pinceau, sur les bordures de baume
de Canada. Il durcit au bout de quelques heures, et clôt d'une

façon élégante et hermétique les objets conservés au moyen de substances résineuses. Les préparations dans les liquides, entourées de colle des doreurs anglais, peuvent très-bien subir cette dernière opération, en employant le vernis de gomme-laque coloré en bleu. (Frey, *loc. cit.*, p. 248.)

7° *Lut ou ciment à la cire à cacheter.*

546. La cire à cacheter fondue à la bougie peut être aisément employée pour cimenter les lames de verre des préparations quand on n'a pas d'autre matière sous la main.

On l'a aussi utilisée comme le copal, en dissolution dans l'alcool, l'essence de lavande, etc., pour former un vernis.

En résumé le plus employé des ciments est le premier de ceux qui ont été décrits, tel que le vendent les préparateurs et les fabricants de produits chimiques, ou rendu non susceptible de gerçure par un peu de térébenthine. Malgré la couleur noire du bitume de Judée, qui le rend salissant, c'est le plus commode, le reste n'étant qu'une question de préparation. Pourtant le ciment à la térébenthine du Canada séchée et dissoute dans le chloroforme (v. p. 367) le remplacera peut-être peu à peu.

# CHAPITRE VI

### De l'application des ciments autour des préparations à conserver.

547. Quand une préparation est faite et qu'on veut la conserver, il faut en fixer le verre mince ou supérieur sur le porte-objet avec le ciment qu'on aura choisi, qui en outre empêche l'écoulement et l'évaporation du liquide.

Avant d'appliquer cette substance, on s'assurera que la lamelle est convenablement placée par rapport aux objets, ou à l'objet qu'elle recouvre et par rapport aux bords de la bande porte-objet. On fera en sorte que le liquide conservateur, sans être trop abondant, s'étende jusqu'aux bords de la lamelle mince; autrement le bitume glisserait entre les 2 lames, et pourrait envelopper quelqu'un des corpuscules qu'on voulait conserver.

Si le liquide conservateur a mouillé la bande porte-objet trop au delà du pourtour de la lamelle mince, ou si la première est salie, on l'essuie et la nettoie avec un bout de chiffon mouillé d'alcool pour que l'adhésion du lut au verre ne soit pas empêchée par des corps gras, de la glycérine, de l'eau ou autres impuretés. En faisant cela on évitera de déranger la lame supérieure et avec elle l'objet préparé ; si on la dérange, il faut avant de placer le ciment, s'assurer que la préparation n'est pas abîmée.

Cela fait, on prend une goutte du lut et on l'étale autour de la lamelle mince, en faisant en sorte qu'elle empiète sur sa face supérieure, dans une étendue d'un millimètre environ et davantage si la grandeur de l'objet sous-jacent à conserver le permet. Il faut ordinairement prendre plusieurs gouttes successivement du lut plus ou moins visqueux pour achever l'entourage du *couvre-objet*. On prend soin, en promenant autour de celui-ci la goutte qu'on étale ainsi en longueur, de ne pas le faire tourner, quand le corps préparé est de nature à être altéré par ce mouvement.

Ce sont là autant de choses que l'expérience seule peut apprendre.

Il ne faut pas craindre de mettre la couche d'entourage épaisse, parce qu'en se desséchant elle s'amincit beaucoup. Cela est surtout nécessaire, quand le corps à conserver est tel qu'il oblige à maintenir une couche épaisse de liquide conservateur entre les deux lames et quand des fluides très-volatils, comme l'acide acétique, etc., entrent dans la composition de ce dernier.

Si, au bout de quelques heures, ou de quelques jours de dessiccation, l'on croit la couche de ciment trop mince, on en peut appliquer une deuxième ou une troisième couche. C'est là presque toujours une bonne précaution à prendre, car les pièces des préparateurs de profession qui, pour plus d'élégance, ne mettent qu'une seule couche bien régulière de lut s'altèrent souvent au bout de peu d'années, par évaporation du liquide conservateur, malgré que le bitume ne soit pas fendillé.

Quand on s'aperçoit d'un pareil accident, il faut remplacer par un liquide conservateur approprié celui qui s'est évaporé et étaler une nouvelle couche de ciment. Il en est de même si l'on voit que celui-ci se fendille ; mais alors il faut en prendre un de meilleure qualité (voy. p. 379).

Lorsqu'en se desséchant et revenant sur lui-même le lut fait fuir une ou plusieurs gouttes du liquide conservateur soit sur le couvre-objet, soit sur le porte-objet, on les essuie sans écraser la préparation, en se servant d'un linge fin ou d'un pinceau mouillés d'alcool et on place là une petite couche de ciment.

Ajoutons que, lorsque les corps conservés tiennent le couvre-objet très-écarté du porte-objet, il faut se servir de lut moins fluide qu'on ne le fait dans d'autres conditions. Autrement il file entre les 2 lames de verre, soit de suite, soit peu à peu pendant la dessiccation et souvent gâte la préparation. On peut éviter cela en mettant un premier revêtement très-mince qui se dessèche vite et, au bout de quelques heures, on double celui-ci d'un ou de plusieurs autres successivement. Quand on voit pendant la dessiccation le ciment se glisser ainsi entre les lames, vers l'objet à conserver, on perce le revêtement du côté opposé à celui-où se produit cette introduction ; on place ensuite en ce point une goutte de liquide conservateur et on la fait entrer avec précaution en soulevant délicatement un peu le couvre-objet avec la pointe d'une aiguille à manche, passée au travers de la goutte même. Cette réaddition faite, on essuie l'excédant du fluide avec le linge alcoolisé, et on met là du lut en quantité convenable.

On ne placera les préparations dans les boîtes à collections que lorsque le ciment employé sera assez sec pour que les doigts, en appuyant un peu sur lui, n'y impriment plus les sillons de la peau : car autrement on risque de voir s'établir des adhérences qui altèrent l'entourage, s'il vient à rester au contact de quelque autre corps.

Pour donner plus d'élégance aux préparations quelques personnes recouvrent la couche du lut noir de poudre d'or fixée avec de la gomme ou d'une feuille d'or, ou simplement d'un vernis opaque brun jaune ou rouge, tel que ceux qu'emploient les doreurs et les carrossiers.

Il est utile d'écrire quelle est la nature de l'objet conservé sur l'une des extrémités du porte-objet, comme le font les préparateurs. Pour cela on colle une étiquette gommée sur cette partie. Il vaut encore mieux écrire directement sur le verre avec une pointe de bois, de corne ou de plume trempée dans la partie la plus liquide du ciment, ou, après avoir délayé, avec une essence ou de l'alcool, un peu de ce dernier ciment. L'encre s'étalant et ne restant pas sur le verre, ne doit pas être employée. On peut enlever cette inscription pour la changer, s'il y a erreur, en se servant d'essence de térébenthine ou de benzine et même d'alcool, comme on le fait pour nettoyer les verres minces et autres encroûtés de ciment. On peut également tracer cette inscription sur le verre avec une pointe de diamant.

*Instruments servant à prendre et à étendre les ciments.*

548. Pour prendre les gouttes de ciment et faire l'entourage on se sert d'une allumette, d'une paille, du bout d'une plume de coq non taillée, ou mieux d'un petit pinceau à dessin, emmanché. Il faut avoir soin d'enlever à celui-ci l'excédant de ciment qu'il garde lorsqu'on cesse de s'en servir, parce que bientôt ce dernier forme une masse qui rend impossible un nouvel emploi de l'instrument. Le même pinceau me sert depuis plus de douze ans, parce qu'au bout de son manche, j'ai placé un petit bouchon qui me permet de laisser plonger les poils du pinceau dans de l'essence de térében-thine tenue au fond d'un tube étroit. Pendant les jours où il ne sert pas, celle-ci renouvelée de temps à autre, enlève par dissolu-tion le ciment resté sur le pinceau, qui demeure ainsi toujours mou et prêt à servir ; si le lut n'est pas de nature à se mêler à l'es-sence de térébenthine, on essuie le pinceau avant de le tremper dans celui-là.

*Des instruments servant à étaler les objets préparés avant ou après l'application du ciment.*

549. Il est des coupes, des portions de membranes, et autres ob-jets, qui, plongés dans le liquide conservateur, tendent à se courber, à se plisser, ou qui ne restent déplissés et convenablement étalés qu'autant qu'on les tient comprimés durant quelques heures ou quelques jours avant ou pendant l'application et la dessiccation du ciment. Cette opération est particulièrement nécessaire lors de la préparation de certains annélides, des acariens, des petits insectes, pour tenir leurs membres et autres appendices étalés, non fléchis sous le corps. La préparation des trachées de ceux-ci, des appareils digestifs ou autres des articulés ou des mollusques de petit volume, et de beaucoup d'embryons l'exigent également.

Pour cela, il est bon d'avoir des disques ou de petits cylindres de plomb, de plus en plus lourds et assez étroits pour pouvoir être superposés au couvre-objet, sans dépasser ses bords ou même sans toucher le ciment, si on ne s'en sert qu'après la lutation. On peut avoir simplement des poids ordinaires en laiton de 2, 5, 10 et 20 grammes.

On en pose un sans choc sur le couvre-objet, en ayant soin de ne pas déranger celui-ci. L'expérience seule apprend dans quelles limites il faut les choisir plus ou moins lourds.

On se sert aussi, dans le même but, de diverses sortes de pinces à pression continue qu'on trouve toutes faites chez les préparateurs d'objets microscopiques, ou qu'on fait faire chez les fabricants de coutellerie (voyez encore p. 369).

Les serres-fines (p. 65) et les autres sortes de pinces à pression continue peuvent servir de modèle ; leurs extrémités doivent être modifiées et disposées en forme d'anneau ou de bouton pressant bien d'aplomb l'un vers l'autre.


# CHAPITRE VII

### Des boîtes et des meubles destinés à conserver et à transporter les préparations.

550. Ces objets se trouvent chez les opticiens, ou surtout chez les préparateurs et les marchands de préparations.

Les boîtes sont formées de deux étagères en échelle, à dépression ou entailles également espacées, hautes de 2 à 4 millimètres, profondes de 5 à 6 ; elles sont placées au même niveau, en face l'une de l'autre aux deux côtés de la boîte, de manière à recevoir les deux extrémités de chaque bande ou fiche, et à maintenir horizontalement la préparation qu'elle porte. La profondeur de la boîte et de ses étagères étant calculée sur la largeur de la bande, comme l'écartement de celles-ci sur leur longueur, les préparations sont fixées dès que le couvercle de la boîte est fermé. On les maintient encore plus immobiles en interposant entre le couvercle et leur bord un morceau d'étoffe, une bande de caoutchouc, d'ouate ou de papier mou. Ces boîtes se font en carton, en feuilles de bois minces, vernies, ou couvertes de papier, ou de cuir collés, en gutta-percha, etc.

Pour bien des objets, il est nécessaire que les préparations puissent être conservées en position horizontale. C'est pour cela que la meilleure forme donnée à ces boîtes est celle d'un livre, qui permet de les placer dans la situation occupée par un volume sur un rayon de bibliothèque. L'un des côtés de la couverture forme couvercle, et, en s'ouvrant, montre le bord des porte-objets horizontalement rangés en nombre proportionnel à la hauteur de la boîte.

Il faut avoir en outre des boîtes plus petites pouvant contenir de quatre à six préparations et destinées au transport journalier de celles-ci.

551. Tout le monde connaît les belles collections de préparations d'objets les plus variés que livre, depuis 1825, M. Bourgogne père [1], celles qui concernent les articulés spécialement, de son fils, Charles Bourgogne [2], et celles d'objets anatomiques variés de MM. Bourgogne frères [3]. C'est généralement dans des boîtes de l'ordre de celles dont il vient d'être question qu'elles sont envoyées.

On fait aussi d'excellents casiers pour le transport en voyage, et la conservation des objets préparés, en perçant de part en part dans une feuille de carton d'une grandeur voulue, épaisse de 2 à 4 millimètres, des fenêtres de la forme et de la grandeur des bandes porte-objet. On colle ce carton sur un autre plus mince, ce qui transforme chaque fenêtre en une case qui reçoit la préparation, puis en repliant le reste de la feuille de carton mince sur le casier formé comme on vient de le voir, on fait à celui-ci un couvercle. Plusieurs casiers ainsi superposés forment un paquet qui permet de transporter les préparations plus facilement que dans les boîtes et avec autant de sécurité. (Dujardin, *Observateur au microscope*, 1843, p. 71.)

552. Les meubles destinés à conserver les préparations dans une collection particulière ou un musée, peuvent être commandés de telle ou telle grandeur qu'il est besoin. Ils sont composés d'une série de petits tiroirs profonds de 5 à 6 centimètres, superposés, presque contigus, glissant aisément, dans lesquels les préparations reposent à plat, de manière à ce que les étiquettes du plus grand nombre possible soient vues aisément. Ces tiroirs sont subdivisés par des bandelettes de bois, de carton, etc., en un certain nombre de cases rangées en séries et de la grandeur des *bandes* porte-objet.

Comme dans les collections nombreuses on peut avoir besoin de conserver des préparations faites sur des bandes plus grandes ou plus petites que celles dont les dimensions sont habituellement adoptées, il vaut mieux ne pas subdiviser le tiroir en un nombre donné de cases. On ne le partage que dans un sens, par des baguettes carrées dont l'épaisseur de 1 centimètre ou environ me-

---

[1] A Paris, 58, rue des Fossés-Saint-Victor.
[2] Paris, rue Bourtibourg, 12.
[3] Paris, rue de Rennes, 19.

sure la profondeur du tiroir. Leur écartement est indiqué par la longueur des porte-objets (de 75 à 80 millimètres) ; elles sont clouées sur le fond du tiroir préalablement tapissé de velours ou de papier velours. Celui-ci empêche la préparation de glisser et permet de les prendre aisément. Cette disposition fait en outre que, non - seulement les préparations ne se dérangent pas dans le va-et-vient des tiroirs, mais que, par suite de cela, on peut les placer en long ou en travers selon ce qu'exige la grandeur de la bande porte-objet. Cette disposition adoptée par Quekett dans le musée huntérien, à Londres, est moins coûteuse que les autres et la meilleure pour les collections particulières, comme pour les musées. On fait aussi des boites de ce genre dont le fond est en verre.

Pour ne pas comprimer les préparations, Welker a proposé, en 1856, de coller sur le porte-objet des baguettes de verre, aussi longues qu'est large ce dernier, et larges elles-mêmes de 2 à 5 millimètres. Il est possible encore de les remplacer par des baguettes semblables en bois ou en carton. On peut de la sorte empiler des porte-objets et les ficeler sans comprimer la préparation.

# CINQUIÈME SECTION

## DE L'EMPLOI DU MICROSCOPE EN GÉNÉRAL.

553. Il est un certain nombre de particularités qui sont communes à l'emploi de tous les microscopes et à tous les genres de recherches que les commençants doivent connaître. C'est à elles que cette section sera particulièrement consacrée.

Indiquons de suite qu'il est indifférent de travailler assis ou debout ; les habitudes de chacun, doivent seules diriger à cet égard les dispositions des tables et des microscopes, etc. Pourtant, lorsqu'on doit étudier plusieurs heures de suite, disséquer, dessiner ou exécuter d'autres opérations qui exigent que l'avant-bras ou les coudes reposent sur la table il est préférable de travailler dans la station assise.

Ici encore il faut remarquer que la manière d'observer qui fatigue le moins et permet de le faire le plus longtemps consiste à laisser le microscope en situation verticale et à le mettre assez près du bord de la table pour qu'il soit possible de regarder dans le tube en baissant un peu la tête, en la tenant à peu près dans la position qu'elle prend quand on lit. La visière d'une casquette, une visière verte ou noire fixée à la tête avec un cordon en caoutchouc sert d'abat-jour pour garantir l'œil de l'introduction d'autre lumière que celle qui traverse le tube.

Cette manière d'observer est beaucoup moins fatigante que celle à laquelle obligent les microscopes coudés à angle droit qui laissent à la platine sa position horizontale.

Elle ne l'est pas plus que l'usage de la direction plus ou moins oblique que l'on peut donner à la plupart des microscopes actuels, en France comme en Angleterre, et qu'on n'utilise presque jamais dans les recherches proprement dites. Dès que l'inclinaison dépasse, en effet, un certain degré, on ne peut plus se servir d'objets préparés dans un liquide, les corpuscules glissant entre les deux lames de verre ainsi que le fluide et même le couvre-objet, s'il s'agit d'une préparation extemporanée et non cimentée.

# CHAPITRE I<sup>er</sup>

**Du choix d'un microscope et des soins qu'il exige.**

ART. I. — CHOIX DU MICROSCOPE.

554. La plupart des opticiens construisent actuellement des microscopes répondant à peu près à toutes les exigences de l'observation..

On a vu déjà, à propos de la partie mécanique de l'instrument, quelles sont les conditions nécessaires pour qu'il convienne à un examen facile, aussi peu fatigant que possible et permette l'emploi des réactifs; on peut dire que, pourvu que ces conditions soient remplies, peu importe le constructeur, tant que les observations n'exigent que l'emploi de grossissements ne dépassant pas 300 diamètres.

Il n'est pas rare d'entendre dire à quelques personnes qu'elles n'ont confiance, en fait d'observations microscopiques, qu'en celles qui ont été faites avec des instruments remplissant telles ou telles conditions optiques, comme celles de ne recevoir sur le miroir que la lumière qui a traversé une glace polie dont les deux faces sont parallèles, ou qui a été diaphragmée de telle ou telle manière, ou qui vient des nuages et non de la lampe, etc.

C'est là une exagération de l'importance réelle qu'il faut attacher à tel ou tel des ordres de conditions à remplir pour toute observation méthodique. Il ne faut par conséquent pas trop se laisser impressionner par des louanges exagérées sur la supériorité que chacun est disposé à attribuer à son microscope sur les autres, ou à ceux qui sont sortis des mains de tel ou tel fabricant à l'exclusion de tout autre.

Il y a cependant quelquefois des différences entre des objectifs de même force faits par divers opticiens, sous le rapport de la nature de la lumière, de la netteté des contours, etc. Si l'on soupçonne quelque chose à cet égard, il est difficile de s'en assurer soi-même, à moins d'avoir une grande habitude du microscope. Les test-objets ne peuvent servir à juger de la valeur d'un système optique qu'autant qu'on les a déjà bien étudiés avec divers objectifs, et qu'on les examine comparativement avec d'autres jeux d'un pouvoir amplifiant analogue, à celui du système dont on veut vérifier la valeur.

Quant à la largeur du champ du microscope nous savons ce qui la détermine (voy. p. 128 à 129). Il est facile de la mesurer en plaçant au foyer de chaque objectif, associé à chaque oculaire, le micromètre-objectif qui indique d'une manière précise l'étendue du grand diamètre de ce champ, ce qu'il est parfois utile de connaître.

Dans le choix du microscope que l'on désire se procurer, il faut, comme on le voit, s'occuper en premier lieu du modèle de l'instrument qui peut être adopté, des pouvoirs amplifiants ou mieux des pièces optiques qui doivent l'accompagner et ensuite du fabricant chez qui il faut l'acheter.

La nécessité de donner ces renseignements nous oblige naturellement de réunir des faits que nous avons déjà indiqués çà et là pour la plupart.

L'obligation où se trouvent la plupart des observateurs de voyager un jour ou l'autre en emportant leur microscope, de le placer pour travailler sur une table haute de 72 à 78 centimètres que l'on trouve partout, doit faire adopter les microscopes qui ont une hauteur moyenne de 30 à 38 centimètres, lorsqu'ils sont disposés pour l'observation, tels que ceux que nous avons représentés plus haut (pages 138, 153, etc.). Sous ce rapport, les instruments faits sur ces modèles sont préférables à ceux qui ont une plus grande longueur, tels que le sont encore les principaux microscopes des fabricants anglais, qui exigent ordinairement une table ou un siège d'une hauteur spéciale, pour que le travail fait à leur aide puisse être facile et prolongé sans trop de fatigue. Ces remarques montrent qu'il faut rejeter les microscopes d'un volume plus grand et d'une forme plus compliquée encore, longtemps employés avant l'introduction du modèle de Strauss-Durckheim, d'où sont dérivées les formes actuellement adoptées (voy. p. 140 et 141, fig. 50, 51, 52). Les conditions de stabilité de l'instrument nécessaires pour que son emploi soit facile feront préférer aussi de beaucoup les modèles précédents à pied lourd et solide aux microscopes anciens et à ceux des opticiens anglais dont la support est, soit un trépied en laiton, soit une plaque de cet alliage, à trois branches, ou circulaire se prêtant trop à des oscillations ou à un renversement sous de faibles efforts.

555. Ce sont les microscopes tels que ceux dits de grand et de moyen modèle dans le catalogue de MM. Nachet et fils, et de la plupart des fabricants qui remplissent le mieux ces conditions, qui sont réellement importantes. D'un autre côté, ces microscopes qui sont inusables et naturellement les plus chers sont accompagnés des objectifs et des autres parties principales qu'exigent les recherches scientifiques et les applications pratiques de tout ordre. Aussi, c'est un de ceux-là que l'on devra choisir toutes les fois que l'on pourra mettre de 400 à 600 francs à l'achat de cet appareil.

Dans le cas contraire, il faut se procurer l'un des microscopes dits de petit modèle ou d'étudiants, soit droits, soit susceptibles de s'incliner comme ces grands microscopes. Cette dernière disposition entraîne une augmentation de prix de 30 à 50 francs ; elle n'est pas indispensable ; certaines personnes même, et je suis du nombre, ne la mettent jamais à profit, l'habitude étant plus que la nécessité dans son emploi. Toutefois il est des observateurs qui trouvent cette inclinaison très-commode.

On peut pour 150 à 200 francs avoir un microscope susceptible de servir à toutes les observations courantes physiologiques, médicales et botaniques, c'est-à-dire possédant trois oculaires et trois objectifs, tels que les n°s 1, 3 et 5 de Nachet donnant des grossissements réellement indispensables pour ces études.

Pour la plupart des observations ordinaires, de simples vérifications concernant l'étude de la chimie et de l'histoire naturelle proprement dite, on peut diminuer le nombre des objectifs et des oculaires qui permettent de graduer les pouvoirs amplifiants, et réduire ainsi ce prix à 70 ou 80 francs.

Rien n'empêche de se procurer ensuite au fur et à mesure qu'on en a besoin, des oculaires et des objectifs en plus grand nombre et d'un pouvoir amplifiant plus considérable.

Il est même bon pour les étudiants de commencer par acheter un microscope de petit modèle, pour s'en procurer plus tard quelqu'autre de grand ou de moyen modèle avec la plupart ou la totalité des objectifs qui les accompagnent dans les boîtes complètes, si l'on est amené à se livrer à des recherches scientifiques de tel ou tel ordre ; car on sait que, dans ce cas, il est presque indispensable d'avoir deux microscopes sur la table de travail pour examiner successivement le même objet à des grossissements différents. On gagne ainsi bien du temps et on évite la fatigue causée par les remplacements fréquents des objectifs les uns par les autres sans dépenser beaucoup plus, parce qu'une seule série d'oculaires et d'objectifs peut servir sur les deux modèles de microscope, dès l'instant où ce sont des pouvoirs amplifiants différents que l'on met en œuvre. Les loupes montées et les doublets peuvent au besoin remplacer ce microscope à faible grossissement, mais sont moins commodes.

Lorsqu'on en vient à acheter un microscope de grand ou de moyen modèle il faut le prendre à tourbillon ou platine tournante, cette disposition ayant de grands avantages lorsqu'il s'agit de dessiner directement ou à la chambre claire tels ou tels objets, les animaux par exemple, ou les organes végétaux, de figure symétrique, exigeant qu'on les mette en telle ou telle direction pour faciliter leur représentation.

Quant aux microscopes à platine rendue mobile par des vis de rappel pour déplacer l'objet en toutes directions sans y toucher, quant à ceux dont le tube est mû par une crémaillère, ce sont là des dispositions véritablement de luxe. Elles augmentent nécessairement le prix du microscope. Le plus grand nombre des investigateurs de tout ordre leur préfère l'emploi de la main ou des doigts pour faire exécuter ces mouvement à l'aide du glissement du tube ou de la préparation, alors même que nul obstacle ne les empêcherait d'avoir des instruments ainsi faits.

On donne en peu de séances à la main l'éducation voulue pour imprimer vite et avec précision des mouvements grands ou fort petits aux objets qu'on observe. Il ne faut pas plus de temps pour cela que pour s'habituer à distinguer et à manier sans y regarder l'une et l'autre des vis amenant tel ou tel de ces mouvements.

Il ne faut jamais choisir les microscopes dans lesquels la platine est mobile pour rapprocher ou éloigner la préparation de l'objectif, lequel ici reste immobile dans la mise au point. Le peu de stabilité que présentent bientôt les platines de ce genre est un grave inconvénient.

Toutes les fois qu'un microscope devra être employé dans un laboratoire de recherches ou transporté en voyage pour des études à faire dans diverses stations maritimes ou autres, on devra le choisir autant que possible dépourvu de ces complications. Elles n'ont quelque avantage que pour les amateurs, pour les microscopes de musée ou de salon destinés à observer des préparations de collections faites d'avance ou à les montrer aux personnes inhabituées à l'emploi de cet instrument.

Bien que presque tous les grands microscopes anglais présentent ces compléments que rendent presque nécessaire la longueur considérable sinon exagérée de leur tube, j'ai entendu H. Bennett et d'autres savants, ses compatriotes, dirigeant des laboratoires, indiquer les avantages des instruments plus simples dont nous avons parlé comparativement à ces derniers. Les microscopes de grand et de moyen modèle de Nachet peuvent du reste recevoir une *double platine* munie des vis de rappel et des liteaux amenant le mouvement des préparations en tous sens. On se procurera au moment voulu cette pièce qui se pose et s'enlève facilement sur la platine de recherches en verre poli, si on vient à en avoir besoin.

556. C'est une erreur des plus notoires que de dire que la partie mécanique d'un microscope doit être considérée comme chose accessoire et d'une importance secondaire dans le choix d'un instrument. Il faut au contraire lui accorder, non pas plus, mais autant d'attention qu'aux parties optiques.

Il suffit pour être convaincu de la vérité de cette assertion d'avoir été appelé à donner un avis sur les causes de l'impossibilité ou de la difficulté de travailler avec de bons objectifs, impossibilité survenant au bout d'un an ou deux sur des microscopes dont la vis micrométrique, le haut du pignon, la colonne du pied, etc., grippent contre les pièces sur lesquelles elles doivent glisser à frottement doux et régulier; il suffit aussi de voir les instruments dont la vis micrométrique donne des ressauts ou des pertes de temps pour avoir eu un ou plusieurs tours inégalement usés, ou parce que le support du tube mal vissé est décentré ou se décentre à chaque mouvement de la vis micrométrique; et ainsi des autres causes concernant les vis des objectifs, les mouvements du mi-

roir, etc. C'est même parce que, avec autant de lumière et de netteté, les objectifs de Nachet offrent pour un même grossissement
une longueur focale sensiblement supérieure à ceux en grand
nombre que j'ai pu voir, et parce qu'ils sont toujours associés à une
partie mécanique soignée d'une manière égale dans toutes les pièces du microscope que je n'ai pas cessé de les reconnaître comme
préférables aux autres de ceux que j'ai essayés.

Ce qui tend seulement à faire considérer ces parties comme d'une
importance secondaire, c'est que le nombre de celles qu'on manie
incessamment est moindre que celui des pièces optiques et parce
que des ouvriers peuvent être chargés de leur exécution.

557. Quant à la question des systèmes optiques et des grossissements que l'on doit songer à choisir en achetant un microscope, les
personnes qui ne se sont pas encore servi de cet instrument devront
savoir d'abord que tout grossissement quelconque dans un microscope résulte de la combinaison ou emploi simultané nécessaire d'un
objectif avec un oculaire. En supposant donc qu'on choisisse un
microscope avec un seul objectif fort ou faible, comme l'oculaire est
la pièce optique de beaucoup la moins chère, il sera toujours utile
de prendre avec celui-là trois oculaires, dont le pouvoir amplifiant
soit gradué de telle sorte que le plus fort double à peu près la grandeur d'une image vue avec le plus faible, et que l'autre ait un grossissement intermédiaire.

C'est ainsi, par exemple, que des trois oculaires qui font partie des
microscopes de Nachet le verre frontal du n° 1 grossit environ 5 fois,
celui du n° 2 grossit 7 fois et demie et celui du n° 3 environ 10 fois.
D'où résulte qu'après avoir examiné un corpuscule avec la combinaison de l'objectif qu'on a et de l'oculaire 1, on verra celui-là plus
grand du double en remplaçant ce dernier par le n° 3. Il est même
bon de commencer toujours l'examen avec l'oculaire 2 ou intermédiaire pour voir le corps étudié moitié plus grand ou moitié plus
petit à volonté, en substituant à cet oculaire intermédiaire, l'un ou
l'autre des extrêmes. On peut dire du reste d'une manière générale,
qu'il est inutile d'avoir plus de trois oculaires gradués, comme on
vient de l'indiquer et avec un verre frontal grossissant pour chacun
dans les proportions données ci-dessus.

Les objectifs qu'il faut demander en achetant un microscope
devront donc être aussi de grossissements gradués dans les mêmes
proportions approximativement, si l'on en peut avoir plusieurs.

Le pouvoir amplifiant du plus fort de ceux qu'on choisira, sera déterminé par la petitesse des corpuscules que l'on pense être appelé à étudier. C'est ainsi que, pour les études médicales et anatomiques en général, il faut avoir des grossissements s'élevant au moins jusqu'à 500 diamètres réels ; on obtient ce dernier, par exemple, avec l'objectif n° 5 de Nachet combiné à son oculaire 3, tandis que, en remplaçant celui-ci par le n° 1, on descend à un grossissement de 250 diamètres environ. Nous avons vu aussi que les grossissements moindres obtenus avec d'autres objectifs sont souvent nécessaires, et que les objectifs faibles formés de 2 lentilles seulement peuvent donner un agrandissement plus petit encore, si on dévisse la lentille inférieure pour se servir de l'autre seule. (Voy., sur ce sujet, ce que nous avons dit en parlant des propriétés des objectifs et des oculaires, page 127 et suivantes, et la note, p. 184.)

Il faut noter ici que les *microscopes* dits *d'étudiants* dans lesquels le prix se trouve réduit par la diminution du nombre des objectifs et par l'addition, au corps de l'instrument, d'un seul objectif et d'un seul oculaire ne conviennent aucunement aux étudiants. Ils ne conviennent pas aux étudiants en médecine du moins, qui ont besoin d'observer des éléments anatomiques et des tissus de dimensions diverses et dont tous les caractères doivent être déterminés avec précision.

Notons à un autre point de vue que, dans l'achat d'un microscope, une fois fixé le grossissement maximum exigé par tout genre d'étude ou par la curiosité, l'usage des objectifs puissants ne doit être limité que par le prix qu'on peut y mettre d'une part et de l'autre par la difficulté que l'on éprouve à s'en servir, pourvu que les objets soient assez transparents. Dès que sont convenablement résolues à leur égard les difficultés dans leur emploi qui viennent de la nature des objets préparés, il y a tout avantage à s'en servir comme le font à juste titre les observateurs anglais. Les omissions de dispositions anatomiques réelles, les confusions les uns avec les autres d'objets différents, les erreurs d'interprétation anatomiques et physiologiques sont trop nombreuses dans les écrits de ceux qui prônent l'usage habituel des faibles grossissements de préférence aux autres, même lorsqu'il s'agit de voir les plus petits éléments anatomiques, elles sont trop nombreuses, dis-je, et trop faciles à constater pour qu'il n'y ait pas lieu d'insister sur la recommandation faite, il y a plus de vingt ans, par Lebert et moi, de ne jamais reculer devant les petites difficultés de maniement qu'entraîne l'emploi des objectifs puissants.

Après ces parties optiques essentielles du microscope, sur le nombre et le pouvoir amplifiant desquelles le choix peut seul varier, on fera bien de se procurer le micromètre oculaire, le micromètre objectif et une pièce à éclairage oblique.

### Des objectifs indispensables aux études d'anatomie générale.

558. Tous les objectifs indiqués plus haut (p. 184) ne sont pas également indispensables. Le n° 1 est nécessaire à l'étude des injections pathologiques de certains tissus, quand le sang s'est coagulé à leur intérieur et qu'on peut en faire une préparation visible par transparence. Il sert à l'étude des helminthes et autres animaux de petit volume, etc., pour observer les glandes sudoripares, sébacées, les gros bulbes pileux, etc. Ce sont surtout les n°s 2 et 3 qui sont indispensables dans ces derniers exemples, ainsi que pour l'étude des os, des dents, du tissu adipeux, de plusieurs autres tissus animaux, et surtout des tissus végétaux.

On peut de là sauter au n° 5, qui est absolument nécessaire pour l'étude de tous les tissus animaux à l'état normal ou à l'état pathologique, de beaucoup de tissus végétaux, des infusoires, etc. La plupart des microscopes ne sont pas accompagnés d'objectifs plus forts, et les grossissements plus élevés que celui qu'on obtient avec ce dernier (400 diamètres) sont produits à l'aide d'oculaires très-courts ou par un corps du microscope plus allongé qu'à l'ordinaire.

Ceux de Nachet contiennent en outre les objectifs n°s 6, 7 et 8, dont le dernier a un grossissement de 1,400 diamètres réels. Parmi ceux-là, le n° 7 est indispensable. Ce numéro est utile, pour l'étude des spermatozoïdes animaux et végétaux, des nématocystes, etc., des épithéliums des glandes vasculaires, des globules du sang, et, en pathologie, pour celle de beaucoup de lésions glandulaires, nerveuses, etc. Le n° 6 peut remplacer les n°s 5 et 7 dans certains cas, mais non toujours, et celui-ci, au contraire, peut suppléer ce dernier; en sorte qu'on doit le considérer comme indispensable, sinon dès le principe des études d'anatomie générale, au moins pour la suite. Quant aux n°s 8, 9, etc. (voy. p. 184), ce sont, en général, des objectifs de luxe dont on peut se passer sans préjudice, bien qu'au point de vue scientifique il importe de les connaître.

### Indication des principaux constructeurs de microscopes.

559. Quant à la question de savoir chez quel fabricant on doit se procurer un microscope, on peut dire après ce qui a été indiqué

plus haut sur la forme et le volume du pied de l'instrument (p. 137 et suiv.) que cela importe peu au fond, si l'on ne veut avoir que des objectifs faibles. L'exécution des objectifs qui ne grossissent pas au delà de 300 fois est en effet devenue aujourd'hui assez facile pour qu'il y ait peu de différences de l'un à l'autre de ces objectifs, quel que soit le fabricant de chez qui il sort. Ces différences, du moins, ne sont pas telles, qu'elles puissent influer sur la facilité de l'emploi de l'instrument et sur la nature des résultats fournis par l'observation. Mais il n'en est généralement plus de même quand il s'agit des objectifs plus puissants. Il faut alors s'adresser à des fabricants spéciaux dont, en France, les principaux sont aujourd'hui, par ordre d'ancienneté, Charles Chevalier, Georges Oberhæuser, auquel a succédé Hartnack, Nachet et fils, Verrick, etc.

J'ai déjà dit quelles sont les conditions d'ensemble et de détail que présentent les parties optiques et mécaniques des microscopes de MM. Nachet et fils, qui font que je leur donne la préférence (voy. p. 182, 187, etc.). Ajoutons à cela que, plus couramment que les autres opticiens, leurs microscopes sont accompagnés d'objectifs puissants, dont, depuis 1842 (*Comptes rendus des séances de l'Académie des sciences*, Paris, 1842, t. XIV, p. 817), ils ont, a l'exemple des artistes anglais, propagé l'emploi, mais à des prix moins élevés de la moitié aux deux tiers. A cet égard le professeur Frey remarque avec raison que les instruments de grande dimension, provenant des maisons anglaises coûtent infiniment plus cher que ceux établis par les constructeurs allemands ou français. Ainsi, par exemple, un objectif ayant une distance focale de $^1/_{16}$ de pouce, se vend, chez Powell et Lealand, à Londres, un peu plus de 16 pounds (400 fr.), tandis qu'un objectif de puissance égale et à immersion, le n° 8 de Nachet, coûte 200 francs ; le n° 10, objectif tout à fait exceptionnel comme qualité, est coté 300 francs : il correspond, comme nous l'avons vu (p. 184), aux objectifs des artistes anglais ayant une distance focale de un 30ᵉ de pouce.

Aux indications précédentes, qui sont données d'après ce que m'a prouvé depuis vingt-trois ans l'examen d'un grand nombre de microscopes et l'enseignement de ce qui se rapporte à l'emploi de cet instrument, j'ajouterai les suivantes empruntées aux professeurs H. van Heurck et H. Frey.

Les personnes qui ne voudraient faire que des observations microscopiques passagères ou qui désireraient limiter leur dépense peuvent très-bien se contenter du *microscope usuel* de Chevalier ou

des autres opticiens accompagné de l'objectif 3. Le microscope dit
d'étudiant du même constructeur, accompagné des objectifs 2 et 5,
des oculaires 1 — 2 et d'une loupe pour les corps opaques, ainsi
que le microscope correspondant de Nachet, de même que celui
dit à petit tambour, de Hartnack, conviendra parfaitement à ceux
qui commencent les observations microscopiques, il peut suffire encore pour l'enseignement usuel dans les écoles.

Mais, pour élucider des questions nouvelles, il faudra choisir
soit les grands ou au moins les moyens microscopes de Nachet,
soit les microscopes de Strauss-Durckheim, de Chevalier, soit le
grand modèle de Hartnack, qui tous se recommandent par des
qualités particulières.

Chez Nachet l'on aura le choix entre le grand microscope complet
du prix de 1,300 francs, et le microscope grand modèle droit qui
vaut tout autant pour les observations botaniques et ne coûte que
600 francs. Enfin, à moindre prix, l'on pourra prendre, soit le microscope moyen, modèle droit avec 5 objectifs, parmi lesquels le n° 7 à
immersion (380 fr.), soit le microscope modèle droit (125 fr., avec
2 objectifs n°⁵ 1 et 3), excellent modèle dont la partie mécanique
est assez finement traitée pour porter des objectifs forts comme les
n°⁵ 6 ou 7 à immersion ; son prix, avec les oculaires complémentaires, est alors de 290 francs. On pourra prendre, chez Hartnack,
le petit modèle n° 8 à base en fer à cheval avec les objectifs 4, 7 et
9, ce dernier à immersion et 3 oculaires dont un à micromètre. Le
prix en est de 375 francs. On fera bien d'y joindre l'objectif 2
et de le compléter par l'acquisition du n° 11. (Voy. le tableau
p. 184.)

Si l'on s'adresse à Chevalier, on pourra prendre le petit modèle
à platine tournante accompagné des objectifs 1, 3, 5 et 8, à immersion, et de la chambre claire : le prix s'élèvera à 314 francs. Mais
celui qui voudra l'instrument le plus parfait de ce constructeur
prendra le microscope de Strauss-Durckheim. Il y joindra les objectifs 1 — 3 — 5 — 7 — 9 ordinaires et 8 et 10 à immersion, un
micromètre oculaire, le prisme redresseur et la chambre claire. La
dépense totale s'élèvera alors à 766 francs.

Parmi les opticiens allemands, Zeis, à Iéna, a construit des microscopes compliqués. Schacht en a fait un grand éloge. Zeis possède huit modèles divers du prix de 8 à 55 thalers (de 30 fr. à
206 fr. 25 c.). Ses objectifs portent, suivant leur force, les lettres
A-F. Le premier coûte 8 thalers et les suivants sont de 8 à 15 tha-

lers (de 30 fr. à 56 fr. 25), jusqu'à la lettre F, qui est cotée 26 thalers (97 fr. 50). Ce dernier objectif est, au jugement d'hommes compétents (Schacht, M. Schultze), une combinaison excellente. Les oculaires se payent, en outre, 2 thalers (7 fr. 50).

C. Kellner, de Wetzlar, a confectionné, dans ces quarante dernières années, des instruments qui étaient excellents pour leur époque. Ses successeurs, Bethle et Rexroth et, aujourd'hui, Leitz, font figurer dans leur prix courant des microscopes depuis 35 jusqu'à 140 thalers (131 fr. 25 à 525 fr.).

Schrœder, à Hambourg, s'est acquis de la réputation comme constructeur de microscopes avec objectifs à immersion et à correction. Ses plus forts objectifs ont un grand angle d'ouverture. Le prix des montures varie de 12 à 60 thalers (45 fr. à 225 fr.), et celui des objectifs de 14 à 20 thalers (52 fr. 50 à 225 fr.). Les objectifs à immersion coûtent de 20 à 32 thalers (75 fr. à 120 fr.)

Hasert, à Eisenach a construit de très-forts objectifs à immersion qui ont été très-vantés par quelques personnes, surtout pour l'emploi de l'éclairage oblique.

La plus ancienne maison de Berlin est celle de Schieck. Il combine toujours de faibles objectifs avec des oculaires relativement puissants. On trouve aussi à Berlin le constructeur Bénèche.

A Munich, la maison G. et S. Merz a remplacé celle de Fraunhofer et Utzschneider. Harting a fait l'éloge de nouveaux objectifs à correction, construits par Merz. L'angle d'ouverture de l'objectif n° 6 avait au moins 90°, et celui de l'objectif n° 7 allait jusqu'à 101° (voy. p. 183). Une autre maison de Munich, très en réputation, est celle de Baader. Les petits instruments coûtent 45 florins.

Le premier fabricant de Vienne est S. Plœssl. Ses microscopes comptaient, il y a vingt ans, parmi les meilleurs qui fussent alors connus.

En Italie, les excellents instruments d'Amici jouissaient d'une grande célébrité. De 1840 au commencement de 1850, ses microscopes étaient les meilleurs du continent.

Les maisons les plus renommées de Londres sont : celles de Powell et Lealand ; d'Andrew Ross (Thomas Ross fils a continué la maison fondée par son père) ; celle de Smith et Beck, de Collins Harley, de Chrouch, etc.

Parmi les constructeurs de microscopes dans l'Amérique du Nord, Spencer et Tolles sont les plus célèbres.

560. Nous verrons par la suite que, dans les examens faits à l'aide du microscope, trois ordres d'images peuvent impressionner la rétine, sans que pourtant les corps qu'elles représentent appartiennent à ceux que contient la préparation que l'on cherche : 1° Les uns sont étrangers aux objets préparés bien qu'enfermés avec eux entre les lames de verre ou dans celles-ci (V. p. 227); il en sera longuement question dans le chapitre IV de cette section; 2° Les autres sont contenus dans l'œil de l'observateur et à sa surface, il en sera fait mention au chapitre III de cette même section; 3° Les derniers, enfin, sont interposés aux premiers et aux seconds. Ce sont ceux qui se trouvent accidentellement à la surface des lentilles objectives et oculaires. Ils sont cause que parfois on voit certaines particules en visant dans le microscope, alors même qu'il n'y a aucune préparation sous l'objectif.

De là vient que le premier soin que doit avoir tout observateur est de faire que les lentilles des oculaires et des objectifs soient propres et dépourvues de poussière. Comme le verre dont elles sont formées est très-tendre et se raye facilement, il faut se servir de linge fin et sec pour les essuyer; les vieilles étoffes de batiste sont les meilleures. Lorsque le linge est humide, il reste à la surface des lentilles des filaments de chanvre ou de coton dont on a beaucoup de peine à se débarrasser. Mais son humectation avec de l'alcool le rend très-apte à ce nettoyage. Lorsqu'il n'y a que de la poussière sur les verres, il est préférable de se servir pour l'enlever d'un pinceau ordinaire de *Petit-gris* ou de *Marte*, que, de temps à autre, il faut laver dans l'alcool pour le débarrasser de la poussière et des matières grasses dont il se charge à la longue. Le pinceau sec ou seulement un peu humecté d'alcool doit surtout être employé lorsqu'il s'agit d'enlever les poussières qui tombent souvent sur la lentille supérieure des *objectifs*; celles-ci se trouvant logées profondément dans les pièces de la monture ne peuvent être atteintes avec le doigt. Un petit cylindre de linge fin ou de papier mou tordu peut aussi remplacer le pinceau en ce cas.

Quand les verres de l'oculaire ont de la poussière à leurs deux faces, on les dévisse pour les nettoyer. Mais les lentilles des objectifs, surtout de ceux qui ont un pouvoir amplifiant considérable, ne doivent être dévissées qu'avec beaucoup de précaution. Il faut autant que possible éviter de le faire, parce qu'en serrant trop ou trop peu les tours de vis de chaque pièce, on ne mettrait plus les lentilles au foyer les unes des autres, d'où résulterait une diminution de la netteté des images. Il faut, par des raisons analogues, pour ne pas altérer la monture des objectifs, éviter le contact des réactifs acides ou iodés avec les montures.

On détermine aisément le siége de ces corpuscules étrangers. Si en faisant tourner l'oculaire seul, les corps ne suivent pas le mouvement imprimé à celui-ci, on reconnaît qu'ils sont adhérents à l'objectif. S'ils suivent ce mouvement, c'est qu'ils sont fixés à l'une des deux lentilles de l'oculaire. Si, en soulevant l'oculaire et dévissant un peu le verre frontal, on voit les corpuscules ne pas tourner avec lui, ce fait indique qu'ils sont sur l'autre lentille[1].

Ces grains de poussière peuvent être des débris de tournure de laiton, restés adhérents aux tours de vis des pièces métalliques de l'oculaire ou du tube des microscopes. Les microscopes neufs spécialement en laissent tomber quelques-unes pendant plusieurs mois, surtout à la suite de transport en voyage. Dans les autres cas, ce sont des granules de poussière de nature indéterminée.

Dans les laboratoires particulièrement on trouve parfois un Acarien vivant dans le tube des microscopes et venant en traverser le champ en passant de temps à autre sur la face inférieure du verre de change de l'oculaire ou masquant les objets, s'il passe en bas sur la lentille supérieure de l'objectif. Cet Acarien que j'ai vu indiqué sous le nom d'*Acarus microscopiorum*, dans un ouvrage du siècle dernier sur le microscope, m'a présenté les caractères d'un Gamase octopode non sexué, c'est-à-dire à l'état de *nymphe* et dont par suite je n'ai pu déterminer l'espèce.

561. Comme il est pénible pour l'observateur d'avoir sans cesse à monter et à démonter l'instrument, opération qui, répétée fréquemment, peut nuire au mécanisme de la monture, il est bon d'avoir son microscope établi sur une table, et placé sous un globe ou sous un cylindre en verre. Le tout reposera au besoin sur un morceau de drap qui empêche l'introduction de la poussière. Une autre clo-

---

[1] Il faut encore signaler la possibilité de la présence de taches ou d'excoriations de la cornée (*kératite ponctuée*, etc.); quelques observateurs ont pu les prendre pour des taches existant dans les oculaires, parce qu'elles produisent (surtout avec les oculaires forts) des images endoscopiques, dites *entoptiques* par quelques auteurs d'après l'expression employée par Seebeck, qui appelait *figures entoptiques* celles qu'on voit dans l'intérieur des corps (*Journal de chimie et de physique de Schweiger*, 1815). En faisant tourner le tube entier du microscope, on voit qu'elles ne bougent pas, tandis que les mouvements de la tête les déplacent.

che de verre protégera les oculaires, les objectifs tenus dans leur boîte ou étui, à côté de tous les ustensiles d'un usage fréquent.

Chaque fois qu'on se sera servi du microscope, on fera bien (le commençant surtout) de l'examiner attentivement avant de le replacer sous le globe. S'il existe des taches sur les pièces de laiton, on les enlèvera avec un morceau de drap. Ces soins occasionnent une perte de temps, mais on ménage ainsi l'instrument tout en lui conservant sa valeur primitive, surtout si on ne néglige pas de constater, chaque fois, l'état des objectifs qu'on vient d'employer.

Pour nettoyer les objectifs tachés, en particulier on frotte la lentille avec un morceau de linge très-fin, comme nous l'avons vu. On peut également employer au même usage une peau de gant, très-douce, ou de la moelle de sureau. Il est des taches qu'on enlève avec de l'eau distillée; d'autres, telles que celles provenant de la glycérine, des térébenthines, des luts exigent qu'ont ait recours à un morceau de linge imprégné d'alcool. Il faut éviter l'emploi d'une trop grande quantité de ce liquide, parce qu'il pourrait s'en glisser une partie dans la sertissure des lentilles et atteindre la térébenthine du Canada, qui unit le crown et le flint.

On évitera, autant que possible, de recourir aux acides chlorhydrique et azotique concentrés, qui attaquent le flint. Quand une lentille a été mouillée par un réactif, il faut éviter de la plonger dans l'eau, contrairement à ce que recommandent quelques observateurs, parce que celle-ci s'infiltre dans les pas de vis de la monture. Il faut essuyer l'instrument avec le linge fin humecté d'alcool, ou mieux d'ammoniaque si c'est un acide qui a mouillé le verre et sa monture.

Malgré tous les soins donnés au microscope, il devient indispensable de nettoyer à fond, de temps en temps, sa partie optique, attendu qu'il se forme sur les lentilles et les oculaires une sorte de couche graisseuse qui assombrit considérablement l'image. Les instruments dont on ne s'est pas servi depuis plusieurs années portent, presque toujours, cette couche de matière adhérente. On peut être sans inquiétude sur le résultat du nettoyage, car il est tout à fait inoffensif pour les verres, si l'on se sert d'un bon pinceau et d'une étoffe très-fine et molle humectée d'alcool et d'ammoniaque alternativement.

Du reste, après plusieurs années de séjour dans un laboratoire, l'instrument a besoin d'être revu par le constructeur, surtout s'il s'agit d'un laboratoire de chimie; dans ceux-ci malgré toutes les précautions, les vapeurs acides finissent toujours par altérer les montures des objectifs sans parler des vis micrométriques, etc.

Toutes les fois qu'onfait des recherches chimiques, il faut se servir, autant que possible, d'objectifs faibles, possédant une grande distance focale ; si on doit pousser plus loin ce genre de travail, il sera néessaire de faire la préparation sur de larges porte-objets qu'on fixera avec des chevalets, si la platine en est pourvue. Quand ces lames de verre sont assez grandes, elles protégent suffisamment la platine dans le plus grand nombre des cas.

# CHAPITRE II

### De l'éclairage des objets observés sous le microscope.

**562.** Le microscope sera placé avant toute observation, sur une table et installé d'aplomb, le miroir tourné vers la partie la plus lumineuse du ciel ou vers la lampe. Après avoir descendu dans l'anneau où il doit glisser, le tube du microscope portant l'objectif et l'oculaire adoptés pour l'observation qu'on veut faire, on cherche à ramener dans l'axe de ces derniers le maximum possible de lumière en tournant le miroir réflecteur alternativement dans tel ou tel sens, du côté de la source lumineuse. Il faut, au début des études, à l'aide du microscope, s'exercer d'abord à atteindre avec sûreté et rapidement ce résultat, qui ne s'obtient pas toujours aisément quand la source de lumière est peu étendue, comme, par exemple, lorsqu'elle est représentée par une lampe.

ART. I. — DES SOURCES DE LA LUMIÈRE DANS LES OBSERVATIONS.

**563.** Les lampes carcel, les lampes ordinaires dites lampes *modérateurs*, donnent une lumière très-convenable, mais avec un ton un peu jaune. Les lampes au pétrole donnent une lumière blanche d'un emploi aussi avantageux que celle qui est fournie par les nuages blancs. Les lampes à gaz qu'on peut employer dans les appartements, et surtout dans les laboratoires où arrive le gaz de l'éclairage, donnent une très-bonne lumière ; bien que d'un ton un peu plus jaune que celle des lampes au pétrole, elle vaut encore mieux que celle des lampes à huile, et son emploi n'a pas les dangers de celui du pétrole.

On modère à volonté l'intensité de la lumière employée avec des globes de verre dépoli ou mieux encore avec les diaphragmes, et en tournant le miroir comme nous l'avons dit.

Quelquefois, du reste, la source lumineuse choisie, mais surtout quand on se sert d'une lumière artificielle, il y a toujours une différence assez grande entre la manière dont la rétine est impressionnée par la lumière transmise au travers du microscope et celle qu'elle reçoit habituellement, pour qu'il soit nécessaire de rappeler qu'il faut une ou deux minutes d'examen, ou environ pour que l'œil soit tout à fait habitué à ce changement. De là vient que, lorsqu'on étudie des objets délicats, on aperçoit, au bout de quelques instants, des contours qu'on ne voyait pas d'abord, bien qu'ils fussent déjà au point dans le champ du microscope.

Il importe par-dessus tout que la lumière ne soit pas vacillante, autrement les alternatives de son affaiblissement et de son exagération empêchent cette éducation temporaire de l'œil de manière à nuire à la perception des objets ; elle cause surtout une fatigue qui est bientôt des plus pénibles.

Le passage rapide avec disparition et retour des nuages sur un ciel bleu, cause un mauvais effet de l'ordre du précédent, qui, en certaines saisons, force de ce servir de la lampe en plein jour. On est aussi obligé d'en venir là faute de lumière suffisante pendant les jours de brouillards, ou quand le ciel se charge de nuages noirs, comme en temps d'orage. L'agitation des branches d'arbre chargées de feuilles, produit le même effet quand leur image est projetée sur le miroir, et réfléchie par lui dans le miscroscope.

Le point éclairant des lampes doit être élevé de 22 à 40 centimètres au-dessus de la table qui les porte. Plus haut ou plus bas il ne répond plus à tous les modes d'éclairage exigés par les recherches. La lampe doit être placée à une distance qui varie entre 25 et 50 centimètres au-devant du microscope selon la hauteur de son foyer et celle du miroir. Elle doit avoir un abat-jour qui empêche sa lumière d'arriver directement dans les yeux de l'observateur.

Quand on se sert de la lumière du ciel, on peut placer le microscope de 75 centimètres environ à 3 mètres de la fenêtre, selon les convenances de l'observateur et la manière dont l'arrivée de la lumière est gênée ou non par les maisons voisines.

Bien que cela ne soit pas indispensable, l'expérience apprend à juger des cas dans lesquels il est bon d'empêcher la lumière d'éclairer la platine et l'objet étudié au moyen d'un écran ayant son sup-

port, ou se glissant dans un anneau fixé au corps ou au pied du
microscope.

On ne se sert pas de la lumière du soleil qui, réfléchie par le miroir et traversant le microscope, est absolument éblouissante. Elle
fatigue également quand, tombant près du microscope sans l'atteindre, elle est réfléchie dans les yeux de l'observateur. Aussi,
quand on peut, est-il bon d'avoir deux fenêtres d'orientation différente, permettant de prendre la lumière de celle sur laquelle
le soleil ne donne pas. Autrement il est utile d'avoir un rideau
ou un store se fermant de manière à se garantir de cette lumière
directe.

Il ne sera question de *l'éclairage des objets observés à l'aide
de la lumière reflechie*, que dans le dernier article du chapitre suivant (chap. III, art. VI), à propos de *l'examen des objets opaques*,
qui exigent l'emploi de cet éclairage.

ART. II. — ÉCLAIRAGE DES OBJETS VUS A L'AIDE<br>
DE LA LUMIÈRE TRANSMISE.

564. Les corps placés sur la lame porte-objet reçoivent la lumière renvoyée sur eux de bas en haut par le miroir concave dont
le foyer se trouve placé au niveau à peu près de la surface de la
platine. Il ne faut pas se servir de la lumière solaire réfléchie par
un mur, parce qu'elle donne une teinte jaune ou rougeâtre au
champ du microscope. C'est celle des nuages blancs qui est la
plus pure et la plus belle ; lorsque le ciel est bleu la lumière est
moins éclatante ; elle est grisâtre quand le ciel est sombre. Quoi
qu'il en soit, on peut observer en tout temps, et, à moins de cas
particuliers, c'est rarement le manque de lumière qui nuit le plus,
même avec les forts grossissements.

On doit, au contraire, souvent se défier de l'excès de lumière
qui, en ébranlant trop vivement la rétine, empêche d'être impressionnée par l'ombre très-pâle des contours de certaines cellules,
des fibres du cristallin, de la queue de certains zoospermes, des cils
vibratiles, etc. On dit alors que les objets sont *noyés* dans la lumière.
Il est facile d'essayer tous les degrés convenables d'éclairage, en
tournant peu à peu le miroir ou en abaissant de plus en plus le plus
petit diaphragme.

Nous avons déjà dit qu'on peut examiner les objets à la lumière
des lampes à double courant d'air et à cheminée de verre, et surtout
des lampes de ce genre alimentées par un bec de gaz aussi

bien qu'à celle du jour. Seulement, dans le premier cas, la teinte est plus jaune, le contour des objets paraît plus large et moins net ; mais cette apparence disparaît en partie au bout de quelques minutes, à mesure que l'œil s'adapte à ce genre d'examen, et surtout par l'emploi du plus petit diaphragme, qui doit alors être mis en usage et rapproché autant que possible du porte-objet. A l'aide de ces précautions, on peut observer aussi facilement que de jour, on a même une lumière plus vive que celle des nuages, que l'on augmente ou diminue à volonté ce qui est souvent utile avec les forts grossissements.

Mais cette lumière plus vive, plus éblouissante, est moins *pénétrante*, c'est-à-dire ne permet pas de distinguer les contours délicats de fibres ou de cellules plongées au milieu d'un tissu ; telles sont les cellules pâles qui tapissent la face interne des globules ganglionnaires des racines spinales des raies, qu'on voit de jour et ne peuvent pas être étudiées à la lampe ; les cas de ce genre sont du reste assez rares. Cet inconvénient est moindre avec les forts grossissements qui éteignent davantage la vivacité de la lumière qu'avec les autres.

### *Des miroirs renvoyant la lumière sur la préparation, dans l'objectif et l'oculaire.*

565. Le miroir concave (voy. p. 125 et p. 139) doit être placé assez exactement à une distance de la surface de la platine portant la préparation telle, que le foyer de celui-là soit un peu au-dessus du niveau de cette surface, afin de donner le maximum de lumière possible. Placé plus haut ou plus bas, il produit des franges sur les bords des objets, indépendamment de la perte de lumière qui résulte de la situation fausse du point où se rencontrent tous les rayons. En raison de l'aberration de sphéricité produite par la courbure sphérique du miroir, il est impossible d'avoir un point lumineux pour foyer ; c'est toujours une surface d'une certaine étendue qui constitue celui-ci. De plus, la section de cette surface n'est pas un cercle, mais une ellipse assez rétrécie et dont le grand axe est parallèle à l'inclinaison du miroir. On conçoit qu'il ne peut en être autrement, le faisceau lumineux perpendiculaire à la platine étant réfléchi par une surface inclinée.

Tout ce que nous venons de dire s'applique aux rayons venant de l'infini et tombant en faisceaux parallèles sur le miroir (voy. p. 125, fig. 47). Si on emploie une source lumineuse rapprochée, le foyer se produit plus loin, et d'autant plus loin que le point lumineux se rapproche davantage du miroir. Il faut donc éloigner ce dernier de l'objet, si on veut avoir le maximum de lumière.

Le foyer lumineux est aussi plus déformé et varie beaucoup d'intensité dans les différents points qui le composent ; il faut tâtonner un peu pour s'assurer qu'on a obtenu le meilleur éclairage possible, et enfin, il faut faire attention à ne pas placer la lumière (lampe, bec de gaz, etc.) trop haut (V. p. 404). Dans ce cas, en effet, le bord antérieur de la platine faisant ombre sur le miroir, une seule partie de celui-ci servirait efficacement, ce qui réduirait l'effet de l'éclairage à celui d'une lumière oblique, très-faible, il est vrai, mais cependant nuisible pour certains objets. Le support du miroir étant articulé (voy. p. 153, fig. 57) permet, du reste, d'obtenir, à l'aide du miroir porté hors de l'axe de l'instrument, les effets de la lumière oblique dont il sera question ci-après.

La grandeur des miroirs ne devrait pas excéder un certain nombre de degrés de leur courbure, 15 à 20 degrés. Au delà, les rayons venant des bords agissent comme ceux d'un condensateur. Cependant, les opticiens les font le plus grand possible, dans le but d'augmenter la zone annulaire marginale la plus avantageuse pour faire ressortir les qualités des objectifs à grand angle d'ouverture soumis à l'épreuve des *test-objets*.

Quant au miroir plan qui accompagne toujours le miroir concave dans les microscopes, son diamètre importe peu, son usage étant restreint à l'emploi des objectifs faibles.

566. Les miroirs sont formés de verre dont la surface inférieure est *étamée* au mercure ou *argentée chimiquement*.

Ce système a l'inconvénient de donner deux faisceaux de lumière différents, le premier réfléchi par la surface supérieure et le second par l'étamage ; mais cet inconvénient est minime, comparé à la difficulté de garder intact un miroir dont la surface supérieure serait métallisée par les procédés de Foucault ou simplement taillée dans le métal des miroirs de télescopes dont on se servait autrefois, car ces surfaces se ternissent promptement.

L'étamage au mercure a l'inconvénient de se *piquer* au bout de quelques années, c'est-à-dire de se charger de petites bulles rondes dont la multiplication finit par diminuer sensiblement la quantité de lumière renvoyée. Cet inconvénient est plus grand encore, si le miroir mal fixé dans sa monture frotte contre celle-ci de manière à ce que l'étamage soit enlevé sous forme de plaques ou de fissures. Il faut alors le faire rétamer, ou mieux, le faire argenter.

### Des diaphragmes et des écrans.

567. Quand, dans les recherches sur des objets déliés et à contours fins, la lumière réfléchie à travers l'ouverture de la platine donne un éclairage trop vif, il faut supprimer une partie des rayons. On atteint ce but en diminuant l'ouverture de la platine par l'emploi d'écrans ou, comme on les appelle, de diaphragmes. Il existe deux formes de diaphragmes : le diaphragme tournant et le diaphragme cylindrique.

Le diaphragme tournant a une forme circulaire. Il est assujett au-dessous de la platine au moyen d'une vis à tête et percé d'une série d'ouvertures rondes (à l'exception de la plus grande), dont le diamètre, de plus en plus petit, rétrécit l'ouverture de la platine. Les plus petits trous sont employés avec les plus forts grossissements. On doit à Le Baillif l'invention de ce diaphragme.

Les diaphragmes cylindriques sont des tubes portant à leur extrémité supérieure un disque circulaire percé d'un pertuis plus ou moins étroit. On les place dans l'ouverture de la platine, soit d'une manière immédiate, soit entourés d'un anneau. Pour augmenter ou diminuer leur action, en tant que diaphragmes, on doit pouvoir les élever on les abaisser par un mécanisme quelconque adapté sous la platine de la plupart des microscopes (Voy. p 159, fig. 54.) Une place leur est en général réservée dans la boîte des objectifs des grands et des moyens modèles.

Ces deux dispositions remplissent également le but proposé ; cependant les diaphragmes cylindriques méritent la préférence, attendu qu'on obtient à l'aide de ces derniers des nuances plus délicates dans l'éclairage. Il est des diaphragmes de ce genre qui portent un verre dépoli. Ces deux sortes de diaphragmes se trouvent réunis dans beaucoup d'instruments anciens. (Frey.)

Lorsqu'il y a nécessité de modérer convenablement la lumière, on y parvient en interposant un verre bleu de cobalt, plus ou moins foncé, ou un verre dépoli entre la lampe et l'objet. Ce verre se place sur le miroir. On peut encore disposer un écran en carton noir percé d'ouvertures de dimensions diverses devant le microscope, parallèlement au miroir. Avec de la cire, on fixe ensuite un verre bleu devant les ouvertures, dont on modifie la dimension à l'aide d'un diaphragme tournant situé par derrière.

Dans le grand microscope de Smith et Beck le diaphragme est unique et se compose de petites lames de cuivre noirci, rayonnant

de la périphérie vers le centre. Un mécanisme fait jouer toutes ensemble ces lames à l'aide d'un pignon, de telle sorte qu'en tournant ce dernier on élargit ou on rétrécit à volonté autant qu'on
le veut, l'orifice central sans que celui-ci cesse d'être circulaire.

### Des condensateurs.

568. Un condensateur en tout semblable à l'appareil d'éclairage
construit par Dujardin (p. 410) et composé de trois lentilles achromatiques est fabriqué par Hartnack. On peu visser des diaphragmes sur
la lentille supérieure. L'appareil se pose dans la platine comme un diaphragme cylindrique. Mais, un condensateur achromatique étant trèscher, on le remplace, du moins en partie, par l'emploi d'une lentille
plano-convexe ordinaire. La lentille est enchâssée dans le petit tube
d'un diaphragme cylindrique ordinaire et recouverte d'un anneau
noir, de manière que sa partie centrale donne seule passage aux
rayons lumineux. Cette partie centrale est obscurcie par un petit
disque noir qui ne laisse à découvert que le bord. On peut recommander l'emploi de cette dernière disposition à ceux dont le microscope est établi de façon à ne pas permettre de placer le miroir
dans une position oblique. (Frey.)

Les opticiens ont plusieurs systèmes de condensateurs analogues
les uns aux autres. Le condensateur achromatique de Ross est représenté figure 100. La lentille composée a une distance focale d'environ 1 centimètre et une ouverture d'environ 110°. Cette ouverture
donne des rayons suffisamment obliques pour résoudre les test-objets les plus difficiles, quand on emploie des diaphragmes convenables, et, en même temps, la longueurfocale de l'instrument présente

un grand avantage sur les condenseurs à court foyer dont les pinceaux lumineux ne peuvent atteindre
les objets montés sur des lames de
verre ordinaire.

Le diaphragme B porte une série
de huit ouvertures qui font à 200° décroître progressivement l'angle du
pinceau lumineux de 110°, tandis que
la plaque A a trois écrans circulaires

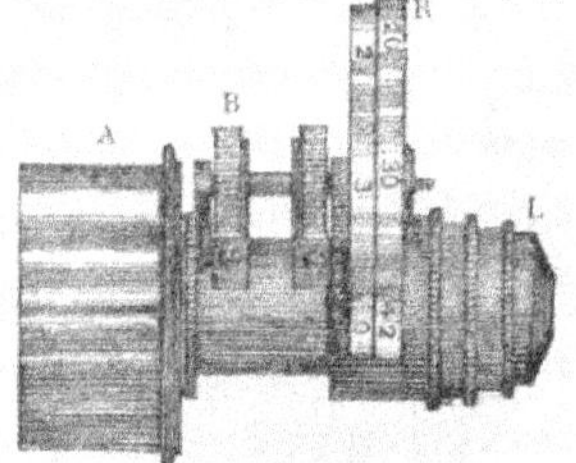

Fig. 100.
Condensateur achromatique de Ross.

pour arrêter à différents degrés les rayons centraux, trois arrêts
marginaux pour limiter le passage des rayons en différents points de
la circonférence et une ouverture supplémentaire pour recevoir un

écran de la forme et de la grandeur que désire l'observateur. La tranche de chacun de ces plateaux porte des indications qui servent à guider l'opérateur et lui montrent le diaphragme ou l'écran qu'il utilise. Il faut ajouter que la lentille extérieure peut être enlevée de telle sorte qu'on peut en employer deux ou même une seule pour former un condenseur qui convient alors parfaitement avec les objectifs de moyenne force.

### Éclairage à rayons parallèles de Dujardin.

569. On sait que pour les faibles grossissements, il suffit de réfléchir la lumière, par un simple miroir plan, qui produit le même effet que si le microscope était dirigé sans miroir vers le ciel. Mais dès qu'on arrive à 100 diamètres ou au-dessus, un miroir plan ne suffit plus, parce que l'absorption de la lumière par les lentilles s'accroît en même temps que leur pouvoir amplifiant. On augmente alors l'intensité de la lumière en remplaçant le miroir plan par le miroir concave, dont le foyer tombe un peu au-dessus de la surface de la platine, c'est-à-dire à peu près à la surface supérieure du plaque porte-objet posé sur la platine. Lorsqu'avec ce mode d'éclairage on se sert d'un fort pouvoir amplifiant, il concourt à produire sur le contour des objets des phénomènes de diffraction et de dispersion qui les font paraître entourés d'une frange colorée effet d'autant plus prononcé que le corps est plus étroit.

On peut éviter en grande partie ces effets en faisant en sorte que les rayons illuminants aient leur foyer sur le point même qu'on observe ; parce qu'au delà ces rayons continuent leur route en divergeant, comme s'ils partaient du corpuscule qu'on illumine, et par conséquent sans être désormais *dispersés* chromatiquement. Dujardin a imaginé un instrument qui fait disparaître ces effets autant que le permet l'imperfection de ces appareils physiques.

570. Pour se servir de cet appareil de manière à en obtenir tout l'effet qu'on désire, il faut remplacer le miroir par un prisme (fig. 101, *a*), parce que la réflexion est plus complète et qu'il n'y a point, comme avec le miroir, une double réflexion ; celle de l'étamage et celle de la surface extérieure de la glace. En outre, avec un prisme, il faut recevoir la lumière aussi horizontalement que possible, ou au moins sous un angle de 70° à 75°, afin d'avoir une réflexion presque totale.

Le faisceau de lumière réfléchi par le prisme dans l'axe de l'instrument, traverse l'appareil à éclairage ou concentrateur $o\,c$, formé de trois lentilles achromatiques, $o$, $x$, $c$, qui réunissent et concentrent la lumière sur un seul point $z$ de l'objet à étudier. Ces lentilles, concentrant de plus en plus le faisceaux lumineux, donnent une grande intensité à la lumière ; en même temps, on a une grande netteté de bords de l'objet, par suite de la destruction, à l'aide d'un heureux choix de lentilles, des aberrations de sphéricité et de réfrangibilité.

Pour reconnaître la bonté de l'appareil et s'assurer si son foyer tombe exactement sur le porte-objet, on choisit une mire éloignée $m\,n$, dont l'image réfléchie par le prisme vient se peindre en $z$, au foyer de la lentille $c$ dans des dimensions microscopiques. Cette image se trouve alors grossie par le microscope plus ou moins suivant

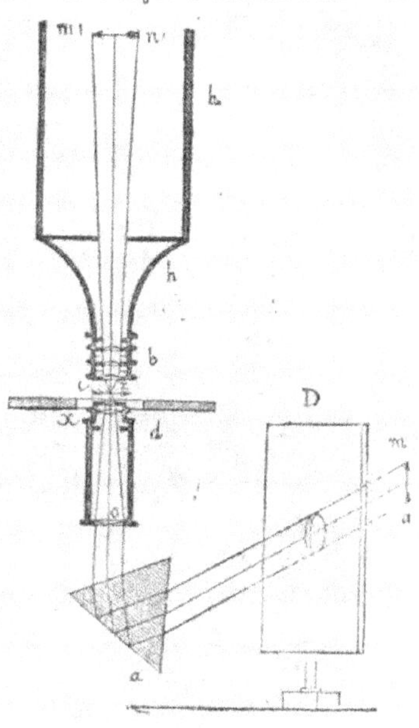

Fig. 102. Éclairage du Dujardin.

les combinaisons d'oculaire et d'objectif employées. Ainsi grossie de trois à cinq cents fois, par exemple, on peut juger que l'appareil est bien construit s'il fait voir nettement des fils ou des barreaux de fer à la distance de 300 mètres.

L'objet pris pour mire perd de sa netteté, si on ne se met pas à l'abri de toute lumière étrangère ou superflue, c'est pourquoi un miroir parallèle, introduisant toujours une double image, ne vaut pas un prisme. On se débarrasse de la lumière superflue à l'aide d'un diaphragme $D$, n'ayant que l'ouverture nécessaire pour laisser arriver le faisceau dont on a besoin ; en variant l'ouverture et l'éloignement du diaphragme, on arrive très-vite à connaître par tâtonnements l'ouverture et la distance convenables. Un autre diaphragme $d$, placé dans l'intérieur du concentrateur supprime les rayons transmis par les bords de la lentille $o$ et arrête la lumière réfléchie par les parois du tube. En réduisant le faisceau à sa partie centrale, il augmente la netteté des bords et empêche que les images ne soient noyées dans la lumière.

Cet appareil peut également servir à concentrer la lumière d'une lampe ; mais il faut alors éloigner le concentrateur du porte-objet, parce que sa longueur focale s'allonge à mesure que le foyer lumineux se rapproche.

Un des inconvénients de cet appareil est la nécessité d'employer exclusivement, comme porte-objet, des lames de verre d'une même épaisseur, ou assez minces pour que le foyer concentrateur, qui se trouve à 2 millimètres au-dessus de lui, atteigne leur face supérieure. Il perdrait tous ses avantages s'il n'avait toujours exactement son foyer sur la face supérieure de la lame de verre ou sur les objets qu'on étudie, de sorte que la moindre différence d'épaisseur, soit de l'objet, soit du liquide qui l'entoure, oblige de le changer un peu de position. Aussi sa monture est disposée de manière à remplacer les diaphragmes dont nous avons déjà parlé, et qui se meuvent au centre de la platine au moyen de leviers à mouvement vertical (fig. 101, *l*).

Cet instrument, est surtout très-utile quand on veut faire une étude approfondie de l'organisation des infusoires ou d'autres animaux de petit volume et transparents.

*Des éclairages à l'aide de la lumière oblique.*

571. Au lieu de faire arriver la lumière verticalement de bas en haut, on peut la faire tomber obliquement sur l'objet que porte la platine. Alors au lieu de voir seulement un plan ou coupe de l'objet, celui-ci se montre comme un solide sphérique ou polyédrique, et son ombre est projetée sur le côté comme celle d'un corps éclairé par le soleil. En même temps il paraît brillant, et réfléchit la lumière comme l'argent mat.

L'examen fait à l'aide de la *lumière oblique* n'apprend en général rien de plus qu'avec l'éclairage direct. On a seulement sous les yeux un spectacle curieux et inaccoutumé. Il est cependant utile d'éclairer ainsi pour voir plus nettement certaines lignes pâles des navicules, etc., où se terminent les filaments des spermatozoïdes, comment sont limitées certaines fibres ou cellules très-minces ; mais ce sont des cas assez rares. On peut aussi distinguer, plus rapidement qu'avec l'éclairage ordinaire, si une granulation moléculaire est à la surface ou dans l'intérieur d'une cellule.

Cet éclairage a pour inconvénient de faire perdre de la lumière. Il peut, dans certains cas, faire prendre pour des granulations placées à la surface d'une cellule de simples prolongements de ce corpuscule, à cause de l'ombre projetée, etc., telles que les dentelures des globules de sang devenus frangés par altération. Il faut quelque attention pour éviter cette erreur. Enfin, les noyaux et les granulations contenus dans les cellules cessent parfois alors d'être visibles.

572. Il y a deux manières d'éclairer obliquement l'objet, par le miroir ou par un prisme. Dans la première, il faut que la platine soit percée d'un trou plus large qu'à l'ordinaire et qu'elle soit plus élevée, afin que le miroir puisse exécuter de grands mouvements de latéralité; car les effets ne sont bien marqués qu'autant que la lumière frappe l'objet sous un angle de 30° ou environ. L'élévation de la platine et l'impossibilité d'appliquer ce moyen aux microscopes, tels qu'on les fait généralement, pour qu'ils remplissent les conditions de stabilité et de commodité désirables, seront toujours un obstacle à son emploi. Il a pourtant sur le prisme l'avantage de pouvoir examiner l'objet sous toutes les inclinaisons du faisceau de lumière qu'on désire obtenir. Mais, en pratique, c'est là peu de chose, et surtout l'usage de cet instrument est si limité, que ce fait est en réalité sans importance.

C'est aux micrographes anglais qu'on doit d'avoir rendu couramment applicable l'emploi de la lumière oblique, la disposition de leurs microscopes se prêtant facilement à cette modification. Il suffisait, en effet, de fixer le miroir sur une articulation permettant d'écarter celui-ci hors de l'axe. (Voy. pages 145 et 149.)

La généralisation de ce moyen date de 1845 à 1846; à cette époque, les microscopes des opticiens du continent étaient presque tous montés *à tambour* (voy. p. 141), c'est-à-dire que le miroir était fixé et enfermé dans une boîte de cuivre, de sorte qu'il était presque impossible de le déplacer d'une certaine quantité. Pour obvier à cet inconvénient, M. Nachet adapta à ses instruments[1] un prisme remplaçant à volonté le diaphragme. Ce prisme (fig. 102, *a b c d*) est taillé de manière à dévier les rayons que concentre le miroir sur l'objet et à les faire tomber sur lui sous un angle de 30°. Il est porté par une monture semblable à celle d'un diaphragme, et se place comme lui. Cet avantage supplée à l'inconvénient d'éclairer sous un

---

[1] Nachet, *Appareil destiné à permettre l'éclairage par une lumière oblique des objets que l'on observe au microscope* (Comptes rendus des séances de l'Académie des sciences. Paris, 1847, in-4°, t. XXIV, p. 976-977).

angle fixe. Il répond, du reste, amplement aux besoins des anatomistes, auxquels il ne devient nécessaire que dans des cas spéciaux.

Cet appareil se compose d'un prisme oblique $a\,b\,c\,d$, sur les
faces $a\,b$ et $c\,d$ duquel on colle des lentilles d'un rayon déterminé.

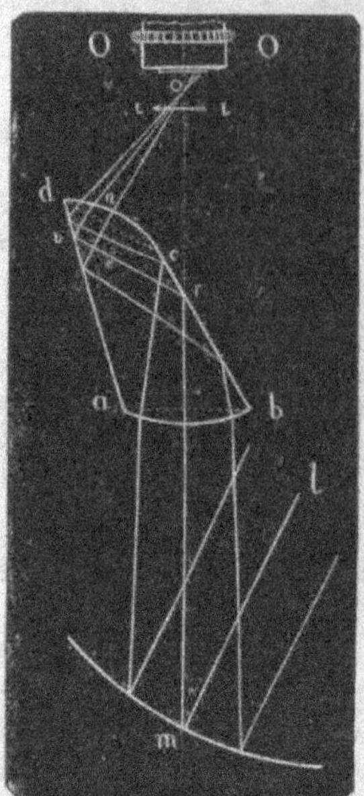

Fig. 102. Éclairage oblique de Nachet.

De cette manière on concentre les
rayons qui le traversent et l'on diminue beaucoup la perte de la lumière.
Cette perte résulte de ce que les rayons,
au lieu de pénétrer verticalement dans
l'objectif $O\,O$ suivant l'axe $m\,o$, comme
à l'ordinaire, arrivent obliquement,
suivant la ligne $no$, en faisant un angle
de 30° $m\,o\,n$ avec l'axe $m\,o$.

Les rayons $l\,m$, après s'être réfléchis
sur le miroir $m$, pénètrent la face $a\,b$
du prisme qui les fait converger, et, au
lieu de suivre l'axe $m\,o$, ils se réfléchissent en $r$ sur la face oblique $b\,c$, et
de nouveau sont réfléchis en $v$ sur la
face $a\,d$. De là ils émergent en $n$ par la
face courbe et oblique $c\,d$, qui les concentre sur l'objet $i\,i$, placé sur le porte-
objet, au foyer de l'objectif $O\,O$. Le
prisme est disposé de telle sorte, que
les rayons $n\,o$ fassent avec l'axe $m\,o$
un angle $m\,o\,n = 30°$, qui est l'angle
le plus favorable pour l'examen des objets. Pour cela, l'angle
$b\,a\,d = 105°$; $a\,b\,c = 60°$; $b\,c\,d = 150°$ et $a\,d\,c = 45°$.

*Influence des obliquités de la lumière sur l'aspect des corps*
*microscopiques.*

573. Rappelons ici que, dans la réfraction des rayons obliques
(fig. 103) qui viennent frapper un objet $A\,B$ placé sous le microscope,
la déviation qu'ils éprouvent est d'autant plus considérable, que
l'obliquité du rayon est plus grande ; le rayon $A\,H$ qui tombe perpendiculairement ne subit aucune réfraction ; les rayons voisins
sont faiblement déviés, et à mesure qu'on s'éloigne de la perpendiculaire, la flexion devient plus grande $A\,K$ jusqu'à ce qu'enfin les
rayons $A\,D$ et $B\,D$ n'entrent plus dans $K\,E$, qui est censé repré-

senter la face inférieure de l'objectif placé au-dessus du corps qu'on suppose être en *A M*. C'est à ce point que commence ce qu'on a appelé la *réflexion totale* de ces rayons qui, de la sorte, ne traversent pas l'objectif et n'arrivent pas à l'œil de l'observateur.

Quand les rayons, dont toujours beaucoup traversent ainsi obliquement l'épaisseur d'une préparation, rencontrent dans celle-

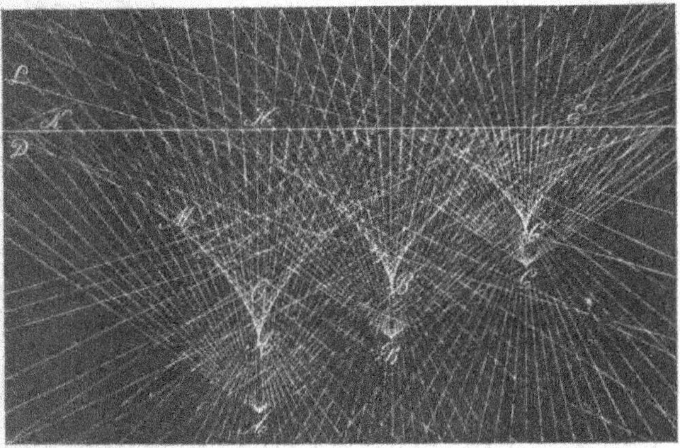

Fig. 105.

ci un corpuscule physiquement ou chimiquement hétérogène, par rapport au reste de la masse, il sont réfractés et peuvent être infléchis au point de ne plus entrer dans l'objectif. N'arrivant pas à l'œil de l'observateur, ils deviennent une des causes qui font que la partie des corpuscules qui les dévie donne à la rétine l'impression de l'absence partielle ou totale de lumière, c'est-à-dire d'une teinte noire qui tranche plus ou moins sur la portion ambiante qui est d'autant plus illuminée qu'elle a laissé passer plus de rayons.

C'est ainsi que des corps sans coloration propre peuvent paraître plus ou moins noirs sur leurs bords ou ailleurs quand ils sont vus ainsi par lumière réfractée sous le microscope. C'est de la sorte que le noyau d'une cellule chimiquement différent de celle-ci devient visible au centre de cette dernière parce qu'en raison de ce qui vient d'être dit, sa périphérie ou son centre dévient ainsi la lumière.

Au lieu d'être ainsi produite par réfraction, la déviation de la lumière qui l'empêche d'arriver jusqu'à l'œil de l'observateur et qui donne une teinte noirâtre à l'image de la particule qui l'effectue, peut être produite par réflexion quand elle rencontre sous certaines incidences les surfaces contiguës de deux corps immédiatement juxtaposés, lors même qu'ils sont chimiquement semblables.

C'est ce que l'on observe à chaque instant dans les préparations formées de cellules ou de fibres accolées l'une à l'autre, dont les surfaces physiquement distinctes réfléchissent ainsi une partie de la lumière qui pénètre leur substance, au point qu'elle n'arrive pas dans l'objectif. De là vient que l'image de ces surfaces (vues en projection ou *coupe* suivant un de leurs bords) se présente sous l'aspect de lignes noires ou au moins grisâtres, d'autant plus fines et plus pâles que la juxtaposition est plus immédiate, que les surfaces de contact sont plus lisses. Si, au contraire, elles sont grenues ou ont été rendues rugueuses par certains agents coagulants, il y a davantage de lumière déviée et les lignes indiquant la place des surfaces de contact se dessinent plus épaisses et plus noires sur la rétine.

Cela est au point que, faute d'avoir connu ces particularités optiques (nécessaires pour une exacte interprétation des observations faites sous le microscope), des auteurs ont interprété les aspects physiques dont la cause vient d'être indiquée comme s'ils étaient dus à la présence d'une substance réellement distincte des éléments contigus et leur étant interposée. De là vient que, pour se rendre compte de ces effets de déviation lumineuse, effets seuls réels, on a supposé l'existence de cette substance fictive qui serait destinée à coller entre elles les fibres musculaires viscérales, les cellules épithéliales, etc., et qui est dite *ciment* (*Kittsubstanz*) par des micrographes qui en ont ainsi admis la présence alors que d'autre part ils nient celle des *substances amorphes dites intercellulaires ou interfibrillaires*.

574. Rien de plus important à connaître que ces particularités pour arriver à interpréter exactement les aspects de ce genre, si fréquents dans les préparations des tissus animaux, et que l'emploi des réactifs durcissants exagère dans presque tous les tissus, embryonnaires surtout, par le fait qui vient d'être indiqué ; exagération qui devient une cause de visibilité plus facile des parties microscopiques, mais qui a aussi été la cause d'erreurs, comme on vient de le voir, par le fait des observateurs peu au courant des données de la physique et non par le fait de l'instrument.

Ainsi, par exemple, les plans de division de la segmentation qui amène l'individualisation des cellules épithéliales, une fois ce phénomène achevé, deviennent les plans ou surfaces de contiguïté réciproque des cellules tant qu'elles sont encore juxtaposées. Ils se montrent suivant ces lignes de contact sous forme de sillons ou de lignes grisâtres, souvent très-pâles, difficiles à voir sur l'animal vivant ou sur l'épithélium encore frais. Mais ils sont plus foncés, plus nets, quand les cellules se sont durcies et sont devenues plus granuleuses, par suite des premières modifications cadavériques qu'elles présentent après leur ablation ou après la mort de l'animal. Certains sels, comme l'acétate de plomb et surtout l'azotate d'argent, les chromates, l'acide chromique et autres réactifs en coagulant la substance des cellules, ou en se décomposant et se précipitant à la surface et dans l'épaisseur de ces éléments qu'ils colorent donnent à ces lignes (marquant la place des surfaces de contact réciproque des cellules) une plus grande épaisseur et une teinte plus foncée. C'est cet aspect qui a, par erreur, été décrit comme dû à la présence d'un *ciment*, destiné à unir les cellules entre elles, mais par des auteurs ne connaissant pas le mode de génération et d'individualisation des épithéliums non plus que les données précédentes.

ARTICLE III. — DE L'EMPLOI DE LA LUMIÈRE POLARISÉE.

575. La lumière blanche polarisée donne lieu à des phénomènes de coloration très-remarquables en traversant, soit de petits cristaux, soit des lames cristallines minces, soit des tissus placés au foyer de l'objectif, puis un prisme biréfringent superposé à l'oculaire. Un grand nombre de sels, des bois fossiles réduits en lames minces, l'émail des dents, les muscles, l'épiderme, le derme, les cheveux, les fécules, etc., sont dans ce cas.

Lorsque par une étude méthodique de ces phénomènes, on est arrivé à reconnaître quels sont les corps qui jouissent de cette propriété et qu'elle en est l'intensité, on peut s'aider de cet ordre de caractères pour distinguer entre elles diverses substances. L'importance de cet examen est assez grande pour que si habituellement on a deux microscopes sur la table de travail, on doit laisser à demeure le prisme de Nicol sous celui qui est muni de faibles objectifs, afin de pouvoir soumettre à volonté au prisme analyseur toute préparation dans laquelle on pense trouver des corps doués de la double réfraction.

Ce fut Henri Fox Talbot qui, en 1852, employa le premier un appareil polarisateur placé au-dessus de l'oculaire du microscope pour étudier la structure des corps. (*Philosophical Magazine*. London,

1832, t. V.) Brewster l'utilisa en le modifiant peu après pour observer les phénomènes de polarisation sur divers minéraux, des substances animales, et minérales d'où le nom de prisme Brewster qui lui est quelquefois donné. En 1834, Biot fit construire par Charles Chevalier des appareils polarisateurs pour les microscopes qui facilitèrent et répandirent beaucoup l'emploi de cet ordre d'études.

576. Pour suivre l'action de la lumière polarisée, il faut employer un appareil particulier. Cet appareil se compose de deux parties. La première est un prisme dit de Nicol, du nom du physicien Richard Nicol, d'Édimbourg, son inventeur. Ce prisme est enchâssé dans une monture qu'on substitue aux diaphragmes à mouvement vertical du centre de la platine toutes les fois qu'il est nécessaire de l'employer. Ce petit appareil s'appelle le *polarisateur* et, parfois, mais à tort, il est dit *polariscope* [1].

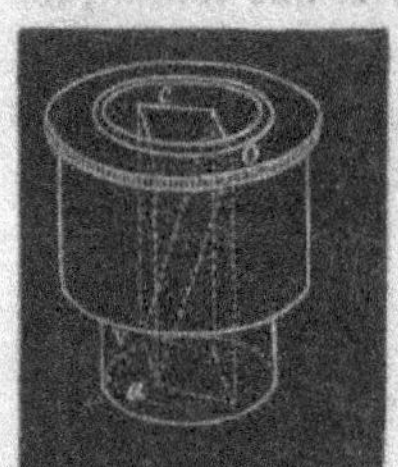

Fig. 104.

Le prisme de Nicol est, comme on sait, formé d'un rhomboèdre de spath d'Islande, d'environ 25 millimètres de longueur (fig. 104, *ac*) sur 9 millimètres de largeur et d'épaisseur. On coupe le prisme en deux parties par un plan conduit suivant les diagonales parallèles *a o* et *c v* de deux des longues faces, et l'on réunit les deux parties par du baume du Canada dans la position qu'elles avaient d'abord. Comme l'indice de réfraction de ce baume est plus petit que l'indice ordinaire du rhomboèdre et plus grand que l'indice extraordinaire, le rayon ordinaire se réfléchit totalement sur la couche de baume interposée entre les deux prismes, et, par suite, le rayon extraordinaire est le seul qui émerge. Ce prisme sert ici à faire arriver sur l'objet placé au foyer de l'objectif un rayon de lumière blanche polarisée.

Après avoir traversé l'objet à étudier et tout l'appareil optique du microscope, le faisceau de lumière blanche polarisée rencontre à sa sortie de l'oculaire un prisme biréfringent de spath calcaire. Ce prisme (fig. 105, *a b*) est fixé dans une monture particulière au-dessus du centre d'une sorte de capuchon *e f g h* qui peut être su-

---

[1] Voy. Babinet, *Sur le microscope polarisateur d'Amici* (Comptes rendus des séances de l'Académie des sciences, Paris, 1844, t. XIX, p. 56).

perposé à l'oculaire et qui emboîte la partie supérieure du corps du microscope $i\,R$. Cette monture est percée au centre $c$, qui correspond à la fois au verre oculaire supérieur et à la face inférieure du prisme. Cet appareil se nomme l'*analyseur*. Il est préférable de l'avoir ainsi placé sur l'oculaire et mobile que fixé dans le corps du microscope au-dessus de l'objectif.

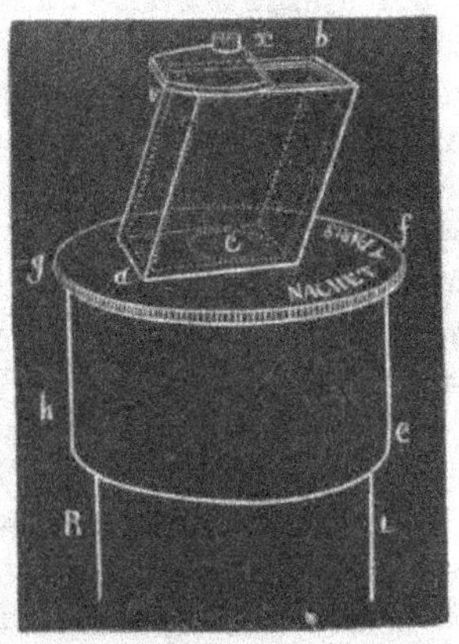

Fig. 105.

Lorsqu'on fait arriver le faisceau lumineux polarisé sur le prisme biréfringent $a\,b$, sans lui faire traverser la lame cristalline, on voit deux images de l'ouverture $c$ dont l'intensité relative varie selon la position de la section principale du prisme par rapport au plan de polarisation du rayon. Elles se réduisent à une seule quand ces deux plans sont parallèles ou perpendiculaires entre eux; effets qu'on peut obtenir facilement, parce que la monture $efgh$ tourne à volonté sur le microscope. Si, au contraire, on place au foyer de l'objectif une lame cristalline ou d'autres substances susceptibles de donner lieu à des phénomènes de coloration, la lumière polarisée éprouve réellement une double réfraction en traversant ces substances. Mais les deux faisceaux ne se séparent pas sensiblement à cause de la faible épaisseur de celles-là; de sorte que le prisme reçoit un seul faisceau de lumière comme dans le cas primitif. Il dédouble ce faisceau et l'on voit deux images de l'ouverture; de plus ces deux images sont colorées de couleurs complémentaires.

Pour bien reconnaître quelles sont les substances, placées sur le porte-objet, qui polarisent la lumière et celles qui ne la polarisent pas, on cache l'une des images circulaires en faisant avancer sur le prisme la plaque $v\,x$. Alors, lorsque, en faisant tourner ce dernier sur son axe, le champ du microscope est devenu obscur, on reconnaît les substances qui polarisent la lumière à ce qu'elles éclairent le champ dans la partie qu'elles occupent en lui donnant ou non des teintes colorées, tandis que les autres, telles que les cristaux de chlorure de sodium, le verre, divers tissus, etc., restent sans action c'est-à-dire laissent obscur le champ. Ces derniers corps sont dits souvent *inactifs* ou *isotropes* ; ceux qui agissent sont inversement appelés *anisotropes*.

577. Quand le champ du microscope est noir, si les cristaux placés au-dessus du prisme de Nicol paraissent éclairés, cela tient à ce qu'en raison de leur biréfringence ou de leur structure, ils dépolarisent la lumière éteinte par polarisation ; par une action inverse à celle qui a été produite, ils la ramènent ainsi à l'état de lumière naturelle. (Voyez pour l'exposé théorique de ces faits et des causes de l'extinction de la lumière blanche polarisée dédoublée par l'*analyseur*, les *Traités de physique*, et Ch. Robin et Verdeil, *Chimie anatomique*, Paris 1852, t. I, p. 417 à 430.)

Ces cristaux peuvent borner là leur action, c'est-à-dire ne faire que rendre clair le champ obscur du microscope ; mais il en est d'autres, aussi bien que divers corps non cristallisés, qui peuvent en outre décomposer cette lumière et donner des images colorées de ces solides (*polarisation chromatique*). Les couleurs que développe la lumière blanche polarisée, en traversant les lames minces des corps qui ont action sur elle, ne sont que des franges très-larges produites par interférence. (Arago ; 1824 et *Œuvres complètes*, t. VII, p. 367.) Aussi existe-t-il un deuxième mode de polarisation généralement chromatique qui est indépendante de la composition moléculaire des corps et de leur type cristallin. C'est la *polarisation lamellaire*, qui résulte d'une action spéciale exercée sur la lumière, par des lames superposées de substances monoréfringentes, ou biréfringentes, peu importe. Cette action, bien distincte de la *double réfraction moléculaire*, en est aussi indépendante ; elle peut lui être comme ne lui être pas associée ; elle peut aussi exister ou ne pas exister simultanément avec elle, dans un même cristal. C'est la *polarisation lamellaire* de Biot. (*Comptes rendus des séances de l'Académie des sciences*, Paris 1841, in-4°, t. XII, p. 967.) L'étude des corpuscules, organisés ou non, visibles à l'aide du microscope offre de nombreux exemples de substances que leur constitution moléculaire ou chimique rend sans action sur la lumière polarisée et qui pourtant agissent sur elle en raison de leur structure intime, lamelleuse, fibrillaire ou striée comme le font les corps doués de la *polarisation moléculaire* chromatique ou non. Ces substances, agissent sur la lumière blanche polarisée, non moléculairement, mais par *polarisation lamellaire*, c'est-à-dire comme agrégation de couches distribuées en systèmes distincts avec un ordre régulier d'apposition dans la masse qu'elles forment. Parmi les corps bruts, le chlorure de sodium et le verre, isotropes naturellement, dépolarisent la lumière polarisée, après qu'ils ont été *trempés* par refroidissement brusque. Mais ces corps et d'autres se trouvant dans des conditions analogues, donnent alors des dessins dont la forme est en rapport avec celle des lames de verre, etc., tandis que, pour les cristaux biréfringents, la forme des plaques n'influe pas sur ces phénomènes optiques.

Ainsi la superposition naturelle des matières en lamelles minces imprime à la lumière polarisée qui traverse leurs plans interstitiels de jonction des inégalités ou intermittences de transmission, d'où résultent des phénomènes de coloration, par inégale dispersion et interférence, comme dans les cas où, soit la compression, soit l'expansion, artificiellement opérées dans des corps cristallisés ou non cristallisés, peuvent y développer une double réfraction accidentelle.

Biot a depuis longtemps montré que, parmi les corps organisés, un des plus beaux exemples de polarisation lamellaire, dans lesquels la forme des corps influe sur celle des images colorées, est fourni par les grains de fécules. (Voyez Biot, *Différences physiques entre l'amidon et la dextrine.* Comptes rendus de l'Académie des sciences, Paris, 1837 in-4°, t. V, p. 905 et t. XVIII, 1844, p. 795.) Ce fait est surtout tranché dans les fécules des légumineuses. Ce sont des faits de cet ordre qu'à signalés M. Rouget (*Journal de la Physiologie.* Paris, 1862 in-8°, p. 254 et suiv.)comme phénomènes de polarisation uniquement liés à l'arrangement de parties organiques, au mode de juxtaposition des parties composantes de ces corps et à la forme des surfaces, mais non à leur constitution chimique. Ainsi, l'eau, la glycérine, les essences, les térébenthines, les corps gras, les vernis, l'alcool, la gélatine, la chitine, l'albumine liquide, etc., ne jouissent pas de la double réfraction. Mais, lorsque les bords libres des minces couches ou des gouttelettes qu'ils constituent, viennent à former un angle de $\pm 45°$ avec la section principale du prisme de Nicol, agissant à la manière d'une superposition de lamelles minces ils polarisent la lumière qui les traverse et la colorent, tandis que la partie moyenne des lames est sans action. S'il s'agit de gouttes ou de solides à surfaces convexes, les bandes colorées ainsi produites par l'effet des surfaces courbes sur la lumière polarisée, s'étendent plus ou moins loin des bords de ces objets, du côté de leur centre ou de leur axe. Les plis très-fins, les ondulations, les dépressions ou stries, et les saillies de ces substances et autres, comme les plissements de la moelle des tubes nerveux, amenant des dispositions de la surface analogues à celles que présente l'aggrégation d'un système de lamelles minces, des phénomènes de polarisation chromatique apparaissent au niveau des parties saillantes de ces inégalités.

C'est ce qui fait que les poils, les plumes, les parties à minces couches concentriques de la carapace des crustacés, les filaments de coton, de soie, divers organes épithéliaux, chitineux, cartilagineux, tendineux, osseux, éburnés, adamantins, etc., offrant des dispositions du genre des précédentes, colorent la lumière blanche polarisée, bien que les substances formant ces parties et autres analogues soient isotropes, c'est-à-dire ne dédoublent pas les rayons lumineux. On voit réciproquement ces phénomènes de *polarisation lamellaire* s'éteindre sous les yeux de l'observateur, quand, par exemple, la potasse gonflant les grains d'amidon détruit leur structure pelliculaire ; quand ce réactif ou d'autres attaquant les nombreux tissus fibreux, striés ou lamellaires qu'embrasse l'énumération ci-dessus, si souvent soumis aux investigations de cet ordre, détruit les inégalités de leurs surfaces, fait disparaître les plans de juxtaposition de leurs fibres, etc., qui amenaient les inégalités de la transmission, de la réfraction et de la dispersion de la lumière dans leur profondeur et par suite sa polarisation chromatique.

578. La perte de lumière occasionnée par l'obligation où est celle-ci de traverser les prismes force parfois, bien que rarement, de se servir de la lumière directe du soleil réfléchie par le miroir, qu'on évite au contraire dans les observations ordinaires.

Un condensateur, placé au-dessus du prisme polarisateur de Nicol, rend, dans ce cas, d'excellents services signalés déjà depuis longtemps par H. de Mohl. Ce condensateur peut être formé d'une lentille plan-convexe d'une distance focale très-courte, presque une demi-sphère, moyen indiqué par Amici, ou d'un objectif achromatique à grand angle (Wenham), ou encore d'une série de lentilles non achromatiques disposées comme un condensateur achromatique. (Amici, *Comptes rendus des séances de l'Académie des sciences*, Paris, 1844, t. XIX, p. 36.)

Si on place les plans de polarisation perpendiculairement l'un à l'autre, en tournant l'analyseur de 90°, on arrive a obscurcir le champ visuel (obscurcissement qui doit être complet dans les bons appareils), et les corps qui réfractent doublement la lumière apparaissent ou éclairés ou bien colorés.

Pour reconnaître la double réfraction quand elle est faible il faut faire des préparations aussi transparentes que possible. Un objet préparé dans la térébenthine du Canada, qui, pour une expérience ordinaire, serait beaucoup trop transparent, se trouve dans des conditions favorables. On peut aussi placer les objets dans la laque copal ou dans la glycérine, c'est-à-dire dans un milieu qui réfracte fortement la lumière et rend l'objet transparent. (Gerlach, G. Valentin. 1861.) On doit éviter avec soin toute lumière directe dans ces expériences minutieuses ; on y réussit en plaçant un écran devant ou sur la platine.

De fines lames de sulfate de chaux cristallisé (gypse) et de mica, d'épaisseurs diverses, fixées ou non au-dessus du polarisateur, constituent un moyen auxiliaire souvent employé pour obtenir de vives couleurs et pour décider si des tissus animaux sont anisotropes ou non; en d'autres termes, elles accroissent la sensibilité de l'appareil polarisateur. (Biot, 1841.) On les oriente d'abord par des tâtonnements graduels au-dessous de 45°. Les lames de gypse fournissent des couleurs plus vives que celle de mica. Parmi ces lames, (*lames sensibles* de Biot, 1841), les plus utiles sont celles dont l'épaisseur donne le rouge de premier ordre. Cependant la puissance de l'appareil polarisateur du microscope est aussi augmentée par l'emploi de lames tellement minces que le champ visuel n'en peut recevoir aucune couleur.

Lorsque le champ du microscope reste obscur, malgré les divers mouvements imprimés aux prismes ou à l'objet soumis à l'examen, on a la preuve que ce corps n'agit pas sur la lumière polarisée ; son action se manifeste, au contraire, quand il devient visible en tout ou en partie et qu'il se nuance de couleurs variées. Il est certains corps qui présentent simultanément les deux phénomènes. Les granules obtenus avec du verre fondu puis jetés dans l'eau, les grains de fécule ont chacun deux méridiens qui se coupent à angle droit et n'agissent pas sur la lumière polarisée, car ils restent constamment noirs; mais les segments compris entre ces méridiens présentent des couleurs variées qui indiquent leur action. (Biot, *loc. cit.*, 1837.)

Pour observer les cheveux et autres poils, les ongles de divers animaux, qui influent fortement par la lumière polarisée, il est bon de les préparer dans l'huile, la glycérine ou dans la térébenthine du Canada. Les autres tissus animaux et les corps cristallins se préparent comme à l'ordinaire[1].

---

[1] Voy. Ch. Robin et Verdeil, *Chimie anatomique*, Paris, 1853, in-8°, t. I, p. 424.

Sur les coupes transversales des tissus végétaux, celles des pins surtout, la substance intercellulaire reste obscure, la membrane primaire des cellules offre une vive clarté; les couches d'épaississement des fibres ligneuses n'offrent qu'à un faible degré la double réfraction et leur couche interne non lignifiée est brillante. Les ponctuations et les canaux poreux peuvent donner une croix noire comme les grains de fécule et comme toutes les fois que des couches de densités différentes sont disposées concentriquement autour d'un point. (Mohl, Schacht.)

# CHAPITRE III

### Données générales relatives à l'appareil de la vision.

579. Les observations qui se font à l'aide du microscope demandent une bonne vue qui ne se fatigue pas trop facilement. Un peu de myopie sans tendance au staphylome vaut peut-être mieux que de la disposition à la presbytie. Quiconque est assez heureux pour posséder deux yeux également bons, doit s'habituer à s'en servir tour à tour. Les personnes qui regardent longtemps de suite avec le même œil, tandis que l'autre, quoique ouvert, reste dans l'inaction, s'apercevront combien le premier gagne en force, pendant que le second prend de plus en plus de la tendance à faire éprouver une sensation de fatigue ou de pesanteur. Si l'on se sert ensuite de l'œil reposé pour remplacer l'autre, le champ visuel paraîtra beaucoup plus clair. Il faut du reste s'habituer à tenir fermé celui des deux yeux qui ne regarde pas dans le microscope, car les deux yeux éprouvant des impressions lumineuses d'intensité différente se fatiguent alors tous les deux plus vite que dans le cas ou l'un des deux reste tout à fait au repos.

Frey pense qu'il faut au contraire s'habituer, dès le principe, à conserver ouvert l'œil inactif pendant qu'on regarde avec l'autre dans l'instrument, parce que l'attention se concentre si fortement dans l'œil occupé, que les impressions qui se produisent sur l'œil non employé passent inaperçues pour l'observateur. Dans le cas où un œil est sensiblement plus faible que l'autre, on ne doit naturellement consacrer aux travaux microscopiques que l'œil qui est bon.

On évitera de se livrer à des recherches microscopiques immédiatement après le repas. Aussitôt qu'on éprouve de la fatigue, il faut pendant un instant cesser ce travail. Cette recommandation concerne plus particulièrement les commençants, dont les yeux se fatiguent d'autant plus vite qu'ils ne sont pas habitués à ce genre de vision et qu'ils font des efforts inutiles des muscles de l'œil et des paupières qui, par la suite, mieux exercés, supportent facilement une application plus longue. A cet égard chacun doit s'attendre à se fatiguer davantage et plus vite au début de ses études qu'il ne le fera quand l'expérience lui aura appris à observer sans plus d'effort que lorsqu'il s'agit de lire.

En dehors des personnes atteintes d'iritis, de choroïdites ou de conjonctivites chroniques, ainsi que de staphylome postérieur, nul n'est autorisé à dire sérieusement que ses yeux le mettent dans l'impossibilité de se servir du microscope. D'autre part, l'expérience des préparateurs d'objets microscopiques, et des constructeurs qui, comme MM. Nachet et Bourgogne père, observent au microscope depuis près de 50 ans, celle aussi de beaucoup de savants montre que ces études ne déterminent la production d'aucune lésion des milieux de l'œil, de la rétine non plus que de la choroïde. Tous ceux qui se sont beaucoup servis du microscope, s'accordent sans exception à reconnaître que jamais ils n'a produit sur eux de trouble visuel proprement dit.

Un peu de réflexion en rend facilement raison ; il suffit de regarder successivement dans le microscope et le point du ciel ou la lampe qui fournissent la lumière réfléchie par le miroir, pour reconnaître que la différence n'est pas considérable ; c'est-à-dire que la lumière du microscope n'est guère plus intense que celle du foyer lumineux, à cause du peu de concavité du miroir réflecteur. Les faibles pouvoirs amplifiants laissent seuls passer beaucoup de lumière, et alors il suffit de tourner un peu le miroir pour prévenir cet inconvénient ; celui-ci est peu de chose, sous le point de vue de la fatigue des yeux, lorsque l'objet étudié arrête une grande partie de la lumière.

Quant aux objectifs forts, la perte de lumière est toujours telle, que celle qui arrive dans l'œil n'est par plus intense que celle que réfléchit une feuille de papier imprimé ; il faut y joindre, en outre, la suppression d'une partie des rayons par les corps étudiés, et l'on reconnaîtra qu'à cet égard il n'y a pas plus de causes de fatigue dans l'emploi du microscope que dans la lecture. Aussi, l'on voit bientôt que celle qu'on éprouve après six à huit heures et même plus d'observations incessantes, ne diffère pas de la pesanteur de tête ou du léger affaissement que l'on ressent après avoir passé le même temps à un travail intellectuel quelconque. Mais cette fatigue n'est pas moindre ou peut même survenir plus rapidement, parce que l'observation microscopique exige une attention très-soutenue et une comparaison incessante des objets qu'on a sous les yeux, avec ceux plus ou moins analogues que l'on connait déjà.

Il est facile de juger, d'après ce qui précède, quel compte on doit tenir des motifs donnés par quelques personnes qui cherchent à s'excuser de ne pas vérifier les observations faites à l'aide du microscope, en alléguant la fatigue qui en résulte pour les yeux.

J'ai remarqué cependant sur moi que depuis l'âge de quarante-cinq ans, après une à deux semaines d'observations poursuivies tous les jours pendant cinq à neuf heures, chaque jour en deux séances, un *scotome* ou tache noire flottante se montre dans l'axe visuel, et suit les mouvements de l'œil. Mais il cesse de se montrer après quatre à cinq jours d'interruption du travail microscopique. Il ne se manifeste en tout cas que lorsqu'on se sert d'objectifs plus forts que le n° 3 de Nachet; au bout de quelques instants même on n'y fait plus attention et il ne gêne plus l'observation.

580. Il est important pour voir nettement les objets, sans fatigue et pendant longtemps, qu'aucune lumière étrangère, surtout si elle est plus vive que celle qui traverse le microscope, ne vienne en même temps qu'elle, frapper la rétine. Sans cela, ébranlée diversement, cette membrane n'est plus impressionnée par les contours délicats et pâles qu'il s'agit de saisir, et on éprouve en même temps une fatigue très-gênante. Aussi faut-il avoir soin d'écarter du microscope les corps blancs ou brillants, de garantir l'œil de toute lumière autre que celle du microscope, en plaçant la main devant le front lorsqu'on se borne à un examen passager; mais, pour les observations ordinaires, il faut ramener au-devant de l'œil la visière assez longue d'une casquette pour le bien garantir, ou en adapter une appropriée à cet usage. Toutes ces précautions, dont on croit toujours pouvoir se passer quand on commence, finissent bientôt par être reconnues comme très-utiles, sinon indispensables.

Pendant l'examen sous le microscope, on est obligé de tenir l'œil assez près de l'oculaire pour embrasser toute l'étendue du champ visuel; aussi arrive-t-il souvent que, si on n'est pas encore habitué à cela, les mouvements des paupières amènent les cils au devant de la pupille. Étant placés près de la cornée, ils paraissent comme de gros filaments qui traversent le champ du microscope et masquent plus ou moins les objets. Mais on prend vite l'habitude de tenir les paupières assez longtemps immobiles, et assez ouvertes pour que cet inconvénient ne se produise plus.

### ART. I. — DE LA VISION DISTINCTE DANS LES MICROSCOPES.

**581.** Lorsqu'on fait usage d'un instrument un peu puissant, microscope, lunette ou télescope, on ne peut faire varier l'ajustement nécessaire à la vision nette des images qu'entre des limites très-peu sensibles : l'œil semble avoir presque entièrement perdu sa faculté d'accommodation. C'est de cette circonstance mal interprétée qu'est venu, sans doute, dit avec raison E. Verdet, l'usage de parler, dans la théorie des instruments d'optique, d'une *distance de la vision distincte*, unique pour chaque observateur, dont on fixe arbitrairement la valeur à 25 ou 30 centimètres environ. (Voy. p. 205.)

En réalité, lorsqu'un observateur doué d'une vue normale, c'est-à-dire capable de voir distinctement à toute distance comprise entre l'infini et une limite inférieure déterminée $\Delta$, place un verre convergent au-devant son œil, il ne peut plus voir nettement que les objets dont l'image virtuelle se forme à une distance comprise entre $\Delta$ et l'infini.

Si, par exemple, la distance $\Delta$ est, pour la vue de l'observateur, de 15 centimètres, et si la distance focale de la lentille est de 2 centimètres, on trouve par le calcul, que l'amplitude de l'accommodation est simplement de $2^{mm},35$

Si maintenant, en avant de l'oculaire et à une distance D, se trouve une lentille objective, de manière à constituer un microscope composé, on ne verra nettement que les objets situés de façon que l'image réelle formée par l'objectif soit à une distance de la loupe comprise entre $\delta$ et $f$.

Si l'on conserve les hypothèses précédentes sur $\Delta$ et $p$, et si l'on suppose, en outre, que la distance D des deux lentilles, soit de 20 centimètres et que la distance focale $\Phi$ de l'objectif soit de 5 millimètres on trouve que $p_1 - p_2$ est inférieur à un centième de millimètre.

D'ailleurs, il paraît assez évident que l'œil, lorsqu'il regarde un objet à l'aide d'une loupe, doit tendre à s'accommoder pour la limite inférieure à celle de la vision distincte, afin d'apercevoir l'image virtuelle de l'objet à une moindre distance, et d'y discerner des détails aussi petits que possible. Il en est sans doute de même lorsqu'on fait usage de la lunette astronomique, de la lunette terrestre ou du télescope.

La distance *minima* de la vision distincte est donc toujours celle qu'on doit considérer dans la théorie de ces instruments. Si, dans la théorie de la lunette et du télescope, on considère ordinairement un œil accommodé pour voir nettement à l'infini, c'est en vertu d'une convention arbitraire, qui n'a d'autre objet que de simplifier les formules.

Ces conclusions sont confirmées par l'influence bien connue que la pratique fréquente et prolongée des observations microscopiques ou astronomiques exerce sur la vue des observateurs, en développant chez eux la myopie, ou en la rendant plus complète. La lunette de Galilée reste en dehors des considérations précédentes, l'accommodation de l'œil pour la limite inférieure de la vision distincte étant désavantageuse lorsqu'on fait usage de cet instrument. (Voy. E. Verdet. *OEuvres*, t. III. *Cours de physique*, Paris 1869, in-8° t. II, p. 245 à 248.) Il sera facile en effet à tous les observateurs qui sont presbytes de voir que durant l'examen microscopique, l'œil n'est pas absolument à l'état de repos, mais bien comme le dit Verdet dans l'état d'adaptation voulu pour la vision au *minimum* de distance. Pour moi, en particulier, qui suis presbyte tout examen microscopique de quelques minutes ou prolongé plusieurs heures me prouve, dès que je le cesse, qu'il m'a rendu myope; il m'oblige à placer à 14 ou 15 centimètres de mes yeux les caractères que je lis habituellement à une distance de 30 centimètres, et ainsi des autres pour la vision des objets éloignés. Cette accommodation spéciale disparaît au bout de 5 à 10 minutes.

ART. II. — INFLUENCE DE LA PRESBYTIE ET DE LA MYOPIE

SUR L'EXAMEN DES OBJETS MICROSCOPIQUES.

582. Lorsqu'un objet a été *mis au point* convenable pour être vu nettement par une personne qui a une vue ordinaire, il n'est pas au point pour toute autre. Les myopes sont obligés de rapprocher l'objectif de l'objet ; l'image se forme alors plus loin derrière l'objectif et plus près du verre frontal de l'oculaire. Les presbytes sont obligés de faire exécuter un mouvement en sens inverse pour *mettre au point*.

On sait aussi qu'une fois l'objet au point, tous les individus ne le voient pas de la même grosseur. Les uns le voient plus grand que d'autres ou *vice versa*, ce dont on peut s'assurer en faisant dessiner à plusieurs reprises le même objet par plusieurs personnes, en ayant soin de recommander à chacune de donner à la figure les dimensions de l'image qu'elle voit dans le microscope. Lorsqu'on veut répéter l'expérience sur un grand nombre de personnes ou plusieurs fois, il suffit de prendre un objet allongé comme un cheveu et d'en indiquer la largeur. Il paraît y avoir, à cet égard, de petites différences, encore inexplicables, entre les individus voyant exactement à la même distance.

Chaque observateur peut remarquer, en outre, qu'il voit les objets un peu plus grands ou peu plus petits, suivant les conditions physiologiques où il se trouve. Ainsi lorsque la circulation est activée par une cause quelconque, que les yeux sont congestionnés, les images semblent un peu plus grandes que lorsqu'on les étudie depuis quelque temps, de manière à adapter l'œil à cette vision à courte distance et à laisser la circulation se ralentir. Ceci tient probablement à ce que, alors les images qui se peignent sur la rétine sont entourées d'une auréole colorée, comme si le microscope était imparfaitement achromatique, ou comme s'il y avait beaucoup de diffraction sur les bords de l'objet. Mais peu à peu ce phénomène diminue, ainsi que nous le verrons plus bas, à moins que la cause de la congestion ne soit permanente.

585. Les causes qui influent le plus sur la grandeur avec laquelle sont vus les objets examinés avec le microscope sont la myopie et la presbytie. Les myopes voient, en effet, avec cet instrument les images toujours un peu plus grandes que les presbytes. En effet, comme en nous servant du microscope c'est l'image réelle de l'objet grossi par l'objectif que nous regardons avec la loupe ou verre de l'œil de l'oculaire, le fait que nous avons signalé (p. 113) à propos de la loupe se reproduit ici. Les myopes, en rapprochant l'objectif de l'objet, rapprochent l'image de la loupe qui sert à l'examiner; c'est comme si (fig. 39, p. 113), au lieu d'examiner un objet en $a'\,b'$, on le plaçait en $a\,b$. Dès lors les rayons pénètrent dans l'œil en divergeant davantage et vont former, dans le second cas, sur la rétine une image plus grande que dans le premier; car il sous-tend un angle optique $a'\,ob > a\,o\,b$, d'où il résulte que la figure $r\,s$ peinte sur la rétine est plus grande que $m\,n$.

L'effet inverse est produit dans l'œil des presbytes qui sont obligés d'éloigner l'objectif de la préparation. La distance à laquelle est reportée l'image peinte sur la rétine, n'étant pas celle de la vision distincte, et étant la même chez les myopes et les presbytes, ainsi que nous l'avons vu page 130, n'a aucune influence sur ce phénomène. Aussi les myopes figurent-ils toujours les objets qu'ils examinent au microscope un peu plus grands que ne le font les presbytes, avec la même combinaison d'objectifs et d'oculaires. C'est ce qui fait qu'il est rare de trouver deux observateurs qui attribuent exactement la même grandeur à un objet qu'ils étudient en même temps aussi longtemps du moins qu'il n'est pas mesuré.

584. Nous savons que l'œil s'adapte à la vision des objets microscopiques comme lorsqu'il s'agit de voir à une faible distance. C'est à cela qu'on doit attribuer ce fait que d'abord les objets vus au microscope n'ont pas des contours aussi nets qu'après quelques instants d'étude ; peu à peu des détails restés inaperçus apparaissent. Ceci tient également à ce que la rétine s'habitue à la lumière de l'instrument, car tantôt elle était trop vivement impressionnée d'abord, tantôt au contraire elle ne l'était pas assez. Aussi il faut toujours un certain temps d'examen avant d'arriver à distinguer nettement tous les objets qu'on a sous les yeux et d'être à même d'observer avec soin. C'est une des raisons qui font que, dans de certaines limites, plus on a l'habitude du microscope, plus on demande de temps pour faire une bonne observation.

On sera surtout frappé des remarques précédentes en examinant les objets le soir à la lumière de la lampe. Pendant le premier quart d'heure environ, les objets paraissent avoir des contours diffus et entourés d'une auréole irisée, qu'on est de suite porté à attribuer à l'instrument. Nous avons déjà vu que cette auréole est alors réellement plus grande qu'à la lumière du jour, et que le plus fin diaphragme (fig. 106 A) la fait diminuer ; puis, après quelques minutes, au fur et à mesure que l'œil s'habitue à cette lumière, on voit disparaître de plus en plus ces phénomènes d'irisation qui gênaient l'observateur.

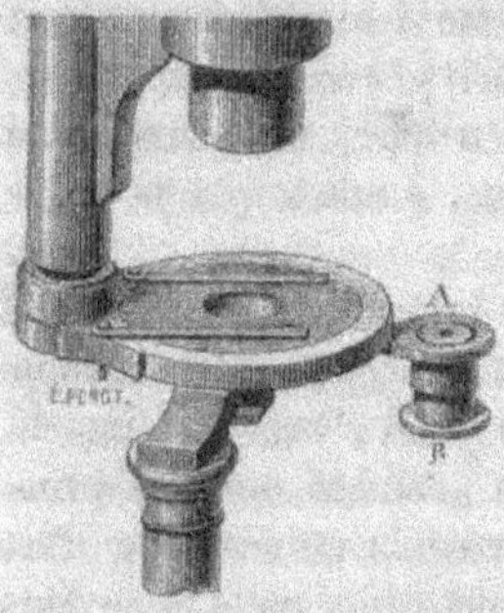

Fig. 106.
Porte-diaphragme (A), qui par un mouvement excentrique se ramène sous le centre de la platine et reçoit les diaphragmes AB, le prisme de Nicol, etc. (Voyez pages 406 et 418.)

ART. III. — DES MOUCHES VOLANTES.

585. Pendant l'examen au microscope, on peut être gêné par plusieurs espèces de *mouches volantes*. Il faut donc savoir les distinguer des objets qu'on étudie. Bien qu'elles dépendent d'un état particulier, soit statique, soit dynamique de l'œil, le report de l'image qui frappe la rétine à une certaine distance (voy. p. 197-198) fait que ces *mouches* se montrent dans le champ du microscope, sur le même plan que l'image des objets qu'on examine. Cela porte à croire qu'il s'y trouve quelque objet à étudier alors que nulle préparation n'est posée sous l'objectif. On distingue plusieurs espèces de ces images endoscopiques. (Voy. p. 401.)

A. *Taches brillantes et irisées.*

586. Elles se présentent sous forme d'anneaux concentriques, surtout quand on a regardé le soleil, ou un nuage brillant, ou la lumière d'une lampe, et qu'on porte, les yeux sur le microscope. Elles paraissent alors très-brillantes, puis rouges, ou tout d'abord rouges, puis jaunes, bleues, et s'évanouissent après avoir passé par les teintes intermédiaires à ces trois couleurs fondamentales.

En général, elles partent du centre du microscope, se portent en bas et en dedans, ou en haut et en dehors, et se perdent au bord du champ du microscope pour reparaître aussitôt au point de départ, avec la même couleur, et présenter la même marche. Ces taches, ordinairement arrondies, plus ou moins larges, masquent les objets et empêchent de les observer ; il faut alors fermer les yeux jusqu'à ce que la rétine, trop fortement ébranlée par cette vive lumière, ait repris son état normal, et n'examiner au microscope qu'au bout de quelques minutes quand elles ont disparu.

Ces taches se montrent quelquefois quand on a marché beaucoup avant de se mettre à examiner, ou quand on s'est frotté trop fortement les yeux, ou enfin quand une cause quelconque détermine une congestion du globe oculaire. Si la cause n'est pas persistante, quelques instants de repos suffisent pour les faire disparaître, surtout en tenant les yeux fermés ; elles présentent, du reste, beaucoup de variétés, suivant les individus et les circonstances dans lesquelles elles se produisent.

### B. *Des globules et des filaments de l'œil.*

587. Il est d'autres *mouches volantes*, qui ne tiennent pas comme les précédentes à une continuation de l'ébranlement de la rétine trop vivement impressionnée par la lumière.

Celles-ci existent dans les deux yeux et se voient dès qu'on regarde au microscope, mais se montrent avec une intensité variable et aussi avec quelques variétés individuelles de forme.

Lorsqu'on les examine dans le champ du microscope, sans avoir placé d'objet au foyer, on aperçoit ces *mouches* sous l'aspect d'un amas de petits globules parfaitement ronds, tous d'égal volume, à peu de chose près. Il remplissent le champ du microscope, sauf un espace en dehors, égal à un sixième environ du champ et un autre espace encore plus petit en dedans. Deux ou trois filaments flexueux, très-pâles, se voient un peu en dehors du centre de l'amas de globules, quelques-uns de ceux-ci leur adhèrent (fig. 107).

Cet amas est limité en dehors par une ligne ou filament aplati, *a b* un peu brillant au centre, paraissant large d'un demi-millimètre, qui est rectiligne ou un peu courbé en bas, et traverse le champ du microscope de bas en haut. En dedans, il est limité par un filament plus brillant que le précédent, et surtout remarquable par les flexuosités ou ses replis sur lui-même, qui paraissent être plus ou moins marqués suivant les individus, mais sont très-nombreux dans mon œil droit *c d*. Ce filament, à cause de ses replis ou contours, occupe une surface bien plus large, mais moins allongée que le précédent.

Tous les globules et tous les filaments se meuvent ensemble ; ils sont solidaires l'un de l'autre dans leurs mouvements, ou du moins s'ils peuvent s'écarter un peu les uns des autres, c'est dans les limites assez étroites et d'une manière relative, de telle sorte qu'ils finissent toujours par se retrouver à la même place. Il semble, d'après cela, appartenir à la même masse, et se mouvoir, comme le ferait un nuage floconneux en suspension, dans un liquide et parsemé de globules ; mais on ne voit rien dans l'intervalle des globules, si ce n'est quelquefois, et d'une manière presque douteuse, de minces filaments comme ceux d'une toile d'araignée allant en divers sens d'un globule à l'autre.

Il y a deux plans de globules ; les uns paraissent plus rapprochés de l'œil, à contours plus nets, les autres, plus profonds ou plus éloignés, plus pâles, à contours plus vagues : ces deux plans de globules se meuvent quelquefois en sens inverse l'un de l'autre, mais dans une petite étendue, et ils reprennent aussitôt leur place.

Quoique cette sorte de nuage, formé par les globules et filaments, paraisse toujours se mouvoir en dedans et en bas à cause du mouvement de l'œil, on peut, en soutenant la tête avec les deux mains

Fig. 107 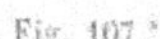.

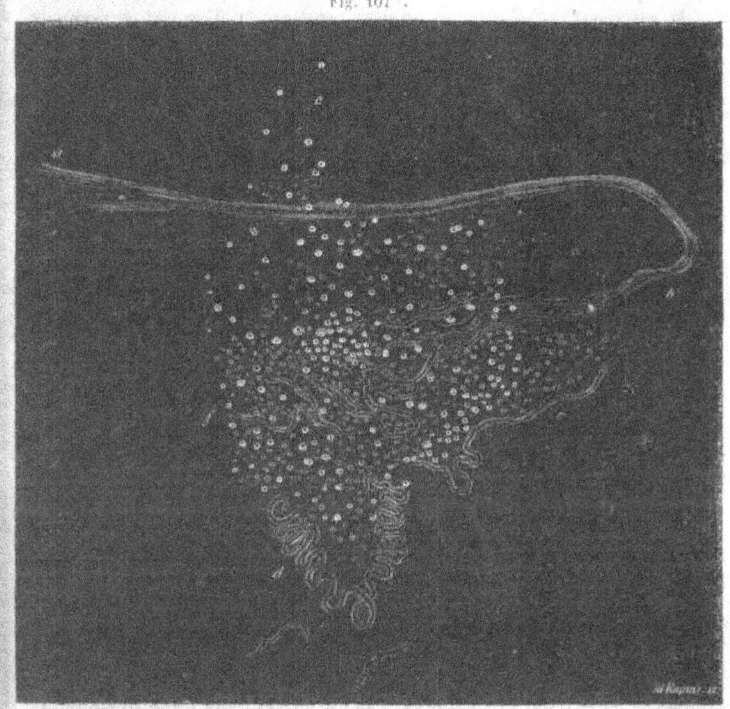

et tenant les yeux immobiles, le maintenir fixe un instant ; mais au moindre mouvement de la tête et de l'œil, il bouge aussitôt. Aussi en inclinant la tête et dirigeant l'œil dans un sens ou dans l'autre, on peut faire mouvoir, en ces divers sens, cette agglomération, de manière que le filament qui le limite en dehors soit amené jusqu'au

---

* La figure 107, représente d'après le dessin que j'en ai fait en 1849, les mouches volantes de mon œil droit, qui n'ont pas changé depuis. *a b*. Filament visible sur le côté externe du champ du microscope ; mais ici placé en haut, la figure ayant été retournée par le graveur. *c d*. Petits filaments flexueux placés en dedans et en bas. *e f*. Petits globules ronds qui les accompagnent.

centre du champ visuel et même au delà. On reconnait alors qu'un certain nombre de globules est placé en dehors de ce filament (*e*) et qu'il ne les limite pas d'une manière tout à fait précise. On reconnaît aussi qu'en bas il est un peu recourbé en faucille (de *b* en *f*) et qu'il s'étale en fines stries en filaments derrière l'amas des globules (*f*).

Il est possible d'amener en sens inverse le filament interne et flexueux ; on aperçoit alors en dehors de lui un ou deux autres filaments également flexueux et brillants, dirigés obliquement vers lui (au-dessous de *d*) ; mais comme il est fort difficile de maintenir l'œil fixe dans la position où ils sont visibles, on ne peut les étudier.

588. Voici la description de chacune des parties constituantes de ce nuage.

Les globules (entre *c*, *e*, *f*) sont parfaitement ronds, assez rapprochés les uns des autres, et paraissent avoir un peu plus d'un demi-millimètre de diamètre. Ils présentent un point brillant au centre, entouré d'un cercle foncé et très-net, environné lui-même par un deuxième et dernier anneau externe concentrique et brillant comme le point central. Ceux du plan plus profond ou plus éloigné n'en diffèrent que par moins de netteté des contours de chaque anneau concentrique. Plusieurs d'entre eux sont en contact deux à deux et empiètent l'un sur l'autre, de manière à ce que leurs anneaux noirs soient en contact.

Quelques personnes voient, en outre, des globules plus grands, plus transparents, rares et dispersés, libres et non liés, pour ainsi dire, entre eux comme les autres. Ils n'occupent pas toujours le même point dans le champ de la vision ; tantôt il n'y en a pas, tantôt on en voit passer plusieurs. Quelquefois l'un d'entre eux vient se fixer dans l'axe des rayons visuels et gêne l'observateur. Il faut alors fermer les yeux pendant un instant et reprendre l'observation un peu plus tard ; le plus souvent, ils disparaissent assez vite. Ces globules sont aussi formés d'un point central brillant et de deux anneaux concentriques, l'un interne, très-prononcé, très-noir, l'externe plus brillant. Je n'ai jamais vu ces globules ; ils varient suivant les individus et les circonstances physiologiques.

Le filament rectiligne externe est brillant au centre, à bords forcés plus ou moins nets ; il paraît large de 1 millimètre à 1 1/2 millimètre environ ; aucun globule ne lui adhère ; on ne peut savoir s'il est creux ou plein.

Le filament interne (*c d*) ne diffère du précédent que par ses flexuosités, qui donnent plus de largeur à l'espace qu'il occupe, mais moins de longueur, et le rendent plus évident quand il approche du centre du microscope. Il est plus brillant que lui et ne renferme non plus aucun globule.

Les filaments placés, dans l'agglomération des petits globules (entre *c*, et *f*) sont bien plus étroits que les précédents ; ils ne dépassent pas la largeur de ces globules. Ils sont au nombre de deux ou trois ; flexueux, ou même contournés, leur longueur mesure à peu près le quart du champ du microscope. On ne les voit pas toujours si facilement et aussi vite que les précédents, parce que leurs bords sont moins foncés et leur centre moins brillant. Cependant ils sont remarquables par les globules qu'ils renferment, ou qui leur adhèrent ; car, dans mon œil droit, on ne saurait dire s'ils sont creux ou plein ou si les globules sont compris dans leur épaisseur, ce qui sur moi ne paraît pas être. Ces globulins sont ordinairement disposés par paires et en contact l'un avec l'autre, mais chaque paire est séparée de l'autre

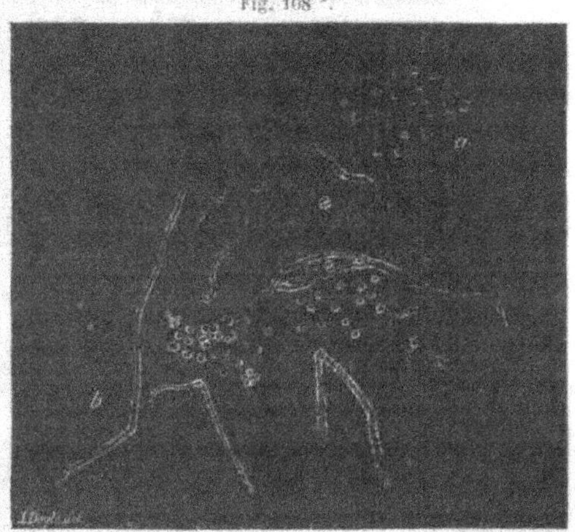

Fig. 108 *.

par un certain intervalle ; quelquefois il y en a trois ou quatre dans un groupe au lieu de deux, ou bien ils sont isolés en nombre variable, comme les grains d'un chapelet.

La disposition des globules par rapport aux filaments, est la même dans le nuage des mouches volantes dans l'un des yeux de M. J.-T.-J. Doyle[1] qui, d'Angleterre, m'en a envoyé le dessin, en 1851 (fig. 108).

* Fig. 108. Globules et filaments, vus par M. Doyle, dans l'un de ses yeux, en observant au microscope. *a*. Groupes de Globules. *b*. Filaments ; dessin fait par M. Doyle, en août 1851.

[1] Le nom des auteurs auxquels j'ai emprunté les figures intercalées dans le texte de cet ouvrage est indiqué dans l'explication de celles-ci. Celles qui n'ont pas cette indication sont tirées de mes dessins originaux, les figures d'instruments exceptées.

Dans le nuage de *mouches* volantes décrit et représenté par
Fig. 109 *.

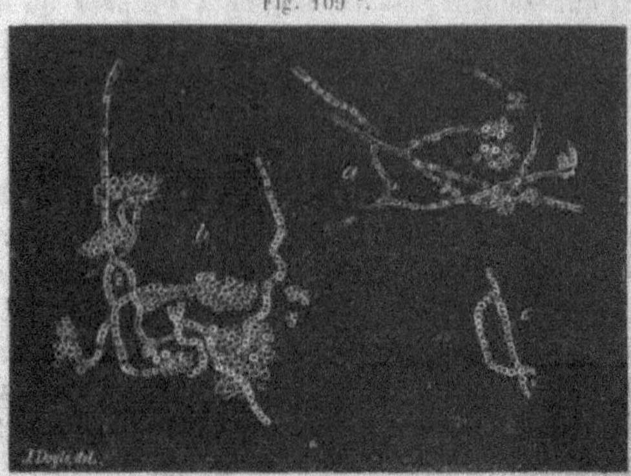

M. Donné (*Cours de microscopie*, Paris, 1844, in-8, p. 488, et *Atlas
de microscopie*, par Donné et Foucault, Paris, 1845, in-f°, pl. XX
fig. 85), telles qu'il les voit dans l'œil dont il se sert pour les observations, des filaments et des globules sont disposés à peu près
sur le même type que ceux qui sont figurés ci-dessus (fig. 107) ;
mais il y a des globules qui sont dans l'intérieur des filaments. Il y
a du reste certains espaces de ces filaments qui manquent de ces
globules. Des globules inclus dans les filaments se voient aussi dans
le nuage des mouches volantes de l'un des yeux de M. Doyle
(fig. 109 *a*, *b*.). Ce nuage montre également (*c*) des globules contigus
disposés en chaînettes ou en chapelets comme l'a indiqué Dujardin.
(*Observateur au microscope*, Paris, 1843, p. 54.)

On sait que des plaques ou nuages transparents de ce genre semblent tomber sous l'aspect de toiles d'araignées (fig. 109), quand, en
clignant les yeux, on regarde un point bien éclairé, un mur ou mieux
des nuages blancs, la flamme d'une bougie, etc. ; ils paraissent
aussi composés de globules et de filaments simulant des tubes plus
ou moins larges en partie vides, en partie remplis de petits globules
immobiles dans leur intérieur. (Voy. Donné, *loc. cit.* 1844, p. 487.)
Je reproduis ici un dessin de M. Doyle, qui donne très-exactement
l'aspect de quelques portions de ces filaments (fig. 110).

589. Quand on fixe le champ du microscope éclairé, mais dé-

---

* Dessin fait par M. Doyle, des mouches volantes qu'il voit dans l'autre de ses yeux,
en observant au microscope. Les groupes *a b c* ont été rapprochés par le graveur
plus qu'ils ne le sont dans le dessin. *a*. Filaments renfermant des globules. *b*. Groupes
de globules et de filaments renfermant certains de ceux-ci. *c*. Globules en chaînettes.

pourvu d'objet, on ne voit pas le nuage de filaments et globules immédiatement ; mais, au bout d'une minute au plus, on voit apparaître tout l'appareil, les globules en premier lieu ou *vice versa*.

Si la préparation placée au foyer est un peu foncée, ou renferme des granulations, il arrive quelquefois qu'on ne voit que les filaments et pas les petits globules qui sont masqués par les granules de la préparation.

C'est surtout le filament interne flexueux et brillant, et ceux du centre qui gênent le plus dans l'examen microscopique. Il y a des

Fig. 110 *.

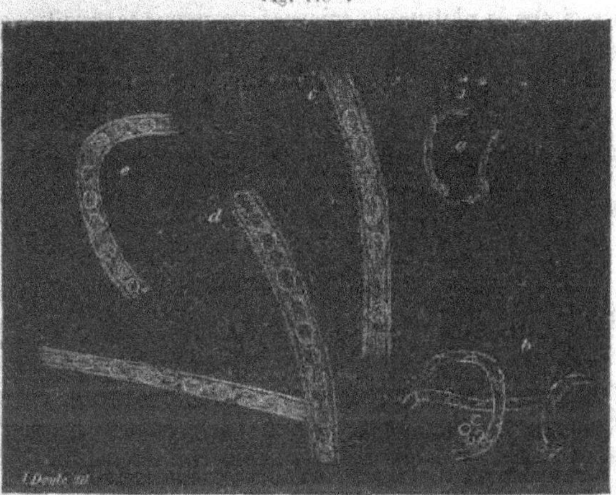

jours où on le voit beaucoup plus que dans d'autres, sans qu'on sache pourquoi et sans qu'on puisse s'en débarrasser. On finit cependant par ne plus y faire attention, et par ne plus en être inquiété. En général, lorsqu'ils apparaissent, on s'en débarrasse en tenant quelques instants les yeux fermés, ou en se reposant un peu quand on est fatigué et alors que la circulation est plus active qu'à l'état normal ; ce qui est la principale cause de son apparition.

Il n'est personne qui n'ait dans ses yeux ces mouches volantes ; c'est principalement dans le commencement des études et lorsqu'on se met au travail après quelque fatigue physique qu'elles gênent, et plus on se frotte les yeux, plus elles persistent et devien-

* Portions de filaments tels que M. Doyle les voit dans le nuage qui se produit en regardant les nuages blancs au travers d'une fenêtre. *a*. Petit filament sans globules. *b*. Petits filaments avec quelques globules. *c d e*. Larges filaments avec des globules inclus.

nent brillantes. Quelquefois les filaments se montrent quand on met les yeux sur l'instrument, mais ils disparaissent après quelques instants. Les globules peuvent toujours être vus quand on porte son attention sur eux; mais on ne les aperçoit pas habituellement à cause de leur pâleur et de leur petitesse ; ils apparaissent moins le jour que lorsqu'on étudie à la lumière de la lampe.

Il est important de savoir distinguer ces *mouches* des objets qu'on étudie. Les différents moyens déjà indiqués pour les voir ou les faire disparaître apprennent bien vite qu'elles dépendent de l'œil et non de la préparation. Il n'y a, du reste, qu'à faire mouvoir celle-ci sur la platine du microscope pour reconnaître que les mouches conservent leur position habituelle, et que leurs déplacements ne suivent pas ceux qu'on imprime au porte-objet; de plus, elles suivent tous les mouvements des yeux, et conservent toujours la même disposition sur chaque œil. (Voy. aussi la note p. 401.)

*De la nature et du siége des corpuscules donnant lieu à la production des images dites mouches volantes.*

588. Comme il arrive quelquefois que ce n'est qu'après avoir pris l'habitude de se servir du microscope qu'on s'aperçoit de l'existence de ces mouches volantes, plusieurs personnes s'en inquiètent et se croient menacées de cataracte, d'amaurose ou de quelque autre affection de l'organe de la vue. Mais il faut être prévenu que leur existence est tout à fait insignifiante, en ce sens qu'elles existent chez tous les individus sans exception, aussi bien chez les commençants qui sont les premiers à s'en préoccuper, que chez ceux qui emploient le microscope depuis longtemps et ont perdu l'habitude d'y faire attention.

Beaucoup de personnes aussi sont portées à en attribuer l'origine à un usage trop prolongé du microscope, parce que, sans qu'on sache trop pourquoi, on se figure toujours que l'emploi de cet instrument est très-fatigant et très-pernicieux pour la vue. Ce sont là de pures suppositions ; car depuis Leeuwenhoeck, qui conserva d'excellents yeux jusque dans une extrême vieillesse, tous ceux qui ont beaucoup observé s'accordent à reconnaître que jamais ils n'ont ressenti de trouble visuel proprement dit. (Voy. p. 426 à 427.)

Quel est le siége et l'origine de ces mouches volantes? Elles ne dépendent pas des larmes, car les frottements exercés à la surface de la cornée par les paupières ne changent rien à la disposition des filaments ni des globules.

En 1849, dans la première édition de ce livre, j'ai admis avec M. Donné, qui a étudié ces filaments et ces globules de la manière la plus exacte, qu'ils siégeaient dans le liquide dit humeur de Morgagni, dont alors on admettait communément l'existence. Je reconnais avec lui que c'était une simple supposition dont rien, du reste, ne démontrait encore la réalité.

Ayant vu peu après des filaments et des globules, dont je n'avais pas bien déterminé la nature, dans la partie postérieure du corps vitré, j'ai considéré les *mouches volantes* comme dues à la projection de l'ombre de ces corps sur la rétine.(Ch. Robin, article *Microscope* du supplément au *Dictionnaire des dictionnaires de médecine*, Paris 1851, p. 487.)

C'est bien en effet l'ombre de ces filaments et de ces globules projetée sur la rétine dans de telles conditions, qu'elle est bien plus grande que l'objet qui impressionne cette membrane et donne les sensations signalées plus haut. Donders, Janssen, Harting, Schrœder van der Kolk, ont en effet démontré l'existence de corpuscules ronds, larges de $0^{mm},010$ à $0^{mm},016$, et de fibres droites ou flexueuses, parfois variqueuses qui siégent dans la partie postérieure du corps vitré. (Voy. Harting, *Das Mikroskop*, Braunschweig 1859; in-8°, p. 88-89.) Ces globules sont des leucocytes (voy. Ch. Robin, *Journal de la physiologie*, Paris 1859, in-8°, p. 44) qui existent dans le corps vitré, non-seulement dans le jeune âge, mais encore pendant toute la vie. Les filaments ne sont pas des fibres lamineuses comme celles qu'on trouve au voisinage des branches de l'artère hyaloïde pendant la vie intra-utérine, mais des filaments striés ou non, englobant des leucocytes et que montre la substance organique coagulable du corps vitré, tels qu'en présentent beaucoup de substances albuminoïdes, des mucus, des sérosités, etc.

On sait également aujourd'hui que l'ophthalmoscope aidé de la lentille biconvexe fait apercevoir dans le corps vitré une grande quantité de fins corpuscules qui sont mobiles entre certaines limites et qui viennent se cacher derrière l'iris, quand le globe oculaire demeure immobile. (Voy. Follin, *Leçons sur l'exploration de l'œil*, Paris 1865, in-8° p. 93.)

# CHAPITRE IV

### De l'examen des préparations.

590. Rappelons que, selon leur nature, les préparations peuvent être examinées à l'aide de la *lumière réfléchie*, comme lorsqu'on regarde un corps à l'œil nu, ou au contraire à l'aide de la *lumière transmise*, soit qu'on les étudie à l'aide d'un microscope, soit qu'on se serve de la loupe seulement.

En disant vu par lumière transmise ou *traversante*, on n'entend pas dire que la lumière est transmise au travers de l'objectif et de l'oculaire, car cela est toujours, mais on parle de la lumière qui, en général, réfléchie par le miroir, est projetée sur l'objet qu'elle traverse en se réfractant pour arriver ensuite à l'objectif.

D'autre part, en disant qu'on examine un corps à l'aide de la lumière réfléchie, on n'entend pas celle que réfléchit le miroir sur l'objet, mais celle qui est réfléchie par l'objet étudié lui-même, et qui, de là passe au travers de la loupe ou du microscope.

### ART. I. — DE L'EXAMEN DES PRÉPARATIONS MICROSCOPIQUES EN GÉNÉRAL.

591. Le microscope étant muni de l'objectif et de l'oculaire dont on veut se servir et la lumière prise, on approche le premier de la platine, d'autant plus qu'il grossit davantage, sans toutefois qu'il descende jusqu'au niveau même de celle-ci.

On laisse, en effet, entre la surface de la platine et l'extrémité inférieure de l'objectif un intervalle un peu plus considérable que la préparation n'est épaisse, de manière à ce que celle-ci placée sur la platine puisse être glissée sous l'objectif sans le toucher.

L'exercice apprend assez vite à juger quelle est cette distance pour chacun des objectifs employés. On rapproche ou l'on éloigne ensuite l'objectif et naturellement tout le système optique avec lui jusqu'à ce qu'on aperçoive plus ou moins nettement l'objet préparé.

On peut aussi placer d'avance la préparation sur la platine, de manière à ce que l'objet se trouve au centre du trou, et descendre ensuite le tube du microscope jusqu'à ce qu'on aperçoive plus ou moins nettement le corps à examiner. En procédant ainsi, il faut agir avec prudence, pour que l'objectif ne vienne pas frapper la préparation et l'écraser ou briser le verre mince seul et même aussi le porte-objet. Cette manœuvre, du reste, doit être exécutée toutes les fois que, ayant examiné un corps, on veut, sans le déranger, remonter le tube ou l'enlever tout à fait pour remplacer l'objectif employé par un autre.

Ces mouvements s'exécutent avec la crémaillère dans les microscopes qui en sont pourvus et en faisant simultanément tourner et glisser le tube dans son support, si le microscope est fait d'après ce dernier système. (Voy. p. 138, 142 et 143.)

Il est utile parfois de procéder en sens inverse de ce que nous venons de dire et cela particulièrement au début des études ou quand on opère avec un objectif dont on ne connaît pas la distance focale. Dans ce cas, on descend l'objectif jusqu'au niveau de la platine et même plus bas. Puis on remonte le tube jusqu'à ce qu'on puisse glisser au-dessous de l'objectif la préparation posée sur la platine et de la propreté de laquelle on s'est assuré afin de ne pas salir celui-là. On continue alors à remonter le système optique de bas en haut, jusqu'à ce que l'objet à examiner soit assez nettement visible.

Toutes les fois qu'on a à faire monter ou descendre l'objectif d'une hauteur d'un millimètre ou davantage, c'est par glissement du tube plutôt qu'en faisant tourner la vis micrométrique qu'il faut exécuter les mouvements de rapprochement et d'éloignement par rapport à l'objet, afin de ménager celle-ci et d'aller plus vite ; car on prend en peu de temps l'habitude de faire aisément cette manœuvre, sans briser ni écraser la préparation sous-jacente.

Quand on voit plus ou moins nettement l'objet cherché on use alors de la vis micrométrique pour *mettre au point* de la vision distincte tant son ensemble que les diverses parties de son épaisseur et de ses deux surfaces, s'il est transparent ; cela s'obtient en faisant monter et descendre tout le système optique à l'aide de tours ou portions de tours imprimés dans tel ou tel sens alternativement au pignon de la vis.

Comme, en réalité, le microscope ne nous fait voir nettement que les objets placés dans un plan mathématique situé au foyer même de l'objectif et parallèle à la grande circonférence des lentilles, on comprend que, pour avoir une notion exacte des corps préparés, il faut, pour chacun d'eux, à partir du niveau de l'une des faces de l'objet translucide observé, faire passer ce plan par la succession de points en nombre en quelque sorte infini qui se trouvent dans son épaisseur entre cette face et l'autre. On le dissèque ainsi par tranches en s'arrêtant au niveau de chacune des dispositions de structure véritablement intime qu'il présente. C'est là ce qui donne au microscope cet inappréciable avantage de nous faire connaître, non-seulement la superficie des objets qu'il nous montre, comme cela est pour ceux qui sont habituellement soumis à notre examen, mais encore tout ce qui, dans leur épaisseur, est susceptible d'influer sur la direction et sur la nature de la lumière. C'est ensuite par la réunion synthétique de cette succession d'examens que nous nous représentons l'objet observé, que nous nous en faisons une idée ou image, dans toute la force du terme, quelque petit que soit cet objet.

Ces particularités sont surtout manifestes, quand ils s'agit de corpuscules sphériques, qui, en raison de ce qui vient d'être dit, nous montrent sous le microscope, leur circonférence mal limitée, quand nous voyons nettement les points de leur surface les plus rapprochés ou les plus éloignés de l'observateur, et dont nous ne voyons plus les détails qui sont là quand le plan de vision distincte, amené au niveau du centre de cette sphère, fait découvrir nettement la circonférence de cette section, ainsi que les granules, etc., semés dans ce cercle.

Ce résultat s'obtient comme on le sait déjà en faisant tourner la vis micrométrique qui élève et abaisse à volonté le système optique, pendant que l'objet étudié reste sur un plan fixe. Aussi faut-il presque toujours avoir la main sur cette vis et d'autant plus qu'on use d'objectifs d'un plus grand pouvoir amplifiant. On distingue même immédiatement des autres, les personnes habituées au maniement du microscope, au mouvement de leur main qui, au lieu de rester immobile, cherche la vis micrométrique; en même temps que l'œil poursuit l'objet dans le champ d'observation. Car il n'est presque pas d'objet vu par lumière transmise dont la minceur soit telle que tous les détails à étudier se trouvent placés sur un même plan, sur un plan assez étendu du foyer, pour que la vision en soit distincte d'une manière égale.

592. Quand la netteté des contours des objets a montré que, par les manœuvres précédentes, l'objet se trouve mis au point, il faut faire courir la préparation en divers sens sur la platine, soit en abandonnant la vis de rappel, soit mieux encore, en continuant à s'en servir dans le but déjà indiqué.

Ces mouvements de glissement de la préparation en divers sens sur la platine sont indispensables pour voir tous les objets qui sont placés entre les deux lames de verre, et cela d'autant plus que le champ de l'objectif est plus étroit. C'est de la sorte qu'on prend ce qu'on appelle une idée de la préparation, c'est-à-dire en réunissant, de mémoire, en un tout, l'ensemble des objets ou des caractères d'un même objet, observés successivement sur tel ou tel point de la préparation, amenés au foyer de l'objectif par ces mouvements horizontaux de latéralité, d'avant en arrière, etc.

C'est ainsi qu'on voit les divers objets compris dans une préparation quand ils sont multiples, qu'on suit les divers points de la longueur de ceux qui sont allongés, filamenteux ou tubuleux et qu'on observe les diverses portions des coupes ou des corpuscules qui sont lamelleux comme certaines écailles, etc.

Pour faire exécuter à la préparation ces mouvements destinés à la parcourir en entier, on fait glisser le porte-objet sur la platine avec l'extrémité des pouces de chaque main ou d'une seule main, le poignet reposant sur la table.

L'habitude rend ce moyen aussi précis, plus commode et plus rapide même que l'emploi des vis micrométriques des platines mobiles ou chariots, malgré la nécessité où l'on est de faire ces mouvements à rebours, en raison du renversement des objets par les lentilles du microscope.

Lorsqu'on est arrivé à trouver un objet que l'on veut examiner, il faut de nouveau porter la main au pignon de la vis micrométrique placé au-dessous de l'oreille de la platine, et la faire mouvoir presque incessamment, de manière à élever ou abaisser l'objectif par des mouvements à peine sensibles, pour étudier la préparation dans toute son épaisseur comme nous l'avons dit.

On peut aussi d'une main faire glisser la plaque, et de l'autre faire mouvoir la vis micrométrique pour étudier certaines dispositions en combinant les deux mouvements. Ce n'est qu'en parcourant la préparation à la fois en largeur et en épaisseur (car les deux plaques qui semblent se toucher renferment cependant plusieurs couches superposées de fibres, de cellules, etc.), qu'on parvient à bien connaître la préparation, à se faire une idée nette de tous les éléments et de toutes leurs variétés, qui peuvent se trouver dans un même tissu.

On étudie ainsi les éléments anatomiques considérés isolément sous le point de vue de la forme, du volume absolu et comparatif, de la régularité ou de l'irrégularité de leurs bords, de leur couleur, etc., pour arriver à interpréter exactement les dispositions observées.

A. *De l'interprétation des aspects de l'image des corps incolores
examinés sous le microscope.*

593. Examinons maintenant les données qui concernent l'interprétation de l'image des objets observés sous le microscope à l'aide de la lumière transmise.

Nous avons vu précédemment (p. 228-229) que l'usage de l'eau ou de tous les autres véhicules liquides ou demi-liquides, et même devenant solides en restant homogènes est de faire avec le couvre-objet que les corpuscules inclus forment un prisme plus ou moins épais, à faces parallèles. Dans ces conditions-là, que les rayons lumineux passent au sein de ce prisme d'un corps moins réfringent dans l'un qui l'est plus et *vice versa* comme les faces d'entrée et de sortie sont parallèles, la direction de la lumière sortant de l'ensemble de ces milieux reste toujours parallèle à la direction de son incidence.

Ce parallélisme persiste même pour les rayons qui ont subi par réfractions successives diverses, dans l'épaisseur de ce prisme, les phénomènes de convergence ou de divergence avec ou sans dispersion des rayons colorés composants (voy. p. 228 et 264), selon la nature des corps et le rapport des angles d'incidence et de réfraction; phénomènes qui représentent précisément les conditions nécessaires de la visibilité des corps transparents incolores traversés par la lumière. (Voy. p. 416 et 417.)

C'est même en raison de ce que la plupart des éléments anatomiques ont un pouvoir réfringent faible, soit d'une manière absolue, soit par rapport aux liquides dans lesquels on les prépare, qu'on emploie des réactifs qui augmentent leur visibilité en augmentant leur indice de réfraction, tandis que d'autres agissent sous ce rapport en les colorant de manière à ce qu'ils ne laissent passer que les rayons de telle ou telle teinte, ou en les coagulant; on les rend alors moins translucides, et ainsi leur image se dessine mieux sur la portion de la rétine qui, à leur place, est moins vivement ébranlée que sur leur pourtour. (Voy. p. 266.)

594. Dans l'examen des corpuscules incolores, comme le sont la plupart des éléments anatomiques, qui font partie du prisme à faces parallèles que représente la préparation (voy. p. 228), nous aurons à tenir compte des particularités qui suivent.

Il importe ici, comme précédemment, de toujours se rappeler que le microscope ne montre en quelque sorte que la coupe des objets et que pour avoir une idée complète de leur forme, etc., il faut tourner incessamment dans un sens et dans l'autre la vis micrométrique qui nous fait voir successivement tous les points de leur épaisseur. C'est ainsi que nous arrivons à voir si nous avons sous les yeux des sphéroïdes, des cylindres ou des prismes aplatis ou non.

Les corps convexes, agissant ainsi que nous l'avons dit p. 265, à la manière des lentilles convergentes, on reconnaitra leur forme sphérique à ce que, en partant du point où leur contour parait net, leur centre deviendra brillant à mesure qu'on éloignera l'objectif; il deviendra foncé, si, au contraire, on le rapproche plus qu'auparavant. Si le corps est concave, comme le sont les hématies, il tend à disperser les rayons lumineux; il faut par suite abaisser l'objectif pour que le centre paraisse clair, et l'éloigner pour qu'il devienne foncé.

Les éléments anatomiques filamenteux, cylindriques ou prismatiques, recevant la lumière dans le sens de leur longueur, sur les faces opposées à celles qui sont tournées vers l'observateur, les rayons réfractés viennent se réunir du côté de l'élément, comme pour les corps sphériques ou lenticulaires; ce qui donne lieu à la formation d'une bande claire, dans le sens de leur longueur, au niveau de leur axe et de la plus grande épaisseur de leur section, bande qui est bordée de deux lignes parallèles plus foncée au niveau de leurs faces latérales. L'intensité des teintes de ces lignes est naturellement proportionnelle au volume et à la puissance réfractive de la substance des éléments. Il en est encore ainsi pour les saillies des écailles et autres objets microscopiques qui séparent les sillons dont elles sont striées, et c'est par là qu'on distingue les dépressions des saillies dans ces circonstances et autres analogues, comme par exemple sur les membranes plissées. Que ces filaments soient isolés ou contigus, ce phénomène à toujours lieu et permet de reconnaitre la nature fibrillaire des parties complexes qu'on a sous les yeux, la direction des fibres dont les plans de contiguïté sont indiqués par les lignes foncées signalées plus haut séparant les bandes claires qui correspondent à la substance même de l'élément, s'il est au point de la vision distincte. Si, au lieu d'être parallèles, onduleuses ou non, les fibres sont entre-croisées et superposées, les entre-croisements des lignes claires et foncées donnent à la masse un aspect ponctué et granuleux.

Si enfin la trop forte pression du tissu préparé a rendu ces parties molles cohérentes, au point d'en faire un amas homogène, celui-ci n'agissant dès lors que comme un seul prisme, la réfraction n'a plus lieu qu'en masse et confusément et non dans chaque fibre isolément.

Quand les cylindres et les prismes tubulés ou non sont onduleux, repliés ou vus par l'un de leurs bouts, le microscope, en raison de ce qui a été dit plus haut (p. 444-445), n'en montre que la section, dont l'aspect même varie selon que le corps est droit ou oblique. Mais, dans ce dernier cas particulièrement, on peut, en faisant tourner la vis micrométrique, en même temps qu'au besoin on fait courir la préparation, on peut, dis-je, suivre l'élément sur toute son étendue, de manière à juger de sa longueur et de ses inflexions.

Il en est de même pour les membranes qui sont planes ou courbes, repliées ou plissées, etc., pour les noyaux ovoïdes, les prolongements qui sont coniques, etc., tels que certains poils des articulés, etc.; lorsqu'ils dirigent l'un de leurs bouts vers l'observateur, ils ne montrent que leur section plus ou moins exactement circulaire, qui les fait ressembler à un sphéroïde, tant qu'on ne tourne pas la vis micrométrique pour juger de leur longueur et de leur forme réelle d'après les changements de largeur de cette section.

En même temps que, par ces mouvements de la vis micrométrique qui permet de parcourir en épaisseur tous les plans du prisme que représente la préparation, on juge de la forme et du volume des objets que celle-là renferme, on constate l'ordre de leur superposition, celui des granules qu'ils renferment, l'aspect que ceux-ci ou toute autre particule présentent selon qu'ils sont ou non au point de la vision distincte, puis de quelle façon la superposition des uns gêne l'examen des autres, etc...

C'est de la même manière encore que l'on reconnaît si la surface d'un corpuscule est lisse ou hérissée de saillies, de lignes, etc., comme le sont beaucoup d'espèces de grains de pollen, etc., et quel est de plus le lieu de l'insertion de ces prolongements, de quelque ordre qu'ils soient.

### *Sphères creuses et cylindres creux.*

595. Les considérations qui vont suivre, empruntées à Nägeli et Schwendener[1], s'appliquent aux cellules cylindriques, aux noyaux offrant des vacuoles, aux grains de fécule à cavités sphériques,

---

[1] C. Nägeli et S. Schwendener, *Das Mikroskop, Theorie und Anwendung*, Leipzig, 1865, in-8°, p. 199 et suiv. J'en dois l'analyse à M. Thorens, interne des hôpitaux de Paris.

aux gouttelettes huileuses même, etc. Mais, pour simplifier, nous ne ferons que considérer des cylindres creux.

Les rayons lumineux qui vont former l'image de ces objets peuvent être divisés en quatre groupes :

1° Rayons périphériques qui traversent la paroi du cylindre, sans arriver à sa cavité ;

2° Rayons périphériques qui viennent frapper très-obliquement la surface interne du cylindre et qui y sont réfléchis ;

3° Rayons qui pénètrent dans la cavité du cylindre, sont réfléchis sur les parois, et arrivent à l'objectif après avoir subi une double réfraction ;

4° Rayons qui traversent la cavité du cylindre en ligne droite, et subissent une quadruple réfraction.

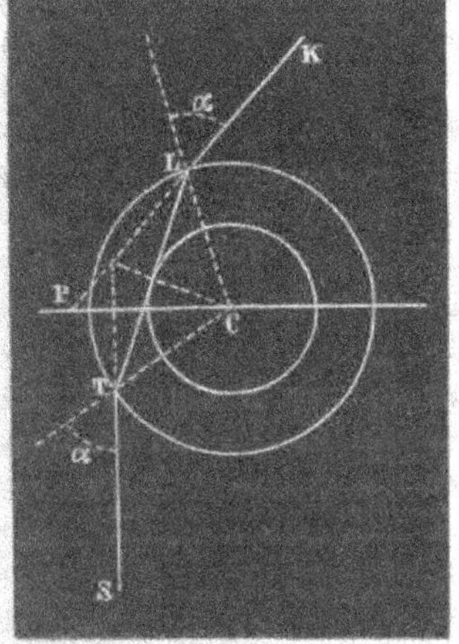

Fig. 111.

Les rayons qui ne subissent que deux réfractions se comportent comme dans un cylindre solide. Mais ce ne sont pas seulement les angles d'ouverture $\omega$ et $\partial$, mais bien encore l'épaisseur des parois, qui déterminent jusqu'à quel point ils concourent à éclairer ces parois. Soit STLK (fig. 111), un rayon limite, qui, après sa première réfraction, soit tangent à la circonférence interne ; soit R le grand rayon, $r$ le petit rayon du cylindre creux, R — $r$, l'épaisseur de la paroi ; et $\alpha$ les angles d'incidence et de réfraction ; $n$, l'indice de réfraction ; nous avons : $\sin \alpha' = r$ ; $\sin \alpha = \dfrac{n \sin \alpha'}{R}$, d'où $\sin \alpha = \dfrac{\omega}{R}$. Tous les autres rayons qui traverseront de même les parois, devront donc satisfaire à la condition, $\sin \alpha > \dfrac{nr}{R}$. Mais il faut en outre que $\alpha - \alpha' < \dfrac{\omega + \partial}{4}$, ils seront donc perdus pour l'œil, quand $\dfrac{nr}{R}$ sera égal à une certaine grandeur déterminée. Dans des conditions données de réfraction, ils n'agiront donc que si les parois sont assez épaisses. Ainsi, soit $n = \dfrac{1,649}{1,335}$ (indices de réfractions entre le flint et l'eau) et

$\frac{r}{R} = 0,8$; on devra donc avoir comme valeurs minimum $\alpha > 81°$, $\alpha' > 53°8'$; $\alpha - \alpha' = 28°$. La somme des angles d'ouverture, $\omega + \delta$, devra être voisine de $4 \times 28 = 112°$, dans le cas même où seuls les rayons les plus intenses doivent concourir à l'éclairage

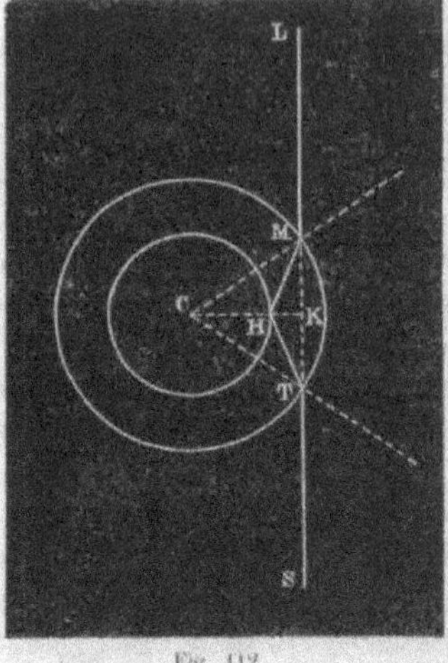


Fig. 112.

des parois du cylindre. Il en résulterait que, si d'autres rayons, suivant une marche différente, ne venaient les éclairer, ces parois paraîtraient complétement noires.

Les rayons qui ont été réfléchis sur la surface interne de la paroi, et ont subi une seconde réfraction, forment, comme dans le cas de la bulle d'air, un foyer virtuel très-près du point où le rayon émergent non dévié coupe le plan de la mise au point, ce plan supposé passer par le centre. Voyons à déterminer ce point : soit ST (fig. 142) un rayon incident vertical, réfléchi en H, et réfracté une seconde fois en M ; $\alpha$ et $\alpha'$ les angles d'incidence et de réfraction, R et $r$ les deux rayons du cylindre ; l'angle MKH $= 5$ ; l'angle MHK $= 7$. Le triangle MHK nous donne :

$$\rho = 180° - [(\alpha - \alpha') + \eta];$$
$$\operatorname{Sin} \rho = \operatorname{Sin}(\alpha - \alpha' + \eta) = \operatorname{Sin}(\alpha - \alpha') \operatorname{Cos} \eta + \operatorname{Cos}(\alpha - \alpha') \operatorname{Sin} \eta$$

Dans le triangle CHM, on a : $\dfrac{CM}{CH} = \dfrac{\operatorname{Sin} \eta}{\operatorname{Sin} \alpha'}$ ;

d'où

$$\operatorname{Sin} \eta = \frac{CM}{CH} \operatorname{Sin} \alpha' = \frac{R}{r} \operatorname{Sin} \alpha'$$

d'où

$$\operatorname{Sin} \rho = \operatorname{Sin}(\alpha - \alpha') \sqrt{1 - \left(\frac{R}{r} \operatorname{Sin} \alpha'\right)^2} + \operatorname{Cos}(\alpha - \alpha') \frac{R}{r} \operatorname{Sin} \alpha'.$$

De cette équation, on peut déterminer la direction du rayon émergent, pour quelque angle d'incidence que ce soit. Dans le cas où $5 = 90°$, $\eta$ est l'angle complémentaire de $(\alpha - \alpha')$; on a alors :

$$\operatorname{Cos}(\alpha - \alpha') = \operatorname{Sin} \eta = \frac{R}{r} \operatorname{Sin} \alpha';$$

d'où

$$\frac{r}{R} = \frac{\sin \alpha'}{\cos (\alpha - \alpha')}$$

De cette dernière expression, on peut conclure que, quel que soit l'angle d'incidence, on peut supposer une telle relation des diamètres externe et interne que le rayon émergent ait la même direction que le rayon incident. La direction de ce rayon, et par suite la position de son foyer virtuel, reculant d'autant plus vers l'intérieur du cylindre, que $\alpha$ est plus petit; ce foyer virtuel se présente sous le microscope, comme une ligne claire. Il serait assez intéressant, au point de vue pratique, de comparer sa position avec les diverses dimensions relatives de R et de $r$ : c'est ce que représente la table suivante où F indique la distance de ce foyer du centre, ainsi que $r$, en fraction de R, pris pour unité. L'indice de réfraction adopté est $\dfrac{1,5}{1,3359}$.

| $\alpha$ | $\alpha$ | $r$ | F |
|---|---|---|---|
| 20° | 17°,44' | 0,304 | 0,3420 |
| 25° | 22°,6' | 0,3768 | 0,4226 |
| 30° | 26°,26' | 0,4460 | 0,500 |
| 35° | 30°,43' | 0,5124 | 0,5735 |
| 40° | 34°,55' | 0,5746 | 0,6427 |
| 45° | 39°,1' | 0,6354 | 0,7070 |
| 50° | 43° | 0,6872 | 0,7660 |
| 55° | 46°,50' | 0,7368 | 0,8194 |
| 60° | 50°,27' | 0,7801 | 0,8660 |
| 65° | 53°,48' | 0,822 | 0,9063 |
| 70° | 56°,48' | 0,8594 | 0,9397 |
| 75° | 59°,19' | 0,8935 | 0,9659 |
| 80° | 61°,16' | 0,9259 | 0,9848 |

Ce foyer virtuel se trouve donc plus éloigné du centre que ne l'est la surface interne du cylindre. Le calcul démontre que tous les rayons, dont les angles d'incidence sont un peu plus forts ou plus faibles que les précédents paraissent provenir de points plus voisins de la périphérie; il en résulte que la partie la plus interne de la paroi dans une étendue égale à F $r$, se trouve dans l'ombre, tandis que la portion périphérique est faiblement éclairé; son éclairage est ensuite augmenté encore par l'effet des premiers rayons que nous avons considérés.

Il est donc complétement faux que la cavité d'une cellule cylindrique soit en réalité aussi grande qu'elle le paraît, d'après la situation de son ombre périphérique. L'erreur est d'autant plus grande que l'indice de réfraction est plus considérable. Les cavités dans l'intérieur des grains de fécule, des noyaux, des gouttelettes d'huile, etc., paraissent donc toujours plus grandes qu'elles ne le sont réellement.

596. Quand les parois sont plus minces, la réflexion est plus complète, elle peut même être totale ; dans ce cas, la ligne claire a une très-grande intensité. C'est ce qui se voit surtout dans les cylindres de verre pleins d'air et plongés dans l'eau.

De l'inégale réfraction des divers rayons, il résulte que les bords de la ligne claire sont grises, bleues en dehors, rouges en dedans.

Le tableau suivant, indique les variations de distance de la ligne claire du centre, le grand rayon étant pris pour unité, en faisant varier $r$ et l'indice de réfraction.

| RAYON DE LA CAVITÉ. | DISTANCE SÉPARANT LA LIGNE CLAIRE DU CENTRE. | | |
|---|---|---|---|
| $r$ | $n = \dfrac{1,5}{1,3356}$ | $\dfrac{1,4}{1,3356}$ | $\dfrac{1,35}{1,3356}$ |
| 0,5 | 0,5598 | 0,5236 | 0,5054 |
| 0,6 | 0,6707 | 0,6284 | 0,6064 |
| 0,7 | 0,7798 | 0,7329 | 0,7075 |
| 0,8 | 0,8842 | 0,8366 | 0,8085 |
| 0,9 | 0,9698 | 0,9378 | 0,9095 |

597. Voyons maintenant les rayons qui pénètrent dans la cavité et sont réfléchis sur les parois, de manière à n'arriver à l'objectif qu'après quatre réfractions et une réflexion. Ces rayons déterminent la production d'une seconde ligne claire, qui correspond au point où le rayon émergent non dévié coupe le plan de la mise au point.

Soit ST (fig. 113) un rayon incident vertical ; $\alpha$ et $\alpha'$, ses angles d'incidence et de réfraction ; $\alpha''$ et $\alpha'''$ les angles d'incidence et de réfraction à la surface externe, CPT $=$ la moitié de l'angle fait par la direction du rayon incident avec le rayon émergent correspondant $= \rho$ —. Nous avons $\rho = $ CKT $- (\alpha - \alpha')$ ; ou comme CKT est un angle extérieur au triangle UKJ.

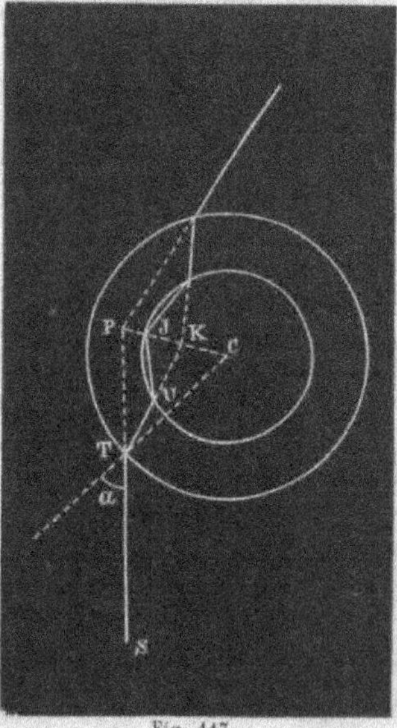

Fig. 113.

$$CKT = (\alpha''' - \alpha'') + \alpha''' = 2\alpha''' - \alpha''$$

ou

$$\rho = 2\alpha''' + \alpha' - (\alpha'' + \alpha);$$

formule dans laquelle nous avons :

$$\operatorname{Sin} \alpha'' = \frac{R}{r} \operatorname{Sin} \alpha' = \frac{R}{nr} \operatorname{Sin} \alpha,$$

$$\operatorname{Sin} \alpha''' = n \operatorname{Sin} \alpha'' = \frac{R}{r} \operatorname{Sin} \alpha.$$

$n$ étant l'indice de réfraction de la substance qui compose le cylindre. Pour qu'un rayon sorte dans la même direction que celle dans laquelle il est arrivé, il faut que :

$$\rho = 2\,\alpha''' + \alpha' - (\alpha'' + \alpha) = 90°.$$

Si le milieu ambiant est de l'eau, ainsi que le milieu renfermé dans le cylindre, si l'indice de réfraction $n = \dfrac{1,5}{1,5356}$, on aura pour les valeurs relatives des deux rayons $\dfrac{r}{R}$, les valeurs des rayons indiqués de $\alpha$, et, par suite, les distances F de la ligne claire au centre du cylindre :

| $\dfrac{r}{R}$ | $\alpha$ | $\alpha'$ | $\alpha''$ | $\alpha'''$ | F |
|---|---|---|---|---|---|
| 0,8 | 51°48′ | 44°24′ | 61° | 79°13′ | 0,7859 |
| 0,8904 | 61°30′ | 51°30′ | 61°30′ | 80°45′ | 0,8788 |

Dans la seconde ligne, on a fait $\dfrac{R}{r} = \dfrac{1}{n}$,

d'où

$$\operatorname{Sin} \alpha'' = \operatorname{Sin} \alpha \ \text{ et } \alpha'' = \alpha$$

En comparant la première colonne avec la dernière, on voit que F est un peu plus petit que $r$, en d'autres termes que la ligne claire tombe dans l'intérieur de la cavité.

La distance de cette ligne avec la paroi varie avec l'indice de réfraction ; $\alpha'''$ est indépendant de $n$, il en résulte que dans la formule :

$$2\,\alpha''' + [\alpha + (\alpha'' - \alpha')] = 90°$$

La valeur entre crochets diminue quand $n$ augmente, car alors $\alpha'$ et $\alpha'$ diminuent, et leur apparence devient plus faible. Il faut, dans ce cas, que $\alpha$ soit plus grand pour que la formule soit vraie ; la ligne claire se trouvera plus en dedans; elle se trouvera plus en dehors, si $n$ diminue, mais ces divergences sont si faibles qu'on peut les négliger dans la pratique. Ex. : $r = 0,8$ R.

$$n = 1,1231 \qquad 1,2345 \qquad 1,6490$$
Valeurs correspondantes de $F = 0,7859 \qquad 0,7799 \qquad 0,7694$

L'indice de réfraction restant le même, et le rapport des rayons variant, la différence entre $r$ et $F$ augmente jusqu'à ce que $r = \frac{1}{2}$ R, et diminue quand $r < \frac{1}{2}$ R. Mais ces variations sont assez faibles pour pouvoir être négligées. Ex : $n = 1,649$.

| $r = 0,8$ | $0,6$ | $0,5$ | $0,4$ | $0,2$ |
|---|---|---|---|---|
| F   0,0306 | 0,0365 | 0,0372 | 0,0345 | 0,0211 |

Si le cylindre creux est rempli d'eau et plongé dans l'eau, la ligne claire intense a à peu près la même place que dans une bulle d'air, les parois du cylindre n'influent que d'une quantité inappréciable pour la rapprocher du centre. C'est ce que montre le tableau suivant, indiquant les distances de la ligne claire du centre, dans un cylindre creux et dans un cylindre d'air de même dimension, abstraction faite des parois.

L'indice de réfraction absolue de la paroi du cylindre $= 1,4$; celui de l'eau $= 1,3356$.

| | $r = 0,8$ R. | $r = 0,7$ R. | $r = 0,5$ R. |
|---|---|---|---|
| Cylindre creux. . . . . | 0,5485 | 0,4792 | 0,8415 |
| Cylindre d'air. . . . . | 0,5501 | 0,48785 | 0,3442 |
| Différence. . . . . . . | 0,0022 | 0,0026 | 0,0027 |

L'influence de la paroi se trouve donc bornée à la troisième décimale, tant que R est plus petit que 100 mik. la déviation imprimée à la ligne claire par la paroi est moindre que 1 millième de millimètre, et peut être négligée.

598. La ligne claire intérieure se trouve plus près du centre que tout autre point éclairé de la même façon. Plus en dedans d'elle, il y a ombre complète (en ne tenant compte que des rayons que nous considérons actuellement); plus en dehors, il se produit une pénombre faiblement éclairée, allant en s'obscurcissant à mesure qu'elle s'approche de la ligne claire externe. Dans des circonstances favorables, d'autres lignes claires se montrent dans l'intérieur de la pénombre; ce phénomène est dû à des réflexions multiples.

599. Considérons enfin le quatrième ordre de rayons, ceux qui subissent quatre réfractions, sans réflexion. Il est évident, qu'ils

éclairent le centre du cylindre creux, tandis que vers les bords, ils

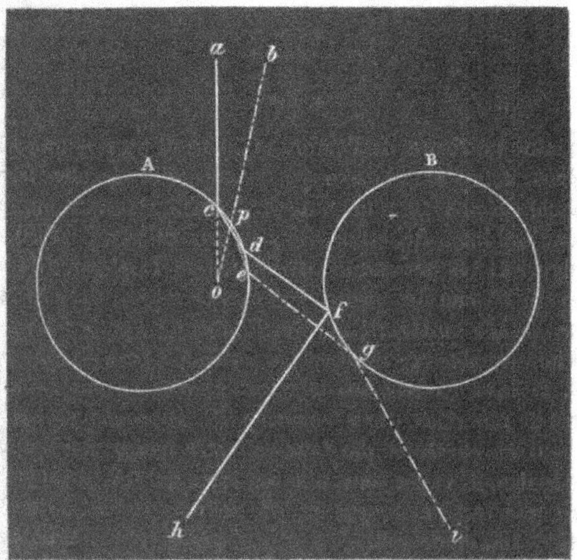

Fig. 114.

se perdent pour notre vue, les points où commence la pénombre
et où elle passe à l'ombre, complète suivant les angles d'ouver-
ture $\omega$ $\alpha$ $\delta$, l'épaisseur des parois et l'indice de réfraction des divers milieux.

Supposons, comme précédemment, le rayon incident ST, (fig. 114),
réfléchi sur la paroi interne et émergent en R', nous aurons pour
l'angle de divergence :

$$2\rho = 4\alpha''' + 2\alpha' - 2(\alpha'' + \alpha).$$

Par l'absence de réflexion, la direction du rayon est modifiée
comme si, dans la figure, la ligne CN' avec le rayon réfléchi correspondant se transportait de droite à gauche, jusqu'à coïncider avec
CN; dans ce cas, l'angle de divergence $2\rho$, s'est accru de l'angle
N'CN $= 180 - 2\alpha'''$; d'où nous tirons pour le rayon quatre fois réfracté :

$$\rho = 90° + \alpha''' + \alpha' - (\alpha'' + \alpha).$$

On peut donc déterminer les limites de l'ombre complète et de la pénombre, soit $\omega = 60°$, $\delta = 12°$, $n = \dfrac{1,5}{1,3356}$, nous aurons

| $r$ | LIMITES DE LA PÉNOMBRE. | LIMITES DE L'OMBRE. |
| --- | --- | --- |
| 0,8 | 0,862 | 0,947 |
| 0,5 | 0,557 | 0,57 |

En réalité les limites de l'ombre se trouvent portées un peu plus en dedans; cela provient de ce que les rayons-limites pour lesquels par exemple $\alpha = 80°$ et plus, ont, par suite de réflexions multiples, perdu de leur intensité, et ne sont plus perceptibles par l'œil.

La figure 115 représente la distribution de l'ombre et de la lumière pour chacun des quatre systèmes de rayons, dans le cas où $R = 2r$. On n'a représenté que les limites de l'ombre totale, les lignes horizontales représentent les parois, CC l'axe du cylindre.

600. Si nous envisageons le cylindre creux comme un simple appareil de réfraction, nous voyons qu'il agit sur les rayons latéraux, qui ne pénètrent pas dans sa cavité comme une sphère de même épaisseur, et sur ceux, plus centraux, qui traversent sa cavité comme une lentille divergente. Il produit par conséquent des images réelles et virtuelles des objets qui se réfléchissent dans le miroir, et l'une et l'autre de ces images sont visibles dès que le

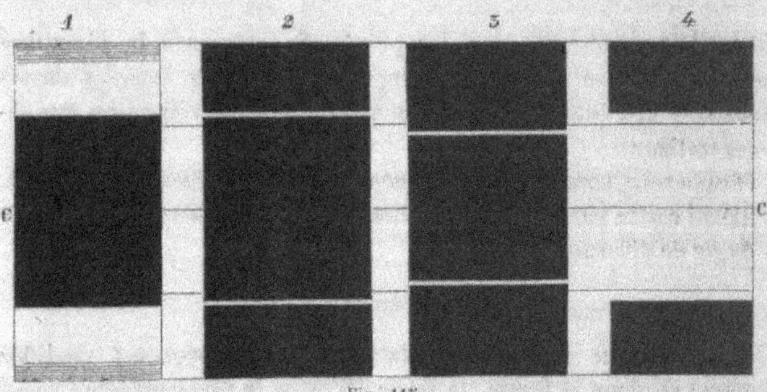


Fig. 115.

tube du microscope est monté ou descendu de façon à ce qu'elles frappent l'œil.

La distance du foyer principal est approximativement la même que celle d'une sphère ; celle du foyer virtuel peut se calculer d'après les formules connues. Ainsi $n$, étant l'indice de réfraction absolu, R et $r$ les rayons, nous aurons dans les cas suivants, pour valeurs de F, c'est-à-dire pour la distance négative du foyer à l'axe du cylindre.

| MILIEU. | VALEUR DE F, $n = 1,15$ | VALEUR DE F $n = 1,6$ |
|---|---|---|
| $2 = 0,5$ dans l'eau. . . . | $3,314\ R = 6,628.r$ | $2,189\ R = 4,378.r$ |
| dans l'air. . . . | $1,51\ \ R = 3.r$ | $1,353\ R = 2,666.r$ |
| plein d'air et en- | | |
| touré d'eau. . | $0,571\ R = 1,142.r$ | $0,45\ \ R = 0,9.r$ |
| $2 = 0,1$ dans l'eau. . . . | $0,363\ R = 4,63.r$ | $0,238\ R = 2,38.r$ |
| dans l'air. . . . | $0,166\ R = 1,66.r$ | $0,148\ R = 1,48.r$ |

Ce tableau montre approximativement l'influence exercée sur la distance focale par le rapport des rayons entre eux et par la nature du milieux. On comprend facilement que, quand $r$ est très-petit, relativement à R, on n'a plus à considérer la courbure de la surface cylindrique.

L'effet optique est le même que celui qui est produit par une cavité de même diamètre, renfermée dans une substance homogène, de la densité de la membrane du cylindre et limitée intérieurement et extérieurement par des surfaces planes. Quand $\dfrac{r}{R}$ s'approche de l'unité, la distance focale augmente de plus en plus, et devient enfin égale à l'infini. Quant à l'image virtuelle, elle n'est perçue que dans certaines limites, $r$ et R ayant des valeurs absolues très-fausses.

La mensuration expérimentale de cette distance focale donne des résultats plus faibles ; car, dans ce cas, on n'a affaire qu'aux rayons latéraux, qui sont plus ou moins obliques relativement à l'axe du microscope, suivant la nature et la force de l'objectif.

L'image d'un cylindre creux peut être regardée comme une source de lumière ; en mettant le microscope au point pour ce cylindre, on aura si l'instrument n'est pas corrigé au point de vue de l'achromatisme, une image incolore ; si on le baisse ou si on l'élève, on aura des bords bleus ou rouges. Il en résulte que, si l'on examine de petites cavités, comme la lumière d'une fibre du liber, le centre d'un grain d'amidon, on les verra incolores et clairs, quand le microscope sera abaissé, rouges, puis foncés à mesure qu'on l'élèvera. La mise au point du centre de la cavité se trouve entre ces deux extrêmes, et si les dimensions sont assez petites, l'image sera légèrement rouge.

*Objets de forme irrégulière ; membranes à dépressions ou à trous*
*de faibles dimensions.*

601. Il est évident que de petites dépressions cupulaires

(fig. 116) agissent comme des lentilles concaves, et que, le microscope étant mis au point convenablement, elles donnent l'image virtuelle

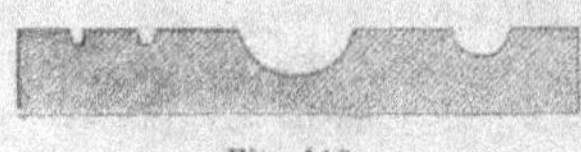

Fig. 116.

du diaphragme ; et, n'étaient leurs faibles dimensions, il en serait de même pour l'œil nu. Si la dépression a une forme prismatique, ou cylindrique, de telle façon que le fond en soit plan, l'image en disparaît pour l'œil nu, tandis qu'elle reste visible au microscope, car l'angle d'ouverture est incomparablement plus grand. Qu'on fasse évaporer sur le porte-objet une solution saline ; il se formera une lamelle homogène, mais criblée de trous, de dépressions, de fentes, de sillons de formes très-diverses ; dans la plupart, on verra l'image du diaphragme avec assez de netteté, quand on baissera le foyer un peu au-dessous du plan moyen de la mise au point.

La figure 117 montre la production de ces images. Sur les bords de

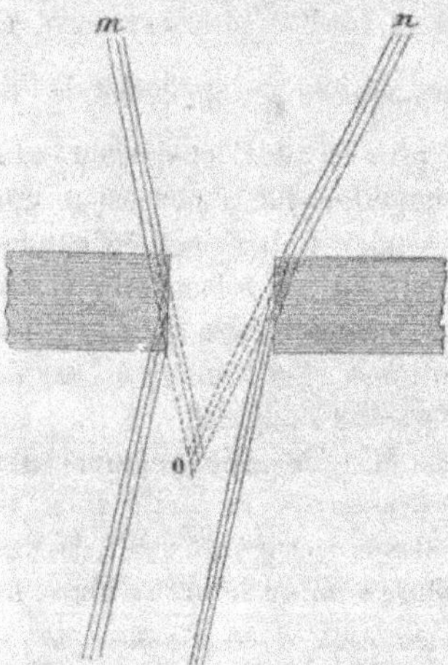

Fig. 117.

l'ouverture, les rayons lumineux arrivant d'un point très-éloigné, et, par conséquent, à peu près parallèles, sont déviés les uns en $n$, les autres en $m$, par réflexion totale ; les deux faisceaux ainsi produits, semblent provenir de leur point de croisement $o$, c'est là que se forme l'image virtuelle de la source lumineuse. Que celle-ci se dévie à droite, l'image se verra dans le même sens.

Il en est de même, que la surface réfractante soit régulière ou non ; que les rayons soient parallèles, convergents ou divergents, il n'en résultera qu'une augmentation ou une diminution de l'espace où se croisent leurs prolongements ; mais toujours cet espace restera très-petit, il ne paraîtra à l'œil qu'un simple point.

Si l'œil ne reçoit que les rayons qui ont traversé l'ouverture dans un seul sens, de telle façon, qu'ils ne se croisent point, on aura une image confuse, qui paraîtra d'autant plus grande que l'on abaisse davantage le plan de la mise au point.

En se servant d'un objectif non corrigé, en élevant l'objectif au-dessus du plan de la mise au point, on verra le centre de l'ouverture rouge, le bord bleu et l'inverse quand on l'abaissera. C'est le cas qui se présente dans la plupart des instruments ; quand donc on met au point pour le centre de petits pores, de petites fentes, etc., ils paraissent toujours plus ou moins rouges, suivant la nature des lentilles du microscope (voy. p. 177). Souvent , on remarque aussi le liséré bleu, malgré ses plus faibles dimensions.

*Membranes ayant une surface plane et une surface ondulée.*

602. Dans ce cas (fig. 118), les saillies agissent comme des lentilles convergentes, les dépressions comme des lentilles divergentes. Si l'on met au point pour un niveau $mn$ plus élevé que les images

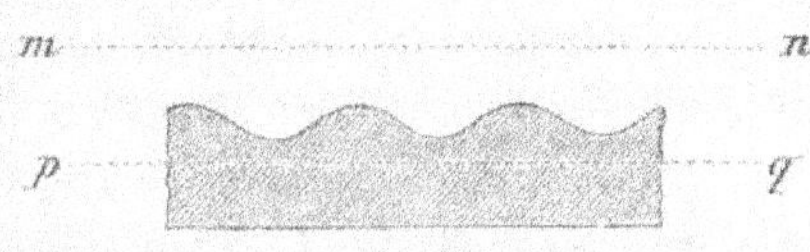

Fig. 118.

réelles des saillies, celles-ci paraissent claires ; les dépressions sont foncés ou rouges, suivant leur degré de courbure ; baisse-t-on le microscope, les saillies deviennent bleues, les dépressions restent rouges, jusqu'à ce que l'instrument soit au point pour le plan $pq$ de leurs images virtuelles. Baisse-t-on davantage, celles-ci deviennent bleues ; les saillies, au contraire, paraissent rouges.

Si les saillies sont très-prononcées, et à base étroite, il s'ajoute encore d'autres apparences dues à des réflexions dont nous parlerons plus tard.

Si la surface de l'objet, au lieu d'être ondulée, est en zigzag, l'effet produit sera le même, les angles saillants

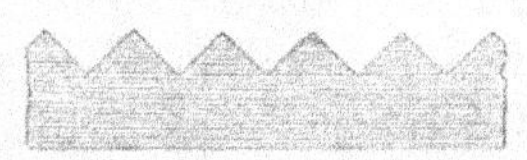

Fig. 119.

(fig. 119) donnant toujours des images réelles, les angles rentrants des images virtuelles.

*Membranes à surfaces ondulées parallèles.*

603. Une pareille membrane peut être regardée comme formée par une suite de cylindres creux, traversant alternativement en haut leur face convexe et en bas leur face concave.

Un cylindre creux se comporte comme une lentille concave ; ces portions de cylindre feront donc diverger la lumière. Les points principaux coïncident avec le centre de courbure, quand le milieu environnant est de l'air, et s'approchent au contraire des surfaces de réfraction quand c'est de l'eau ou un autre liquide (fig. 120).

Les plans principaux d'une membrane ainsi ondulée, dont les images virtuelles sont à égale distance les unes des autres, ne sont

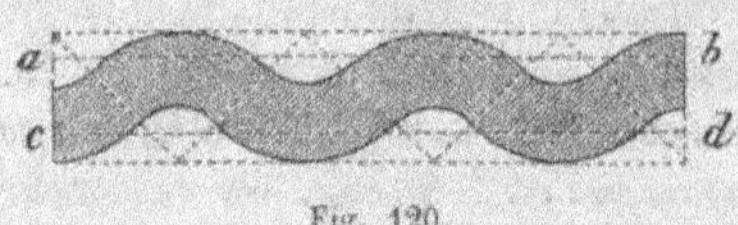

Fig. 120.

pas au même niveau. Pour les parties convexes supérieurement, ils se trouvent sur la ligne $ab$, pour les autres sur la ligne $cd$. Les images virtuelles sont donc alternativement hautes ou basses, et, comme elles agissent à la façon de petites sources lumineuses, il se produit diverses couleurs suivant l'état de la mise au point. Ainsi, si le microscope est mis au point pour un plan, supérieur à $cd$, mais inférieur à $ab$, les parties convexes (fig. 120) supérieurement seront bleues, les autres rouges.

*Couches denses et aqueuses alternantes.*

604. Des couches aqueuses, alternant avec des couches plus denses, agissent comme des fentes dans une substance homogène, remplies d'un liquide dont l'indice de réfraction est à celui de la substance homogène, dans le même rapport que celui des couches aqueuses aux couches plus denses. Sous le microscope, on voit des lignes alternativement bleues et rouges, correspondant aux images virtuelles et réelles des couches, qui ne se trouvent pas exactement au point. Le changement de clarté, la plus ou moins grande netteté des ombres, qui s'obtiennent en changeant la distance de l'objet à l'objectif, permettent à un œil habitué de reconnaître approximativement les diverses épaisseurs de ces couches. Il est impossible, théoriquement, de distinguer par ce seul moyen si l'on a affaire à des couches aqueuses ou réellement à des fentes.

*Saillies et dépressions comparées à l'alternance de couches*
*de densités différentes.*

605. Il est impossible, en regardant un objet dans l'eau, de distinguer si des dessins très-fins, comme ceux des Diatomées, des cellules végétales, proviennent de la forme même de la membrane, ou d'une différence de densité de couches qui la composent. Mais si on met l'objet dans un milieu plus réfringent que les parties les plus denses, dans le sulfure de carbone, par exemple, le dessin n'est pas modifié, s'il résulte de la présence de parties inégalement denses ; il change, au contraire, s'il est produit par des inégalités de la surface ; la distribution de l'ombre et de la lumière en est intervertie, les pores paraissent des saillies, et inversement.

En effet, si l'objet est limité par des surfaces planes, il en est de même du sulfure de carbone ambiant ; celui-ci n'agit que comme une lamelle de verre, il relève l'image de l'objet sans la changer. Si, par contre, la surface est inégale, la surface de contact du liquide ambiant est inégale aussi, en sens inverse, et comme ce liquide est plus réfringent, c'est lui qui détermine la production de l'image microscopique ; l'objet n'agit que comme une cavité de même forme, au milieu d'une substance réfringente.

Il va sans dire que l'objet ne doit pas être desséché; autrement, les couches aqueuses primitivement, feraient des saillies par suite de la plus grande quantité d'eau qu'elles ont perdue.

B. *De l'interprétation des aspects de l'image des corps colorés examinés sous le microscope,*

606. Les personnes qui ne sont pas habituées aux recherches microscopiques et aux autres études dioptriques, s'attendent, en regardant les éléments anatomiques d'un tissu ou d'une humeur, à leur trouver la même couleur que celle qui est offerte par les parties visibles à l'œil nu qu'ils forment par leur réunion.

Mais il faut rappeler en premier lieu que les corpuscules placés sous le microscope ne représentent pas une quantité de matière suffisante pour que les rayons de teinte spéciale qu'ils laissent passer, puissent impressionner la rétine autant que ceux qui sont réfléchis par un grand nombre de ces corps. Aussi leur coloration ne devient bien sensible que lorsqu'on examine à un faible grossissement un certain nombre de corpuscules superposés. C'est ce dont les globules rouges du sang et les faisceaux striés des muscles rouges offrent des exemples.

De plus, certaines teintes s'éteignent de plus en plus à mesure qu'on augmente le pouvoir grossissant employé pour examiner le même objet coloré. Il en est ainsi pour les corps colorés en rouge comme les globules du sang, etc., d'une manière bien plus marquée que pour ceux qui sont colorés en jaune, en vert, en bleu et en violet. C'est ce qui fait qu'à un fort grossissement les hématies sont presque incolores. Cela tient certainement à ce qu'étant les moins réfrangibles de tous ceux du spectre, et étant aussi des moins éclairants, les rayons rouges impressionnent de moins en moins la rétine à mesure que la petitesse et la courbure des lentilles laissent arriver dans l'œil un moindre nombre des rayons lumineux qui traversent l'objet étudié.

Il est des corps qui, vus à l'œil nu, semblaient devoir être incolores ou peu colorés sous le microscope, et qui, là, au contraire, offrent un ton brillant, jaunâtre ou non, avec un contour foncé ; particularité due alors au fort pouvoir réfringent de leur substance plus encore qu'à leur coloration propre. Telles sont les fibres élastiques, certains filaments cornés ou pileux, etc.

Il faut noter de plus que la plupart des matières colorantes d'origine organique sont dichroïques, c'est-à-dire que les rayons colorés qu'elles réfléchissent sont autres que les rayons colorés par lesquels elles se laissent traverser, de sorte que, vus à l'œil nu, ils ont une teinte autre que vus par lumière transmise sous le microscope. On sait, du reste, que les rayons que les corps laissent passer, aussi bien que ceux qu'ils réfléchissent, sont ceux-là seulement qu'ils n'absorbent pas, qu'ils n'utilisent pas. C'est ainsi que les globules du sang et les faisceaux striés des muscles rouges sont d'un jaune pâle rougeâtre sous cet instrument, que les corps gras qui sont blancs à la lumière réfléchie, colorent en jaune celle qu'ils réfractent, sans parler de leur contour foncé et irisé ; irisation qui ne tient pas à leur couleur, mais à leur pouvoir dispersif (voy. p. 265). C'est encore ainsi que la matière colorante biliaire perd sous le microscope de la teinte verte qu'elle avait pour prendre un ton orangé ou d'un jaune brunâtre.

Les grains de chlorophylle, les matières colorantes, jaunes et violettes, des plantes et de divers animaux conservent, au contraire, par lumière transmise, la couleur qu'elles ont quand elles sont vues à l'aide de la lumière réfléchie. Il en est ainsi également de certaines matières colorantes rouges des plantes, de celle de la cochenille, etc. Il faut du reste, dans la détermination de la teinte des corps dont la couleur est peu prononcée, tenir compte de son mélange à celle qui est parfois donnée par les opticiens à leurs jeux de lentilles (voy. p. 177, § 218).

### C. *Interprétation des aspects de l'image des globules graisseux et autres analogues vus sous le microscope.*

607. Parmi les corps qui frappent l'attention au début des observations microscopiques, il faut signaler les globules graisseux, en général, quelles qu'en soient la forme et la consistance, et les bulles d'air. Les premiers frappent d'une part en raison de la teinte jaune plus ou moins prononcée, dont nous venons de parler qui est commune à la plupart des composés de cet ordre, mais surtout en raison

de leur centre brillant avec un contour large et noirâtre, toujours au moins de teinte foncée, et bordé lui-même souvent d'une bande irisée qui fait qu'on croit à chaque instant ne pas les avoir bien placés au point de la vision distincte.

Nous avons déjà indiqué quelle est la cause physique de ces diverses particularités (p. 266). Notons encore que, comme pour les autres corps sphériques vus par lumière transmise, leur centre devient de plus en plus brillant et plus étroit, à mesure qu'on en éloigne l'objectif à l'aide de la vis micrométrique, pendant que leur contour devient plus foncé, plus large, plus mal limité en dehors. Leur centre clair s'élargit en pâlissant, leur contour se rétrécit et pâlit, puis se circonscrit d'une bande de lumière diffuse quand, au contraire, on en rapproche l'objectif. Lorsque, ainsi que cela est commun, les corpuscules graisseux ont une forme cylindroïde, sous une longueur plus ou moins considérable, ces particularités se voient encore, seulement il faut les observer dans le sens de la longueur des objets examinés.

608. L'aspect de l'intérieur des gouttes d'huile est du reste notablement modifié dans les cas assez fréquents où, des gouttes graisseuses ayant été agitées avec de l'eau, des liquides mucilagineux ou albumineux, des gouttelettes d'eau ont été emprisonnées par l'huile, ou partiellement enchâssées à sa surface ; on a alors de véritables vacuoles occupées par un liquide réfractant moins fortement la lumière que la matière qui les environne ; mais il ne faut pas les confondre avec les vacuoles qui se produisent spontanément dans les *gouttes sarcodiques* (voy. Dujardin *Infusoires*, 1841, p. 41), dont il sera question dans le premier chapitre de la *troisième partie* de ce livre.

609. On peut considérer, disent Nägeli et Schwendener (*loc. cit.*, p. 196), une goutte d'huile flottant dans l'eau comme un corps de forme quelconque, à section verticale circulaire, plongé dans un milieu moins réfringent ; soit $\omega$ et $\delta$ les angles d'ouverture de l'objectif et du diaphragme ; MN (fig. 121) le plan de la mise au point ; STLF un rayon lumineux réfracté, dont le prolongement de la portion émergente coupe en P le plan de la mise au point MN ; $\alpha$ et $\alpha'$ les angles d'ouverture et de réfraction. Nous avons pour la moitié de l'angle de divergence :

$$\text{LOT ou } \rho - \rho = \tfrac{1}{2}\,\text{LOT} = \text{LOC};$$

mais

$$\text{LOC} = 1,80 - (90 + \text{TLO}) = 90° - \text{TLO}; \quad r\text{TLO} = \alpha - \alpha'$$

donc

$$\rho = 90 - (\alpha - \alpha')$$

Si nous prenions ce rayon comme le rayon limité du cône lumineux venant à l'œil, nous établirions comme ci-dessus, que

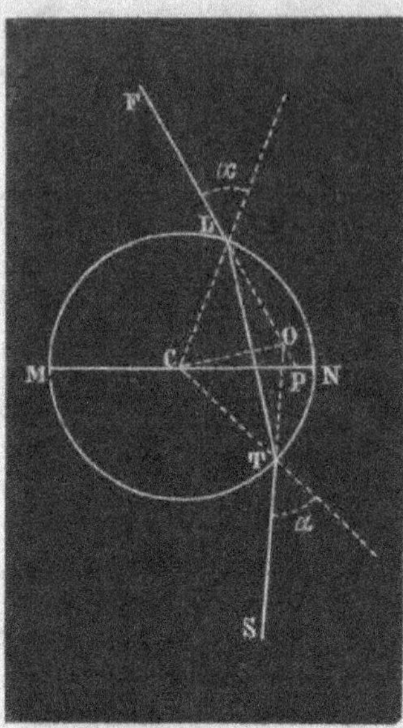

$$\rho = 90 - \frac{\omega - \delta}{4},$$

Si nous considérons des rayons plus internes de ce cône, nous voyons que pour eux nous aurons

$$\rho > 90 - \frac{\omega - \delta}{4}$$

ce qui amène à l'équation

$$\alpha - \alpha' < \frac{\omega - \delta}{4}$$

Pour le point-limite, éclairé par le rayon le plus extrême, nous avons :

$$\rho = 90 - \frac{\omega + \delta}{4},$$

d'où

$$\alpha - \alpha' = \frac{\omega + \delta}{4}$$

Fig. 121.

Supposons que le prolongement d'un rayon périphérique émergent vienne couper le plan de la mise au point en P, à la surface de la goutte d'huile (fig. 122); Si alors, nous avons $\alpha - \alpha' < \frac{\omega + \delta}{4}$

ou $\alpha - \alpha' < \frac{\omega - \delta}{4}$ l'ombre totale fera défaut dans le premier cas, la pénombre même, dans le second. La goutte sera entièrement éclairée, d'une façon uniforme. Cela arrive quand l'indice de réfraction $= 1,5$; $\omega = 60°$; $\delta < 22°$; $\alpha - \alpha'$ sera égal à 9 1/2°, et $\frac{\omega - \delta}{4} > 9$ 1/2. Des gouttelettes d'huiles des grains sphériques d'amidon, des poils cylindriques, etc.. etc. dont l'indice de réfraction ne diffère pas beaucoup de celui que nous venons d'admettre, ne présentent aucune ombre périphérique, quand on emploie un objectif puissant, tandis que, si l'on se sert de faibles objectifs, dont l'angle de l'ouverture est plus petit, cette ombre se montre d'autant plus nette que l'objectif est plus faible. Elle aura son maximum quand on regardera à l'œil nu, car alors $\omega = 0$. — Si au lieu d'$\omega$ c'est $\delta$ qui varie, on observera l'inverse.

Si les rayons incidents sont parallèles, si $\delta = 0$, les limites de l'ombre et de la pénombre se confondent ; il n'y a pas de pénombre ; à mesure que $\delta$ angmente, l'ombre se rétrécit, la pénombre augmente et atteint le centre, quand $\delta = \omega$. Si $\delta > \omega$, la limite de la pénombre s'écarte du centre, ainsi que celle de l'ombre, et elles arrivent toutes deux à la périphérie plus ou moins tôt, suivant la valeur d'$\omega$. Le fait expérimental est d'accord (ou à peu près, car il faut tenir compte des déperditions de la lumière) avec ces résultats théoriques. Que l'on regarde par le tube du microscope, après avoir enlevé les lentilles, une sphère ou un cylindre de verre placé dans le cône

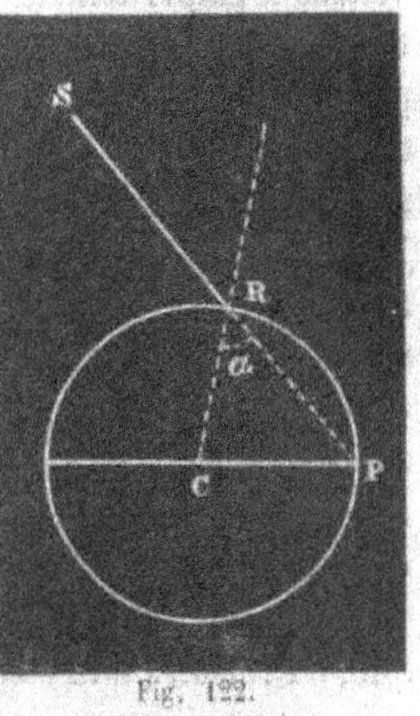

Fig. 122.

lumineux incident, le milieu seul de l'objet paraîtra éclairé comme un point ou une ligne, et les bords en seront larges et noirs. Si on regarde l'objet libre, $\delta$ étant alors très-grand, il paraîtra clair dans toutes ses dimensions.

La distance focale d'une sphère ou d'un cylindre, en considérant les rayons incidents parallèles, est donnée par la formule

$$f = \frac{n'r}{2(n' - n^o)}$$

où $n'$ et $n^o$ représentent les indices de réfraction de la substance de la sphère et de celle du milieu ambiant, et $r$ le rayon de la sphère. Mettant le microscope au point pour ce niveau, on aperçoit l'image réelle d'objets éloignés, dont la lumière émise arrive à travers le diaphragme sur l'objet. En rendant les rayons le plus parallèles possible, on peut, dans certains cas, mesurant la grandeur de l'image, celle de l'objet et la distance de l'objet, connaissant les indices de réfraction, arriver à calculer cette formule jusqu'à la deuxième décimale. On se sert à cet effet de la formule des foyers conjugués $\dfrac{1}{p} + \dfrac{1}{p'} = \dfrac{1}{f}$.

### D. *Interprétation des aspects de l'image des bulles d'air sous le microscope.*

610. Les petites bulles d'air, d'acide carbonique, etc., qui souvent sont emprisonnées dans le liquide de la préparation se présentent sous forme de sphères ou d'ovoïdes de teinte générale foncée, d'aspect métallique, de dimensions diverses. Quand elles sont au point de la vision distincte, elles offrent un contour net et elles sont uniformément d'un noir bleuâtre avec un centre plus clair, d'un blanc jaunâtre ou verdâtre métallique, si elles sont de moyen volume et formant un point très-brillant, jaunâtre si elles sont très-petites. Ce centre devient très-brillant, net, et le bord de la bulle s'entoure de zones alternativement claires et foncées puis devient diffus et s'efface quand on en rapproche l'objectif. Le centre et le contour deviennent au contraire de plus en plus noirs, puis diffus quand on éloigne celui-ci.

Cet aspect des bulles d'air vues par lumière transmise tient à ce que, en raison de la courbure et du poli de leur surface, elles réfléchissent en diverses directions, sans la laisser passer jusqu'à l'objectif, une grande partie de la lumière que le miroir projette sur elles. Elles ne sont vues, par suite, que d'après le mécanisme qui nous laisse apercevoir les corps opaques, qui arrêtent la lumière pendant que les rayons qui passent autour d'eux éclairent sans obstacles le reste du champ du miscroscpe et impressionnent vivement la rétine.

Il n'y a exception dans les bulles d'air que pour une portion des rayons qui avoisinent la ligne étendue du centre du miroir au centre des lentilles du microscope, en passant par le centre de la sphérule gazeuse. Ceux-là traversent cette dernière, et donnent à ce centre le ton brillant dont il a été question et qui tranche sur la teinte noire du contour. C'est précisément en raison de cette réflexion de la plus grande partie de la lumière qui tombe à la surface mêmes des bulles d'air que celles-ci paraissent blanches et brillantes, quand elles sont acumulées en nombre assez grand pour être visibles à l'œil nu comme dans l'écume. Les faits indiqués précédemment, et ces derniers doivent être familiers à tous les observateurs, non-seulement dans le but d'arriver à distinguer aisément des objets préparés les bulles d'air accidentellement dispersées dans la préparation, mais aussi parce que souvent des gaz peuvent se trouver naturellement dans certains organes microscopiques dont il faut pouvoir interpréter exactement la nature d'après leur aspect. C'est, par exemple en raison des particularités physiques indiquées plus haut que les ostéoplastes et leurs canalicules sont noirs sur les préparations d'os secs dans lesquels l'air a remplacé le liquide que contenaient d'abord ces cavités, tandis que ces mêmes parties réfléchissent la lumière en blanc, lorsque, au lieu d'examiner la préparation par lumière réfractée on l'étudie à l'aide de la lumière réfléchie. Les trachées des insectes et des arachnides offrent de fréquents exemples du même genre et il en est encore ainsi pour certains poils et autres cellules des plantes. Notons qu'il est des cas dans lesquels la lumière ainsi réfléchie s'associant à la lumière traversante, donne un ton gris particulier aux objets ; cela oblige de placer un écran devant la préparation qui arrête la lumière incidente, pour éviter les tons mixtes dus au mélange de l'arrivée à l'œil des deux sortes de lumières.

Quand les bulles sont grosses et surtout quand elles sont déprimées entre le porte-objet et la lamelle supérieure, l'angle formé avec leur surface par les rayons qui la frappent est assez ouvert pour qu'une partie de ceux-ci pénètrent dans la bulle, de manière à ce que, réfractés par le gaz, ils en sortent et arrivent sur l'objectif, puis de là jusqu'à l'œil de l'observateur. Le centre de ces bulles est par suite clair, mais pourtant un peu moins que le reste du champ du microscope, et bleuâtre tandis que leur pourtour, dont la courbure est telle qu'il réfléchit la lumière comme il a été dit plus haut, est noir, puis présente, quand on en éloigne ou en rapproche l'objectif, les modifications de ton et de netteté déjà mentionnées.

Quand les bulles en plus ou moins grand nombre se touchent au sein du liquide sans se réunir, la lumière est réfléchie latéralement de l'une sur l'autre sous des incidences qui lui permettent de traverser le gaz, et d'arriver à l'objectif après une réfraction qui la concentre sous forme de bandes claires rayonnant avec régularité du point commun de contact des bulles jusqu'au bord intérieur du contour foncé de chaque bulle.

Il n'est pas sans importance sous ce rapport d'étudier les mouvements et les changements d'aspect que montrent les bulles de gaz qui grandissent et se réunissent plus ou moins brusquement sous les yeux de l'observateur, quand on traite des carbonates par les acides sous le microscope.

Au lieu d'être emprisonnés sous forme de bulles, les gaz sont souvent disposés en traînées ou cylindres plus ou moins étroits, subdivisés ou non non, de forme bizarre. Leur centre et leurs bords présentent, quand on en rapproche ou en éloigne l'objectif les changements indiqués ci-dessus (p. 464) ; leur forme et leurs dimensions seules sont différentes.

611. Quand une préparation se dessèche et que l'air remplace, entre les deux lames de verre, le liquide évaporé, il reste souvent des bandes étroites de ce dernier, prenant des figures variées pouvant ressembler à des traînées de gaz ; elles sont limitées par un contour foncé de teinte analogue à celle du pourtour des bulles et des traînées de gaz, parce que là c'est en effet l'air qui emprisonne en quelque sorte le liquide dont les portions contiguës à ce dernier arrêtent la lumière en la réfléchissant vers sa source comme le font les bulles. Mais on les distingue aisément, en ce qu'en appro. chant l'objectif des bandes liquides ainsi limitées, leur centre brillant devient foncé avant de disparaître ou de devenir diffus, inversement à ce qui a lieu pour les gaz ; il pâlit, puis s'obscurcit, au contraire, quand on éloigne l'objectif.

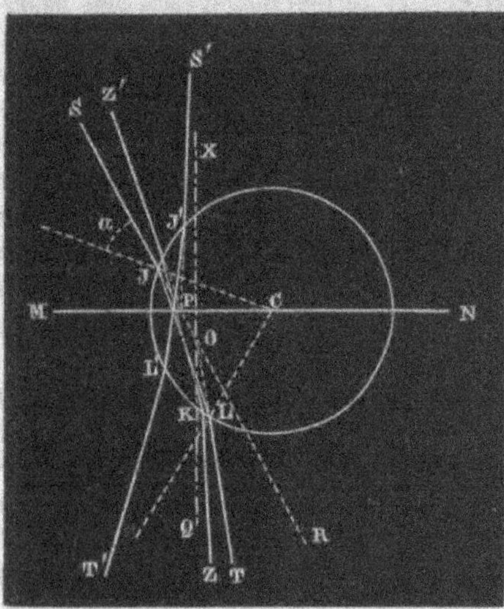

Fig. 123.

C'est à la forte réfraction que les corps gras font subir à la lumière et à la déviation par réflexion que lui impriment les bulles de gaz qu'ils doivent de rendre invisibles les corpuscules auxquels ils se trouvent superposés.

612. Soit AB (fig. 123) la section verticale d'une bulle d'air sphérique, flottant dans l'eau, et M N le plan mis au point du microscope. Un point quelconque P de ce plan, disent Nägeli et Schwendener (*loc. cit.* p. 134), a son image microscopique produite par les rayons qui, après avoir traversé la bulle d'air, paraissent provenir de P, et qui, réfractés dans le microscope, arrivent à l'œil. Ces rayons ne peuvent évidemment pas faire avec la verticale un

angle plus grand que la moitié de l'angle d'ouverture de l'objectif ;
si celui-ci est de 60°, cet angle sera au maximum de 30°. L'angle
que formeront les rayons, venant par en bas, sera déterminé par
les dimensions du diaphragme. Ceux-ci seront vus du centre de la
bulle d'air sous un angle égal à celui que font les rayons périphériques du cône lumineux incident. Si cet angle est de 30°, on
connaîtra la valeur de l'angle que forment les rayons incidents avec
les rayons émergents, tant du moins qu'il s'agira de rayons qui,
comme T S, sont, avant et après la réfraction, à la surface du cône
lumineux.

Prolongeons le rayon incident et le rayon émergent, et par leur
point de rencontre O, menons la verticale X Q ; désignons par $\alpha$ et
$\delta$ les angles d'ouverture que nous venons d'admettre de 60° et de
30° ; nous avons :

$$\underline{|\_}\, SOT = 180° - \underline{|\_}\, TOR.$$

mais

$$\underline{|\_}\, TOR = \underline{|\_}\, QOR - \underline{|\_}\, QOT - \frac{\omega - \delta}{2}$$

$$\underline{|\_}\, SOT = 180 - \frac{\omega - \delta}{2} = 180 - 15 = 165°.$$

Si du centre C, nous menons un rayon, par le point O, ce rayon
divisera en deux parties égales l'angle des rayons émergent et incident, et il sera perpendiculaire à la direction du rayon lumineux
dans l'intérieur de la bulle d'air ; appelons $\alpha$ l'angle d'incidence,
$\alpha'$ l'angle de réfraction, $\rho$ la moitié de l'angle que forment les rayons
incident et émergent, nous aurons :

$$\alpha' - \alpha = 90° - \rho$$

et dans le cas actuel, où $\rho = \dfrac{165°}{2}$ ;

$$\alpha' - \alpha = 7\tfrac{1}{2}°$$

Admettons 1,3556 comme indice de réfraction de l'eau ; cette
équation sera remplie quand $\alpha = 20° 45'$, et $\alpha'$, par conséquent,
$= 28° 15'$.

Nous pouvons déterminer la position du point P par le triangle
CP J :

$$CP : r = Sin\, \alpha : Sin\left[ 180° - \left( 90° - \frac{\omega}{2} \right) \right],$$

d'où

$$CP = r\, \frac{Sin\, \alpha}{Sin\left( 90 + \dfrac{\omega}{2} \right)} = \frac{Sin\, 20°45'}{Sin\, 60°}\, r\ 0{,}64838\, r.$$

Considérons un autre rayon Z K, moins oblique par rapport à la verticale, et paraissant également, après réfraction, provenir du point P ; il croisera le rayon précédent, et rencontrera l'objectif à une moins grande distance de son centre. Il en est de même de tous les autres rayons. Si, dans le cône lumineux émergent, nous considérons ainsi successivement tous les rayons, en allant de gauche à droite, nous voyons que les rayons correspondants du cône incident vont, eux, de droite à gauche; l'angle qu'ils forment avec la verticale va en diminuant, puis change de sens, jusqu'à atteindre un maximum de 15°. Il est évident que ce maximum est atteint avant que les rayons émergents fassent à droite un angle de 30°; la dou-

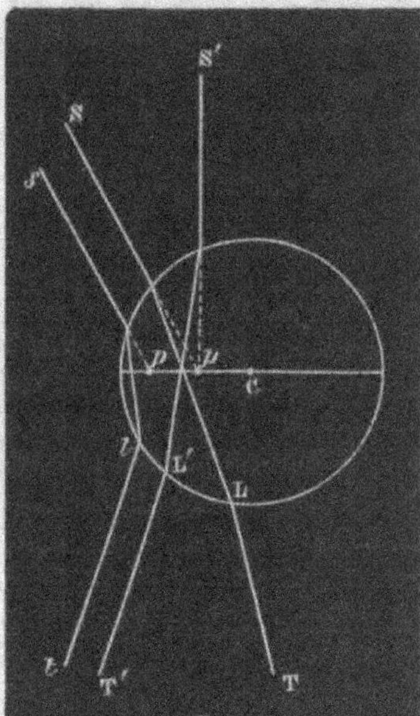

Fig. 124.

ble réfraction déterminant toujours une déviation à gauche. Le calcul démontre que, dans le cas particulier, le rayon-limite T′ L′, après sa sortie à travers la bulle d'air, fait encore un angle à gauche de 18°.

613. Nous n'avons considéré que les rayons contenus dans un plan; mais il en est de même de tous les autres qui, après réfraction, semblent provenir du point intérieur $p$, et il en résulte que ce point paraît aussi éclairé que quelque autre partie du champ du microscope que ce soit, tous les rayons du cône lumineux incident concourant à produire son image.

Soit un autre point, $p$ (fig. 124), situé plus loin du centre C de la bulle d'air.

L'angle d'émergence ( $\alpha =$ angle incidence) est plus grand, et la valeur de $\rho$ est plus petite. Un rayon périphérique, parallèle à IL (fig. 123 et 124) est réfracté de telle sorte, qu'il fait avec la verticale un angle supérieur à 30°, et qu'il n'arrive pas à l'œil. Il en est de même des autres points, encore plus éloignés du centre de la bulle d'air ; les rayons du cône lumineux situés plus à gauche se perdent, et finalement, le seul rayon périphérique $tl$, parallèle à T'L' arrive encore à l'œil.

Ce point-limite (fig. 124) peut être déterminé comme l'a été le point $p$. Nous savons en effet, que,

$$\rho = 90° - \frac{\omega + \delta}{4},$$

ou dans le cas particulier

$$\rho = 90° - \frac{60 + 50}{4} = 67° 1/2$$

que, de plus, $\alpha' - \alpha = 90 - \rho = 22\ 1/2°$. Cette différence existe, avec l'indice de réfraction que nous avons admis, quand $\alpha = 43°$, par conséquent, $\alpha' = 65° 57'$. La position du point $p$, sera donnée par la formule :

$$Cp = \frac{\sin 43°}{\sin 60°}.r = 0,7875.r$$

Il en résulte que, sous le microscope, la bulle d'air doit se montrer (les angles d'ouverture admis) avec un bord noir, dont la largeur égale $(1 - 0,7875)\ r = 0,2125\ r$. La partie centrale, jusqu'à P est aussi claire que le reste du champ, et la zone comprise entre P et $p$, offre une teinte de transition. Un changement dans les angles d'ouverture de l'objectif et du diaphragme peuvent modifier ces rapports, mais non la distribution de la lumière ; si ces angles sont plus grands, le bord noir doit être plus faible ; et plus large, s'ils sont plus petits. Un éclairage oblique doit faire paraître le cercle clair excentrique.

Il n'en est cependant pas tout à fait ainsi. La partie centrale claire est bien entourée d'une zone foncée, allant graduellement jusqu'au noir ; mais celle-ci n'atteint pas la périphérie, elle est entourée elle-même d'une série de cercles concentriques alternativement clairs et foncés, formant une pénombre.

Ces phénomènes sont dus, non à la réfraction de la lumière, mais aux réflexions multiples que subissent les rayons lumineux. T L (fig. 125) nous représentera un de ces rayons, qui, en R, subit une réflexion et est réfracté une seconde fois en J. Il peut se faire que le rayon incident et le rayon émergent, soient, à la suite de cette réflexion dans une même ligne droite, et le calcul démontre que cela arrive, dans notre cas, pour un angle d'incidence de 43° 1/2. Considérons (fig. 126) un faisceau parallèle, ST ; le rayon seul dont l'angle d'incidence $\alpha = 43°\,1/2$, continuera sa route dans sa première direction, les autres seront déviés, ceux dont $\alpha < 43°\,1/2$ à gauche, ceux dont $\alpha > 43°\,1/2$ à droite. Le calcul établit que les rayons parallèles dont l'angle d'incidence varie entre 40° et 44° reçoivent, par suite de la réflexion intérieure une direction telle, qu'ils semblent tous provenir de points, dont la distance du centre varie de $0,68$ à $0,70\ r$, diffèrent donc au plus de $\dfrac{1}{50}$ du rayon. En d'autres termes, au faisceau incident de rayons parallèles corres-

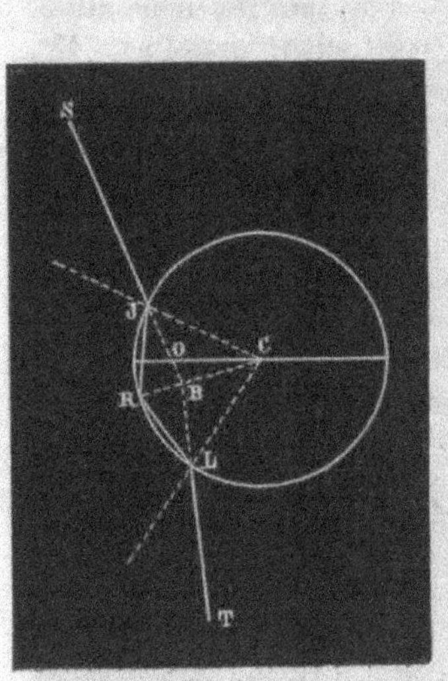

Fig. 125.

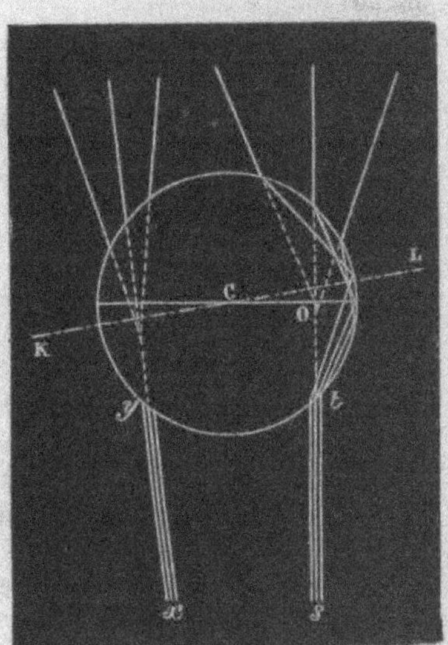

Fig. 126.

pond un cône émergent, dont le point de convergence virtuel, $o$, se trouve un peu au-dessous du plan de la mise au point ; et très-près de la ligne qui représente le rayon sortant sans déviation. C'est là que se concentre l'image perçue par l'œil. — Il en est de même si nous considérons des rayons placés dans un plan. — De cette façon, au milieu de la zone d'ombre, se trouve un espace qui paraît éclairé, et qui est placé à une distance du centre, $CO = 0,69\ r$, et qui forme un cercle clair. Les dimensions de ce cercle varient avec les angles d'ouverture du diaphragme et de l'objectif, et ses contours se troublent si on abaisse ou élève l'objectif.

Les rayons qui ont subi une double réflexion intérieure se comportent de même et produiront un nouveau cercle extérieur, mais moins net, et une partie des rayons se perd, par suite de la double réflexion, et, d'un autre côté, l'angle d'incidence nécessaire pour la production du phénomène varie dans des limites bien plus faibles, de 45° 1/2 à 47°.

Ce cercle externe se trouve à 0,725 $r$ du centre, soit à 0,036 $r\,r$, ou environ $\frac{1}{27}$ du diamètre en dehors du précédent ; il est placé un peu au-dessus du plan de la mise au point ; ce sera donc à un niveau un peu plus élevé qu'il paraîtra le plus nettement limité.

Les faisceaux qui ont subi un plus grand nombre de réflexions intenses, 3 à 4 ou plus, donneront de même lieu à autant de cercles externes.

Ces cercles cesseront de se produire quand l'angle d'incidence aura atteint sa limite, qui pour l'eau et l'air est de 48°29′ ; le cercle correspondant à ce rayon-limite est à 0,7487 $r$ du centre. Cela ne veut pas dire cependant que la portion plus externe ne sera pas éclairée par suite de réflexions intenses.

Les rayons lumineux, qui ne concourent pas à la formation des cercles, sont déviés de telle façon qu'ils paraissent provenir de points situés en dehors du cercle correspondant ; il en résulte comme effet général, un léger éclairage du bord, tandis qu'à l'intérieur des cercles, l'ombre paraît complétement noire, car il y a absence complète de lumière.

La distance de ces cercles lumineux variant suivant des quantités déterminées par l'indice de réfraction, il est évident qu'elle se modifiera suivant les liquides que l'on considérera. Ainsi, dans l'huile dont l'indice de réfraction = 1,5, le cercle clair le plus intense sera à 0,5957 $r$ du centre. De même, dans la lumière bleue, les cercles sont plus rapprochés du centre que dans la lumière rouge ; aussi, en employant la lumière blanche, les cercles paraîtront-ils limités intérieurement de bleu, extérieurement de rouge.

Les cercles clairs et leurs lisérés colorés sont surtout visibles, là où deux bulles d'air s'avoisinent. Au lieu de la teinte grise ordinaire, on voit une bande lumineuse nettement limitée en dedans, soient, en effet, $ac$ et $pb$ (fig. 127) deux rayons lumineux différents, ayant leurs points de convergence en O, dans le deuxième cercle de la bulle d'air A ; après une double réflexion, il se continuent par $df$ et $eg$, se réfléchissent sur la bulle d'air B, suivant les directions $fh$ et $gi$. Si $ac$ et $bp$ sont les rayons périphériques d'un cône lumineux émergent, *fh* et *gi*, sont les rayons périphériques du cône incident correspondant. Il en résulte que tous les rayons du cône très-ouvert *hfgi*, se rassemblent pour former un faisceau resserré, *acpb*, et éclairer le point *o*. Si *hf* et *ig* se rapprochent davantage de la verticale, ce qui se produit par un resserrement du diaphragme, *ac* et *bp* se rapprochent mutuellement ; aussi le cône émergent est diminué d'intensité, mais sans être dévié ni à droite ni à gauche. Il

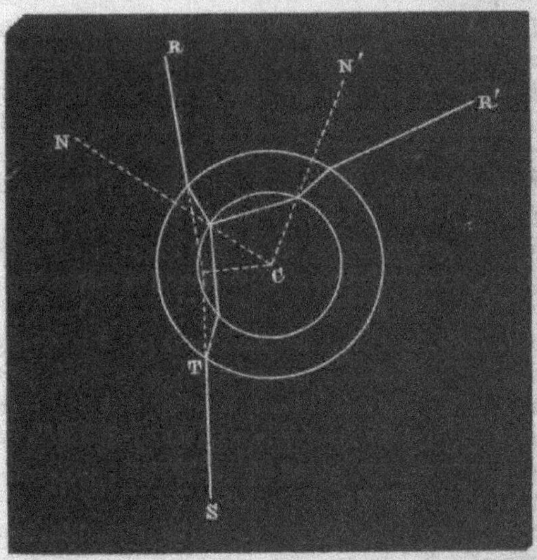

Fig. 127.

en est autrement si les bulles d'air s'écartent, *df* et *eg*, s'approchent de l'horizontale ; *ac* et *bp* diminuent à gauche, comme si la bulle A avait éprouvé un mouvement de rotation autour de son axe. Le faisceau lumineux émergent fait donc avec l'axe *e* du microscope un angle variable suivant la distance des deux bulles d'air.

Si on considère la bulle d'air comme un appareil de réfraction, on trouve qu'elle agit essentiellement comme une lentille biconvexe ; la distance focale, *f*, en est donnée par la formule : $f = \dfrac{r}{2\,(r-1)}$ ou *r* = le rayon, *n*, l'indice de réfraction du milieu environnant. Comme la bulle a une forme sphérique, que les deux points principaux coïncident avec le centre, cette formule donne aussi la distance qui sépare le foyer principal du centre. Dans l'huile, où

$n = 1,5$ ; $f = r$ ; dans l'eau, $f = \dfrac{2}{3} r$ approximativement ; l'aberration des rayons lumineux diminue encore un peu cette valeur (dans l'eau elle la diminue d'environ $0,2\,r$).

Met-on le foyer du microscope au niveau de ce foyer, on aperçoit l'image d'objets éloignés qui se réfléchissent dans le miroir, ou qui sont pris dans le cône lumineux incident. Les contours sont d'autant plus nets que les rayons lumineux frappant l'objectif font un angle plus petit avec la verticale.

La réfraction inégale des divers rayons lumineux fait que le cône lumineux émergent ne renferme à son centre que des rayons rouges, à sa périphérie que des rayons violets.

E. *De l'interprétation des aspects de l'image des corps opaques examinés sous le microscope.*

614.-Les corpuscules opaques, telles que les granules de charbon, les poussières métalliques, certaines granulations pigmentaires, etc., sont vus sous le microscope en raison de ce qu'ils arrètent complétement ou à peu près la lumière que projette sur eux le miroir réflecteur. A leur niveau, par conséquent la rétine, n'est aucunement impressionnée, pendant qu'au contraire elle l'est vivement par la lumière qui les rase, et par celle qui passe librement dans le reste du champ microscopique. (Voy. p. 264, § 364.)

En même temps que la lumière est ainsi arrêtée ou réfléchie vers sa source par le corpuscule opaque, celle qui rase les bords présente des modifications dont il faut tenir compte et qui sont interprétées ainsi qu'il suit par Nägeli et Schwendener (*loc. cit.*, p. 224).

615. Soit *ab* (fig. 128), une petite sphère large de $0^{mm},020$ par exemple, et le microscope mis au point pour son centre, elle se montrera comme un disque noir, entouré d'un anneau clair, ligne de diffraction. Cet anneau est produit par les rayons réfléchis sur les bords de la sphère, et par suite il sera produit par ces bords qu'on peut regarder comme des points lumineux. Un objet coupant le faisceau lumineux incident (un crayon, un barreau de fenêtre, etc.) se montre sous forme d'une ligne noire, occupant des axes plus ou moins étendu sur deux points opposés de l'anneau.

Si le microscope est mis au point pour voir le bord réfléchissant de la sphère, il est évident que celui-ci se montrera encore comme un cercle clair, car tous les rayons qui concourent à former l'image proviennent de points situés dans le plan de la mise au point. Il en est autrement, si on baisse, ou si on élève le foyer. Dans ce cas, les bords de la sphère présenteront les mêmes apparences que lorsqu'on approche ou qu'on éloigne une source lumineuse peu étendue. Mais, dans ce cas particulier, il faut remarquer que le faisceau lumineux, partant de la source lumineuse ne traverse que le bord correspondant de l'objectif, de telle façon, que pour un point $b$ de la sphère, situé à droite, toute la moitié gauche de l'objectif est inactive. Dans ce cas, en élevant le point $b$, on agira comme en le poussant à gauche, c'est-à-dire que l'axe du cône lumineux venant frapper l'objectif sera plus incliné et celui du cône réfracté moins incliné au contraire (fig. 129). L'image $b'$ est porté plus à droite, et de même $a'$ est porté plus à gauche. L'image du bord éclairé va en diminuant; le cercle clair se rétrécit lorsque l'élévation est suffisante pour ne plus former qu'un point brillant, au milieu de l'ombre produite par la sphère. Il faut supposer naturellement que la distance des points de l'image $a'$ et $b'$, de la lentille oculaire, n'est pas essentiellement modifiée, car, sans cela, on ne pourrait avoir d'image. Avec la plupart des objectifs, l'image disparaît si rapidement, que, à ce dernier degré, un point clair au centre ne peut se voir que sur de très-petites sphères, qui ne demandent à être changés de place que de très-peu. Il en est ainsi avec les forts systèmes d'Oberhæuser et de Hartnack, avec le système 7 de Bénèche et de Wasserlein, tandis que le système 9 de ces opticiens montre non-seulement le point central, mais encore un cercle clair, quand le microscope est mis au point pour un niveau supérieur: dans ce cas, les points de l'image sont renversés $b'$ à droite, $a'$ à gauche.

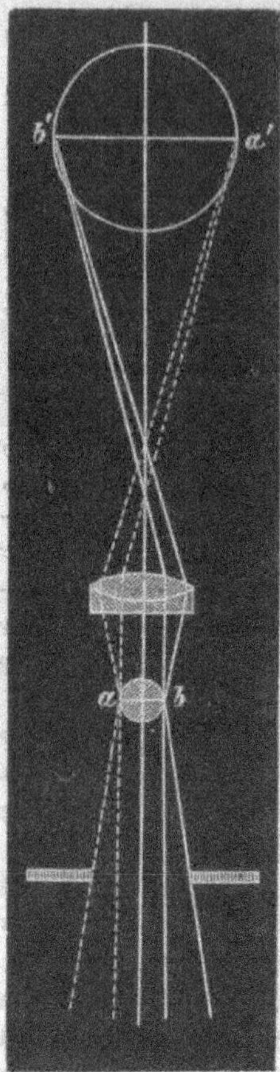



Fig. 128.

Si le cône lumineux qui arrive à l'objectif a une certaine ouverture, il faut tenir compte de l'inclinaison de son axe, et de celle de chacun

de ses rayons. Les moins inclinés déterminent une moindre déviation des points $a'$ et $b'$, que ceux plus obliques qui sont à la périphérie. Le cône émergent se divise donc en plusieurs cônes ayant
chacun son image. Certaines de ces images peuvent être déplacées verticalement,
de façon à ne pas arriver à l'œil. En tous
les cas, quand on soulève l'objet, elles
disparaissent, les unes plus tôt, les autres
plus tard ; les autres forment toujours
une série non-interrompue, et dessinent
dans l'image un cercle. Celui-ci n'est pas
uniformément éclairé, il présente des lignes alternativement claires et foncées,
ce qui provient de phénomènes d'interférence. On comprend d'ailleurs qu'il
doive s'en produire, quand on considère
que les rayons qui se croisent dans un
point de l'image sont presque parallèles,
et parcourent des chemins inégaux, d'autant plus longs qu'ils sont inclinés sur
l'axe. Si la différence de marche des
rayons périphériques d'un cône lumineux est égale à un nombre impair de
demi-ondulation, le point correspondant
de l'image sera foncé ; il sera clair, si

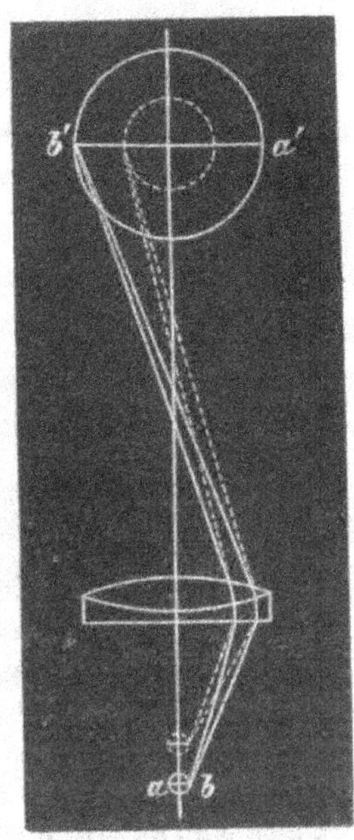


Fig. 159.

ce nombre de demi-oscillation est pair. Les distances de ces lignes
d'interférences ne peuvent se déterminer mathématiquement d'une
façon aussi précise, que dans les cas de simple réfraction ; car,
dans l'objectif, la marche des rayons lumineux se soustrait à tout
calcul, si on veut tenir compte de la longueur des ondes.

Si on met le microscope au point pour le plan où l'image réfléchie
sur le bord de la sphère forme un petit cercle central, cette image
se comporte comme l'image virtuelle d'une bulle d'air. Les barreaux des fenêtres qui se réfléchissent dans le miroir forment des
lignes droites ; une petite ascension du tube amène une coloration
rouge du centre, et bleue des bords ; son abaissement rend le centre
bleu, les bords rouges. Ces changements de coloration sont à considérer, car ils se montrent même pour des sphères de 2 à 3 millièmes
de millimètre de diamètre, et rendent difficile la distinction de ces
sphères d'avec des cavités. Les unes et les autres, en effet, se mon-

trent, sous une certaine mise au point, peu différentes de la moyenne; tant les dimensions sont faibles ; elles se montrent, dis-je, rouges, claires, quand on baisse la mise au point; foncées, quand on l'élève. Il n'y a de différence théorique que dans le cas où la sphère produit une image réelle nette, qui se trouve au-dessus de l'image virtuelle rouge ; dans ce cas, il n'y a pas confusion possible. Mais généralement, dans la plupart des cas qui sont douteux, même pour les micrographes les plus expérimentés, ce critérium est insuffisant ; chaque cas demande à être considéré isolément, et l'observateur seul peut le résoudre.

Dans beaucoup de circonstances, on se trouvera bien de mettre l'objet sous divers instruments connus; les différents aspects de l'image microscopique peuvent en effet mettre en garde contre des conclusions trop précipitées.

ART. II. — DE L'EXAMEN DES PRÉPARATIONS FRAICHES<br>OU EXTEMPORANÉES.

616. Dans les conditions dont'il s'agit ici, l'examen des préparations nécessite toutes les précations dont il'a été question précédemment, mais il en est d'autres qui s'ajoutent aux premières.

Notons d'abord que les préparations de cet ordre exigent souvent qu'on les examine à nu et à un faible grossissement, avant de les recouvrir d'une lamelle mince, afin de bien placer celle-ci sur l'objet même qu'on veut étudier. C'est ce qu'il est ordinairement nécessaire de faire dans l'étude des ovules, des embryons, des petits articulés, dans la recherche des helminthes au sein d'un mucus, etc. Il est même utile à cet égard d'avoir à côté l'un de l'autre deux microscopes, l'un avec un faible grossissement à grande distance focale, l'autre avec un grossissement convenable pour l'examen définitif; on gagne ainsi beaucoup de temps, parce qu'on n'a pas besoin de remplacer incessamment un objectif par un autre.

Malgré que l'absence de couvre-objet fasse que la préparation est irrégulière, à surface mamelonnée et que le contour des corpuscules ne soit pas net, on peut néanmoins déjà déterminer, si l'on a trouvé celui que l'on cherche. Cet examen préalable à l'aide d'un faible grossissement est souvent nécessaire aussi sur une préparation achevée pour prendre une idée de l'ensemble de celle-ci, ou pour placer rapidement dans l'axe optique de l'instrument quelque partie d'un objet que l'on veut spécialement observer à l'aide d'un fort grossissement et que l'on arriverait que lentement à trouver si la place n'en était déterminée d'abord de la sorte.

617. La préparation une fois recouverte d'une des petites lamelles, préalablement bien essuyée, choisie assez mince pour permettre l'emploi du plus fort objectif dont on pense avoir besoin, il faut avoir soin de ne pas presser sur elle ; car alors on dérange la préparation ; les globules et les fibres paraissent quelquefois comme écrasés, devenus cohérents, et leurs bords ne se voient plus nettement.

La pression n'a pourtant pas toujours ces inconvénients ; ainsi, lorsque quelque fragment de tissu dilacéré maintient la petite plaque trop soulevée, on peut presser sur elle. Il n'y a alors de déprimés que les plus gros fragments, qui, par leur épaisseur, protègent les éléments plus petits ; ils peuvent même encore être examinés sur leurs bords, qui, étant plus minces, ont été ménagés et présentent ordinairement des fibres, etc., flottantes et isolées par la dilacération. Lorsqu'on a employé trop d'eau pour la préparation et que dans les mouvements de glissement imprimés au porte-objet elle vient toucher l'objectif et empêcher de voir nettement on enlève le corps du microscope et on essuie avec soin la lentille inférieure de l'objectif.

La préparation ainsi disposée, si l'objectif est à peu près *au point* où il doit être pour que l'objet préparé se trouve à son foyer, on glisse le verre porte-objet sur la platine de manière que le centre de la lamelle carrée qui recouvre le tout soit au-dessous de l'objectif. Si ce dernier n'est pas *au point*, on place d'abord la préparation comme il vient d'être dit, et l'on fait glisser le corps du microscope dans l'anneau de la branche horizontale du pied jusqu'à ce que l'on aperçoive vaguement les objets préparés : on achève ensuite de les placer au foyer à l'aide de la vis micrométrique. Il faut avoir soin, dans ces mouvements, de ne pas aller trop brusquement, jusqu'à presser sur la préparation, parce qu'on l'altère ou on brise la lamelle de verre. Cet accident arrive de temps à autre dans les commencements ; mais on parvient bientôt à donner assez de précision à ces mouvements pour ne se servir de la vis micrométrique que lors de l'emploi des forts grossissements.

On étudie ainsi les éléments anatomiques considérés isolément sous le point de vue de la forme, du volume absolu et comparatif, de la régularité ou de l'irrégularité de leurs bords, du contenu, etc. Dans les premiers moments, il s'établit des courants de liquide en divers sens, soit à cause de l'évaporation qui a lieu sur les bords et dès lors le liquide du centre tend à y affluer, soit parce qu'il se trouve plus de liquide d'un côté de la plaque que de l'autre, et les courants durent jusqu'à ce que l'équilibre soit établi. On utilise ces mouvements en étudiant l'épaisseur des cellules et des fibres qui roulent sur elles-mêmes entraînées par le courant, et viennent montrer à l'observateur successivement leurs bords et leurs faces.

Ce mode d'observation est un des meilleurs moyens pour arriver à se faire une idée nette des objets étudiés au microscope. Beaucoup de détails ne peuvent être bien vus qu'après la cessation des courants. Si, après avoir observé, on a besoin d'en déterminer de nouveaux dans le but qui vient d'être signalé, ou pour écarter des corpuscules en contact ou superposés, on presse légèrement sur un des côtés de la lamelle qui couvre la préparation, ou bien on dépose une goutte d'eau sur ses bords, et elle pénètre par capillarité en déterminant des courants.

618. Après avoir étudié sous tous les rapports les éléments anatomiques des fibres-cellules, etc., ceux qui sont caractéristiques du tissu et ceux qui ne sont qu'accessoires, il faut porter son attention sur les bulles d'air, sur les granulations moléculaires graisseuses ou autres qui flottent dans le liquide; il faut comparer ces dernières à celles qui peuvent être contenues dans les cellules ou les fibres, étudier leur mouvement brownien, comparer celles qui en sont douées et sont libres à celles qui sont immobiles par suite de leur inclusion dans une substance demi-solide. Il faut ensuite chercher à étudier sur les fragments incomplètement dilacérés l'arrangement des éléments les uns par rapport aux autres, afin de chercher à se faire une idée nette de la texture des tissus.

Enfin, beaucoup de détails des éléments anatomiques relatifs à leurs contours, à leurs granulations, etc., certains éléments même, comme les petits corpuscules du liquide de la thyréoïde, des ganglions lymphatiques, et d'autres encore, qui n'étaient pas bien visibles d'abord, deviennent de plus en plus nets au fur et à mesure qu'on étudie plus longtemps, que l'œil s'adapte mieux à la vision de ces petites images, que la rétine cessant d'être trop vivement impressionnée par la lumière du dehors peut l'être par ces dernières, etc.

Parmi les objets de la préparation qui peuvent être des corps étrangers à ceux qu'on veut examiner, il faut, indépendamment des bulles d'air, des gouttes d'huile, en signaler d'autres encore qu'il faut avoir étudiés avant de faire des recherches, afin de les reconnaître aisément et d'en faire abstraction dès qu'on les rencontre : tels sont les grains de fécule, les filaments de chanvre et de coton, les granules de charbon et autres des particules qu'on trouve dans toutes les poussières. Il en sera question plus loin. De plus, pendant la mise au point, la vue de ces corpuscules sur le couvre-objet apprend à reconnaître qu'on n'est encore arrivé qu'à sa face supérieure, et qu'il faut abaisser l'objectif de toute l'épaisseur de cette lamelle avant de rencontrer la matière préparée.

Il faut savoir aussi que, quelques minces que soient ces corpuscules, et la couche de liquide interposée aux deux lames de la préparation, ceux d'entre les premiers qui sont plus denses que le fluide tombent sur le porte-objet, tandis que les autres viennent se rassembler contre le couvre-objet. C'est ici, par exemple, qu'en tournant la vis micrométrique il faut venir chercher les granules de noir de fumée dans les préparations qui en renferment, tandis que, dans celles qui contiennent des granules siliceux, calcaires, métalliques, etc., il faut abaisser l'objectif jusqu'à ce qu'on descende son foyer sur la face supérieure du porte-objet.

ART. III. — SUR L'EMPLOI DES GROSSISSEMENTS FORTS OU FAIBLES DANS L'EXAMEN DES PRÉPARATIONS.

619. Il est très-souvent nécessaire d'examiner le même objet successivement avec des grossissements divers, depuis les plus faibles jusqu'aux plus puissants. Les objectifs grossissant depuis 20 jusqu'à 60 ou 100 diamètres sont très-utiles pour examiner l'ensemble d'un tissu morbide, d'une préparation des glandes en grappes, ou vasculaires, etc. C'est avec eux qu'on doit étudier tout ce qui tient à la vascularité des tissus, soit ordinairement par transparence et quelquefois par la lumière réfléchie, tant chez les embryons que sur des tissus normaux ou pathologiques. (Voy. p. 6 et suiv.) C'est par ces grossissements qu'il faut commencer à observer les animaux de petit volume, quels qu'ils soient, pour ensuite les porter sous un microscope voisin muni d'un objectif plus fort, ou remplacer le premier par celui-ci.

Les pouvoirs amplifiants de 100 à 300 diamètres servent à étudier les os, les dents, les poils, les bulbes pileux, les culs-de-sac glandulaires, mais seulement en ce qui concerne leur groupement dans chaque *acinus*; l'examen de leurs épithéliums demande l'emploi de plus forts objectifs. Ils servent aussi à l'étude de certaines particularités des muscles, surtout chez les poissons et les reptiles qui

ont des muscles à faisceaux primitifs très-larges, celle de la terminaison des nerfs dans les muscles et des cellules ganglionnaires.

Ce sont ces grossissements qui sont le plus souvent utiles dans
l'étude des tissus végétaux, soit pour les trachées, vaisseaux ponctués, etc., pour les grains de pollen, pour les cellules épidermiques
et ligneuses. Les cellules du sarcocarpe des fruits étant en général
très-grandes, les grossissements de 150 à 200 sont souvent assez
forts. Plusieurs espèces de grains d'amidon et ceux de la chlorophylle exigent l'emploi d'objectifs allant au delà de 500 diamètres;
beaucoup même exigent les grossissements réels de 500 à 600 ; il
en est encore ainsi pour les spermatozoïdes des algues ou des
mousses, les zoospores, etc.

620. *Revolver porte-objectif.*— Les changements d'objectifs dans
les observations rapidement exécutées sont assez difficiles. On a
cherché à diminuer le temps perdu qui en résulte par plusieurs procédés. M. Gerbe emploie plusieurs corps ou tubes de microscopes
armés de leurs objectifs, et tous disposés à être introduits dans le
microscope. On trouve des microscopes du siècle dernier dans
lesquels une plaque tournante apporte successivement les lentilles
qui lui sont fixées sous le tube muni
de son oculaire. La pièce addition-
nelle appelée *revolver* convient encore mieux; elle a été appliquée d'une
façon régulière par Brookes, de Londres, et son emploi a été depuis gé-
néralisé. Le système anglais, consistant à visser les objectifs sur des bras
pivotant sur un autre fixé au corps
du microscope, avait un inconvénient. Les objectifs se trouvaient

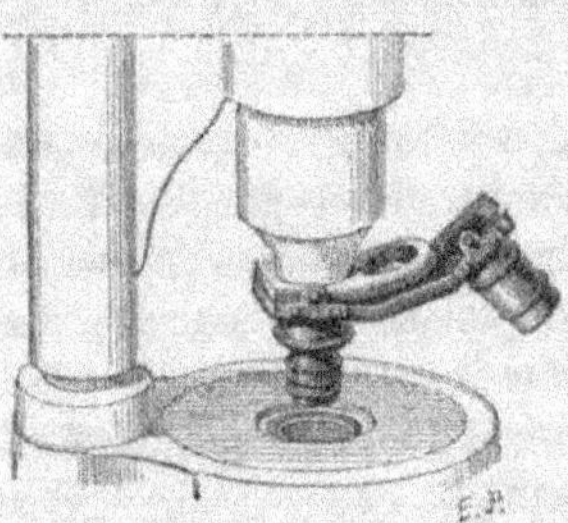

Fig. 130.
Revolver porte-objectif, de Nachet.

ainsi très-rapprochés de la platine, et gênaient les opérations. Dans
le système modifié par Nachet (fig. 130), le centre de rotation est
placé obliquement, de façon que l'objectif qui ne fonctionne pas
se trouve relevé obliquement et ne redevient vertical qu'au moment où il va s'ajuster dans l'axe du microscope; de cette façon,
l'objectif de rechange ne gêne en rien les manipulations de la
platine ; de plus la position inclinée du pas de vis permet de visser
aisément un autre objectif. Cet appareil, réellement utile dans
beaucoup de recherches est très-apprécié par Carpenter et par
d'autres savants.

621. Quand on se borne à l'emploi des faibles grossissements, il n'est pas toujours nécessaire de recouvrir la préparation d'une lamelle de verre; il est même utile, dans certaines circonstances, dont l'observateur doit rester juge, parce qu'elles sont trop variables, d'examiner d'abord avant d'employer ces lamelles. Beaucoup de détails des cellules ganglionnaires chez les poissons, des ovules de beaucoup d'animaux, ne peuvent être bien vus qu'en laissant la préparation découverte, lors même qu'il faut se servir d'un objectif ayant seulement un demi-millimètre de longueur focale, c'est-à-dire grossissant deux cents fois environ. Mais pendant l'hiver, jusqu'à ce qu'il y ait équilibre de température entre l'eau de la préparation et l'objectif, la vapeur d'eau vient se condenser à la surface de celui-ci, et rendre le champ obscur et diffus. Il est nécessaire alors de chauffer un peu l'objectif, ou de le soulever pour l'essuyer, ou attendre que l'eau soit évaporée de sa surface. Il faut, par conséquent, dès qu'on le peut sans nuire à l'observation, employer ces lamelles.

A part les cas principaux que nous venons de noter, ce sont les grossissements de 400 à 600 diamètres qu'il faut habituellement employer en anatomie générale. Les fibres primitives des muscles, du tissu lamineux, les cellules et les tubes nerveux du cerveau, les noyaux et les cellules de beaucoup d'épithéliums normaux ou modifiés pathologiquement, les cellules de la moelle des os, les globules blancs et rouges du sang, les éléments fibro-plastiques, les noyaux embryoplastiques normaux ou modifiés pathologiquement, comme dans le *tubercule*, etc., ne peuvent être étudiés que d'une manière très-incomplète avec de plus faibles jeux de lentilles.

Il en est encore ainsi pour tout ce qui touche à l'étude des mouvements browniens, des mouvements sarcodiques ou amibiformes sur les éléments qui en sont doués, et encore pour l'observation des spermatozoïdes et de leur développement, pour celle des infusoires, de beaucoup de particularités de structure des cellules végétales, sur les cryptogames surtout, etc....

622. Il est difficile de se rendre compte des motifs qui peuvent encore faire persister les préventions qui règnent à l'égard de l'emploi des forts grossissements. Pourtant s'il n'était amplement reconnu que les prétendues erreurs causées par le microscope n'existent que dans l'esprit de ses détracteurs, ce n'est pas un chapitre sur les erreurs dues à l'emploi des forts grossissements qu'il faudrait faire, mais bien sur celles qui sont dues aux descriptions incomplètes faites à l'aide d'objectifs faibles.

On peut dire sans exagération, sous ce rapport, que le quart des descriptions anatomo-pathologiques publiées depuis dix à quinze ans est à refaire, en raison d'imperfections notoires de ce genre et des interprétations inexactes qu'elles ont amenées.

Il est bien vrai, dans de certaines limites toutefois, que ce qu'on ne voit pas avec un objectif grossissant deux ou trois cents fois, on ne le voit pas avec de plus forts. Mais il est incontestable aussi, que plus nous pouvons rapprocher un objet du volume de ceux que nous avons journellement sous les yeux, plus nous en rendons l'étude facile et surtout précise. Aussi, avec les faibles grossissements, une multitude de détails relatifs aux noyaux, aux nucléoles, aux granulations moléculaires, à la netteté ou à l'irrégularité des contours, etc., au mode de génération et de juxtaposition des éléments dans les tissus, échappent à l'observateur, même lorsqu'il s'agit d'éléments déjà volumineux, comme les cellules épithéliales, etc. ; et pourtant chacun de ces détails tend à donner à chaque fibre, cellule ou noyau et à chaque tissu, un cachet spécial qui le fait distinguer des autres et le caractérise.

Avec les faibles grossissements, tous les éléments se ressemblent, et paraissent tous être de même espèce. Les éléments et les détritus qui accompagnent certaines préparations, noyaux isolés, cellules épithéliales déformées, tout tend à prendre le même aspect, tout se confond sous forme de granulations de divers volumes. Mais avec les pouvoirs amplifiants considérables, on voit apparaître successivement les différences de forme, de volume, des différences tenant à l'absence ou à la présence du noyau, à celle des granulations moléculaires contenues, au volume et à la teinte claire ou foncée de ces parties, au mode d'arrangement réciproque de celles-ci, etc.; ce sont là autant de caractères difficiles à faire saisir au lecteur, mais que l'observateur prend bien vite en considération.

Loin d'être étonné de voir certains pathologistes et micrographes dire qu'il n'y a pas de différences caractéristiques entre les cellules de la moelle des os, par exemple, et les noyaux du tissu lamineux, les leucocytes, les épithéliums nucléaires des glandes lymphatiques, de la rate, etc., ce fait ne doit être considéré que comme une suite toute naturelle des notions incomplètes qui leur sont fournies par des objectifs trop faibles et par la négligence qu'ils mettent dans l'étude des différences que ces éléments offrent au contact des réactifs chimiques.

Il faut y joindre bien certainement aussi, comme causes, des notions incomplètes sur les limites entre lesquelles peuvent varier ces divers éléments anatomiques et autres, aux diverses phases de leur évolution normale et morbide, sans perdre pourtant leurs caractères spécifiques.

Cette prévention, que se plaisent à répandre quelques opticiens et que répètent à l'envi certains observateurs à l'exemple des personnes qui n'ont jamais employé le microscope, est pourtant la cause de nombreuses erreurs qui règnent encore. Parmi les micrographes et les pathologistes qui repoussent l'emploi des forts grossissements, on pourra en reconnaître beaucoup qui ne les ont jamais ou presque jamais employés, par la seule raison qu'ils demandent l'usage de lamelles très-minces, faciles à rompre, et qu'ils sont plus difficiles à manier à cause de la brièveté de leur distance focale. Mais ce sont là de faibles inconvénients ; et il ne faut pas long-temps pour s'habituer aux mouvements peu étendus et précis qu'exige l'emploi de ces instruments.

L'objection sur laquelle ils s'appuient le plus est relative à la perte de lumière et au moins de netteté des contours qu'on attribue aux forts objectifs. Il est certain que, lorsqu'on s'est habitué à l'éclat de la lumière des faibles jeux de lentille, et qu'on porte brusquement les yeux sur un jeu plus fort, on trouvera sous ce rapport une grande différence. Mais ce n'est pas à un examen aussi superficiel et à cette première impression qu'il faut s'arrêter ; car, peu à peu, l'œil s'habitue à leur lumière moins éblouissante, les contours deviennent plus nets, et surtout l'on finit par reconnaître que cette teinte plus faible donne aux jeux de lentilles *plus de pénétration* que la lumière trop vive.

Aussi, dans l'emploi des jeux faibles, lorsqu'on observe des corps très-transparents, on ne doit employer qu'une lumière très-modérée, parce que autrement on ne voit qu'une surface (celle de l'objet) dans un champ vivement éclairé, sans distinguer aussi bien ses détails intérieurs. Il y a, du reste, à cet égard, à tenir compte de quelques variétés individuelles, suivant la sensibilité des yeux de chacun, et suivant aussi la disposition dans laquelle on se trouve au moment de l'observation.

623. Ainsi, loin de repousser l'emploi des objectifs puissants, ce sont eux qui facilitent le plus l'étude de l'anatomie générale, en conduisant très-vite à pouvoir distinguer les éléments anatomiques les uns des autres, par la facilité avec laquelle ils montrent chacun de leurs détails, chacun de leurs caractères spécifiques et

leurs variétés. Le nombre des tissus dont les coupes ont besoin d'être vues à un fort grossissement pour juger de certaines dispositions tant normales qu'accidentelles est considérable aussi. Il n'est pas jusque dans les descriptions des articulés, des annélides de petit volume, dans celle des embryons de beaucoup d'invertébrés que l'on ne voie la substitution d'un objectif puissant à un autre plus faible permettre de résoudre nettement la question de savoir si telle ou telle disposition existe ou non, et ainsi des autres.

Aussi, depuis longtemps, en voyant combien peu étaient fondées les objections faites aux puissants objectifs et le peu de difficulté qu'ont éprouvé à s'en servir habituellement les personnes, en grand nombre, auxquelles j'en ai conseillé l'emploi dès le commencement de leurs études, j'ai été porté à penser que beaucoup de ces objections ont été faites sans essai préalable, ou du moins sans essais assez longs pour mériter le nom d'expériences. Depuis longtemps aussi, dans beaucoup de cas, je commence les observations à l'aide des jeux qui sont les mêmes que ceux avec lesquels beaucoup d'auteurs terminent les leurs, et je dessine les objets à l'aide d'objectifs plus forts probablement que ceux qu'ils ont jamais employés.

Il faut remarquer que, dans tout ce qui précède, j'ai donné les grossissements réels, pris d'après la méthode indiquée plus haut.

Ils sont, par conséquent, de 200 à 500 fois au moins plus faibles que ceux que donnent la plupart des opticiens. (Voy. p. 131 et 212.)

Il semble naturel que, lorsqu'il s'agit d'étudier des corps plus petits que ceux que nous pouvons voir à l'œil nu, la première chose à faire soit de se placer dans des conditions physiques telles que ce corps et les particularités de structure qu'il présente deviennent faciles à voir et à comparer à celle des corps analogues. Il semble tout simple que la première chose à faire soit de rapprocher ce corps autant que possible du volume que présentent la plupart de ceux que nous avons communément sous les yeux, et cela en employant un instrument dont le pouvoir amplifiant soit en rapport avec le volume de l'objet étudié ; en prenant une loupe, lorsqu'il s'agit seulement d'examiner la surface d'un objet déjà visible à l'œil nu ; en usant d'un microscope pour faire voir l'objet s'il est invisible, et en choisissant un objectif assez puissant, non-seulement pour déceler la présence de l'objet, mais encore assez pour en grossir les détails de structure.

Rien, pourtant, de plus rare que de voir ces conditions remplies. Il ne s'élève pas une discussion dans une société savante ou ailleurs dans laquelle, après avoir entendu traiter longuement de la distinction de corps qui ont quelque analogie entre eux, et soutenir de la manière la plus assurée l'impossibilité de leur différenciation, l'on n'entende bientôt dire que les objets ont été vus à 200 diamètres, par exemple, lorsqu'ils en exigent de 500 à 600 avant d'être dans les conditions convenables pour qu'on puisse en étudier réellement les caractères distinctifs. Entre apercevoir une espèce de corps et voir celui-ci de manière à ce que les caractères qui le distinguent d'un autre soient nettement saisissables, il y a une très-grande distance ; entre voir un objet, une cellule et son noyau, et connaître ces détails distinctifs qui ne s'apprennent, naturellement, que par une comparaison avec les objets analogues, mais non identiques, quoi qu'on dise, il y a la nécessité de remplir ces conditions, qui sont relatives à l'emploi de tel ou tel grossissement, et de remplir les conditions plus longues, plus pénibles, se rapportant aux comparaisons anatomiques répétées pour lesquelles nulle supériorité intellectuelle ne peut jamais prévaloir sur l'expérience. Ce n'est pas du premier jour, en effet, qu'on arrive à pouvoir saisir la valeur des détails de structure de chaque élément ou de chaque animal, ni surtout ce cachet que présente l'ensemble de la préparation que l'on doit avoir parcourue successivement dans toutes ses parties.

### ART. IV. — DU MANIEMENT DES RÉACTIFS CHIMIQUES DANS L'EXAMEN DE CHAQUE PRÉPARATION EN PARTICULIER.

624. Nulle observation ne peut être considérée comme complète, tant qu'on n'a pas observé l'action des réactifs chimiques sur les corps qui font le sujet de la recherche entreprise. Il faut, par conséquent, en avoir un certain nombre sur la table de travail, contenus dans de petits flacons bouchés à l'émeri et à bouchon prolongé en tige plongeant au sein du liquide de manière à ce qu'une goutte restant au bout de celle-ci quand on l'enlève, puisse être portée où il en est besoin.

Ceux qu'il faut considérer comme indispensables à avoir dans une étagère ou une boîte à réactifs, sont : 1° la potasse, 2° la soude, 3° l'ammoniaque, 4° les acides sulfurique, 5° nitrique, 6° chlorhydrique et 7° acétique ; 8° l'éther ; 9° le chloroforme ; 10° l'alcool ; 11° l'essence de térébenthine ; 12° les solutions aqueuses, 13° et alcoolique d'iode ; 14° la teinture de carmin ; 15° la glycérine ; 16° une solution très-faible d'acide chromique ou de chromate de potasse. L'insolubilité ou la solubilité dans tel réactif indiquent une différence de composition chimique dans les fibres ou les cellules, qu'il est toujours très-important de constater.

625. Quand le bouchon n'est pas disposé en tige plongeante le liquide doit être pris à l'aide d'une baguette de verre qu'on introduit à chaque fois dans le flacon qui le renferme ; on dépose ensuite la goutte qui reste suspendue à son extrémité au bord de la plaque qui recouvre la préparation, et on laisse pénétrer le réactif par capillarité. Quand on n'a pas à ménager la disposition de la préparation, on peut faciliter sa pénétration, en soulevant un peu le bord de la plaque. Il faut avoir soin que le liquide ne vienne pas toucher l'objectif et surtout pénétrer entre les tours de vis de ses différentes pièces, principalement quand on emploie des acides. Dès que l'objectif est mouillé, il faut l'essuyer avec un linge fin, sec ou humecté soit d'alcool, soit d'ammoniaque.

626. L'action des réactifs chimiques est toujours très-lente sous le microscope, parce que chaque élément s'imbibant à son tour de tout ce qu'il peut prendre de la goutte de liquide qui s'introduit petit à petit par capillarité, il faut longtemps pour que chacun ait pu se dissoudre. La lenteur de cette action permet d'en suivre les différentes phases qui diffèrent ordinairement pour chaque espèce d'éléments anatomiques. Il faut, par conséquent, avoir soin de l'observer pendant plusieurs minutes, et d'examiner de nouveau la préparation après une demi-heure d'action du réactif, plus ou moins, suivant chaque cas. Il est important quelquefois d'étudier l'action successive de plusieurs agents, comme, par exemple, pour les globules blancs du sang, celle de l'eau en premier lieu, puis de l'acide acétique, ou d'autres agents encore. Après quelques essais, on finit par reconnaître quels sont les réactifs les plus importants à employer avec tels ou tels tissus, c'est-à-dire ceux qui peuvent servir à établir entre ceux-là et d'autres une distinction facile.

Il est un certain nombre de circonstances que l'expérience conduit à déterminer dans lesquelles les corps sur lesquels on veut agir étant placés sur le porte-objet, il est bon de mettre directement sur eux le réactif avant la lamelle mince qu'on superpose ensuite quand on le juge convenable. C'est surtout quand on use d'agents chimiques difficilement miscibles à l'eau ou à d'autres fluides employés dans les préparations qu'il faut opérer ainsi.

ART. V. — DE L'EXAMEN DES PRÉPARATIONS A L'AIDE DE LA LUMIÈRE
RÉFLÉCHIE ET DE L'ÉTUDE DES OBJETS OPAQUES.

627. Pour examiner des objets à l'aide de la lumière réfléchie, on est ordinairement obligé d'employer de faibles grossissements. On y est obligé en premier lieu en raison de la perte de lumière due à ce que la surface des objets en réfléchit d'autant moins qu'ils sont d'une coloration plus foncée. Il faut par conséquent ne se servir que des objetifs qui en absorbent peu.

En outre, le pourtour des lentilles à pouvoir amplifiant considérable ayant une distance focale très-courte, arrête la lumière qu'on doit projeter sur l'objet, et à laquelle il faut nécessairement ménager l'accès. Enfin, lorsque des organes doivent être disséqués sous le microscope, tant à l'aide de la lumière réfléchie qu'à l'aide de la lumière transmise, il faut que cette distance soit assez grande pour que les instruments puissent être aisément maniés entre l'objectif et l'objet.

628. Il est quelques préparations toutes faites et quelques tissus dont la couleur est telle, que la lumière directe des nuages ou d'une lampe est suffisante pour qu'ils puissent être étudiés immédiatement, surtout si on se sert des plus faibles objectifs. Mais, en général, il faut se servir de la lumière du soleil, pourvu que la nature des animaux étudiés le permette, quand ils sont vivants, ou que les corps soient convenablement protégés contre une trop forte élévation de température par le liquide dans lequel ils sont.

Souvent, surtout pour l'examen de certains animaux, des embryons, des ovules en voie de segmentation, et pour les dissections il faut concentrer la lumière des nuages et de la lampe à l'aide d'une loupe que l'on dispose de telle sorte que l'objet à observer se trouve à peu près à son foyer. On peut même concentrer ainsi la lumière du soleil, quand il s'agit de corps placés dans l'eau, comme certains ovules ou des embryons, que l'on arrive alors à étudier à un grossissement qui dépasse 100 diamètres et au delà.

629. Pour les dissections qui se font sous le microscope, deux ordres de conditions doivent être remplies dans le plus grand nombre des cas. D'une part, pour éviter le miroitement des surfaces humides des tissus, et la réflexion de la lumière en divers sens, il faut disséquer sous l'eau qui fait que les rayons réfléchis sortent parallèles les uns aux autres, comme les rayons de la lumière incidente. Il est utile que la quantité d'eau soit assez grande pour que

la lumière réfléchie par sa surface ne vienne pas se mêler à celle que l'objet lui-même renvoie dans l'objectif. Sous ce rapport, il est bon parfois de couvrir l'animal disséqué, d'une quantité d'eau suffisante pour que l'objectif plonge dans celle-ci et reçoive la lumière réfléchie sans que cette dernière passe de nouveau dans l'air. Dans ce cas, on peut protéger l'objectif contre l'entrée de l'eau entre les vis de la monture en couvrant celle-ci d'une mince couche de cire molle fondue, qu'on enlève aisément, quand on veut, avec l'alcool, l'essence de térébenthine ou la benzine.

Il est des dissections qu'il est parfois utile de faire alternativement, à l'aide de la lumière transmise et à l'aide de la lumière réfléchie; alors, après les avoir placés simplement sur un porte-objet, un carton noir ou autre corps de cette couleur est glissé puis enlevé sous ce dernier. Cet examen de certaines préparations à l'aide de la lumière transmise et de la lumière réfléchie alternativement est souvent très-utile non-seulement pendant la dissection, mais aussi lorsqu'on observe des acariens et d'autres invertébrés adultes ou embryonnaires, de petit volume sous un microscope quelconque. Il en est de même dans l'étude des phénomènes de la segmentation des ovules à vitellus volumineux, comme ceux des batraciens, des poissons, de beaucoup de mollusques, de quelques annélides, etc. C'est toujours à l'aide de la lumière réfléchie qu'il faut étudier celle de l'œuf des oiseaux, des reptiles, et des poissons plagiostomes. Dans ces diverses circonstances, on peut encore remplacer la lumière transmise par la lumière réfléchie, en tournant le miroir de manière à ce qu'il ne projette plus les rayons sur les objets observés; ces derniers perdent alors leur teinte grisâtre ou d'un gris jaunâtre plus ou moins foncé, pour prendre un ton d'un bleu grisâtre particulier, comparable à celui de l'argent mat vivement éclairé, mais variant d'intensité selon que les parties sont plus ou moins translucides ou au contraire tout à fait opaques.

Toutefois ce ton est différent et varie d'un animal à l'autre, lorsqu'au lieu de parties molles on observe la surface d'un insecte, d'une arachnide, ou d'un annelé. Là, les miroitements de la lumière réfléchie s'associent d'une manière souvent fatigante à la couleur propre des téguments et exigent une certaine étude avant que leur exacte interprétation fasse bien juger la réalité des dispositions anatomiques.

Dans tous les cas, l'opposition entre la partie éclairée et celle qui ne l'est pas pour chaque saillie ou dépression conduit à reconnaître nettement quel est l'arrangement de certains organes, l'état lisse, bosselé ou réticulé de leur surface, l'insertion de leurs appendices, etc., dont on suit toute l'étendue en mettant au point chacunes de leurs portions successivement. Il est nécessaire souvent de tourner les diverses faces du corps observé de manière à les éclairer l'une après l'autre et de tenir compte du renversement de l'image par le microscope, qui fait que la partie éclairée de l'objet se montre pendant cet examen du côté opposé à celui d'où vient réellement la lumière.

630. Ces indications s'appliquent naturellement aux cas dans lesquels on étudie, à l'aide de la lumière directe du soleil ou des lampes, des pièces injectées. Là, on est guidé par la coloration des vaisseaux remplis que l'on suit dans leurs subdivisions et leurs anastomoses, de manière à juger de leur volume, de leur nombre, de leur direction rectiligne ou onduleuse, de la forme et de la grandeur des mailles, de leur rapports avec tels ou tels organes, sans s'arrêter à l'aspect général plus ou moins élégant de l'ensemble, ni aux reflets que produisent certaines incidences de la lumière.

Pour concentrer la lumière en un foyer placé au même point que l'objet, on se sert d'une loupe plano-convexe, en la dirigeant de manière à reproduire sur l'objet une image nette du point lumineux d'où partent les rayons.

Il faut s'exercer à concentrer à l'aide de ces loupes la lumière sur les objets amenés au foyer du microscope et destinés à être disséqués ou simplement observés, comme on le fait pour les acariens, les insectes, etc. Quand ces corps sont plongés dans l'eau, on peut même concentrer ainsi la lumière directe du soleil lorsqu'il s'agit, par exemple, de distinguer certaines dispositions de la surface du corps des embryons de batraciens, de poissons, d'articulés, d'annélides ou de mollusques encore contenus dans l'œuf.

En 1740, l'anatomiste Lieberkühn parvint à éclairer complétement les objets opaques, au moyen d'un réflecteur concave en argent parfaitement poli. Déjà, du reste, en 1668 Leeuwenhoeck employait un réflecteur semblable de cuivre poli, pour le même usage. La lentille était placée au centre de ce miroir, et le foyer de l'un correspondait au foyer de l'autre.

Aujourd'hui, on suit la même méthode ; seulement les réflecteurs sont en verre, et l'on n'a plus à craindre l'oxydation. Quelquefois on isole la lentille du miroir qui est monté sur une tige et peut se mouvoir à volonté, de manière à donner une lumière plus ou moins intense et à servir avec toutes les lentilles, excepté avec les plus fortes; toutefois la première disposition est préférable.

Voici du reste la manière de procéder :

On enlève la pièce qui porte les diaphragmes pour laisser une large ouverture à la platine ; le réflecteur, garni de sa lentille, est adapté à l'extrémité objective du microscope, et le miroir inférieur incliné de manière à réfléchir les rayons lumineux à travers cette ouverture. Arrivés au réflecteur concave, les rayons sont de nouveau réfléchis et vont se réunir à son foyer, dans le même plan que l'objet.

Si ce dernier présente des parties très-brillantes, il faut ménager l'éclairage, soit en couvrant le miroir inférieur d'un papier huilé ou d'un carton blanc, soit en employant le réflecteur mobile, qui permet de varier le foyer et de faire tomber sur l'objet une partie plus ou moins large du cône lumineux formé par les rayons convergents. On peut encore élever ou abaisser le miroir concave inférieur qui se meut à coulisse, ou enfin se servir du miroir plan.

Charles Chevalier a construit des miroirs de Lieberkühn en glace, d'un foyer très-court, de façon à pouvoir les employer avec de forts grossissements. On peut aujourd'hui utiliser le réflecteur concave avec un grossissement de trois cent cinquante diamètres. Ces miroirs de Lieberkühn peuvent aussi s'adapter au microscope simple. Pour cela, on enlève un des chevalets, on fixe à sa place une tige coudée portant le miroir, et le doublet tenu dans l'anneau du microscope s'applique à la partie supérieure du réflecteur. Pour l'observation, on peut employer un petit disque en glace qui se met à volonté dans l'ouverture de la platine. Ce disque portait à son centre, dans les anciens instruments, une petite tige en cuivre sur laquelle se fixait le corps opaque à observer. Il vaut mieux mettre l'objet sur des disques colorés, dont la nuance varie suivant la teinte des objets. (Charles Chevalier, *Traité des microscopes*, 1859.)

651. Beck a imaginé un miroir réflecteur en forme de demi-cône creux, à juste titre recommandé par Carpenter, miroir ouvert du côté de la source de lumière et qui réfléchit celle-ci sur le centre de la platine où se trouve placé l'objet opaque que l'on veut étudier. Ce miroir s'adapte à volonté et aisément sur chaque objectif.

# CHAPITRE V

**De la représentation des objets observés à l'aide du microscope.**

632. Il existe trois moyens principaux de représenter les images
que donnent les objets observés à l'aide du microscope. Ce sont le
dessin direct ou proprement dit, le dessin à l'aide de la chambre
claire et enfin la photographie. Il importe de parler séparément de
chacun de ces divers procédés.

ART. I<sup>er</sup>. — DU DESSIN DES ÉLÉMENTS ANATOMIQUES, DES TISSUS
ET AUTRES OBJETS MICROSCOPIQUES.

633. Il est difficile de parvenir à se faire une idée nette des éléments anatomiques, de leur ressemblance et de leurs différences,
de leurs caractères distinctifs en un mot, si l'on ne prend l'habitude
de les représenter successivement dès que l'on commence à savoir
se servir du microscope. Lors même qu'on ne sait pas dessiner, on
parvient, au bout d'un certain temps d'essais, à rendre par le crayon
assez exactement l'aspect de ces objets pour pouvoir les comparer
entre eux, soit qu'on ait cherché à achever le dessin, soit qu'on se
contente de faire une esquisse des traits caractéristiques. Il faut
aussi, autant que possible, s'exercer à représenter à leur tour les
parties de la préparation qui montrent la texture, l'arrangement
réciproque des éléments, la conformation des organes ou des animaux et des végétaux microscopiques entiers.

Ces dessins sont toujours longs et demandent beaucoup de soin;
mais, sans avoir figuré avec tout le fini possible un ou plusieurs de
ces corps, on peut se contenter de faire l'esquisse des principales
formes qu'on tient à conserver.

Le dessin ne doit jamais être fait en laissant l'objectif absolument immobile; il ne faut pas représenter le corps tel que nous le
voyons pendant cette immobilité. La raison de cela est que, ne
voyant ainsi qu'une coupe de l'objet, toujours trop épais pour être
compris en entier dans l'épaisseur (si l'on peut dire ainsi) du plan
de la vision distincte, et cela d'autant plus qu'on se sert d'un objectif plus fort, il y a toujours quelques-unes de ses parties qui
sont vues d'une manière diffuse ou avec des contours irisés et
doubles, etc., pendant que les autres sont nettement saisies.

Il faut, par conséquent, chercher à dessiner l'objet tel qu'il est,
et non pas tel qu'il peut nous paraître par suite d'effets d'optique

divers, dépendants de la construction même du microscope, mais n'appartenant pas à l'objet étudié. C'est pourquoi il faut se servir incessamment de la vis micrométrique qui éloigne ou rapproche l'objectif du corps qu'on examine, et mettre ainsi successivement au point toutes les parties qu'on veut représenter. C'est pourquoi aussi il faut avoir soin de chercher à voir rouler ces corps quand ils sont isolés, pour se faire une idée nette de leur masse, et quelquefois il est nécessaire de les figurer dans leurs diverses positions.

On peut dire d'une manière générale que l'aspect du dessin, sa perfection dans tels ou tels détails caractéristiques par leur ensemble, qui ont été exécutés, omis ou exagérés, d'une part et de l'autre que la non-reproduction d'effets purement optiques, indispensablement attachés à l'emploi du microscope, sont toujours proportionnés à la perfection de l'observation. On peut reconnaître si les figures ont été exécutées par un observateur qui connaît déjà bien les objets qu'il dessine, et s'en fait une idée exacte. Cela n'arrive qu'autant que déjà on a vu un grand nombre de parties organiques qu'on peut comparer ; et, d'autre part, qu'on connaît ou qu'on ne connaît pas ce qui vient inévitablement de l'instrument employé, ou appartient réellement au corps étudié.

Les dessins dans lesquels on trouve figurés les effets de la dispersion de la lumière, etc. (V. p. 267-265) rappellent involontairement ceux d'anatomie descriptive proprement dite, dans lesquels, à propos de chaque muscle, seraient représentés les lambeaux de tissu cellulaire qui échappent quelquefois au préparateur ou les incisions qui pénètrent dans l'organe disséqué.

654. Il faut toujours, autant que possible, faire le dessin de la grandeur de l'image obtenue avec l'objectif employé, afin de maintenir les mêmes proportions dans tous ceux qu'on sera obligé à chaque instant de comparer ensemble. On peut bien, dans certaines circonstances, faire le dessin aussi grand qu'on veut, suivant les besoins, comme, par exemple, lorsqu'il s'agit d'objets très-petits et très-compliqués, tels que le sont divers infusoires ; mais comme chaque observateur choisit une certaine grandeur qui lui convient, il en résulte une grande hétérogénéité entre les divers travaux. Si elle n'a pas toujours de graves inconvénients en zoologie, elle en aurait beaucoup en anatomie générale.

Quelle que soit la grandeur adoptée pour les dessins, et lors même qu'on aurait fait l'esquisse à la chambre claire qui élargit encore l'image, ainsi que nous l'avons vu (p. 132), ce n'est pas combien de fois le dessin est plus grand que l'objet qu'il faut indiquer, mais bien le pouvoir amplifiant obtenu avec l'objectif et l'oculaire dont on s'est servi. Car, en effet, quelles que soient les dimensions de ce dessin, il ne renfermera jamais que les détails vus avec tels ou tels grossissements ; or, ce qu'il importe de savoir, c'est le grossissement qu'il est nécessaire d'employer pour constater ces mêmes détails.

635. La distribution dans une même figure des différents éléments anatomiques qu'on veut y faire entrer a une certaine importance. Si c'est un élément anatomique spécial qu'on étudie, ce sont les différentes formes qu'il offre durant les phases de son évolution et ses variétés qui doivent seule la composer.

S'il s'agit d'un tissu pathologique composé d'éléments d'espèces diverses, on peut réunir dans la même figure ces divers corpuscules, en conservant autant que possible leurs proportions numériques, et en donnant de chacun les principales variétés. Ce mode de représentation des objets microscopiques est souvent très-utile pour rendre approximativement l'aspect de la préparation, quand il s'agit d'un produit qui n'est pas très-compliqué ; mais, même dans ce cas, il faut quelquefois donner isolément dans une ou plusieurs figures à part les variétés principales de l'élément fondamental. On représentera ensuite séparément, sous un grossissement moindre en général, l'arrangement réciproque de ces diverses parties sous forme de tissus glandulaires, épithélial ou autres, sains ou altérés.

Dans l'impossibilité où l'on est de figurer tout ce qu'on a sous les yeux dans chaque préparation, il faut faire un choix des principales variétés d'éléments, c'est-à-dire de celles qui se rencontrent le plus abondamment ou de ceux de leurs arrangements réciproques en trame fibreuse, en culs-de-sac glandulaires, saillies papillaires, etc., qui offrent le plus de netteté. Ce n'est du reste qu'après avoir examiné un certain nombre de ces dispositions, qu'on finit par reconnaître celles de ces variétés qui se reproduisent le plus souvent, et qu'on éprouve le besoin, si l'ont peut ainsi dire de les dessiner.

Il ne faut pas hésiter à suivre cette marche et à choisir pour les reproduire les types de chaque disposition principale, sans se laisser arrêter par cette objection souvent faite que le dessin est plus beau que l'objet naturel. Il ne s'agit pas, en effet, dans un dessin, de faire le portrait de telle ou telle préparation dont l'aspect varie nécessairement à chaque fois qu'on la renouvelle en raison de particularités secondaires. Ce qu'il s'agit de faire, c'est de présenter les choses de manière que le lecteur puisse retrouver, dans les cas analogues, les dispositions types et fondamentales qui le frapperont immédiatement, quelles que soient les différences d'aspect général des préparations les unes à côté des autres et en face d'une de leurs représentations.

Ces remarques sont faites pour guider les commençants, qui pourraient se laisser ébranler par l'objection mentionnée plus haut, que leur feront certainement les personnes qui voient pour la première fois une préparation microscopique, sans avoir encore une expérience des travaux et des dessins anatomiques. Il est, en effet, facile de reconnaître que, le plus souvent, les figures dans lesquelles on a la prétention de représenter tout ce qu'on a vu dans une préparation sont moins exactes que les autres. Elles sont même inexactes, en ce sens qu'elles ne renferment et ne peuvent renfermer qu'une partie des formes que montrent les éléments et leurs arrangements dans chaque tissu, et comme conséquence, on y remarque fréquemment le cachet d'une observation superficielle. Par ces mêmes raisons, ce sont aussi les figures les moins instructives, les plus difficiles à comprendre, parce qu'on ne peut discerner ce qui est important de ce qui n'est qu'accessoire.

Le dessin étant fait pour aider l'intelligence du lecteur, tout doit concourir à ce but. Quant à l'observateur, il apprendra bien vite à distinguer, au milieu des parties accessoires ou accidentelles que renferment toujours toutes les préparations, les dispositions types et caractéristiques, lesquelles doivent de toute nécessité être dégagées de ce qui est inutile.

En anatomie pathologique descriptive, après avoir décrit et figuré la déformation des organes, l'aspect du tissu altéré, il faut en décrire et figurer la texture et les éléments anatomiques fondamentaux en insistant sur les variétés qu'ils présentent dans le cas spécial dont il s'agit. Ces divers éléments et leurs variétés, dues aux diverses phases de l'évolution morbide à laquelle ils sont arrivés, doivent dans ce cas, être pris dans chacun des divers points de la tumeur, etc., présentant un aspect particulier, et dans la description, il faut établir la relation qui existe entre cet aspect du tissu et les éléments ou les variétés de leurs arrangements ; sous ce rapport un dessin peu parfait au point de vue graphique, dû à un anatomiste qui connaît bien les objets observés, qui a appris par expérience à interpréter les caractères des objets vus par lumière transmise sous le microscope, comparativement à ceux que nous observons à l'œil nu, ce dessin, disons-nous, vaudra mieux que celui d'un artiste habile ne sachant pas déterminer les caractères des choses ainsi étudiées. Dans le travail de ce dernier, on remarquera des erreurs dues à la représentation de choses mal interprétées. Ce qui lui manque, c'est de bien comprendre, tandis que l'observateur se trouve souvent dans la position d'avoir très-bien compris sa préparation, mais de n'avoir pu la rendre avec art, sa main n'étant pas habituée au dessin.

636. Pour le micrographe, les moyens ordinaires de représentation, c'est-à-dire le crayon, l'estompe et les couleurs à l'eau, suffisent généralement. Nombre de dessins que l'on trace pendant le cours d'une observation, afin d'aider la mémoire, ne seront que de simples esquisses; il en est de même de certains objets que l'on voit par hasard, et qui ne méritent d'être reproduits que pour mémoire dans un cahier de notes. On ne saurait trop recommander de beaucoup dessiner, et de dessiner surtout toute disposition caractéristique d'un tissu dont on vient de réussir la préparation, dès que celle-ci est achevée et étudiée. Il est rare, en effet, dans bien des recherches scientifiques de saisir deux fois de suite d'une manière aussi heureuse et aussi précise les mêmes particularités; en sorte qu'on perd plus tard beaucoup de temps, et parfois en vain, pour retrouver ce que montrait une préparation qui s'est perdue ou altérée alors qu'on a omis de dessiner au moment opportun.

Il faut s'habituer à tracer les premiers contours avec toute la délicatesse possible; on passe ensuite aux tons plus foncés, et l'on n'accentue les ombres vigoureuses qu'à la fin. On apportera le plus grand soin à la taille du crayon (la lime est l'instrument qui donne la meilleure pointe), afin d'arriver à reproduire le finesse des lignes indiquant lec ontour des objets microscopiques. Il est bon de s'habituer aussi à tracer des lignes très-fines avec la pointe du pinceau chargé de couleur; ces lignes, dans bien des cas, sont préférables à celles que donne le crayon. Ombrer à l'estompe est la manière la plus expéditive de toutes. On n'oubliera pas non plus de placer invariablement l'ombre à droite; c'est l'unique moyen de produire dans l'image l'aspect des élévations et des creux du modèle. On doit exprimer l'intensité des parties foncées paraissant ombrées avec soin et fidèlement, car cette intensité caractérise beaucoup d'objets microscopiques réfractant plus ou moins la lumière transmise.

Pour ombrer, on remarquera que, dans un objet sphérique ou

cylindrique par exemple, l'ombre la plus forte n'est pas tout à fait du côté opposé à la lumière, mais un peu en deçà, et que le point (ou la ligne) opposé à la lumière est un peu éclairé par reflet.

Avec les couleurs à l'eau, on se sert généralement des procédés de l'aquarelle, rarement de ceux de la gouache. On se fait rapidement à leur emploi. Il ne faut pas chercher à obtenir des tons trop crus.

Il n'est très-avantageux, pour le micrographe, de se servir de la chambre claire que lorsqu'il s'agit d'obtenir une image un peu compliquée et la représentation fidèle, quant à la situation, à la forme et aux dimensions de ses parties intégrantes, surtout quand il s'agit des petits articulés, des embryons, etc.

Dujardin a depuis longtemps fait remarquer qu'il importe beaucoup de représenter les objets avec les effets dus à ce qu'ils sont vus par lumière transmise, et non tels qu'on peut supposer qu'ils seraient, si on les observait en tant que corps opaques, à l'aide de la lumière réfléchie. Cette manière de faire ne doit être adoptée que lorsqu'on observe réellement les corps sous de faibles grossissements, à l'aide de la lumière réfléchie à leur surface, ainsi qu'on le fait parfois pour les embryons, la surface de quelques muqueuses, des carapaces de divers animaux, etc.

L'ombre ne doit être que l'accessoire de l'esquisse et souvent n'être que légèrement indiquée, dans la crainte de jeter de la confusion dans les lignes ; en un mot, le dessin le meilleur est presque toujours une esquisse mise à l'effet, sauf le cas des corps réfractant fortement la lumière comme les gouttes graisseuses. Après avoir terminé le dessin, on peut le passer à une légère teinte d'aquarelle, pour obtenir le double résultat de le rendre inaltérable et d'indiquer la couleur des objets. Cette opération est particulièrement nécessaire lorsqu'il s'agit de représenter les vaisseaux sanguins, et de distinguer les artères des veines, des conduits excréteurs ou des lymphatiques.

657. Ce serait une erreur de croire que l'on peut faire des dessins sur les objets microscopiques sur le premier papier venu. Le choix de ce dernier est au contraire très-important. Au lieu du papier mécanique, on se servira de papier lisse très-fort et d'un beau grain, tels que les papiers dits papiers de Bristol, et autres papiers forts et lisses du même genre. Les pinceaux de martre les meilleurs sont à pointe fine, mais pas trop longue, élastiques et se redressant d'eux mêmes ; les uns plus petits, les autres de grosseur moyenne. Il est

beaucoup plus facile de rencontrer un bon pinceau qu'un bon crayon de mine de plomb. Le bon crayon doit pouvoir, au besoin, donner des lignes pâles et nettes et des lignes noires et fermes sans s'écraser par sa mollesse, ni éclater en fragments détruisant la pointe, ni rayer le papier par sa dureté ; les meilleurs sont les crayons Watson, puis les crayons Conté, Hardmuth et Faber, et les crayons de graphite de Sibérie. Ceux qui servent le plus, sont les numéros 3 et 4. Le numéro 1, qui est le plus tendre, ne sert que rarement. M. Germain de Saint-Pierre dit avec raison qu'on doit s'estimer heureux si, sur une douzaine, on en trouve plus d'un de très-bon. Quand vous l'avez rencontré, ménagez-le, et usez-en le dernier bout dans un porte-crayon, car vous ne savez pas quand vous en retrouverez un autre. (*Dictionnaire de Botanique*, 1869, art. DESSIN.)

Un petit nombre de couleurs suffit : il va sans dire qu'elles doivent être de première qualité ; du reste, elles durent si longtemps, que cela n'est point une dépense. Il ne faut pas employer les couleurs en pastilles fixées à une boîte, ces couleurs ne tardent pas à se salir les unes les autres ; ayez des couleurs en pastilles ou tablettes isolées. Pour s'en servir, on les frotte par l'une de leurs extrémités mouillée d'un peu d'eau sur une assiette ou une palette de porcelaine ; les mélanges se font au fur et à mesure du besoin, avec le pinceau. On obtient toutes les nuances en combinant les couleurs suivantes : noir de bougie, bleu de Prusse, vermillon, carmin, terre de Sienne brûlée, gomme-gutte, jaune de chrome ou mieux jaune indien, et le blanc qui sert peu. On peut ajouter à cette liste quelques couleurs spéciales, le bleu de cobalt ou d'outre-mer. Les couleurs françaises dites au miel ou en pastilles, de Chenal, sont généralement préférées.

La couleur noire est la plus employée de toutes en raison du ton gris ou noirâtre plus ou moins foncé que présente le contour de la plupart des objets vus par lumière transmise. Elle ne sert pas seulement à ombrer, mais encore à tracer les contours et les traits les plus fins, tels que les cils vibratiles, la queue des spermatozoïdes, etc. Quand on a pris l'habitude de se servir du pinceau pour cela, la netteté des traits l'emporte de beaucoup sur ceux que donnent les crayons. On fera bien de préférer le *noir de bougie* à l'*encre de Chine* qui est habituellement recommandée, parce que le premier conserve en séchant le ton qu'il a pendant qu'il est encore humide et n'oblige pas de revenir sur chaque trait comme lorsqu'on se sert des noirs dont le ton baisse lors qu'ils sèchent. De plus ce noir s'enlève complètement par le lavage avec facilité, dans les cas où quelque contour mal tracé doit être recommencé, ce que l'encre de Chine ne permet pas de faire. On peut aussi dans nombre de cas se servir de la *sépia* dont le maniement au pinceau est très-facile.

Comme M. Germain de Saint-Pierre, j'ai l'habitude de recueillir mes dessins d'observations sur des feuilles simples, libres et de même format, ce qui permet de les classer et d'en composer des volumes susceptibles de grossir ou de se subdiviser à volonté. Chacun de ces fascicules de dessins est reçu entre deux feuilles de carton libres de même format, et le tout est serré au moyen de deux courroies de fil terminées par une boucle ou par un anneau de caoutchouc. On maintient ainsi le plus grand ordre dans les matériaux de chaque étude, dont aucune feuille ne saurait s'égarer.

Il est très-important de placer au bas de chaque feuillet l'explication des figures avec lettres de renvoi, à mesure qu'on les achève, ou de mettre sur ces feuillets un numéro de renvoi à la page correspondante d'un registre d'observations qui contiendra cette explication avec description complète, si la nature des objets observés donne le temps de faire immédiatement ainsi. A côté du dessin, il faut indiquer le grossissement employé ou au moins le numéro de l'oculaire et celui de l'objectif, et même le diamètre de l'objet dessiné.

Dans bien des cas, il est utile d'avoir un petit album in-12 ou in-8° s'ouvrant en long sur lequel on fait les croquis destinés à rappeler certains faits de détails plutôt qu'à être publiés.

ART. II. — DU DESSIN DES OBJETS MICROSCOPIQUES A L'AIDE<br>DE LA CHAMBRE CLAIRE.

658. Différentes dispositions ont été adaptée à l'oculaire pour permettre à l'observateur de voir à la fois l'objet et une surface sur laquelle il peut suivre les contours avec un crayon. La plus généralement employée consiste dans le prisme ou chambre claire de Wollaston qui s'adapte devant l'oculaire. Le microscope étant placé horizontalement, les rayons qui passent de l'oculaire dans le prisme subissent la réflexion totale sur sa face oblique et arrivent sur la face horizontale perpendiculairement à leur direction initiale. L'œil est placé au-dessus de l'angle extérieur du prisme, de telle sorte qu'il reçoit par une des moitiés de la pupille les rayons qui sortent du prisme, et par l'autre ceux qui lui

viennent directement d'une feuille de papier bleu placé sur la table. Ceux-ci leur arrivent avec tant d'éclat que, pour quelques personnes, il semble d'abord difficile de voir à la fois l'objet et la pointe du crayon. Cette difficulté qui est d'ailleurs commune à tous les appareils destinés à dessiner les objets peut être amoindrie en interposant une lentille légèrement convexe entre l'œil et le papier dans le but de rendre divergents les rayons qui émanent du papier et du crayon, et de leur donner le même angle de divergence que ceux qui viennent du prisme. Enfin, on complète les préparatifs et on assure le succès en modifiant l'intensité lumineuse du papier, de manière à la rendre égale à celle de l'objet. Si l'image est trop brillante, le papier et le crayon deviennent invisibles; il faut alors, ou bien diminuer l'éclairage de l'objet, ou bien éclairer plus fortement le papier et le crayon. Quelquefois c'est le contraire qui arrive. On peut encore employer dans le même but un petit miroir d'acier poli, d'un diamètre inférieur à celui de la pupille. Il joue absolument le même rôle que le prisme de Wollaston, car les rayons venant de l'oculaire sont réfléchis verticalement vers le haut, jusqu'à la pupille qui est placée au-dessus du miroir, tandis que l'œil reçoit aussi les rayons du papier et du crayon; l'image fournie par le microscope est alors virtuellement projetée sur le papier comme dans le cas précédent. Ce petit miroir de l'invention du célèbre naturaliste Sömmering est préférée au prisme de Wollaston par un grand nombre de dessinateurs.

Quelques micrographes substituent au miroir une plaque de verre noirci, ou présentant une teinte neutre. L'œil reçoit en même temps les rayons de l'image microscopique qui lui sont renvoyés par la surface du verre et ceux du papier et du crayon qui traversent le verre. Dans la chambre claire d'Amici qui s'adapte au microscope horizontal de Chevalier, l'œil regarde l'objet à la manière ordinaire; au lieu de viser sur le papier, c'est l'image du crayon qui vient se projeter dans le champ de la vision, ce qui est bien préférable. On y arrive en associant un miroir d'acier poli au centre et un prisme de réflexion totale. Le tout s'adapte à l'oculaire.

M. Nachet, pour le microscope vertical, emploie un prisme à peu près rhomboïdal (fig. 151), dont l'une des faces inclinées est placée au-dessus de l'oculaire; sur cette face, on a collé un petit prisme de verre, de telle sorte que les rayons émanés de l'objet tombent normalement sur le prisme. Ils traversent donc, sans déviation, et le petit prisme et le grand prisme, tout en subissant une légère perte de lumière par suite de la réflexion sur la face de contact. La lumière qui vient du crayon et pénètre dans le prisme rhomboïdal est réfléchie dans le grand prisme de manière à être ramenée en coïncidence avec le rayon qui vient directement de l'objet. Pour le microscope oblique, M. Nachet a proposé une autre forme de chambre claire construite sur le même principe, c'est l'une des dispositions les plus commodes pour le dessinateur.

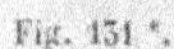

Fig. 131 *.

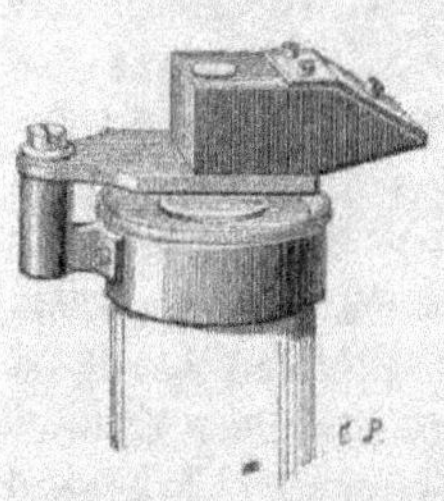

639. Il est si avantageux pour le micrographe de pouvoir dessiner avec l'un ou l'autre de ces instruments qu'il devient nécessaire de s'y exercer. Bien que quelques personnes puissent voir à la fois l'image et le crayon avec une égale netteté la plupart des observateurs ne sont pas dans ce cas; aussi ne faut-il pas se laisser décourager par ses premiers insuccès. Il arrivera quelquefois, en faisant usage du prisme, que l'impossibilité de voir le crayon est due à une mauvaise position de l'œil, qui se trouve trop au-dessus du prisme. Quand on aura pris une bonne position, il faudra avoir soin de la maintenir d'une manière invariable jusqu'à ce que le dessin soit achevé. Il est essentiel de ne pas oublier que le rapport des dimensions de l'objet et du dessin est modifié par la hauteur de l'œil au-dessus du papier. Par suite, si le microscope est placé sur des supports de différentes hauteurs ou bien si l'oculaire est tiré ou rentré, l'échelle sera changée. Cette remarque est particulièrement importante quand on veut dessiner à une même échelle une série d'objets ou quand on se sert de la chambre claire comme instrument micrométrique. (Carpenter.)

640. L'emploi des chambres claires est rarement utile en anatomie générale, parce que le dessin qu'elles donnent est trop grand, ce qui établit une trop grande disproportion entre l'esquisse de l'objet et son image, telle qu'on la voit dans le microscope. Cette disproportion tend à faire reprendre aux éléments anatomiques étudiés dans les planches et ensuite sous le microscope, leur cachet spé-

* Chambre claire de Nachet construite de manière à reporter sur la table, à côté du microscope vertical, l'image de l'objet; elle donne une image très-distincte du crayon dans tous les points du champ.

cial, qu'il est important de leur conserver dans les dessins. De plus,
les lignes à dessiner sont extrêmement pâles, le plus souvent très-
délicates, et la perte de la lumière et de netteté, que cause la
chambre claire, empêchent de les voir, de sorte que le croquis des
traits principaux doit être repris et achevé sans cet instrument.
Comme le prisme renverse l'objet, on ne le trouve plus exactement dans la p. sition où il était. Il faut, en outre, grossir tous les
détails qu'on saisit proportionnellement à la grandeur du croquis,
d'où résultent des difficultés plus grandes que celles qu'on éprouve
à faire le dessin sans chambre claire. Les dessins d'anatomie générale sont, du reste, assez faciles pour qu'on parvienne au bout
de peu de temps, sans savoir dessiner auparavant, à reproduire
les éléments anatomiques avec leur cachet spécial, pourvu qu'on
les ait déjà assez étudiés pour les bien connaître.

641. La chambre claire de Nachet (fig. 130) est de beaucoup la
plus commode de toutes celles que j'ai employées. C'est celle qui
montre le mieux la pointe du crayon en même temps que le contour
des objets, et elle ne renverse pas l'image de ceux-ci. Elle permet
ainsi de tracer des contours moins tremblés qu'avec les autres,
bien qu'ils le soient toujours un peu ; elle permet encore d'esquisser les objets sans agrandissement notable de leur image, comparativement aux dimensions de cette dernière vue sans chambre
claire,en plaçant le papier sur un pupitre ou sur des livres au niveau de la platine du microscope ou même sur un niveau plus
élevé. Aussi, suis-je revenu des préventions défavorables que m'a-
vaient inspirées les autres chambres claires. On en tire en particulier un excellent parti pour esquisser les contours compliqués de beaucoup d'articulés microscopiques ou de leurs organes,
pour conserver à ces derniers leurs rapports exacts, leur symétrie, etc.

La difficulté la plus grande dans l'emploi des chambres claires,
en général, est de voir la pointe du crayon ; pour atteindre ce but,
il faut que le papier sur lequel on trace l'esquisse soit peu éclairé ;
on peut projeter sur lui l'ombre d'un objet, ou encore, se servir de
papier Bristol teinté en gris, tel qu'on les emploie souvent pour les
dessins anatomiques, ou encore, le papier à décalquer de teinte grisâtre. On peut aussi recouvrir de couleur blanche (blanc de plomb ou
d'argent préparé pour la gouache) la pointe du crayon, il est alors
très-facile de la suivre, et le dessin devient moins pénible et plus
rapide à exécuter.

Comme les contours tracés sont, quoi que l'on fasse (surtout au début de l'emploi des chambres claires), plus ou moins tremblés, on les repasse au crayon ou au pinceau pour les régulariser, après les avoir affaiblis avec le caoutchouc à effacer. On peut aussi, quand les objets à représenter sont très-compliqués, achever l'esquisse sur le papier transparent à décalquer et faire ensuite le décalque sur le papier fort qui doit porter le dessin définitif.

ART. III. — DE LA REPRÉSENTATION DE L'IMAGE DES OBJETS

MICROSCOPIQUES PAR LA PHOTOGRAPHIE.

642. Les applications de la photographie à la représentation des objets vus sous le microscope ne concerne pas, à proprement parler, l'emploi du microscope lui-même. Elles consistent en la mise en œuvre d'un certain nombre de procédés et d'instruments ajoutés à ceux qu'exige le maniement du microscope, sans modifications essentielles de ce maniement non plus que des objectifs, etc. Sous ce rapport, il n'y a pas lieu d'en parler dans ce livre. D'autre part, les procédés et les instruments photographiques modifiés de manière à pouvoir être appliqués à la reproduction des images microscopiques exigent des descriptions tellement étendues qu'elles ne sauraient prendre place ici, et ne pourraient éviter à ceux qui voudraient s'en servir de recourir aux ouvrages spéciaux qui en traitent.

Je me bornerai donc à donner les indications générales qui suivent et à renvoyer ceux qui voudraient faire de la photographie de ce genre aux ouvrages de MM. Moitessier[1] et Jules Girard[2].

643. En février 1840, M. Donné fit présenter à l'Académie des sciences des images photographiques des objets naturels grossis par un microscope solaire, dont le corps éclairant était remplacé par la petite masse de chaux sur laquelle s'opère la combustion du gaz oxy-hydrogène[3]. Peu après, il montra des images photogéniques d'objets microscopiques obtenues avec le microscope composé ordinaire, dont on enlève l'oculaire pour recevoir l'image

[1] Moitessier, *La photographie appliquée aux recherches microscopiques.* Paris, 1866, in-12, avec planches.

[2] J. Girard, *La chambre noire et le microscope, photographie pratique.* Paris, 1869, in-12.

[3] Donné, *Comptes rendus des séances de l'Académie des sciences.* Paris, 184?, t. X, p. 288-289.

sur une plaque daguerrienne iodurée[1]. La lumière employée était celle du soleil reçue directement ou par l'intermédiaire d'un héliostat sur le miroir réflecteur. En 1845, M. Donné fit paraître avec Foucault un atlas renfermant 86 figures prises sur plaques daguerriennes et reproduites par la gravure. Beaucoup de ces photographies sont celles d'objets frais, tels que des épithéliums, des globules de pus et même des ovules que je préparais alors pour ces savants[2].

Le 9 mars 1840, Vincent Chevalier présenta également à l'Académie des sciences une série d'épreuves daguerriennes, d'objets amplifiés à l'aide du microscope solaire tels que la cornée de la mouche, des globules du sang, une tranche de jonc, l'écaille de la perche. Le 6 avril de la même année, il présenta au même corps savant, des épreuves du Sarcopte de la gale de l'homme grossi de 145 fois[3].

Dès l'origine aussi de la photographie, Charles Chevalier adapta à ses microscopes une pyramide de bois remplaçant le tube de l'instrument ; à l'une des extrémités pouvaient se visser les lentilles, l'autre recevait à volonté une glace dépolie pour mettre au point, ou une glace sensible pour fixer l'image.

Cet appareil, il est vrai, donnait des résultats; mais comme on se servait de la lumière ordinaire, il fallait un temps très-long pour obtenir des images.

644. La lumière solaire peut seule donner le moyen d'obtenir d'utiles photographies d'objets microscopiques.

Le microscope solaire étant disposé, l'image sera reçue sur un écran formé de papier blanc tendu. Le mieux est de placer sur un support convenable, un coffre de chambre noire photographique. L'extrémité inférieure porte une glace, sur laquelle on a collé une feuille de papier ; cette glace, posée dans un cadre de bois, peut s'enlever et être remplacée par le châssis tenant la glace collo-

[1] Donné, *Comptes rendus des séances de l'Académie des sciences*. Paris, 1840, t. X, p. 559 et p. 667 et dans Dujardin, *l'Observateur au Microscope*, Paris, 1843, p. 54.

[2] Donné et L. Foucault, *Cours de Microscopie*. Atlas, exécuté d'après nature au microscope daguerréotype. Paris, 1845, in-folio.

[3] V. Chevallier, *Images photogéniques d'objets microscopiques. Comptes-rendus des séances de l'Académie des sciences.* Paris, 1840, t. X, p. 423 et 583. Voir aussi Bayard, *Ibid.*, t. IX, 1839, page 554 *De la reproduction par les procédés photographiques des images grossies des objets soumis au microscope solaire.* — Turpin, *Sur l'application du daguerréotype à la représentation des objets d'histoire naturelle. (Ibid.*, 1840, t. X, p. 587.)

dionnée. On peut prendre l'image à toutes distances de l'objectif; en général, c'est entre 50 et 80 centimètres qu'on place l'écran. On met au point, en faisant mouvoir la vis de rappel de l'instrument et en regardant sur l'écran. Avec le collodion humide le temps de pose est presque instantané pour les objectifs faibles, si on prend directement la lumière du soleil. Les procédés du collodion sec ralentissent un peu l'action photogénique; elle est encore plus lente avec l'albumine. (Voyez les différents traités de photographie usuelle à l'égard des divers degrés d'impressionnabilité des substances sous l'influence des espèces de lumières qu'on peut employer).

En fixant l'image négative sur une plaque en verre recouverte de collodion ioduré, on a fait faire un grand progrès à l'art photographique; Frey a reçu de Paris un grand nombre de dessins micro-photographiques qui ont été en partie obtenus avec des grossissements très-forts, par Lackerbauer. Depuis quelques années, Hessling et Kollmann se sont associés avec Albert, photographe de Munich, et publient un atlas composé de feuilles photographiées qui mérite les plus grands éloges. Plus tard, le professeur Gerlach, a publié un bon ouvrage sur la photographie comme auxiliaire dans les recherches microscopiques[1]. Beale a traité le même sujet avec une grande extension.

On emploie, pour l'éclairage, une lumière concentrée, parallèle, fournie par les miroirs concaves, mis en rapport avec une lentille convergente plano-convexe. Il est bon de recourir à des diaphragmes cylindriques ayant de petites ouvertures, quand on veut obtenir des grossissements considérables. On se sert des systèmes d'objectifs ordinaires, mais avant d'en faire usage, il faut les nettoyer avec la plus minutieuse attention, car chaque parcelle de poussière produit une tache dans l'image négative.

On peut changer facilement, et à peu de frais, comme l'a montré Gerlach, un microscope composé en appareil micro-photographique, fonctionnant avec la lumière solaire (fig. 152). On enlève l'oculaire, et on fixe, sur le tube du microscope, l'appareil photographique consistant en une caisse en bois (fig. 152, B), une allonge à soufflet et supportée par des pieds A. C'est à l'extrémité supérieure de cette caisse qu'on glissera la plaque de verre (en D), destinée à recevoir l'impression de la lumière. L'écran D ou cadre en bois peut porter un

[1] Gerlach, *De la photographie comme auxiliaire dans les recherches microscopiques.* Leipzig, 1862.

papier huilé et transparent, au lieu de la feuille de verre dépoli d'un appareil ordinaire. Pour le priver de lumière pendant l'opération, on se sert du drap noir habituel enveloppant la tête. On remplace parfois la capsule en cuivre, couvrant l'objectif d'un appareil ordinaire, par une tablette horizontale et noire qui glisse entre le miroir et la lentille convergente du microscope.

Une chaleur de 14 à 18 degrés Réaumur est la plus convenable pour l'opération. Le temps nécessaire diffère naturellement selon l'intensité de la lumière ; il augmente suivant la force des grossissements employés, et varie, d'après les observations de Gerlach, quand on opère en plein soleil, entre 5 secondes (pour des objets grossis de 5 à 25 fois) et 40 secondes (pour les objets grossis de 250 à 300 fois). Afin d'obtenir une image dont on puisse se servir, il faut procéder avec le plus grand soin, et ne pas oublier qu'on ne peut guère se dispenser d'ajuster une vis mi-

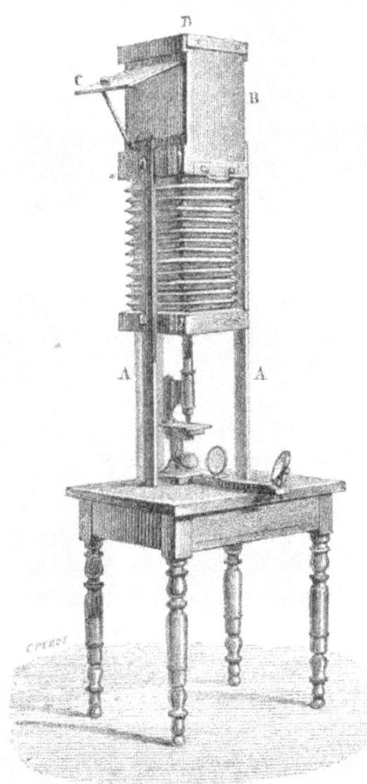

Fig. 152. — Appareil vertical. AA. Règles à coulisse supportant la chambre noire. B. Allonge à ouverture latérale. C. Porte de la rallonge. D. Glace dépolie.

crométrique au microscope photographique, à côté de l'entonnoir ci-dessus mentionné.

645. Il est important de n'avoir dans le champ visuel qu'un petit nombre de corps ; quelques globules de sang, par exemple, et quelques cellules épithéliales suffisent. Les tissus épais exigent les divisions les plus fines. Les objets à contours pâles demandent des ombres plus prononcées. Aussi, des préparations conservées dans le baume du Canada ou dans la glycérine ne conviennent guère dans le cas présent. Mais on peut remédier à cette pâleur avec la teinture de carmin. Des préparations à injections, faites avec du car-

min ou du bleu de Prusse, fournissent de très-belles images. Gerlach en a produit qui possédaient leur coloration naturelle.

Si, en même temps que l'objet et avec le même objectif on photographie un micromètre dont la division est connue, on pourra facilement, à l'aide d'un compas, déterminer exactement la grandeur de l'image représentée.

Quand il s'agit de photographier des objets plus considérables et à un grand nombre d'exemplaires, ces sortes de micro-photographies conviennent moins, attendu qu'il est impossible d'éviter une dissemblance avec l'objet primitif. Elles sont, au contraire, très-bonnes employées comme objets d'enseignement. Mais, d'après ce que nous connaissons des objets microscopiques qui ont été photographiés jusqu'à ce jour, il semble douteux qu'on puisse utiliser, pour les corps de texture très-délicate, ces sortes d'images. Nous exceptons de ce jugement la photographie obtenue, à Paris, par M. Lackerbauer, et représentant le *Pleurosigma angulatum* et par M. Moitessier, à Montpellier (voy. Moitessier, *loc. cit.*, pl. II).

On a obtenu des images tellement petites qu'une forte loupe, quelquefois même le microscope devient indispensable pour les mettre en évidence. Le précipité d'argent est tellement fin qu'il faut employer de très-forts grossissements pour le rendre perceptible. Ces photographies-miniatures ont conduit Gerlach à se servir de l'art photographique afin d'arriver à un grossissement gradué dans les recherches microscopiques.

C'est ainsi que la première épreuve négative d'un objet, obtenue à l'aide du microscope, est soumise à un nouveau degré de grossissement. On a, de la sorte, une deuxième image de l'objet en clair-obscur, qui ne pourrait, par cette raison, être changée en une image négative à un autre grossissement, qui donne, à son tour, une troisième image, analogue à la première quant au clair-obscur. On pourra augmenter le grossissement jusqu'à ce que le précipité d'argent devienne perceptible. En diluant les solutions photographiques, et en recourant dans de certaines conditions à l'usage de la plaque de verre, si sensible à lumière, il est possible de retarder considérablement cette perception (voy. Frey, *loc. cit.*, 1867, p. 52 à 56).

646. Parmi les travaux publiés des premiers à l'aide de procédés de ce genre. Il faut citer l'admirable mémoire de Dean (*On the gray substance of the medulla oblongata, etc.*, Washington, 1864, in-4°), accompagné d'un atlas de figures photographiques dont la

perfection n'a pas été notablement dépassée. M. Luys a également présenté à diverses sociétés savantes des photographies des plus démonstratives de coupes minces, touchant la structure de diverses parties du cerveau, du cervelet, etc. Beale, dans un travail remarquable (*On the Liver*, London, 1856, in-8°), a bien antérieurement reproduit aussi par des photographies d'une grande netteté ses belles préparations sur la constitution du foie. Mais beaucoup de ces reproductions pâlissent depuis quelques années, bien qu'enfermées dans le corps du livre, au point de faire craindre qu'elles ne puissent plus être étudiées dans dix ou vingt années.

Roudanovski a publié (Paris 1868, in-8°; et atlas in folio, et 2° édit. 1870) un fort bel atlas photographique de préparations faites sur le tissu nerveux à l'état frais, sans qu'il ait été soumis ni à la dessiccation, ni à l'action des matières colorantes ou d'autres réactifs, avec aussi la représentation de préparations faites sur du tissu nerveux soumis préalablement à l'action de divers agents. Ses coupes ont été pratiquées sur du tissu nerveux congelé et à la température de — 6° R., et avec le couteau à double tranchant ; par ce moyen on a le tissu dans son état normal. Si la préparation est faite à une température plus basse, le tissu nerveux subit quelques modifications pouvant aller depuis la simple dissociation des éléments jusqu'à leur rupture, et déterminées par la formation de cristaux de glace. Mais cette action même peut devenir utile et permettre de reconnaître la nature de certains éléments ; ainsi, la figure 6, planche XV de son atlas représente une coupe de la moelle épinière qui a macéré pendant peu de temps dans une solution étendue d'acide chromique, puis a été congelée. L'acide chromique a diminué le volume des cellules ; celles-ci paraissent comme entourées d'une lacune, mais ces lacunes ne sont dues qu'à l'action exercée par l'acide chromique sur les cellules nerveuses uniquement, lesquelles sont mises à nu, ainsi que leurs prolongements anastomosés les uns avec les autres. Si l'on prolonge l'action de l'acide chromique, ou si l'on soumet la pièce à une plus basse température, ces prolongements et ces anastomoses n'apparaissent pas ; il y a en effet alors rupture des prolongements.

L'image photographique peut être faite de deux manières : par transparence, en faisant passer les rayons lumineux à travers la pièce à photographier, — par réflexion, en plaçant un écran noir derrière la préparation éclairée par la lumière du soleil. L'interposition de cet écran modifie considérablement l'image ; les deux substances grise et blanche se montrent plus nettement séparées, et cela est dû à ce que la substance grise prise dans son ensemble, est douée d'une transparence plus parfaite que la substance blanche ; l'écran noir, par conséquent, agit plus sur cette substance, dont l'image ne se forme sur le négatif qu'après celle de la substance blanche. Dans les images obtenues par réflexion, les deux substances sont plus nettement séparées l'une de l'autre que dans celles qui sont obtenues par transparence, mais par contre, le détail des éléments y est beaucoup moins évident.

Les images photographiques peuvent être obtenues à la lumière blanche comme à une lumière colorée monochromatique. Brewster, le premier, a proposé de recourir à l'emploi de la lumière monochromatique, puis Abat comte Castracan, en 1864, après lui Moitessier (*loc. cit.*), et enfin Benecke l'ont utilisée. Chacun de ces savants recommandait une seule lumière, exclusivement, en se fondant sur son action chimique spéciale. Roudanovski emploie les différents rayons lumineux, et son choix est déterminé par la nature de la préparation, la coloration employée et le but que nous nous proposons. Il obtient une lumière monochromatique en interposant sur le passage des rayons lumineux, soit un prisme, soit un verre coloré ; mais il préfère, les cuvettes recommandées par Moitessier (de Montpellier), car on peut y mettre des liquides colorés, et, à différents degrés de concentration, mieux régler, par conséquent, la lumière. Pour obtenir une lumière jaune, il se sert d'une solution d'aniline jaune ; pour une lumière bleue, d'une solution de sulfate de cuivre ; pour une lumière verte, d'une solution d'acétate de cuivre, additionnée d'un peu d'aniline jaune.

Pour que l'image photographique soit bonne, pour que les différences dans la transparence des éléments soient bien évidentes, il faut que la photographie se fasse lentement. Nous avons vu qu'en plaçant un écran noir derrière la préparation, on obtient une image où les deux substances grise et blanche du cerveau sont bien nettement séparées ; on arrive au même résultat en photographiant par transparence, avec une lumière monochromatique. La coloration donnée à la pièce détermine la lumière monochromatique que l'on doit employer. C'est par la lumière blanche que l'image photographique négative se forme le plus vite, quand l'objet est incolore, puis viennent les lumières verte, jaune et orange, toutes données qui concourent encore à déterminer la lumière à employer. Les éléments nerveux d'une préparation non colorée diffèrent très-peu au point de vue de leur transparence ; on ne pourra donc pas, dans ce cas, obtenir de bonne image photographique à la lumière blanche ; il faudra avoir recours à une lumière monochromatique. Il en sera de même lorsque la pièce aura été traitée par une matière colorante qui n'augmente que peu les différences de transparence des éléments. Le *rouge d'aniline* (V. p. 520) donne la meilleure coloration pour étudier les rapports des éléments anatomiques ; mais les pièces ainsi colorées ne peuvent être bien photographiées à la lumière blanche ; il faut employer la lumière monochromatique.

647. Si l'on excepte les circonstances de l'ordre de celles dont il vient d'être question et quelques autres analogues, dans lesquelles les représentations photographiques des objets microscopiques peuvent avoir quelques avantages, jamais elles ne pourront remplacer le dessin. La raison principale est que le microscope ne montre très-exactement que les objets et leurs dispositions qui se trouvent situés dans un plan mathématique parallèle à la coupe transversale des lentilles, et que l'observateur est obligé de procéder pour les voir nettement, comme nous venons de le dire plus haut (p. 441 à 442). Il résulte de là que les objets qui sont au-dessus et au-dessous de ce plan, dont par conséquent les contours ne sont pas nettement visibles, sont projetés et représentés ensemble sur un même plan, c'est-à-dire à la surface de la plaque photographique. Là, ils sont superposés de façon que ceux qui n'étaient pas au foyer de l'objectif masquent la reproduction de ceux qui s'y trouvaient, tandis que le dessin fait dans les conditions rappelées plus haut (p. 492) n'a pas ces inconvénients. Sous ce rapport, les photographies microscopiques exigent une étude du genre de celles que demandent les préparations elles-mêmes, pour qu'on arrive à discerner ce qui était au foyer de ce qui ne s'y trouvait pas. Ajoutons que cette étude ne rend jamais aux contours des granules intérieurs des cellules, etc., la netteté qu'ils ont et qu'on peut constater en se servant de la vis micrométrique, mais que par les raisons précédentes la photographie ne reproduit pas.

Le dessin, en outre, ne représente pas les corpuscules étrangers à l'objet préparé, tandis que la photographie les reproduit aussi bien que l'objet lui-même et souvent leur image est projetée sur celle des plus importants détails de ce dernier qu'elle masque complétement ou en partie ; ce fait s'ajoute aux précédents, pour nuire à la clarté de la représentation qui est le but qu'on se propose dans toute reproduction graphique.

Le dessin élimine en outre de la représentation les phénomènes dus à la dispersion de la lumière qui font que l'image des corpuscules graisseux, amylacés et autres est entourée d'une auréole colorée qui n'appartient pas à l'objet, qui est, de fait, située dans le liquide entourant celui-ci et non sur lui. Or la photographie les reproduit aussi bien que le corps lui-même et ne permet pas toujours de bien discerner le contour réel de l'objet, comme on peut le faire, au contraire, en se servant de la vis micrométrique.

Les articulés microscopiques, tels que les acariens, les annélides, etc., offrent de nombreux détails morphologiques, qui semblent appeler la représentation photographique de préférence au dessin qui prend toujours un temps fort long; mais la reproduction sur un seul plan des faces supérieure et inférieure du corps fait que les dispositions anatomiques ainsi superposées ne peuvent plus être interprétées exactement, tel détail appartenant à la face supérieure pouvant paraître propre à la face inférieure et réciproquement.

Dans la plupart des circonstances précédentes, ce sont seulement les parties bien venues sur l'épreuve photographique qu'on peut utiliser, comme l'a fait M. Donné [1], en les faisant graver ou lithographier à l'exclusion des autres. En sorte, qu'enfin de compte on n'a guère plus d'avantage à procéder ainsi qu'à se servir immédiatement du dessin.

### ART. IV. — DE LA PROJECTION DES IMAGES MICROSCOPIQUES DESTINÉES A LA DÉMONSTRATION DANS L'ENSEIGNEMENT.

648. Il est aujourd'hui possible d'obtenir sur une surface blanche la projection de l'image des objets grossis à l'aide du microscope, de manière à la rendre visible pour tous les auditeurs d'un cours à la fois, de manière aussi à ce que la description puisse être faite et suivie sur cette image comme si chacun avait l'objet sous les yeux.

De 1841 à 1843, j'ai vu M. Donné consacrer quelques leçons de son *Cours de microscopie* à la démonstration du trajet du sang dans les capillaires, à l'étude des épithéliums, des globules rouges du sang, à celle des anguillules, du sarcopte de la gale, etc., en se servant de cette méthode (voy. page 174).

___

[1] Donné, *Atlas du cours de Microscopie*, exécuté d'après nature au microscope; Paris, 1840.

Cette méthode n'est pourtant encore adoptée nulle part dans l'enseignement comme elle pourrait l'être, depuis les perfectionnements apportés par M. Duboscq, de Paris, tant aux moyens d'éclairage qu'à la monture des microscopes qu'il construit dans ce but, à la disposition de la cuve destinée à protéger la préparation contre l'action calorifique de la source lumineuse oxy-hydrique ou électrique.

L'emploi de ce moyen de démonstration est applicable à la physiologie, à la zoologie et à la botanique descriptive, aussi bien qu'à l'anatomie générale. Il exige un amphithéâtre construit de manière à ce qu'une large surface plane et blanche destinée à recevoir l'image projetée soit visible pour tous les auditeurs, et de façon que le démonstrateur puisse en approcher pour montrer du doigt ou de la baguette chaque détail anatomique. Il faut aussi que ce dernier ait sous la main le robinet du compteur à gaz réglant tout l'éclairage de la salle, de manière à la transformer en chambre noire, comme l'exigent les projections de ce genre. Cette disposition existe déjà dans beaucoup des amphithéâtres modernes de Londres, d'Oxford, de Stockholm, d'Upsal, etc. Il faut noter, du reste, que l'extinction des becs et l'obscurité complète ne sont pas nécessaires, ce qui, joint à la lumière réfléchie par le tableau à projection, permet d'y voir encore assez pour écrire.

Quant à la source de la lumière, on sait que les lampes au magnésium ont une lumière qui tombe ou sautille trop souvent pour qu'elle soit applicable. La lumière oxy-hydrique obtenue à l'aide du gaz de l'éclairage est très-convenable pour les salles destinées à recevoir cent cinquante à deux cents auditeurs; mais pour les amphithéâtres plus grands, la lumière électrique est nécessaire. On sait que, sous l'influence de celle-ci, la cornée devient fluorescente; d'où une fatigue rapide des yeux dans cet ordre d'étude, et même parfois la production de kératites, si le professeur ou ses aides, obligés de fixer par moments la source lumineuse, n'ont pas le soin de se servir de lunettes en verre d'urane.

Dans tous les cas, la perte de lumière est telle, qu'on ne peut se servir, dans ces démonstrations, que d'objectifs d'un pouvoir amplifiant ne dépassant pas 250 à 300 diamètres. Du reste, l'image des corpuscules est d'autant plus élargie, qu'elle est projetée sur un plan plus éloigné de l'objectif.

Les préparations épaisses, celles qui contiennent des objets placés les uns au-dessus des autres sur divers plans, donnent, comme dans le cas de la photographie, des images confuses par suite de leur superposition sur une même surface. Il en résulte que pour l'étude de la plupart des éléments anatomiques, des tissus, des organes microscopiques normaux ou morbides, il faut donner les démonstrations de ce genre, non en se servant directement des préparations qui les contiennent, mais d'après une collection faite d'avance de photographies sur verre représentant les objets dont la description est le sujet du cours. Ces photographies, déjà faites à tel ou tel grossissement, sont ensuite placées au foyer de quelque objectif plus ou moins faible permettant l'emploi de l'éclairage et du système de projection dont il vient d'être parlé. Ces photographies peuvent être celles de la préparation anatomique même, quand elle s'y prête, ou mieux encore celle d'un bon dessin des parties qu'il s'agit de faire connaître. Les essais de G. Duboscq et Nachet faits depuis 1855 à la Faculté des sciences de Paris et par Lackerbauer ne laissent pas de doute à cet égard. La description et la démonstration peuvent de la sorte être données simultanément, avec une précision, une exactitude et une rapidité qui l'emportent de beaucoup sur celles de tous les autres modes d'enseignement de laboratoire.

Il faut signaler cependant que la démonstration du cours du sang dans les divers organes des batraciens choisis à cet effet peut être aisément donnée; la direction du courant est nettement saisissable, bien que le contour des globules et même celui des capillaires reste diffus pour le plus grand nombre, parce que l'on ne peut pas bien le mettre au foyer.

Les préparations des animaux et des plantes microscopiques peuvent aussi directement servir aux démonstrations zoologiques et botaniques de ce genre, parce que le contour du corps et de ses principales divisions, qui sont ici les choses essentielles, donnent une image assez nette. Il en est de même encore des préparations de beaucoup des organes chitineux ou calcaires des articulés, des mollusques, des radiaires, etc. Ces préparations sont habituellement disposées par les constructeurs au nombre de 2 à 4 dans des porte-objets ornés de lames de bois dur percées à cet effet, qui portent le nom de *fiches*. Mais quand il faut donner la description précise des détails anatomiques de ces divers êtres microscopiques, il faut recourir à l'artifice qui vient d'être indiqué à propos des éléments anatomiques.

# CHAPITRE VI

**Sur la manière de décrire les objets vus sous le microscope.**

649. Nous avons vu précédemment (page 496) que le dessinateur n'imite pas à proprement parler les objets, mais les transforme. Quand il s'agit d'objets microscopiques, par exemple, il transforme en un trait le contour pâle homogène d'une image projetée sur sa rétine, trait ne faisant qu'un avec la surface ou masse qu'il limite, et cette masse paraît plus claire ou plus foncée que ce contour, selon la nature des effets de réfraction qu'elle cause. Il transforme ce contour en un trait de crayon ou de pinceau différent de ce que ce trait circonscrit : et il en est ainsi pour toutes les autres particularités qu'il peut figurer relatives aux surfaces limitant la masse de l'objet, etc. Le dessin n'est donc qu'une transformation en signes plus ou moins accentués des dispositions géométriques des objets, de leur couleur, des effets de réfraction ou de réflexion qu'ils exercent sur la lumière, mais non de leur consistance, de leur élasticité et autres attributs.

Aussi celui qui a vu les objets qu'il dessine n'a aucunement la prétention de les *reproduire*, de les *représenter*, ce qui est impossible, mais seulement de rappeler certains de leurs attributs géométriques et physiques pouvant susciter de nouveau une partie des idées que la vue même des objets avait fait naître. Le meilleur dessin est donc celui qui rappelle le mieux les objets déjà vus ; mais la vue des contours, des couleurs et des surfaces qu'il met sous les yeux du lecteur au lieu des corps même ayant trois dimensions, etc., ne peut exempter de l'observation directe de l'objet même. Tant que l'on n'a pas vu et touché ce dernier, le dessin ne constitue autre chose qu'un moyen d'en faciliter l'étude, mais ne peut remplacer celle-ci.

650. Une description est plus encore que le dessin une simple transformation de la réalité en signes conventionnels, mais non la réalité même. Par cette transformation, on cherche à susciter dans l'esprit du lecteur des impressions correspondant à celles que la vue et le toucher des objets ont produites. Mais quelque parfaite que puisse être cette description, sa lecture ne pourra jamais remplacer l'observation directe. L'une des raisons de ce fait est que la description ne rappelle que successivement, les notions relatives à chaque caractère de forme, de volume, de situation, de couleur,

de consistance, etc..., et cela dans un ordre plus ou moins artificiellement choisi, tandis que la vue de l'objet même, les soulève toutes simultanément.

Ce dernier fait résulte à son tour de ce que les objets étudiés sous le microscope ne sont pas vus à l'aide de la lumière réfléchie par leur surface seulement, comme le sont les corps que nous avons communément sous les yeux.

Nous savons déjà qu'ils sont observés à l'aide de la lumière qu'ils transmettent et réfractent par toute leur épaisseur, de telle sorte que de ces corps invisibles à l'œil nu, le microscope ne montre pas seulement la superficie, mais par la nature même de sa construction, il nous permet de saisir à la fois leur surface et leur profondeur, leur structure intime [1].

651. Mais à un autre point de vue, dans l'étude directe des corps placés sous le microscope et autres, cette réunion de tous ces attributs qui nous frappent en même temps, fait que pour arriver à bien connaître le corps qu'il nous décèle il devient nécessaire de l'avoir décrit, c'est-à-dire d'avoir passé en revue successivement et transformé en signes ces attributs vus simultanément. C'est sous ce rapport aussi qu'au début des études surtout, les livres qui parlent des objets que nous voyons sont nécessaires pour les bien connaître, et cela au même titre qu'un scalpel ou un réactif, en tant qu'instrument d'analyse, mais sans jamais non plus pouvoir remplacer, au point de vue de la netteté et de la précision des notions acquises, l'observation directe aidée du scalpel, du microscope, des réactifs, etc.

A l'observation succède en général la comparaison qui mène à l'interprétation de la nature des objets vus par lumière transmise ou réfléchie, et la description suit. Toutefois, souvent on est forcé de décrire les corps observés avant d'en avoir déterminé la nature. Il est donc nécessaire de traiter d'abord de ce qui touche la marche voulue pour bien décrire ces derniers, avant de parler de la manière d'interpréter les choses observées.

652. Que l'objet à décrire dans une préparation soit un élément anatomique, un granule, un tissu normal ou provenant de quelque produit morbide, il faut toujours en venir à constater sa situation relative, ses dimensions, sa forme, puis ses caractères d'*ordre physique*, tels que sa consistance, son élasticité, son hygrométricité,

---

[1] Voyez Ch. Robin, *Rapports de l'anatomie générale avec les autres branches de l'anatomie. Gazette des Hôpitaux de Paris*, 4 et 9 décembre 1862.

son pouvoir réfringent, sa couleur; pour chacun, de plus, il faudra noter l'action des agents chimiques sur lui.

La description consiste essentiellement à exposer méthodiquement ces divers ordres de caractères aussi brièvement que peut le permettre la nature de l'objet dont il s'agit et autant que possible à mesure qu'ils sont constatés. Elle consiste, en un mot, à signaler successivement avec ordre chacun des attributs que l'objet nous présente simultanément et par suite avec une apparente confusion.

Mais, en général, pour chaque *élément anatomique* il faut de plus tenir compte de ce que chacun a une *structure*, c'est-à-dire est *construit* (structus) *de parties diverses de substance organisée*. Ces parties constituantes diffèrent elles-mêmes de situation, de forme, de volume, de consistance, de couleur, de solubilité; elles diffèrent en outre par leur composition chimique. Dans une cellule, le corps de la cellule, le noyau, le nucléole, les granulations moléculaires en sont des exemples; toute choses qu'il faut chercher et dont la description doit faire mention.

L'un des caractères de la substance organisée est donc de ne pas être identique avec elle-même dans toute la masse de chaque être qui vit ou qui a vécu, qui en est constitué, et cela non-seulement au point de vue de la configuration extérieure, du volume, des caractères physiques, mais encore au point de vue de ses réactions chimiques, de sa composition immédiate, en tant que substance organisée. La description consiste donc à signaler qu'ici elle est en masses ou couches amorphes, ailleurs à l'état de granulations, de filaments, etc.; que chacune de ces parties à son tour offre une consistance, une couleur, des réactions chimiques différentes; qu'ailleurs des granulations moléculaires, des gouttelettes liquides, etc., se trouvent associées à une masse homogène pour composer des tubes, des fibres ou plus souvent des masses sphéroïdales ou polyédriques, creuses ou non, appelées *cellules*, etc. On montre ainsi que, dans l'intérieur de chacune des parties ainsi construites, ayant son mode de naissance, de développement, sa manière propre d'agir, chaque portion qui est à l'état de noyau, de granule, de gouttes ou de contenu liquide, est formée de substance organisée distincte des autres portions par sa couleur, ses réactions et par le mode d'union moléculaire de ses principes constituants.

Or toutes ces dispositions spéciales de granulations, de corpuscules, etc., présentant des couleurs et réactions diverses, sont des particularités dites de *structure* qui doivent être données par la description, car chacune de ces parties, quelque petite qu'elle soit, joue certainement un rôle différent des autres, du moment où elle réagit autrement au contact des menstrues chimiques, dès l'instant où elle a une autre consistance, etc. Chacune attire à elle, d'une manière spéciale, les matériaux nutritifs ou les expulse, d'une façon particulière aussi, dans le double acte d'assimilation et de désassimilation et l'accroissement.

653. Il est facile de voir que la méthode à suivre reste au fond la même lorsqu'il s'agit de décrire un animal ou une plante microscopiques. Il faut alors tenir compte toutefois de la valeur différente que peuvent avoir les mêmes mots, suivant qu'il s'agit d'une description anatomique ou taxinomique, et en choisissant convenablement les termes zoologiques et botaniques spéciaux. En outre, les parties que, dans chaque être, il faut observer et dont il faut décrire la forme, le volume, les rapports, la couleur, etc., ne sont plus nécessairement des granules, des fluides, etc., comme dans le cas des éléments anatomiques, mais des organes entiers, générateurs, respiratoires, digestifs, etc., ou des membres et leurs articulations, des appendices variés, et ainsi des autres. La comparaison des descriptions des individus préparés, ou des dessins aux descriptions des plantes ou des animaux déjà connus conduit ensuite à la détermination des espèces de ces êtres.

654. Si la préparation observée est celle d'un tissu, il faudra pour chacun d'eux tenir compte : 1° de sa composition par telle ou telle espèce d'élément ; 2° de l'arrangement de ceux-ci ou texture ; 3° de sa vascularité, et 4° du mode d'adhésion des éléments dans un même tissu ou d'un tissu à l'autre, établissant leur solidarité d'action.

Les tissus sont formés par la réunion de plusieurs éléments d'une même espèce ou de plusieurs espèces réunis par contiguïté physique et mécanique, et non par union molécule à molécule ou chimique. C'est là ce qui permet l'isolement et la dissociation physique des éléments sans décomposition chimique.

La description de chacun d'eux devra par conséquent consister d'abord à faire connaître s'ils sont ou non composés par une seule espèce d'éléments juxtaposés. Ce sont là les tissus les plus simples doués de propriétés végétatives seulement et généralement étendus à la superficie des autres, même dans les parenchymes. Ce sont là les *produits*, tissus dont la texture est, chez les animaux, simple comme celle des tissus des plantes.

La description indiquera si, au contraire, ils sont formés de plusieurs espèces d'éléments, parmi lesquels sont toujours des vaisseaux. Ce sont les tissus *constituants*, car ils composent essentiellement l'économie, en masse et en action, et les précédents ne sont à côté d'eux qu'un perfectionnement de l'organisme.

Parmi ceux-ci, les uns ont toujours une espèce d'élément fondamental et une ou plusieurs *espèces accessoires*. Ce sont les *tissus proprement dits* qui, de tous, sont les plus nombreux. Ce qui distingue les tissus proprement dits, c'est que tous offrent une espèce d'élément (fibre, tube ou cellule, etc.), qui est dite *fondamentale*, parce qu'elle prédomine quant à la masse, et donne au tissu les principales propriétés physiologiques dont jouit cette espèce d'élément ; propriétés légèrement modifiées toutefois par la présence des éléments accessoires dont les propriétés tendent à masquer un peu celles de l'élément principal. Ainsi la description indiquera si on remarque ou non dans chaque tissu décrit la présence d'une espèce d'élément anatomique qui prédomine, *élément fondamental* ou principal anatomiquement et physiologiquement, accompagné d'une ou de plusieurs espèces d'*éléments accessoires*, avec subordination de l'arrangement des éléments anatomiques accessoires à celui de l'élément fondamental.

Les autres tissus ne renferment aucune espèce *fondamentale*, mais plusieurs espèces presque en égal nombre sauf un *tube propre* ou des vésicules tapissés d'épithélium, entre lesquels les éléments précédents forment une trame. Ce sont les *parenchymes* ou *tissus parenchymateux*, qui ont, en outre, ceci de spécial, qu'une variété d'épithélium particulière pour chacun d'eux entre dans leur constitution, comme élément accessoire quant à la quantité parfois, mais non toujours physiologiquement.

Toute description de cet ordre devra en outre tenir compte de la texture ou de l'arrangement réciproque des éléments dans les tissus. Elle mentionnera la *juxtaposition* seulement dans les *produits* où la texture est des plus simples par suite de l'existence d'une seule espèce d'éléments, avec ou sans *imbrication*, selon que ce sont des cellules, des prismes, des fibres ou des tubes. Dans la description de la plupart des tissus de végétaux il n'y a pas d'autres dispositions à décrire, quant à l'arrangement réciproque de leurs cellules ; mais il faut mentionner en même temps les différences de forme et de volume des cellules, d'épaisseur de leur parois, de nature de leur contenu, etc., qui entraînent de nombreuses différences d'aspect des tissus de l'une à l'autre des parties qui en sont composées.

Dans les *tissus proprement dits*, selon que l'élément a la forme de cellules ou de fibres, ou de tubes, l'arrangement diffère. La texture est *fibrillaire* parallèle ou entre-croisée, ou a lieu, au contraire, par simple *juxtaposition* ; mais toujours l'élément accessoire est subordonné dans sa distribution à la disposition de l'élément fondamental, même s'il s'agit des vaisseaux. Toutes les fois qu'il y a lieu aussi, la description doit indiquer l'influence qu'a sur l'aspect d'un tissu, ou de sa préparation, tel ou tel élément anatomique plus particulièrement.

Dans les *parenchymes* la trame n'a rien de spécial et reste subordonnée aux dispositions vésiculaires ou tubuleuses fondamentales, y compris l'épithélium ; toutes particularités dont doit tenir compte la description qui indique aussi particulièrement l'ordre de la superposition des diverses couches.

*La texture est donc une association par contiguïté* et non moléculaire ou atomique-intime, comme dans les composés chimiques, dans laquelle disparaît l'individualité de l'élément. Les tissus sont donc des corps composés, mais par des éléments associés par contiguïté physique, etc., conservant, par suite, chacun son individualité. De là vient que tandis que, dans les espèces chimiques simples ou composées, l'existence n'a que deux termes, marquant l'origine et la fin avec une durée intermédiaire indéfinie, il y en a trois dans les espèces organisées ; la troisième ou intermédiaire étant représentée par le sommet de la courbe d'évolution.

Souvent la description comprend l'indication *de la vascularité des tissus*. Les capillaires sont un élément accessoire quant à la texture, comme quant aux propriétés caractéristiques du tissu étudié. Ils ne font qu'apporter mécaniquement les matériaux de rénovation moléculaire. Aussi notera-t-on qu'anatomiquement, la forme des mailles est, dans les tissus proprement dits, généralement subordonnée à la direction des fibres, parallèles ou entre-croisées, à la juxtaposition des cellules adipeuses, des médullocelles, etc.

La *richesse vasculaire* se mesure par comparaison du diamètre des capillaires limitant les mailles à celui de l'espace limité ; elle diffère naturellement d'un tissu à l'autre, comme diffèrent leurs éléments essentiels et même parfois la finesse des capillaires. L'arrangement réciproque des éléments fondamentaux doit être étudié avant celui des vaisseaux, dont le liquide joue le rôle de *milieu intérieur* par rapport aux éléments extra-vasculaires.

Souvent, enfin dans les descriptions il faut mentionner la manière dont a lieu l'*adhérence des éléments dans les tissus*. On notera l'adhérence latérale par contiguïté immédiate et originelle qui est faible dans les tissus mous, à moins de continuité par anastomose des fibres comme dans le tissu élastique ; adhérence qui peut être modifiée par la consistance et l'abondance des matières amorphes, en tant qu'accessoires. Dans le cas où les fibres sont simplement accolées latéralement ou les cellules seulement juxtaposées, si la consistance du tissu est grande, comme dans les *disques intervertébraux* et dans les *capsules* articulaires, les tumeurs fibreuses, les ganglions nerveux périphériques, etc., ce fait est dû à l'interposition de substances amorphes denses. L'adhésion devient de plus en plus grande dans le cas des épithéliums, des cellules ligneuses à mesure qu'ils augmentent de consistance ; car, par suite de leur mode d'individualisation, les cellules n'ont jamais cessé d'être contiguës les unes aux autres, n'ont jamais été séparées.

On remarquera surtout que l'adhérence bout à bout de tissus différents a lieu sans interposition de substance destinée à les unir, les inégalités de l'un se moulant molécule à molécule, à mesure qu'a lieu le développement, sur les dépressions correspondantes de l'autre, avec de légères modifications de structure pourtant aux points de contact.

655. La méthode adoptée dans l'observation et la description des objets microscopiques qui vient d'être rappelée est celle qu'il faut suivre pour arriver à déterminer la nature des éléments anatomiques et des tissus normaux ou accidentels.

On *détermine la nature* d'un élément anatomique végétal ou animal, en tant qu'appartenant à telle ou telle espèce, par la détermination de son siége, de sa forme, de son volume, de sa consistance, puis surtout de ses réactions chimiques, de sa composition immédiate et de sa structure, comparés entre eux dans le plus grand nombre possible des phases de l'évolution de cet élément. Chacun de ceux-ci, en effet, doit être envisagé non-seulement sous le rapport de sa structure propre, mais encore au point de vue du lieu, du mode et de l'époque de son apparition dans l'organisme ; puis des modifications normales et accidentelles qu'il offre à partir de cette apparition. Car chaque espèce passe par des phases d'évolution différentes de l'une à l'autre. Chacun d'eux présente *une époque, un lieu* et *un mode* particuliers d'apparition. Chacun ensuite se développe à sa manière.

Puisque toute propriété normale ou troublée suppose un siége correspondant, il devient nécessaire de connaître avant tout d'une manière complète chaque élément anatomique individuellement; il est indispensable d'en avoir fait la *biographie*, avant d'aborder l'examen anatomique et physiologique des parties de plus en plus complexes que ces éléments forment essentiellement par leur réunion.

Alors seulement il est possible de *déterminer la nature des tissus sains ou malades* que constituent ces derniers. Or, cette détermination s'obtient en faisant connaître, à l'aide du microscope et des autres moyens auxiliaires, quels sont les éléments ou individus relativement simples qui composent ces parties. A cette détermination sera jointe celle de l'*arrangement réciproque* de ces éléments offrant tel ou tel des modes de *texture*, venant montrer qu'ils appartiennent, soit aux *produits*, soit aux *tissus constituants*, et parmi ceux-ci, soit aux *tissus proprement dits*, soit aux *parenchymes*, tant *glandulaires* que *non-glandulaires*; puis enfin on cherchera en même temps et par les comparaisons dont il vient d'être question à laquelle des phases de leur évolution normale ou morbide ces tissus sont arrivés.

656. En se reportant à l'ensemble des données qui précèdent, on saisit sans peine les différences qui existent entre l'*observation* des dispositions anatomiques et l'*interprétation* de ce qu'elles signifient réellement. On voit nettement quelle est la marche à suivre pour arriver à une interprétation, et par suite à une description exacte des dispositions d'ordre divers constatées.

Les particularités de forme, de couleur, de consistance, de réactions et de structure offertes par les diverses parties organiques, celles aussi que présentent un même élément ou un même tissu sont si nombreuses, quand on les compare de l'état embryonnaire à l'état adulte, et de celui-ci à tel ou tel état d'altération sénile ou morbide que, malgré l'unité d'objet, chacun de ces corps ou de ses aspects peut devenir le point de départ d'autant d'explications et d'interprétations différentes. Celles-ci même sont inévitablement contradictoires si on ne procède pas comme il a été dit plus haut, si on ne distingue pas l'étude des parties organiquement simples de celles qui en sont composées, si, d'autre part, on ne tient incessamment compte de l'état présenté par chacune d'elles, eu égard à l'état qu'elle a offert auparavant.

Rien de plus difficile, en effet, et de plus susceptible de conduire à des confusions erronées que de vouloir décrire les parties com-

plexes sans en connaître les éléments. C'est vouloir lire une langue
sans en connaître les lettres ; car, en fait, par la connaissance des
éléments anatomiques, de leur constitution moléculaire et de
leur évolution, on a découvert l'alphabet de l'organisation, c'est-à-
dire d'une langue que désormais on saura parler, parce que l'étude
de la nature et de l'arrangement réciproque de ces éléments dans
chaque tissu montre l'ordination en mots des *lettres* ou éléments
et en phrases des *mots* ou tissus qu'ils représentent. Il y a là une
question d'études préparatoires sans lesquelles la solution des problèmes plus élevés qui sont sous leur dépendance ne saurait être
élucidée, sans nécessiter, dès lors, l'introduction de vues fictives à
la place de la réalité négligée.

657. Presque toujours, au début des études, les difficultés de
l'interprétation, qui consistent essentiellement en la nécessité d'une
succession d'observations comparées entre elles, sont considérées
comme étant du fait de l'observation même, alors que celle-ci n'y
est que pour fort peu de chose.

Les conditions nécessaires pour porter un jugement sur la nature
d'un objet quelconque, et, par suite, pour le bien décrire, sont de
l'avoir vu dans des circonstances diverses et d'avoir observé un grand
nombre d'objets différents. Les difficultés qui paraissaient insur-
montables au début de toute étude, en raison de la multiplicité des
aspects mentionnés plus haut, vont en diminuant au fur et à mesure
qu'on voit un plus grand nombre de corps, à mesure, en un mot,
qu'on varie et qu'on multiplie les observations.

L'absence de renseignements à cet égard devant être donnés dès
le début des études, fait même que plus d'un se décourage et cesse
de poursuivre l'usage du microscope, à la vue du grand nombre,
en apparence infini, de formes et d'aspects observés.

La description ne consiste donc pas à dramatiser, en quelque
sorte, l'ensemble des notions que suscite d'une manière simultanée
la vue d'un objet, l'ensemble des caractères qu'en un même instant
nous pouvons saisir sur un même corps, contrairement à ce l'on a
pu croire à une époque où ne connaissant qu'à peine la texture
des tissus et fort peu les éléments, on laissait à cet égard le champ
libre à l'imagination. La description, encore une fois, consiste, au
contraire, à passer en revue successivement et avec méthode chacun
de ces caractères.

Rappelons aussi que c'est même pour cette raison qu'une description, quelque concise et bien faite qu'elle soit, ne suscitant

que l'une après l'autre les notions relatives aux attributs de chaque objet, alors que nous les voyons en général simultanément, ne frappe jamais autant que la vue de ce corps, ne le représente jamais tel qu'il est en réalité, et ne peut remplacer l'examen direct de celui-ci ; elle ne peut qu'aider et guider dans cette étude, mais non s'y substituer.

Ce sont les particularités qui précèdent qui font aussi que lorsqu'on en vient à voir les objets même qu'on ne connaissait que par leur description ou leur représentation, on les trouve fort différents de ce que l'on s'était figuré d'après celles-ci ; car elles n'ont fait que transformer la réalité en signes écrits. De là vient aussi que souvent on entend dire à ceux qui n'ont pas encore l'expérience de ces questions, qu'ils n'ont pas trouvé dans tel ou tel ouvrage, après avoir vu quelque objet qu'il décrit ou figure, ce qu'ils pensaient y rencontrer, alors même que cependant la description est exacte.

# CHAPITRE VII

### Des corpuscules que l'on peut rencontrer dans une préparation et qui sont étrangers aux objets qu'elle doit montrer.

658. Nous avons déjà indiqué plus haut quelles sont les diverses sortes de corpuscules (p. 400) qui, sans appartenir en propre à la préparation, peuvent être trouvés dans le champ du microscope.

Nous savons que parmi eux on compte de nombreuses variétés de particules invisibles à l'œil nu ou du moins fort petites, qu'on emprisonne accidentellement entre les deux lames de verre de la préparation avec l'objet que l'on veut étudier. Il peut y en avoir un ou plusieurs d'une seule ou de diverses des espèces dont je vais indiquer les caractères distinctifs essentiels, afin que les commençants ne les confondent pas avec les parties qu'ils désirent étudier et qui sont souvent plus difficiles à rencontrer que ces corpuscules étrangers.

ART. 1ᵉʳ. — DES GRANULATIONS MOLÉCULAIRES, GRAISSEUSES OU AUTRES, ET DU MOUVEMENT BROWNIEN.

659. Dans un grand nombre de préparations, l'on rencontre, à l'aide du microscope, entre les éléments qui ont une configuration spéciale, dans les humeurs, etc., des particules extrêmement petites, qui, examinées à un grossissement suffisamment fort, présen-

tent des formes irrégulières ou sphéroïdales. Ces granules sont désignés dans les différentes descriptions sous les noms de *granules organiques*, de *granules moléculaires*, de *poussière organique*, etc. Ces granulations diffèrent les unes des autres au point de vue de leur coloration et de leurs réactions chimiques.

660. *Des granules graisseux.* En premier lieu, citons les granulations môléculaires *graisseuses* qui se distinguent facilement de toutes les autres en ce qu'elles ont un pouvoir réfringent considérable, en ce qu'elles présentent un contour foncé et un centre brillant. Elles offrent presque toujours la coloration jaunâtre caractéristique des corps gras; elles ont presque la teinte de l'ambre jaune, d'où le nom de *coloration ambrée* qu'on lui applique quelquefois. Lorsque ces granulations sont accumulées, en quantité considérable, entre divers éléments, elles peuvent modifier l'aspect des contours et elles donnent une certaine opacité à la préparation qu'on a sous les yeux. Comme les corps gras en général, elles sont susceptibles d'être dissoutes par l'éther, par l'alcool chaud, par le chloroforme et par le sulfure de carbone.

Dans les préparations ces granules viennent généralement de l'intérieur d'éléments anatomiques, rompus ou coupés qui en contenaient normalement ou accidentellement, de la cavité des cellules huileuses des plantes (fig. 132, *c*), ou ils sont flottants dans certaines humeurs comme le lait, les humeurs sébacées, etc. Les corpuscules graisseux forment des *gouttes* ou *gouttelettes huileuses* quand leur volume dépasse 5 à 6 millièmes de millimètre; alors elles ne sont plus douées du mouvement brownien et offrent l'aspect général ci-indiqué (v. aussi p. 460), variant un peu selon leur volume. Elles viennent, dans ces cas-là, soit des vésicules adipeuses, soit des cellules huileuses des plantes (fig. 133, *a*).

661. Il y a une *variété* de granulations moléculaires, qui ressemblent beaucoup aux granulations graisseuses et qui n'ont pas reçu de nom particulier; on les voit à l'état normal dans les capsules surrénales et dans quelques autres tissus sains; mais on les rencontre fréquemment dans différents tissus morbides et en particulier dans les plaques de Peyer lésées pendant la fièvre typhoïde. Elles ressemblent aux granulations graisseuses par leur coloration jaunâtre, leur pouvoir réfringent considérable, leur contour foncé et leur centre brillant; mais elles s'en distinguent en ce qu'elles sont solubles dans l'acide acétique et autres qui au contraire n'ont pas d'action sur les granulations graisseuses.

Les granulations portant le nom de *granulations grises* se distinguent facilement, parce qu'ayant un faible pouvoir réfringent, elles présentent, sous le microscope, une coloration grisâtre, au

Fig. 153 *.

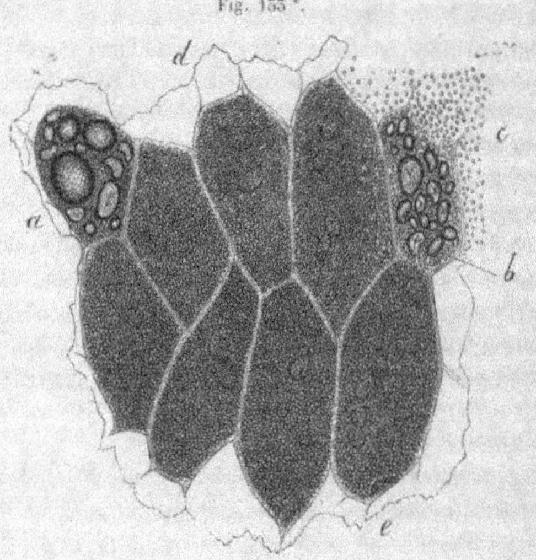

lieu d'avoir, comme les précédentes, un contour foncé et un centre brillant jaunâtre; de plus, elles sont solubles dans l'acide acétique et autres réactifs qui sont sans action sur les granulations graisseuses.

Les *granulations pigmentaires*, se distinguent facilement des précédentes par leur coloration très-accusée, soit d'un brun rougeâtre foncé, soit tout à fait noires, ou jaunes.

### Des particules calcaires.

662 Dans les recherches du genre des précédentes et autres, lorsqu'on prend des objets qui ont séjourné quelques jours dans l'eau d'un vase ouvert et permettant l'évaporation du liquide, on entraîne souvent avec eux des pellicules qui donnent ou non à la surface du liquide une teinte irisée. Ces pellicules sont formées sous le microscope de fragments anguleux, de petites lamelles ho-

---

* Cellules des couches internes d'une *galle* de crucifère d'espèce indéterminée. *a* Cellules contenant de grosses gouttes d'huile avec des grains de fécule. *b*. Cellule contenant des grains de fécule et autres. *c*. Fins granules graisseux, s'échappant de cette cellule rompue. *d, e*. Bords coupés de la paroi des cellules.

mogènes ou finement grenues, épaisses de 1 millième de millimètre ou environ, et incolores. Elles sont parfois accompagnées de vibrions et de *Leptothrix* implantés perpendiculairement ou obliquement sur l'une de leurs faces. Les réactifs montrent que ces pellicules sont composées surtout de sels calcaires revenus à l'état solide par suite de l'évaporation de l'eau.

Dans ces circonstances, on peut trouver des grains de carbonate de chaux isolés ou disposés, soit en séries, soit en plaques, de configurations plus ou moins symétriques et variées, qu'il faut éviter de confondre avec d'autres objets. Le volume de ces grains peut varier de quelques millièmes de millimètre jusqu'à 7 ou 8 centièmes ou environ. Ils sont anguleux, à angles mousses, à contours foncés, arrondis, à centre brillant, comme les corps qui réfractent fortement la lumière. Il est des cas dans lesquels la forme cristalline rhomboédrique de certains de ces grains est nettement reconnaissable, malgré un certain émoussement des arêtes et des angles. On peut alors voir que les autres grains ne sont que des cristaux formés dans de mauvaises conditions de cristallisation [1].

Des groupes de ces grains se rencontrent quelquefois à la surface des lames de verre mal nettoyées, après avoir séjourné longtemps dans la soucoupe ou la capsule où on les tient, sans que le liquide ait été renouvelé et acidulé. L'addition d'un peu d'acide chlohydrique à la préparation dans laquelle ils se trouvent suffit pour les dissoudre avec dégagement de gaz et pour montrer quelle est leur nature.

665. Les caractères distinctifs des diverses variétés de bulles d'air ont été exposés plus haut (p. 464).

Il faut cependant ajouter ici que lorsque les bulles d'air sont très-larges et forment en quelque sorte des plaques aplaties entre les deux lames de verre d'une préparation faite avec de l'eau, on peut leur trouver un aspect particulier. Si l'eau est à une température plus élevée que les lames de verre, la vapeur qui se trouve dans le gaz emprisonné se condense sur la face interne des lames qui le retiennent. Le liquide dans de telles conditions se présente sous forme d'une couche transparente à surface mamelonnée, à la manière d'une toison ou de la surface de la mousse d'eau de savon, avec une régularité souvent remarquable. Chaque saillie est formée par une goutte d'eau réellement microscopique.

---

[1] Voy. Ch. Robin et Verdeil, *Chimie anatomique*. Paris, 1855; t. I, p. 597.

dont la circonférence est continue ou non avec celle des gouttes voisines et dont l'ensemble trace des dessins variés, parfois très-élégants.

## *Mouvement brownien.*

664. Une particularité commune à toutes les variétés de granulations moléculaires est que, lorsqu'elles se trouvent dans un liquide qui n'est pas trop visqueux, elles sont agitées d'un mouvement continuel et vif d'oscillation sur place, sans locomotion à proprement parler ; c'est ce qu'on a appelé le mouvement *brownien*, du nom de Robert Brown, qui en a étudié avec soin les caractères[1]; il s'observe, non-seulement sur les granules de la favilla, mais encore sur ceux de la chlorophylle et des liquides animaux, ayant moins de 5 ou 6 millièmes de millimètre d'épaisseur.

Les granules d'or, d'iridium, de platine, des autres métaux et de charbon présentent ce mouvement d'oscillation continuel, aussi bien que les granules précédents quand ils ont moins de 4 millièmes de millimètre de large. L'acide sulfurique, la potasse, etc., bouillants, ne font pas disparaître le mouvement propre des fins granules de la poussière d'éponge de platine, de la poussière de charbon, de silice et des autres corps résistant à l'action des agents que je viens de nommer. C'est donc un phénomène particulier dont les causes sont encore inconnues, et qui ne se rattache en aucune manière à l'animalité.

Ce mouvement est plus ou moins rapide, selon qu'il s'agit de telle ou telle variété de granulations moléculaires. C'est ainsi que les granulations graisseuses sont douées d'un mouvement brownien énergique, très-visible dans les plus petits *globules du lait*, etc. ; les gra-

---

[1] « Lorsque, dit Robert Brown, des particules extrêmement ténues de matière solide, soit organique soit inorganique, se trouvent en suspension dans l'eau pure ou dans quelque autre fluide aqueux, elles laissent apercevoir des mouvements dont la cause m'échappe, et qui, par leur irrégularité et leur indépendance apparente, ressemblent à un degré remarquable aux mouvements moins rapides des infusoires les plus simples. J'ai nommé *molécules actives* les plus petites de ces particules, » (R. Brown, *A brief account of microscopical observations made in de months of june, july and August. 1827. On the particules contained in the pollen of plants, and on the general existence of active molecules in organic and inorganic Bodies, et additional remarks.* London, juillet 1829.) Voyez aussi : *Annales des sciences naturelles*, Paris, 1828, t. XIV, p. 341 et suiv., et *Remarques additionnelles sur les molécules actives* (Ibid., 1830, t. XIX, p. 104.) Cette oscillation a reçu encore le nom de *mouvement moléculaire.*

nules pigmentaires montrent un mouvement plus vif encore. Presque tous les éléments anatomiques contiennent dans leur épaisseur des granulations qui prennent part à leur structure. Or, lorsqu'un élément anatomique est aussi dense vers le centre qu'à la périphérie, les granulations qu'il renferme sont immobiles ; si, au contraire, il s'agit d'une cellule présentant une cavité distincte de sa paroi, les granulations moléculaires qu'elle contient sont douées d'un mouvement brownien aussi bien dans l'épaisseur de la cellule qu'en dehors, de telle sorte qu'on peut déterminer ainsi, avec une grande précision, si un élément anatomique est plein ou creux, s'il est solide ou s'il présente une enveloppe circonscrivant une cavité renfermant un liquide avec des granules en suspension. Beaucoup d'infusoires, les leucocytes et autres éléments anatomiques cellulaires abandonnent, en se décomposant, des granulations douées d'un mouvement brownien très-vif, qu'il faut se garder de considérer comme indiquant un mouvement de locomotion animale propre à ces particules. Dans certains cas, les éléments anatomiques renferment un fluide tellement dense que le mouvement brownien est peu marqué ou même n'existe pas ; mais pour peu qu'on ajoute de l'eau à leur préparation, celle-ci pénètre par endosmose dans la cavité de l'élément anatomique, et le mouvement brownien commence à se manifester ; c'est ce qui arrive pour les leucocytes, etc.

Les corps d'une densité considérable, comme les particules métalliques, calcaires, etc., doivent être plus petites que les autres pour que le mouvement se produise d'une manière aussi intense que sur les corps d'une densité peu supérieure ou peu inférieure à celle de l'eau. Le mouvement est plus vif dans l'eau et dans les autres liquides chauffés qu'à froid ; mais l'électricité, la lumière, etc., ne le modifient pas. On est, par suite, conduit à supposer que ce mouvement est dû aux impulsions que chaque particule reçoit de la part du calorique rayonnant émis par les corps voisins.

Le mouvement brownien n'a aucune analogie avec les mouvements sarcodiques, et amiboïdes, ni avec les mouvements ciliaires dont il sera question dans la troisième partie de ce livre. Leur assimilation et leur rapprochement établis par quelques auteurs dans le but de trouver une explication à certains phénomènes physiologiques constitue une erreur des plus graves et des plus singulières que puisse faire commettre la tendance à substituer les suppositions à l'observation.

Il dure indéfiniment dans les préparations anatomiques qui contiennent des granules en suspension dans des liquides assez ténus pour que cette oscillation ait lieu. J'ai des préparations de poussière de charbon et autres, conservées dans l'eau depuis 1853, dans lesquelles ce mouvement n'a jamais cessé.

ART. II. — DES POUSSIÈRES.

665. Il est commun, ainsi qu'on le comprend aisément, de trouver isolés ou réunis, dans bien des sortes de préparations, tels ou tels des corpuscules qui composent les poussières. Il n'est pas rare de voir l'attention de ceux qui ne les connaissent pas encore, fixée et détournée de l'examen de l'objet à étudier. Aussi est-ce une étude préalable fort utile à faire que celle qui consiste à examiner la constitution des poussières déposées sur un porte-objet humecté ou non de glycérine, laissé soit en quelque point du laboratoire ou du cabinet de travail, jusqu'à ce qu'elle en soit recouverte, soit à l'air libre [1]. On peut aussi, dans le même but, prendre un lambeau d'une toile d'araignée couverte de poussière.

On verra que la poussière proprement dite est formée d'une multitude de corpuscules solides dont le diamètre varie depuis $0^{mm},004$ et moins, jusqu'à $0^{mm},150$ environ. Leur densité, bien qu'elle soit réellement plus grande que celle de l'air, est diminuée par la couche gazeuse adhérente par capillarité à la surface des objets de très-petite dimension, laquelle fait corps avec eux et les suit dans leurs mouvements ; de là résulte que l'impulsion de l'atmosphère en mouvement les entraîne et les soulève facilement, puis ils vont se déposer dans les lieux où l'air est calme.

666. La poussière se compose : 1° de granules de matières minérales très-diverses, surtout calcaires et siliceuses, de forme généralement polyédrique, irrégulière, à angles arrondis ; 2° de fragments d'éléments anatomiques ou de tissus végétaux, tels que fragments de fibres ligneuses et de cellules d'espèces diverses ou même entières ; de cellules du liber provenant des étoffes ; de nombreuses variétés de poils de plantes (fig. 134), de cellules filamenteuses des aigrettes des fruits, etc., telles que celles des salicinées, du coton, etc. ; de grains de pollen, de fécule ; de thèques ou sporanges diverses ; de

---

[1] Voy. l'art. *Poussière* du *Dictionnaire de Médecine*, 10° édit. 1855, par Littré et Robin et 12° édition, 1865. — A. Pouchet, *Hétérogénie*. Paris, 1864. — Jules Duval, *Des ferments organisés*. Paris, 1869, in-4°, p. 17.

spores de cryptogames souvent appartenant à des espèces nombreuses, etc.; de noir de fumée, de fragments microscopiques ou
non de charbon; 3° d'éléments
anatomiques entiers ou brisés,
ou de fragments de tissus animaux, tels que : écailles de papillons et autres insectes ; cellules épithéliales desséchées ; poils
ou fragments de poils des insectes et des vertébrés ; barbes et
barbules des plumes ; fragments
d'animaux articulés de très-petit
volume, tels que les acariens
(fig. 135, *b*), squelettes d'infusoi-

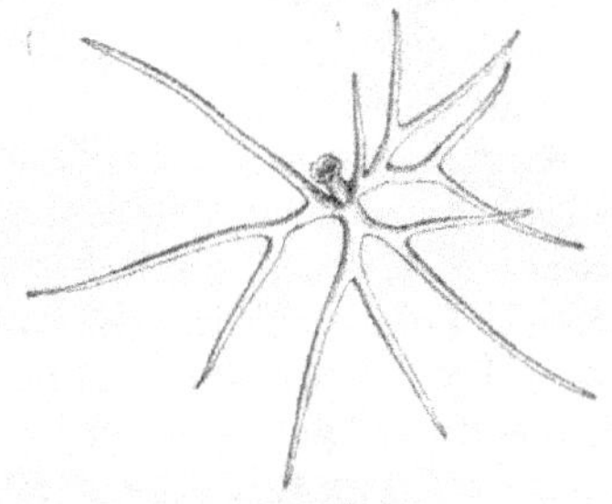

Fig. 134. — Poil rameux constitué par une seule cellule plusieurs fois subdivisée.

res siliceux et autres, surtout dans les temps de grands vents ; corpuscules indéterminés de nature azotée, parmi lesquels il en est
d'arrondis, etc., offrant les caractères d'infusoires entiers desséchés.

Dans beaucoup d'industries, il s'élève des poussières qui, entraînées par l'air jusque dans les bron-
ches, sont plus ou moins nuisibles, surtout lorsqu'elle pénètrent
dans le tissu pulmonaire, puis
dans les glandes lymphatiques, où
on peut les reconnaître à l'aide
du microscope. Telles sont les poussières de charbon de bois (fig. 136)
et de houille, chez les fondeurs de
métaux, celles du silex chez les
aiguiseurs et les tailleurs de grès,
les poussières de verre chez les
tailleurs de cristaux, etc.

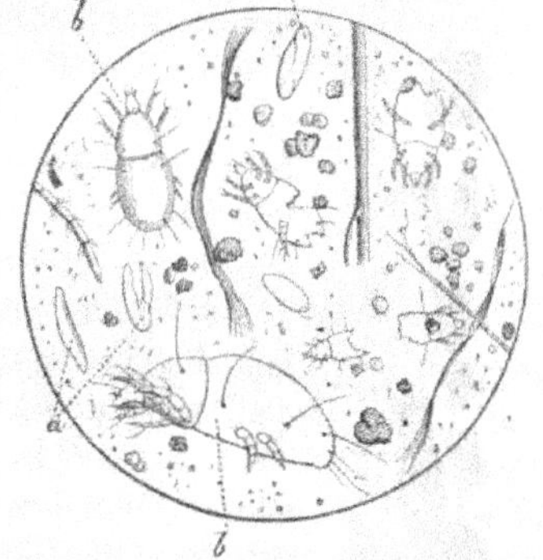

Fig. 135 *.

667. Les poussières des vête-
ments sont formées de granules n'ayant rien de fixe dans leur dis_
position réciproque. Quelques-uns de ces grains sont sans coloration propre, à centre grisâtre ou incolore, plus ou moins brillants,
et à contours épais, noirâtres.

Leur diamètre varie de 5 à 70 millièmes de millimètre et plus.

* Poussières contenant des enveloppes de *Tyroglyphus* (acarus) *entomophagus* (d'a-
près A. Laboulbène et Ch. Robin). *a.* Ovules de l'Acarien. *b b.* L'animal vu de dos et
côté. Les autres corpuscules sont des enveloppes provenant de la mue de cet articulé
ses fèces globuleuses, des filaments de coton, etc.

L'eau reste sans action sur eux ; l'acide acétique, ajouté à la préparation, les attaque à peine en dégageant quelques bulles de gaz de leur substance. L'acide chlorhydrique les dissout assez rapidement, avec dégagement d'une certaine proportion de gaz, comme lorsqu'il agit sur les carbonates.

D'autres de ces grains irréguliers, en quantité un peu moindre, offrent les mêmes irrégularités de forme, mais une teinte rouge brun assez brillante, que l'on remarque, à l'aide du microscope, sur divers oxydes et sur les carbonates de fer surtout. Ces fragments rouge brun, irréguliers, ont un diamètre variant entre 4 à 55 millièmes de millimètre ; l'eau ne les attaque pas ; l'acide acétique, ajouté à la préparation, ne les attaque qu'au bout de quelques heures, et fort peu. Ces grains irréguliers sont, au contraire, attaqués assez rapidement par l'acide chlorhydrique de la même manière, et en même temps que les grains incolores mentionnés plus haut auxquels ils sont mélangés. Ce sont des fragments de rouille ferrugineuse.

668. Le charbon des poussières aériennes, le charbon porphyrisé impalpable des pharmacies, employé pour les dentifrices et autres usages, semblables chimiquement au noir de fumée, s'en distinguent pourtant en ce qu'ils sont dépourvus de toute humectation huileuse. Aussi, ils se mêlent facilement à l'eau et adhèrent moins aux corps sur lesquels ils tombent, ou auxquels ils se mélangent.

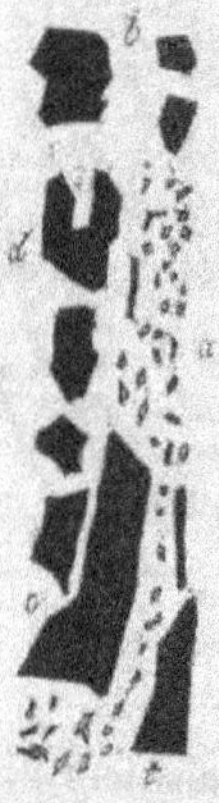

L'aspect extérieur du charbon dit impalpable est tout différent de celui du noir de fumée. Il se compose bien d'un petit nombre de granules de charbon, arrondis, larges de 1 à 2 millièmes de millimètre, comme celui-ci, mais la plus grande partie de ces corpuscules est de forme polygonale, anguleuse, à angles nets (voy. fig. 136, *a*). Quelque petits que soient ces fragments, ils sont tout à fait opaques, si ce n'est lorsque le charbon a été incomplétement brûlé.

Fig. 136 *.

Alors les plus minces fragments ont une légère teinte brunâtre. Ces fragments ont la faible épaisseur des parois des cellules végétales dont ils proviennent. Ils sont généralement

* Granules de charbons pris dans des ganglions bronchiques, noirs, du volume d'une noisette, sur un sujet de soixante ans environ, servant aux dissections, dont le poumon était très-noir, *a*. Fins granules arrondis ou polyédriques *b*, *c*, *d*. Granules en lamelle polyédriques anguleux, longs de 1 à 6 centièmes de millimètre mélangés en assez grand nombre aux précédents. Grossissement de 500 diamètres.

en forme de table, soit triangulaire, soit irrégulièrement polygonale, et plus rarement rectangulaire (fig. 136, *b*, *c*). La largeur de ces tables varie entre 5 millièmes de millimètre et 6 à 8 centièmes de millimètre. Leurs bords sont nets, non amincis en biseau, sans reflets ni transparence spéciale.

Souvent on retrouve sur ces fragments les ponctuations où les raies des cellules et vaisseaux ponctués des végétaux qui ont servi à fabriquer le charbon, au point même de permettre d'en déterminer la provenance, lorsqu'il s'agit des conifères particulièrement.

Tous ces détails doivent être connus, parce qu'on rencontre souvent dans diverses préparations des fragments de ce genre (fig. 136, *c*, *d*, *t*), et spécialement dans les liquides qu'on a concentrés par évaporation et dont on veut examiner les cristaux. Or il importe de ne pas les prendre pour des cristaux, ainsi que cela a été fait par suite de la netteté des bords de certains d'entre eux.

Pour le volume de la très-grande majorité des granules, la teinte générale (le mode de réfraction de la lumière excepté) et l'intensité du mouvement brownien, rien ne ressemble plus au pigment que les granules du noir de fumée, lorsqu'ils ne sont pas agglomérés en petits groupes, comme ils ont de la tendance à le faire ; et cela, soit qu'ils proviennent de la suie, de l'encre de Chine, de l'encre d'imprimerie, du noir de bougie ou du noir d'ivoire, du poumon, des ganglions bronchiques (en ayant soin ici d'éliminer les véritables fragments microscopiques de charbon de bois, toujours peu nombreux à côté des granules de noir de fumée). Dans le charbon porphyrisé, les granules sont noirs et opaques ; les plus grands ont la forme de tables peu épaisses, d'un contour irrégulier, anguleux. Le noir de fumée proprement dit ne renferme pas des fragments en forme de tables. Il est composé de fins granules de un à deux millièmes de millimètre, accompagnés, quand il est grossier, d'un très-petit nombre d'autres granules anguleux, mais souvent à angles mousses, larges au plus de 5 à 8 millièmes de millimètre, d'un ton brun jaunâtre, foncé sur les bords. Beaucoup de ces granules sont agglomérés en amas de formes et de grandeurs diverses, ou en chapelets, etc.

669. Fréquemment, dans les poussières qui accompagnent beaucoup d'objets examinés au microscope, se trouvent une ou plusieurs des thèques ou sporanges stipités, bispores ou multispores à spores superposées en forme de massue brunâtre, venant des Puccinies, des

*Phragmidium* ou des spores d'autres champignons arthrosporés, soit sphériques, des *Uredo*, etc.,

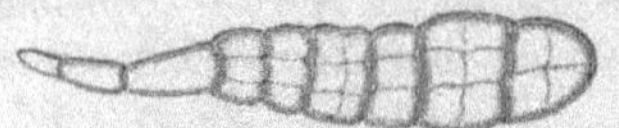

Fig. 137. — Thèque ou sporange stipité de *Cladosporium* dont les cellules superposées ont leur contenu en segmentation.

soit en massue pédicellée ou fusiformes, transversalement cloisonnées des *Sporocadus*, des *Bactridium*, des *Septonema*, et autres. On y trouve surtout souvent des sporanges pédicellés du *Cladosporium herbarum* (fig. 137).

On y trouve souvent aussi des chaires de spores d'*Æcidium* et des spores isolées ou en chapelet de *Fumago* que font distinguer leur couleur brunâtre et leur forme sphérique.

On s'habituera rapidement à distinguer les grains de pollen

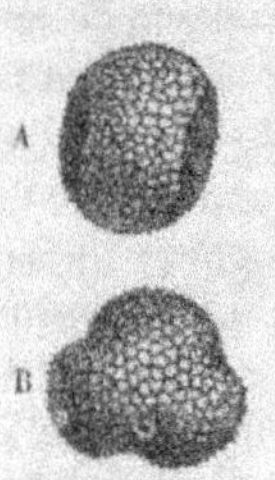

Fig. 158. — Un grain de pollen du *Pelargonium zonale* W. vu de deux côtés différents pour en montrer la forme. — A, de côté. — B, par son extrémité (200 diamètres).

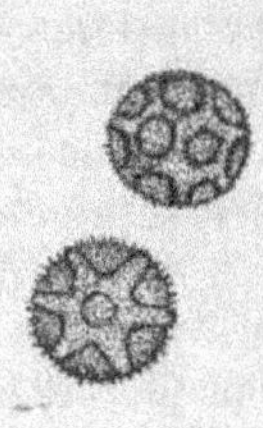

Fig. 139 — Grain de Pollen du *Cichorium Intybus* L., vu de deux côtés différents (200 diamètres).

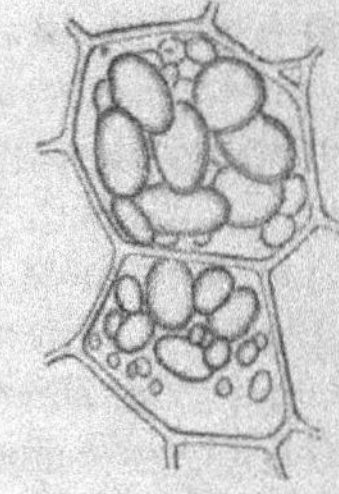

Fig. 140. — Deux cellules contenant des grains d'amidon prises dans un tubercule de pomme de terre, grossies 200 fois environ. (D'après Duchartre.)

dont la forme bien déterminée, la teinte foncée, la surface souvent hérissée de pointes, de mamelons (fig. 138) ou réticulée (fig. 139), frappent au début des observations. Pour cela il suffira d'avoir examiné le pollen des fleurs de quelques familles de plantes au début des études microscopiques.

On fera de même pour les fruits et les racines féculents, en raison de la présence fréquente des grains d'amidon dans les préparations extemporanées les plus diverses. Ceux qu'on trouve le plus habituellement sont ceux des graminées qui viennent de l'empois d'amidon usité pour le blanchissage. Leur fort pouvoir réfringent, leur forme, leurs lignes concentriques autour du centre ou hile de chaque grain, et au besoin l'action de la teinture d'iode les feront aisément reconnaître.

On devra, par conséquent, étudier comparativement les fécules de

riz, de maïs, d'orge, d'avoine, de blé à l'état de farine et, dans le
pain, les biscuits, ainsi que la fécule de pomme de terre. (fig. 140.)

On devra aussi étudier les poils caduques de quelques plantes, telles que
ceux des platanes, des labiées, etc.

On fera de même pour les feuilles
de thé et de quelques autres plantes
dont les fragments imperceptibles
tombent souvent avec les autres particules des poussières dans les liquides ou sur les tissus que l'on prépare. Cette étude est surtout importante en ce qui touche la structure
des cellules jaunâtres polyèdriques,
des couches friables résinoïdes des
bouchons de liége, qui tombent à
chaque instant dans les flacons destinés à conserver les liquides qu'on

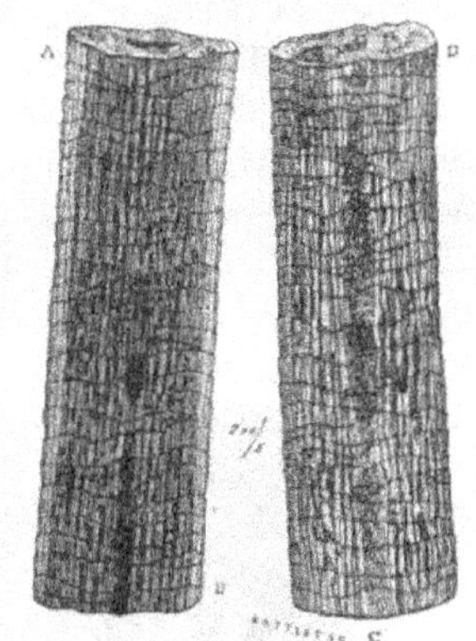

Fig. 141. — Fragments de cheveux
humains, d'après Alcan.

veut étudier et qui surnagent : ceux-ci fréquemment sont emportés
avec eux dans la préparation.

670. Parmi les objets qui, venus des poussières ou des linges
à essuyer les lames de verre qui se trouvent souvent dans les préparations, il faut signaler les filaments microscopiques de coton, de
chanvre, de lin, de soie, de laine, etc. On devra, par conséquent, en
étudier les caractères dès le début des études microscopiques, d'a-
près des spécimens pris sur des étoffes que l'on sait être faites
de ces diverses matières, pour se familiariser avec leurs caractères
et ne pas les prendre pour quelqu'un des objets cherchés.

Il faudra le faire particulièrement pour les cheveux (fig. 141
*abcd*) de diverses nuances comparés aux autres variétés de
poils et au duvet de la surface du corps humain. On comparera de plus ceux-ci aux poils de quelques variétés des laines teintes
ou non ; car tous ces filaments ont les caractères des poils en général
et diffèrent pourtant assez pour être distingués aisément les uns des
autres, tant par leur forme, leur volume, que par la présence ou
l'absence du canal médullaire, la largeur de celui-ci, l'aspect de
son contenu, la disposition de la couche de cellules épithéliales qui
les recouvre, etc. Il n'est pas de description qui puisse répondre à
tous les cas qui se présentent et remplacer cet examen, qui est
des plus faciles, du reste. D'autre part, son importance pour les

recherches médico-légales et autres est facile à comprendre. Il suffira pour se guider de suivre la description générale des poils examinés au microscope, telle qu'elle se trouve dans les dictionnaires de médecine et les ouvrages d'anatomie.

Dans les poils de laine, ce peuvent être ceux de la *jarre* ou poils grossiers, plus gros du tiers à la moitié que ceux de la laine proprement dite, et pourvus d'un canal médullaire (fig. 142, *a*, *b*, *c*, *d*),

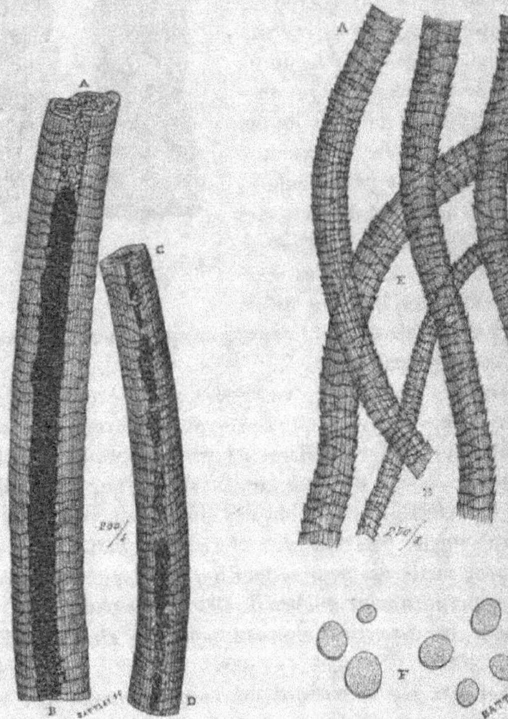

Fig. 142. — Poils de la jarre de mouton. On voit en A des cellules médullaires sans granules. En B, elles sont pleines de granules qui les masquent.

Fig. 143. — A B C D. Poils de laine de mouton de diverses grosseurs sans canal médullaire. E. Coupe de ces divers poils. (D'après Alcan.)

plein de cellules encore reconnaissables (*a*), ou masquées par les granulations réfractant fortement la lumière qu'elles renferment.

Les poils de la laine proprement dite sont épais de 3 à 4 centièmes de millimètre dans les laines communes, de 20 à 25 millièmes dans les laines fines. Ils sont flexueux, [dépourvus de canal médullaire (fig. 143, *a*, *b*, *c*, *d*), plus transparents que ceux de la jarre, à moins qu'ils ne soient teints. Les uns et les autres sont tapissés d'une couche de minces cellules épithéliales, imbriquées sans noyaux, souvent en partie détachées du poil et alors saillantes, hérissant le poil. Sur les poils de laine usée, ces aspérités ont parfois disparu, et la substance du poil se fend et se désagrège.

Les poils de lapin (fig. 144) sont plus minces que les précédents,

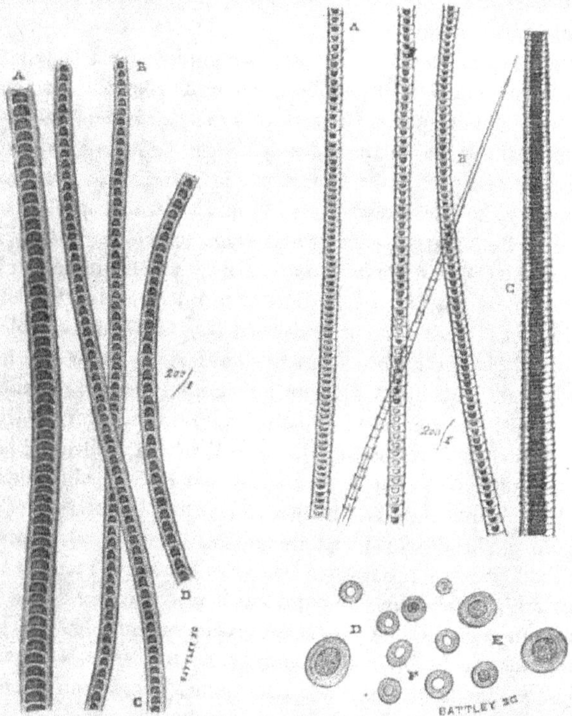

Fig. 144. — Poils de lapin. A. Poil volumineux. B, C, D. Poils fins. (D'après Alcan; dessins de Lackerbauer.)

Fig. 145. — Poils de chat (A B C D E F) Coupe de ces poils montrant le canal médullaire, plein ou vide. (D'après Alcan.)

formés d'une couche mince de substance pileuse à canal médullaire cloisonné. Sur beaucoup de rongeurs, comme les rats, les souris, les poils sont constitués d'après le même type.

Les poils de chat, assez fréquents dans les poussières, sont assez rigides, ont des cavités médullaires analogues à celles des poils de lapin (fig. 145), mais plus petites et cessant d'exister assez loin de la pointe (B). Le bord des cellules de leur couche épithéliale forme à leur surface des lignes transversales bien dessinées.

On devra aussi examiner de même des poils de chat, de rat, de lapin, de cobaye, de chien, etc., qui se trouvent parfois dans des conditions analogues à celles qui viennent d'être notées, au milieu des objets préparés, dans les laboratoires surtout. Les différences qu'ils offrent à côté de ceux des autres mammifères les font du reste aisément reconnaître.

Quant aux filaments de la soie, soumis ou non à la teinture, ils se distinguent aisément des fils de coton, de chanvre, etc., par leurs réactions en tant que substances azotées et par l'absence de cavité centrale. Ils se distinguent des poils par l'absence de canal médullaire d'une part et de l'autre par le manque de revêtement de cellules épithéliales imbriquées. De plus, on voit que ce sont des filaments homogènes, sans granulations intérieures, etc., irrégulièrement aplatis, à surface lisse et larges seulement de 7 à 15 millièmes de millimètre. Tous colorent la lumière blanche polarisée.

671. Les plumes devront également être préalablement observées avec soin. Chaque barbule (fig. 146) est formée d'une côte du bord inférieur de laquelle se détache une mince bordure membraneuse (di) très-pâle. La côte porte de petites pointes vers sa terminaison (h). Les barbules du côté opposé (j), ou, si l'on veut, celles qui les croisent en venant de la barbe voisine (g), ont cette bordure inférieure bien plus étroite et divisée bientôt en crochets qui griffent et retiennent chacun la côte de la barbule que croise celle qui les porte (l d); d'où l'adhérence des barbules les unes aux autres. Près du bout de la barbule, ces crochets se réduisent à une pointe presque droite, mousse ou aiguë (f), ou à un étroit prolongement foliacé (g) plus ou moins long. Ces dernières dispositions se retrouvent sur toutes les plumes molles, à barbules non adhérentes les unes aux autres. Ce sont les barbules détachées plus que les barbes qu'on voit dans les poussières.

Dans les plumes du duvet (fig. 147, a), les barbules (d l) sont réduites à la côte formée de cellules allongées soudées bout à bout, renflées en nœud portant ou non deux petites pointes à son extrémité externe. Ces barbules sont très-minces, aplaties et par suite paraissent étroites et foncées, ou rubannées et pâles, selon qu'on les voit de face (f) ou de côté (d i); sur le bout des plumes molles les barbules sans crochet (b) sont aussi formées de cellules ar-

ticulées bout à bout dont l'extrémité externe est renflée et prolon
gée ou non en pointe plus ou moins longue (*e*).

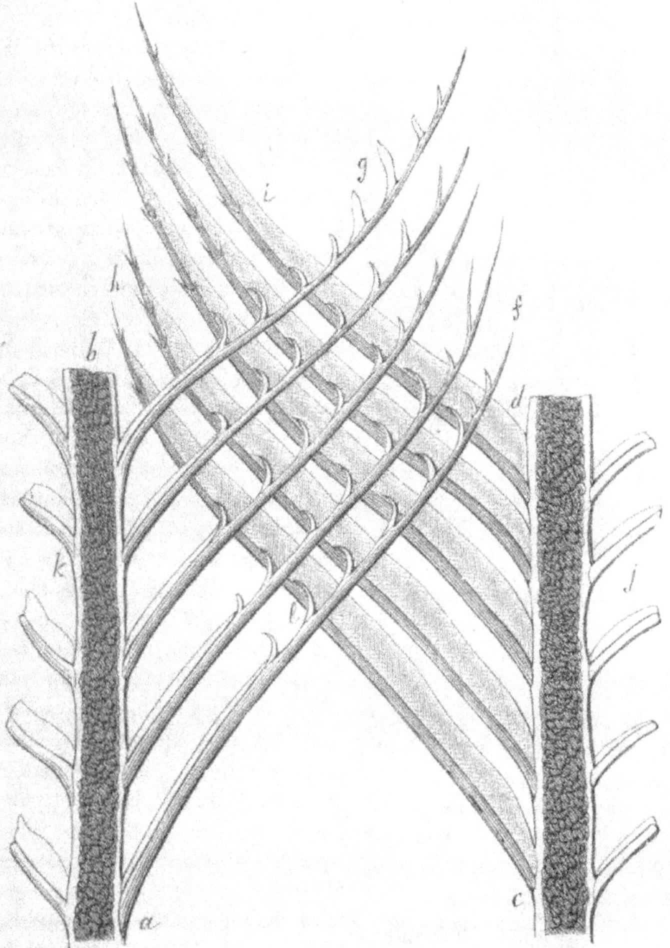

Fig. 146. — Plume tectrice de l'aile d'une poule faisane, grossie 400 fois. *a*⁓ et *cd*,
sont les barbes de la plume portant de chaque côté une rangée de barbules (*i*, *j*, *k*, *l*).

On trouve souvent dans les préparations d'objets divers sur lesquels est tombée de la poussière, soit des fragments de barbe avec
leurs barbules, soit des débris de ces dernières seulement. Tantôt

ce sont de celles dont il vient d'être parlé (*c, d*), d'autres fois ce sont des barbules à crochets (fig. 146, *l, f*) ou simplement à bordure membraneuse (*i*).

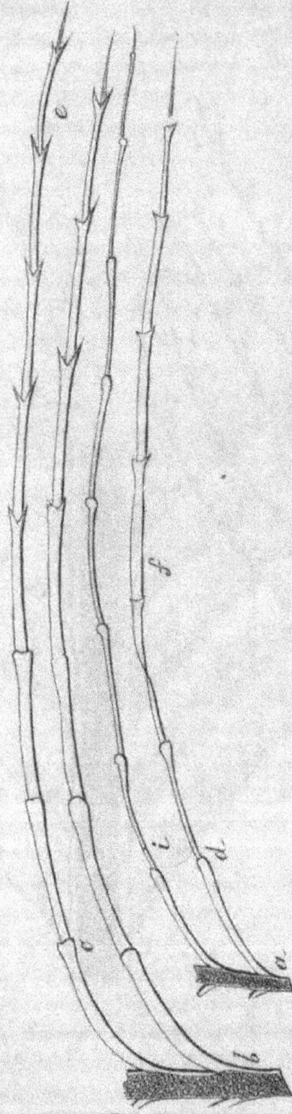

Fig. 147 *.

672. Dans les poussières des laboratoires, il existe souvent des écailles et des poils d'insectes, qui se mêlent aux objets préparés. Leurs variétés de forme et d'aspect sont trop nombreuses d'une espèce à l'autre ou même d'une partie du corps à l'autre pour qu'il soit possible d'en donner une idée exacte par les descriptions. Leur préparation étant des plus faciles, leur examen devra être fait en les recueillant successivement sur plusieurs parties du corps et des membres de quelques papillons, chenilles, coléoptères, Lépisma, Podures, etc., afin d'éviter de les prendre pour quelque partie appartenant aux préparations d'autres objets.

673. Les fibres libériennes qui forment les fils de chanvre (fig. 149 *abcd*) et du lin (fig. 148 *abcd*) sont formées d'étroites cellules superposées bout à bout, contiguës et adhérentes par leurs extrémités, de manière à former de minces filaments prismatiques; sur ces filaments on retrouve souvent d'espace, en espace, des lignes transversales (fig. 148 *c*) marquant le point d'adhérence des cellules dont la cavité n'est souvent plus reconnaissable.

Quand les étoffes de lin et de

chanvre sont usées, les filaments s'isolent les uns des autres, deviennent plutôt cylindriques que poyédriques, plus ou moins striés en long et présentent d'espace en espace des espèces de renflements

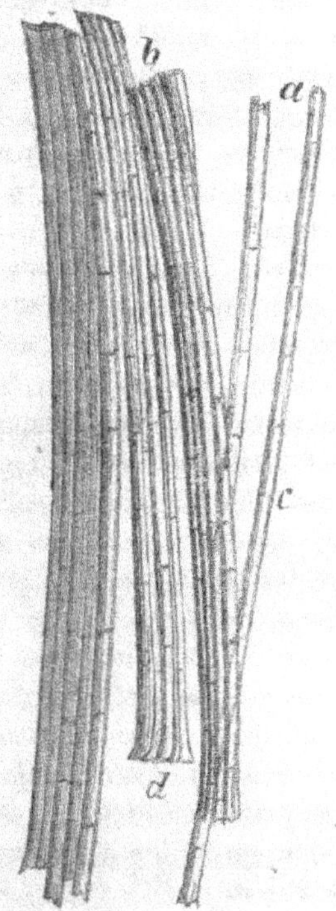

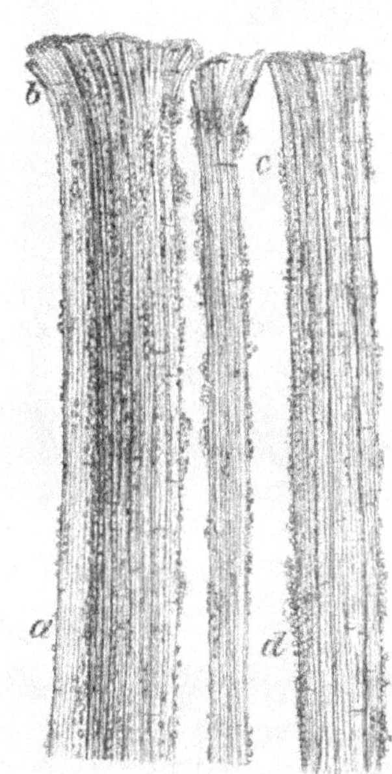

Fig. 148. — Fibres libériennes du lin, grossies 400 fois. (D'après Alcan.)

Fig. 149. — Fibres libériennes du chanvre, grossies 150 fois. (D'après Alcan.)

plus ou moins fissurés eux-mêmes dans le même sens. Dujardin a fait remarquer avec raison que, dans ces conditions, sur tous les points où les filaments ont été pliés, au lieu de se rompre, ils se sont fissurés, et l'écartement des filaments secondaires dus à cette déchirure amène ces renflements pris autrefois pour des nodosités naturelles. Quand ces filaments sont rompus réellement ou dans les points où ils sont coupés, ils ont de la tendance à se subdiviser en fibrilles épaisses, de 1 à quelques millièmes de millimètre (fig. 149 *b c*).

Les poils du coton se distinguent aisément par leur forme de minces filaments, larges de 1 à 2 centièmes de millimètre, creux (fig. 150 *e*, *f*) rubannés, aplatis, se présentant de face, ou de côté (*abc*) ou contournés plusieurs fois sur eux-mêmes. Ils peuvent être incolores ou colorés par la teinture des étoffes qu'ils formaient.

L'eau iodée ne teint pas sensiblement en jaune les poils ou tubes du coton; si on fait pénétrer entre les deux lames de verre d'une préparation de ces filaments une goutte d'acide sulfurique, ils se gonflent. Si, du côté opposé, on ajoute, un peu après, une goutte d'eau iodée on voit se produire, au moins sur une zone plus ou moins large, la belle teinte bleue d'iodure de cellulose ou d'amidon. Ils ont une action chromatique énergique sur la lumière blanche polarisée.

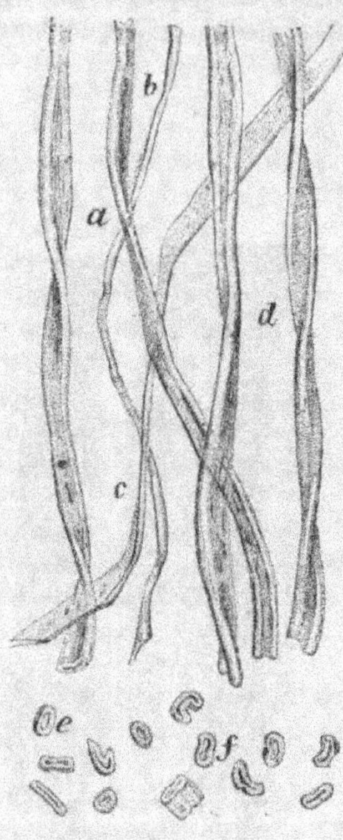

Fig. 150 *.

# CHAPITRE VIII

**Des test-objets et de leurs usages.**

674. On donne le nom de *test-objets* à des préparations transparentes, faites à l'aide d'animaux ou de végétaux microscopiques, d'organes ou d'éléments anatomiques des plantes ou des animaux, qui présentent des particularités de structure compliquées, géné-

* Filaments ou poils du coton, grossis 250 fois. *a*, *b*, *c*. Filaments, vus de côté. *d*. Filament, vu en partie de face en partie de côté. *e*, *f*. Coupes des filaments ou poils. (D'après Alcan; photographie de Lackerbauer.)

ralement à contours très-délicats, mais pourtant nettement délimités. Ces préparations servent à juger la valeur comparative des objectifs, d'après la facilité et la netteté avec lesquelles ces instruments font reconnaître ces détails de structure ou en font distinguer plus les uns que les autres.

L'emploi habituel et le nom des *test-objets* (du mot anglais *test* pierre de touche) se sont répandus depuis la publication d'un mémoire sur ce sujet, par Goring, en 1837; mais déjà en 1825, Le Baillif avait proposé comme moyen d'arriver à déterminer la valeur des objectifs l'usage des préparations de diverses écailles de papillons dites *plumules*, l'examen des divisions du micromètre, de la queue des spermatozoïdes, etc. Les test-objets de Le Baillif et Goring ont été vulgarisés surtout par Charles Chevalier, dans son *Traité des microscopes* (1839).

Les test-objets le plus en usage, servant à juger l'achromatisme et la pénétration des lentilles objectives du microscope, sont les suivants : 1. *Forbicine* ou *Lepisma saccharina*, Linné (écailles); 2. *Pieris brassicæ*, L.; 3. *Pieris rapæ*, Latreille (écailles) ; 4. *Zygœna Alexis*, Fabricius (écailles) ; 5. *Satyrus Janira*, Linné (écailles); 6. *Podura plumbea*, Linné (écailles) ; et les diatomées suivantes : 7. *Pleurosigma attenuatum*, W. Smith ; 8. *Pleurosigma angulatum*, W. Smith ; 9. *Navicula Spencerii* ; 10. *Navicula veneta*, Kützing ; 11. les *Grammatophora* ; 12. *Striatella unipunctata*, Agardh (*Achnantes unipunctata*, Carmichaël, *Diatoma rigidum*, de Candolle), et autres indiquées ci-après.

On peut aussi se servir, pour juger de la pénétration des objectifs, des *leucocytes* gonflés par l'eau et dont les fines granulations moléculaires sont douées du mouvement brownien.

675. L'un des plus anciens des test-objets, aujourd'hui abandonné, est celui que fournissent les écailles de la *Lepisma saccharina*, insecte de l'ordre des Thysanoures (vulgairement *poisson d'argent*). Ces écailles présentent deux sortes de stries, les unes longitudinales et les autres obliques par rapport aux premières. On distingue deux formes dans les écailles du *Lepisma*. Dans les unes, qui sont plus ou moins rondes, les stries ne se discernent qu'avec un bon instrument grossissant de 100 à 150 diamètres ; dans les autres écailles, dont la forme est une section de cône, les stries se montrent à un grossissement de 30 à 40 fois.

676. Les écailles du *grand papillon du chou* (*Pieris brassicæ*) ont été décrites par Charles Chevalier comme présentant des stries lon-

gitudinales granulées et simulant des rangées de perles. V. Mohl le
contesta. Harting montra que tout dépendait de la façon d'éclairer
l'objet. Il y a deux séries de lignes : les unes transversales, les autres longitudinales. On distingue très-bien ces deux séries de
lignes, en employant de la lumière oblique ou convergente, mais
en employant de la lumière divergente on ne voit que des lignes
granulées.

Ce test est difficile et exige un bon objectif et un grossissement
de 3 à 400 diamètres.

Le Baillif se servait aussi comme test-objet des petites écailles
cordiformes des ailes du mâle du *Pieris rapæ*, dit vulgairement
*petit papillon du chou.*

677. Les écailles du papillon appelé *Satyrus janira* (*Papilio* ou
*Hipparchia janira*), prises sur un individu femelle, ont d'abord été
recommandées par Amici, en 1846, et ensuite par V. Mohl et
Schacht. C'est un bon test pour essayer dans la lumière oblique des
objectifs de moyen grossissement. On y voit des lignes longitudinales et transversales, ces dernières sont éloignées les unes des
autres d'environ 1/1200 de millimètre. Les lignes doivent se montrer bien nettes dans la lumière centrale lorsqu'on emploie des
objectifs forts. Schacht recommande comme étant plus difficiles les
écailles longues et transparentes.

Mohl a fait remarquer que lorsque le grossissement ne dépassait
pas 200 fois, on ne voyait pas les lignes transversales, qu'en général, il fallait un instrument pourvu de bons et puissants objectifs,
grossissant de 220 à 300 fois, pour les apercevoir nettement. Il
reconnut alors que les microscopes d'A-
mici, de Plœssl et l'un de ceux d'Oberhæuser
parvenaient seuls à résoudre ce test.

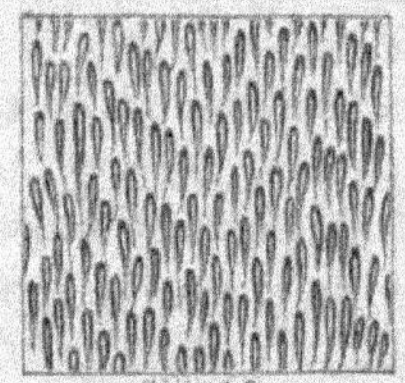
Fig. 151.
Écaille de *Podura plumbea.*

Les *écailles de Podura plumbea*, dont les
micrographes anglais font un usage très-
judicieux dans les essais de leurs microscopes, forment avec les écailles de *Pieris
rapæ* le meilleur test pour la lumière centrale ; les marques à déterminer sur les
*Podura plumbea* sont (*fig.* 151) des petites virgules terminées par
une fine pointe, en demandant de la part de l'objectif une certaine
faculté de définition jointe à un bon pouvoir séparateur. (Voy. p. 180.)
Si l'objectif est complétement réussi, elles doivent de plus montrer
une ligne médiane blanche produite par la réfraction de la sub-

stance même, et qu'un objectif incomplétement corrigé ou mal centré ne montrera jamais bien parfaitement.

De nos jours, on considérerait comme mauvais un instrument
qui, avec un grossissement de deux cents fois, laisserait à désirer
quelque chose dans la résolution des écailles transparentes du *Satyrus janira*. Ce n'est que pour des objectifs de puissance moyenne
que les écailles fines de ce lépidoptère peuvent encore être considérées comme un moyen d'essai.

678. Au lieu des écailles de papillons, on se sert davantage aujourd'hui des enveloppes siliceuses des diatomées en employant
celles qui offrent les stries les plus fines et les plus serrées[1].

*Nombre de stries contenues dans* $^1/_{100}$ *de millimètre :*

| | |
|---|---|
| Navicula strigilis. . . . . . . . | 13. |
| Pleurosigma formosum . . . . . . | 14.2 |
| —            hippocampus. . . . | 16.5 |
| Navicula (pleurosigma) Spencerii . . | 19.7 |
| Pleurosigma angulatum (grande). . . | 25.6 |
| —            —        (petite). . . | 27.6 |
| Navicula strigosa (petite). . . . . | 31.5 |
| —      (nitzschia) sigmoidea. . . | 41.5 |
| —      (eunotia) acus. . . . . . | 51.2 |

Parmi les nombreuses Diatomées, celles qui méritent d'être signalées comme étant de bons test-objets sont surtout le *Pleurosigma
angulatum* et *Nitzschia sigmoidea*, puis le *Navicula Amicii*, *Surirella
gemma* et les *Grammatophora subtilissima* de Bailey. Ces deux derniers tests (qu'on peut obtenir de M. Bourgogne) sont d'une étude
difficile.

Reinicke (*Microscopie nouvelle*, 3 vol. Dresde, 1863) a indiqué le
*Frustulia saxonica*, monté dans du baume du Canada, comme étant
aussi un test fort délicat. Les lignes transversales n'en sont pas
très-serrées, mais elles sont très-délicates et très-difficiles à apercevoir.

Le *Pleurosigma angulatum* est un excellent test pour apprécier
la valeur résolutive d'objectifs puissants ou de force moyenne, avec
la lumière oblique. Toutefois, ses stries doivent se montrer de la
façon la plus nette avec un bon objectif à immersion et sous l'influence du simple éclairage central. Avec l'éclairage oblique, ce

[1] Voyez sur ce sujet Carpenter : *The microscop*. Fourth, édit. London 1868,
p. 180-183 ; où se trouvent résumés les travaux remarquables de W. Smith, de
Sollitt, etc., avec les indications bibliographiques qui s'y rapportent.

test-objet n'a plus de valeur pour les objectifs à immersion. (H. Frey.)

En examinant d'abord attentivement le test du *Pleurosigma angulatum* avec des objectifs faibles, on le trouve uni et sans stries. Mais si l'on prend ensuite l'éclairage oblique, des objectifs plus puissants, il arrive un moment où l'on voit briller un système de lignes dont les unes se croisent transversalement sur l'enveloppe, tandis que d'autres ont une direction oblique. Parmi ces lignes, les unes apparaîtront quelquefois plus nettement que les autres, suivant la façon dont la lumière oblique traversera l'enveloppe.

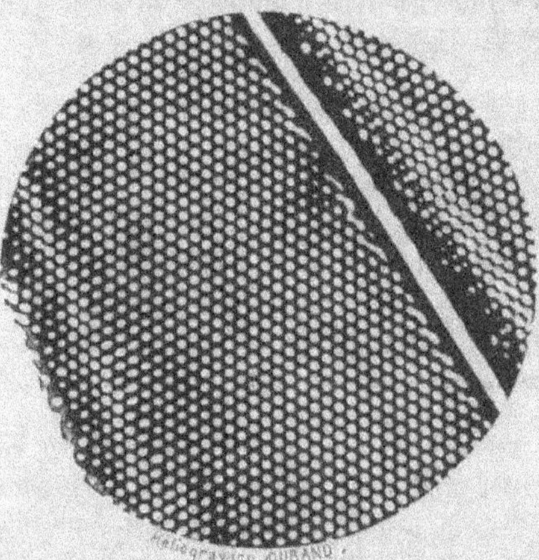


Fig. 152. — Surface du *Pleurosigma angulatum.*

Enfin, en continuant les recherches, elles se dessinent d'une manière très-prononcée, et, avec des conditions favorables d'éclairage, on parvient à les voir toutes les trois (les deux obliques se coupant à angles d'environ 60°, en même temps et avec une extrême netteté).

Mais si l'on emploie l'éclairage central et un objectif à immersion, on voit que les lignes qui forment de petits espaces paraissant hexagonaux, élégants et fort resserrés, sont en réalité des points parfaitement ronds, ainsi que l'a démontré depuis très-longtemps Nachet, avec un excellent objectif à immersion. Plus récemment, le docteur Woodward, chirurgien-major de l'armée des États-Unis, en a obtenu une photographie (dont la copie héliographique est ci-jointe, fig. 152), qui ne laisse aucun doute à cet égard[1].

[1] Ajoutons ici à ce que nous avons dit page 507, qu'en Angleterre : Delves, Wenham, Maddox, etc., se sont appliqués à obtenir des épreuves d'objets microscopiques divers. Quelques-unes sont remarquablement belles. En Amérique, le major Woodward a dirigé l'exécution d'un Atlas photographique représentant des éléments anatomiques, des tissus et autres objets microscopiques, tels que des Diatomées, dont diverses épreuves, entre autres celle du *Pleurosigma*, sont très-belles. (Voy. J.-J. Woodward, *Rapport au chirurgien général des armées des États-Unis, sur la lumière au magnésium et la lumière électrique appliquées à la photo-micrographie.* Washington, in-4°; avec atlas, 1869 et 1870.)

Ces points se montrent tantôt sombres, avec des contours clairs ;
tantôt clairs, avec des contours sombres, selon la nature des changements qu'on fait éprouver à la distance focale. Ici se présente une
question difficile et qui n'a pas encore été tranchée avec une entière
certitude : les petits espaces ou les aréoles sont-ils concaves et
leurs contours en relief ; ou bien, au contraire, les bords forment-ils
des sillons et les espaces des saillies ? Des observateurs distingués
ont soutenu les deux propositions. Frey regarde la dépression
comme probable. Récemment, M. Schultze a émis la même opinion,
à l'occasion de certaines règles établies par Welcker ; mais cette opinion est très-nettement
battue en brèche par une
remarquable photogra-
phie faite par Lacker-
bauer en 1865, avec un
objectif n° 7 à immersion
de Nachet. Cette photo-
graphie, dont j'ai fait reproduire une partie par la
gravure héliographique,
afin qu'elle soit aussi fidèle que possible, mon-
tre (fig. 155) les points
(mal définis ici par quelques accidents de l'hé-
liographie) mais possé-
dant tous un ponctule

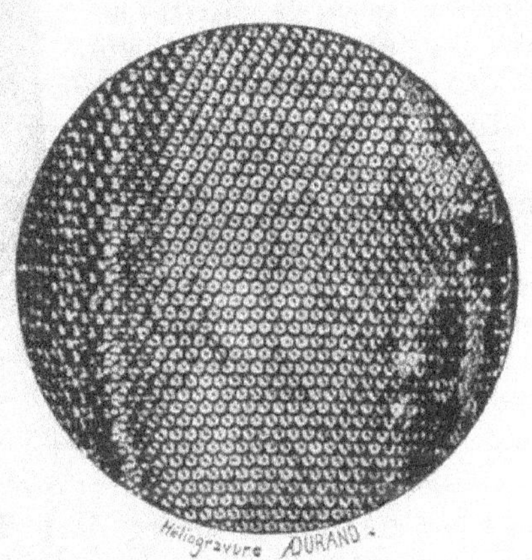


Fig. 155.— Surface du *Pleurosigma angulatum* avec
les foyers de ses protubérances.

noir bien accentué au milieu ; or, cette photographie ayant été obtenue par un accident de mise au point de telle sorte que la surface
du *Pleurosigma* était un peu trop éloignée de l'objectif, il en résulte que ces points noirs sont les images des foyers formés par
chaque prétendu *alvéole*; on doit dès lors les regarder comme des
verrues transparentes ou des protubérances hémisphériques.

Ces protubérances sont amplifiées ici environ trois mille fois. En
examinant cette épreuve quand elle est tirée sur verre albuminé,
on ne sait ce qu'on doit le plus admirer, de l'excellence de l'objectif
ou de l'habileté de Lackerbauer.

Un bon objectif, qui grossit de cent à deux cents fois, doit laisser
voir clairement, avec un éclairage oblique, les trois combinaisons
de lignes. Quand on se trouve dans l'impossibilité d'obtenir un éclai-

rage oblique, on peut remédier à cet inconvénient au moyen d'un condenseur dont on obscurcit le milieu. Un éclairage oblique et une platine tournante permettant d'en suivre les effets, offrent de grands avantages. Un système à immersion fait voir très-nettement, avec un éclairage central, et même avec un jour défavorable, les espaces en question du *Pleurosigma*.

Le *Pleurosigma formosum*, dont une partie, vue dans la lumière oblique, est représentée (fig. 154) d'après une photographie du docteur Maddox, est un bon test pour étudier la valeur des objectifs faibles. C'est une des carapaces siliceuses sur lesquelles on voit le mieux la réalité des protubérances se projetant en série de petites demi-perles.

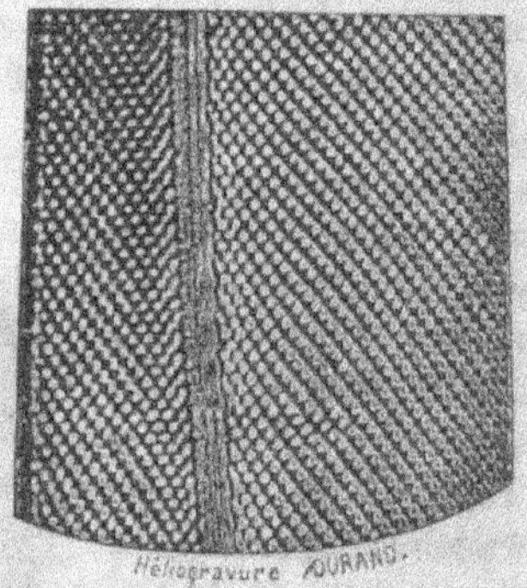


Fig. 154. — *Pleurosigma formosum.*

Il est beaucoup plus difficile de parvenir à bien voir, et cela seulement à l'aide d'un éclairage oblique convenable et avec un objectif à correction, les autres test-objets, tels que le *Nitzschia sigmoidea*, le *Surirella gemma* et le *Grammatophora subtilissima*. Le premier est le plus facile, et les deux derniers servent à éprouver les meilleurs et les plus puissants objectifs à immersion.

La *Nitzschia sigmoidea* montre avec un éclairage oblique, sur l'écaille longue et étroite un système de lignes transversales très-fines et très-serrées. Les préparations de *Nitzschia sigmoidea* de M. Bourgogne sont faites à sec.

Le *Surirella gemma*, vu par sa surface large, est un corps plat et ovale présentant des lignes saillantes, transversales, se dirigeant parallèlement de haut en bas. On aperçoit entre celles-ci, d'une manière nette et avec facilité, un système de lignes transversales très-fines.

Ces dernières lignes transversales, coupant les autres à angles droits, font du *Surirella gemma* un très-bon test-objet. Il faut notamment qu'on voie apparaître des lignes parallèles entièrement courbes, d'une extrême finesse, donnant à l'ensemble l'aspect de la texture d'une corbeille. (Frey.) La préparation de cette diatomée est de M. Bourgogne; elle est faite à sec. Avec une lumière extrêmement oblique et très-vigoureuse, on peut constater que ces deux systèmes de lignes sont dus en réalité à l'existence d'une série de points ovoïdes fortement serrés dans le sens de leur petit axe, en lesquels on les résout ainsi et dont l'isolement est assez difficile à saisir. Ils se manifestent plus particulièrement par l'apparence de lignes obliques ondulées.

Les *Grammatophora subtilissima* sont des diatomées qui présentent sur leurs bords des lignes longitudinales et transversales. Ce sont ces dernières qui sont très-difficiles à voir et elles exigent un objectif parfait. Elles sont préparées par M. Bourgogne dans la térébenthine du Canada.

La *Navicula affinis* connue sous le nom de *test d'Amici* a été employée, d'après le professeur van Heurck, à l'exposition de Londres de 1862, pour juger les microscopes. Ce test est d'une étude plus difficile que celle du *Surirella gemma*. Cette diatomée, préparée par M. Bourgogne, présente, sur la ligne médiane, une raie large et profonde interrompue au centre de la carapace. Parallèlement à la raie médiane, il y a des lignes longitudinales fortement marquées et visibles même à l'éclairage central. Mais transversalement aux premières se montrent des lignes très-serrées et d'une ténuité extrême : ce sont ces dernières qui font que la *Navicula affinis* est un test-objet d'une grande valeur ; leur examen exige la lumière oblique et un éclairage modéré d'une façon convenable.

D'après Frey, la *Navicula Amicii* montre des lignes longitudinales, un peu sinueuses, qui se distinguent sans trop de peine avec un éclairage oblique et à l'aide d'un bon système à immersion. Elles sont distantes les unes des autres de $0^{mm},0054$ à $0^{mm},0056$. Les lignes transversales des exemplaires placés dans le baume du Canada, sont beaucoup plus rapprochées et d'une extrême finesse. Il faut absolument un éclairage très-oblique et une correction de la plus grande exactitude pour résoudre ces dernières stries.

679. On peut reprocher, aux test-objets d'origine organique, de n'être pas semblables, et de n'offrir, entre eux, qu'une grande analogie sans similitude absolue. Nobert fabriquait il y a vingt ans environ des plaques à groupes de lignes parallèles, dont l'écartement allait en diminuant, contenaient dix groupes. L'écartement des lignes du premier groupe était de $^1/_{1000}'''$, celui du dernier, de $^1/_{4000}'''$. Nobert a construit, plus tard, des plaques qui ont quinze groupes, et d'autres en dernier lieu, qui en possèdent trente. Ces dernières plaques, admirables au point de vue de l'art, coûtent 112 fr. 50 c. Harting a

fait connaître l'écartement des lignes dans les différents groupes.

<pre>
1er Groupe  0,001000 de ligne de Paris.
 5e    —    0,000550        —
10e    —    0,005275        —
15e    —    0,000200        —
20e    —    0,000167        —
25e    —    0,000143        —
30e    —    0,000125        —
</pre>

L'espace d'un millimètre, dans le premier groupe, contient 443 lignes ; dans le quinzième, 2,215, et dans le trentième, 5,544. L'art a ainsi créé des stries aussi fines que celles des diatomées. Mais ces groupes ont aussi l'inconvénient de ne pas pouvoir être identiques. La qualité différente du verre, et, d'un autre côté, la pression, plus ou moins forte, de la pointe du diamant qui trace les lignes, doivent nécessairement déterminer des différences. Les appréciations sur la résolution des derniers groupes sont encore très-partagées ; il en est de même de la question, non encore tranchée, de savoir où s'arrête la vision nette avec nos microscopes actuels. Ces tests de Nobert sont une merveille de la mécanique, mais ils ne serviront jamais, ainsi qu'on le voit, à caractériser un bon objectif. Comme ils ne peuvent être étudiés que dans la lumière très-oblique, et que rien ne prouve moins la qualité réelle d'un système optique que cet essai, il faudra toujours en revenir à un test-objet plus normal, le *Pleurosigma*, par exemple[1].

680. En résumé, les test-objets décrits ci-dessus ne peuvent donner, ainsi que l'a fait remarquer très-judicieusement le professeur Carpenter, que la notion exacte de deux des qualités requises à tout objectif. Ces deux qualités sont la *définition* et le *pouvoir résolvant* ou *séparateur*. (Voy. p. 178 et 180.)

C'est surtout à cette dernière qualité que se rapportera l'action de tous les test-objets que nous avons décrits ; car presque tous étant formés de surfaces striées ou ponctuées, c'est l'angle d'ouverture qui déterminera leur visibilité. (Voy. p. 182.) En fait, il n'y a que la comparaison qui puisse donner la véritable valeur des objectifs, si on prend pour type les objets ordinaires, et c'est là ce qu'il importe d'étudier. Il ne faut certainement pas négliger d'appeler l'attention des constructeurs sur cette qualité ; mais comme

---

[1] Voyez aussi sur le remplacement des test-objets par des mesures dioptriques, le traité de Harting : *Das Mikroskop*. 1867. 2e édit., t. I, chap. ix, *Dioptrische Bildchen als Prüfungsobjecte.*

on a souvent vu des objectifs capables de résoudre des tests très-fins ne pouvoir servir utilement dans des travaux de recherches scientifiques, il est nécessaire de ne pas attacher une trop grande importance aux test-objets qui, pour être résolus, ont besoin d'être étudiés à l'aide de la lumière oblique.

D'un autre côté, il n'y a guère que ceux-ci dont l'analyse soit assez difficile pour servir à donner des caractères distinctifs du premier coup. De sorte que ce sera toujours une question d'aptitude personnelle, que celle qui consiste à juger la valeur des objectifs d'après l'examen des objets courants. Cependant, on peut dire que pour les objectifs moyens, les écailles de papillon, de Podura, les leucocytes, etc., seront préférés pour arriver à juger de leur valeur respective, au point de vue de la définition de ces corps avec tel ou tel de ces objectifs.

Après quelques essais, on arrivera à se former une opinion bien fondée sur ses qualités. Pour les objectifs forts, les écailles de *Podura plumbea*, les points du *Pleurosigma angulatum* qu'on doit voir dans la lumière directe serviront à montrer exactement la valeur de l'angle d'ouverture. Si le pouvoir résolvant, associé à la définition parfaite que doit posséder un tel objectif, sont suffisants, l'examen dans la lumière oblique achèvera alors de convaincre l'observateur de la valeur optique de son objectif, mais il faut remarquer que, dans ce cas, l'habileté déployée dans la disposition de la lumière transmise, est pour beaucoup. Aussi, quand on ne réussira pas à faire ressortir certains détails, il faudra examiner encore si cela dépend de pratiques imparfaites à cet égard ou de la médiocre qualité de l'objectif

# TROISIÈME ET DERNIÈRE PARTIE

## DES APPLICATIONS DU MICROSCOPE AUX ÉTUDES ANATOMIQUES
### PHYSIOLOGIQUES, MÉDICALES, ZOOLOGIQUES
### BOTANIQUES, CHIMIQUES ET A L'ÉCONOMIE AGRICOLE

681. La dernière partie de cet ouvrage est consacrée à l'exposé des indications nécessaires pour arriver à préparer, observer et conserver en collections chacune des principales sortes d'objets organiques ou inorganiques indiquées par son titre, et auxquelles la *seconde partie* n'a dû faire que des allusions générales.

682. Les commençants peuvent avoir besoin de se laisser guider dans leurs premiers essais à cet égard, par l'examen de préparations toutes faites; parmi celles-ci, même, il en est qu'il vaut mieux se procurer dans cet état que de les faire (voy. p. 345); enfin, il en est toujours que l'on a besoin d'acquérir pour compléter une collection, quelque riche qu'elle soit déjà. Il n'est, par conséquent, pas inutile de noter ici quelles sont les principales collections connues, et celles dont on peut acheter quelques préparations.

Parmi ces dernières, j'ai déjà cité celles de MM. Bourgogne père, et Bourgogne fils, à Paris[1], qui portent sur la plupart des objets microscopiques animaux, végétaux et inorganiques.

On peut se procurer des préparations de tissus injectés, chez MM. Nachet et fils. Elles viennent surtout de quelques laboratoires allemands et des préparateurs anglais. La plupart des constructeurs de Londres tiennent en dépôt des injections et d'autres préparations venant des préparateurs anglais et autres, qu'on peut acheter chez

---

[1] Voir pour l'énumération des espèces de préparations livrées par ces artistes, Ch. Robin, *Mémoire sur les objets qui peuvent être conservés en préparations microscopiques, transparentes et opaques.* Paris, 1856 in-8°. Voy. aussi plus haut, p. 387.

eux; tels sont Smith, Beck and Beck (51, Cornhill), Norman (14, Fountain place, City road), Tennant (149, Strand), Pillischer (New-Bond street, 88), Stevens (24, Bloomsburg street), Topping (4, New-Winchester street, Pentonville-Hill), etc. Les constructeurs de Vienne en fournissent venant du laboratoire de Hyrtl. A Würzburg, on peut en acheter chez Herbst et Schöpf, surtout pour toutes les parties dures des vertébrés et des invertébrés; à Magdebourg, chez Schäffer et C<sup>ie</sup>; près de Berne, on en achète à l'Institut microscopique de Wabern; à Bologne, chez le professeur Richiardi, des injections surtout, ainsi que chez le professeur Schröne, à Naples; à Anvers, on peut se procurer des tissus et des organes végétaux, chez M. le professeur H. van Heurck; des diatomées, chez J. D. Möller, à Wedel (Holstein).

Les plus belles collections publiques et privées se trouvent certainement en Angleterre. Il faut citer, en premier lieu, la collection du Collège des chirurgiens, qui renferme des tissus animaux et végétaux, des animaux et des plantes microscopiques, vivants ou fossiles, de tous les groupes, dont beaucoup ont été préparés par Quekett. Le Muséum d'histoire naturelle de Paris, commence à avoir une collection de cet ordre assez recommandable. On cite également la collection de l'Institut microscopique de Würzburg, due surtout à Kölliker, H. Müller et Förster, et celles des universités de Munich, d'Édimbourg, d'Utrecht, de Stockholm et d'Upsal.

Parmi les collections particulières qui renferment surtout de belles injections, il faut citer celles de Hyrtl, à Vienne, de Thiersch, à Leipzig, de Kollmann, à Munich, de Gerlach, à Erlangen, de Frey, à Zurich, de His, à Bâle, de Beale, à Londres, etc. Parmi celles qui renferment surtout des tissus squelettiques et dentaires d'animaux vivants et fossiles les plus variés, il faut citer en premier lieu celle de Carpenter, à Londres, devenue, par la générosité de ce savant, la source de divers travaux sur l'histologie comparative des os, des dents, etc., puis celles de Williamson, à Manchester, de Tomes, à Londres, de Hannover, à Copenhague, de Reissner, à Dorpat. Les principales collections de pièces sur le système nerveux, sont celles de Lenhossek, de Meynert, à Vienne, de Lockhart-Clarke, de Beale, à Londres, de Deane, en Amérique, de Stilling, à Cassel, de Jacubowitsch, d'Owsjannikow, à Saint-Pétersbourg, d'Ivanoff, à Kiev, de Goll, à Zurich.

Parmi les collections renfermant des tissus normaux ou morbides divers, on doit citer celle de Harting et de Douders, à Utrecht, de

Beale et de Farre, à Londres, de Leuckart, à Leipzig, de M. Schultze, à Bonn, de la société micrographique de Francfort, celle d'Ordoñez, que possède aujourd'hui le docteur Péan, à Paris, etc. M. le professeur Areschoug, à Upsal, possède une des plus riches et des plus intéressantes collections de préparations relatives à l'anatomie et à la physiologie des plantes.

# PREMIÈRE SECTION

### DES APPLICATIONS DU MICROSCOPE A L'ANATOMIE, A LA PHYSIOLOGIE ET A LA PATHOLOGIE MÉDICO-CHIRURGICALE.

683. Le microscope, on ne saurait trop insister sur ce point, n'est pas, pour le biologiste et le médecin, un instrument dont, suivant sa volonté, il peut indifféremment ou se servir ou se passer. C'est un instrument dont l'emploi est parfaitement déterminé. Il est destiné à nous faire connaître un ensemble considérable de parties appartenant aux êtres organisés; parties dont l'étude ne peut être faite ni à l'œil nu, ni à l'aide d'un autre instrument.

Il est indispensable au zoologiste pour l'observation des animaux et de leurs organes de petit volume; à l'anatomiste pour l'étude des éléments anatomiques, des tissus et la texture de ceux-ci; pour observer les organes si petits que leur anatomie descriptive ne peut être faite à l'œil nu, etc.

En physiologie, un nombre considérable de phénomènes, se passant dans des organes d'un très-petit volume, ou chez des êtres transparents ou invisibles à l'œil nu, exigent l'emploi du microscope. Tels sont les phénomènes du cours du sang dans les capillaires, les mouvements des cils vibratiles, la contraction des fibres musculaires, etc.

Dans cette série si étendue d'objets à observer, il y en a un grand nombre de remarquables par leur forme, leurs couleurs, etc. Mais pour nous ce ne sont pas là des objets de simple curiosité, nous avons en vue leur rôle dans tel ou tel appareil, dans tel ou tel ordre de fonctions. C'est pourquoi nous devons les étudier avec ordre.

En pathologie, l'emploi du microscope est indispensable pour l'examen des altérations de toutes les parties envisagées précédemment à l'état normal. Mais il n'a d'utilité réelle et durable qu'autant que la disposition des organes à l'état normal est déjà bien connue, autrement il conduit inévitablement à des déductions erronées ou illusoires.

Une fois des connaissances positives acquises à l'aide de cet instrument, les applications relatives à la pratique de l'art médical se
présentent en grand nombre. Mais il est difficile parfois de dire d'avance d'une manière précise aux praticiens de quelle nature peuvent être ces applications, car elles varient à l'infini, suivant la sagacité de chacun.

# CHAPITRE PREMIER

### Données communes à l'emploi du microscope en anatomie normale et pathologiques.

684. Nous ne nous arrêterons pas à combattre ceux qui nient
l'utilité de l'emploi du microscope en médecine ou se vantent de
ne pas croire aux résultats qu'il donne, chacun devant rester libre
d'essayer de justifier à sa guise les motifs de son ignorance ou de
sa paresse. Toutes les fois, du reste, que quelque procédé nouveau
est mis en usage, on se contente d'abord de nier les résultats, auxquels il conduit, puis on cherche à montrer qu'il n'a rien de fort
utile ou que depuis longtemps il était connu ; on le fait sans songer
que toute découverte réelle vient, suivant sa nature, ou renverser
ou modifier plus ou moins les théories existantes sur lesquelles
s'appuyent les pratiques de l'art.

Tous les anatomistes qui ont fait des recherches d'anatomie
générale ont remarqué depuis longtemps que les figures et les descriptions des mêmes objets, faites à l'aide du microscope dans les
mêmes conditions, depuis Leeuwenhoeck jusqu'à nos jours, sont
toutes semblables, à part les différences du grossissement employé.
Il n'y a des dissidences que parmi les théories fondées sur ces observations ou entre les hypothèses à l'aide desquelles on a cherché à les
interpréter ; hypothèses qui varient nécessairement suivant la généralité ou la spécialité des connaissances de leurs auteurs, la manière dont ils subordonnent leur imagination à l'expérience, etc.
(Voy. sur ce sujet la *préface* du *Programme du cours d'histologie*,
par Ch. Robin. 2ᵉ édition 1870.)

### ART. I. — DES CONDITIONS A REMPLIR POUR EMPLOYER LE MICROSCOPE EN ANATOMIE NORMALE ET PATHOLOGIQUE.

865. Il ne faudrait pas croire que le microscope peut donner brutalement la solution de toute question de structure, comme par exemple celle de savoir si tel fragment de tissu est ou n'est pas une muqueuse ou un produit morbide, sans avoir préalablement étudié avec soin ce qui caractérise ces tissus. A cet égard, bien des médecins oublient trop que l'anatomie normale est un sujet très-complexe, que sans elle l'anatomie pathologique bien plus complexe encore est impossible, et ils prennent en quelque sorte le microscope pour un instrument de divination.

Or il faut avant tout pouvoir constater non-seulement la présence des éléments caractéristiques de chaque tissu, mais encore leur arrangement réciproque qui a quelque chose de spécial pour chacun d'eux, et dont la comparaison avec la texture des autres tissus doit toujours être faite par l'anatomiste ; comparaison qui le guide dans les cas difficiles, où il s'agit de tissus différents formés par les mêmes éléments anatomiques. On peut dire en effet, sans exagération, que toute observation n'a de valeur que par quelque autre de celles qui l'ont précédée portant sur des objets analogues plutôt que par elle-même, ce qui fait que ces difficultés diminuent ici à mesure qu'on multiplie les observations.

Il n'est, en effet, rien de plus varié que les nombreux aspects que peut prendre un même tissu sous des influences peu différentes au fond, mais pouvant présenter des degrés très-divers dont chacun est la cause de quelque différence d'aspect. Ainsi, par exemple, la seule différence de vascularité d'une partie, sans qu'interviennent des changements dans les autres éléments, peut déjà modifier à elle seule à l'infini l'aspect d'un organe membraneux ou autre.

Il ne faudrait pas croire non plus que, dès qu'on possède un microscope, on peut arriver immédiatement à voir tout ce qui a été décrit à son aide, et reconnaître aussitôt les analogies et les différences établies entre divers corps.

Il est un des caractères anatomiques qu'on ne distingue et auxquels on ne donne l'importance qu'ils méritent, qu'après avoir fait l'étude d'un grand nombre d'éléments ou de tissus, ordinairement moins complexes que les autres, montrant en quelque sorte leurs caractères fondamentaux sous une forme plus simple et plus facile à saisir.

C'est ce qu'on peut appeler les conditions anatomiques, qu'il faut préalablement remplir avant d'arriver à pouvoir appliquer le microscope à des recherches scientifiques ou à la pratique.

Les instruments des anciens étant très-imparfaits, leurs descriptions sont plutôt incomplètes, qu'erronées, et demandent à être refaites. Quant aux conditions anatomiques, ils les remplissaient presque toujours ; car l'imperfection même de leurs microscopes les obligeait à examiner d'abord les tissus végétaux, les champignons microscopiques, les animaux infusoires les plus gros, les articulés ou les vers de petit volume, etc., avant d'observer les tissus animaux proprement dits. Les erreurs commises par les modernes sont bien des erreurs, car elles tiennent généralement à ce que les instruments actuellement employés permettent d'aborder directement l'étude des tissus animaux les plus compliqués avant qu'on ait acquis les connaissances préalables nécessaires pour en déterminer exactement la nature et pour les bien décrire.

Nous savons déjà qu'il faut aussi observer en commençant, les grains de pollen, les poils du duvet de beaucoup de végétaux, les filaments et les spores des moisissures, des algues microscopiques, etc., se rencontrant dans les poussières, ou se développant dans les liquides qu'on veut étudier surtout lorsqu'ils sont albumineux. De plus, à chaque instant, dans la pratique, on est appelé à observer les mucus, les diverses déjections, etc. Or, dans un grand nombre de circonstances, ces liquides renferment des détritus des végétaux qui ont servi d'aliments dont il faut déterminer la nature ; car, dans quelques cas, ils ont été décrits comme produits caractéristiques de certaines affections. Il faut, par conséquent, apprendre à reconnaître les trachées, les vaisseaux ponctués, les vaisseaux rayés, les clostres, et surtout les cellules du parenchyme des plantes et des fruits alimentaires, ainsi que leurs épidermes qui résistent le mieux à l'action de l'intestin, et sont rejetés en conservant presque tous leurs caractères distinctifs.

686. Mais ce n'est pas seulement sous ces divers points de vue que l'anatomie générale des animaux doit être précédée de l'étude de l'anatomie générale des plantes. On sait que les analogies réelles entre les végétaux et les animaux se trouvent dans les éléments anatomiques des uns et des autres, au moins dans une période de leur existence, sous le point de vue de leur génération et de leur nutrition, et qu'ils commencent à différer sous le point de vue de leur fin. Aussi n'est-il pas possible d'aborder les questions

du développement des tissus animaux, sans connaître celui des parties élémentaires dans les plantes.

Bien plus, les analogies d'organisation des uns et des autres sont incontestables, et c'est à juste titre qu'on a donné le nom de *cellules* aux éléments anatomiques des tissus animaux, nom tiré de ce que dans les plantes les parties correspondantes sont de vraies cellules, c'est-à-dire des vésicules pourvues d'une paroi bien distincte et d'un contenu qui a une composition différente de l'enveloppe ; or chez les animaux les éléments sont rarement des cellules proprement dites ; mais bien que le plus souvent ce soient des masses d'une substance homogène parsemée de granulations, les points de ressemblance portant sur les caractères fondamentaux n'en restent pas moins saisissables.

687. On cherche toujours à trouver dans les livres, traitant du sujet dont on s'occupe, la solution immédiate d'un grand nombre de questions, très-souvent mal posées, qu'on se fait à la vue de chaque objet, de manière à apprendre de suite ce qui ne peut être donné que par l'expérience et le temps. Or la plus grande difficulté, ce qui met le plus dans l'indécision pendant les observations microscopiques, c'est de savoir ce que l'on a sous les yeux, à quoi est dû tel aspect, si c'est là une chose différente ou non de celles qu'on a déjà vues. Ce sont ici autant de problèmes qu'on ne peut résoudre que par la comparaison, c'est-à-dire lorsqu'on est arrivé à connaître déjà assez bien un grand nombre de choses analogues pour constater leurs différences ou leurs ressemblances avec celles qu'on étudie. Aussi, encore une fois, ne voit-on disparaître cette incertitude que peu à peu, à mesure qu'on observe, et surtout qu'on dessine un plus grand nombre d'objets.

On reconnaît ainsi qu'il n'y a que le temps employé à chaque observation pour étudier la forme, le volume [1], les variétés, etc., des

---

[1] Au lieu de prendre le millimètre pour unité de mesure des objets microscopiques, comme on le fait en France, ou la ligne comme on l'a fait longtemps en Allemagne et en Angleterre, quelques auteurs ont adopté une nouvelle unité de mensuration le *millième de millimètre* qu'ils ont désigné sous le nom de *micromillimètre* ou par abréviation *micra* ou simplement $\mu$ ; ainsi ont fait Listing, Vogel, Kölliker, Nägeli et Schwendener. Un *micra* est donc égal à $0^{mm},001$ ; 10 micra $= 0^{mm},01$ ; 1,5 micra $= 0^{mm},0015$ ; 0,1 micra $= 0^{mm},0001$. En d'autres termes, ce que, d'après le système métrique, nous écrivons logiquement, $0^{mm},001$ ; $0^{mm},010$ ; $0^{mm},100$ ou $0^{mm},5$, ces auteurs l'écrivent 1 micra, 10 micra, 100 micra, 500 micra, et ainsi des autres. D'après eux on éviterait ainsi les erreurs d'appréciation ou de typographie liées à la présence d'un grand nombre de zéros. Un peu d'expé-

éléments fondamentaux et accessoires de chaque tissu, puis la comparaison de ce qu'on voit avec ce qu'on a déjà vu qui donne un peu d'assurance au jugement. Quant aux livres, ils ne servent qu'à montrer si on a bien observé, si les descriptions qu'ils nous donnent coïncident avec ce qu'on a sous les yeux, et à faire tenir compte de beaucoup de détails qui, au premier abord, ne frappent pas et qu'on laisserait échapper. Mais c'est la nécessité de donner au début toujours plusieurs heures à chaque observation pour la rendre aussi complète que possible, qui fait trouver ce qui ne peut que rarement être dans un livre, c'est-à-dire ce qui ne peut s'apprendre que par l'expérience, que par de nombreuses *écoles*, ainsi qu'on le dit vulgairement avec beaucoup de raison, que par une mise en rapport incessamment répétée de chacun avec les diverses formes de la matière organisée.

Ce n'est pas du premier jour, en effet, qu'on arrive à saisir, soit les caractères fournis par l'aspect général des éléments anatomiques qu'on a sous les yeux, soit les caractères distinctifs tirés de la forme, de la structure, etc., de ces objets infiniment petits et si différents de ceux qui frappent ordinairement nos yeux. Il faut observer longtemps avant de se bien pénétrer de la valeur des différences d'une petite dimension absolue, mais constantes et réellement grandes, l'une par rapport à l'autre, que présentent les éléments anatomiques, les tissus et même les organes comparés d'une période à l'autre de leur évolution à compter de l'époque de leur apparition embryogénique.

ART. II. — SUR QUELQUES DONNÉES COMMUNES A L'EXAMEN DES LIQUIDES ET DES SOLIDES EN ANATOMIE, EN PHYSIOLOGIE ET EN PATHOLOGIE.

688. Il est de toute nécessité, pour se faire une idée exacte de la constitution des éléments anatomiques, des humeurs et des tissus, de toujours examiner les mêmes parties, éléments et tissus, frais et durcis comparativement. En outre, les préparations destinées à

rience montre aisément à tous ceux qui sont familiers avec le système métrique, que les avantages que l'on croit introduire à cet égard par ce changement d'unité sont purement illusoires, car, au point de vue typographique comme au point de vue de la sûre et rapide appréciation des valeurs, il y a au moins autant de difficultés à vaincre en écrivant 25 micra, 5 micra ou 0,5 micra et ainsi des autres, qu'en disant $0^{mm},025$; $0^{mm},005$ ou $0^{mm},0005$, etc.; sans parler des exemples contradictoires donnés par quelques-uns des auteurs qui ont adopté cette manière de faire quand, dans une même page, ils écrivent aussi bien $0^{mm},45$ que 450 μ.

l'observation des éléments anatomiques doivent en général être faites par dilacération ou par d'autres procédés permettant d'isoler ceux-ci, puis être examinées sous un fort grossissement. Souvent elles présentent des parties dans lesquelles on peut de plus, en même temps, voir leur texture, leur arrangement réciproque dans le tissu dont on les a tirées. Celles au contraire qui sont spécialement destinées à l'observation de cette texture, à l'étude du tissu, en d'autres termes, doivent être faites surtout sous forme de coupes minces, ne pouvant le plus souvent être vues que sous un faible grossissement, ne permettant de bien voir que les groupes d'éléments ou la place occupée par tel ou tel de ceux-ci, et non de discerner les caractères distinctifs de ces derniers. On ne saurait croire combien est grand le nombre des erreurs qui ont été commises, surtout en anatomie pathologique, par ceux qui ont voulu déterminer la nature des éléments anatomiques et de leurs modifications morbides à l'aide des préparations et des grossissements qui ne peuvent montrer que le groupement de ces particules dans les tissus et non leurs attributs essentiels.

Rien n'est plus important scientifiquement que d'étudier d'abord et séparément les éléments anatomiques au point de vue de leur *structure* et autres caractères spécifiques, puis les fluides dans lesquels ils sont en suspension, s'il s'agit des humeurs, et enfin les tissus, c'est-à-dire l'arrangement réciproque de ces éléments ou *texture* dans ces parties constituantes complexes de l'économie. Mais, dans la pratique, il est rare qu'on n'ait pas, dans une même préparation, plusieurs ordres de parties microscopiques à la fois, les unes simples, les autres complexes, qu'il faut s'habituer à distinguer les unes des autres. D'autre part, c'est nécessairement dans ces parties complexes qu'il faut observer celles qui sont élémentaires.

689. C'est surtout dans les humeurs de l'économie où ces éléments se trouvent naturellement isolés, que les débutants devront les rechercher pour s'en faire une idée nette. C'est aussi par l'examen de ces fluides faciles à préparer, qu'ils feront bien de commencer à s'habituer au maniement du microscope et de ses principaux accessoires, mais en se rappelant toujours que, dans l'étude des liquides, le microscope ne sert qu'à l'observation des solides tenus en suspension, arrivés à telle ou telle phase de leur évolution, soit normale, soit morbide, la partie fluide étant par elle-même invisible.

Comparer un même liquide pris à l'état frais et à diverses

phases de ses altérations naturelles après son issue de l'économie, est chose indispensable pour pouvoir faire des applications du microscope, non-seulement à la médecine humaine et vétérinaire, mais encore à l'histoire naturelle, etc.

On suivra, à l'aide d'un grossissement de 500 diamètres au moins, la production graduelle dans la plupart d'entre eux :

1° De fins granules grisâtres à peine perceptibles, doués d'un mouvement brownien très-vif. Là aussi il faut noter le dépôt sur les cellules épithéliales et autres éléments en suspension dans le liquide, de couches uniformes de granules d'un aspect analogue à

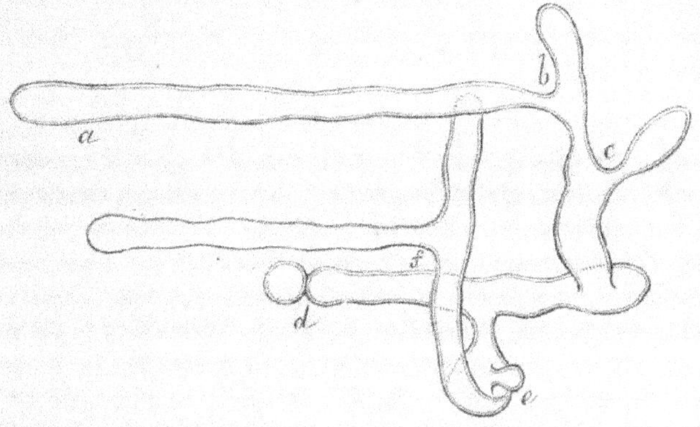

Fig. 155. — Filaments de mycélium (*a f*) d'espèce indéterminée (*Leptomitus?*), tels qu'on en trouve souvent dans diverses urines commençant à s'altérer. Grossissement de 500 diamètres. (*b c*), Rameau se développant ; (*d e*), Spores se formant.

celui des précédents (*Micrococcus*, etc.), tous contigus et couvrant la surface de ces éléments.

2° De *Vibrions* et de *Spirillum* souvent très-courts, non plus oscillants sur place plus ou moins vite, mais doués d'un mouvement de translation des plus rapides, surtout dans les humeurs très-fluides, comme l'urine en voie d'altération ammoniacale et déterminant par suite un déplacement des éléments beaucoup plus gros qu'eux quand il y en a, tels que les hématies, les leucocytes, etc.

3° De *Leptothrix* qui, d'abord et pendant plusieurs jours, ont la forme dite de *Bactéries*, et qui ne sont pas doués d'un mouvement propre de translation, bien que les plus petites montrent le mouvement brownien.

4° De *Torula* ou *Cryptococcus cerevisiæ* dans les liquides sucrés, tels que l'urine diabétique, etc., de *Leptomitus* (fig. 155), de *Peni-*

*cillium* et autres champignons à l'état de mycéliums variés ou fructifiés dans les liquides naturellement acides ou le devenant (urines, mucus d'origines diverses s'altérant à l'air, etc.).

5° Dans quelques liquides, il se produit, mais après plusieurs jours ou même plusieurs semaines, des *Monas* ou des infusoires voisins.

ART. III. — SUR LA MYÉLINE, LE SARCODE ET LES MOUVEMENTS AMIBOÏDES DES ÉLÉMENTS ANATOMIQUES.

690. Parmi les données avec lesquelles tout observateur au microscope doit se familiariser, avant de se livrer à des recherches anatomiques et surtout physiologiques, il faut ranger celles dont traite cet article.

### De la myéline.

691. Quelques auteurs donnent le nom de *myéline* et considèrent comme étant un principe immédiat tous les mélanges de principes, les uns graisseux, les autres albuminoïdes, etc., fournis par divers éléments anatomiques commençant à s'altérer dès que, sous le microscope, ils prennent la forme de gouttelettes, ayant l'aspect des gouttes que produit la *substance médullaire* du cerveau et des nerfs au contact de l'eau. Or, non-seulement ce ne sont pas là des principes immédiats, mais ce sont des mélanges de principes divers, bien que principalement graisseux, dont l'analogie avec la *myéline nerveuse* (*substance médullaire ou graisseuse des tubes nerveux*) n'a jamais été prouvée par aucune analyse. A plus forte raison, tout contredit scientifiquement l'application du nom de *myéline* qu'ont fait quelques observateurs aux extraits alcooliques ou éthérés de divers tissus et humeurs, sains ou morbides, parce que, au contact de l'eau sous le microscope, ils prennent des formes cylindroïdes, de gouttelettes, etc., ayant quelque analogie de *configuration* avec la substance médullaire des tubes nerveux.

Quoi qu'il en soit, en l'absence d'un extrait albumino-graisseux provenant de quelque analyse du sang, d'un tissu, etc., on procède ainsi qu'il suit pour avoir le mélange dit *myéline* : 30 grammes environ d'alcool rectifié sont versés sur un jaune d'œuf frais ; la masse, agitée et bien liée, est chauffée avec précaution, et au moment où l'ébullition commence, on la jette sur un filtre peu épais ; on laisse évaporer et refroidir la liqueur jaune que donne la filtration, et la masse qui reste est la *myéline*. La moindre parcelle de myéline suffit pour produire dans le champ du microscope, au contact de l'eau qu'on ajoute, une série de phénomènes remarquables. (Drummond, *Monthly Journal*, 1852; Virchow; Montgommery, 1862.)

De tous les bords libres de la masse, on voit sortir des tubes déliés, d'aspect assez analogue à celui des tubes nerveux. Ils semblent constitués par un cylindre central, entouré d'une paroi, dont un léger espace le sépare. Ils s'allongent sans perdre rien de leur diamètre initial, et ils s'étendent hors des limites du champ de vision. Leur flexibilité est extrême; ils se replient en spirale, et quelques-uns, revenant sur eux-mêmes, adossent leur spirale à la spirale première du prolongement qu'ils continuent. Ces expansions conservent leur forme au milieu de l'eau, malgré le pouvoir imbibitif de la substance qui les constitue. Ils n'adhèrent pas l'un à l'autre et restent aussi indépendants que des corpuscules du sang. L'ébranlement de la préparation produit un treillis de tubes très singulier.

Des masses de ce mélange se détachent des globules plus ou moins gros qui en enveloppent d'autres en s'allongeant; puis, en continuant à progresser, ils laissent derrière eux un filament grêle qui s'allonge à mesure que continue cette progression. Il est de ces gouttes qui, par pression réciproque, prennent des formes polyédriques souvent des plus régulières (*cellules artificielles*).

Quand la *myéline* est intimement mêlée à du blanc d'œuf, l'addition d'eau fait paraître, non plus des tubes, mais des globules brillants, sur toute la périphérie de la masse. Ces globules, dont on peut suivre la production, ont à peine atteint la forme sphérique, qu'ils se détachent spontanément et flottent libres dans la préparation. Les formations analogues (avec ou sans granules et corps nucléiformes intérieurs) se succèdent avec rapidité et offrent une grande analogie avec le fait observé sur le cristallin des poissons, etc., qui consiste en une exsudation incessante par ses fibres molles de grands globules hyalins. On ne peut distinguer les globules morphologiquement les uns des autres. Une fois libres, ils ne présentent plus des expansions. Les proportions du mélange de blanc d'œuf et de myéline s'obtiennent après quelques tâtonnements.

Cette marche vers l'individualisation d'une matière amorphe est un fait important que Montgommery rapporte à quelque tendance moléculaire qu'il appelle *crystallising propensity*. Les globules artificiels, avec leur aspect hyalin, méritent suivant lui le nom de cellules. Précipitant l'albumine qu'ils contiennent à l'aide d'une dilution d'acide azotique, on obtient dans ces corpuscules de nombreuses granulations, plus régulières toutefois qu'à l'état normal.

Un mélange de sérum et de *myéline* donne lieu à la formation de globules avec des granules animés d'un mouvement moléculaire énergique. Le nombre des granulations varie de un à trois, quatre et plus encore. Comme pour les corpuscules des leucocytes salivaires, la pression suspend les mouvements ; le mouvement s'arrête spontanément avec la coagulation complète du contenu.

En prenant des sérosités diverses pour les mélanger ainsi à ces *extractifs* albumino-graisseux dits *myéline* on obtient artificiellement des globules offrant des configurations qui diffèrent d'un mélange à l'autre, mais qui offrent des caractères assez constants quand ils se forment dans un mélange de même ordre.

692. Des mouvements analogues amenant des changements de forme incessants, avec production ou non de prolongements périphériques, s'observent sur des corps d'origine organique, mais non organisés, et dans les modifications desquels il est absolument impossible de faire intervenir là contractilité comme cause. Les corps dont je veux parler sont certains de ceux qui proviennent d'éléments anatomiques en voie de destruction, soit morbide, soit cadavérique, et qui réfractent ou non la lumière à la manière des corps gras. (Voy. Ch. Robin, *Mémoires de l'Académie de médecine*. Paris, 1859, in-4°, t. XXIX, p. 248.) Ce sont encore les gouttes de la substance médullaire ou *myéline* des tubes nerveux centraux ou périphériques, soit frais, soit déjà modifiés cadavériquement. Ce sont surtout les corps gras, chimiquement extraits du sang ou de divers tissus, qui mélangés à l'eau ou à des substances albuminoïdes, et qui n'étant pas encore assez purs pour cristalliser, prennent sous le microscope des dispositions analogues à celle que montre la *myéline* proprement dite séparée des cylindres-axes.

Des amas de ces *extraits*, on voit aussi sortir et s'allonger sous les yeux de l'observateur des filaments d'aspect tubuleux, prenant des dispositions rectilignes, coudées, onduleuses ou spiroïdes, analogues à celles de divers éléments anatomiques ; parfois l'extrémité de certains de ces tubes se resserre, devient moniliforme, et les resserrements vont jusqu'à produire une scission avec séparation complète d'un globe creux, comme dans le cas de production des spores à l'extrémité des cellules tubuleuses de divers champignons oïdiés, etc.

Lorsque ce sont des gouttes sphériques ou à contour sinueux qui se sont formées, on peut les voir sous le microscope non pas s'infléchir dans un sens et dans l'autre, comme les filaments tubuleux précédents, mais changer de forme incessamment, par suite de resserrements et de dilatations alternatifs de certaines de leurs parties. Ces resserrements vont même jusqu'à produire une division complète de certains globules en deux, de la même manière qu'on voit s'opérer la scission par étranglement graduel de certaines cellules végétales et animales.

Ces mélanges, décrits par E. Montgommery et d'autres auteurs, sont aussi remarquables par l'aspect de cellules que prennent leurs gouttelettes microscopiques, par la manière dont ils se disposent en pellicules vésiculaires analogues à des parois de cellules, circonscrivant une cavité pleine de liquide avec des granules doués de mouvement brownien avec ou sans corps nucléiformes de même espèce, ou englobant soit des noyaux, soit des éléments anatomiques proprement dits, autres que des noyaux libres.

*De l'altération avec exsudation muqueuse des éléments.*

693. Avant d'entrer en putréfaction proprement dite, les éléments anatomiques présentent des degrés intermédiaires entre cet état et l'état normal qui se montrent avant que le reste de leur structure soit notablement modifié. Ils peuvent en effet laisser exsuder une portion de leur substance altérée, soit sous l'aspect de *matière muqueuse*, soit sous la forme de globules particuliers dits de *sarcode*, d'autres fois ils se réduisent en *détritus* d'aspect finement granuleux.

694. Le premier degré consiste en la production d'une matière glutineuse fluide, incolore, très-transparente, qui exsude de la surface de l'élément anatomique : celui-ci semble alors en être enduit. Cette matière peut exsuder de toute sa surface à la fois ou de quelques points seulement. Elle n'est pas toujours apercevable immédiatement en raison de sa petite quantité, mais sa présence est démontrée par l'adhérence des éléments les uns aux autres ou aux corpuscules divers qui flottent dans le champ du microscope ; puis elle se gonfle peu à peu en perdant de sa viscosité.

*Gouttes ou globules de sarcode.*

695. Dans des conditions d'altération un peu plus avancées que la précédente, on voit se produire à la surface de presque toutes les espèces de cellules une, deux ou plusieurs gouttes d'une substance diaphane, limitée par un contour très-pâle, très-net, qui ont été appe-

lées *gouttes ou globules de sarcode* [1]. Elles sont d'abord peu élevées, comme un verre de montre sur son anneau, en soulevant ou non la partie superficielle de la substance de l'élément. Puis elles s'agrandissent peu à peu, entourent une partie plus ou moins considérable de la cellule; quelquefois même elles deviennent plus grosses que celle-ci, l'enveloppent presque entièrement ou bien lui adhèrent par une portion plus étroite de leur circonférence, qui représente une sorte de pédicule par rapport au reste de la masse. Ces gouttes deviennent souvent libres une fois qu'elles ont atteint un certain volume ou par suite de tractions exercées sur elles par les éléments qui sont entraînés dans le champ du microscope. Elles sont alors glutineuses, d'une extrême transparence, à contour très-net, de dimensions naturellement variables. Ces gouttes sont d'une parfaite homogénéité, sans granulations à l'intérieur, faciles à déformer par la compression ou par les tractions accidentelles, et reprenant ensuite leur forme, ce qui joint à leur volume variable, empêche de les confondre avec quelque élément anatomique que ce soit.

Les cellules de la notocorde, les cellules épithéliales des muqueuses, les leucocytes, etc., offrent souvent des exemples d'exsudations de ces globules sarcodiques. Les tubes de la surface du cristallin et les cellules du cristallin en laissent encore exsuder plus facilement. Plus on s'éloigne du moment de la mort, plus leur quantité augmente. Il en est de même lorsqu'on laisse le cristallin dans l'eau. A force de céder des gouttes de ce genre, les éléments anatomiques finissent par diminuer de masse et se liquéfier.

Dujardin a cité un grand nombre de parties du corps des vertébrés, des invertébrés, des vers et des infusoires surtout, d'ovules divers, sur lesquels on voit se produire cet ordre d'altérations de la substance organisée, faits qu'on est appelé à vérifier dans presque toutes les observations microscopiques que l'on peut suivre sur ces animaux.

C'est de cet ordre de phénomènes qu'il faut rapprocher celui de la diffluence soit lente, soit presque instantanée de beaucoup d'infusoires, décrite par O. Müller, Dujardin (1841), et autres. Cette diffluence avec échappement et dissociation des granules

---

[1] Σαρκώδης charnu. Dujardin, *Recherches sur les organismes inférieurs* (*Annales des sciences naturelles*. Paris, 1833, in-8°, t. X, p. 354, pl. 10, fig. A et B) et *Sur les prétendus estomacs des animalcules infusoires et sur une substance appelée* sarcode (*ibid.*, 1835, t. IV, p. 364, pl. 11, fig. 1 et 3).

inclus dans le corps des infusoires peuvent, ainsi que Dujardin l'a montré le premier, être obtenus à volonté par des infusoires quelconques, en ajoutant une petite quantité d'ammoniaque à l'eau dans laquelle nagent ces animaux. Il en est encore ainsi des leucocytes.

Les exsudations sarcodiques globuleuses ou discoïdes, quelles qu'elles soient, finissent par se liquéfier. Il en est, surtout sur les gros infusoires, les Distomes, les Tænias, etc., qui, encore attenantes à l'animal par un pédicule ou même libres, se creusent des vacuoles ou cavités sphériques pleine d'un liquide moins réfringent que la substance glutineuse, qui vont en grandissant jusqu'à destruction par rupture ou diffluence de la masse sarcodique. (Dujardin.) Ce fait est facile à vérifier en nombre de circonstances.

Certaines de ces gouttes et des précédentes présentent parfois des déformations lentes de l'ordre de celles dont il vient d'être question ci-dessus (page 561).

### Des mouvements amiboïdes.

696. On a donné ce nom, par comparaison à ce qui s'observe sur les Rhizopodes appelés *Amibes*, et sur divers infusoires à des mouvements constatés sur un grand nombre d'éléments anatomiques des végétaux les plus simples aussi bien que sur divers de ceux *des animaux de toutes les classes*. Ils ont été considérés comme de nature animale dans les uns aussi bien que dans les autres de ces êtres, c'est-à-dire comme des phénomènes assimilables à la contractilité. Suivant quelques auteurs, cette communauté de propriétés viendrait enlever toute distinction essentielle entre les animaux et les végétaux (Unger, A. Hoffmann, etc.), et pour les autres détacherait certaines familles du règne végétal pour les reporter dans le règne animal, telle est par exemple celle des champignons myxomycètes appelés par suite *Mycétozoaires* (de Bary, etc.) Ces phénomènes sont les mouvements appelés *sarcodiques* et aussi *amiboïdes*, observés sur le contenu et sur l'utricule azoté des jeunes cellules des plantes phanérogames (Unger, 1855), des *Vaucheria* et d'autres algues, puis les mouvements des *Gonium* et des *Chlamydomonas*, des *Spiralina*, etc., de celui également des spermatozoïdes des algues et de leurs zoospores. Il s'agit aussi des mouvements amiboïdes observés par Schmitz, A. Hoffmann, et surtout par de Bary, sur le stroma ou matelas muqueux de quelques Hyménomycètes et de tous les Myxomycètes ; puis particulièrement enfin

du passage à l'état de corps semblables aux infusoires rangés dans les genres *Monas* et *Amibes* quant à leur forme, à leurs mouvements, à leurs déformations avec ou sans segmentation en deux, etc., de ce passage, dis-je, observé dans la cavité des cellules filamenteuses de certaines algues, sur le contenu des spores des Myxomycètes, lors de leur germination (de Bary), et sur des spermatozoïdes de certaines algues. Déjà du reste, en 1841, Dujardin (*Infusoires*, p. 56), avait montré que la substance vivante qui sort des Navicules, des Baccillaires, des Closteries, etc., montre dans ses lobes une disposition à se mettre en globules semblant annoncer un certain degré de contractilité, ayant plus de rapport avec la substance intracellulaire des Characées et des Conjuguées qu'avec celle des infusoires, quoique cependant elle soit diaphane comme le sarcode de ces derniers.

Pour quiconque a vérifié quelques-unes de ces observations, ainsi qu'il n'est pas difficile de le faire, l'analogie est incontestable entre les *Amibes* et les *Monas* d'origine végétale et ceux qui se produisent aux dépens du vitellus des œufs de Planaires, de Mollusques, d'insectes diptères, etc., et de Poissons (ainsi que Reichert l'a vu il y a longtemps déjà) en voie d'altération. Leurs mouvements, leur manière d'englober divers corpuscules d'autres éléments anatomiques, etc., ou de se creuser des vacuoles hyalines, sont également on ne peut plus semblables dans ces corps et dans les filaments muqueux des Myxomycètes avec les phénomènes de même ordre, dits *sarcodiques* ou *amiboïdes*, observés sur beaucoup d'infusoires, sur les leucocytes, et d'autres éléments anatomiques de tous les animaux.

La production d'expansion de ce genre est très-énergique et celles-ci acquièrent une très-grande longueur dans les leucocytes du sang, de la lymphe, des muqueuses enflammées ou non et du pus frais. (Voy. Ch. Robin, *Sur l'anatomie et la physiologie des leucocytes*, in *Journal de la physiologie*, Paris, 1859, in-8°, p. 45, 46 ; et Littré et Robin, *Diction. de médecine*, Paris, in-8°, 10e édition, 1855, art. Pus, p. 1041 et art. Leucocytes de l'édit. suiv.)

Les mouvements de ces expansions et les déformations qui en résultent pour les leucocytes se retrouvent chez tous les animaux vertébrés et invertébrés qui en possèdent ; c'est ce qu'a très-bien figuré et décrit Warthon Jones en 1846

Chez ces divers animaux, le globule devient quelquefois un peu irrégulier à sa circonférence, puis ensuite, ou immédiatement, d'un

point de celle-ci, une expansion plus claire que le reste de l'élément
s'avance lentement, à la manière d'un liquide qui coule. Tantô
l'expansion est aussi large à sa base qu'à son extrémité, tantôt elle
se termine en pointe très-effilée ; quelquefois, vers sa base, elle est
entourée par une ligne irrégulière très-fine ; ce fait, qu'on observe
aussi chez les vertébrés, indique une rupture de la partie superficielle, plus dense, du globule, pour laisser sortir l'expansion formée
par la partie centrale de sa substance qui est plus molle. Le plus
souvent, bien qu'il n'en soit pas toujours ainsi, il y a expansion
directe de la partie superficielle même du globule. Cette expansion
rentre et ressort plusieurs fois, toujours très-lentement, ou reste
plus ou moins longtemps immobile. Avant ou pendant son retrait
s'en montrent une ou plusieurs dont les sorties et retraits successifs donnent au globule un aspect un peu différent pendant vingt à
quarante minutes que dure le phénomène. Les mêmes faits s'observent sur les leucocytes des vertébrés, même de l'homme, et un globule entier est quelquefois déplacé par une expansion qui fixée à
quelque corps étranger, attire l'élément à elle, empêchée qu'elle
est de rentrer dans sa masse. Si quelque obstacle s'oppose trop énergiquement au retrait de l'expansion ou au mouvement en sens inverse du leucocyte, l'expansion se brise parfois et sa substance
forme un petit globule indépendant hyalin qui disparaît peu à peu.

Ces expansions et leurs mouvements peuvent causer une véritable reptation de l'élément à la surface de la lame de verre et entre
les autres éléments qui les accompagnent, tels que les hématies, etc.
Parfois il y a comme un étalement de la substance du globule sous
forme de plaque plus ou moins irrégulièrement triangulaire ou
étoilée, qui change trop souvent de grandeur et de largeur pour
qu'on puisse en décrire et en figurer les dispositions. Ces globules
étalés se séparent dans certains cas en deux plaques distinctes qui,
en revenant sur elles-mêmes, spontanément ou après addition d'eau,
forment deux globules distincts. Cependant, quelles que soient ces
déformations, pendant la durée desquelles on voit souvent se former
une ou plusieurs vacuoles pleines d'un liquide rosé ou un noyau
dans la substance de l'élément, ce dernier reprend toujours rapidement sa forme sphérique et devient immobile au contact de l'eau
en même temps qu'il se gonfle, qu'il s'y forme un ou deux noyaux
et que ses granulations moléculaires montrent le mouvement
brownien qu'elles ne manifestaient pas jusque-là.

Lorsque les expansions amibiformes des leucocytes viennent à adhérer à quelque corpuscule mobile, elles les font rentrer avec elles en se rétractant dans la masse de l'élément. Ils attirent et englobent ainsi parfois, sous les yeux de l'observateur, des gouttelettes graisseuses, des granules colorés ou autres ajoutés à la préparation.

Bien que quelques autres éléments anatomiques, tels que le *vitellus dans l'ovule*, les cellules des cartilages incluses dans les chondroplastes et les fibres lamineuses encore à l'état de corps ou cellules fibro-plastiques offrent des déformations lentes sous les yeux de l'observateur, par suite de resserrement et d'expansions alternatifs en des points divers de leur superficie, ils sont loin d'être aussi prononcés que ceux des leucocytes et de les faire ressembler à ces éléments, ou réciproquement, bien qu'ils soient dus certainement à des propriétés analogues de la matière organisée.

La description qui précède pourrait, à peu de chose près, être

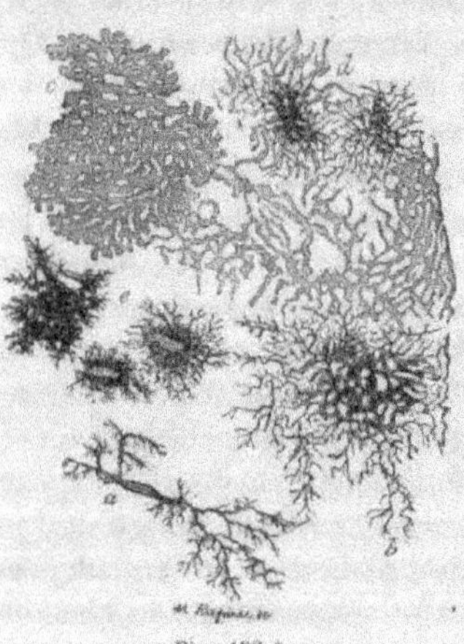

Fig. 156 *.

répétée à propos des Amibes et de la manière dont d'autres Rhizopodes voisins envoient çà et là autour d'eux des prolongements de leur substance qui ont été décrits sur ces animaux par O. Müller et ses successeurs avant d'avoir été suivis sur les éléments anatomiques.

Ce sont des mouvements ressemblant aux précédents qui normalement amènent le resserrement et l'étalement des cellules pleines de matière colorante de la peau des Batraciens (fig. 156), des Caméléons et d'autres animaux dont la couleur change chaque fois qu'ils se trouvent placés dans certaines conditions particulières de température, d'humidité, d'exposition à telle ou telle sorte de lumière, etc., de même que l'action de celle-ci sur la chlorophylle cause dans le protoplasma des cellules végétales des modifications qui se manifestent par le transport des granules verts d'une partie à l'autre de la cavité cellulaire. (Famintzin, Prillieux.)

---

* *a*, *b*, *e*. Cellules ramifiées pleines de pigment noir de la peau de la *Rana temporaria* L. *c*, *d*. Cellules ou vésicules, colorées en jaune, à prolongements s'allongeant et se resserrant. Grossissement de 500 diamètres.

697. Il est à croire que c'est des actes de rénovation moléculaire continue, conduisant au développement, puis à la reproduction par gemmation et par scission ou segmentation dans l'ovule des plantes et des animaux, que doivent être rapprochés ces mouvements décrits sur des corps d'origine organique de provenances si diverses et si nombreuses, et qu'il faut faire rentrer tout cet ensemble de phénomènes dans un même groupe, comme simple conséquence de combinaisons incessantes assimilatrices et désassimilatrices de corps complexes, placés dans des conditions particulières.

La production par certains extraits graisseux mêlés à des corps albuminoïdes de corps ayant des mouvements et un certain nombre des caractères physiques offerts par les éléments anatomiques : l'exsudation par des éléments en voie d'altération cadavérique de corps demi-liquides doués des mêmes propriétés que les précédents : l'analogie de ces phénomènes avec ceux que présentent les globules d'exsudation sarcodique dont la production conduit à la diffluence des éléments qui en sont le siège : l'analogie des exsudations, des resserrements, etc., offerts par ces globules avec ceux que présentent, soit les corps de provenance végétale, aussi bien qu'animale rapprochés des *amibes*, soit les leucocytes, soit le vitellus de l'ovule de beaucoup d'animaux dans diverses conditions, etc. : tous ces faits, dis-je, montrent que les mouvements de ces corps ne sauraient être assimilés à l'un quelconque des modes de la *contraction* musculaire caractéristiques de l'animalité. Ils ne lui sont pas plus assimilables et ne prouvent pas plus la nature animale des phénomènes précédents que ne lui sont assimilables les phénomènes de segmentation et de gemmation du vitellus et des cellules, qui s'accomplissent d'une manière identique sur les plantes et sur les animaux.


# CHAPITRE II

### Applications du microscope à l'examen des liquides normaux et morbides de l'économie.

#### ART. I. — SANG, LYMPHE ET CHYLE.

698. Pour examiner le sang des vertébrés, il faut en faire sortir une goutte en piquant avec une aiguille quelque partie de la peau. On en prend une portion en approchant d'elle jusqu'au contact le plat d'un porte-objet, et on la recouvre d'une lame mince. On peut en prendre dans le sang d'une saignée ou dans les vaisseaux d'un

animal récemment tué, à l'aide d'une baguette de verre ou d'un tube, une goutte assez petite pour qu'elle ne forme pas une couche trop épaisse entre les deux lames. (Voy. p. 533.)

On étudiera la préparation sous un grossissement de 300 diamètres au moins, et mieux de 450 à 550, si elle est faite avec du sang de mammifère ou d'oiseau. Le grossissement de 300 est suffisant pour les autres vertébrés.

Pour la conservation des préparations de ces éléments, voyez p. 576-577. On peut conserver des globules rouges du sang à sec, en laissant dessécher à l'air une mince couche de liquide sur un porte-objet, sans le recouvrir d'une lamelle. Les globules qui ne se touchent pas se montrent très-nettement en relief et peuvent être observées à l'aide de très-forts grossissements.

699. *Globules rouges.* On verra deux sortes d'éléments anatomiques cellulaires dans le sang, les *globules ou disques rouges (hématies)* et les *globules blancs* ou *leucocytes*. Les premiers sont de beaucoup les plus nombreux.

L'examen direct permettra de constater leur forme biconcave, circulaire dans les mammifères, ovalaire et convexe chez les ovipares, formes bien saisissables sur ceux que les courants du plasma entraînent, par suite d'évaporation sur les bords du couvre-objet, de l'eau, que vient remplacer le liquide qui est dans le reste de la préparation. On peut déterminer des courants de ce genre en pressant légèrement sur le couvre-objet avec l'aiguille à manche pour bien voir l'aspect d'un bâtonnet court qu'ils offrent quand ils sont placés de champ.

Peu à peu on suivra leur réunion en piles ou séries que la manœuvre précédente dissocie et qui se reforment ensuite. C'est surtout alors qu'on verra que par la lumière transmise leur couleur est rosée. Quand le liquide s'altérera cadavériquement, ou s'il est pris sur le cadavre d'un individu mort depuis plus de douze à quinze heures, de maladie ou non, ou s'il a été mélangé à un peu de sueur, etc., on verra le passage des globules à l'état framboisé ou dentelé. Il sera utile de voir les modifications curieuses de leur forme obtenues en les portant lentement ou brusquement à la température de 40°, qui tue les batraciens et les poissons, de 45° à 50°, sur les oiseaux et les mammifères, ou à celle de la coagulation de l'albumine (60° à 70°), puis à celle de 100°.

On pourra passer ensuite à l'examen de l'action dissolvante de l'eau, de divers acides, des alcalis, qu'il faut avoir soin de ne pas mêler au liquide dont on veut voir les globules, avant le moment où leur influence doit être constatée. On suit cette dernière en observant pendant que la goutte du réactif placée sur les bords du couvre-objet s'infiltre sous lui et se mêle au sang, dont il entraîne plus ou moins les éléments.

Les premiers de ces agents, en gonflant ou dissolvant le corps de l'élément, mettront en évidence, sans le dissoudre, le noyau des hématies de l'embryon des mammifères et celui qui existe à tous les âges dans ces cellules sur les vertébrés ovipares.

700. Sur les grosses gouttes de sang frais placées sous le microscope, on pourra suivre au bout de dix à vingt minutes les phases de la coagulation de la fibrine sous forme de minces filaments incolores traversant le champ du microscope dans le plasma, qui ne montrait rien autre jusque-là que les globules. Il sera question plus loin du mode de préparation des caillots fibrineux.

701. Pour déterminer la formation des cristaux d'hématoïdine dans le sang (d'après Brücke), on mélange à une petite quantité de sang quelques cristaux de chlorure de sodium ; une goutte de ce sang est placée sur une lame de verre et recouverte d'une mince lamelle ; on fait alors couler sur les bords de la lamelle quelques gouttes d'acide acétique, de façon que l'acide cristallisable pénètre lentement ; puis on chauffe la préparation jusqu'à l'ébullition, en ajoutant un peu d'acide acétique si le dessèchement est à craindre. On distingue alors au microscope des cristaux d'hématoïdine plus ou moins nombreux.

702. *Leucocytes* ou *globules blancs*. Çà et là, au milieu des globules rouges, on verra un leucocyte sur trois cents des premiers environ. Leur nombre est au moins deux fois plus grand sur les reptiles, les batraciens et les poissons ; leur volume est notablement plus considérable.

Leur adhérence naturelle aux lames de verre fait que la plupart restent immobiles, alors que les hématies sont entraînés par le plasma quand celui-ci coule. Leur teinte grisâtre, leur forme sphérique, leur volume un peu plus grand que celui des hématies, dans les mammifères du moins, les feront reconnaître.

Avant de les traiter par les réactifs, on cherchera à suivre leurs déformations par production d'expansions sarcodiques ou amibiformes, si le sang a été pris sur un animal vivant. On peut observer ces phénomènes quelques minutes après l'extraction du sang, puis ensuite pendant une ou plusieurs heures, si le sang desséché au pour-

tour du porte-objet empêche la dessiccation du liquide qu'il recouvre.

On cherchera à distinguer dans le sang les petits leucocytes ou
globulins, ne donnant pas d'expansions amibiformes, plus petits
que les globules rouges, tandis que les plus gros, ou leucocytes
proprement dits, sont les uns pâles, peu grenus, les autres foncés;
cela tient, sur ces derniers, à ce qu'ils sont plus ou moins pleins
de fins granules graisseux, jaunâtres, qui se voient surtout sur les
reptiles, les batraciens et les poissons.

On préservera la préparation de l'évaporation du liquide en entourant le porte-objet de cire fondue ou de quelque autre lut inerte,
pour suivre du jour au lendemain les modifications cadavériques
de ces éléments et la production d'un ou deux noyaux vers leur
centre dans ces conditions.

Sur d'autres préparations, on suivra comparativement l'influence
de l'eau de l'acide acétique et d'autres acides étendus sur les granules des leucocytes, dont ils amènent, chacun à sa manière, l'agglomération nucléiforme, après avoir fait cesser la production des
expansions sarcodiques et ramené les éléments à la forme sphérique. On observera surtout le mouvement brownien des granules
intérieurs des leucocytes gonflés sous l'influence de l'eau ou des
altérations cadavériques du plasma On ramènera ces éléments à leur
volume primitif, en réajoutant après l'eau une goutte de solution
concentrée de phosphate ou de sulfate de soude, ou bien on attendra la rupture du leucocyte avec issue de ses granules, en laissant agir l'eau mise en quantité plus grande.

On suivra sur d'autres préparations l'action des fluides qui dissolvent complétement ces globules, tels que l'ammoniaque, etc.

Il sera utile d'observer l'influence des liquides qui, au contraire,
comme l'alcool, les solutions chromiques et autres, resserrent et
conservent ces cellules. On pourra également placer ces éléments
dans le sérum iodé et dans les chambres chaudes, dans le cas où
l'on voudrait faire sur eux quelques recherches spéciales.

703. Les *hématozoaires*, helminthes qui vivent dans le sang, seront cherchés dans des préparations du sang faites comme à l'ordinaire. Les prétendus vers trouvés dans les vaisseaux de l'homme
ont été reconnus être seulement des concrétions fibrineuses, minces
et allongées. Mais, dans le sang du cheval et du marsouin, on a
trouvé des strongles ; chez le chien (Gruby et Delafond) et le rat
(*Mus rattus*, L.), des filaires (Chaussat), ainsi que sur les corbeaux

et les grenouilles. Sur les grenouilles, on voit parfois ces filaires, en étudiant la circulation sur l'animal vivant ; il faut les chercher en automne, sur les batraciens amaigris, se trouvant dans de mauvaises conditions d'alimentation et de vie. On a rencontré des infusoires parasites dans le sang de quelques poissons. Il semble résulter des recherches de Vulpian que les filaires du sang des grenouilles, qui n'ont jamais d'organes sexuels, sont les *jeunes* de filaires adultes femelles qu'on trouverait en même temps, soit dans le tissu cellulaire, soit dans quelques viscères des animaux atteints d'hématozoaires. Les infusoires du genre *Amibe* (*Amœba*) qu'on a prétendu avoir trouvés dans le sang ne sont autres que les leucocytes, se déformant par des expansions sarcodiques, plus manifestes chez les invertébrés que sur les vertébrés supérieurs. (Pour les altérations du sang dans le *charbon*, etc., voyez dans la *III<sup>e</sup> section* ci-après, l'article qui concerne les *Vibrions* et les *Bactéries*.)

704. Le *sang des invertébrés* ne montre que des *leucocytes*, souvent réunis en groupes.

On suivra dans leur étude la même marche que pour celles des leucocytes des vertébrés. Les variétés de leurs formes, chez les insectes surtout, leur volume, l'énergie et l'étendue de leurs mouvements amiboïdes ; la manière dont ils se creusent aussi de vacuoles pleines de liquide jaune rosé, etc., devront surtout fixer l'attention.

Pour les préparer, on incise transversalement le vaisseau dorsal des larves, des chenilles ou des insectes parfaits, des Araignées sur la ligne médiane de leur dos à l'aide de ciseaux ou d'un petit scalpel bien tranchant. On place ensuite une goutte du liquide sorti entre deux lames de verre, comme à l'ordinaire.

On procède de même pour les mollusques et les crustacés après avoir mis à découvert leur cœur, ou appris, par leur dissection préalable où il faut piquer tel ou tel de leurs sinus veineux.

705. La *conservation des leucocytes* est très-difficile ; elle n'a jamais lieu sans production d'un à trois amas nucléiformes, comme au contact de l'eau, etc. On les mettra dans le liquide de Pacini indiqué plus haut (p. 576), de préférence à tout autre.

### Préparation de la lymphe et du chyle.

706. Sur l'homme, on n'a guère d'occasions d'examiner de la lymphe en dehors des cas de fistules lymphatiques. On la prépare aussi en en plaçant une goutte entre deux lames de verre. On y

cherchera les leucocytes plus ou moins nombreux, parfois rares, qu'elle renferme. Presque toujours, dans les conditions précédentes, elle est lactescente. On observera alors les très-fins granules graisseux semblables à ceux du chyle, doués d'un vif mouvement brownien qu'elle tient en suspension. Le plasma et le sérum du *sang blanc*, montrent de fins granules semblables à ceux-ci. La lymphe des fistules entraine presque toujours quelques hématies que son contact resserre un peu et rend violacés.

Sur les mammifères, on prendra du chyle en piquant le réservoir de Pecquet chez un animal en digestion, ou plus facilement encore, en plaçant une ligature d'abord près d'un ganglion mésentérique, puis une autre à quelques centimètres plus loin, en allant du côté de l'intestin, de manière à retenir ainsi le liquide dans un ou plusieurs chylifères. On peut alors piquer tel ou tel vaisseau pour en étudier le liquide ou détacher les conduits ainsi liés pour emporter la pièce près du microscope.

On procédera de même pour étudier la lymphe proprement dite. On placera la ligature supérieure sur le cordon testiculaire du mâle, sur les vaisseaux ovariens, loin de l'ovaire, chez les femelles ou sur les vaisseaux iliaques primitifs près de l'aorte, en embrassant un peu des tissus ambiants. Lorsqu'on verra les lymphatiques bien distendus par le liquide clair et citrin, on placera la ligature inférieure avant d'enlever la pièce.

On peut ainsi conserver la lymphe ou le chyle avec leurs leucocytes intacts pendant plus de vingt-quatre heures.

ART. II. — SÉROSITÉS ET PUS.

**707.** Pour étudier les sérosités à l'aide du microscope, il est nécessaire de les laisser séjourner pendant quelques heures, et de prendre une goutte du liquide ou de son dépôt au fond du verre à pied ou de l'éprouvette, à l'aide d'un tube. (Voyez plus haut, page 355.)

On étudiera ensuite la préparation à l'aide d'un grossissement de 400 à 500 diamètres, pour y chercher les leucocytes types, ou de la variété dite pyoïde qui s'y trouvent souvent. Ils sont ordinairement à l'état cadavérique, sauf les cas où la sérosité est examinée aussitôt après une ponction, ou encore est prise sur un animal qu'on vient de tuer.

On déterminera ensuite s'il y a ou non avec eux des cellules épithéliales des séreuses, gonflées ou non, granuleuses ou non, isolées ou encore juxtaposées en lamelles; s'il y a enfin des gouttes d'huile, des flocons de mucosine, et des granulations moléculaires.

Dans la sérosité des hydrocèles, on cherchera s'il y a des groupes de lamelles, de la cholestérine, que déjà, du reste, on voit souvent à l'œil nu sous forme de paillettes brillantes.

On pourra conserver celles-ci dans l'eau phéniquée ou dans les solutions indiquées ci-dessus (page 576).

Il en sera de même des leucocytes et des cellules épithéliales qui, du reste, n'offrent ordinairement rien de spécial à cet égard.

708. Quant au pus, il n'est, en général, pas besoin de le soumettre au repos, et il suffit, pour le préparer, d'en prendre une goutte avec une baguette de verre.

Si les leucocytes se touchent entre les lames de verre et se comprimant au point de devenir polyédriques, on ne peut bien les examiner; il faut ajouter alors un peu d'une sérosité limpide quelconque ou du sérum iodé, ou, en leur absence, de la salive, de la solution de phosphate de soude, etc.

Il est rare d'avoir du pus assez frais pour que ses leucocytes présentent encore des mouvements amiboïdes; mais, en général, ce n'est qu'un jour ou deux après l'issue du liquide des abcès, que des granules se sont réunis en amas nucléiformes bien nets dans ces éléments.

On étudiera ensuite sur eux l'action de l'eau et des autres réactifs, comme il a été dit plus haut. On observera avec soin, le plus ou moins de réplétion et de distension de certains d'entre eux, par des granules graisseux (*globules granuleux*).

On pourra les conserver, s'il est besoin, dans le liquide de Pacini (page 376).

Outre les leucocytes, on examinera dans le pus les granules grisâtres et graisseux libres qui les accompagnent souvent, les globules rouges du sang venus des vaisseaux rompus, etc.

On peut encore rencontrer dans le pus de certains abcès anciens des cristaux aciculaires d'acides gras, des lamelles de cholestérine, soit isolés, soit réunis en amas apercevables ou non à l'œil nu.

J'ai trouvé deux ou trois fois dans le pus d'abcès profonds et anciens des grains mous jaunâtres, atteignant un diamètre de $1/10^e$ de millimètre, entourés d'une sorte d'atmosphère ou couche mince, visqueuse, finement grenue retenant des leucocytes du pus. Ces grains étaient formés par des corpuscules longs de 2 à 6 centi-

mètres de millimètre renflés d'un côté, amincis du côté opposé,
placés en série à la suite les uns des autres (*a*) de manières diverses, et ces séries étaient groupées les unes contre les autres sous forme de rayon autour d'un centre (*b*, *c*, *d*) formé de matière grenue pour composer les grains. Bien que réfractant fortement la lumière, ayant un centre brillant, un contour net et foncé, les corpuscules étaient dissous ou du moins fort pâlis par l'acide acétique et insolubles dans l'ammoniaque et dans l'éther. (Voy. aussi H. Lebert, *Anat. pathologique générale*. Paris 1857, in-fol., pl. II, fig. 16.)

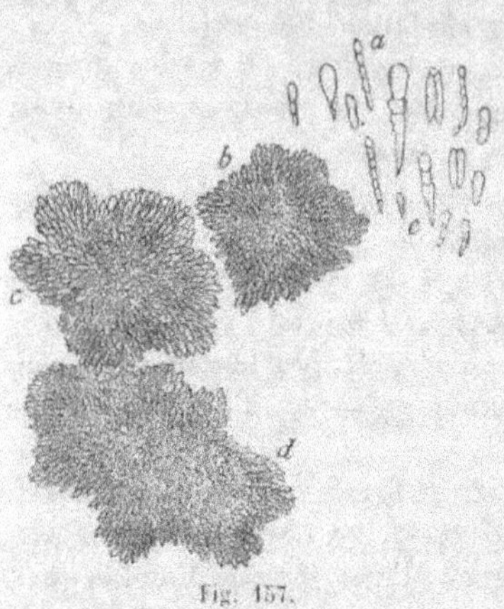
Fig. 157.
Concrétions cristalloïdes du pus.



ART. III. — SPERME, LIQUIDE PROSTATIQUE, LIQUIDE DES OVISACS
ET LAIT.

709. Tous ces liquides se préparent comme les précédents, en en plaçant une petite goutte entre deux lames de verre, sans liquide additionnel. Il est des circonstances pourtant où, les éléments qu'ils tiennent en suspension étant trop nombreux, il est nécessaire d'amener leur écartement en ajoutant une sérosité ou quelque autre liquide albumineux limpide entre les lames de verre.

Cela est particulièrement nécessaire lorsqu'on prend le sperme crémeux, épais, qu'on fait suinter par pression du canal déférent coupé en travers. Là on ne trouve que des spermatozoïdes, quelques noyaux libres d'épithéliums, parfois des cellules sphériques pâles, petites, qui sont probablement des cellules provenant de la segmentation du vitellus mâle, mais qui n'ont pas produits de spermatozoïdes. Souvent il y a, en outre, de très-petits noyaux de $0^{mm},003$ sphériques, pâles. De fines granulations moléculaires sont interposées à ces éléments en nombre plus ou moins grand, d'une espèce animale à l'autre.

Dans le liquide, des vésicules séminales, soit de consistance crémeuse, coulant, soit presque gélatiniforme, on verra, en outre : 1° des granules graisseux d'un jaune brunâtre, tels que ceux qui sont dans les cellules épithéliales de celles de ces organes ; 2° quelques-unes de ces cellules parfois, ou des noyaux libres ovoïdes ; 3° souvent quelques leucocytes, surtout sur les sujets qui ont eu des blennorrhagies avec ou sans épididymite ; dans le sperme ils peuvent présenter des expansions ; 4° des gouttes visqueuses, sphériques ou non, se déformant facilement, hyalines, incolores, légèrement rosées ou jaunâtres. Ces gouttes, dont le volume varie beaucoup, se retrouvent plus ou moins abondamment dans le sperme éjaculé d'un sujet à l'autre, tant dans le sperme normal que dans celui des individus qui n'ont plus de spermatozoïdes, à la suite d'épididymites doubles. La substance qui les forme est susceptible de s'étirer en forme de larmes, de fuseaux plus ou moins effilés, de filaments très-fins, réticulés ou fasciculés offrant les aspects les plus variés. Elle n'est pas attaquée par l'eau. L'acide acétique la pâlit sans la dissoudre ; 5° parfois des concrétions (*sympexions*) microscopiques, de consistance cireuse, de formes très-diverses, englobant souvent des spermatozoïdes et d'autres de ces éléments ; 6° quelquefois enfin il montre quelques flocons microscopiques de mucus finement strié.

Il faut pour ces examens se servir de grossissements de 400 diamètres ou au delà.

710. Pour étudier le liquide prostatique, on comprime la glande, afin de faire suinter son produit par ses canaux sur les côtes du *veru montanum* dans le canal de l'urèthre, ou à la surface d'une coupe pratiquée dans l'organe. On n'a jamais vu ce liquide qu'en procédant ainsi.

On n'y trouve que des granulations graisseuses, les unes très-fines, les autres assez grosses, un peu brunâtres. Les cellules qu'on y rencontre sont d'autant plus nombreuses que les sujets sont morts depuis plus longtemps, ce qui porte à penser qu'elles n'appartiennent pas au liquide même. Ce sont des cellules prismatiques, ciliées, avec un nombre plus ou moins considérable de granules graisseux.

Parfois le liquide contient de petits calculs polyédriques, à angles arrondis, jaunâtres, formés de couches concentriques élégantes. Il faut se garder de confondre ces corps avec les *corpuscules amyloïdes* proprement dits ou du cerveau et de la moelle. Ils viennent des tubes prostatiques intra-glandulaires. On peut en trouver qui sont visibles à l'œil nu, jaunâtres ou d'un brun rouge.

Le liquide des glandes de Méry ou de Cooper et vulvo-vaginales, est complétement hyalin et ne tient aucun élément anatomique en suspension.

711. Le sperme éjaculé, préparé comme les liquides précédents, montre un mélange de toutes les parties élémentaires qui renferment ceux-ci. Toutefois, ni les cellules prismatiques ciliées, ni les concrétions prostatiques ne s'y trouvent ; mais souvent il entraîne quelques cellules pavimenteuses de l'urèthre. Les spermatozoïdes y restent mobiles pendant des heures et même des jours, quand on les tient à la température de 30° à 35° environ. On remarquera un plus grand nombre de leucocytes dans le sperme des individus qui ont eu des blennorrhagies avec ou sans épididymite que sur les autres sujets. Parfois même il contient quelques globules rouges du sang. Ces derniers peuvent être assez abondants pour rendre le sperme rosé chez quelques personnes, lorsqu'il y a eu abstinence de rapprochements sexuels pendant plusieurs semaines ou mois. Parmi les hommes qui ont été atteints d'épididymite, il en est même qui émettent un sperme tellement chargé d'hématies qu'il est tout à fait rouge et devient une cause d'effroi pour eux. Les spermatozoïdes, pourtant, y sont aussi agiles et aussi nombreux que dans le sperme normal.

Il faut savoir, avant de faire cet ordre d'examen, que les spermatozoïdes sont encore visibles dans des liquides déjà fétides par putréfaction, et dans lesquels se sont formés des cristaux de phosphate ammoniaco-magnésien, alors que les autres éléments anatomiques, les cellules épithéliales pavimenteuses exceptées, sont détruites.

Par le refroidissement il se produit dans le sperme éjaculé des cristaux de phosphate ammoniaco-magnésien, formant à la surface du résidu desséché d'élégantes touffes de fines aiguilles flexibles, ou des prismes effilés en pointe, isolés ou groupés dans l'épaisseur de la substance des croûtes ou taches spermatiques.

Le liquide lactescent ou non des kystes épididymaires (*hydrocèles spermatiques*, *hydrocèles enkystées*, etc.) devra être examiné comme s'il s'agissait de véritable sperme. Souvent il est utile de laisser son contenu solide former dépôt et d'aller chercher un peu de celui-ci à l'aide d'un tube effilé manié comme une pipette. On étudiera dans le liquide les fins granules graisseux qu'il peut contenir, les spermatozoïdes seuls ou accompagnés de petits noyaux sphériques, ou ces noyaux seuls. (Voy. les détails sur ce sujet et sur les autres humeurs, Ch. Robin, *Leçons sur les humeurs*. Paris, 1867, in-8°, p. 377 et suiv.)

712. Pour conserver les spermatozoïdes pris dans le canal déférent, dans le liquide des vésicules séminales ou dans le sperme
d'émission, on en mélangera une petite quantité aux liquides de
Pacini (p. 376), destinés à la conservation des globules du sang
ou à la glycérine gélatinée (p. 371).

Il est beaucoup d'animaux dans lesquels c'est dans le testicule
même dont on coupe quelque conduit, ou incisé en masse qu'il faut aller chercher la substance crémeuse ou pâteuse formée par les spermatozoïdes que l'on veut préparer ou dont on observe les mouvements, après addition d'un liquide approprié. Chez les poissons, les batraciens, les mollusques, les annélides, les polypes, etc., ce liquide peut être l'eau dans laquelle ils vivent. Souvent tous ces éléments sont réunis en un amas granuleux, du côté de la tête, pendant que le prolongement ou queue s'agite en dehors en

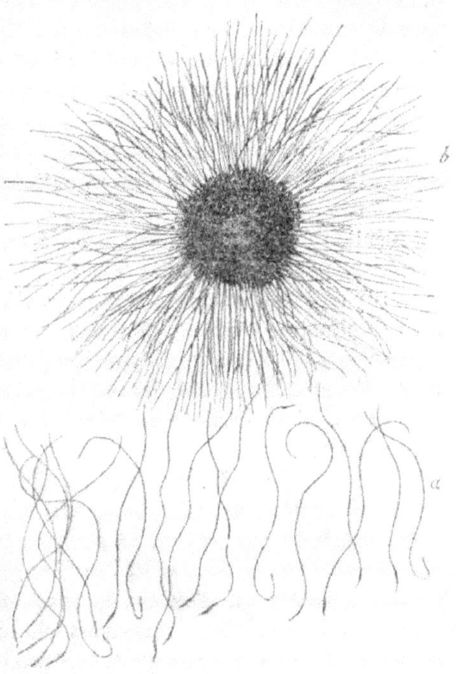

Fig. 158. — *a*. Spermatozoïdes de la *Nereis nuncia*. Savigny. *b*. Amas de Spermatozoïdes du même annélide sortis d'un ovule mâle rompu.

entraînant parfois toute la masse. C'est ce que l'on voit sur beaucoup d'invertébrés, tels que les Néréides (fig. 158) et divers autres annélides.

713. *Spermatophores*. Chez quelques insectes orthoptères, quelques crustacés et sur les céphalopodes, la substance fécondante du mâle est portée dans les organes femelles par des corps libres vermiformes ayant une structure particulière, et appelés *spermatophores*. Ils se composent essentiellement d'une matière blanche demi-li-

quide, formée presque exclusivement de spermatozoïdes, et celle-ci
est protégée par une enveloppe extérieure, qui offre des dispositions
très-variées d'une espèce à l'autre ; elle est un produit muqueux
de sécrétion, solide ou demi-solide, d'une des parties les plus extérieures de l'appareil mâle. Aux classes d'animaux précédemment indiquées, il faut joindre certains Vers, tels que la *Clepsine complana-
ta*, Savigny (*Glossiphonia sexoculata*, Moquin-Tandon), et la *Planaria
torva*. Je les ai découverts chez les *Nephelis;* là ils passent en entier du
réservoir mâle où ils se produisent jusque dans l'appareil femelle, et
ici on voit les œufs naître dans leur épaisseur, puis leurs dimensions
augmenter proportionnellement à l'accroissement du nombre et du
volume des ovules. De spermatophores qu'ils étaient dans les organes mâles, ils deviennent *ovo-spermatophores* dans les tubes ovariens.

Il résulte de là que la matière fécondante réunie en masses dites
spermatophores, est introduite dans les organes femelles avant que
les œufs y naissent, contrairement à ce qui a lieu dans les autres
espèces animales ; c'est, de plus, dans ces spermatophores mêmes
qu'apparaissent les ovules, car il est facile de constater qu'il n'existe
jamais d'ovules libres dans les tubes ovariens en dehors des spermatophores, ni au fond de ces tubes, ni entre eux et les masses
spermatiques.

On en trouve à partir du milieu d'avril ou environ sur beaucoup
de *Nephelis* mâles. Toutefois la couche extérieure de mucus, qui
les enveloppe de toutes parts, est plus mince que dans l'organe femelle et toute la masse est plus molle ; elle renferme moins de cellules
devenues granuleuses, et moins de granulations jaunâtres libres.
Ce sont ces masses ainsi constituées qui, de l'organe mâle, sont
introduites dans l'appareil femelle lors de l'accouplement.

### *Préparation du liquide des ovisacs ou vésicules de de Graaf.*

714. Pour examiner le contenu des ovisacs, on met l'ovaire qui
les contient au-dessus du porte-objet, et on incise la vésicule de
manière à ce que le liquide tombe ou jaillisse sur celui-ci. On superpose ensuite doucement la lamelle mince. On examine d'abord
la préparation sous un faible grossissement, pour voir si l'ovule a
été entraîné par le liquide. S'il l'a été, on l'étudiera successivement
à l'aide d'objectifs de plus en plus forts. Dans tous les cas, il faudra observer à un grossissement de 400 diamètres ou au delà les
noyaux et les cellules de l'épithélium avec ou sans cils vibratiles,

soit prismatiques, soit parfois sphériques, cellules isolées ou réunies en couche, que ce liquide entraîne.

Ces divers éléments se conservent dans les liquides de Pacini indiqués plus haut et dans la glycérine gélatinée (p. 371 et 376).

### Préparation du lait et du colostrum.

715. Le lait est un des liquides les plus faciles à observer. Il suffit d'en placer une goutte entre deux lames de verre de l'examiner à un grossissement de 300 à 500 diamètres [1].

On examinera d'abord le volume et le nombre relatif de ses *globules* butyreux en suspension émulsive, dont les plus petits sont doués d'un mouvement brownien très-vif.

L'action dissolvante de l'éther, du chloroforme, etc., montrera aisément l'absence de toute enveloppe azotée cellulaire autour de ces globules graisseux. On arrivera au même résultat en portant le lait ou la préparation à une température de 40° à 50°.

716. On cherchera, dans le *colostrum* surtout, les leucocytes à leurs divers degrés de réplétion par des granules graisseux (*globules du colostrum*), amenant leur augmentation de volume au point de les rendre de quatre à cinq fois plus gros qu'à l'état normal.

On examinera aussi les agglomérations de globules du lait par contiguïté ou par du mucus visible ou non, existant souvent dans le colostrum.

Dans les liquides lactescents on non, séreux, sanguinolents, etc., des kystes de la mamelle, on cherchera entre les globules graisseux du lait ces mêmes leucocytes granuleux, et surtout s'il y a des cellules épithéliales polyédriques ou sphériques isolées ou juxtaposées, plus ou moins hypertrophiées avec ou sans passage à l'état granuleux ; enfin, on y pourra parfois trouver des cristaux de cholestérine.

ART. IV. — MUCUS, SALIVE, BILE, MATIÈRES SÉBACÉES, ETC.

### Préparation des mucus.

717. Les préparations des mucus se font en plaçant une goutte de ces humeurs entre deux lames de verre, et en les observant à un grossissement de 400 à 500 diamètres.

---

[1] Des recherches très-bien faites de M. Lamperrière ont montré que la quantité de lait fournie par chaque sein chez la femme est en général de 25 à 30 grammes par heure ; ce qui donne 1440 grammes par jour pour les deux seins. Il a vu cette quantité s'élever à 2144, par 24 heures chez quelques femmes (*Comptes rendus de l'Académie des sciences*. Paris, 1850, in-4°, t. XXX, p. 173.)

Quand les mucus sont demi-concrets, de consistance glutineuse, leur viscosité, leur ténacité particulière rendent assez difficile leur étalement et l'eau dans lesquels on est obligé de les placer entre les lames de verre coagule parfois un peu leur surface, et la rend légèrement opaline. Cette viscosité peut être naturelle comme dans le mucus du col utérin, pendant la grossesse chez la femme, à la surface de la peau de beaucoup de mollusques terrestres, etc., elle peut être assez considérable pour obliger de prendre des fragments de la matière avec des pinces et de les étaler avec les aiguilles.

Beaucoup de mucus, naturellement filants et visqueux, peuvent acquérir cette ténacité particulière dans certaines conditions morbides, ainsi qu'on le voit pour les mucus du nez, du larynx, etc. Dans l'intestin, etc., cette ténacité peut aller au point que les mucus s'enlèvent sous forme de couches ou membranes ayant presque la consistance de la muqueuse elle-même. La préparation se fait alors en en prenant des fragments minces à l'aide de ciseaux courbés, et en les étalant ou les dilacérant même au besoin dans l'eau pure ou légèrement gommée.

Les mucus ne montrent, à proprement parler, aucun élément anatomique qui leur appartienne en propre. Mais il faut étudier les variétés de l'aspect strié particulier que présentent leur substance organique fondamentale ou *mucosine* dans la plupart d'entre eux.

Il sera bon de commencer à cet égard par l'étude du mucus formant *le blanc d'œuf*, et de comparer cet état strié à celui que présente la fibrine. On verra ensuite comment l'acide acétique l'augmente dans les mucus quand il existe, et le fait apparaître quand il n'existe pas, tandis qu'il le fait disparaître dans la fibrine.

On observera ensuite les gouttes hyalines jaunâtres ou rosées que renferment certains mucus, surtout ceux des mollusques et les grains calcaires du mucus de quelques-uns de ces derniers animaux qui sont testacés.

On observera ensuite les éléments anatomiques et autres particules que les mucus entraînent dans beaucoup d'organes. Tels sont les noyaux et les cellules d'épithélium, pouvant être plus ou moins modifiés, plus ou moins granuleux, etc., si le mucus a séjourné longtemps dans l'organe où il a été sécrété, ou dans l'intestin ; tels sont encore les leucocytes, les gouttes huileuses, les granulations azotées, les granules de poussières diverses, les *Leptothrix*, etc., qu'ils englobent souvent. Dans les mucus de l'intestin, il y a en outre des granules de biliverdine, des débris alimentaires, etc.

Souvent des filaments microscopiques de mucus demi-solide ou des flocons englobant des leucocytes ou d'autres éléments se trouvent en suspension dans des humeurs très-fluides, comme le mucus de l'urèthre dans l'urine, celui de l'intestin dans le suc intestinal proprement dit, etc.

718. L'examen des diverses variétés de crachats se fait comme celui des mucus. On aura à y rechercher, suivant les circonstances qui amènent l'expuition, les leucocytes granuleux ou non, les hématies venant du poumon, etc., des Leptothrix et des détritus alimentaires venant des interstices dentaires, parfois des fibres élastiques pulmonaires dans les cas de cavernes du poumon chez les phthisiques, etc.

Ces remarques s'appliquent également d'une manière générale à la préparation et à l'examen des matières des vomissements.

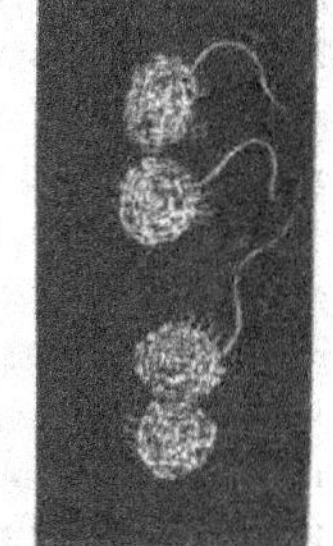

Fig. 159.
Trichomonas vaginale.

Dans les cas de vaginite, on cherchera si, au milieu des leucocytes du mucus purulent, se trouvent des *Trichomonas vaginale* Donné, qui s'y rencontrent parfois (fig. 159), lorsque ce mucus est acide.

### *Préparation de la salive et de ses dépôts.*

719. Pour préparer la salive, il suffit d'en placer une goutte entre deux verres et de l'examiner à un grossissement de 400 à 500 diamètres.

On y observera quelques leucocytes venant du mucus buccal, et que la salive a gonflés en y déterminant la production de un à deux noyaux, et rendant visible le mouvement brownien des fins granules qu'ils renferment. Souvent elle entraîne des cellules épithéliales de la langue, des Leptothrix venant de la surface de celle-ci ou des interstices dentaires et soit libres, soit en faisceaux, adhérents ou non à la gangue finement grenue sur laquelle ils se développent.

En laissant évaporer de la salive sur une lame de verre, on pourra voir des dendrites formées par la cristallisation du chlorhydrate d'ammoniaque et du chlorure de sodium de la salive.

### *Préparation de la bile.*

720. On prépare la bile comme les autres humeurs, mais après avoir laissé se déposer les particules qu'elle tient en suspension,

qu'on va chercher au fond du verre à pied ou du tube qui la contient, avec une pipette ou un tube mince.

Dans le fluide homogène jaunâtre ou verdâtre nagent ces derniers qui sont des granulations moléculaires isolées ou en amas, des flocons de mucus strié ou granuleux, des cellules épithéliales prismatiques isolées ou en groupes. Sur le cadavre, deux ou trois jours après la mort, il s'y trouve des Leptothrix ou bactéries qui n'existaient pas auparavant. Ce n'est que dans des cas pathologiques qu'on y voit des cristaux de cholestérine et des aiguilles ou des rhomboèdres d'hématoïdine (*bilirubine*).

On sait que, même sous le microscope, une goutte de bile entre deux verres ou du mucus, etc., imprégné de ce liquide, s'entourent d'une zone nuancée de vert, de bleu violacé et de rouge violacé quand on ajoute de l'acide azotique qui glisse par capillarité sous le couvre-objet. Ce moyen est parfois utilisé dans les recherches pathologiques.

### *Préparation des matières ou humeurs sébacées.*

721. Lorsque la matière sébacée proprement dite peut être recueillie pure comme dans les glandes qu'elle dilate un peu, ou mieux dans les kystes qu'elle remplit, il faut, en raison des principes graisseux qui la composent, la délayer dans l'alcool ou le chloroforme, purs ou mêlés de glycérine. Après avoir placé le couvre-objet, on examinera la préparation à un grossissement de 400 à 500 diamètres, pour y chercher les cellules épithéliales vides ou contenant encore quelques gouttes d'huile et plus ou moins plissées, qui sont les seuls éléments anatomiques qui soient entraînés par ce liquide entièrement huileux ou butyreux.

Ces cellules, plus ou moins plissées et irrégulières, l'emportent de beaucoup sur les gouttes huileuses dans les smegma cutanés du nouveau-né, dans celui du prépuce, etc.

Les matières sébacées mêlées de mucus ou d'autres substances, organiques, comme le produit des glandes de Meibomius, le cérumen, etc., se délayent ou se dissocient assez facilement dans l'eau. On y trouve aussi des cellules épithéliales, irrégulières, et surtout de nombreuses gouttes d'huile, de dimensions et de formes très-diverses.

Dans le liquide des kystes dus à la dilatation des glandes sébacées, il est commun de trouver des cristaux de cholestérine, quelle que soit la composition du contenu de ces kystes ; même lorsqu'il s'agit de ceux dans lesquels il est principalement formé de sels calcaires à l'état de granules microscopiques plus ou moins irréguliers.

ART. V. — URINES ET DÉPOTS URINAIRES.

722. La marche générale à suivre dans l'examen des urines, est la même que pour les liquides dont nous avons déjà parlé (pages 333 et 334). On sait que, de tous les fluides de l'économie, c'est celui que les médecins ont le plus souvent à observer. Les divers dépôts accidentels qui doivent être soumis à l'examen microscopique, pourront être conservés pour une étude ultérieure dans des tubes étiquetés et bouchés où on les place après décantation du liquide qui surnage, ou en les retirant avec une pipette du fond des vases où ils se trouvent. On empêche la putréfaction de l'urine en versant sur le dépôt quelques gouttes d'huile de naphte ou de solution phéniquée. Il est très-utile de faire une collection de préparations microscopiques des divers dépôts que l'on peut rencontrer.

723. *Urines normales.* Tout médecin devra avoir étudié les urines d'individus bien portants avant de passer à l'observation de celles qui offrent des dépôts morbides.

L'excrétion sera reçue directement dans un verre à pied très-propre, versée dans celui-ci à l'aide du vase dans lequel a eu lieu la miction, après qu'on aura eu soin de s'assurer que nul corps étranger n'y a été laissé. Cette recommandation s'applique naturellement à tous les cas dans lesquels des observations de ce genre doivent être faites. Mais comme, dans la pratique médicale, elle est loin d'être toujours suivie, il importe de rappeler qu'on peut trouver accidentellement dans les urines presque toutes les espèces de corpuscules décrits dans les poussières (pages 529 à 533), soit isolément, soit réunis en certain nombre. Parfois aussi, il en est qui peuvent être ajoutés par ceux qui ont intérêt à simuler certaines maladies, telles sont les poussières de charbon, diverses variétés de sable, la craie, le lait, etc. Il est des simulateurs qui s'introduisent dans l'urèthre de la laine de matelas, des cheveux, etc., que repousse ensuite l'urine dans laquelle on les retrouve. C'est alors qu'il importe d'être familier avec l'examen des diverses sortes de poils, et cela d'autant plus qu'il est des cas de véritable *pilimiction*, c'est-à-dire d'expulsion par l'urine de poils souvent chargés d'urates ou d'acide urique qui tombent dans la vessie par suite dè l'ouverture d'un kyste pileux dans sa cavité, ou par suite dé la présence à sa surface interne d'une portion de tégument ayant la structure de la peau.

724. Par le refroidissement, un léger nuage ou énéorème se forme au milieu du liquide et tombe peu à peu au fond du vase. Si, après s'être formé, le liquide a été agité, il se dépose de nouveau, le mucus étant miscible à l'urine, mais non dissous par elle.

On examinera ce dépôt en allant l'aspirer avec un tube effilé avec lequel on opère comme avec une pipette ; c'est-à-dire en tenant un doigt sur son extrémité extérieure jusqu'à ce que la pointe soit plongée au contact du dépôt ou de la portion du dépôt à recueillir. En soulevant peu à peu le doigt, on voit monter celui-ci, et réappliquant le doigt au moment jugé convenable, on enlève la quantité voulue de liquide ou de dépôt. On laisse glisser une portion de ce dernier sur le porte-objet, et, après l'avoir recouvert d'une lame mince, on l'étudie à un grossissement de 400 à 500 diamètres environ.

Ce dépôt est tellement ténu qu'on ne le voit pas toujours dans le tube. En tenant ce dernier verticalement pendant quelques instants, des parcelles de dépôt ou de tout autre descendent vers son extrémité effilée, et on attend qu'elles y soient rassemblées pour faire tomber sur le porte-objet la goutte de liquide qui les renferme.

Cette manière de faire, indispensable ici, est applicable à l'étude du plus grand nombre des dépôts peu abondants.

Cet énéorème ne montre que quelques cellules épithéliales pâles, soit pavimenteuses, larges de 3 à 4 centièmes de millimètre, ou du double plus grandes, venant de la vessie et de l'urèthre, soit sphéroïdales, venant de la vessie, tantôt isolées, tantôt réunies en petit nombre. Il y en a généralement si peu, qu'il faut ordinairement les chercher longtemps avant de les trouver ; il est parfois nécessaire de les chercher sous un faible objectif que l'on remplace par un plus fort, après avoir fixé le porte-objet quand les cellules sont amenées dans le champ du microscope.

C'est des parois de la vessie, et non du rein ni de l'urèthre, que vient cette petite quantité de mucus et d'épithélium.

Dans ces circonstances comme dans toutes les autres dont il sera question ci-après, on peut trouver ces cellules épithéliales entièrement couvertes de très-fines granulations contiguës et de volume uniforme, si on observe l'urine assez longtemps après la miction pour qu'il commence à s'y développer des vibrions. Leur noyau et leurs granulations propres sont alors plus ou moins masquées par les granules précédents, qui sont de ceux qui ont été considérés comme des *Micrococcus*, etc. (V. p. 559.)

Il y a parfois en même temps dans la préparation quelques leucocytes (globules muqueux). Le mucus vésical qui les accompagne est tellement ténu et gonflé par l'eau, qu'il ne montre pas alors les stries qu'il offre dans les cas de catarrhe vésical et propres à la plupart des mucus qui n'ont pas séjourné dans un liquide aqueux.

725. Dans l'urine normale, au moment de la miction, on voit flotter deux, trois, ou un plus grand nombre de filaments d'un gris blanchâtre, bien décrits par M. Donné, qui tombent lentement au fond du vase laissé en repos. Ils ont de 1 à 2 ou 3 centimètres de long, et de 1 à 3 dixièmes de millimètre environ d'épaisseur. On peut parvenir à les saisir isolément avec la pipette, comme il a été dit plus haut pour les préparer et les examiner sous un grossissement de 400 diamètres au moins. Du reste, le microscope en montre parfois de plus petits, invisibles à l'œil nu dans le dépôt, presque imperceptible, ou dans l'énéorème des urines normales. On en peut naturellement aussi trouver dans divers dépôts morbides.

Ils sont constitués par un filament microscopique de mucus assez ferme, se gonflant peu à peu dans l'urine, ordinairement strié en long, parfois à stries nulles ou à peine visibles, mais se produisant au contact de l'acide acétique.

Ce mucus englobe de fines granulations, des leucocytes plus ou moins déformés et allongés, mais reconnaissables comme tels après l'action de l'acide acétique, des leucocytes sphériques, parfois des cellules épithéliales pavimenteuses, et quelquefois, enfin, chez l'homme, des spermatozoïdes morts ou même vivants si l'urine est fraîche. Ces filaments sont rectilignes ou diversement flexueux, selon les hasards de la préparation. Ils contiennent des leucocytes en quantité variable, d'un sujet à l'autre, et même de l'un à l'autre des filaments. Ces éléments sont plus nombreux sur les individus qui ont eu des blennorrhagies que dans les conditions contraires, et les filaments eux-mêmes sont plus blancs et plus abondants alors que dans les conditions contraires.

D'un auteur à l'autre, on trouve ces filaments désignés comme étant : 1° des cylindres provenant des tubes du rein ; 2° plus souvent comme venant des canaux prostatiques ; 3° et enfin, comme venant des tubes testiculaires et épididymaires. Mais à l'état normal, et même à l'état morbide, aucun de ces organes ne produit du *mucus.* Je me suis assuré, au contraire, que ces filaments simples ou ramifiés sont formés de mucus uréthral accumulé entre les plis de sa muqueuse, où il englobe des leucocytes, des cellules épithéliales, etc. Sur l'homme, on les trouve particulièrement dans les plis du *golfe de l'urèthre* ou de Lecat, à la jonction des parties membraneuses et bulbaire du canal. C'est là qu'ils englobent quelques spermatozoïdes qui sortent en petit nombre, normalement en dehors de toute perte séminale chez les individus qui s'abstiennent de coït pendant plusieurs semaines, par une cause quelconque. On peut en trouver là, ainsi que dans l'urine, même chez les vieillards, fait que j'ai constaté, du reste Beale l'avait déjà vu. Les filaments formés dans les heures qui suivent le coït, en renferment aussi.

Il importe d'étudier ces produits dans l'urine normale, pour ne pas leur attribuer, dans les dépôts morbides, une importance autre que celle qu'ils ont. On voit qu'ils sont formés de mucus uréthral et non vésical, rénal, etc. Les leucocytes et l'épithélium qu'ils contiennent viennent aussi de l'urèthre.

La présence de ces filaments avec des leucocytes dans l'urine des femmes, tant dans les conditions ordinaires que dans l'état de grossesse, montre qu'ils ne viennent pas des tubes prostatiques ni des tubes séminaux.

726. Les individus atteints de blennorrhagie, ou qui sont guéris depuis peu de cette affection, apportent souvent à examiner des urines qui contiennent plus de ces filaments que celles des sujets dont l'urèthre est tout à fait sain. Ces derniers contiennent surtout un bien plus grand nombre de leucocytes qui les rendent blanchâtres.

Pendant la durée de la blennorrhagie, on voit en outre flotter dans ces urines, ou on retire du fond du verre à pied où elles ont reposé de petits lambeaux de l'épithélium pavimenteux de l'urèthre, et quelques leucocytes. Parfois on y trouve un ou deux petits flocons nuageux ou bien limités, formés de mucus uréthral englobant un nombre plus ou moins grand de leucocytes.

On peut conserver les filaments muqueux décrits plus haut dans un mélange à parties égales d'alcool et de glycérine, ou dans les liquides de Pacini, qu'on fait glisser entre les lames de verre, après avoir enlevé l'urine par capillarité, à l'aide d'un linge fin ou de papier brouillard.

727. Un des points importants de l'application du microscope à

l'étude des urines, consiste dans la détermination de la nature des corpuscules qui, ne lui appartenant pas naturellement, se produisent au sein de ce liquide ou à sa surface, après son émission, et peuvent se trouver mêlés à ceux qui proviennent normalement ou accidentellement des parties constituantes naturelles. Ainsi, en abandonnant l'urine à elle-même, on verra se produire les corpuscules indiqués plus haut (page 559, 1°, 2° et 3°), pouvant former une couche superficielle molle, glutineuse, plus ou moins épaisse, chargée de cristaux, de phosphate ammoniaco-magnésien, parfois assez gros pour apparaître sous forme de granules brillants. Cette couche dans laquelle prédominent souvent les vibrions est d'autant plus épaisse et se forme d'autant plus vite, que l'urine est mélangée à une plus grande quantité de substances organiques coagulables, telles que du mucus ou de l'albumine. Cette formation a attiré l'attention des accoucheurs qui ont appelé *kiesteïne* le mélange azoté complexe qu'on en retire.

Elle peut se former aussi contre les parois du vase ; elle peut se rompre et tomber en particules jusqu'au fond. Lorsque la décomposition est plus avancée, il se développe parfois des monades dans l'urine. Ces mêmes granules et ces vibrions ou encore des *Leptothrix* ou *bactéries*, peuvent se produire plus ou moins vite d'une urine à l'autre, selon sa composition dans toute la masse du liquide commençant à s'altérer. (Voy. Beale, *De l'urine, des dépôts urinaires*, etc., trad. franç., Paris, 1865, in-12, p. 313 ; et Ch. Robin. *Leçons sur les humeurs*, Paris, 1867, in-8, p. 744.) Ces particules lui donnent un aspect opalescent tout particulier que l'examen microscopique fait distinguer aisément de l'opalescence qui se produit quand débute le dépôt des urates de soude de certaines urines en voie de refroidissement, et de l'opalescence due à des matières grasses.

Nous avons indiqué aussi (page 559, 3° et 4°) quels sont les cryptogames qui se développent (fig. 160) souvent dans les urines soit sucrées, soit albumineuses, etc., et plus ou moins rapidement selon leur composition. Ajoutons immédiatement qu'il peut s'y développer ou y tomber quelques autres végétaux unicellulaires (voy. Ch. Robin, *loc. cit.*, p. 744), et spécialement des *Sarcines* reconnaissables à leurs cellules cubiques très-petites, juxtaposées en groupes ou fragments cuboïdes ou prismatiques pouvant être parfois assez gros pour être visibles à l'œil nu.

728. Pour examiner les *mucus urinaires morbides* dans les cas de

cystite, de catarrhe vésical, etc., on laissera reposer le liquide et
on prendra avec un tube une portion de la couche qui est au fond
du verre ou du flacon. Quand le mucus est filant, très-visqueux,
celui qui a monté dans la pipette ou dans le tube est retenu par

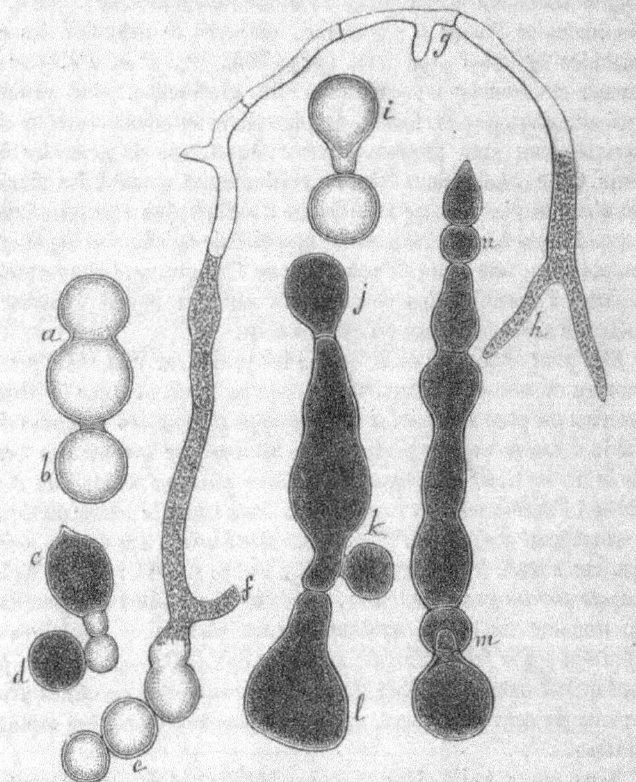

Fig. 160. — Spores d'espèces indéterminées, soit à contenu granuleux (c, d, l, m), soit à
contenu transparent (a, i), à divers degrés des modifications qu'elles subissent lors de
leur germination (f, g, h, j, k, l); trouvées dans une urine albumineuse, commençant
à s'altérer. Grossissement de 450 diamètres.

la masse lorsqu'on veut retirer ce dernier. Il faut alors décanter
l'urine qui est au-dessus du dépôt et saisir une portion de ce mucus
avec des pinces, pour le porter sur la lame de verre et l'étudier à un
grossissement de 400 fois ou environ.

On y constatera les caractères connus du mucus proprement dit,
la présence de cellules épithéliales pavimenteuses de la vessie,

polyédriques, sphéroïdales, etc., granuleuses ou non, et enfin, une quantité de leucocytes variable d'un cas à l'autre. On recherchera quels sont ceux qui l'emportent des leucocytes de petit volume qu'on trouve dans le mucus peu abondant, produit sans qu'il y ait cystite proprement dite, ou des leucocytes ordinaires du pus, plus ou moins granuleux [1]. On recherchera s'il y en a dont la superficie est gonflée en une vésicule hyaline dans laquelle reste la portion grenue de l'élément. On cherchera en outre dans ces préparations s'il s'y trouve quelques-uns des filaments décrits p. 587, de ceux dont il sera question plus loin, et des cristaux ou autres dépôts. Dans toutes ces observations, et particulièrement dans le cas de l'examen des urines muqueuses, il importe de constater si le liquide est acide ou devenu alcalin. Lorsqu'il est ammoniacal, ainsi que cela est souvent dans les cas de catarrhe vésical, le mucus devient glaireux, et miscible partiellement à l'urine, de manière à la rendre filante même dans la portion qui est au-dessus du dépôt. Des vibrions s'y produisent alors rapidement en grand nombre et la rendent louche. MM. Rayer et Davaine en ont observé dans de l'urine fétide ayant cet aspect retirée avec la sonde, et examinée aussitôt après chez un malade atteint de catarrhe vésical.

729. *Du pus* peut être mêlé à l'urine dans certains cas d'abcès ouverts dans la vessie, de néphrite sans cystite, et alors il peut exister sans être accompagné de mucus. Il donne par le repos une couche bien limitée, d'un blanc grisâtre, mat, opaque, ou jaunâtre, un peu verdâtre ou non. On le prépare et on le reconnaît facilement en prenant un peu de la substance avec un tube, et examinant à un grossissement de 500 diamètres environ.

Les leucocytes ne présentent jamais d'expansions sarcodiques ou amibiformes dans ces conditions. On les étudiera comme ceux qui auraient pu être pris dans le pus ou dans le sang.

Ces éléments peuvent être accompagnés de quelques-uns des dépôts cristallins dont il sera question plus loin, de ceux d'urates particulièrement ; mais quand le pus vient du rein ou d'un abcès ouvert dans la vessie, l'urine n'est pas ordinairement ammoniacale, ni chargée de phosphate ammoniaco-magnésien, comme lorsqu'une cystite aiguë ou chronique a déterminé la production des leuco-

---

[1] Voy., sur ce point, Ch. Robin, *Leçons sur les humeurs.* Paris, 1867, in-8° ; p. 696 et suivantes. Pour les applications au diagnostic, etc., de toutes ces déterminations et des suivantes, voy. le même ouvrage et L. Beale, *loc. cit.* Paris 1865, in-12, chap. ni, chap. xiv, etc.

cytes. Toutes les fois, du reste, qu'une urine sera *purulente*, c'est-à-dire chargée de leucocytes, comme lorsqu'elle est sanguinolente, l'examen microscopique du dépôt doit être complété par l'étude chimique du liquide. Après l'avoir séparé de ce dernier, on y déterminera surtout les caractères des substances coagulables du sérum qui peut s'être mêlé à l'urine.

750. Lorsque les urines sont ammoniacales, même faiblement et peu chargées de principes en dissolution, les leucocytes sont gonflés, pâles, montrant bien leur noyau. Ils peuvent l'être au point, parfois, d'avoir le double de leur volume habituel. Ce gonflement qui les rend pâles, peut porter sur toute la masse, et être tel, que les granules sont doués du mouvement brownien dans l'élément où se sont formés un ou deux amas nucléiformes ; sur d'autres globules, la surface de l'élément s'est seule gonflée en une vésicule hyaline entourant la masse granuleuse que constitue le reste de ce dernier.

Le liquide urinaire ammoniacal devient lui-même parfois filant comme s'il était muqueux, par suite de son action propre sur les mucus et sur les leucocytes auxquels il fait exsuder un peu de leurs substances organiques coagulables qui se mêlent au fluide.

751. On pourra faire des préparations à conserver en collection avec ces leucocytes, en enlevant le plus possible du liquide urinaire que l'on pompe à l'aide du papier brouillard, et en le remplaçant par du liquide de Pacini (voy. page 576) destiné à la conservation des leucocytes et ajouté en excès.

*Examen des spermatozoïdes dans l'urine.*

752. Il est trois sortes de dépôts urinaires qui, sans être spermatiques, peuvent ressembler à ceux que donnent le sperme. Ce sont certains dépôts des urates non colorés, quelques dépôts de leucocytes existant en petit nombre, et ceux de cystine. Il faut, par conséquent, recourir nécessairement à l'examen microscopique pour déterminer leur nature réelle, sans parler des cas dans lesquels les spermatozoïdes ne sont pas assez nombreux pour former une couche visible, ou restent disséminés dans du mucus, dans les sédiments d'urate de soude, de sang, etc.

Il faudra, par conséquent, laisser reposer le liquide pendant 6 à 8 heures au moins dans un verre à expérience, puis aller prendre avec le tube effilé manié comme une pipette, un peu du dépôt, lors même que celui-ci est nuageux, presque imperceptible ; on le couvre ensuite d'une lame mince pour l'observer à un grossissement de 500 diamètres ou environ.

Outre les spermatozoïdes, on cherchera à voir s'il y a des cristaux d'oxalate de chaux, des leucocytes, des cellules de l'épithélium vésical, etc. (Voy Ch. Robin, *Leçons sur les humeurs*, 1867, p. 382.)

Les autres détails sur cet ordre d'examen ont déjà été indiqués plus haut (page 576), seulement, il faut savoir que les spermatozoïdes ne sont pas nécessairement isolés. Ils peuvent être encore englobés dans des grumeaux microscopiques de la matière demi-solide qui donne au sperme des vésicules son aspect gélatineux, matière que l'urine gonfle et ramollit sans la dissoudre. Ils sont alors accompagnés des autres éléments du sperme des vésicules. C'est ce qui arrive quand l'urine est rendue peu après le coït, ou parfois chez les personnes jeunes ou âgées dont l'excès de sperme se déverse dans l'urèthre après plusieurs semaines d'abstinence sexuelle.

Dans les cas où on pense que dans une urine sanguinolente il y a des spermatozoïdes, c'est toujours au fond du vase, au-dessous du dépôt sanguin, qu'il faut les chercher, et qu'on les trouve le plus abondamment quand ils existent réellement.

*Examen du sang dans les urines.*

733. Il n'est pas difficile de déterminer la présence du sang dans les urines, les hématies n'étant pas très-modifiées par ce liquide. Il importe de connaître ce dernier fait, les cas dans lesquels l'urine est colorée en rouge *hématique* par des matières colorantes liquides et non par des globules n'étant pas rares. Quelques globules rouges cependant deviennent dentelés, et d'autres sont rendus hémisphériques, par gonflement sur l'une de leurs faces, l'autre restant concave. Ce gonflement s'observe sur un plus grand nombre d'éléments si le liquide commence à devenir ammoniacal que dans le cas contraire.

Quand l'urine modifie les globules de telle manière qu'elle devient noirâtre, on trouve habituellement les hématies devenues pâles au centre, et à contour net et foncé, ce qui leur donne un peu l'aspect d'un petit cercle.

Si l'urine est très-sensiblement colorée, il suffit d'en mettre immédiatement une goutte entre deux verres pour constater la présence des globules sanguins. Si ces éléments sont peu nombreux, il est utile de les laisser se réunir au fond d'un verre à réactif, par un repos de 8 à 12 heures. On les prend alors à l'aide d'un tube effilé manié comme une pipette. On constate ainsi, mieux que de toute autre manière, quels sont les autres parties cristallines ou organiques qui les accompagnent.

Le sang qui vient du rein ou du bassinet par suite de la présence d'un calcul logé dans ces organes ou dont d'autres causes amènent l'épanchement, peut être accompagné de leucocytes et de cellules épithéliales. Les caractères de celles-ci peuvent aider à faire connaître le point de départ de l'hémorrhagie. Des cellules prismatiques, souvent très-grandes, à un ou deux noyaux, avec d'autres cellules polyédriques ou sphéroïdales ayant de 1 à 4 gros noyaux nucléolés et chargés de grosses granulations grisâtres, indiquent une desquamation épithéliale des calices, du bassinet ou des uretères. Il faut naturellement avoir comparé antérieurement l'épithélium de ces régions à celui du rein et de la vessie pour déterminer, d'après la nature de ceux-ci, les cas dans lesquels le sang vient du rein, du bassinet, ou au contraire, de la muqueuse vésicale seulement.

Il est nécessaire de séparer par décantation l'urine du dépôt, lorsque le sang est abondant, pour constater la présence ou l'absence de l'albumine dans la première.

754. Dans le cas d'hématurie chyleuse ou lactescente, les globules sanguins tombant au fond du vase par le repos, tandis que, au contraire, les granules graisseux tendent à se réunir vers la surface du liquide, on préparera l'urine chargée de ces granules comme s'il s'agissait du chyle ou du sérum lactescent du liquide sanguin, et on l'examinera à l'aide d'un grossissement de 500 à 600 diamètres. Les granules graisseux qui rendent l'urine laiteuse ou opaline sont, pour la plupart, tellement fins, qu'il faut d'abord une certaine attention pour les distinguer. On observera leur mouvement brownien, on pourra les dissoudre par l'éther ou les faire se réunir en gouttelettes plus grosses en chauffant la préparation sur la lampe à alcool, ou mieux en chauffant préalablement une certaine quantité de liquide dans un verre de montre ou une capsule, si l'urine n'est pas trop albumineuse pour se coaguler en masse.

Dans toutes ces circonstances, il importe de rechercher si le dépôt formé au fond du verre à réactif contient, en outre, des filaments du rein, des épithéliums, etc.

Le petit volume des granules graisseux qui colorent ces urines et dont il sera toujours utile de s'être fait une idée en examinant du chyle pris sur un chien, etc., permettra toujours aisément de les distinguer des globules de lait qu'on est parfois appelé à voir dans l'urine de certains simulateurs qui le mêlent à ce liquide, pour faire croire à l'existence de quelque affection morbide singulière.

### Préparation de la fibrine dans les urines.

755. On peut rencontrer de la fibrine dans l'urine dans deux ordres de conditions.

Le plus souvent, c'est dans les cas de *cystite cantharidienne* où des lambeaux de pseudo-membranes fibrineuses grisâtres, mêlés ou non à du mucus et accompagnés de leucocytes avec ou sans hématies, flottent dans l'urine et se réunissent par le repos. Pour les préparer, on les saisit avec des pinces et on les place sur le porte-objet pour les dissocier un peu au besoin avec les aiguilles, sans addition d'autre liquide que l'urine même. (Voy. Ch. Robin, *Leçons sur les humeurs*, 1867, p. 477.)

Dans certaines formes d'hématurie, la fibrine se coagule dans l'urine avant ou après son émission, la rend presque gélatiniforme, puis, en se rétractant, elle forme des caillots de figures variées (voy. Ch. Robin, *ibid.*, p. 722), colorés ou non. On les prépare comme les précédents pour en déterminer la nature. L'action de l'acide acétique sur la fibrine qui les constitue permet de les distinguer aisément des filaments de mucus à substance striée dont il a déjà été question. Elle met en évidence les leucocytes et les épithéliums que la fibrine peut avoir englobés.

Il faut, avant de se servir de cet agent, examiner avec soin les dispositions en séries et autres que présentent les hématies dans ces caillots.

On peut conserver pendant des mois et même des années, dans le liquide de Pacini destiné à la préparation des hématies (p. 376), soit la fibrine de ces caillots, soit les globules rouges des hématuries, en ayant soin de reprendre autant d'urine que possible à la préparation avant de lui réajouter le liquide conservateur, toujours mis en excès.

### Préparation des sédiments épithéliaux de l'urine.

756. On ne constate guère de sédiments urinaires dans lesquels prédominent les épithéliums, ou du moins dans lesquels ils for-

ment la partie essentielle de ceux-là, que chez les individus affectés de fongus vésical. (Voy. Ch. Robin, *loc. cit.*, p. 728.)

Le liquide renferme, en outre, le plus souvent une quantité plus ou moins considérable de sang.

La préparation se fait en prenant avec un tube une portion du dépôt, qu'on examine à un grossissement de 400 à 500 diamètres.

On constatera ainsi la présence des épithéliums nucléaires et cellulaires de la vessie. Ces derniers offrent, et surtout dans les cas de tumeurs amenant la production de ces desquamations et dépôts, des variétés de forme plus nombreuses et plus singulières que partout ailleurs.

Ces cellules sont isolées ou juxtaposées en lambeaux ; ceux-ci reproduisent souvent la forme en doigt de gant des saillies papillaires du fongus qu'elles engainaient. Il peut y avoir des papilles dont les capillaires sont vides ou pleins de sang, et soit pourvues encore de cette gaîne épithéliale, soit au contraire privées de celleci. Leur substance homogène finement grenue montre parfois les noyaux et les fibres du tissu lamineux qui prennent part à leur constitution. Les urines qui contiennent ces dépôts sont toujours plus ou moins sanguinolentes.

Du reste, pour arriver à déterminer la nature de ces dépôts et de plusieurs de ceux dont il a été question plus haut, et dont il va être parlé, il sera toujours nécessaire d'avoir examiné auparavant nonseulement l'épithélium vésical, mais aussi les variétés de cellules épithéliales qu'on trouve, sur le cadavre, desquamées dans le bassinet.

Dans les urines albumineuses, il existe parfois des cellules épithéliales du rein, polyédriques, arrondies ou même presque prismatiques, courtes, qui sont plus ou moins pleines de gouttes d'huile, jaunes, brillantes, qu'un peu d'habitude fait distinguer aisément des gouttes plus petites et plus foncées que renferment les leucocytes devenus granuleux, pouvant se rencontrer avec celles-là quand les urines sont purulentes. Pour déterminer leur nature, du reste, il est indispensable d'avoir observé les cellules de cette espèce sur des reins frais d'individus morts de la maladie de Bright.

On peut trouver quelques-unes de ces diverses cellules qui sont devenues le siège d'un gonflement hyalin, vésiculiforme, par un commencement d'altération cadavérique, surtout dans l'urine alcaline.

On conserve aisément ces épithéliums en les mettant dans le liquide de Pacini indiqué plus haut (p. 377) et dans la glycérine gélatinée (p. 372) en procédant comme je l'ai dit ci-dessus (p. 395, § 735).

*Préparation des filaments du rein tombés dans les urines.*

737. Le contenu des tubes propres du rein peut, dans certaines conditions morbides et dans d'autres circonstances presque normales, être entraîné par l'urine. On le trouve alors dans ce liquide sous forme de petits *filaments* ou *cylindres*, dont le diamètre est naturellement mesuré par celui des conduits dont ils représentent le moule. Ces filaments sont pleins, une seule variété exceptée, et ne doivent par conséquent pas être appelés *tubes graisseux, cireux, fibrineux*, etc., comme le font quelques auteurs.

Il est fort rare de les trouver assez abondants pour former à eux seuls un dépôt, ou du moins un dépôt visible à l'œil nu. Ils sont presque toujours mêlés comme parties accessoires aux particules qui constituent essentiellement un dépôt; il faut le plus ordinairement faire passer sous les yeux une étendue plus ou moins grande de la préparation avant d'en trouver un ou deux dans le champ du microscope.

Il en existe plusieurs variétés distinctes par leur structure, mais chacune n'est pas rejetée spécialement dans une maladie donnée à l'exclusion des autres; toutes les fois qu'on en trouve, il y en a presque toujours de deux ou trois variétés ensemble. (Voy., sur leur structure, sur les circonstances qui en amènent l'expulsion et sur leur signification morbide dans ces cas: Beale, *de l'Urine*, etc., trad. franç. Paris, in-12, 1865, p. 358; Ch. Robin, *Leçons sur les humeurs*, Paris, 1867, in-8°, p. 732, et les Traités de pathologie.)

Pour les étudier, on procédera ainsi qu'il suit : si l'urine ne donne pas de dépôt bien évident, on prendra particulièrement les portions recueillies au début et à la fin de la miction ; après l'avoir laissé reposer dans un verre à réactif, on prendra à l'aide d'un tube effilé, manié comme une pipette, une goutte du liquide au fond du verre, que l'on examinera entre deux lames de verre, comme à l'ordinaire. On pourra d'abord parcourir la préparation sous un grossissement de 100 diamètres environ, qui permet d'apercevoir les filaments, dont on achèvera l'étude à l'aide d'un grossissement de 400 à 500 diamètres. Si le dépôt est abondant, c'est en examinant celui-ci de la manière qui vient d'être indiquée que l'on se préoccupera de la possibilité de trouver ces filaments. Du reste, pour les étudier d'abord, afin de les reconnaître dans les urines quand les recherches chimiques l'exigent, il faut prendre l'urine mêlée d'épithélium du bassinet d'individus morts de fièvre typhoïde ou autres affections générales. Là on en trouvera en assez grand nombre sur la plupart des sujets pour se familiariser avec leurs caractères distinctifs et avec ceux des épithéliums du rein et des uretères.

Ces filaments se montrent d'une manière générale sous forme de cylindres épais de 2 à 5 centièmes de millimètre, d'une longueur qui varie entre un et quelques dixièmes de millimètre, rarement divisés une ou deux fois dichotomiquement.

738. Lors du rétablissement de la sécrétion urinaire ralentie, dans les fièvres éruptives ou autres, pendant la néphrite aiguë, etc., dans les dépôts colorés d'urates granuleux ou dans les dépôts cristallins d'acide urique, on rencontre surtout des cylindres creux, ou mieux des gaines épithéliales, formés de cellules *juxtaposées* de l'épithélium rénal ou de noyaux séparés les uns des autres par de la matière amorphe, non segmentée en cellules.

On peut parfois reconnaître aussi des cellules épithéliales du rein isolées. On peut, en outre, observer avec eux quelques-uns des cylindres indiqués ci-après, à l'exception de ceux qui sont chargés de granules graisseux.

739. Dans les urines des cholériques, dans celles des sujets atteints des affections notées ci-dessus, au début de l'albuminurie, etc., on trouve, soit seuls, soit avec des gaines épithéliales, des cylindres pleins, soit hyalins (*tubes ou moules cireux* de Beale et autres auteurs), soit d'aspect grenu, en raison de la présence des particules qu'ils ont englobés. Ces filaments ne sont pas muqueux et ne réagissent pas comme le mucus, ni comme la fibrine, au contact de l'acide acétique. Il en est quelquefois qui sont comme plissés et chiffonnés.

Ils peuvent être rendus granuleux :

1° Par des granulations grisâtres distribuées uniformément ou non dans e sens de leur longueur, s'avançant jusqu'à la surface du cylindre ou laissant une couche hyaline superficielle dépasser la portion granuleuse plus centrale (tubes ou moules granuleux ordinaires de la plupart des auteurs).

2° Avec ces granulations peuvent se montrer des granules d'urates, des grains d'oxalate de chaux en sablier ou en octaèdre, dans certains cas de choléra (Beale), des noyaux d'épithélium rénal, pris pour des globules de mucus par quelques auteurs, des cellules épithéliales même, ordinairement petites et irrégulières.

3° Parfois ces cylindres sont rendus granuleux par des noyaux et des cellules épithéliales presque exclusivement et sont assez rapprochés pour sembler formés par elles, mais irrégulièrement entassés.

4° Assez souvent, des globules rouges du sang, reconnaissables à leur coloration et à leurs réactions sont englobés dans des cylindres soit hyalins, soit plus ou moins granuleux.

Il faut signaler spécialement les filaments ou cylindres le plus souvent volumineux, plus ou moins remplis de granulations ou gouttes huileuses, qui leur donnent un aspect particulier, qu'on trouve dans les urines des sujets atteints de néphrite albumineuse à une période plus ou moins avancée. On peut parfois, quoique rarement, trouver en même temps dans ces urines des cellules épithéliales du rein contenant quelques gouttes huileuses.

Les cylindres, moules ou filaments peuvent être conservés dans la glycérine additionnée d'un peu d'eau (Beale), et mieux encore dans la gélatine glycérinée (p. 572). Beale recommande avec raison de les colorer avant avec la solution ammoniacale de carmin très-faible.

### Préparation des dépôts d'urates alcalins et terreux.

740. Le plus commun des sédiments urinaires est celui qui se produit pendant le refroidissement de l'urine à sa surface, sous forme de pellicule, ou qui, tombant de suite au fond, adhère plus ou moins fortement aux vases, soit à l'occasion de quelques changements aux exercices ou au régime habituels, d'un mouvement fébrile, durant la fièvre quelle qu'en soit la cause, etc. Sa couleur varie avec les proportions de la matière colorante de l'urine depuis le gris blanchâtre ou jaunâtre, jusqu'au rouge plus ou moins brun acajou, comme dans les cas de maladie du foie, etc.

Comme pour tous les dépôts pulvérulents, celui-ci se prépare en en prenant une portion au fond du vase qu'on place entre deux lames de verre et qu'on examine à un grossissement de 400 à 500 diamètres. On reconnaît alors que c'est un urate soit alcalin, soit terreux, à ce que ce dépôt est formé de granules arrondis ou ovalaires, ayant de 1 à 5 millièmes de millimètre de large, presque tous du même volume dans chaque cas, réfractant assez fortement la lumière, à contour net, d'un gris jaunâtre sous le microscope et souvent agglutinés ensemble en petits groupes ou en courtes séries, mais se dissociant facilement.

En faisant glisser une goutte d'acide acétique, chlorhydrique ou nitrique entre les deux lames de verre on les voit se dissoudre, et au bout de quelques minutes il se produit sous les yeux de l'observateur des lamelles losangiques, et peu à peu des rhomboèdres d'acide urique incolore, mis en liberté par le réactif qui s'est emparé de la base.

L'analyse de ce dépôt montre qu'il est formé surtout d'urate de soude avec un peu d'urate de potasse, un peu d'urate d'ammoniaque qu'on a cru longtemps y être le plus abondant, et des traces d'urates de magnésie et de chaux, ainsi que de phosphates de soude et de chaux. Sa couleur est due à un peu de matière colorante urinaire fixée par ces sels.

Ces granules peuvent former à eux seuls certains dépôts ou être accompagnés d'un petit nombre de quelques-uns des divers corps décrits précédemment et ci-après. Ils peuvent au contraire être mêlés comme partie accessoire à tel ou tel des sédiments formés principalement par l'une quelconque de ces espèces de corps.

Souvent ces urates dits amorphes se déposent sur les filaments venus du rein ou d'autres parties des sédiments qui existaient dans l'urine avant leur dépôt.

Dans les dépôts urinaires des enfants surtout et parfois des adultes atteints de dyspepsie avec mouvement fébrile, etc., on peut trouver, bien que rarement, avec l'urate précédent ou avec l'acide urique, etc., des corpuscules foncés presque noirs à la périphérie ayant depuis quelques millièmes de millimètre jusqu'à deux ou trois centièmes, soit régulièrement globuleux, soit pour la plupart hérissés de pointes aiguës. Ils sont isolés ou soudés ensemble, et parfois même en forme de sablier.

Ils donnent aussi des cristaux d'acide urique au contact des acides, et l'analyse montre qu'ils sont formés surtout par de l'urate acide de soude et d'ammoniaque.

Ces divers urates peuvent être conservés en préparation dans l'eau créosotée ou en ajoutant à l'urine qui les tient en suspension de la créosote ou de l'acide phénique. J'en conserve depuis plusieurs mois dans la *gélatine glycérinée* (p. 372).

*Préparation des dépôts d'acide urique.*

741. Seul ou mêlé aux urates, l'acide urique se prépare comme

ceux-ci, et parfois il est utile de le recueillir avec une curette contre les parois du vase dans lequel l'urine a séjourné et contre lesquels il s'est déposé en cristaux isolés ou groupés, apercevables à l'œil nu ou à la loupe.

Ce n'est pas ici le lieu de décrire les variétés si nombreuses de forme et de volume de ces cristaux rhomboédriques ou dérivant du rhomboèdre, non plus que les manières diverses dont ils se groupent et les teintes jaunes ou d'un rouge plus ou moins foncé qu'ils peuvent offrir suivant les conditions morbides ou de régime qui ont amené la production et l'excrétion en excès de l'acide, avec ou sans production de graviers et de calculs. (Voy. Ch. Robin et Verdeil, *Chimie anatomique*, Paris 1853, in-8, t. II, p. 395 et suiv., et pl. XI à XIII. Ch. Robin, *Leçons sur les humeurs*, p. 705. Beale, *loc. cit.*, chap. XVI.) Ces particularités de forme et de couleur font distinguer immédiatement ces cristaux de tous les autres dépôts cristallins urinaires sans qu'il y ait doute possible. Les acides acétique, chlorhydrique et nitrique, ajoutés à la préparation, ne les dissolvent pas comme ils le font pour le phosphate ammoniaco-magnésien. Au contraire, l'addition de la solution de potasse concentrée les dissout, surtout si on chauffe un peu la préparation, tandis qu'elle ne dissout pas les cristaux d'oxalate de chaux qui, quoique insolubles dans l'acide acétique, ont, du reste, une tout autre forme. On n'a besoin réellement de recourir à cet essai comparatif que dans les cas assez rares où de petits cristaux aciculaires d'acide urique sont groupés en forme d'haltères ou de sablier, fait assez commun dans les dépôts d'oxalates. Ces groupements de l'acide urique sont même toujours plus volumineux que ceux de l'oxalate, et presque toujours colorés en jaune ou en brun rougeâtre, mais non incolores comme ces derniers.

Dans certains cas de gravelle et surtout de calculs du rein ou des bassinets accompagnés ou non d'hématurie, au lieu de cristaux d'acide urique ou en même temps qu'eux on peut trouver des grains arrondis ou cylindroïdes, mamelonnés ou lisses, avec ou sans cristaux saillants à leur surface, formés d'acide urique rougeâtre, foncé. Ces calculs microscopiques ont de trois à cinq centièmes jusqu'à deux à trois dixièmes de millimètre d'épaisseur; ils se rencontrent dans les cas de calculs plutôt que dans les dépôts urinaires proprement dits. Ils sont généralement accompagnés de globules sanguins et des épithéliums du rein, du bassinet, etc., selon les cas.

742. Malgré leur résistance à beaucoup d'agents, les cristaux d'acide urique sont difficiles à conserver longtemps, sans passage de leur face à l'état grenu et sans émoussement de leurs arêtes et de leurs angles. Quand ils sont mélangés à des urates, etc., Beale recommande d'employer comme véhicule un mélange d'huile de naphte et de créosote. S'ils sont seuls dans un dépôt, on peut laver celui-ci à l'acide acétique, le sécher ensuite, puis l'humecter avec un peu d'essence de térébenthine avant de le mettre dans le baume de Canada à une température peu élevée pour ne pas les fendiller. J'en conserve depuis plusieurs mois dans la *gélatine glycérinée*, sans passage à l'état grenu, etc.

### *Préparation de l'oxalate de chaux.*

743. Il est très-rare de trouver l'oxalate de chaux en quantité assez considérable pour former un dépôt visible à l'œil nu dans les nombreuses conditions de régime ou morbides et d'empoisonnement qui en amènent la formation.

Dans les cas de pertes séminales, où s'ils sont excrétés à la suite d'ingestion d'aliments végétaux, tels que l'oseille, qui renferment des oxalates, rien ne fait soupçonner sa présence. Il en est même ainsi chez certains des individus qui portent déjà un calcul mural. Dans ces mêmes conditions et durant les maladies, ils peuvent accompagner les sédiments d'urates, d'acide urique, etc., dans les préparations desquels il faut chercher avec soin les cristaux de ce sel.

Pour en déterminer la présence dans les urines sans dépôts ou presque sans dépôt, il faut laisser séjourner douze à vingt-quatre heures le liquide dans un verre à réactif et en prendre ensuite une goutte au fond du vase avec le tube effilé manié comme une pipette. S'il y a un dépôt muqueux léger ou prononcé, c'est plutôt dans ce dépôt qu'au fond du verre qu'il faut prendre la goutte de matière, car le mucus les retient en plus grand nombre qu'il n'en tombe au fond.

Le petit volume habituel de ces cristaux oblige de les chercher çà et là dans la préparation sous un grossissement de 400 à 600 diamètres. Dans les flocons de mucus, purulent ou non, l'on tombe parfois sur des points où les cristaux très-petits ou non, sont réunis en une sorte de couche pulvérulente étalée. On en trouve qui ont depuis un ou deux millièmes de millimètre de large jusqu'à cinq ou six centièmes, ce qui est rare. Il est utile de les faire rouler dans le champ du microscope soit pour bien voir s'ils sont régulièrement octaédriques ou plus ou moins surbaissés et aplatis, ou allongés en prisme, soit pour saisir les différences d'aspect qu'ils ont alors selon qu'ils sont vus sur telle ou telle de leurs faces ou qu'ils présentent directement ou obliquement un de leurs angles à l'œil de l'observateur.

Ils sont incolores, très-transparents, ce qui fait que les arêtes de la portion tournée vers l'observateur et de la portion opposée se voient en même temps, en dessinant des figures variées selon la manière dont elles se croisent.

Il y en a parfois plusieurs qui sont soudés ensemble, bien que fort petits.

Dans les cas où le dépôt d'oxalate de chaux est relativement abondant, comme dans l'épilepsie, la chorée, certaines paraplégies, etc., les cristaux sont accompagnés de petits groupements de ce sel en forme de sablier et même d'ovoïde ou de sphéroïde. Ce sont, comme pour les amas analogues de phosphates et carbonates calcaires, de petites aiguilles indistinctes le plus souvent qui se réunissent ainsi, et comme alors aussi après la dissolution du sel, il reste une légère gangue organique qui reproduit la forme de l'amas. On peut trouver de ces amas en sablier jusque dans les tubes du rein et dans leurs moules.

Les cristaux et les groupements d'oxalate de chaux sont insolubles dans l'acide acétique, ce qui les distingue des cristaux de phosphate ammoniaco-magnésien et des groupes en sablier de carbonates et de phosphates calcaires. Ils sont insolubles dans la solution de potasse chaude, ce qui les distingue des amas de forme analogue offerts parfois par l'acide urique.

Il est des urates qui aussi peuvent être groupés en forme de sablier à extrémités peu renflées; l'acide acétique les fait reconnaître en les dissolvant et donnant lieu à la formation de cristaux d'acide urique dans leur voisinage.

On conserve très-bien les diverses formes d'oxalate de chaux dans la gélatine glycérinée (p. 372), dans la glycérine pure ou additionnée d'un peu d'eau. Beale recommande le mélange de créosote et d'huile de naphte. On peut aussi les conserver dans le baume du Canada, mais l'indice de réfraction de ces corps différant peu, ils y paraissent très-pâles. D'après quelques essais encore peu nombreux que je fais, on pourrait, je crois, les conserver ainsi que la plupart des autres sédiments salins des urines dans la solution de colophane au chloroforme (p. 366).

### *Préparation du phosphate ammoniaco-magnésien.*

744. Il se rencontre très-souvent en petite quantité dans les urines neutres ou même légèrement acides, mêlé aux dépôts d'urates, etc. Il est plus abondant au milieu des sédiments salins ou organiques des urines neutres ou surtout alcalines. Il forme parfois la partie principale de certains dépôts de l'urine des paraplégiques, des individus ayant des abcès du rein, etc. Pour commencer à étudier, on fera bien de prendre celui qui se montre à la surface de l'urine abandonnée pendant plusieurs jours à l'air libre et commençant à devenir ammoniacale. On peut en obtenir de suite en versant de l'ammoniaque dans l'urine, mais les groupements étoilés de petits cristaux qui se déposent alors ne ressemblent pas à ceux qui se produisent dans les conditions morbides où on est appelé à voir ce phosphate.

Dans ces dernières circonstances, il se présente sous forme de cristaux incolores, généralement volumineux, réfractant fortement la lumière, dérivant du prisme rectangulaire droit, par décroissements sur les angles et les arêtes qui donnent des formes très-variées à ces solides. Les plus petits de ces prismes pourraient parfois être confondus avec les cristaux d'oxalate de chaux, mais la facilité avec laquelle ils se dissolvent dans l'acide acétique, permet de les distinguer aisément. Le grand volume habituel de ces cristaux fait qu'il n'est que rarement nécessaire de se servir de forts grossissements pour les observer.

Dans les dépôts plus ou moins blancs que chez quelques malades il constitue contre la muqueuse vésicale ou celle de l'urèthre, outre les grands cristaux précédents on trouve parfois des groupes cristallins de lamelles étroites adhérentes ensemble, groupes se croisant au nombre de deux, trois ou un plus grand nombre. L'acide chlorhydrique, en les dissolvant, montre que les uns et les autres fixent une gangue azotée amorphe après eux; dans celle-ci souvent il met en évidence une quantité variable de petits octaèdres d'oxalate de chaux. Cette action amène le dégagement de quelques bulles de gaz montrant qu'ils sont accompagnés d'un peu de carbonates calcaires.

Seul ou accompagné d'urates et de carbonates, il se rencontre fréquemment dans les incrustations de la muqueuse vésicale et des sondes laissées à demeure dans la vessie qui peuvent prendre des aspects les plus variés, surtout quand le pus et le sang les colorent de différentes manières. Quelquefois la singularité de ces aspects, les réactions indiquées plus haut exécutées sous le microscope ou dans un verre de montre, font aisément reconnaître l'uniformité de la composition de ces concrétions; car, en général, dans ce cas, les formes cristallines n'existent plus ou sont trop confuses pour être caractéristiques.

On les rencontre si souvent qu'il est rare qu'on ait besoin de les conserver en préparation. Ils s'altèrent du reste aisément. Beale recommande comme devant être préféré à tous les autres le liquide conservateur composé d'une solution de chlorhydrate d'ammoniaque dans l'eau distillée.

### Préparation du phosphate de chaux.

745. Le phosphate de chaux tribasique ou des os se rencontre en petite quantité dans certains dépôts salins et organiques des urines neutres et surtout alcalines, ainsi que des urines putréfiées. Parfois, mais rarement, comme dans certains cas d'ostéomalacie, il forme la partie la plus abondante des sédiments. On ne sait par conséquent presque jamais d'avance si on en verra ou non en faisant une préparation de l'un de ces divers dépôts.

Il faut dans tous les cas l'étudier à l'aide d'un grossissement de 400 à 500 diamètres. Il présente presque toujours sous le microscope les deux formes suivantes réunies. La plus grande partie est à l'état de granules sphéroïdaux ou un peu anguleux, peu réguliers, épais de quelques millièmes de millimètre à un ou deux centièmes au plus. Ils réfractent fortement la lumière en lui donnant une teinte brunâtre ou jaune au centre et noire à la périphérie. Leur surface peut être lisse ou grenue ou finement hérissée, surtout quand ils se sont produits dans de l'urine riche en phosphates qu'on a laissé évaporer. Avec eux et en plus grand nombre parfois sont des amas en forme de sablier pouvant atteindre un volume de un à deux centièmes de millimètre. Il est des cas dans lesquels ils sont accompagnés de cristaux en lamelles étroites allongées, ou en aiguilles isolées ou groupées de diverses manières. Des cristaux analogues ayant les mêmes réactions se voient parfois dans les urines acides avec de l'oxalate de chaux et semblent, d'après la réaction du liquide, être plutôt du phosphate acide de chaux que du phosphate tribasique ou des os.

Les grains amorphes et en sablier du phosphate de chaux se dissolvent au contact de l'acide acétique concentré et de l'acide chlorhydrique étendu, mais bien plus lentement que ceux d'urate de soude. Ils laissent après eux une gangue organique incolore. Les cristaux signalés plus haut se dissolvent bien plus lentement que les cristaux de phosphate ammoniaco-magnésien. Les grains de carbonate de chaux ressemblant aux précédents, se dissolvent aussi bien plus vite que ceux du phosphate, et surtout ils dégagent alors des bulles de gaz d'une manière très-caractéristique.

On peut débarrasser ces grains des cristaux de phosphate ammoniaco-magnésien en lavant le sédiment sur un filtre ou dans un tube avec de l'eau très-légèrement acidulée avec de l'acide acétique, puis avec de l'eau pure. On peut alors les conserver dans l'eau alcoolisée, phéniquée ou glycérinée, dans l'huile de naphte créosotée, la gélatine glycérinée, etc.

### *Préparation du carbonate de chaux.*

746. Il se présente comme partie accessoire dans les sédiments des urines putréfiées, de beaucoup d'urines alcalines, surtout chez les enfants et normalement c'est lui qui rend *jumenteuses* les urines des herbivores. Ici il est à l'état de granules plus ou moins fins, de sphères et d'amas en sablier qui peuvent atteindre un diamètre de quelques centièmes de millimètre. Souvent des stries s'irradient du centre vers la circonférence.

Dans les urines humaines on les voit sous forme de sphérules régulières, isolées ou réunies en plaques ou en forme de sablier.

Tous ces grains réfractent fortement la lumière en lui donnant une teinte jaune plus ou moins foncée, tandis que leur contour est très-noir. Leur dissolution au contact des acides, avec dégagement de gaz sous les yeux de l'observateur, permet de les distinguer aisément des autres corpuscules sédimentaires de même forme. Il faut les étudier sous un grossissement de 400 diamètres ou environ.

Quand on peut isoler ces grains dans l'urine des herbivores, par exemple, on les conserve aisément dans l'eau alcoolisée rendue très-légèrement alcaline par la soude ou l'ammoniaque.

### *Préparation des sédiments de cystine.*

747. La production de la cystine en quantité suffisante pour qu'elle se dépose dans l'urine n'a lieu que très-rarement. Cependant on trouve, particulièrement chez les individus qui ont ou qui ont eu des calculs de cystine, des sédiments cristallins d'un blanc assez pur en général, et plus ou moins épais formés par ce prin-

cipe. On recueille ces derniers comme on le fait pour les autres sédiments cristallins, et il faut les examiner à un grossissement de
300 à 500 diamètres, selon le volume des cristaux. Ces corps sont
des plus aisément reconnaissables, même lorsqu'ils sont mélangés
d'urates et d'acide urique, ou de cristaux de phosphate ammoniaco-magnésien si l'urine est alcaline. La plupart sont des lamelles
régulièrement hexagonales, parfois assez épaisses pour former de
véritables prismes à six pans; elles sont isolées ou superposées,
ou encore groupées en amas par adhérences de leurs bords. Il en
est qui ont la forme d'aiguilles isolées ou en amas irradiés. Ces
cristaux sont incolores et réfractent fortement la lumière.

Les caractères précédents et leur faible solubilité dans l'ammoniaque quand on les place dans une goutte de ce liquide qu'on
chauffe, sans formation de granules ou d'aiguilles d'urates, permet
de les distinguer sans difficulté des cristaux d'acide urique, qui parfois, bien que fort rarement, sont incolores et présentent des formes
pouvant, à un premier examen trop peu attentif, ressembler à ceux
de la cystine. L'acide acétique, même concentré, ne les dissout pas ;
mais les acides sulfurique, chlorhydrique et azotique non étendu
les dissolvent.

L'insolubilité de ces cristaux dans l'eau permet d'en faire aisément des préparations qui se conservent dans ce liquide pur, et
mieux créosoté ou phéniqué.

ART. VI. — DE L'EXAMEN DU CONTENU INTESTINAL ET DES FÈCES.

748. Rien n'est plus fréquent que l'obligation dans laquelle se
trouvent les anatomistes, les physiologistes et les médecins de
faire des préparations du contenu intestinal soit pendant la durée
de recherches physiologiques, soit dans le but d'applications chimiques ou médico-légales.

Quand ce contenu est liquide, les préparations se font comme
pour les autres fluides dont il a été question précédemment. Il est
généralement à l'état pulpeux ou de pâte plus ou moins ferme ; les
préparations se font donc le plus souvent, par simple dissociation
sur le porte-objet des parcelles que l'on veut examiner, parcelles
placées dans une goutte d'eau ou de sérosité incolore.

Cet examen suppose connues les particules pouvant venir de
l'intestin et des glandes qui s'y jettent. Mais, en outre, il exige la
connaissance préalable des caractères principaux des tissus ani

maux et végétaux ingérés comme aliments, dont il faut saisir les modifications successives dans chacune des divisions principales du tube digestif. Les fréquentes et importantes applications qu'on en peut faire exigent donc des études préalables plus étendues peut-être que la plupart des autres observations de ce genre.

Il faut tenir compte d'abord de ce que quelques parcelles de tous les corpuscules qui forment les poussières peuvent s'y trouver accidentellement. De plus, la facilité avec laquelle se développent, dans ces matières en voie de mélange et de modifications, des animaux et des végétaux microscopiques, fait qu'on doit avoir examiné préalablement, à l'aide du microscope, le contenu des diverses parties du tube intestinal sur des suppliciés ou au moins sur des chiens tués en pleine santé, tant à jeun que durant la digestion.

La nature des corpuscules, observés dans ces conditions, exige que l'examen soit fait à l'aide d'un grossissement de 500 diamètres ou environ. (Voyez, pour les détails concernant ce sujet, tant à l'état normal qu'à l'état pathologique, Ch. Robin, *Leçons sur les humeurs*, Paris, 1867, in-8°, p. 801 à 823.)

L'examen microscopique de la structure cellulaire végétale des noyaux arrêtés dans l'appendice iléo-cæcal, des graines rejetées avec les fèces et prises pour des produits morbides, fait reconnaître, mieux que tout autre moyen, quelle est leur nature réelle et leur provenance. On procède ici comme s'il s'agissait d'étudier des noyaux ou des graines ordinaires. (Voy. la III<sup>e</sup> section ci-après.)

749. Notons encore ici que les études de cet ordre poursuivies sur les divers animaux vertébrés et invertébrés sont du plus grand intérêt au point de vue de l'histoire naturelle.

Les éléments anatomiques et les fragments des tissus végétaux sont particulièrement intéressants à étudier dans les excréments des chenilles, des insectes parfaits, des mollusques et d'autres animaux herbivores. Indépendamment des produits de ces divers ordres en rapport avec la nature de l'alimentation, il faut, sur les animaux ovipares, tenir compte de la présence à la surface ou dans l'épaisseur des fèces de grains d'urate de soude provenant de leur urine qui est pâteuse. Ces grains sont arrondis, isolés ou groupés, à contour net, et ils réfractent fortement la lumière. L'action des acides, en amenant le dépôt de cristaux d'acide urique, les fait aisément reconnaître (voy. plus haut p. 600). Sur les insectes on en trouve aussi, mais ils y sont généralement colorés en brun rougeâtre; on peut toutefois en déterminer aisément la nature par le même moyen.

Parmi les faits dont il faut aussi se préoccuper dans cet examen, compte la recherche des œufs des helminthes, tant dans les fèces des invertébrés que dans celles des vertébrés, dans celles de l'homme en particulier ; pour cela, on les prépare par dissociation dans l'eau comme à l'ordinaire, et on les examine sous des grossissements de 50 à 100 diamètres, puis lorsqu'on a sous les yeux quelque corps que l'on suppose être un œuf d'helminthe, on remplace l'objectif faible par un autre grossissant de 300 à 400 diamètres environ, en cherchant à ne pas déranger la préparation. On peut ainsi, en découvrant leur présence dans les fèces, déterminer nettement l'existence dans le tube digestif de tel ou tel entozoaire. (Voy. Davaine, Comptes rendus et Mémoires de la Société de biologie, Paris, 1857, in-8°, p. 188 et *Traité des entozoaires*, Paris, 1860, p. 51.) Les vers dont on a déterminé ainsi la présence chez l'homme par l'examen de leurs œufs, sont l'*Ascaride lombricoïde* (fig. 161, 1°); le *Trichocephalus dispar* (2) ; l'*Oxyure vermiculaire* (5); le *Tœnia solium armé* (4); le *Bothriocéphale large* (5) ; tous ces entozoaires habitent dans le tube digestif. Mais M. Davaine a de plus constaté la présence dans les fèces du mouton, des œufs du *Distome lancéolé* (6) et du *Distome hépatique* (7) qui vivent dans les conduits biliaires.

750. D'après Gruby et Delafond, les ruminants ont quatre espèces d'infusoires vivants dans les deux premiers estomacs; mais dans le troisième et le quatrième, ainsi que dans les matières excrémentitielles, on ne trouve plus, disent-ils, que les carapaces de ces animalcules. Le cheval a dans le cæcum et la partie dilatée du côlon sept espèces de ces animalcules; plus loin, dans la partie rétrécie du côlon et dans le rectum on ne trouve plus que leurs carapaces vides. Il suffit pour les voir de faire une préparation du mucus comme il a été dit déjà. (Voy. aussi plus loin, dans les *sections* II et III, ce qui concerne les *Paramécies*, les *Monades* et les *Vibrions* trouvés dans l'intestin de l'homme, etc.)

Les *Leptothrix* (Bactéries) ne se trouvent pas à l'état normal dans le contenu de l'estomac et de l'intestin de l'homme; mais ils s'y développent de dix à vingt-quatre heures après la mort chez les suppliciés et pendant la vie durant un grand nombre de maladies. Il est un certain nombre de dyspepsies gastriques de longue durée à vomissements fluides, troubles, grisâtres ou brunâtres,

Fig. 161. — *Figures des ovules qui peuvent se rencontrer dans les fèces, pour servir au diagnostic de la présence des vers dans l'intestin ou dans les voies biliaires.* (D'après Davaine.)

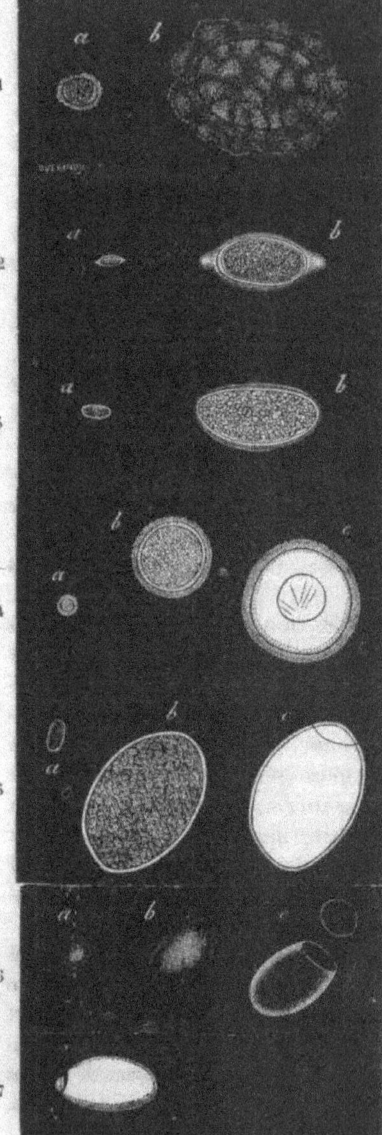

Tous les ovules de la première colonne sont au grossissement de 70 à 170 diamètres ; ceux de la seconde et de la troisième colonne sont au grossissement de 340 diamètres.

1. *Ascaride lombricoïde.* — *a*, ovule grossi 107 fois ; *b*, 340 fois. — Ces ovules expulsés avec les fèces sont d'un jaune brunâtre, mûriforme ; souvent leur coque n'est plus visible à travers l'enveloppe extérieure *albumineuse?* enveloppe (transparente chez l'œuf pris dans l'oviducte) qui s'est imbibée des liquides intestinaux après la ponte, et qui est ainsi devenue plus ou moins opaque. — Longueur, 0$^{mm}$,075 ; largeur, 0$^{mm}$,058. Ces ovules sont expulsés avec les gardes-robes chez les individus atteints d'ascarides lombricoïdes adultes. On les trouve facilement.

2. *Trichocéphalus dispar.* — *a*, ovule grossi 70 fois ; *b*, 340 fois. — Longueur, 0$^{mm}$,053 ; largeur, 0$^{mm}$,024. — On les trouve très-facilement et très-communément dans les selles

3. *Oxyure vermiculaire.* — *a*, ovule gross 70 fois ; *b*, 340 fois. — Longueur, 0$^{mm}$,053 largeur, 0$^{mm}$,028.

4. *Tænia solium armé.* — *a*, ovule grossi 70 fois ; *b*, 340 fois ; *c*, même grossissement, traité par la solution de potasse caustique concentrée. — Diamètre, 0$^{mm}$,033. — On ignore encore si les œufs de tænia se présentent dans les selles lorsque ce ver est intact ; il doit en être ainsi dans les ca de *Tænia fenestrata* ; Davaine en a trouve chez un individu qui rendait des fragments *déchirés*.

5. *Bothriocéphale large.* — *a*, ovule grossi 70 fois ; *b*, 340 fois ; *c*, traité par l'acide sulfurique concentré qui fait apparaître l'opercule. — Longueur, 0$^{mm}$,068 ; largeur, 0$^{mm}$,044. Mêmes remarques que pour le tænia solium.

6. *Distome lancéolé.* — *a*, ovule grossi 107 fois ; *b*, 340 fois ; *c*, traité par la potasse caustique qui rend la séparation de l'opercule plus facile. — Couleur brun noirâtre ; longueur, 0$^{mm}$,04 ; largeur, 0$^{mm}$,02. — Ces ovules se rencontrent chez le mouton, dans les matières fécales. S'ils se rencontraient dans les fèces chez l'homme, ils seraient également un signe certain de la présence du distome lancéolé dans les voies libiaires ou digestives.

7. *Distome hépatique.* — *a*, ovule grossi 107 fois et traité par la potasse caustique pour en séparer l'opercule. — Longueur, 0$^{mm}$,15 largeur, 0$^{mm}$,09. — Mêmes remarques que pour le distome lancéolé.

dans lesquels le sédiment et les particules restant en suspension, qui ne sont pas des débris alimentaires, se trouvent presque entièrement constitués par des *Leptothrix* et des *Cryptococcus* du ferment avec ou sans leucocytes un peu gonflés et quelques cellules épithéliales. Les premiers sont alors remarquables par la longueur qu'ils atteignent, leurs flexuosités anguleuses, etc.

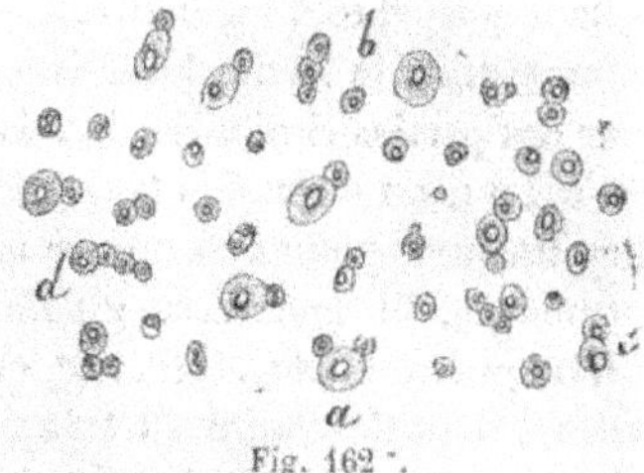

Fig. 162 *.

Les *Cryptococcus* sont à l'état d'amas de cellules ovoïdes ou parfois sphériques juxtaposées en amas, en séries plus ou moins longues ou isolées (fig. 162 *d*) et d'un sujet à l'autre peuvent être sans nucléole ou pourvues d'un nucléole brillant (fig. 162, *a*, *c*).

# CHAPITRE III

## Examen des parties solides de l'économie animale.

751. Les préparations microscopiques des parties des animaux soumis à la dissection, sont faites pour montrer : 1° soit leurs parties constituantes élémentaires et étudier leur forme, leur volume, leurs caractères physiques et chimiques, leur structure propre, comparativement les uns aux autres et comparativement à eux-mêmes, selon les périodes de leur évolution et les phases de leurs modifications pathologiques; 2° pour étudier l'arrangement réciproque ou texture de ces corpuscules dans les tissus ou parties complexes qu'ils forment afin de déterminer la nature élémentaire de ceux-ci, tant normale que lésée. Notons ici qu'une des causes des difficultés pour arriver à résoudre ce problème qu'éprouvent les commençants, consiste en ce qu'ils ne savent encore convenablement mettre à découvert par la dissection l'organe dont il s'agit de déterminer la nature anatomique, dissection préalable par laquelle il faut toujours commencer. Pendant les dissections dans les

---

* Cellules du ferment, presque toutes sphéroïdales, au lieu d'être allongées, prises dans les matières vomies, dans un cas d'ulcère simple de l'estomac avec vomissements journaliers. On en voit parfois de semblables dans les fèces diarrhéiques, etc. *a*, *b*, *c*. Cellules réunies ou isolées avec un gros nucléole brillant. *d*. Cellules disposées en séries

laboratoires d'anatomie descriptive, il faut à chaque instant recourir au microscope pour déterminer la nature de tel ou tel petit organe que le scalpel met à découvert. 3° Les préparations sont encore faites pour étudier la forme, les dimensions, les rapports et la constitution par des parties similaires de tels et tels tissus des organes invisibles à l'œil nu, ou du moins très-petits, sur les animaux adultes ou embryonnaires ; pour déterminer aussi leur nature en tant que parties nerveuses, musculaires, glandulaires de tel ou tel ordre, fibreuse, cartilagineuse, etc., etc.; 4° elles sont faites enfin pour montrer même, dans les animaux très-petits, tel ou tel appareil, c'est-à-dire un ensemble d'organes microscopiques dont les connexions et la solidarité tant anatomique que fonctionnelle ne pourraient être déterminées autrement, en raison de leur petit volume.

Il va de soi qu'on ne doit pas s'attendre à trouver dans un ouvrage de ce genre la description même des objets dont le mode de préparation fait le sujet de ce chapitre. C'est dans les traités classiques ou dans les articles de dictionnaire que les commençants, qui ne connaissent pas encore les caractères anatomiques essentiels de ces êtres, devront puiser les documents autres que ceux qui concernent les procédés à suivre pour constater leur présence.

752. Dans la pratique, on trouve souvent réunies dans une seule préparation, toutes les parties énumérées plus haut, c'est-à-dire des éléments anatomiques isolés flottant çà et là, d'autres associés en une masse dans laquelle leur arrangement réciproque peut être constaté, masse entourant ou non quelque organe microscopique, tel qu'une glande sudoripare, un follicule intestinal, etc. Mais il importe beaucoup de savoir distinguer logiquement et de fait, ce qui est élément de ce qui est tissu ou partie complexe, et à quel tissu appartiennent les couches, les conduits, etc., qui sont associés en tel ou tel organe. Car on ne peut, en effet, avoir une idée nette de la nature réelle des parties, qu'en déterminant quels sont les éléments qui les composent, quelles sont les formes, les réactions et la structure de ceux-ci, et à quelles phases de leur évolution normale ou morbide se trouvent tels et tels d'entre eux. Pour cela, on devra s'habituer à discerner comparativement le volume, la forme, le nombre, les caractères physiques et chimiques, ainsi que la structure des parties que montre le microscope.

Les commençants devront donc préparer et étudier d'abord des éléments anatomiques isolés, tels que ceux qui flottent dans les humeurs (voy. plus haut, page 332), et ensuite des épithéliums librés ou juxtaposés enlambeaux, pris successivement sur diverses muqueuses et dans quelques glandes, en procédant à leur préparation, ainsi qu'il a été dit plus haut (p. 335).

Il est, d'autre part, un certain nombre d'éléments et de tissus qui prennent part à la constitution de tant d'organes, qu'on les retrouve dans presque toutes les préparations; par conséquent, on fera bien de les étudier dans l'ordre indiqué ci-après, avant de procéder à d'autres recherches.

### ART. 1. — PRÉPARATION DE LA FIBRINE COAGULÉE.

753. Les cas dans lesquels on peut avoir à préparer la fibrine coagulée (voy. p. 571, § 699) sont les suivants :

1° Celui dans lequel le sang s'est épanché par rupture des capillaires concourant directement à la texture d'un tissu, s'est *infiltré*, en un mot, entre les autres éléments de ce dernier où se voient la fibrine et les globules sanguins ;

2° Le cas dans lequel, en se coagulant dehors ou dans les vaisseaux, la fibrine a englobé les hématies et autres éléments du sang, de manière à former un *caillot* ;

3° Celui dans lequel s'étant coagulée lentement dehors ou dans les vaisseaux, elle s'est isolée des hématies, et forme un coagulum incolore analogue à la *couenne*, tout en retenant pourtant quelquefois des leucocytes (fig. 163, *e*); ce deuxième cas complique souvent le premier dans les gros vaisseaux, les poches anévrysmales ou les kystes hématiques, les cavités apoplectiques, etc. ;

4° Enfin, le dernier cas est celui dans lequel sans rupture des vaisseaux, mais en raison d'un état inflammatoire ou d'un état général particulier, la fibrine a exsudé hors des vaisseaux ; elle forme alors une *pseudo-membrane* englobant quelquefois, ou des leucocytes seulement, ou des leucocytes et des épithéliums en même temps, selon qu'elle siège à la surface d'une séreuse enflammée, ou bien d'une membrane muqueuse ou cutanée.

En général, la préparation doit être faite par dilacération dans l'eau ou une sérosité limpide, comme s'il s'agissait des tissus fibreux ou lamineux. Quand elle est infiltrée ou enkystée contre la face interne des parois de l'artère pulmonaire, des veines, etc., on pratiquera des coupes minces dans le tissu, préalablement durci ou non, selon les cas, afin de voir les rapports souvent complexes de la surface du caillot avec la paroi du kyste ou des portions du tissu qu'il a englobés, et qui dans son épaisseur ont pu subir diverses modifications en conservant ou non leur vascularité.

On traitera ensuite la fibrine dilacérée ou réduite en coupes par la fibrine, la potasse, l'ammoniaque, etc., pour la distinguer des éléments anatomiques qui peuvent l'accompagner, ou du tissu

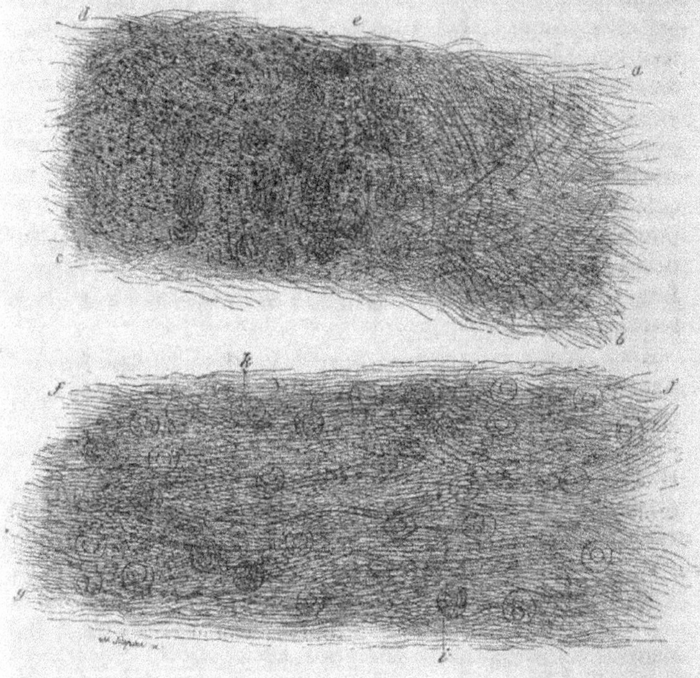

Fig. 165 *.

lamineux auquel elle ressemble parfois, tant qu'elle conserve son aspect fibrillaire.

754. Très-nettement fibrillaire et peu granuleuse au moment de sa coagulation, la fibrine devient avec le temps de plus en plus homogène, amorphe, granuleuse, disposée en couches, lamelles, etc.,

* Caillot fibrineux sans globules rouges rejeté sous forme de pseudo-membrane blanchâtre, dans un cas d'ulcère du col utérin avec hémorrhagie *a, b*. Portion nettement fibrillaire de la fibrine des bords du caillot. *c, d*. Portion plus épaisse et plus opaque où la fibrine est finement grenue. *e*. Leucocytes englobés dans la masse fibrineuse striée ou fibrillaire. *f, g, j*. Couche mince fibrineuse prise à la face interne de l'artère iliaque externe d'un sujet soumis aux dissections, préparée dans l'eau et montrant l'entre-croisement des stries de la couche. *i, k*. Leucocytes englobés par la fibrine et déjà pâlis par l'action de l'eau (500 diamètres).

ou bien elle se réduit en petits fragments granuleux, le plus souvent polyédriques, irréguliers, à angles arrondis, etc.

C'est là un fait très-important, formant une opposition des plus tranchées avec ce qui a lieu dans les substances amorphes pouvant extérieurement ressembler à la fibrine, que ce passage graduel de la fibrine coagulée, de l'état fibrillaire le plus net à celui de matière amorphe de plus en plus granuleuse, avec ou sans ramollissement, tandis que : 1° dans les blastèmes naissent des fibres et des cellules, des capillaires, etc. ; 2° dans les substances amorphes, qu'il y naisse ou non des éléments divers, elles augmentent de quantité d'une manière graduelle ; la fibrine, au contraire, à moins d'hémorrhagies répétées, diminue peu à peu de masse, bien que lentement.

Enfin, dans la fibrine, indépendamment de ses réactions chimiques propres, on ne voit pas naître ainsi des éléments anatomiques figurés de diverses espèces, soit fibres, soit cellules, c'est le contraire qui a lieu ; ce sont ceux qu'elle a englobés qu'on voit disparaître par résorption, avec des changements divers, selon les cas dont il s'agit.

Ainsi, tandis que l'état d'organisation devient de plus en plus complexe et par suite de plus en plus manifeste au sein des blastèmes et des substances amorphes, par génération incessante d'éléments anatomiques, l'*apparence* trompeuse d'organisation que présentait d'abord la fibrine, loin d'augmenter avec le temps, va graduellement en diminuant : 1° par son passage à l'état amorphe et grenu avec diminution de consistance et de quantité ; 2° par résorption et atrophie des éléments anatomiques qui avaient pu être englobés par elle sans qu'il en naisse d'autres à sa place.

Dans le cas d'*infiltration* sanguine dans les interstices des fibres d'un tissu, les hématies disparaissent par résorption de tous leurs principes, à l'exception de l'hématosine qui souvent passe à l'état d'hématoïdine, cristallisée ou déposée à l'état de granulations dans les corps fibro-plastiques, les cellules épithéliales ou autres de l'organe qui est le siége de l'épanchement sanguin.

La fibrine elle-même, dans ces conditions, passe rapidement à l'état amorphe et granuleux, puis elle diminue incessamment de quantité, sans qu'il se produise d'éléments anatomiques à la place même qu'elle occupait, dans les espaces que l'épanchement sanguin s'était creusés et qu'elle remplissait. Dans le cas de la production d'un blastème au sein du même tissu, c'est, au contraire, dans ces mêmes portions de tissu écartées qu'a lieu la naissance d'éléments anatomiques, quand elle survient.

755. En se coagulant la fibrine peut avoir englobé et entraîné les hématies, de manière à former un *caillot*, comme on le voit dans les couches récentes des poches anévrysmales, dans les foyers apoplectiques les plus divers ; quand alors les fibrilles de la fibrine ne sont pas colorées, par la présence des hématies, elles sont plus immédiatement contiguës les unes aux autres, leur masse offre plus de résistance, une élasticité plus prononcée que celle du caillot rouge ; de là un aspect stratifié, une déchirure en couches ou lames très-caractéristiques. La connaissance de la cause si simple (l'absence d'hématies), qui apporte tant de dissemblances entre les masses de fibrine prises dans ces deux ordres de conditions, suffit pour montrer qu'il n'y a pas plus organisation dans ce dernier cas que dans le premier.

Avec le temps, sauf le cas de nouvelles hémorrhagies, le caillot va en diminuant de masse au lieu d'augmenter. Il est facile, en outre, de voir la fibrine passer graduellement à l'état amorphe plus ou moins granuleux, sans qu'il naisse trace d'éléments anatomiques nouveaux, soit fibres, soit cellules. Alors aussi s'observent les phases de disparition des hématies dont l'hématosine vient colorer la fibrine, par un phénomène analogue à ceux dits de teinture, ou se mêler à elle, soit à l'état granuleux, soit sous forme cristalline, lorsqu'elle est arrivée à l'état d'hématoïdine.

La fibrine, coagulée après épanchement du sang liquide, peut (près des bords des masses qu'elle forme) être tellement enchevêtrée aux éléments anatomiques des tissus au sein desquels elle se trouve, qu'il devient quelquefois impossible à l'œil nu de distinguer nettement le point où elle cesse d'exister. L'examen microscopique, aidé de l'emploi des réactifs, lève assez vite ces difficultés.

La fibrine, coagulée lentement hors ou dans l'intérieur des vaisseaux, mais incolore et ayant l'aspect de la *couenne*, ne diffère du caillot que par l'absence d'hématies, et c'est l'absence de celles-ci qui fait qu'elle offre une consistance, une ténacité, une élasticité et un mode de déchirure tout particuliers. De là vient que souvent la fibrine, sous cet état, a été considérée comme un tissu ou comme susceptible de s'organiser, de se vasculariser, de devenir l'origine d'un tissu morbide ; elle a sous ce rapport été assimilée à un blastème. Or il n'y a pas plus de raisons pour regarder cette fibrine comme un tissu que pour donner ce nom aux caillots apoplectiques ; car l'absence d'hématies ne suffira jamais à elle seule pour faire dire que la fibrine constitue un tissu, dans ce cas plutôt que dans l'autre.

Dans l'épaisseur des tissus, tels que le cerveau, le poumon, etc., comme dans les poches anévrysmales, le bout des artères liées, les concrétions polypiformes du cœur, les grosses veines comprimées par une tumeur, etc., la fibrine passe graduellement de l'état fibrillaire à l'état amorphe plus ou moins granuleux, etc. Nulle part il ne se produit à son aide d'éléments anatomiques d'aucune sorte. En un mot, dans l'épaisseur des tissus pas plus que dans les poches anévrysmales et les artères liées, la fibrine incolore ne devient l'origine d'un produit morbide se nourrissant et se développant. Partout, au contraire, sa masse diminue graduellement, et l'apparence d'organisation par intrication fibrillaire qu'elle offrait extérieurement disparaît peu à peu avec le temps.

La mince couche incolore qui, quelquefois dans un caillot intravasculaire (fig. 163, *f*) est interposée aux parois artérielles ou veineuses d'une part, et à une partie profonde plus foncée du caillot d'autre part, se comporte avec le temps comme de la fibrine et ne donne point naissance à des noyaux embryo-plastiques, des fibres lamineuses et des capillaires. Quant aux vaisseaux qu'on a cru souvent trouver dans les caillots ou voir passer des parois vasculaires jusqu'à ceux-ci, l'observation montre que ce sont des filaments de fibrine qui, en raison de l'adhérence de cette dernière aux parois, se déchirent en restant adhérents au caillot d'une part, au vaisseau de l'autre.

La coloration de ces filaments, s'ils sont colorés, et celle des stries ou points étoilés rougeâtres des caillots, sont dues à des amas ou à des traînées volumineuses de globules sanguins quand les caillots sont récents, à des granulations d'hématoïdine s'ils sont anciens et lorsque les globules sont détruits. Jamais on n'y trouve les parois propres des capillaires qu'on rencontre au contraire partout où il y a circulation, quelque rapidement qu'elle se soit établie au sein d'un blastème en voie d'organisation plus complète, comme on l'observe dans les *bourgeons charnus*, etc.

La fibrine en couches ou pseudo-membranes à la surface des muqueuses où elle englobe souvent des leucocytes ou des cellules épithéliales dans les cas de diphthérite, à la surface des séreuses enflammées où elle est parsemée de leucocytes, a souvent été assimilée aux blastèmes en tant que point de départ d'une organisation plus complète, sous forme de *néo-membranes*, ou d'autres produits morbides. Pourtant la présence des éléments ci-dessus, dans les couches de fibrine, n'est pas plus un caractère d'organisation de ce principe immédiat que la présence des hématies dans la fibrine du caillot de la saignée ne fait prendre celui-ci pour un tissu.

En outre, si la fibrine reste dans une des cavités naturelles du corps, lorsque la mort ne survient pas, elle y éprouve, ainsi que les éléments englobés par elle, le même passage à l'état amorphe grenu, etc. que la fibrine épanchée.

756. Dans certaines formes d'hémoptysie abondante, la fibrine peut se coaguler dans les bronches et être rejetée sous forme de caillots floconneux, mamelonnés ou bosselés, de volume variable, souvent considérable, englobant des bulles d'air qui les rendent crépitants, qui font qu'ils surnagent dans l'eau et qui les ont fait prendre pour des fragments de tissu pulmonaire. L'examen à l'aide du microscope, y fait reconnaître aisément l'absence des éléments du tissu pulmonaire, les caractères de la fibrine, qui englobe quelques leucocytes, quelques cellules et des noyaux libres de l'épithélium pulmonaire, ainsi que des hématies en quantité variable. Il en est de même dans quelques formes de pneumonie fibrineuse et diphthéritique, avec expuition soit de filaments, soit de flocons très-petits diversement configurés, blancs ou rougeâtres, et principalement fibrineux.

ART. II. — PRÉPARATION DU TISSU CELLULAIRE, CONNECTIF OU LAMINEUX, DU TISSU ADIPEUX ET DE LEURS ÉLÉMENTS.

757. *Tissu lamineux.* On prendra un petit fragment de tissu lamineux sous la peau, les muqueuses, les séreuses, entre les muscles, les nerfs, etc., qu'on dilacérera dans l'eau ou dans une sérosité. On l'examinera ensuite à un grossissement de 400 à 500 diamètres.

On cherchera sur les bords des lambeaux dissociés les fibres isolées, celles qui sont en nappes à fibres droites ou onduleuses et en faisceaux proprement dits. On suivra ces parties des points où elles sont isolées jusque dans les fragments non comprimés par le couvre-objet au sein desquels leur arrangement réciproque naturel est conservé. On traitera ensuite la préparation par l'acide acétique pour rendre évidents les noyaux dits embryo-plastiques ou du tissu cellulaire et les fibres élastiques qui accompagnent les fibres lamineuses. On examinera la quantité relative de ces éléments que l'acide ne modifie pas notablement, la disposition des fibres élasti-

ques, soit entre les fibres lamineuses isolées ou en nappes, soit
autour des faisceaux que forment ces fibres.

Souvent on y découvre alors des vésicules adipeuses isolées, en
séries ou en lobules, et des vaisseaux capillaires.

La préparation se fait de la même manière chez tous les vertébrés et les articulés. Mais pour bien voir le mode réel d'arrangement de ces divers éléments, les uns par rapport aux autres, ainsi
que les corps ou cellules fibro-plastiques fusiformes ou étoilés dont
partent les fibres lamineuses, on fera une coupe mince des portions de ce tissu qui sont naturellement gélatiniformes, comme
dans le rostre des poissons sélaciens, dans l'organe de l'émail des
fœtus du veau, etc., dans le cordon ombilical ou dans les tissus
œdématiés naturellement ou artificiellement. Les meilleures coupes
de ce genre s'obtiennent avec des ciseaux courbes bien tranchants;
elles n'ont généralement pas besoin d'être fort minces. On les examinera successivement sous des grossissements de 100 à 400 diamètres. Souvent les capillaires des portions vasculaires de ce tissu
sont assez remplis d'hématies pour que leur distribution puisse
être étudiée sans injection.

Il est très-important de faire ainsi des préparations tant par
coupes avec des ciseaux courbes que par dilacération avec le tissu
lumineux d'embryons et de fœtus à divers âges pour voir les différences qu'ils offrent quant à la quantité des noyaux embryo-plastiques, et surtout pour isoler des cellules ou corps fibro-plastiques,
tant fusiformes qu'étoilés. Les spécimens seront pris tant sur le
cordon ombilical d'embryons de plus en plus âgés, que dans le tissu
lamineux sous-cutané du cou, de l'aisselle, dans celui qui entoure
le tendon d'Achille, etc.

Les corps fibro-plastiques sont souvent après la mort le siége
d'une altération cadavérique particulière (fig. 164). Cette altération se produit sous les yeux de l'observateur, entre les deux lames
de verre, lorsque la mort du sujet remonte à deux ou trois jours
environ, suivant d'ailleurs que la température extérieure est plus
ou moins élevée. Elle consiste dans la production, autour des noyaux
embryo-plastiques, de gouttes hyalines faisant passer ces éléments
à l'état de vésicules sphériques, ayant pour centre le noyau lui-
même, et remarquables par la translucidité parfaite et le faible
pouvoir réfringent de leur masse, en même temps que par la netteté et la régularité de leur contour. Ce phénomène, à l'air libre
ou dans les préparations microscopiques, est assez rapide. Quelques

auteurs, ayant négligé de suivre les phases successives de cette altération, l'ont considérée comme une disposition normale. Ces particularités sont d'autant plus importantes à prendre en considération,

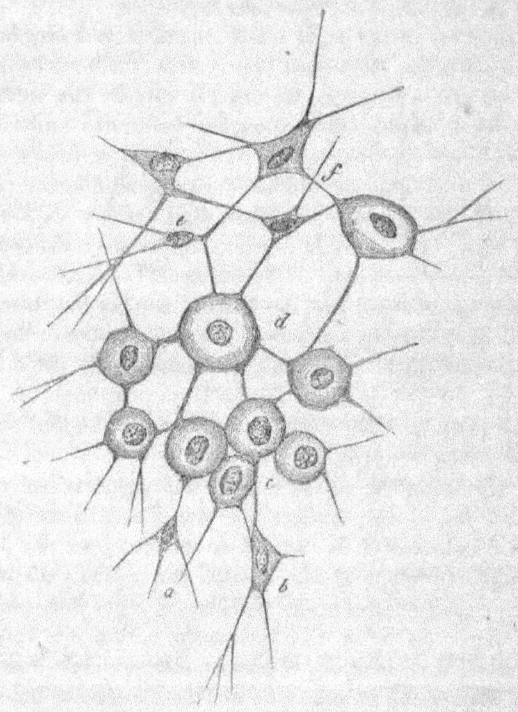

Fig. 164. — Corps fibro-plastique de l'organe de l'émail du fœtus humain en voie d'altération. *a, b, e, f.* Éléments encore normaux avec leurs fibres. *c, d.* Corps fibro-plastiques
devenus plus ou moins vésiculeux.

qu'il est commun de voir les gouttes sarcodiques produites aux dépens de la substance des corps fibro-plastiques ou autres éléments
en voie d'altération et devenues libres, entourer un ou deux noyaux
embryo-plastiques libres, etc., avec des granulations moléculaires
ou non. Ces gouttes isolées ou réunies en groupes simulent alors
plus ou moins des cellules limpides, tout à fait sphériques ou polyédriques par pression réciproque. Leur confusion avec des cellules épithéliales ou autres doit surtout être évitée, lorsque étant
encore plongées dans quelque masse de substance amorphe ou
dans des tissus transparents, comme la tunique externe des petits

vaisseaux, leur couleur, leurs dimensions, leur structure, et surtout leur mode de formation, ne peuvent pas être très-exactement aperçus. (Voy. p. 564.)

758. C'est aussi sur des coupes faites de la même manière et à l'aide de fragments dilacérés pour voir les éléments isolés et leur arrangement réciproque sur les plus minces lambeaux, que l'on préparera les tumeurs molles, gélatiniformes ou non, provenant du tissu lamineux et dites *colloïdes*, *myxomes*[1], etc. On devra les examiner à des grossissements de 400 à 500 diamètres et les faire sur le tissu aussi frais que possible. En faisant ensuite des préparations sur les mêmes tumeurs durcies, on verra combien sont considérables les modifications apportées à ces tissus par les moyens durcissants et l'impossibilité où l'on se trouve d'en déterminer exactement la nature après les avoir ainsi traités.

Dans les variétés grisâtre et colloïde on étudiera les groupes de noyaux, la matière amorphe interposée, les mailles vasculaires écartées ; on cherchera s'il y a hypertrophie des noyaux en même temps qu'hypergenèse. La similitude de ce tissu avec celui de l'embryon pour la couleur, la consistance, etc., devra être aussi cherchée.

Dans la 3ᵉ *variété* rendue *blanchâtre*, *encéphaloïde* par des granules graisseux, on remarquera la vascularisation uniforme ou par places, comme on le voit quand elles siègent dans le poumon, la plèvre ou les autres séreuses. On procédera de même pour observer celle de ces variétés qui se forme dans le derme et dans la peau, qui est fort remarquable par sa coupe homogène de teinte ocreuse, et dans laquelle la plupart des corps fibro-plastiques étoilés, etc., sont pleins de granules graisseux foncés.

Il y a impossibilité du reste de déterminer leur nature sans la connaissance du tissu embryo-plastique normal du fœtus, comme la nature de la variété gélatiniforme des lipomes ne peut être déterminée sans la connaissance du tissu adipeux fœtal.

On procédera de la même manière pour étudier la matière amorphe du *sclérème* et des *indurations* qui est interposée alors aux noyaux embryo-plastiques, aux corps fusiformes et aux fibres lamineuses complétement développées.

L'*hypertrophie* par multiplication des éléments ou fibres disposés

---

[1] Voy., sur ces dénominations : Ch. Robin, *Programme du cours d'histologie*, etc., 2ᵉ édit., 1870, préface, p. XXII.

en faisceaux, sans augmentation de volume des fibres même, avec interposition par places de granules rendant le tissu jaunâtre çà et là, s'observe de la même manière dans l'éléphantiasis du scrotum, de la vulve, du clitoris, du prépuce, des jambes, des lèvres, etc. Le passage à l'état adipeux des cellules ou corps fibroplastiques hors de certaines places déterminées, comme à l'état normal, caractérise l'obésité ou hypersarcie adipeuse et peut aussi être constaté ainsi. La *mortification* inflammatoire et gangréneuse peut montrer, sur des préparations faites de même, les fibres élastiques formant le bourbillon avec beaucoup de substance devenue amorphe et granuleuse.

Parmi les *produits morbides qui dérivent* du tissu lamineux, on prépare de la même manière les tumeurs formées de tissu lamineux proprement dit ou de tissu lamineux colloïde avec matière amorphe et granulations prédominantes ; là se voit souvent le passage des corps fibro-plastiques à l'état granuleux au point de rendre le tissu gris jaunâtre ou jaune phymatoïde. Le développement de cet état granuleux des corps fibro-plastiques jusqu'à l'état de cellules adipeuses, soit isolément soit par masses non divisées en lobules, se constate de la même manière, ainsi que la présence de leucocytes granuleux ou non comme élément anatomique accessoire dans ce tissu morbide. C'est encore, comme nous l'avons indiqué plus haut (page 619), que se prépare le tissu des végétations des tumeurs blanches, etc., et aussi le tissu de la prétendue *membrane pyogénique;* puis de la couche dite muqueuse tapissant les fistules anciennes formées de tissu lamineux analogue à ce qu'il est durant ses phases d'évolution fœtale ; il est plus ou moins rouge selon qu'il est plus vasculaire, ou plus grisâtre et opaque, si la substance amorphe en est plus abondante et surtout plus granuleuse, selon aussi qu'il est plus ou moins riche en noyaux embryo-plastiques, en cytoblastions, en fibres lamineuses isolées ou disposées en nappes.

Les préparations des fibres lamineuses, à toutes les périodes de leur développement, se conservent bien dans la gélatine glycérinée et dans les liquides de Pacini, etc. (Voy. p. 372 et 376.) Il en est de même des noyaux embryo-plastiques ou fibro-plastiques (noyaux du tissu cellulaire, etc.).

759. Notons ici que c'est comme pour les tissus mentionnés plus haut (page 619) qu'on fait les préparations du tissu composé d'une substance amorphe finement granuleuse, parsemée d'un très-grand nombre de petits noyaux ovoïdes régulièrement espacés,

qui forme la partie fondamentale des bulbes pileux, plumeux et dentaires avec une trame de corps fibro-plastiques, fusiformes et étoilés. Les vaisseaux et les nerfs ne s'y développent que lorsqu'ils acquièrent un assez grand volume. On constatera ainsi que dans celui des dents, il se produit chez l'adulte des concrétions calcaires, arrondies, mamelonnées. Ce tissu devient le point de départ de tumeurs, observées surtout à la mâchoire inférieure, prises ordinairement pour des tumeurs fibreuses. On en distingue deux variétés principales : 1° selon qu'elles ne renferment pas ou presque pas de concrétions calcaires ; ou 2° qu'elles en contiennent assez pour prendre une teinte jaunâtre opaque et un état finement grenu. Les préparations qui permettent d'en déterminer la nature et leur conservation se font comme nous venons de le dire.

### *Préparation du tissu adipeux.*

760. En même temps qu'on poursuivra les études précédentes, on se préoccupera d'étudier sur les embryons la réplétion graduelle des corps ou cellules fibro-plastiques par des gouttes huileuses, jusqu'à leur arrivée à l'état de cellules adipeuses, auxquelles sont ou non encore attenantes des fibres lamineuses.

Pour cela, les préparations seront faites comme s'il s'agissait de préparer du tissu lamineux, avec ou sans dilacération. Le grossissement employé devra être de 500 diamètres environ, tandis que pour observer les lobules adipeux complétement développés, les objectifs grossissant de 100 à 300 fois suffisent.

On prendra les fragments de tissu au creux de la main, au pli de l'aine ou de l'aisselle, et surtout dans la masse gélatiniforme qui précède chez le fœtus la boule adipeuse sous-massétérine et le coussinet de l'orbite. On cherchera d'abord les amas de corps fibro-plastiques déjà graisseux ou non par lesquels débutent les lobules adipeux, on pourra suivre les capillaires autour d'eux, et en dilacérer au besoin quelques-uns pour voir isolément les éléments qui les composent et les divers modes de groupement des gouttes huileuses contenues. On procédera de la même manière pour faire l'étude plus délicate du tissu adipeux des insectes, des crustacés, etc.

Pour se faire une idée des différences qu'il y a entre certains tissus examinés à l'état le plus frais possible, ainsi qu'on doit le faire pour tous et après le durcissement par l'alcool, l'acide chromique, le chromate de potasse, etc., on fera bien d'examiner comparativement aux préparations fraîches précédentes celles qu'on aura faites en prenant les mêmes tissus lamineux, adipeux, etc., sur des fœtus conservés et durcis dans ces liquides. C'est au contraire sur des coupes minces de tissus durcis, puis lavées à l'alcool, à l'éther ou à l'essence de térébenthine rectifiée et préparées dans le premier et le dernier de ces liquides ou encore dans le baume ou dans la glycérine qu'on voit le mieux le groupement des lobules adipeux et des cellules dans ceux-ci, quand ce tissu est tout à fait développé et injecté ou non. Le tissu adipeux injecté peut être observé à des grossissements de 80 à 160 diamètres.

Pour étudier les enveloppes des cellules et les isoler de leur contenu, on fera bouillir de très-petits fragments du tissu adipeux dans de l'éther au fond d'un tube, ou mieux on examinera ces fragments après quelques heures ou quelques jours de macération dans un tube bouché contenant une certaine quantité d'éther. Un grossissement de 300 diamètres suffit pour observer ces éléments ; mais l'examen de leur enveloppe, celui de leur noyau, des phases de leur évolution embryonnaire et leur atrophie exigent 500 et 550 diamètres.

Pour voir les variétés de volume et de formes des vésicules adipeuses complétement formées en séries, en petits lobules ou isolées à l'état frais, sur les vertébrés et les invertébrés, on dilacérera simplement dans l'eau pure ou glycérinée du tissu lamineux pauvre en lobules adipeux, comme certaines cloisons intra-musculaires, le névrilème, la tunique externe des artères, etc. Mais ce n'est guère que sur celles qui seront incomplétement pleines de graisse prise sur les fœtus qu'on pourra retrouver dans leur mince paroi azotée le noyau qui avant était dans le corps fibro-plastique, ou parfois encore dans les vésicules privées de graisse par l'éther.

761. On préparera comme il vient d'être dit les produits morbides dérivant du *tissu adipeux* ou *lipomes*, dus à une hypergenèse locale des corps fibro-plastiques passant à l'état vésiculeux par production de graisse et toujours avec hypertrophie des vésicules adipeuses. On distinguera :

1° La *variété fœtale ou gélatiniforme*, dans laquelle le tissu constitue des masses conservant l'état fœtal avec grains jaunâtres, dans une trame *colloïde*, pendant toute ou une partie de la durée de ces produits ; 2° le *lipome proprement dit*, de texture semblable à celle du tissu normal ; 3° le *fibro-lipome*, donnant sa texture à des cloisons fibreuses ayant augmenté de nombre et en épaisseur ; 4° les *lipomes mixtes* par association uniforme des cellules avec des noyaux embryoplastiques et des corps fibro-plastiques fusiformes ou étoilés, graisseux ou non.

ART. III. — PRÉPARATION DES ÉLÉMENTS ET DU TISSU<br>DE LA MOELLE DES OS.

762. La moelle jaune adipeuse du canal des os longs se prépare, comme le tissu adipeux proprement dit, en pratiquant des coupes après durcissement, qu'on met dans la glycérine pure ou alcoolisée, ou étendue d'eau.

La moelle gélatiniforme et la moelle rouge des jeunes sujets, ainsi que de divers os plats et courts, est au contraire rendue méconnaissable par les moyens conservateurs et durcissants, comparativement à ce qu'on la voit être sur celle qui est prise dans des os frais. C'est incontestablement à l'aide de ces agents et par l'emploi de grossissements trop faibles qu'on a obtenu artificiellement des analogies d'aspect entre ce tissu et celui des glandes lymphatiques, entre les médullocelles et les épitheliums nucléaires de ces glandes, ce qui l'a fait appeler par quelques auteurs *tissu lymphoïde des os*.

Ces variétés du tissu médullaire, ainsi que ses éléments, les médullocelles et les myéloplaxes, comptent parmi les parties qui exigent le plus d'être observées aussi peu longtemps que possible après la mort. La trame lamineuse fibrillaire délicate de la moelle peut seule être examinée sur des coupes minces du tissu durci, en les débarrassant des éléments cellulaires (medullocelles) par frottement, à l'aide d'un pinceau dans une capsule pleine d'eau.

Quant aux médullocelles et aux myéloplaxes, on devra les étudier sous un grossissement de 500 diamètres ou environ, sur la moelle rougeâtre ou gélatineuse encore aussi fraîche que possible, dont on aura dilacéré quelque petit fragment ou qu'on aura fait sortir des aréoles du tissu spongieux en comprimant l'os.

C'est dans les préparations faites ainsi, avec de la moelle prise près des cartilages articulaires ou d'ossification, qu'on trouvera les myéloplaxes, toujours en petit nombre à côté des médullocelles.

Ces préparations peuvent être faites dans une sérosité limpide, si l'on veut constater les différences qui existent quant à l'aspect extérieur, la structure puis les mouvements amibiformes des leucocytes venant du sang et les caractères des médullocelles dans la moelle prise sur un animal qui vient d'être tué.

Dans les autres circonstances, on peut les faire dans l'eau, qui, à ce dernier point de vue, sert déjà de réactif, et on les traite ensuite par les autres agents qui peuvent servir à leur études, tel que les acides acétique, sulfurique, l'ammoniaque, etc.

On la voit dans de meilleures conditions encore en examinant successivement plusieurs coupes minces faites avec des ciseaux courbes sur le tissu frais le plus gélatiniforme que l'on pourra trouver.

Parfois, la dilacération de fragments plus ou moins épais d'abord donne des lambeaux minces qui la montrent mieux encore que les coupes. Ces préparations montrent en même temps les rapports des médullocelles à l'état de noyaux et de cellules, tant entre elles qu'avec la matière amorphe et les vésicules adipeuses isolées, et parfois même avec des capillaires.

On trouve aussi ces rapports, en l'absence de toute cellule adipeuse, dans la moelle des aréoles sur les coupes minces des os en voie de développement. Les coupes analogues du tissu spongieux des os frais, jeunes ou adultes, bien que souvent fragmentées, montrent la moelle soit rouge, soit adipeuse directement au contact des lamelles et des trabécules osseuses, sans interposition d'aucune membrane.

Ces observations doivent être faites à l'aide de grossissements de 100 à 400 diamètres successivement appliqués à la même préparation.

763. Dans l'étude des tumeurs dérivant du *tissu médullaire* (tumeurs myéloïdes), on procédera comme il vient d'être dit (p. 525) pour observer :

1° Les tumeurs formées de médullocelles des os longs et des os plats, qui sont grises ou d'un gris rosé, friables, molles, passant souvent à l'état blanc dit *encéphaloïde* par addition de granules graisseux interposés aux éléments ; parfois elles sont rouges, noirâtres, par épanchements sanguins nombreux sans réplétion des médullocelles par des grains d'hématosine. Ces tumeurs formées par des médullocelles de la variété noyau surtout sont dites parfois à tort *adénoïdes* ou *lymphoïdes*, par suite de la confusion des médullocelles avec les leucocytes et les épithéliums nucléaires des glandes lymphatiques.

2° Les *tumeurs à myéloplaxes* forment un tissu spécial et nouveau par rapport à ceux qui l'entourent, sans homonyme dans la classification normale, bien que composé d'éléments normaux, que l'on isole aisément par dilacérations et qui donnent au tissu sa couleur rouge (ostéo-sarcome). On observera les *marbrures d'un jaune orangé* causées par la production de granules graisseux. Il y a quelquefois des épanchements sanguins dans l'intérieur mêlés aux marbrures jaunes, avec ramollissement dans le voisinage. On observera aussi les myéloplaxes de formes variées, hypertrophiées ; la trame lamineuse et à corps fusiformes. On n'y voit pas de médullocelles.

On peut conserver en préparations les médullocelles et les myéloplaxes dans les liquides de Pacini destinés aux globules du sang (p. 376). On peut aussi les colorer par la teinture ammoniacale de carmin et les conserver assez longtemps dans la glycérine pure ou aqueuse ou mieux dans la gélatine glycérinée (p. 372).

ART. IV. — PRÉPARATION DES TISSUS FIBREUX, TENDINEUX<br>ET ÉLASTIQUE.

764. Les fibres lamineuses qui composent surtout ces tissus, les nappes et les faisceaux proprement dits, entourés ou non de fibres élastiques que forment ces fibres, seront préparés en dilacérant dans l'eau de petits fragments de tels ou tels organes fibreux enlevés avec des ciseaux courbes ou avec des pinces fines et des ciseaux.

La dilacération doit être prolongée d'autant plus longtemps que le tissu offre plus de consistance, en raison de la grande adhérence les unes aux autres des fibres dans les ligaments, les disques interarticulaires, par exemple, les produits morbides de consistance analogue. On trouvera les fibres ou les faisceaux qu'elles forment, d'autant plus nettement isolés, que le tissu sera plus mou et qu'on examinera des portions plus transparentes de la préparation. Dans les tissus fibreux très-consistants, on ne voit les fibres isolées que dans une étendue peu considérable, dans le voisinage de leurs bouts rompus au bord des fragments du tissu dilacéré. Au delà, elles ne montrent plus qu'une masse de fibres parallèles plus ou moins onduleuses, empâtées ou non dans une certaine quantité de substance amorphe, réunies en couches ou en nappes vers les bords ou les extrémités desquelles les fibres ne sont pas ou presque pas isolées. Après avoir nettement disséqués les faisceaux, on les examinera à l'aide d'un grossissement de 400 à 500 diamètres réels. On déterminera la quantité absolue ou relative des noyaux interposés aux fibres en les traitant par l'acide acétique, ou par la glycérine et par la teinture ammoniacale de carmin.

Pour examiner le volume, la forme, la disposition réciproque des faisceaux et des cloisons de tissu lamineux interposées, dans les tendons, les ligaments, les aponévroses, la dure-mère, la sclérotique, etc., on fera des coupes minces, soit longitudinales, soit perpendiculaires à la direction des fibres qui, placées dans l'eau ou dans la glycérine étendue, seront examinées successivement à des grossissements de 60 à 400 diamètres. Ces coupes peuvent être faites dans le tissu frais lorsqu'il s'agit des disques inter-vertébraux, des ménisques inter-articulaires du genou, etc. Dans les autres cas, on durcira l'organe par la dessiccation ou par le contact du chromate de potasse, de la solution chromique, etc.

Les coupes du tissu frais pourront être rendues transparentes, de manière à montrer les dispositions des fibres élastiques dans les faisceaux et dans les cloisons, en chauffant dans un tube sur la lampe à alcool ces coupes plongées dans l'eau acidulée avec les acides sulfurique ou tartrique, fibres que ces agents n'attaquent pas, tandis qu'ils rendent les autres éléments translucides. (V. p. 326.)

C'est aussi le moyen employé pour voir les nerfs et même les capillaires vides ou pleins de sang qu'ils accompagnent dans les cloisons de ces organes. (Sappey.)

On peut aussi ne pratiquer les coupes que sur des fragments plus ou moins gros de ces tissus préalablement traités de la sorte. Les faisceaux même du tissu fibreux deviennent plus transparents que les cloisons qui contiennent les vaisseaux, les nerfs et ordinairement plus de fibres élastiques que ceux-là. Dans les cloisons, les fibres lamineuses sont, en effet, devenues molles et fondues les unes avec les autres.

Il est très-important de faire des coupes sur les disques et les corps vertébraux, etc., des jeunes sujets et sur les poissons cartilagineux, portant à la fois sur l'organe fibreux et sur la jonction avec les pièces squelettiques, tant à l'état frais qu'après dessiccation, pour voir le mode de juxtaposition de deux tissus différents. On en réussit parfois qui portent sur le ligament ou le tendon et une couche d'os assez large et assez mince pour que ces rapports puissent y être observés.

On rend aux coupes des tissus secs leur transparence, en les plaçant dans l'eau pure ou glycérinée ou même acidulée.

La glycérine pure, aqueuse ou alcoolisée, la gélatine glycérinée, les liquides de Pacini et autres en grand nombre, peuvent servir de liquide conservateur de ces coupes pour les préparations de collections.

765. C'est comme nous venons de le dire plus haut (p. 627) qu'on

devra procéder pour préparer le tissu des *tumeurs fibreuses* proprement dites, avec ou sans vaisseaux, soit blanches comme le tissu fibreux ordinaire, soit d'aspect cartilagineux (derme, séreuses, etc.). On observera aussi leur état jaunâtre ou phymatoïde, survenant plus ou moins rapidement d'une région du corps à l'autre, du centre à la circonférence, surtout dans l'encéphale, le testicule, etc., le ramollissement et la perte de vascularité consécutifs. La cause de cet état est la production de granules graisseux et autres entre les éléments ou dans leur épaisseur.

Les tumeurs *fibro-colloïdes* et *fibro-kystiques* se préparent aussi de la même manière.

Leur génération sur place par *hypergenèse* fibreuse peut être suivie, dans le périoste, par exemple, avec production de *myéloplaxes*, ainsi que dans la peau, la mamelle, la sclérotique, etc.

Dans l'un et l'autre cas, il y a ou non association de nodules ou amas de cartilages ayant les caractères qu'il a dans l'état embryonnaire ou déjà bien développé. Enfin, la paroi fibreuse des kystes, d'enveloppe des corps étrangers, etc., la structure des productions végétantes et autres, fibreuses ou de consistance cartilagineuse des anneaux du cœur et des valvules, la structure des concrétions et des incrustations de ces organes se préparent également comme nous l'avons indiqué (p. 288, 327, 345 et 628).

766. Pour étudier le *tissu tendineux*, on préparera d'abord les fibres par dilacération, comme s'il s'agissait du tissu lamineux. L'examen des faisceaux, de leurs subdivisions plus ou moins incomplètes et des cloisons vasculaires qui les séparent, se fera sur des coupes tant transversales que longitudinales pratiquées comme nous venons de le dire à propos du tissu fibreux. Ces coupes (voy. p. 344 et 349) seront étudiées sous des grossissements de 50 à 100 diamètres pour voir la forme, le volume, les rapports réciproques de ces parties et les capillaires des cloisons, si le tendon était injecté. Quant aux *faisceaux primitifs* larges de 2 à 4 centièmes de millimètre que forment les fibrilles, quant à leurs fines fibres élastiques, aux minces cloisons qui les séparent et les entourent comme un tube, et que les acides faibles attaquent moins que les fibrilles, quant à leurs noyaux, enfin, on ne les voit bien que sous des grossissements de 300 à 550 diamètres.

L'altération causant sur les tendons l'état dit *doigt en massue* ou *à ressort*, ses variétés selon son siège à l'extrémité ou sur la longueur du tendon, la substance grisâtre amorphe, grenue, vasculaire traversée par les faisceaux tendineux qui la constituent, se préparent encore comme les productions dont il vient d'être parlé.

767. *Éléments et tissu élastiques.* Ses fibres se préparent en dilacérant de petites portions du ligament cervical postérieur, des ligaments jaunes des arcs vertébraux, de la portion extérieure de la tunique élastique des artères, des aponévroses abdominales élastiques des grands quadrupèdes (fig. 163), du ligament élastique de la phalange onguéale des carnassiers, de la trame de l'endocarde, etc. On voit aussi celles qui sont simples, flexueuses, ou plus ou moins anastomosées dans l'épaisseur des tissus lamineux, fibreux, dermiques, etc., rendus transparents par les acides ou la coction dans l'eau. Leur coloration, leurs anastomoses, leur résistance à la plupart des agents, rendent facile leur distinction de toutes les autres espèces d'éléments.

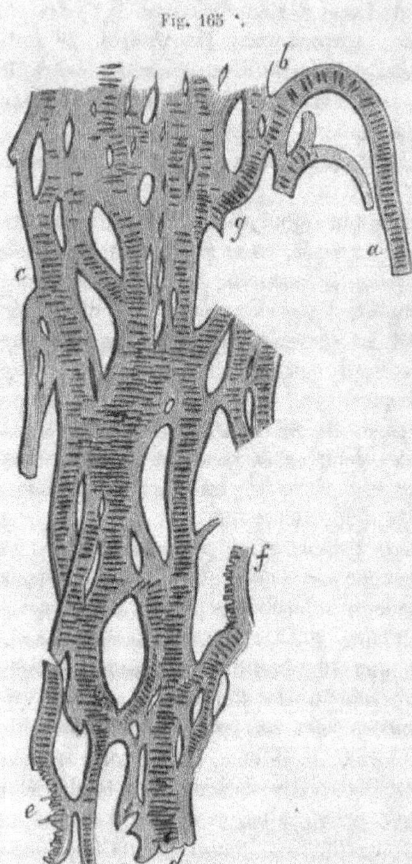

Fig. 163 *.

La disposition des faisceaux, leurs rapports entre eux et avec les autres tissus se voient sur des coupes ordinairement faciles à pra-

---

* Fragment de tissu élastique du bœuf, grossi 500 fois. *a, b.* Fibre isolée et recourbée. *c, g.* Larges fibres en lames fenêtrées. *d.* Autre portion offrant une disposition analogue. *e, f.* Fibres déchirées, montrant la nature des incisures transversales, que portent parfois les fibres élastiques larges, chez les grands mammifères.

tiquer dans les organes énumérés plus haut frais ou desséchés.
On peut au besoin faire bouillir ces coupes dans l'eau acidulée pour
gonfler et rendre transparents les éléments des cloisons de tissu
lamineux interposés aux faisceaux élastiques. C'est ce qu'il est nécessaire de faire pour bien voir les rapports des fibres élastiques
de la tunique moyenne des vaisseaux, tant entre elles qu'avec celles
de la tunique externe dans les artères aortiques, pulmonaires, les
veines pulmonaire, porte, etc. On peut aussi n'exécuter ces coupes
qu'après avoir ainsi traité à chaud des morceaux plus ou moins
longs des artères.

Les préparations de ce tissu et de ses éléments fondamentaux
peuvent être conservés aisément dans la plupart des liquides,
tels que la glycérine pure, alcoolisée ou acidulée, etc., et surtout
dans la gélatine glycérinée.



768. *Tissu érectile*. — Pour le tissu érectile, divers modes de
préparation peuvent être mis en usage ; en insufflant de l'air dans
un organe érectile bien développé, comme les corps caverneux de
l'homme, et en laissant sécher, il sera facile de faire des coupes
au rasoir ; mais les organes érectiles tels que le clitoris, la verge
des petits animaux, la crête de ·certains oiseaux se prêtent moins
bien à ce procédé ; pour ceux-ci on cherchera à remplir les aréoles
avec de la gélatine colorée que l'on injectera tantôt par les veines,
tantôt par les artères. En liant sur un animal vivant les veines qui
émergent d'un organe érectile, on réussit à amener la distension
des vaisseaux et des aréoles par le sang ; si, profitant de la turgescence, on place une forte ligature à la racine de la verge, par
exemple, on peut sectionner en arrière de la ligature et plonger
la pièce dans un liquide coagulant ; l'examen se poursuivra comme
d'ordinaire. Ces divers moyens permettent d'étudier la forme et la
capacité des aréoles, le volume et la longueur des trabécules, mais
ils sont très-imparfaits. Nous donnons la préférence au procédé
suivant : Après l'injection fine des vaisseaux de l'organe, on tranche
avec les ciseaux (car les coupes au rasoir, même sur les pièces durcies, sont difficiles et ne peuvent guère s'exécuter avec succès que
sur les pièces insufflées, puis desséchées), on tranche, disons-nous,
une portion de tissu, on la fixe sur une plaque de liége avec des épin-

gles fines qui permettent de tendre le fragment, de dilater les aréoles et d'isoler les trabécules. On traite alors par le carmin et l'acide acétique, et on laisse sécher ; dès que le fragment est parfaitement sec on ôte les épingles, on rogne avec un rasoir les bords qui sont toujours irréguliers et épais, il ne reste plus qu'à faire choix d'une substance conservatrice qui donne en même temps de la transparence ; la glycérine et le baume du Canada conviennent également. Ces préparations ne donnent pas la forme exacte des aréoles, mais elles montrent nettement les rapports des vaisseaux et la texture des trabécules. On procède encore ainsi pour étudier la texture des tumeurs érectiles. (Voy. encore p. 73.)

On recherchera l'épithélium qui tapisse les trabécules sur des organes très-frais ; pour cela, après avoir poussé dans les aréoles une injection de nitrate d'argent au 500ᵉ, on excisera quelques fragments qui seront exposés à la lumière et examinés dans la glycérine ; on arrive au même but en excisant d'abord quelques trabécules qui sont placées sur une plaque de verre et arrosées de la solution argentique. (Ch. Legros.) Il faut ici examiner les préparations sous des grossissements de 300 à 500 diamètres.

769. *Veines, artères, capillaires et autres conduits.* — Pour étudier la structure des veines et des artères, le mieux est de les faire sécher après avoir introduit dans leur cavité sans trop les distendre un cylindre de moelle de sureau ou de bois tendre, qui permet ensuite de faire des coupes portant à la fois sur la paroi et sur le mandrin. Ces coupes minces, soit transversales, soit longitudinales, sont ensuite placées dans l'eau pure ou glycérinée pour leur rendre leur transparence. Ensuite, et avant de les couvrir pour les étudier à des grossissements faibles d'abord, puis de plus en plus puissants, on en sépare autant que possible, à l'aide des aiguilles à manche, les portions du corps étranger central qui ont pu leur rester adhérentes. (Pour leurs épithéliums, voy. p. 671.)

Pour voir la distribution des fibres élastiques dans les diverses couches de ces vaisseaux, et même pour faciliter la distinction de certaines de ces couches, il est bon parfois de faire bouillir la coupe mince dans l'eau sulfurique, comme nous l'avons dit à propos des tissus précédents (voy. p. 527), ou même d'agir ainsi avant de faire les coupes sur une portion du conduit rempli par un mandrin de bois, de moelle de sureau ou de liège fin.

Quelquefois et surtout pour étudier les altérations des vaisseaux, il est nécessaire de faire sécher le conduit ouvert, étalé et fixé avec des épingles sur une plaque de liége ou de bois. On pratique ensuite les coupes au rasoir.

Les coupes minces rendues transparentes par la glycérine et l'eau doivent être colorées par la teinture de carmin pour bien voir les noyaux du tissu lamineux d'une parts et ceux des fibres-cellules de l'autre. Ces derniers éléments peuvent être parfois isolés aisément par dilacération sur des coupes ou des lambeaux d'artères et de veines ayant séjourné quelques semaines dans le mélange nitro-chlorhydrique. (Voy. page 291.) Les fibres-cellules péuvent être vues et isolées dans ces mêmes conditionsplus nettement encore sur les artérioles, les veinules et les gros capillaires, dans les tissus où ils sont aisément isolables, surtout comme les centres nerveux, les muscles, le testicule, etc.

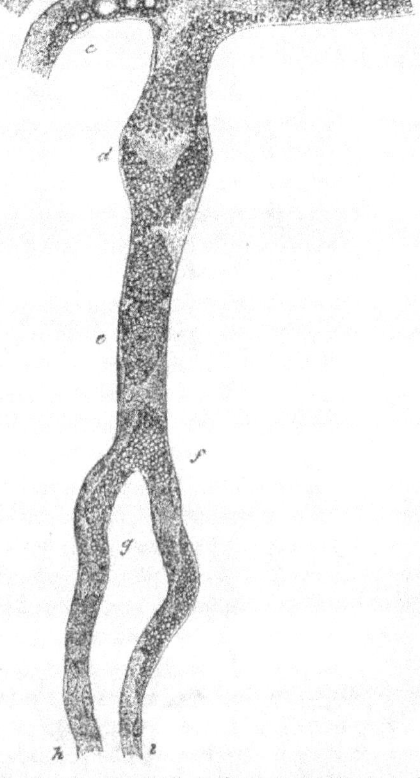

Fig. 166 *.

C'est aussi dans ces tissus que l'on cherchera à voir ces petits vaisseaux à l'état frais. Pour cela, il suffit d'extraire avec des pinces fines ceux que l'on voit

* Capillaires de 1re et de 2e variété chargés de granulations graisseuses en plaques ou amas pris sur le cadavre d'un sujet très-âgé (500 diamètres). *b*, *c*. Subdivision du capillaire principal. *d*. Dilatation fusiforme d'une de ses branches. *e*, *f*, *g*. Formes diverses des plaques de granules graisseux. *k*, *l*. Capillaires des plus petits. Reproduction héliographique, par Durand, d'un de mes dessins (voy. aussi fig. 8, 166 et 168.)

encore à l'œil nu, dans l'encéphale, la moelle et la rétine particulière_ment. On les débarrasse ensuite au besoin, dans une grosse goutte d'eau, avec les aiguilles, du tissu nerveux qu'ils ont entraîné, et après on les recouvre de la lame mince. Dans ces circonstances, ainsi que dans divers autres tissus mous, normaux ou morbides, dans les cas où l'on veut préparer ceux qui portent en quelque point des dilatations ou autres lésions (fig. 164), il faut isoler et choisir sous le microscope à dissection le conduit voulu, avant de mettre le porte-objet sur la préparation. (Voy. aussi p. 50, fig. 8.)

Celle-ci sera examinée à des grossissements de plus en plus forts et particulièrement étudiée à ceux de 400 et 500 diamètres pour distinguer les uns des autres les capillaires à une, deux et trois tuniques. Les mouvements d'élévation et d'abaissement exécutés à l'aide de la vis micrométrique feront distinguer l'ordre dans lequel ces couches sont superposées et si la cavité du vaisseau contient des éléments anatomiques. Il ne faut jamais oublier dans cette étude qu'il s'agit là de cylindres creux plus ou moins aplatis par la pression du couvre-objet, dans les parois desquels les éléments ont un aspect sensiblement différent selon qu'ils sont vus sur le milieu ou sur les bords du cylindre. Cela est surtout important dans l'examen des pièces traitées par l'acide acétique ou la teinture de carmin pour voir les fibres-cellules circulaires ou mieux leurs noyaux allongés, dirigés transversalement par rapport à l'axe du conduit, pour voir aussi les noyaux longitudinaux de la couche épithéliale propre sous-jacente. La couche plus ou moins riche en fibres élastiques anastomosées ou non, extérieure aux fibres-cellules, présente aussi des différences sensibles selon qu'on observe le milieu ou les contours du cylindre vu par lumière transmise. (Pour les épitheliums des capillaires, voy. p. 40, 310 et ci-après p. 681.)

Sur les vertébrés et les mollusques on trouve souvent les capillaires tout préparés et bien visibles dans les préparations des tissus naturellement transparents ou rendus tels par divers agents.

On conserve très-bien les capillaires et les autres vaisseaux dans les 3e et 5e *liquides* d'Ordoñez, dans la glycérine à laquelle on a ajouté un peu d'acide acétique, ainsi que dans les liquides de Pacini, et surtout dans la gélatine glycérinée (page 574).

770. Nous avons vu plus haut déjà (p. 75 et 632), comment on prépare et examine les *tumeurs érectiles*, dont le début a lieu comme dans toutes les taches rouges cutanées, par des capillaires qui deviennent gros et tortueux en conservant leur structure de capillaires

les plus fins au lieu de modifier leur volume et leur structure corrélativement comme à l'état normal. On observe alors la coexistence
d'une hypergenèse du tissu lamineux ambiant et de modifications
consécutives atrophiques, etc., dans le foie et les muscles chez les
vieillards.

Les *ectasies* ou *dilatations*, variqueuses, ampullaires, etc., du
cerveau, de la moelle (fig. 165), peuvent être préparées sans injec-

Fig. 167 *.

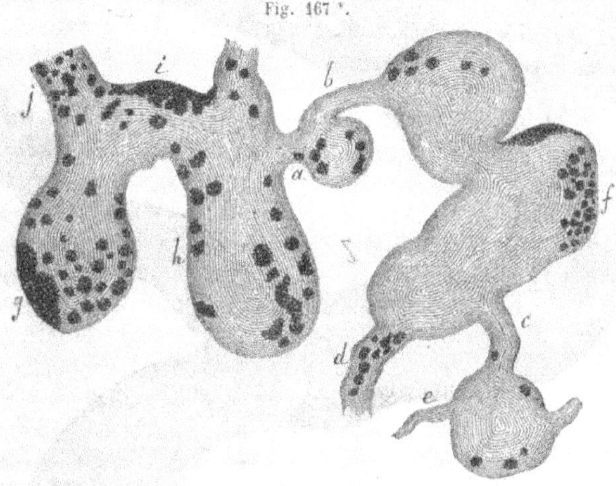

tions, comme les vaisseaux des tumeurs érectiles, soit par simple
dilacération, soit en portant sous le microscope à dissection quelques parties des tissus dans lesquelles on soupçonne leur existence,
ou dans lesquelles on les a entrevues à la loupe, pour isoler les
vaisseaux qui les portent et les examiner à un grossissement plus
fort (fig. 166, p. 636 et fig. 168, p. 642).

Dans les parois artérielles, on constatera les mêmes dépôts ou
incrustations des granules graisseux que dans les capillaires. Ici,
elles influent sur les propriétés physiques seulement, sur l'élasticité surtout. Dans les capillaires, leur influence s'étend aux actes
endosmo-exosmotiques de leurs parois, nécessaires à la nutrition,

---

* Capillaire pris dans la partie congestionnée, entourant un ramollissement cérébral
et portant des dilatations visibles à l'œil nu. Grossissement de 45 diamètres environ.
*a.* Dilatation latérale. *b.* Capillaire large de 1 dixième de millimètre. *c, d, e.* Autres
capillaires de volume analogue ou plus petits. *f, g, h, i, j.* Dilatations presque toutes
latérales, de formes diverses sur lesquelles les parois vasculaires montrent des amas
plus ou moins volumineux de granulations graisseuses.

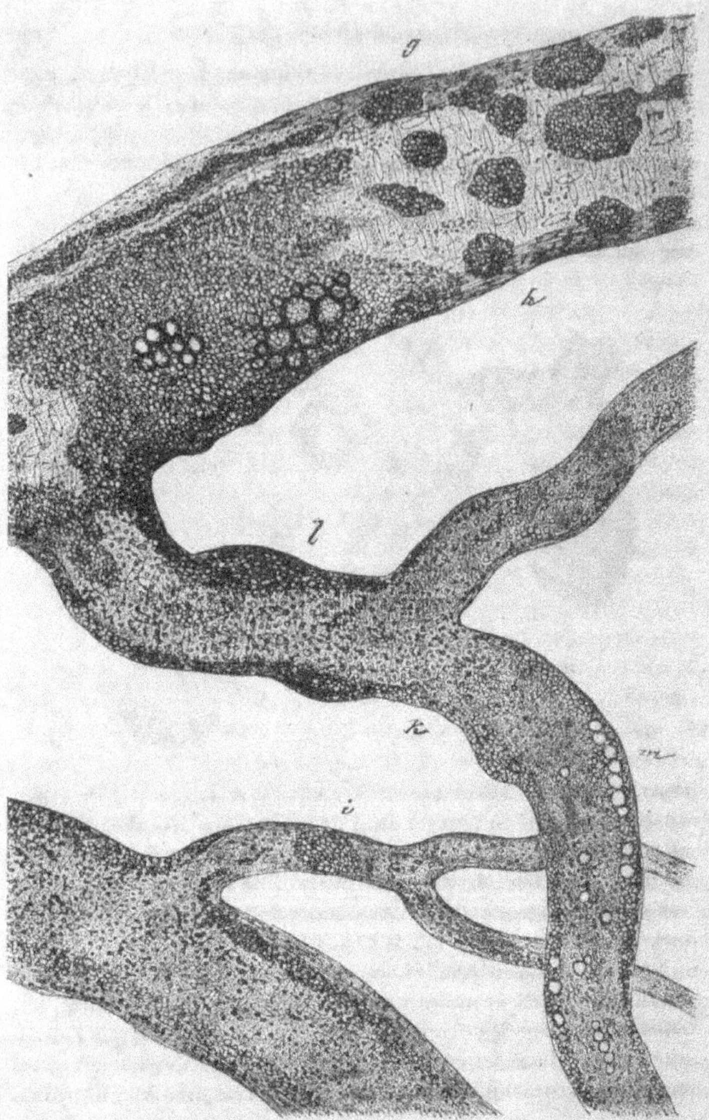

Fig. 168. — Capillaires du corps strié droit chez un homme de soixante-huit ans, mort d'un épanchement cérébral s'étant produit dans le corps strié. *p, g, h*, capillaire assez gros pour être apercevable à l'œil nu, parce que les granulations graisseuses accumulées dans l'épaisseur de ses parois l'avaient rendu opaque, blanchâtre. *a, b, c, d*, altération encore peu avancée dans les petits capillaires. *e, f, g, h*. Divers modes d'accumulation des granules graisseux dans les parois des capillaires. *i, k, l, m*, amas de granulations faisant saillie au dehors ou dans la cavité du vaisseau. *n, o*, granulations volumineuses de graisse ou gouttes huileuses, rapprochées ou éparses, dans l'épaisseur des parois du vaisseau capillaire. (Voy. aussi p. 642, fig. 168.)

aux sécrétions, etc.; diverses lésions, attribuées à des embolies capillaires, sont dues à l'impossibilité des échanges nutritifs dans une plus ou moins grande étendue d'un tissu dont les vaisseaux offrent ces altérations.

La production des concrétions athéromateuses dans les petites artères encore dépourvues de *vasa-vasorum*, et leur absence tant dans les veinules accolées à celles-ci que dans les autres veines atteintes ou non de phlébite, montre que l'inflammation n'est pas la cause de cette production, que cette production tient à un trouble nutritif, sénile ou accidentel, propre au tissu artériel.

On préparera de la même manière les concrétions calcaires artérielles pour les traiter par les réactifs comme il a été dit.

Dans les cas d'artérite, de ramollissement artériel, on cherchera par des coupes transversales s'il y a envahissement du tissu lamineux et des noyaux de l'adventice dans la tunique élastique, avec résorption de celle-ci, et parfois aussi dans les cas d'altération graisseuse.

### Tissu et éléments nerveux périphériques et cérébro-spinal.

771. *Périnèvre.* Les procédés à suivre pour la préparation du périnèvre sont des plus simples. Dans les parties des nerfs où il entoure des faisceaux primitifs visibles à l'œil nu, il suffit d'isoler autant que possible l'un de ceux-ci du névrilème, et d'en couper alors un fragment long de 1 à 3 millimètres. A l'aide de pressions convenablement exercées avec des aiguilles sur le fragment, et de tractions faites en tâtonnant sur l'une de ses extrémités, on parvient facilement à retirer complétement le pinceau de tubes nerveux, accompagné de quelques fibres de tissu cellulaire. On opère de même quand il s'agit de très-petits faisceaux nerveux qu'on a préalablement disséqués avec soin. Le périnèvre est alors débarrassé encore, autant que possible, des fibres de ce genre qui restent autour de lui. Il suffit ensuite de porter la préparation sous le microscope, après l'avoir recouverte d'une lame de verre. Avec un peu d'habitude, l'œil nu distingue déjà le périnèvre du tissu lamineux ambiant gonflé par l'eau, en ce que celui-ci prend une teinte blanche, et l'autre reste grisâtre, pâle, demi-transparent. Il faut, pour cela, que la préparation soit placée sur un fond noir. Souvent, dans les dernières dilacérations, il arrive de déchirer le tube, et on n'en voit que les lambeaux plus ou moins larges. Dans l'épaisseur des tissus où le périnèvre n'entoure qu'un ou deux

tubes, la préparation est la même que celle qui a pour but de chercher à montrer le mode de terminaison des nerfs ; alors on ne peut pas le séparer de ces derniers, mais on l'en distingue facilement par la netteté de ses contours, les bosselures qu'il forme souvent, surtout chez les reptiles, les batraciens et les poissons. Sur les nerfs du fœtus encore à l'état dit de fibres de Remak, on ne le sépare que très-difficilement aussi des faisceaux nerveux qu'il circonscrit très-exactement, mais on distingue ses contours et parfois les plis qu'il forme.

Les différences de l'action des composés chimiques sur lui et sur le tissu lamineux ambiant formant le *névrilème* permettent de le distinguer aisément des nappes et des faisceaux de celui-ci.

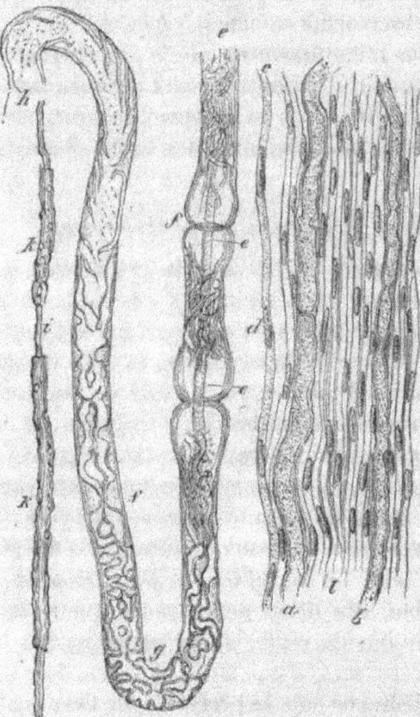

772. Quant aux tubes nerveux eux-mêmes, ils se préparent de la même manière, seulement on prend à part le pinceau ou fascicule de tubes blancs, et on dissocie ces derniers dans l'eau pure, dans une sérosité limpide ou dans l'eau albumineuse. On les examine à l'aide d'un grossissement de 400 à 500 diamètres.

On cherchera à voir quelle est la proportion des tubes larges et des tubes minces. On distinguera la paroi pro-

Fig. 169 *.

* *a, b, c.* Faisceau de tubes nerveux du grand sympathique. *a, b.* Tubes nerveux minces au milieu des fibres de Remak (*b*). *c.* Fibre de Remak isolée, montrant des noyaux (*d*). *f, g, h.* Tube nerveux large isolé, montrant le cylindre-axe (*e*) et sa paroi propre dans les points d'où la myéline est repoussée. *e, n, k,* est un tube nerveux du cerveau sans paroi propre, montrant en *i* le cylindre-axe qui n'est touré de myéline qu'en *k*. Grossissement de 500 diamètres.

pre et le contenu sur les tubes, dont la compression a repoussé ce dernier par places. Parfois, en ces points, on verra le cylindre-axe. Pour rechercher ce dernier, on choisira de préférence des faisceaux de tubes pris dans les racines nerveuses spinales antérieures ou postérieures, chez les mammifères du moins.

Sur les jeunes sujets, on cherchera à voir si elle offre encore des noyaux d'espace en espace. C'est particulièrement sur les tubes durcis dans l'alcool, ou mieux dans l'acide azotique étendu et brisés qu'on verra le cylindre-axe sortir des extrémités rompues pendant que le contenu graisseux plus ou moins fendillé se dissocie en fragments.

Sur les tubes frais, on étudiera la manière dont ce dernier s'épanche en couches striées et en gouttes, emboîtées ou non les unes dans les autres et réfractant la lumière de manière à présenter un double contour circulaire analogue à celui qui marque l'épaisseur de ce contenu autour du cylindre-axe dans les tubes (fig. 167. *h*.)

Sur les tubes des centres nerveux pris dans les diverses parties blanches et dissociés doucement, on étudiera les mêmes particularités qui sont plus prononcées encore. On remarquera le plus ou moins de varicosités des tubes, selon l'état frais ou déjà un peu altéré du tissu, les différences de largeur de ceux-ci et du cylindre-axe d'une région à l'autre de l'encéphale. Ce dernier se voit aisément ici, tandis que la paroi extérieure, mince, hyaline, des tubes périphériques, manque tout à fait. On pourra colorer en rose le cylindre-axe à l'aide de la teinture de carmin.

Dans ces préparations, l'on observera les nombreuses variétés des formes et des dimensions de la *myéline* ou couche de substance blanche graisseuse des tubes nerveux dont il vient déjà d'être question. Ces gouttes sont également circulaires ou à contour sinueux, et se déforment parfois sous les yeux de l'observateur (v. p. 560); elles sont emboîtées ou non les unes dans les autres. Au bout des tubes rompus, la substance s'étale parfois en éventail dans l'eau de la préparation, sous forme de mince couche striée, comme le fait l'huile à la surface de l'eau.

773. Pour étudier à l'état frais la *matière amorphe*, finement grenue, de la substance grise cérébro-spinale, les *myélocytes* et les *cellules nerveuses multipolaires*, on disséquera, comme on vient de l'indiquer ci-dessus, de petits fragments pris en divers points successivement de ce tissu. On les observera aussi sous les mêmes grossissements; toutefois, il sera utile de chercher d'abord les cellules multipolaires avec un objectif plus faible.

Il importe, dans cette étude, surtout dans celle des coupes du tissu durci par l'alcool, dont il sera question plus loin, de constater, d'après le procédé de Henle et Merckel, comment la solution de potasse gonfle et rend homogène le tissu lamineux de la pie-mère, qui reprend son aspect premier quand on réajoute de l'eau, tandis que la matière amorphe grise cérébrale voisine est complétement dissoute par ce lavage.

Les commençants feront bien de prendre en premier lieu la substance grise du cervelet près de sa jonction avec la substance blanche ; celle du corps frangé, des olives, du *locus niger*, des corps striés, des cornes antérieures de la moelle, surtout sur le bœuf, pour passer ensuite aux autres parties grises dont les cellules plus petites sont plus difficiles à trouver et à isoler. En laissant le tissu dissocié pendant quelques heures au contact de la teinture de carmin glycérinée ou non, les cellules et les cylindres-axes ramifiés qui en partent se colorent assez fortement et leur examen devient plus facile.

L'isolement des cellules est facilité quand on pratique la dilacération du tissu frais dans de l'eau contenant une partie d'acide chromique pour 3,000 de liquide. (Grandry.) On peut rendre la substance des cellules plus faciles à voir et à contours plus nets en ajoutant à la préparation ainsi faite ou autrement une ou deux gouttes de la solution de bichromate de potasse. (Pour la manière dont on obtient la disposition striée des cellules et du cylindre-axe à l'aide des solutions argentiques, voy. plus haut, p. 310 à 312.)

De légers chocs ou des pressions alternatives sur les côtés du couvre-objet amènent souvent un isolement complet hors des amas de matière amorphe de ces cellules et de ces prolongements sur une grande étendue, quand ils ne sont qu'en partie dégagés par la dilacération du tissu frais.

Quant aux concrétions dites *corps amyloïdes*, qu'il faut se garder de confondre avec les petits calculs prostatiques (voy. plus haut, p. 577), on les cherchera dans de petits fragments de la substance du plancher du quatrième ventricule de la surface des corps striés, dans le voisinage du *tænia semi-circularis* surtout. On dissociera ces fragments par dilacération et par écrasement dans l'eau ou dans l'acide sulfurique, auquel on ajoutera ensuite la teinture d'iode. On fera bien de chercher à les voir dans l'eau simplement avant de les traiter par ces agents. Leur consistance, leurs réactions, leur pouvoir réfringent, devront être étudiés avec soin, pour éviter de les confondre avec les gouttes graisseuses libres (fig. 170, p. 642) incluses dans les parois des capillaires encéphaliques devenus athéromateux.

Souvent, en faisant ces diverses préparations, on aura occasion de trouver des capillaires isolés convenablement pour que l'étude en soit faite et entourées ou non de leur gaine lymphatique.

774. Pour étudier les éléments nerveux des filets gris du nerf grand sympathique, on en prend de courts fragments, après les avoir bien isolés par une dissection attentive, et on les dilacère lentement et le plus possible dans une goutte d'eau pure ou encore légèrement alcoolisée ou additionnée d'un peu de solution de chromate de potasse. On cherche alors, sous un grossissement de 500 diamètres, à voir ces éléments nerveux ou fibres de Remak, aplatis, larges de 4 à 5 millièmes de millimètre, avec des noyaux allongés d'espace en espace (fig. 169, p. 638), bien moins pâlis et gonflés par l'acide acétique que les fibres lamineuses ambiantes.

Souvent on les trouvera autour ou à côté de tubes nerveux proprement dit qu'ils entouraient, souvent encore accolés au nombre de deux ou un plus grand nombre, et toujours difficiles à isoler complétement, sur une grande étendue du moins, ce qui rend leur étude difficile.

On ajoutera à cette étude l'examen des éléments des nerfs sciatique, radial ou autre encore gris pris sur des fœtus.

On les prépare de la même manière; ils offrent les caractères des précédents, mais sont plus faciles à isoler, et montrent certains d'entre eux en voie d'arriver à l'état de tube par production de myéline à leur intérieur. Celle-ci se reconnaît à son fort pouvoir réfringent, et les filaments qui la renferment sont à divers degrés plus gros que les autres qui les entourent (fig. 169, *a, b*).

775. La meilleure manière d'étudier la texture ou arrangement réel des tubes et autres éléments dans le tissu des nerfs proprement dits, consiste à pratiquer des coupes minces sur des nerfs congelés, d'après la méthode de Roudanowski, et préparés aussi comme il a été dit plus haut (pages 505, 525 et 550).

Les coupes transversales des nerfs montrent leurs tubes pentagonaux ou hexagonaux par juxtaposition.

Les tubes nerveux sont formés d'une tunique propre (*membrane limitante de Valentin, gaine de Schwann, gaine primitive*). Sur cette tunique, on voit les cellules ou corps fibro-plastiques du tissu connectif disposés en séries longitudinales, et anastomosés ou non

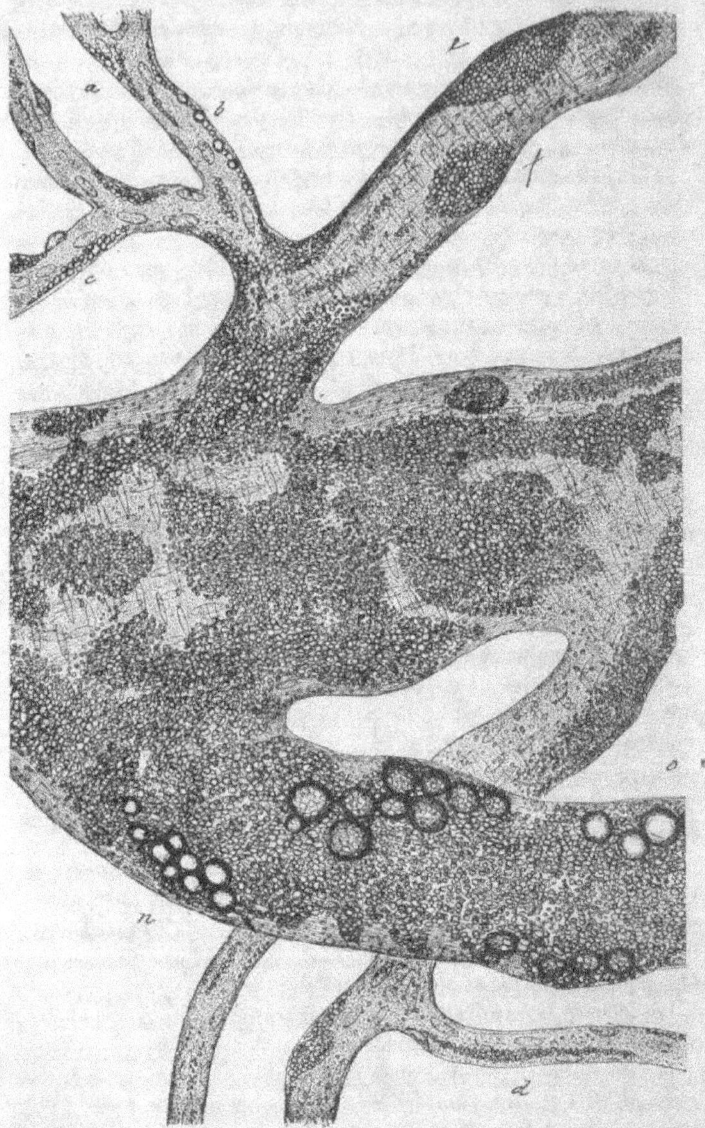

Fig. 170. — Capillaire du cerveau à l'état granuleux. Voy. page 656, fig. 168, l'explication des lettres de cette figure.

par leurs prolongements fibrillaires. Il y a parfois des fibres lamineuses ou couches en faisceaux entre les tubes.

Les limites des tubes sont bien apparentes dans les pièces traitées par la cochenille et l'acide acétique. Ces réactifs pâlissent les cellules fibro-plastiques recouvrant la gaine primitive, aussi les contours des tubes deviennent très-nets. Par contre, en colorant la pièce avec l'aniline, on rend ces éléments très-apparents, et les contours des tubes sont beaucoup moins visibles. (Roudanowski.)

Les tubes nerveux s'accolent les uns aux autres, et à quelques capillaires visibles sur les pièces injectées seulement pour former des faisceaux, entourés eux-mêmes du périnèvre et réunis par le névrilème. Les tubes nerveux d'un même faisceau, en s'accolant l'un à l'autre, laissent entre eux des espaces intertubulaires comblés par des fibres lamineuses et des capillaires.

Le *cylinder-axis* se présente sous forme d'une fibre, placée au centre de chaque tube et entourée par la myéline, laquelle donne leur couleur blanche aux nerfs et à la substance blanche de la moelle et de l'encéphale. Sur les coupes, il se montre au milieu de la myéline sous forme de petit prisme anguleux. On peut apercevoir le cylinder-axis à travers les parois du tube nerveux, après avoir traité la préparation par l'aniline (Frey) ou par la cochenille. L'aniline ne colore pas la myéline. Quelquefois on trouve des tubes nerveux dont les cylinder-axis sont flexueux.

Les tubes larges sont déjà visibles à un grossissement de 50 diamètres, et mesurent, les uns $0^{mm},0265$ de diamètre, les autres $0^{mm},0165$ ; les tubes grêles, visibles à un grossissement de 300, et ont les uns $0^{mm},0132$, les autres $0^{mm},0033$ de diamètre. Le diamètre d'un tube est en rapport avec les dimensions de la cellule d'origine centrale de laquelle il vient.

Il est facile de dilacérer les nerfs spinaux avec les aiguilles, ce qui n'est pas le cas de certains nerfs crâniens. De cette façon l'on obtient divers aspects, dus à la déchirure, à la rupture des tubes nerveux, à l'issue de la myéline qui, en s'échappant des tubes, forme diverses figures, toujours limitées par un double contour. Les tubes variqueux ont une même origine artificielle ; il en est de même quand la myéline se présente dans l'intérieur des tubes sous forme de granulations disposées en séries.

À l'état frais tous les tubes nerveux primitifs se montrent limités par un double contour. La distinction qu'on a faite de tubes nerveux à double contour et à simple contour est inexacte.

Chaque nerf est composé d'un ou de plusieurs faisceaux de tubes nerveux réunis par le névrilème. La disposition et la nature de ces faisceaux, et des tubes qui les composent, varient dans les racines antérieures et dans les racines postérieures des nerfs spinaux.

Les racines antérieures ou motrices sont formées surtout de tubes larges, groupés en faisceaux. Les racines postérieures ou sensitives renferment les divers tubes que nous avons signalés, avec prédominance des tubes grêles, groupés en faisceaux distincts.

Dans les racines antérieures on trouve pourtant quelques faisceaux semblables à ceux des racines postérieures, mais ils restent toujours isolés des autres.

Des coupes transversales et longitudinales ou obliques montrant ces particularités, peuvent aussi être faites en prenant des nerfs blancs ou gris et les ganglions spinaux, crâniens et sympathiques plongés encore frais dans l'alcool concentré, dans l'acide chromique, le chromate de potasse (voy. page 300 et suiv.), ou le liquide de Müller jusqu'à durcissement convenable. Mais la forme prismatique des tubes ne se voit plus toujours aussi nettement.

Ces coupes peuvent être faites directement au rasoir, ou en laissant le nerf entouré des tissus ambiants, ou en le plaçant dans les instruments destinés à régler l'exécution des coupes (voy. pages 248 à 257).

On peut conserver les tranches minces dans la glycérine pure ou mêlée d'acide acétique, qui donnent plus de transparence à ces tissus. On peut aussi les mettre dans la gélatine glycérinée (voy. pages 372), ou les préparer à la térébenthine du Canada, comme les coupes de la moelle et des centres cérébraux dont il sera question plus loin.

776. Sur les coupes des racines et des nerfs, on remarquera, en outre, les faits de l'ordre des suivants. Dans la queue de cheval, on verra les faisceaux primitifs composés aux trois quarts environ de tubes larges immédiatement contigus, et pour un quart à un tiers de tubes minces ayant un cylindre-axe très-petit.

Dans les racines antérieures, les tubes minces sont, en général, dispersés parmi les gros et non disposés en faisceaux distincts, comme dans les racines postérieures ; toutefois, dans les racines antérieures dorsales, ils sont disposés en petits faisceaux ou groupes distincts.

Dans les coupes des nerfs crural, radial, etc., on trouvera les faisceaux primitifs composés de même ; toutefois, quelques faisceaux primitifs sont entièrement composés de tubes minces, et sont, comme les autres, entourés du périnèvre. Dans le moteur oculaire commun, il n'y a pas, ou presque pas, de tubes minces.

Dans le névrilème de beaucoup de cordons nerveux, on trouve quelques rares faisceaux primitifs séparés du cordon principal et composés seulement de trois, quatre ou cinq tubes nerveux soit larges, soit minces, qui sont probablement les *nervi-nervorum* de quelques auteurs.

Dans le pneumogastrique, on verra les tubes réunis en faisceaux primitifs pourvus d'un périnèvre, et réunis en gros faisceaux secondaires que séparent des cloisons lamineuses du névrilème. Ces faisceaux, formés surtout de tubes minces, contiennent un tube large pour dix tubes minces environ chez l'homme, et pour quinze à vingt sur le bœuf. Entre les faisceaux primitifs, on trouve quelques cellules ganglionnaires dans le voisinage du ganglion d'Andersh.

Les cordons blancs du grand sympathique sont composés de faisceaux primitifs dans chacun desquels il y a environ de deux à dix tubes larges seulement, et le reste est formé de tubes minces; quelques-uns de ces faisceaux primitifs montrent des cellules nerveuses entre les tubes, même assez loin des ganglions. Tous ont un périnèvre.

777. On procédera comme il a été dit plus haut (pages 643 et 648), pour étudier : 1° le passage de la substance médullaire propre des tubes à l'état granuleux après leur section, etc. (mais il n'y a pas là un dépôt de graisse venue du dehors ou transformation graisseuse, ou passage à l'état graisseux, comme on le dit à tort) ; puis leur amincissement graduel par atrophie des tubes; 2° le névrome toruleux ou verrniculaire par hypertrophie du névrilème autour des plus fins faisceaux et le passage à l'état grenu du périnèvre épaissi observé (au périnée, au cuir chevelu, au prépuce, etc.); 3° le passage sénile et morbide du périnèvre à l'état granuleux.

On procédera comme pour l'examen des produits morbides signalés précédemment (pages 621 et 622), lorsqu'il s'agira d'étudier :

1° Les tumeurs fibreuses sous-cutanées ou névromes ;

2° Les *tumeurs embryoplastiques* des nerfs profonds avec écartement des faisceaux primitifs;

3° La génération hétérotopique de masses épithéliales papilliformes ou non, à épithélium prismatiques ou autre, de masses glandulaires à tubes propres, avec épithéliums (hétéradéniques), entre les tubes même, dans la cavité du périnèvre, ou entre les faisceaux primitifs des nerfs.

778. *Pour préparer les ganglions nerveux sympathiques et cérébro-rachidiens*, on prendra d'abord ceux des poissons dans le but d'isoler les cellules nerveuses, voir leurs rapports avec les tubes et la constitution de leur paroi, de leur contenu, etc., parce que leur isolement par dilacération est facile.

Il n'en est plus de même de celui des autres vertébrés (fig. 171)

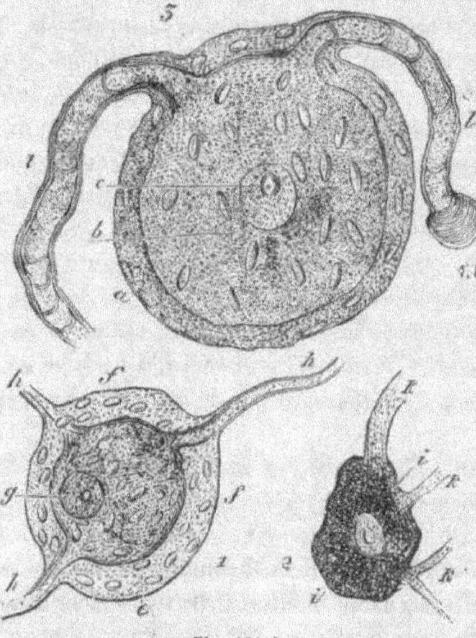

et de beaucoup d'invertébrés.

On étudiera ces préparations à des grossissements de 60 à 400 diamètres successivement. On peut les conserver dans les liquides de Pacini, dans la glycérine acidulée ou gélatinée, etc.

Les coupes des ganglions ne montrent qu'accidentellement en quelque sorte les rapports des cellules nerveuses avec les tubes qui leur arrivent et qui en partent, mais elles peuvent montrer leur vascularité, les

Fig. 171 *.

rapports des cellules entre elles et avec la matière amorphe interposée et avec le névrilème. Il faut en faire dans le sens de l'arrivée et de la sortie des nerfs, et dans la direction opposée, ainsi que sur le nerf dans le voisinage du ganglion, pour voir jusqu'à quelle distance de la masse ganglionnaire il y a des cellules dans les nerfs.

1. Cellule multipolaire (*h h h*) des ganglions cervical antérieur de l'homme, isolée par dilacération graduelle et prolongée. *e.* Corps de la cellule finement grenu. *g.* Son noyau nucléolé. *f f.* Sa paroi propre parsemée de petits noyaux. 2. Cellule (*i, i*) du même ganglion sortie de la cavité de sa paroi propre. *k, k, k.* Cylindres-axes qui en partent. 3. Cellule bipolaire (*l, l*) d'un ganglion rachidien. *m.* Contenu d'un tube sortant par l'extrémité rompue. *a.* Paroi propre, épaisse, parsemée de noyaux ovoïdes. *b.* Corps finement granuleux de la cellule. *c.* Son gros noyau nucléolé. Grossissement de 500 diamètres.

Pour les vertébrés et les invertébrés, on commence par les plonger dans une solution très-légère, 1 partie d'acide chromique pour 100 parties d'eau distillée ; on renouvelle cette solution tous les jours en augmentant progressivement la dose de l'acide, jusqu'à ce qu'elle en contienne 4 ou 5 parties pour 100 d'eau. En trois ou quatre jours les petits ganglions sont assez durs pour être coupés ; vingt jours ou un mois suffisent pour les plus gros. Quand on emploie l'acide chromique comme moyen durcissant, il y a un écueil à éviter, c'est de trop laisser durcir le ganglion qui devient cassant, à cassure granuleuse, et qui se pulvérise sous l'instrument tranchant : son tissu est comme *brûlé* par l'acide. (Polaillon.)

Au lieu d'acide chromique on peut employer le bichromate de potasse dans la solution suivante :

| | |
|---|---|
| Eau distillée. | 380 grammes. |
| Bichromate de potasse.. | 10 — |
| Sulfate de soude. | 2 — |

En un jour ou deux, ces organes sont aussi convenablement durcis dans l'alcool pur, ou plus ou moins étendu d'eau selon les espèces animales. On pratique ensuite les coupes comme il a été dit plus haut (pages 353 et 354).

M. Vulpian a signalé (1856) le *perchlorure de fer* comme moyen de conserver et de durcir les pièces du système nerveux. Il conseille de commencer par une solution au 20$^{me}$ ou au 50$^{me}$, pendant un mois ou six semaines, puis de concentrer la solution jusqu'au 12$^{me}$ environ d'un perchlorure de fer à 45°. Cette solution est très-favorable pour durcir les ganglions, et surtout pour les conserver presque indéfiniment, sans que l'on ait à craindre qu'ils s'altèrent, comme cela arrive souvent lorsqu'on les laisse trop longtemps dans une solution chromique. (Polaillon.)

Lorsque les ganglions ont été durcis dans une solution de perchlorure de fer, on peut les colorer par un procédé bien simple que Polaillon a employé le premier et qui lui a donné d'excellents résultats. On laisse tremper les coupes pendant au moins une journée dans l'eau distillée, que l'on renouvelle souvent afin d'enlever la plus grande partie du composé ferrique qui les imbibe ; puis, les ayant transportées dans un verre de montre plein d'eau distillée, on y laisse tomber une goutte d'acide gallique. Au bout de quelques instants, la réaction commence : les bords de la coupe prennent une teinte d'un noir bleuâtre, et au bout d'une heure toute la coupe a la même coloration. Lorsqu'on l'examine au microscope, on voit que, si les détails des éléments anatomiques sont un peu masqués, les globules et les tubes ont pris une couleur noirâtre qui leur donne une netteté de contour et un relief surprenants. Mais ce qui est surtout remarquable, c'est que les éléments nerveux seuls sont colorés, et qu'ils se présentent comme disséqués au milieu du tissu lamineux et de la matière amorphe d'interposition qui sont restés incolores.

Ce fait peut sans doute s'expliquer ainsi : à la suite de lavages successifs dans l'eau distillée, les éléments nerveux ont la propriété de retenir plus longtemps la solution de perchlorure de fer qui les imbibait, et l'acide gallique, intervenant, les colore sans agir de la même manière sur le tissu lamineux et la matière amorphe qui ont abandonné leur sel ferrique. En employant ce procédé, il y a un écueil à éviter, c'est d'avoir une coloration noire trop intense qui ne permet plus de rien distinguer; aussi, pour peu que la coupe ne soit pas très-mince, pour peu qu'on ne l'ait pas fait dégorger longtemps dans l'eau distillée et qu'on ne l'ait pas soigneusement lavée, il vaut mieux avoir recours à un autre moyen de coloration. (Polaillon, *Journal d'anat. et de physiol.*, 1866, p. 136.)

On devra, dans l'examen de ces coupes, se préoccuper de déterminer la manière dont les cellules sont groupées par rapport à l'ensemble des tubes nerveux qui pénètrent plus ou moins avant dans la masse ganglionnaire, pour gagner chaque cellule individuellement.

779. Pour étudier par dilacération les ganglions autres que les ganglions rachidiens des poissons et ceux de quelques invertébrés, l'acide acétique et l'acide chromique sont des moyens précieux; mais on s'en servira dans un état de dilution très-grand, de peur de trop ramollir et de trop dissoudre les substances albuminoïdes avec l'acide acétique; de trop les durcir et de trop les ratatiner avec l'acide chromique. Une dissolution de $\frac{1}{100}$ à $\frac{1}{500}$ d'acide acétique, et une dissolution dix fois moins concentrée d'acide chromique sont les plus utiles. On laisse les ganglions pendant deux ou trois jours dans de tels liquides; au bout de ce temps, la dilacération se fait mieux, et les détails des éléments anatomiques sont plus faciles à observer. On ne doit faire macérer dans des solutions si étendues que de très-petits ganglions ou de très-petites portions des gros ganglions des mammifères.

Polaillon a aussi employé avec avantage le procédé de macération conseillé par J. Arnold (1865). Partant de ce fait que l'acide acétique rend le tissu connectif transparent, et que l'acide chromique durcit les éléments anatomiques, il arriva à combiner leur action. Il met le petit ganglion dans un verre de montre, où se trouve 4 ou 5 centimètres cubes d'une solution à $\frac{1}{500}$ d'acide acétique ; il l'y laisse quelques minutes, puis il le transporte dans un autre verre de montre plein d'une solution d'acide chromique à $\frac{1}{5000}$. Le temps de l'action de l'acide chromique varie entre douze et quarante-huit heures.

Le moyen le plus utile dans l'étude des éléments ganglionnaires, est leur digestion dans le suc gastrique. Ce moyen avait déjà été préconisé par M. E. Faivre (de Lyon), dans ses recherches sur le système nerveux de la sangsue (Paris, 1854).

On peut faire agir le suc gastrique dans deux conditions, à froid et à chaud.

A froid, son action prolongée pendant cinq ou six heures seulement est peu différente de celle de l'acide acétique étendu. Mais, si on le laisse agir pendant vingt à vingt-quatre heures, le tissu lamineux du ganglion est dissous, et celui-ci se sépare en débris par une légère agitation du vase qui le contient. Si l'on examine ces débris au microscope, on constate que la paroi propre des tubes et des globules a été dissoute dans la majorité d'entre eux ; ici, les tubes ne présentent que le cylindre-axe complétement dépouillé d'enveloppes et semblable à de petites tiges de verre plus ou moins flexueuses ; là, une portion de gaîne médullaire reste encore autour du cylindre-axe, puis s'interrompt pour se montrer plus loin ; en un mot la gaîne propre semble digérée la première, et le cylindre-axe reste encore intact quand son enveloppe médullaire est énergiquement attaquée. Le contour des cellules est devenu plus granuleux, ce qui empêche de voir le noyau aussi distinctement ; ses bords sont en général irréguliers, parce que la désagrégation de ses molécules se fait d'une façon plus active dans un point que dans un autre. La cellule nage dans le liquide de la préparation, comme une petite sphère, et se retourne en tous sens. C'est alors que l'on peut voir, sur la surface de presque tous ces globules, de petits appendices, tout à fait semblables aux cylindres-axes qui se trouvent isolés dans d'autres points ; on ne peut s'empêcher d'ajouter par la pensée ces cylindres-axes à ces appendices ; et on a la conviction d'avoir devant les yeux les cellules et les cylindres-axes d'origine des tubes nerveux. Toutes les cellules ont ces traces de cylindre-axe ; sur la plupart on peut en compter deux, souvent un plus grand nombre. Aucun réactif, aucune dilacération ne donne des résultats aussi nets chez les animaux vertébrés où l'étude des éléments ganglionnaires est difficile.

A chaud, c'est-à-dire à la température du corps, l'action du suc gastrique est beaucoup plus rapide : au bout d'une heure le tissu est déjà gonflé : au bout de deux ou trois heures il est désagrégé au point que je viens de décrire. Il faut toujours que la quantité de suc gastrique soit proportionnée à la masse du tissu : pour cinq ou six petits ganglions rachidiens ou sympathiques de rat, Polaillon employait deux gouttes de suc gastrique. Il les renfermait dans un petit tube de verre bouché, et lorsqu'il voulait accélérer la réaction par la chaleur, il conservait le tube sous l'aisselle pendant le temps voulu, comme Spallanzani le faisait pour ses digestions artificielles.

Pour faire les dilacérations des ganglions, le seul précepte à observer, c'est de les dissocier lentement en parties aussi fines que possible sous le microscope simple (page 167).

780. Les *terminaisons nerveuses dans les muscles striés* exigent une dissection préalable des nerfs qui s'y rendent poussée aussi loin que possible, surtout chez les invertébrés.

Pour observer la terminaison en *plaque motrice*, il ne suffit pas de la chercher dans un muscle quelconque pris au hasard, car il y en a de plus ou moins favorables à cette recherche ; les muscles intercostaux et ceux du bulbe oculaire des vertébrés sont les plus convenables, et l'on est sûr de l'y trouver dès la première ou la seconde préparation.

Il faut commencer par examiner des muscles macérés dans une solution étendue d'acide chlorhydrique (une partie d'acide pour cent d'eau). On isole alors aisément les faisceaux musculaires ; les filets nerveux qui étaient imperceptibles à l'œil nu deviennent bientôt visibles et facilitent le choix des morceaux plus convenables pour l'observation microscopique. Après avoir retiré le muscle de la solution acide, on a soin de le laver dans l'eau distillée et l'on cherche sur sa surface un petit filet nerveux : dès qu'on en a trouvé un, on le place sur un verre ainsi que les faisceaux musculaires qui y adhèrent. Ensuite on espace ces derniers au moyen des aiguilles, et on observe la préparation à un grossissement d'environ 100 diamètres. Pour trouver la *plaque* dite *motrice*, il faut regarder attentivement un tube nerveux à partir

de l'un des fascicules de subdivision et le suivre jusqu'à sa terminaison. Si la préparation est bien réussie, on verra à l'extrémité de
l'élément nerveux une agglomération de noyaux appartenant à la
plaque motrice. Alors on pourra substituer au premier un objectif
plus fort (300 à 400 diamètres environ) et l'on examine la préparation en détail. (Trinchese, 1866.) On conserve longtemps ces préparations dans l'eau sucrée et dans la gélatine glycérinée. Mais je
crois les liquides de Pacini préférables encore, car au bout d'un an
ou deux les contours de la plaque et de ses noyaux perdent de leur
netteté dans les liquides précédents.

781. *Terminaisons nerveuses dans les muscles viscéraux.* Pour
suivre la terminaison des tubes nerveux dans le tissu musculaire à
fibres lisses, on choisit des organes minces, transparents, pris
sur des animaux qu'on vient de tuer ou au moins aussi frais que
possible.

On laisse macérer pendant quelques heures (de deux à quatre et
à six, suivant l'épaisseur des parties à examiner), dans un mélange
de dix parties d'acide acétique pour cent parties d'eau, puis on
porte les portions plus fines destinées aux préparations dans un
mélange formé de glycérine (deux parties) et d'acide acétique dit
*pyroligneux* (une partie). C'est dans ce liquide qu'on examine les
préparations. Celles-ci, alors même qu'elles ne sont pas très-transparentes au moment des manipulations, deviennent bien plus claires
au bout de quelques jours.

On peut donc varier les procédés suivant l'époque à laquelle on
veut faire l'examen. Les doses faibles sont préférables, et les préparations faites lentement se conservent mieux et plus longtemps.
(Hénocque.)

*L'acide chromique* ne donne de bons résultats qu'à la condition
d'user d'une solution au millième et surtout au *dix-millième*. Lorsqu'on veut examiner immédiatement les préparations, il suffit de
laisser macérer les lambeaux d'organes pendant une ou deux heures
dans la solution au dix-millième. Pour se servir de la solution au
millième, il est bon de tremper la préparation pendant quelques
minutes dans de l'acide acétique au centième; on peut alors laisser
macérer les préparations pendant plusieurs heures, et même une
demi-journée avant de les examiner. Ces préparations peuvent être
colorées par le carmin ou de la teinture de fuchsine, afin de mieux
montrer les noyaux des fibres lisses; mais, comme tout l'élement
se colore, les préparations non teintées sont encore préférables.

L'acide chromique, ainsi employé, convient surtout pour l'étude à des grossissements très-forts, des fibres lisses, des noyaux et des fibriles nerveuses terminales.

Le *chlorure d'or* est employé en solutions au cinq centième, ou au deux-centième, ou à l'état de chlorure d'or et de potassium, au centième et au deux-centième. Le chlorure d'or et de potassium agit plus régulièrement. L'épaisseur des tissus et des conditions encore mal connues viennent souvent en troubler l'action. Il est bon d'utiliser plusieurs solutions et à des titres différents. On fait macérer les portions de tissu musculaire dans la solution. Si l'on emploie la solution de chlorure d'or au centième, une macération d'une demi-heure peut suffire pour une épaisseur de tissu de 1 millimètre; avec le chlorure d'or et de potassium on peut prolonger la macération pendant une heure et plus.

On peut juger que l'action du réactif est complète lorsque les tissus ont pris une teinte jaune pâle. Les préparations retirées de la macération sont alors portées dans une capsule renfermant de l'eau distillée légèrement acidulée avec l'acide acétique. Il reste à attendre que la coloration violette par dépôt d'or métallique soit effectuée. Il faut un temps assez variable, quelquefois trois et quatre jours, pour les préparations un peu épaisses. Le dépôt ou la coloration est souvent sans régularité, mais on n'utilise que les parties les mieux colorées. (Hénocque.)

La lumière ne semble pas agir sur la durée de la réduction de l'or, mais la chaleur l'active certainement. Pour cela, on chauffe les préparations après une macération dans l'eau distillée ayant duré de douze à vingt-quatre heures. A cet effet, M. Hénocque se sert de petits flacons bouchés à l'émeri remplis d'acide tartrique en solution saturée.

Les préparations sont déposées dans le flacon, et celui-ci est plongé dans de l'eau à une température voisine de l'ébullition; au bout d'un temps variable, de quinze à vingt minutes au plus, souvent moins, les préparations ont pris une belle teinte variant du rouge vif au violet foncé, de plus elles sont ramollies et s'étalent, se compriment ou se dissocient avec la plus grande facilité. On arrive par des tâtonnements à saisir le moment le plus propice pour retirer les préparations; en chauffant trop longtemps, on obtient un dépôt granuleux et noir qui met obstacle à l'étude.

Le chlorure d'or colore à la fois les nerfs, les ganglions, les fibrilles nerveuses les plus fines, ainsi que leurs nodules et *points* terminaux. Il colore aussi les fibres musculaires lisses, noyaux et cellules, mais d'une façon bien moins intense.

Avec l'*acide osmique* en solution aqueuse au quatre-centième, on fait macérer les préparations fines pendant douze à vingt-quatre heures, ou mieux, on le mélange à la glycérine et on le dépose entre les lamelles de verre qui reçoivent la préparation. Il colore en brun clair les fibres lisses et en fait apparaître les noyaux; il colore les ganglions et les nerfs, montre très-bien les cylindres-axes, mais il donne aux éléments nerveux un aspect variqueux, jaunâtre, qui rend plus difficile leur distinction d'avec les fibres élastiques. (Hénocque.)

On recherchera d'abord les ganglions et les gros nerfs, puis le réseau intra-musculaire, ce qui peut se faire avec les grossissements que donnent les objectifs 3 et 5 de Nachet et les oculaires 1 et 2. Les terminaisons déjà appréciables à un grossissement de 500, avec l'objectif 5 de Nachet, réclament pour être vues nettement la lentille n° 8 Nachet, qui peut donner 800 diamètres avec un foyer relativement assez éloigné, et avec un oculaire faible. (Hénocque. Thèse, 1870.)

782. *Terminaisons nerveuses dans les membranes.* Pour chercher la terminaison des nerfs dans les autres tissus, comme le derme et ses papilles, les muqueuses, la cornée, les vaisseaux, les bulbes dentaires, les divers parenchymes, etc., ces tissus, aussi frais que possible, seront mis dans l'alcool un peu étendu d'eau, puis au bout d'un jour ou deux on les placera dans l'alcool absolu. Quelques-uns même peuvent être placés de suite dans ce dernier. Les coupes minces alors pratiquées seront mises dans une sérosité ou dans l'eau un peu glycérinée, si elles sont très-transparentes.

Pour suivre les terminaisons nerveuses dans le derme et les papilles de la peau, de la langue et des muqueuses analogues, une injection faiblement colorée en bleu favorise les recherches, ainsi que l'a remarqué avec raison Inzani. Les coupes en seront étudiées et conservées dans la glycérine ou dans la gélatine glycérinée. Les coupes destinées à l'étude des corpuscules du tact de la peau et de la langue, seront colorées avec plus d'avantage que les précédentes par le carmin. En les lavant successivement dans la solution d'acide oxalique, puis dans l'alcool (voyez plus haut, page 296), on peut les conserver dans le baume du Canada; sinon on les prépare dans la gélatine glycérinée ou dans la glycérine.

## *Corpuscules de Pacini.*

783. Les corpuscules de Pacini, de la main de l'homme, doivent être recherchés à la loupe au milieu de la graisse et dans le voisinage des filets nerveux sur les parties latérales des doigts ; dans cette recherche, qui est toujours minutieuse, on est fréquemment induit en erreur par de petits pelotons graisseux qui simulent des corpuscules. Les fœtus et les nouveau-nés se prêtent mieux à cette recherche préalable que les animaux adultes.

Il est beaucoup plus facile d'étudier ces organes sur le pigeon, dans l'espace situé entre le tibia et le péroné (*fibula*), et principalement sur le mésentère du chat ; il suffit de regarder, par transparence, le mésentère d'un chat maigre, pour reconnaître sur le trajet des vaisseaux et des nerfs mésentériques, des points d'aspect nacré et transparents qui sont les corpuscules de Pacini. Sur un mésentère chargé de graisse, la difficulté est à peu près aussi grande que sur les doigts de l'homme. On les enlève avec des ciseaux et des pinces pour les étaler et les isoler sur le porte-objet.

Les réactifs employés pour colorer ou pour durcir les corpuscules de Pacini, agissent toujours très-lentement sur la partie centrale qui est la plus importante, ce qui tient aux couches épaisses de périnèvre qui protégent le bulbe ; en outre, la plupart des réactifs modifient la forme de l'organe et parfois le rendent méconnaissable. Il est donc important d'observer ces corpuscules à l'état frais dans un peu d'eau légèrement chargée d'acide acétique ; les solutions d'acide chromique, d'acide osmique, de chlorure d'or pourront fournir quelques renseignements utiles sur le bulbe et la terminaison nerveuse. Pour cela, on laisse séjourner pendant vingt-quatre heures le mésentère dans la solution d'acide osmique à une partie d'acide pour 400 parties d'eau ; avant de faire la préparation, ou celle-ci faite, on ajoute celle de ces solutions que l'on veut voir agir.

Les procédés ordinaires de conservation ne sont pas applicables aux corpuscules de Pacini ; le baume du Canada et la glycérine les pâlissent de telle sorte qu'on ne les retrouve plus sous le microscope ; les substances coagulantes les déforment et les ratatinent ; le mélange de gélatine, glycérine et acide arsénieux (p. 373) ne donne pas de bons résultats. On parvient à conserver quelques préparations dans une solution faible d'acide chromique, mais il est encore préférable d'employer une solution d'acide arsénieux à laquelle on ajoute une très-petite quantité de glycérine, une partie environ pour 200. (Ch. Legros.)

Pour observer les corpuscules de Pacini ou de Vater dans la muqueuse et dans les papilles du bec des oiseaux, on pratique des coupes minces comme à l'ordinaire, portant sur la muqueuse durcie seule, ou sur le bec et la muqueuse tout à la fois, à l'état frais. (Voy. p. 313, pour l'emploi du chlorure d'or dans ces recherches.)

### Tissu nerveux central.

784. *Méthode de Lockhart Clarkes pour durcir le cerveau et préparer des coupes minces du tissu cérébro-spinal. Modifications par W. Rutherford et J.-B. Tuke.* (Voy. aussi p. 249 à 252.)

1° Prendre le cerveau aussi frais que possible ; le couper en morceaux ne dépassant pas le volume d'une noix ; mettre ces derniers dans une solution d'acide chromique dans la proportion d'une partie d'acide solide pour 800 parties d'eau. Mêler à 500 parties de cette solution 1 partie de bichromate de potasse. Renouveler le liquide quand les fragments de cerveau ont séjourné deux à trois jours, changer de nouveau (dans certains cas), trois ou quatre jours plus tard, et laisser durcir le tissu pendant deux à trois semaines environ, avant d'en faire les coupes minces. Cependant, il sera convenable d'augmenter la proportion d'acide chromique jusqu'à 1 partie pour 500 ou 600 parties d'eau au bout de dix à douze jours. Il sera bon aussi d'ajouter de temps en temps une petite quantité d'acide chromique au liquide, dans lequel sont plongés les fragments de cerveau, et cela dans le but de remplacer la portion d'acide chromique qui a, en quelque sorte, saturé une certaine proportion du réactif durcissant.

Si la substance cérébrale est devenue fragile, c'est que la solution chromique a été trop forte. Pour la moelle épinière et la protubérance, la force de la solution chromique peut être de 1 partie pour 500, ou même pour 400 parties d'eau.

La pureté de l'acide chromique varie selon les échantillons qu'on achète, et c'est là une des causes des variations de l'action durcissante de la solution. Il faut s'assurer expérimentalement du degré de cette action, à chaque fois qu'on emploie de l'acide de provenance nouvelle.

2° Couper des lamelles avec un couteau très-tranchant à lame large, longue, mince et rigide. Celle des faces, qui est tournée vers la masse qu'on réduit en lamelles, doit être tout à fait plane. Le couteau doit être préalablement trempé dans l'alcool, et une portion de ce liquide doit être laissée sur la face supérieure du couteau, de manière à ce que la lamelle de tissu coupée puisse flotter dans ce fluide à mesure qu'elle est enlevée par la lame. En coupant, il faut que le couteau agisse par un mouvement de propulsion horizontale commençant du côté de sa pointe pour finir vers le manche.

3° Il faut faire tomber les tranches dans l'alcool rectifié, et on renouvelle ce dernier une ou deux fois pour priver le plus possible le tissu de son eau.

4° Les tranches minces peuvent être colorées par le carmin en solution ammoniacale, dans la proportion de 1 partie de carmin pour 900 parties d'ammoniaque concentrée. La durée du séjour des tranches dans la solution carminée varie suivant les cas, et l'expérience apprend vite à en juger d'après l'aspect de celles-ci. Laver ensuite dans l'eau ou mieux dans l'alcool les tranches colorées, pour enlever le superflu de la matière colorante.

5° Conserver les sections colorées dans l'alcool rectifié, en attendant le moment où on en fera des préparations.

6° Pour faire celles-ci, mettre les tranches dans la glycérine ou dans le baume du Canada. La glycérine réussit assez souvent, mais le baume du Canada vaut mieux.

*a*. Placer la tranche mince sur la lame porte-objet.

*b*. Faites évaporer l'alcool jusqu'à ce que la section semble presque sèche.

*c*. Passer, à l'aide d'un pinceau de martre, une goutte d'essence de térébenthine rectifié *au-dessous* de la tranche mince.

*d*. Observer sous un faible grossissement si la section commence à devenir transparente, et ajouter alors un peu plus d'essence pour rendre la transparence plus complète.

*e*. Quand la transparence est convenable, placer une goutte de solution de baume du Canada dans le chloroforme ou dans l'essence de térébenthine sur la tranche mince, et superposer la lame mince.

*f*. Appliquer un compresseur élastique pour maintenir la lame mince contre la tranche du tissu préparé, et pour tenir celle-ci bien étalée. (Voy. p. 385, § 549.)

Ce procédé a servi à l'exécution des remarquables préparations et des beaux travaux sur les cerveaux d'hommes sains et aliénés, publiés par les auteurs que nous venons de citer, de Meynert, etc.

Ces préparations se conservent mieux dans la solution de

colophane de la térébenthine du Canada, comme nous l'avons dit plus haut (page 567), que dans les autres véhicules.

On pratiquera naturellement des coupes aussi étendues que possible, en divers sens, sur les parties grises et blanches séparément ou portant sur l'une et l'autre à la fois.

Sur la substance blanche, on étudiera la forme, le volume et l'arrangement des tubes et de leurs faisceaux, ainsi que les proportions des diverses variétés de tubes, leurs relations avec la matière grise, etc. Dans la substance grise, on cherchera quelle est la proportion des diverses sortes de cellules, leur arrangement entre elles et par rapport aux myélocytes, ainsi qu'à la matière amorphe. Dans les circonvolutions cérébrales, on étudiera surtout les petites cellules prismatiques triangulaires à grand diamètre perpendiculaire à la surface que couvre la pie-mère, et séparées de celles-ci par une couche de substance amorphe hyaline. On cherchera à suivre leurs cylindres-axes, et l'on comparera, d'autre part, la vascularité des deux tissus.

Les coupes fraîches des parties grises, des centres nerveux, ou bien des lamelles de ce tissu durci par l'acide chromique ou dans l'alcool, plongées dans la solution de carmin pendant six, douze, vingt-quatre heures, s'imprègnent de la matière colorante et deviennent uniformément rouges. Si on les traite par l'acide acétique, la matière colorante se fixe principalement dans les cellules et les cylindres-axes des fibres nerveuses.

Le cerveau des mollusques céphalopodes doit être préparé comme celui des vertébrés, ou comme il sera dit ci-après de la moelle épinière. Quant aux ganglions des invertébrés, on les durcira et on fera des coupes, en procédant à l'état frais et de durcissement comme pour les ganglions des autres animaux.

785. *Préparation de la moelle épinière.* Ce qui précède s'applique naturellement aux procédés à suivre pour faire des préparations de la moelle épinière saine ou altérée, durcie, comme il vient d'être dit, ou dans l'alcool, l'acide chromique, les chromates et les autres agents dont il a déjà été parlé.

Les coupes, les unes longitudinales, les autres transversales, se font directement au rasoir après avoir fixé la moelle à l'aide des doigts simplement ou de l'un des instruments décrits ailleurs (p. 248 à 255 ; voy. aussi p. 512 et 514, pour l'emploi des sels d'or et d'argent).

On peut, pour l'étude, placer les pièces dans la glycérine pure ou mêlée d'acide acétique, qui les rend assez transparentes pour qu'on en puisse faire un examen convenable et même les conserver.

Sur ces coupes on cherchera à voir les faisceaux que forment les tubes dans la substance blanche et qui sont cylindroïdes, ovalaires ou prismatiques, à angles arrondis, formés par 7 à 20 tubes environ. On observera les prolongements de la substance grise des cornes formant des cloisons qui les séparent, les vaisseaux qui les parcourent, l'épaisseur de celles-là et les prolongements épais de $0^{mm},001$ à peu près visibles seulement à un grossissement de 500 diamètres ou environ qu'elles envoient entre chaque tube. On observera le volume de ceux-ci, la coupe de leur myéline et de leur cylindre-axe, en général prismatique, un peu irrégulier plutôt qu'aplati ou cylindrique.

On examinera à un faible grossissement d'abord la forme de la colonne grise centrale et de ses cornes, ainsi que le canal central, sa gaine et son épithélium. A un plus fort grossissement on cherchera les cellules multipolaires de la substance grise et les faisceaux obliques superposés, partant des cornes grises antérieures et postérieures pour former les racines correspondantes.

Sous les forts grossissements aussi on remarquera la coupe des tubes obliques transversalement de la commissure antérieure blanche, la rangée de tubes minces sur une épaisseur d'une vingtaine environ formant la surface des faisceaux antérieurs de la moelle jusque vers le fond du sillon antérieur, avec parfois un ou deux petits fascicules séparés des autres dans la pie-mère rachidienne, le long des artères spinales, en avant du sillon antérieur. Le reste de ces faisceaux et les faisceaux blancs postérieurs sont surtout formés de tubes larges et de tubes minces en faisceaux bien limités, comme les autres, groupés çà et là entre ceux-ci dans la proportion d'un dixième environ.

786. *Préparation des lésions cérébrales.* On préparera comme il été dit pour la substance grise ou blanche à l'état frais (page 655), le tissu cérébral dans le ramollissement, qui porte sur la substance même des tubes et sur la matière amorphe, plus que sur les cellules qu'on retrouve. Les leucocytes granuleux ou non sont constants. Dans la *sclérose*, on cherchera la trame fibrillaire, les concrétions calcaires, etc, qui se produisent alors.

On fera encore ainsi pour étudier les lésions des diverses formes d'aliénation mentale, l'état granuleux des cellules, etc. Ici, en particulier, il faut suivre le procédé que nous venons d'indiquer en

dernier lieu (p. 655). On procédera de même aussi pour étudier les
tumeurs à myélocytes dues à l'hypergenèse de cette espèce d'éléments, leur texture, leurs modifications phymatoïdes et leurs *indurations jaunes*. On fera auparavant des préparations du tissu frais
(voy. page 396), de leur superficie à leur profondeur pour constater
les caractères de leur matière amorphe, des myélocytes, des tubes
nerveux minces complets et même des cellules multipolaires
qu'elles contiennent parfois, et enfin pour bien observer leur couche
mince superficielle molle, demi-transparente, prise à tort pour un
ramollissement, tandis qu'elle marque le début du produit. On étudiera de même et sur des coupes après durcissement leur centre
blanc jaunâtre, mou avec substance amorphe plus grenue, montrant plus de tubes en ce point et moins de capillaires. On constatera aussi l'absence d'état phymatoïde dans celles de ces tumeurs
qui dérivent de la rétine ; là ces tumeurs sont plus molles et plus
vasculaires (*cancer de la rétine*) et renferment souvent des amas de
grains calcaires et des cellules nerveuses devenues granuleuses.

Dans les tumeurs à myélocytes de la moelle épinière chez l'adulte,
dans celles de la moelle du fœtus (où souvent, volumineuses, elles déterminent un *spina-bifida*, ou sont au contraire séparées de la moelle
par la réunion normale des lames vertébrales de manière à ne plus
rester adhérentes qu'aux ligaments interépineux). On constatera
en procédant ainsi la densité plus grande de la substance amorphe
et la présence de quelques noyaux embryo-plastiques ou parfois
d'une trame fibrillaire. Leur teinte grisâtre spéciale un peu lactescente ou opaline, leurs portions rouges par congestion autour de
celles qui tendent à passer à l'état phymatoïde devront être l'objet
de préparations analogues destinées à les étudier spécialement.

On procédera, ainsi que nous l'avons vu page 521, pour étudier
les tumeurs fibreuses et les tumeurs fibro-plastiques très-vasculaires, avec des vaisseaux capillaires nombreux, longs, parallèles
ou (*indurations rouges*) passant rapidement à l'état phymatoïde (*induration jaune ou inflammation chronique suppurée du cerveau de
quelques auteurs*). On étudiera ainsi la distribution des granules
leur donnant l'aspect dit *tuberculeux* dans le cervelet, etc., et les
différences offertes par ces dernières, dont les unes sont des tumeurs fibreuses, les autres des tumeurs à myélocytes devenues
*phymatoïdes* et différentes des tumeurs dites *tubercules du poumon*.

## Membranes de l'œil.

787. En parlant des agents durcissants, de la manière de pratiquer les coupes minces et de les conserver (pages 504, 513, 514 et 530 § 494), nous avons si souvent pris comme exemple les diverses membranes de l'œil, que nous ne pourrions que répéter ce qui a déjà été dit, si nous voulions revenir sur ce point.

Il y a avantage en général à les préparer dans la glycérine ou dans la gélatine glycérinée, dans les liquides de Pacini, etc., plutôt que dans la térébenthine du Canada qui, en général, les rend trop transparentes. Cela est surtout manifeste pour la cornée.

Un peu d'expérience montre bientôt dans quel sens doivent être dirigées les sections pour arriver à voir les rapports et la texture des diverses parties de l'œil, telles que les diverses couches de la choroïde, le cercle ou muscle ciliaire, la sclérotique, la cornée, etc.

Dans les cas de productions morbides aux dépens de l'iris, de la choroïde, de la rétine, de la cornée, les coupes se font comme s'il s'agissait des organes normaux et aussi après durcissement dans le liquide de Müller. On arrivera facilement à voir la distribution et la terminaison des cylindres-axes des tubes nerveux de la cornée, à la surface surtout, en prenant cet organe entier sur un petit oiseau, ou même sur les grenouilles, etc., le posant à plat entre deux lames de verre, dans l'eau ou dans la glycérine avec ou sans teinture de carmin, et en évitant toute forte compression. C'est particulièrement au niveau des points où les cylindres-axes se subdivisent que l'on peut les apercevoir et suivre ensuite chaque branche sous forme d'un filament pâle que la teinture de carmin ou le séjour dans le chlorure d'or ou dans la solution d'acide osmique au centième rend un peu plus facile à observer.

On isole aisément les cellules épithéliales pigmentées de la choroïde des divers animaux (fig. 172, p. 664 *a*, *e*, *f*, *g*, *q*), du peigne des oiseaux pour en voir les diverses formes et la structure en enlevant une petite quantité de la couche pigmentaire avec des ciseaux courbes et les dissociant, s'il en est besoin, dans de l'eau ou mieux dans le liquide de l'humeur vitrée.

788. Dans des cornées normales, on peut constater ainsi la présence de corpuscules fusiformes et étoilés, disposés régulière-

ment entre les bandes ou faisceaux de tissus lamineux formant la trame de l'organe. (His.)

Dans des cornées enflammées, après quelques heures d'inflammation, ces corpuscules se gonflent, doublent et triplent de volume, et leurs prolongements suivent la même dilatation. Le contenu est transparent et finement granuleux : on y voit quelquefois un ou plusieurs noyaux. Après un temps plus long, de deux à huit jours, le contenu des corpuscules dilatés se segmente et prend des formes analogues à celles que montrent les leucocytes, qui deviendront libres ultérieurement. (V. Feltz.)

On fera des préparations fraîches et des coupes sur le tissu durci pour étudier : 1° la constitution anatomique des tumeurs (kératome), grisâtres, demi-transparentes, qui proviennent directement du tissu même de la cornée par hypergenèse des cytoblastions principalement, de la matière amorphe et des autres éléments, avec production de myéloplaxes ; 2° les cercles séniles ; 3° la génération des leucocytes le long des faisceaux et autour des corps fibro-plastiques ; 4° l'hypertrophie des corps fibro-plastiques et surtout de leurs noyaux dans les kérato-conjonctivites comme dans les ganglions enflammés, etc.

On procédera d'une manière analogue pour observer le tissu des végétations molles, fongueuses, rougeâtres, vasculaires, iridiennes et choroïdiennes. Sur les préparations fraîches, on observera leur matière amorphe, leurs capillaires nombreux, leurs fibres lamineuses, leurs fibres-cellules, et les noyaux embryo-plastiques libres ; puis les leucocytes, les amas pigmentaires libres avec ou sans gouttes graisseuses des abcès choroïdiens et iridiens.

Les amincissements par atrophie du réseau vasculaire tourbillonné, la disparition du pigment de la couche épithéliale, sans apparition de l'état irisé du *tapis*, seront observés surtout sur les coupes.

Les productions osseuses interchoroïdo-scléroticales seront observées sur des coupes faites comme sur les os en général ou sur des parcelles fraîches détachées avec le bistouri et préparées dans la glycérine.

Sur les coupes de la cornée atteinte de kératite et durcie, comme il a été dit, placées dans la glycérine étendue d'eau ou de la solution durcissante, on pourra voir s'il y a ou non des leucocytes en voie de génération. Quand ce fait a lieu, on distingue les leucocytes isolés d'abord entre des noyaux et des corps fibro-plastiques, que l'emploi de l'acide acétique fait reconnaître aussi nombreux qu'à l'état normal; en même temps ce réactif est nécessaire pour montrer si les éléments qu'on a sous les yeux sont bien des leucocytes ou non. Il fait voir également que quelques noyaux embryo-plastiques entre lesquels se trouvent les leucocytes sont un peu plus gros ou un peu plus granuleux qu'à l'état normal, mais que nul n'est en voie de segmentation prolifiante.

On peut, sur certaines de ces coupes faites dans les points où commence l'opacité de la cornée, constater l'accumulation des leucocytes se groupant en série entre les faisceaux de fibres ; séries qui se joignent les unes aux autres de manière à former des réseaux. Dans ces séries, les leucocytes sont assez régulièrement polyédriques par pression réciproque et distribués sur un ou plusieurs rangs, laissant entre eux des espaces de moins en moins larges, jusqu'à ce qu'ils soient contigus en amas ou foyer ; alors seulement cessent d'être visibles les fibres et faisceaux de fibres le long desquelles étaient les séries de leucocytes. Çà et là, parfois entre ces dernières, se voient des corps fibro-plastiques devenus de deux à quatre fois plus grands qu'ils n'étaient, avec un ou plusieurs noyaux sphériques, grenus, inattaquables par l'acide acétique.

789. *Préparations du tissu dermo-papillaire et de ses dépendances.* Nous avons vu plus haut comment la peau doit d'abord être rendue transparente dans les mélanges acétiques de Beale (p. 288-289), avant d'en faire des coupes minces au rasoir, en fixant convenablement le lambeau avec le doigt sur une plaque de liége ou de caoutchouc. Il est de ces coupes que l'on réussit mieux encore, avec un peu d'habitude, en se servant de ciseaux courbes bien tranchants, lorsque, par exemple, on veut enlever des follicules pileux les glandes annexées et la portion de peau qu'ils traversent.

Quel que soit le procédé employé, on place la coupe dans la glycérine et on l'étudie à l'aide de grossissements de plus en plus forts, et en la comprimant plus ou moins, selon le degré de transparence qu'exige la nature des parties que l'on veut suivre dans le derme et dans les papilles ; tels sont les capillaires, les tubes nerveux, les corpuscules du tact, les conduits des glandes sudoripares et ces glandes même, qu'on trouve dans le tissu adipeux sous-dermique, quand on en a enlevé assez avec le chorion lui-même.

On peut hâter l'arrivée de la peau et des parties adjacentes au degré de transparence et de consistance voulues pour faire les coupes (même lorsqu'elles sont destinées à la recherche des terminaisons nerveuses) en chauffant des portions dans l'eau acidulée avec les acides acétique ou sulfurique, comme il a été dit plus haut (p. 327). Sur des coupes perpendiculaires à la surface peu ou pas comprimée, on étudiera alors avec soin la trame élastique du derme de diverses régions chez l'homme et divers animaux comparativement.

Il est quelquefois bon de faire dessécher des portions de peau rendues transparentes par leur séjour dans le liquide acétique de Beale (p. 288) avant d'en faire des coupes que l'on gonfle et ramène au degré de translucidité primitif en les plaçant dans l'eau pure ou glycérinée.

Un des meilleurs moyens à employer pour faire des préparations d'ensemble de l'épiderme, du derme, des follicules pileux et des glandes sudoripares ou des muqueuses à papilles, comme celles de la bouche, de la langue, du pharynx, du vagin, du col de l'utérus, etc., consiste à faire durcir ces parties en les mettant aussi fraîches que possible dans l'alcool absolu. Les coupes qui peuvent alors être obtenues très-minces sont rendues transparentes par le contact avec l'acide acétique ordinaire glycériné ou non, puis on les prépare dans la térébenthine du Canada après les lavages convenables, ainsi qu'il a été dit plus haut (p. 568). On peut également les conserver dans la glycérine, avec addition d'acide acétique. Si on ne veut pas les conserver, et qu'on désire en étudier seulement certains détails, on les rend transparentes et on les ramollit par l'eau et l'acide acétique chauds ou froids et par la glycérine.

Pour étudier les corpuscules du tact dans la peau, dans la langue, etc., on fera bien de pratiquer des coupes, les unes parallèles aux papilles, les autres transversales, sur des pièces durcies dans le liquide de Müller ou dans le chromate de potasse, avec ou sans addition d'acide azotique (p. 505, § 427). On les examine ensuite dans la glycérine, avec ou sans addition d'acide acétique ou d'acide oxalique.

On profite de ces coupes faites en divers sens pour étudier la structure de l'épiderme pigmenté (fig. 190, p. 664) ou non, et celle des ongles et des papilles unguéales qui se font comme les précédentes et qui se prêtent naturellement aux deux ordres de recherches. Pour l'étude de l'épiderme et des ongles, à l'aide de l'acide sulfurique, il faut choisir celles qui ne sont pas favorables à l'étude du derme, que ce réactif altère.

Ces remarques s'appliquent naturellement à ce qui touche l'exécution des coupes des griffes, du bec, de la peau avoisinante, des caroncules, etc., chez les oiseaux, tant pour étudier ces parties même que pour observer les papilles de la peau et de la *matrice*

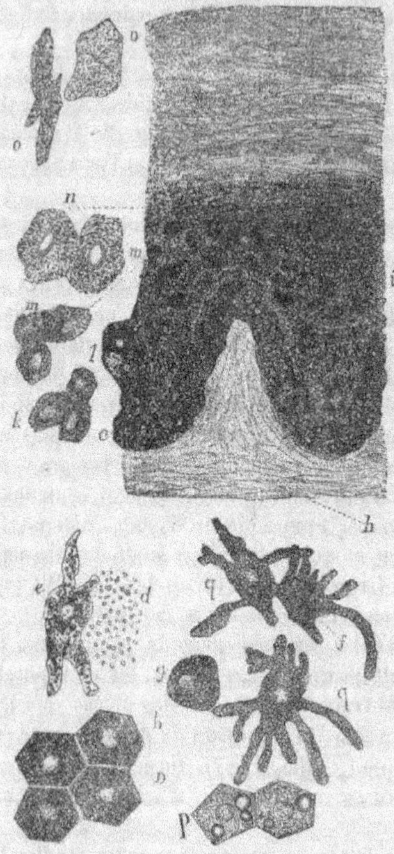

Fig. 172 *.

de ces organes, ainsi que les corpuscules de Vater ou du tact qui s'y trouvent en grand nombre. Pour étudier la terminaison des nerfs dans ces derniers, il est bon de laisser plonger d'abord l'organe pendant vingt-quatre heures dans une solution d'une partie d'acide osmique pour cent d'eau. (Grandry.)

Les coupes parallèles à la surface de la peau coupant les papilles en travers sont les plus utiles pour étudier la structure des corpuscules du tact, la situation des capillaires dans les papilles vasculaires, et les rapports des papilles avec l'épiderme puis ceux des cellules de celui-ci les unes avec les autres. (V. p. 305 § 427.)

Les pièces durcies dans les liquides qui viennent d'être mentionnés se prêtent bien aussi à l'étude des poils et des glandes sébacées sur des coupes, les unes parallèles à la direction de ces organes, les autres faites en

---

* Pigment dans l'épiderme d'un nègre. *h*. Le derme avec une papille. *d*. Granulations pigmentaires libres. *e, l, o*. Épiderme pigmenté avec des cellules isolées des parties correspondantes. *c, m, n*. Granulations pigmentaires dans des cellules de la couche de Malpighi. *e*. Amas de pigment dans une cellule irrégulière de la choroïde. *b*. Cellules épithéliales, pigmentées, polyédriques de la choroïde. *g, f, q, e*. Cellules épithéliales, pigmentées irrégulières. *p*. Cellules de la choroïde d'un lapin albinos avec des gouttes d'huile dans leur épaisseur, mais sans granules pigmentaires.

direction opposée, pour avoir des tranches transversales de ces organes injectés ou non. Les rapports du poil, de sa gaine hyaline, de sa gaine épithéliale propre, de celle du follicule, de la paroi de celui-ci, peuvent être bien observés de la sorte.

Ajoutons que c'est dans les liquides précédents qu'il faut durcir les organes minces, comme les lèvres, les paupières, les oreilles, le prépuce, l'urèthre, et divers autres organes membraneux dont on veut étudier les diverses couches cutanées, musculaires, muqueuses, etc., avec leurs glandes, leurs poils, etc., dans leurs rapports naturels. Les coupes minces se font et se préparent d'une manière analogue aussi.

790. Il sera important de faire des coupes sur la peau durcie de fœtus de plus en plus âgés, pour suivre le développement du derme, de ses papilles, des follicules sudoripares sous-jacents, ainsi que des follicules pileux, des poils et des glandes sébacées.

La transparence des tissus est suffisante, pendant la vie intra-utérine, pour qu'on puisse faire des coupes minces permettant de faire ces observations sur des fœtus frais et de voir en même temps les éléments anatomiques, tels que paroi propre, hyaline, des follicules pileux, des glandes sudoripares, leurs cellules épithéliales, ainsi que leur juxtaposition, etc.

On pratique ces coupes avec des ciseaux bien tranchants, et on les étale doucement avec des aiguilles dans l'eau, avec un peu de glycérine; on peut ensuite y ajouter de l'acide acétique.

C'est particulièrement dans ces conditions qu'il faut étudier la paroi propre des glandes sudoripares, ainsi que sur les glandes axillaires de l'adulte, qu'il est plus facile d'isoler des tissus ambiants que celles qui existent sous les autres parties de la peau.

Les préparations de la peau destinées à montrer spécialement les follicules pileux, leurs glandes, les poils, les glandes sudoripares, étant souvent relativement épaisses, devront être conservées dans la térébenthine du Canada ou dans la solution chloroformique de la colophane (voy. p. 366). Les coupes minces une fois rendues transparentes et gonflées convenablement par l'eau et l'acide acétique par la glycérine acidulée ou non, peuvent souvent être conservées simplement dans ce liquide ou dans la gélatine glycérinée.

Il est souvent utile de teinter ces coupes dans le carmin pour les étudier et avant de les préparer pour les conserver. Nous n'avons pas à revenir ici sur ce que nous avons dit de leurs injections (p. 79).

791. On pratiquera des coupes minces, comme nous l'avons indiqué plus haut, pour étudier les lésions du derme dans un grand nombre de dermatoses, telles que les papules du prurigo; l'esthiomène ou lupus; l'hypertrophie papillaire, simple, dermique et muqueuse; les *verrues*, etc.; l'hypertrophie du derme et des papilles de la peau condylomateuse et végétante, celles des muqueuses du col vésical, de la langue, etc.; les masses morbides dites tuberculeuses du molluscum; de la lèpre avec production de noyaux analogues à ceux du molluscum; les altérations dermo-épidermiques de l'ecthyma, du rupia, les taches syphilitiques, l'ichthyose, etc. La constitution des croûtes et autres modifications, de l'épiderme subordonnées aux altérations circulatoires et autres du derme encore mal déterminées a souvent besoin d'être observées à l'état frais (v. p. 552, etc.), surtout si ce sont des croûtes diversement colorées et agglutinées par une substance hyaline, de consistance de miel, devenant cassante par dessiccation, se ramollissant au contact de l'eau comme l'albumine desséchée, ou mêlées de leucocytes, d'hématies, de granules graisseux, selon l'espèce d'altération du derme sous-jacent qui les a produites. Dans l'ecthyma et le rupia, on recherchera s'il y a ou non destruction des papilles au-dessous des croûtes épidermiques, d'où *ulcération*. C'est sur des coupes du tissu durci qu'on étudiera les dispositions anatomiques de l'*engorgement*, la matière amorphe grenue entre les éléments du tissu dermique et les altérations par réplétion et destruction des lymphatiques dans l'érysipèle.

Dans le cas de *chancre infectant*, on cherchera l'état finement grenu des tissus ambiants. Dans le *chancre induré consécutif* on constatera l'hypergenèse du tissu lamineux avec une matière amorphe, tenace, interposée et à la fois dermique et sous-cutané.

Dans la première période de formation du *chancre simple*, on constatera la mortification en masse du tissu dermique.

Dans les pustules de la variole, etc., les phénomènes se passent dans l'épiderme surtout et des coupes du derme durci permettent de suivre toutes les phases des modifications morbides.

On procédera de même pour observer les *produits morbides de texture dermique* par génération hétérotopique kysteuse dans l'ovaire, le testicule, etc., dites parfois *inclusions fœtales*, on verra ainsi leurs papilles, leur couche épidermique et leurs organes sous-cutanés, tels que la couche adipeuse, avec les glandes sudoripares et l'appareil pileux (fig. 173).

C'est à l'aide de coupes pratiquées, comme on l'a vu plus haut
(page 665), qu'on étudie les callosités, les cors, les épaississe-

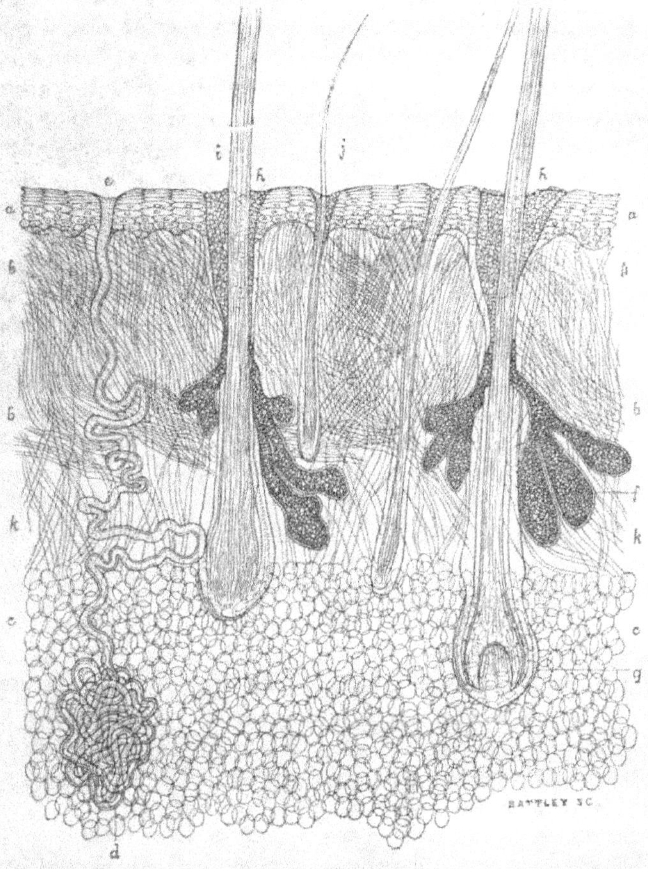

Fig. 175.

Coupe de la paroi d'un kyste pileux de l'ovaire du volume des deux poings trouvé
sur le cadavre d'une femme de 60 ans. Grossie 40 fois. *a*. Mince couche épidermique
dans laquelle les cellules étaient distinctes même vers la surface où elles manquaient
de noyau, formant la face interne de la cavité kystique. *bb*. Trame dermique. *kk*. Couche de tissu lamineux, continue avec le derme, mais plus transparente. *c, c*. Couche
adipeuse formant la portion externe de la paroi du kyste. *d*. Glomérule d'une glande
sudoripare plongée dans le tissu adipeux et se rendant par un canal flexueux à la
surface dermique (*e*). *f*. Glandes sébacées se jetant dans les follicules pileux. *g*. Extrémité bulbaire au fond du follicule. *hh*. Matière sébacée en gouttelettes, remplissant la
portion dermique superficielle des follicules. *i*. Poils de la longueur de ceux de l'aisselle. *j*. Poil et follicule du duvet.

ments épidermiques avec hypertrophie papillaire et amincissement
du derme, et dans ces productions l'adhérence des cellules à surfaces de juxtaposition encore reconnaissables sans soudure complète comme dans les ongles, bien que non séparables comme dans
les épithéliomas. Il en est de même pour l'examen des *cornes cutanées* avec adhérence de longues cellules pavimenteuses, comme
dans les gaines épithéliales des papilles de la langue, sans qu'il y
ait soudure des cellules, comme elle a lieu dans les ongles et dans
les cornes normales dont elles diffèrent en cela.

*Muqueuses et leurs glandes.*

792. L'étude des muqueuses à l'état frais offre une grande importance pour voir la disposition de leurs épithéliums ciliés ou non
et pour observer la disposition des villosités, débarrassées ou non
de leur épithélium.

Pour examiner ces villosités et étudier leurs contractions, il
faut faire des coupes minces avec des ciseaux courbes, tant parallèlement que perpendiculairement à la surface de la muqueuse d'un
animal récemment tué. On les étale doucement dans du mucus
clair, dans une sérosité ou dans l'eau, et on les examine à des
grossissements de 100 à 400 diamètres successivement pour voir
leur retrait avec plissements transversaux, conséquence de leurs
contractions.

On les traite ensuite par l'acide acétique et par la glycérine pour
voir les noyaux de leurs fibres musculaires et les petits noyaux
dits du tissu cellulaire, *lymphoïdes*, *adénoïdes*, etc., qui existent
dans leur substance et dans la trame même de la muqueuse.

On procède d'une manière analogue pour étudier la réplétion des
cellules épithéliales et du lymphatique central des villosités pendant la durée de l'*absorption* intestinale des corps gras.

Des coupes minces de ce genre portant sur toute l'épaisseur des
muqueuses gastrique, intestinale, utérine, etc., permettent souvent d'isoler convenablement par dilacération quelques-uns de
leurs follicules, de manière à en voir à l'état frais l'épithélium
prismatique cilié ou non.

Les préparations ainsi faites se conservent difficilement sans
altération ; pourtant on peut en garder assez longtemps dans les
liquides de Pacini et dans la gélatine glycérinée après ou sans
addition de teinture de carmin.

Pour voir les follicules inclus dans les muqueuses gastrique et intestinale, on se sert avec avantage des portions de muqueuses qui ont été gonflées, ramollies et rendues transparentes par leur séjour dans l'acide acétique étendu, dans l'acide tartrique ou même chauffées pendant quelques instants dans l'eau acidulée avec l'acide sulfurique (p. 327).

On pratique ensuite des tranches minces avec le rasoir ou des ciseaux courbes, on en prend de petits lambeaux que l'on examine à un faible grossissement dans la glycérine, pour voir la forme, le volume et les rapports des follicules que ces agents ne rendent pas transparents.

On cherchera en même temps à observer dans la trame des papilles et dans celle de la portion intra-glandulaire du tissu les noyaux, soit sphériques, soit ovoïdes dits du tissu cellulaire ou embryo-plastiques. Mais, pour bien déterminer leur situation réelle dans la substance intervasculaire et interglandulaire des muqueuses, ce sont les coupes sur le tissu durci et surtout plongé d'abord dans la gomme arabique qu'il faudra faire (voy. ci-après).

793. Le meilleur moyen pour étudier les muqueuses consiste, ainsi que Frey l'a indiqué à juste titre, à les placer fraîches dans l'alcool, qu'elles aient ou non été injectées ou encore ayant leurs vaisseaux pleins de sang. On les laisse durcir en changeant au besoin plusieurs fois le liquide. Une fois la consistance voulue obtenue, on pratique les coupes minces dans les diverses directions voulues à l'aide du rasoir.

On étale celle-ci dans la glycérine, dans l'eau avec un peu d'acide acétique, etc., ou dans la glycérine avec un peu de teinture de carmin, sur les coupes montrant les follicules dans le sens de leur longueur et surtout sur celles qui, faites à différentes hauteurs, les divisent en travers; on se préoccupera de voir leur paroi, ses rapports avec les tissus ambiants, et surtout de comparer l'épithélium du fond à celui du reste de la longueur du cul-de-sac.

Ce moyen est de plus applicable à l'étude des oviductes, des oiseaux et des autres vertébrés, des cornes utérines de divers mammifères, etc., et permet de voir aussi les rapports et la structure des autres couches de ces organes. Dans ces circonstances, on peu aussi durcir ces derniers dans le liquide de Müller, les diverses solutions de chromates, etc. Le séjour dans l'eau légèrement acidulée ou additionnée de glycérine suffit en général pour rendre aux tissus leur gonflement habituel et augmenter leur transparence pour voir les fibres élastiques quand elles en renferment, les noyaux embryo-plastiques ronds ou ovoïdes plus ou moins nombreux qu'elles renferment.

On peut, en balayant les coupes à l'aide d'un pinceau dans l'eau pure ou alcoolisée, les débarrasser de leurs épithéliums, surtout lorsqu'il s'agit de l'étude des plaques de Peyer et même des villosités.

794. Nous avons déjà vu que, pour étudier les villosités et en faire des sections, on peut se servir utilement des muqueuses prises dans la gomme desséchée (voy. p. 562). Par ce moyen on parvient à faire des coupes transversales et des coupes longitudinales des villosités même aussi bien que des glandes et de toutes les muqueuses qui sont celles qui permettent le mieux de voir les rapports de toutes leurs parties constituantes.

Ces préparations peuvent être conservées dans la glycérine acidulée ou gélatinée, dans les liquides de Pacini et de Beale, etc. La plupart, surtout celles qui sont injectées ou un peu épaisses, doivent être conservées dans la térébenthine du Canada ou dans la solution chloroformique de colophane (p. 566).

C'est sur des coupes minces surtout, faites comme nous venons de le dire, que l'on étudiera les lésions que présentent les muqueuses dans les cas d'*induration*, l'hypergenèse des éléments fibreux de la trame et atrophie glandulaire; les lésions glandulaires diverses des muqueuses, les *ulcérations* qui souvent sont d'origine glandulaire, les *cicatrices* lisses, sans villosités, ni glandes; les cicatrices fibreuses avec beaucoup de matière amorphe.

Quant aux *produits morbides qui dérivent* des muqueuses, ils sont principalement d'origine glandulaire et n'offrent, en général, rien de propre à la trame de la muqueuse dans leurs caractères, sauf la situation, qui, quant au reste, ne joue qu'un rôle secondaire. C'est, par conséquent, comme les tissus de nature glandulaire, qu'on les préparera pour les observer.

On procédera, au contraire, comme il a été dit précédemment (§ 793), pour étudier la netteté des différences que présentent les muqueuses et la peau à la limite de leur jonction, quant à la présence ou l'absence des papilles, de telles ou telles glandes, comme à la jonction de la peau de l'anus avec le rectum; à l'union de la muqueuse œsophagienne avec celle de l'estomac, du larynx et du pharynx, des ailes du nez avec la pituitaire, ainsi que la netteté de la délimination des altérations produites en ces points, tels que les chancres, les plaques muqueuses, etc.

### *Préparation du tissu séreux.*

795. La texture des séreuses est des plus faciles à étudier. On peut, sur la plupart d'entre elles, trouver des portions minces, translucides, dont on peut détacher un mince lambeau avec une pince fine et des ciseaux pour le placer entre deux lames de verre.

Mis dans l'eau, le fragment le plus transparent, comme une portion des épiploons, devient opalin, sans toutefois cesser de montrer sa texture, même à un fort grossissement. Cet inconvénient est bien moins prononcé, si on place l'objet préparé dans une sérosité incolore ou dans de l'eau légèrement glycérinée.

On peut, sur ces préparations, voir les fibres lamineuses isolées ou en faisceaux, droites ou ondulées, ainsi que les fibres élastiques entre-croisées, éléments disposés sur un seul où plusieurs plans contigus ou limitant des espaces pleins de substance hyaline, avec ou sans noyaux libres, qui composent ces membranes. Ces derniers éléments ne sont généralement visibles qu'après l'action de l'acide acétique. Ces préparations se conservent bien dans la gélatine glycérinée, etc.

Ce réactif met en évidence encore les capillaires, quand ils ne sont pas visibles immédiatement par injection ou par congestion.

L'épithélium des séreuses se voit souvent aussi sur ces préparations fraîches, ou sinon il faut en enlever des lambeaux par le raclage, que l'on examine dans l'eau à un fort grossissement. Pour être sûr de son absence, lorsqu'on ne l'aperçoit pas de suite, il faut laisser un lambeau de séreuse pendant vingt-quatre heures environ dans la solution de nitrate d'argent. On voit alors aisément ses cellules polygonales, mais sans noyau, que l'on observe sous divers grossissements. (Voy. p. 39 § 56 et p. 311 § 440.)

Les lymphatiques des séreuses se préparent comme nous l'avons dit plus haut (pages 63 et suiv.) ; nous avons indiqué, là aussi, comment on conserve ces préparations. Les couches épithéliales traitées par l'azotate d'argent, se conservent de la même manière.

C'est en associant les préparations faites par dilacération, des tissus frais aux coupes faites par les mêmes tissus durcis, qu'on étudiera dans les séreuses, les *néo-membranes*, leur évolution, leurs vaisseaux lymphatiques et sanguins, les différences qui les séparent des pseudo-membranes fibrineuses ; les néo-membranes des synoviales et leurs végétations dans les tumeurs blanches, etc.; les néo-membranes arachnoïdiennes ou de la pie-mère ; leurs adhérences à la dure-mère, leurs *hémorrhagies*; les taches et épaississements ou plaques blanchâtres, laiteuses du péricarde, etc., les néo-membranes avec épaississements de la tunique vaginale, leurs hémorrhagies; les épaississements du péritoine dans les sacs herniaires avec production de taches noires dans la trame, taches dues à des amas d'hématosine ainsi que dans les cas d'hématocèle, et enfin, les végétations des synoviales et les grains riziformes. Les tumeurs épithéliales des séreuses à cellules très-larges, très-minces, translucides, avec ou sans excavations, pleines de liquide ou de corps solides, arrondis, hyalins, fréquentes dans l'arachnoïde cérébrale, contenant de nombreux globes épidermiques, se préparent comme les tumeurs épithéliales, en général.

ART. VII. — ÉTUDE DU TISSU MUSCULAIRE.

*Muscles de la vie végétative.*

796. Pour étudier les fibres-cellules, on prend un fragment long de deux à trois millimètres avec une pince fine et des ciseaux courbes, sur un faisceau musculaire de l'œsophage, de la vessie, de l'utérus gravide, des couches longitudinale ou circulaire de l'intestin. On le dilacère lentement et aussi minutieusement que possible, afin d'avoir des fibres isolées en aussi grand nombre que l'on pourra pour les étudier sous un grossissement de 400 à 500 diamètres.

Ce n'est, en général, qu'en faisant courir le porte-objet sous l'objectif, que l'on peut suivre les fibres dans toute leur longueur, et constater leur forme de fuseau aplati, avec un noyau vers le milieu. On les traitera ensuite par l'acide acétique, pour observer leur noyau, soit dans les fibres isolées, soit dans celles qui sont juxtaposées et fasciculées.

On peut faciliter leur isolement en laissant tremper les tissus quelques heures ou quelques jours dans le mélange nitro-chlorhydrique (p. 291), ou dans de l'alcool étendu d'eau et un peu acidulé avec l'acide azotique. Dans ces conditions, les fibres deviennent un peu plus foncées et sont souvent revenues sur elles-mêmes en plis onduleux, un peu plus larges et un peu moins longues que dans les conditions ordinaires.

797. Pour préparer le tissu musculaire viscéral à l'état frais, on en peut faire des coupes longitudinales ou transversales à l'aide

du rasoir ou des ciseaux courbes, que l'on étale ou non sur le porte objet, dans l'eau ou dans une sérosité limpide. On sait que le volume, la direction et la disposition réciproque des faisceaux s'apprécient très-bien par la disposition relative des noyaux des fibres rendues transparentes, ainsi que le tissu lamineux ambiant, à l'aide de l'acide acétique. On peut remplacer cet agent par la coction du tissu dans l'eau pure ou acidulée (voy. p. 326).

On peut également user de ces moyens sur les coupes de pièces durcies, comme il a été dit plus haut à propos des muqueuses, quand le simple gonflement dans l'eau ou dans la glycérine ne suffit pas. Les coupes du tissu durci, faites perpendiculairement à la direction des fibres, montrent bien la forme, le volume et la juxtaposition réciproque des faisceaux primitifs, quand elles sont conservées dans la térébenthine du Canada. On peut, du reste, les préparer aussi dans la glycérine ordinaire ou gélatinée.

Il est très-utile d'étudier des coupes faites sur l'utérus de la femme, à l'état de vacuité, et rendues transparentes par les moyens habituels, et de les comparer aux préparations exécutées de la même manière et par dilacération sur l'utérus gravide. Cette comparaison est utile également sur les mammifères.

Les préparations des fibres musculaires de la vie végétative, prises dans le gésier des oiseaux gallinacés, etc., ne se font pas autrement que les précédentes, tant pour leur isolement, que lorsqu'il s'agit de faire des coupes sur le tissu frais ou durci, portant ou non à la fois sur les tissus tendineux et musculaire de cet organe. (Pour la terminaison de leurs nerfs, voy. p. 651.)

Les préparations des produits morbides qui dérivent de ce tissu se feront comme il vient d'être dit (p. 672), pour étudier, par exemple, les tumeurs provenant d'une hypergenèse de ce tissu; dans l'utérus et les ovaires (corps fibreux) ; ici la coction dans l'eau pure ou acidulée facilitera l'examen des faisceaux de fibres-cellules. On procédera de même pour suivre leur évolution, leur texture, leur ramollissement central, observer leur état phymatoïde central, pour déterminer leur vascularité, la disposition de leurs faisceaux musculaires, en général circulaires ou obliques concentriquement, celle de leur matière amorphe et des fibres lamineuses qui accompagnent ces éléments.

798. Pour préparer les fibres musculaires des mollusques, des annélides, etc. (fig. 174), les procédés à suivre sont les mêmes que ceux qui viennent d'être indiqués. Leur isolement à l'état frais est sou-

vent plus difficile à obtenir, en raison de la mollesse de ces élé-ments. Leur durcissement amène en géneral leur diminution de volume à un point qui rend l'étude des coupes également moins aisée. Les fibres prises sur ces animaux encore vivants, sur les annélides particulièrement, et placées dans une sérosité, bien qu'isolées, s'y contractent [encore assez longtemps sous les [yeux de l'observateur. Au lieu de conserver leur forme régulièrement rubanne, à bords parallèles (fig. 174, e), elles deviennent plus étroites sur certains points de leu longueur et plus larges sur d'autres, avec ou sans inflexions (a, b). En même temps, les parties renflées offrent des plissements transversaux assez réguliers (c, d). Sur d'autres fibres, ces plis transversaux, plus fins que dans les cas précédents, se produisent sans que la forme de celles-là soit notablement changée (f). Ces formes varient surtout quand les fibres, se contractant, restent adhérentes par l'une de leurs extrémités.

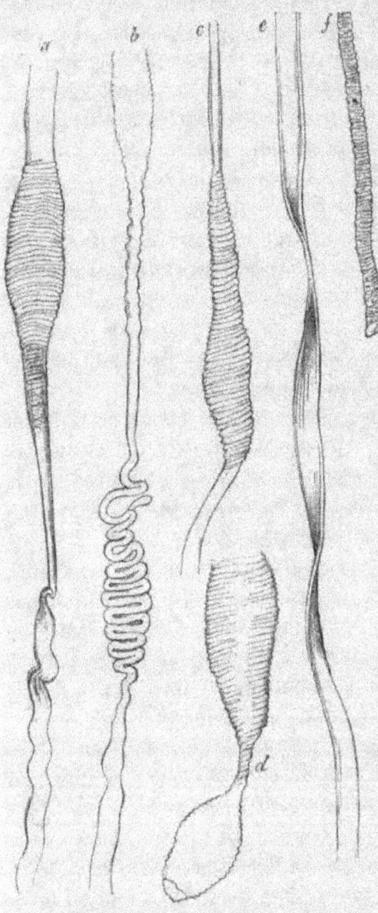

Fig. 174.

Fibres musculaires de la *Nereis nuncia*, Savigny, isolées, montrant les formes qu'elles présentent pendant qu'elles se contractent.

*Éléments et tissu musculaire de la vie animale ou à fibres striées.*

799. Pour préparer les faisceaux striés des muscles, on en dilacérera de petits fragments dans l'eau ou dans une sérosité, et

on les étudiera sous un grossissement de 200 à 500 diamètres.

Pour bien voir les bandes claires et foncées transversales (stries), on choisira sur les mammifères des sujets maigres, et on prendra de préférence des faisceaux du psoas, du diaphragme, etc. Sur les muscles des membres, on trouve davantage des faisceaux dont ces bandes ne sont pas très-nettes, et qui montrent bien les lignes longitudinales dues à la juxtaposition des fibrilles.

Il importe d'examiner comparativement de ces faisceaux pris sur un animal vivant, ou du moins qui vient d'être tué, placés dans une sérosité tiède, et d'autres faisceaux pris plus ou moins longtemps après qu'est survenue la rigidité cadavérique.

Dans ces dernières conditions, les hasards de la dilacération brisent souvent et écartent le faisceau des fibrilles contractiles, de manière à laisser voir entre les deux bouts écartés la gaine de myolemme, dont on peut alors bien étudier les caractères.

Quand cette particularité ne se rencontre pas, il faut traiter les faisceaux par l'acide acétique, qui gonfle et liquéfie un peu les fibrilles, les rend transparentes, en fait couler en quelque sorte la substance dans le myolemme, qu'il n'attaque pas et que, par suite, il permet de voir, ainsi que les noyaux. On observe en même temps les noyaux, qui, interposés aux fibrilles, sont entraînés avec elles et se distinguent bien de ceux du myolemme.

Pour voir les fibrilles isolées, on cherchera le bout coupé ou rompu des faisceaux où elles sont souvent dissociées hors du myolemme, et on les étudiera sous un grossissement de 500 à 800 diamètres. Cette dissociation se voit bien sur les faisceaux soumis à une coction plus ou moins prolongée dans l'eau.

La séparation en disques minces superposés par rupture de l'ensemble des fibrilles d'un faisceau vers le même niveau, correspondant toujours au point de jonction d'une bande claire avec une bande foncée, se voit bien sur quelques-uns des faisceaux dilacérés, après durcissement des muscles, dans l'alcool et autres liquides durcissants.

Les préparations des muscles des insectes, des crustacés et des autres articulés, se font comme sur les vertébrés. Il en est de même de celles qu'on doit faire des muscles d'embryons et de fœtus, à divers âges sur ces derniers, pour constater les phases du développement du myolemme et des fibrilles contractiles, dont l'étude offre une grande importance. Voyez, page 650, ce qui concerne la terminaison des nerfs dans ces muscles.

Les faisceaux striés sans myolemme, mais ramifiés et anastomosés des parois du cœur, ne se préparent pas autrement. On en réussit parfois aussi de bonnes préparations, en en faisant une coupe mince par abrasion avec le rasoir ou les ciseaux dans la direction des fibres, que l'on étale ensuite doucement ou que l'on dissocie avec les aiguilles. Au milieu de fragments irréguliers et ne se prêtant pas à l'étude, on en trouve qui montrent très-bien les fines stries, les noyaux, les granulations, les ramifications et les anastomoses des faisceaux, dans les préparations faites en raclant le tissu du cœur avec le tranchant d'un bistouri.

Il importe de comparer les préparations faites à l'état frais avec du tissu de la face externe du ventricule à celle du tissu de la face interne des oreillettes, pour constater les différences de volume, d'état granuleux, etc., de leurs faisceaux, qui se retrouvent sur presque tous les vertébrés.

L'étude de l'arrangement réciproque des faisceaux striés entre eux pour former les faisceaux secondaires, les rapports de ceux-ci entre eux et avec les minces cloisons du tissu lamineux qui le séparent dans les muscles normaux comme dans ceux qui se sont atrophiés, avec ou sans substitution adipeuse, se voient aisément sur des coupes faites à l'aide des muscles durcis, soit par dessiccation, soit dans l'alcool, dans le liquide de Müller, ou dans la solution de chromate rouge de potasse. On les place ensuite dans l'eau glycérinée, pour rendre au tissu son volume et sa transparence, et on les étudie d'abord à un grossissement de 80 à 100 diamètres, puis de plus en plus forts.

Ces coupes doivent être faites tant parallèlement que perpendiculairement à la direction des faisceaux. Il faut en pratiquer qui portent à la fois sur le muscle et le tendon à leur point de jonction. Pour le cœur, il est surtout important d'en pratiquer qui portent à la fois sur le muscle et les anneaux fibreux, les veines caves et pulmonaires, le péricarde et l'endocarde, sur les colonnes charnues et les tendons leur faisant suite, etc.

Celles de ces coupes qui sont faites sur des muscles injectés doivent être préparées dans la térébenthine du Canada ou dans la solution chloroformique de la colophane (p. 307), qui les conservent indéfiniment et rendent très-évidents tous les détails.

Les autres peuvent être mises dans la glycérine pure ou avec un peu d'acide acétique, dans la gélatine glycérinée, etc., sans que ces liquides ni les actions auxquelles on a soumis les tissus fassent perdre aux faisceaux musculaires leurs caractères essentiels.

Quand les muscles ou le cœur étaient congestionnés au moment où on les a plongés dans la solution de chromate, les coupes permettent de suivre la distribution des capillaires presque aussi bien que sur les organes injectés, en raison de la persistance des globules rouges durcis et devenus foncés. Il en est, du reste, ainsi pour tous les autres tissus durcis dans ces conditions.

800. On devra procéder, comme je viens de le dire, pour étudier dans les muscles, surtout à l'état frais : 1° Leur *inflammation* et les causes anatomiques de la couleur d'un noir verdâtre dont elle détermine l'apparition, qu'il y ait ou non suppuration, mais surtout dans ce cas ; 2° l'*arrêt de développement* des muscles, des pied-bots, portant sur les faisceaux striés seulement, qui offrent la pâleur de l'état fœtal presque sans granules, pendant que le périmyzium continue son développement (cette lésion est dite à tort transformation fibreuse, mais il n'y a là aucune transformation, le muscle ne s'étant pas encore développé), avec ou sans exagération de la production des lobules adipeux ; 3° l'*atrophie* musculaire progressive, l'état grenu des faisceaux primitifs, leur atrophie suivie ou non de substitution adipeuse, selon les causes, l'état du myolemme et l'état des éléments accessoires du tissu, tels que les tubes nerveux, les vésicules adipeuses, etc.; 4° l'atrophie de l'amaigrissement et de certains états morbides analogues, réduisant les faisceaux jusqu'à n'avoir plus que le dixième de leur diamètre sans perte des stries ni de la contractilité ; 5° l'hypertrophie dans les muscles ordinaires et dans le cœur, par augmentation du volume des faisceaux ; 6° les *altérations de voisinage* dans les cas de tumeurs, d'abcès intra-musculaires ; les ruptures et sections déterminant l'atrophie conoïde avec aplatissement des bouts coupés des faisceaux striés, avec production de noyaux embryo-plastiques dans la substance fibrillaire contractile devenue grenue, perdant ses stries ; noyaux presque tous disposés en séries, en plaques ou en petit groupes ; 7° l'*état granuleux* des faisceaux dans le cœur, en ayant soin de ne pas confondre l'état finement grenu normal très-marqué sur les faisceaux de la face interne des parois ventriculaires et auriculaires surtout, avec l'état granuleux morbide ; 8° l'*atrophie avec substitution graisseuse* dans la paraplégie, etc.

ART. VIII. — ÉTUDE DES PARENCHYMES GLANDULAIRES.

801. Nous ne reviendrons pas ici sur ce que nous avons dit pré-

cédemment de la manière d'injecter les conduits excréteurs de ces organes (p. 74), et d'en pratiquer des coupes transversales (p. 652). Nous noterons que le côté le plus difficile peut-être de cette étude est celui qui, dans les vertébrés surtout, concerne leur continuation avec les culs-de-sac de chaque acinus. C'est surtout par une dissection minutieuse à l'œil nu, ou mieux sous le microscope à dissection, que l'on parvient à suivre ces canaux injectés ou non jusqu'à cette jonction. Quand on a réussi cette partie de la préparation, il faut enlever à la fois l'acinus et une portion du conduit avec des ciseaux courbes et des pinces pour les examiner sous forme de préparation transparente dans la glycérine, l'eau et l'acide acétique ou la solution d'acide tartrique. Sous un grossissement faible d'abord, puis de plus en plus puissant, on cherchera à voir la paroi propre des culs-de-sac, sa continuité avec le canal excréteur par une portion plus étroite que le fond même du cul-de-sac, ce qui amène souvent la séparation des deux parties à ce niveau.

Ces préparations réussissent en général mieux sur les glandes des fœtus chez lesquels la trame de tissu lamineux interposée aux acini, est moins abondante et plus molle que chez l'adulte. Dans ce dernier cas, du reste, il est utile de rendre cette trame transparente avant la dissection, par un séjour plus ou moins prolongé de l'organe dans la solution, d'acide tartrique ou dans le liquide acétique de Beale (p. 288 et 296).

Pour isoler des culs-de-sac de la trame ambiante et voir leur paroi propre ainsi que leur épithélium, il importe de les examiner sur des organes frais. Pour cela, on pratique des coupes minces avec le rasoir ou par abrasion avec un scalpel ou des ciseaux. On les étale ou même on les dilacère à l'aide des aiguilles, dans l'eau ou dans une sérosité pour en voir l'ensemble à un faible grossissement et les détails à l'aide de ceux de 500 à 600 fois. Parfois on obtient une portion des culs-de-sac d'un acinus encore réunis en grappe et plus ou moins bien isolés de la trame ambiante en raclant simplement la surface de la glande fraîchement coupée. On trouve naturellement en même temps un très-grand nombre de cellules ou de noyaux de l'épithélium, isolés ou réunis en petits lambeaux, flottant dans le liquide de la préparation.

Sur les organes congelés on peut obtenir des coupes très-minces qui, dilacérées ou non, montrent bien les rapports des culs-de-sac avec la trame ambiante et la disposition des éléments de celle-ci, ainsi que des épithéliums conservant les caractères *qu'ils ont à l'état frais.*

On traitera certaines de ces préparations par l'acide acétique pour mettre en évidence les fibres élastiques de la trame entourant les culs-de-sac et séparant les acini et pour juger de leur quantité. Cette action pourra souvent aussi déceler la présence des fibres musculaires de la vie végétative formant une couche plus ou moins mince autour des acini des glandes mammaires, salivaires, etc.

Parmi les préparations destinées à bien montrer la forme, le volume des culs-de-sac et leur continuité avec les conduits excréteurs de chaque sinus, il faut noter celles qui doivent être faites sur les glandes en grappe des embryons dans lesquelles le tissu frais est mou. Ces préparations se font bien par dilacération méthodique directe ou sous le microscope à dissection avec ces mêmes glandes après un séjour plus ou moins long dans la solution d'acide tartrique; elles se conservent bien dans la gélatine glycérinée.

Une injection de la solution d'azotate d'argent indiquée pages 39 et 40, et ci-après (p. 681), dans les conduits excréteurs d'une glande en grappe fraîche rend plus nette la délimitation des cellules épithéliales; elle rend par suite plus facile à voir leur disposition dans les culs-de-sac et la conformation de ceux-ci. On les prépare comme il vient d'être dit ou par des coupes après durcissement.

Toutes les particularités qui viennent d'être indiquées s'appliquent également à la préparation des tumeurs d'origine glandulaire pour en observer successivement ou simultanément les éléments plus ou moins altérés et la texture plus ou moins modifiée comparativement à l'état normal.

On peut conserver les préparations de ces tissus frais dans les liquides de Pacini (p. 376) surtout, ainsi que dans la gélatine glycérinée (p. 572).

802. Pour voir exactement le diamètre total des culs-de-sac, celui de leur canal central, la disposition des épithéliums à leur face interne, la distribution du tissu de la trame glandulaire entre ceux-là et entre les acini considérés dans leur ensemble, on fera des coupes minces sur des glandes durcies dans l'alcool, dans le liquide de Müller ou dans les solutions plus ou moins concentrées de bichromate de potasse.

L'alcool et le liquide de Müller sont préférables aux autres agents durcissants. On rendra aux tissus leur transparence à l'aide de la glycérine ou par l'action de l'acide acétique. On s'aidera utilement de l'action colorante de la teinture de carmin sur les noyaux des cellules épithéliales, etc.

Ces coupes devront être faites en diverses directions en tenant toujours compte dans l'interprétation des dispositions observées de ce fait que ces préparations montrent des sections de cylindres creux, fréquemment flexueux, tranchés directement suivant tel ou tel de leur axe, ou au contraire à des degrés divers d'obliquité.

Sur les pièces non injectées, il faut tenir compte aussi de ce que ces tranches font voir la section des vaisseaux sanguins congestionnés ou non, plus ou moins gros, et celle des canaux excréteurs dont l'étude ne doit pas être négligée.

Ces coupes montrent le canal des culs-de-sac, leurs rapports avec la trame et avec les conduits qui parcourent celle-ci, mais elles ne montrent que rarement bien le fond des culs-de-sac, le mode de réunion de ceux-ci avec le conduit excréteur qui part de leur ensemble formant l'acinus. C'est aux préparations du tissu frais faites comme il a été dit plus haut, qu'il faut recourir pour voir ces détails importants, aussi bien sur les tumeurs d'origine glandulaire que sur les glandes normales.

Toutes ces préparations durcies se conservent bien dans la glycérine, dans la gélatine glycérinée, dans le liquide de Müller lui-même, avec ou sans glycérine, etc.

### *Préparation du foie biliaire.*

803. On injecte, dit M. Ch. Legros, les canaux du foie par le conduit hépatique avec une solution de gélatine contenant $\frac{4}{600}$ de nitrate d'argent. Sur les foies d'homme, de chien, de rat, de cobaye, de lapin, de cheval, de mouton, de chat, de pigeon, de poule, de grenouille, de lézard, l'injection réussit difficilement; le lapin doit être choisi de préférence; avec les autres animaux, les résultats sont presque toujours incomplets. Il est indispensable de faire ces recherches sur le foie d'animal récemment tué et d'éviter de presser cet organe en le détachant et en plaçant les canules dans le canal cholédoque et dans le tronc de la veine porte. On fait passer un courant d'eau pendant une demi-heure par la veine porte dans le but de chasser le sang des capillaires et surtout d'imbiber le foie; l'eau passe de proche en proche dans les conduits biliaires, se mêle à la bile et l'entraîne en partie au dehors. En effet, l'obstacle important c'est la bile, qui s'oppose à toute injection complète, et qui est plus nuisible encore avec notre mélange,

par le fait de sa coagulation en présence du nitrate d'argent.

Après ces opérations préliminaires, on échauffe doucement le foie dans de l'eau tiède, et on fait pénétrer l'injection à l'aide d'une pression très-faible, mais soutenue pendant une ou deux heures. On obtient la pression au moyen de celle que donnent les conduites des concessions de l'eau de la ville que l'on fait arriver dans un grand récipient qui communique avec le vase contenant l'injection. Cet appareil, peut être avantageusement remplacé par la pompe à gaz des physiologistes légèrement modifiée. Cette pompe à gaz est le meilleur instrument que l'on puisse employer pour les injections fines; elle est bien préférable aux appareils plus ou moins compliqués fabriqués en Allemagne. On laisse ensuite la pièce se refroidir, et après quelques heures, on peut faire des préparations dans la glycérine, mais il vaut mieux la plonger dans l'alcool pour pratiquer plus tard de bonnes coupes, que l'on conservera dans le baume du Canada, et qui ne seront bonnes à être examinées qu'après une exposition assez prolongée à la lumière du jour. Malgré toutes les précautions, il faut s'attendre à des échecs et multiplier les préparations, dont quelques-unes seulement seront utiles. (Ch. Legros.)

Lorsque le résultat de l'injection est bon, l'on voit les gros conduits biliaires extra ou périlobulaires, tapissés d'un épithélium prismatique très-régulier et d'une admirable netteté; de ces conduits partent des rameaux qui s'anastomosent entre eux et avec des rameaux issus des conduits voisins; il y a là un réseau interlobulaire à mailles très-larges, et c'est de ce réseau que naissent les canalicules sécréteurs intralobulaires ou terminaisons réticulées des voies biliaires sécrétantes. Déjà, dans les canaux interlobulaires, l'épithélium n'est plus aussi nettement prismatique que dans les branches du canal hépatique proprement dit ; mais, dans les canalicules intralobulaires, il devient franchement pavimenteux à cellules minces, composant la paroi des canalicules sécréteurs par leur intime juxtaposition, dont elles forment ainsi un organe bien distinct de celui qui, beaucoup plus volumineux, est constitué par les cellules hépatiques proprement dites. L'examen de l'épithélium de ces canalicules, dont les plus fins mesurent $0^{mm},003$ de largeur en moyenne, lorsqu'ils sont remplis par l'injection et préparés dans la glycérine, exige l'emploi de forts grossissements.

Les épithéliums des capillaires sanguins et lymphatiques sont au moins du double plus larges et plus allongés. Les ondulations de leurs bords ou plans de juxtaposition et d'adhérence, rendus noirs par le nitrate d'argent, sont bien plus prononcées que celles des canalicules biliaires. Il en est, à plus forte raison, de même pour les cellules plus grandes, mais aussi minces, des artères des veines et des séreuses. (Voy. p. 671 et p. 59, § 56.)

Outre la difficulté résultant de la ténuité de ces conduits, on rencontre d'autres obstacles : souvent le réseau terminal est coloré en brun, et pourtant la couche épithéliale n'apparait pas ; en regardant avec soin, on reconnait qu'il s'est formé un magma, une coagulation résultant du mélange de la bile avec la matière à injection. Alors, dans quelques points seulement, la netteté de la préparation permet de voir ces fins ramuscules avec leurs cellules épithéliales limitantes, plus larges que les conduits qu'elles tapissent, forcées de se contourner et dont les lignes de segmentation, décelées par le nitrate d'argent, forment des raies noires diversement inclinées les unes par rapport aux autres. (Ch. Legros.)

Relativement aux culs-de-sac annexés aux conduits biliaires périlobulaires et parfois regardés par quelques anatomistes comme seuls organes sécréteurs de la bile ou comme des follicules muqueux, on ne les rencontre pas chez le lapin. Dans l'homme, le chien, le chat, le cochon, le cheval, etc., on trouve, au contraire, sur le trajet des gros et moyens canaux des appendices lagéniformes, à culs-de-sac simples ou divisés en grappes de formes variables, à doigts de gant multiples, que tapisse un épithélium différant peu de celui que montrent les gros canaux extralobulaires, c'est-à-dire prismatique, mais à petites cellules courtes. En outre, l'orifice de leur communication avec les canaux excréteurs biliaires est ordinairement très-large. (Ch. Legros.)

*Glandes sans conduits excréteurs, ou glandes vasculaires.*

804. Pour étudier les éléments anatomiques de ces glandes à l'état frais, leurs épithéliums surtout, on procédera, comme il a été dit pour les glandes en grappes, et l'examen sera fait à l'aide de grossissements de 500 à 600 diamètres. Cette étude doit, ici encore, indispensablement précéder l'observation des pièces durcies destinées à montrer les rapports de ces épithéliums entre eux et avec les autres éléments de ces glandes.

On cherchera aussi sur ces pièces fraiches, les concrétions particulières à certaines d'entre elles, comme celles des vésicules closes de la thyréoïde, du thymus, de la glande pituitaire, et celles de la glande pinéale.

On peut parfois, par la dissection sous la loupe ou le microscope, isoler des vésicules closes de la thyréoïde, pour en voir la paroi propre, etc., après avoir ou non ramollie et rendue transparente sa trame par le séjour dans le liquide acétique de Beale, ou dans l'acide tartrique.

Pour voir la forme et les rapports réciproques des vésicules closes et de la trame glandulaire, on fera durcir l'organe dans l'alcool, dans la solution de bichromate de potasse ou dans le liquide de Müller, et on pratiquera ensuite des coupes minces examinées à des grossissements faibles, puis de plus en plus forts. On procédera d'une manière analogue pour étudier les vésicules closes et la disposition des autres éléments des capsules surrénales, des glandes pituitaire et pinéale. La solution de bichromate de potasse et le liquide de Müller sont ici les meilleurs agents durcissants à employer.

Les préparations se conservent bien dans ces liquides additionnés ou non de glycérine, ainsi que dans ce dernier fluide.

805. Pour observer la forme des lobules du foie, les minces cloisons de tissu lamineux qui les séparent, et même les capillaires qui se distribuent entre leurs cellules polyédriques, surtout s'ils sont congestionnés, on fera durcir le foie frais dans la solution de bichromate de potasse, et on pratiquera des coupes aussi minces que possible.

Ces coupes pourront être examinées dans cet état, pour constater les particularités relatives à la forme et au volume des lobules, ainsi qu'à l'épaisseur des cloisons, à la distribution des canaux hépatiques biliaires dans leur épaisseur.

Mais pour voir la structure même de celles-ci, les mailles capillaires de la veine portent dans les lobules non injectés, et les cellules épithéliales dans ces mailles ; on enlèvera ces cellules en frottant doucement avec le pinceau (voy. p. 259) la coupe mince tenue dans l'eau ou dans le liquide durcissant. La préparation sera alors mise dans la glycérine ou dans l'eau glycérinée, et étudiée à des grossissements de 300 à 500 diamètres.

C'est par isolement des cellules, qu'on étudiera l'hypertrophie et l'état granuleux particulier des cellules dans l'hépatite et dans la pneumonie bilieuse. On procédera de même, et on fera aussi des coupes minces sur le foie durci, dans les solutions chromiques, puis traitées par l'éther ou l'essence de térébenthine rectifiée, pour étudier l'*état gras du foie*, le dépôt huileux de gouttes plus grosses et réagissant autrement que dans ce dernier cas, qui distendent les cellules et atrophient les réseaux sanguins, en respectant l'organe biliaire.

Dans le *ramollissement rapide, aigu ou de l'ictère grave*, on fera des préparations du tissu frais pour étudier le passage à l'état de substance amorphe, de presque toutes les cellules, sans atrophie proprement dite de celles-ci, avec hypertrophie de tissu lamineux, interlobulaire et persistance de la graisse, si elle existait dans les cellules, graisse qui est jaune comme dans les cas dits du cancer, et autre chimiquement que celle du foie gras.

C'est sur des coupes et des dilacérations de tissu frais, sur des coupes du tissu durci, qu'on étudiera dans les cas de *cirrhose* l'hypergenèse du tissu lamineux des cloisons avec atrophie des cellules des acini glycogènes, la compression et l'atrophie des réseaux de la veine porte ; l'état grenu jaune verdâtre, graisseux, des cellules plus petites persistant encore ; l'atrophie et la compression simultanées de l'organe biliaire et la réplétion de ses conduits par la matière colorante concrète.

L'*état ou aspect cireux :* 1° par atrophie ; 2° par production de concrétions azotées considérées à tort comme amyloïdes, s'étudie sur des préparations faites comme celles du foie cirrhosé.

806. *Glandes lymphatiques.* C'est d'une manière analogue que l'on procédera pour débarrasser de leur épithélium les coupes minces des glandes lymphatiques injectées ou non, et voir le *reticulum* trabéculaire du tissu glandulaire propre et des sinus lymphatiques.

L'alcool et le liquide de Müller sont ici les meilleurs agents durcissants, dans lesquels on doive faire séjourner les glandes avant de les traiter ainsi.

Leurs épithéliums doivent, au contraire, être observées sur des glandes prises sur des sujets aussi frais que possible, et préparée comme nous l'avons dit pour les éléments qui doivent être vus isolément (voy. p. 332).

807. Les *préparations du tissu de la rate* sont les plus difficiles à faire de toutes, et exigent tout particulièrement une étude préalable approfondie des éléments anatomiques frais qui la constituent, et une dissection attentive au point de vue de l'anatomie descriptive de ses vaisseaux.

On étudiera ensuite sa trame sur des rates d'enfants ou d'individus jeunes, ou encore de divers animaux, durcie dans l'alcool, le

bichromate de potasse ou dans le liquide de Müller ; coupes débarrassées de leur épithélium (voy. p. 259), comme il vient d'être dit
à propos du foie, et mises dans l'eau glycérinée pour être observées
à un grossissement de 300 à 500 diamètres.

L'épaisseur des parois artérielles fait bien distinguer ces vaisseaux
des veines, et c'est dans le voisinage des premières qu'il faut, sur
les coupes, chercher les grains glanduleux de Malpighi, sphéroïdaux
ou ovoïdes, épais d'un dixième de millimètre ou environ.

Les rates préalablement injectées par la veine ou par l'artère
avec la solution de nitrate d'argent (voy. p. 39), avant d'être
durcies par l'alcool et préparées en coupes minces, montrent bien
les épithéliums vasculaires et glandulaires.

La rate des poissons, celle des plagiostomes en particulier, telles
que les raies, etc., se prête bien à ces études, à celle de la distribution des capillaires surtout.

On obtient aussi de bons résultats en injectant de la gélatine
incolore avec ou sans addition de la solution de nitrate d'argent,
pour distendre les vaisseaux avant de durcir l'organe et faire les
coupes pour montrer l'arrangement des épithéliums dans sa partie
glandulaire, et les dispositions réciproques de ce dernier tissu entre
elles et avec les vaisseaux. Cette distension donne aussi de très-
bons résultats au point de vue de l'égalité du durcissement de la
rate, du maintien de la forme et des rapports des vaisseaux avec
les grains glanduleux de Malpighi ou vésicules closes, et les *cavités
de la pulpe*. On peut aussi remplir la veine et même l'artère avec le
liquide durcissant pour les maintenir pleines à l'aide d'une ligature
et les plonger aussitôt dans un vase plein du même liquide (voyez
p. 41).

Si on prend le bichromate de potasse ou le liquide de Müller pour
liquide durcissant, il est bon d'injecter l'artère avec la solution
d'acide chromique à 3 ou 5 parties d'acide pour 1000, au lieu de
prendre les liquides dans lesquels on plonge l'organe, parce que
les artérioles colorées un peu en jaune se distinguent mieux dans
les coupes minces sous le microscope.

Les rates très-congestionnées et durcies dans l'acide chromique
ou dans le bichromate de potasse, donnent des coupes dans lesquelles la distribution des capillaires peut parfois être très-exactement suivie, sans préjudice pour l'examen de la juxtaposition des
épithéliums et de la disposition de la trame de fibres lamineuses et
musculaires.

808. On prépare la *glande coccygienne de l'homme*, découverte par Luschka, en 1860, comme les glandes lymphatiques. Cet organe n'a le plus souvent que la grosseur d'un grain de chénevis, et il est formé, soit par un corps unique de forme arrondie, soit par l'agglomération de plusieurs petites granulations. Il est situé à la partie antérieure de la circonférence de l'extrémité inférieure de l'os coccyx ; là, il se trouve en rapport avec le ganglion impair du nerf grand sympathique, duquel partent de petits filaments qui le rattachent à ce ganglion et avec les branches de l'artère sacrée

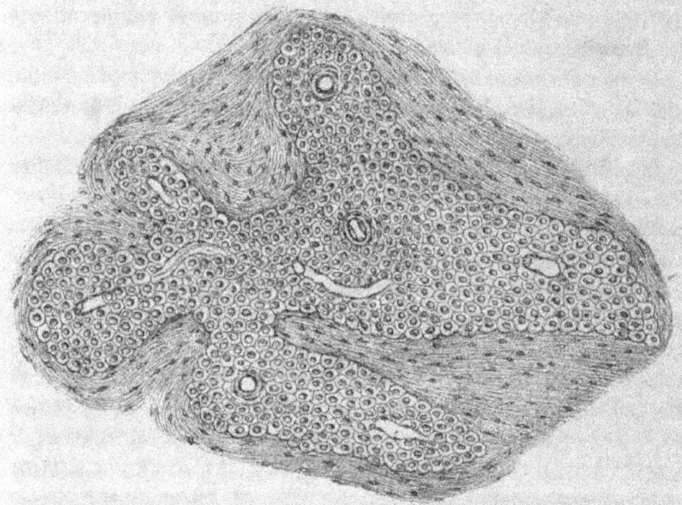

Fig. 175. — Tissu de la glande coccygienne de l'homme, grossi 120 fois. (Luschka.)

moyenne. Il est intercalé entre l'extrémité postérieure du sphincter externe de l'anus et le releveur.

A l'état frais, la substance de la glande est d'une couleur rouge pâle ; elle possède une assez grande élasticité pour que, comprimée, soit en masse, soit par fragments, entre des plaques de verre, elle s'échappe facilement sous cette pression, et oppose une assez forte résistance quand on essaye de la déchirer.

Relativement à la structure de la glande coccygienne, il faut distinguer : *a*) la *trame*, formée par un tissu connectif compacte (fig. 175) fibrillaire, dépourvu d'éléments élastiques, riche en noyaux ; *b*) le *tissu glanduleux*, composé d'utricules dont les parois sont limitées par un tissu connectif riche en noyaux oblongs inattaquables par l'acide acétique. Il se présente sous des aspects variables, tantôt sous celui de longs tubes irréguliers, tantôt avec une conformation analogue à celle des biscuits. Il est creusé de cavités multiples diversement disposées, parfois aussi il affecte la forme soit de véritables ramifications, soit encore de corps sphériques ou ovales. Le contenu de ce tissu glanduleux est principalement formé d'une masse de cellules rondes ou polygonales qui sont pourvues d'un noyau facile à distinguer, recouvert d'un corps ou enveloppe granuleuse excessivement délicate et très-attaquable (fig. 175).

Un vaisseau presque capillaire, pénétrant (Sertoli) pour ainsi dire le tissu glanduleux, occupe l'axe

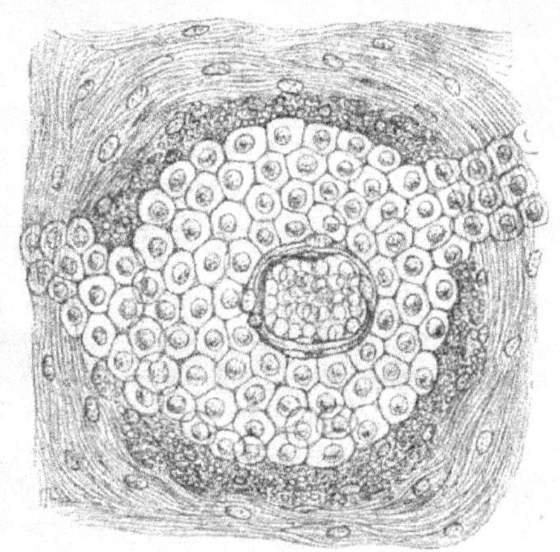

Fig. 176. — Tissu de la glande coccygienne de l'homme, grossi 280 fois. (Luschka.)

des cavités (cavités qui, d'ailleurs, restent sans communications entre elles) de ce tissu (fig. 176). La glande coccygienne est très-riche en nerfs provenant des deux cordons terminaux du grand sympathique. (Voy. Luschka, *Journal de l'anat. et de la physiologie.* Paris, 1868, p. 269.)

ART. IX. — PARENCHYMES NON GLANDULAIRES.

### *Préparation du testicule.*

809. Pour étudier le testicule, ou déroulera d'abord sur le porte-objet un tube testiculaire, sur une longueur de un à quelques millimètres, dans l'eau, ou mieux dans une sérosité fluide. On l'examinera à des grossissements de 100 à 500 diamètres. On le traitera ensuite par l'acide acétique, pour mettre en évidence la paroi propre hyaline de ces tubes, et la distinguer de la même couche de tissu lamineux qui la tapisse extérieurement, que chaque tube entraîne avec lui et qui donne à celui-ci son aspect strié en long.

Avant de le traiter ainsi, on étudiera son épithélium polyédrique, les granulations et le noyau de ses cellules, sortant en général vers les extrémités rompues des tubes. Quand l'épithélium sort sous forme de masse ou de prolongement cylindrique, on peut distinguer vers le milieu de l'amas qu'il représente ou qui est mis en liberté par la dissociation, les ovules mâles ou cellules mères des spermatoïdes, dont le contenu ou vitellus est segmenté ou non.

On cherchera si dans ces cellules de segmentation se trouvent ou non en voie de développement des spermatozoïdes. Enfin, on cherchera ces derniers au milieu des éléments précédents et des granulations qui les accompagnent.

Il est de toute importance de faire cet examen et celui dont il va être question sur des testicules de fœtus, d'enfants et d'individus arrivant à l'état de puberté à l'état adulte. Il faut procéder de même pour l'étude du testicule des divers vertébrés, et chez ces derniers, ainsi que sur les invertébrés, observer comparativement le tissu testiculaire pendant le rut et dans ses intervalles.

Pour voir le mode de juxtaposition des tubes entre eux et avec les cloisons testiculaires, la disposition de l'épithélium à la face interne de la paroi propre, l'épaisseur de celle-ci, la largeur et la forme du canal central de ces conduits, on pratique des coupes minces sur des testicules durcis dans le bichromate de potasse ou dans le liquide de Müller. On tiendra compte, en les examinant, de ce que les flexuosités des tubes font que ceux-ci peuvent être tranchés sous des inclinaisons très-diverses plus souvent que transversalement.

Cette étude sera faite sous des grossissements de plus en plus forts, depuis 50 diamètres jusqu'à 500 ou environ.

Ces remarques s'appliquent également à l'étude de la structure de l'épididyme, dont on peut faire aisément des coupes comprenant toute l'épaisseur de l'organe et sa tunique fibreuse. On en pratiquera en même temps sur le corps d'Hygmore, soit parallèlement, soit perpendiculairement à la direction des conduits qui le traversent.

C'est aussi dans les liquides précédents qu'il faut faire durcir le testicule des poissons, sur le plus grand nombre desquels les tubes n'existent plus, à proprement parler, et sont remplacés par des vésicules ou dilatations communiquant par une portion rétrécie avec les conduits excréteurs. La marche à suivre pour les étudier dans ces conditions et à l'état frais est la même que celle qui a été indiquée ci-dessus.

Les préparations fraîches peuvent être conservées longtemps dans les liquides de Pacini (p. 577). Celles des coupes du tissu durci doivent être placées dans la térébenthine du Canada, surtout si elles sont injectées. On peut également les conserver dans la glycérine gélatinée et dans les liquides durcissants même additionnés ou non d'une certaine quantité de glycérine.

### Ovaires, vésicules de de Graaf ou ovisacs et ovules.

810. Dans l'étude de l'ovaire à l'état frais, il faut d'abord, sur les mammifères, isoler par la dissection, à l'aide de pinces fines, du bistouri ou des ciseaux, un ou plusieurs ovisacs plus ou moins développés et entiers que l'on pourra étudier à l'aide d'un faible grossissement. Souvent on trouve leurs vaisseaux suffisamment congestionnés pour que leur distribution dans la paroi propre de ces vésicules puisse être bien suivie. La séparation de celle-ci, par rapport au tissu dans lequel elles sont plongées, est en général assez facile.

On fendra ensuite les vésicules sur le porte-objet, pour en étudier à de plus forts grossissements le liquide, l'ovule et l'épithélium. On observera ensuite la texture de la membrane propre, étalée, examinée dans ses parties les plus transparentes, et même un peu dilacérée. Cette dilacération est nécessaire pour l'isolement des cellules propres que l'on retrouve ensuite à l'état d'hypertrophie dans les corps jaunes.

On trouve parfois chez les femmes âgées de quarante ans ou au delà quelques rares vésicules de de Graaf, contenant un ovule de grandeur ordinaire, qui, au lieu d'un vitellus, contient un certain nombre de cellules analogues aux globes vitellins résultant de la segmentation vitelline consécutive à la fécondation (fig. 177, *b*), avec quelques gouttelettes hyalines (*c*). Les unes et les autres sont éparses, sans ordre, dans la cavité de la membrane vitelline (*a*) qu'elles ne remplissent pas.

On procédera d'une manière analogue à celle qui va être indiquée (p. 690), pour l'étude des corps jaunes; seulement ici la dilacération destinée à montrer les éléments sera faite sur des coupes minces enlevées à l'aide des ciseaux courbes, si l'épaississement de la paroi propre des ovisacs est encore peu prononcé, ou pratiquées à l'aide du rasoir, si le tissu est déjà épais et ferme. C'est également ainsi qu'on opérera pour observer ce tissu dans les oariules qui sont en voie d'atrophie.

Enfin, il faudra étudier sur des coupes minces, fraîches, dilacérées ou non, la trame propre de l'ovaire prise entre les ovisacs ou dans la partie profonde de l'organe, pour voir ses éléments anatomiques et leur arrangement réciproque.

Quant aux rapports du tissu ovarien avec le péritoine, avec les

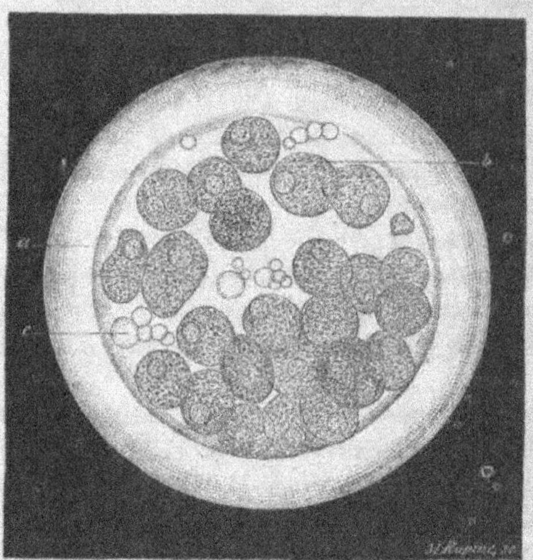

Fig. 177.

vésicules considérées individuellement, quant aux ovules à des périodes diverses de leur évolution, à compter du premier mois de la vie intra-utérine chez l'homme, il faut les observer sur des coupes minces d'ovaires durcis dans la solution de bichromate de potasse, le liquide de Müller ou dans la solution d'acide chromique.

Un séjour de l'ovaire pendant quelques heures ou quelques jours dans la solution concentrée d'acide oxalique permet de pratiquer sur lui des coupes très-bonnes pour l'étude de l'apparition des ovules dans des tubes, chez l'embryon, et de la formation des ovisacs. (Pflüger, E. van Beneden, etc.)

C'est également sur des coupes de ce genre que seront examinés la distribution des ovisacs en *couche ovigène* dans le tissu ovarien superficiel, le volume relatif de ceux-ci, l'épaisseur de leur paroi

* Ovule anormal d'une femme de 45 ans environ. Grossi 400 fois. *a.* Membrane vitelline. *b.* Cellules éparses dans sa cavité analogues aux cellules du blastoderme. *c.* Gouttes hyalines isolées ou accumulées. Largeur de l'ovule 0<sup>mm</sup>,155; de la cavité 0<sup>mm</sup>,115; épaisseur de la paroi 0<sup>mm</sup>,020; largeur des cellules, 0,020, de leur noyau, 0,008.

propre et de leur épithélium, la situation de celui-ci dans ces vésicules; ses rapports avec la couche épithéliale précédente, etc. Souvent les coupes bien réussies donnent des sections des ovules eux-
mêmes qui sont très-utiles pour étudier l'épaisseur de la membrane vitelline, la situation réelle de la *vésicule germinative* dans
le vitellus, etc.

Toutes ces préparations se conservent de la même manière que
celles du testicule.

811. Sur les oiseaux, les reptiles, les batraciens, les poissons,
les crustacés, beaucoup de mollusques, les acalèphes, tels que les
rhizostomes, on étudiera aussi toutes les particularités de même
ordre que les précédentes, en pratiquant des coupes minces des
ovaires durcis de la même manière que ceux des mammifères. A l'état
frais, on les prépare comme il vient d'être dit p. 689. (Voy. aussi
p. 356, § 505.)

On procédera d'une manière analogue également pour durcir et
trancher en coupes minces les œufs proprement dits des ovipares,
pris après la ponte ou dans l'ovaire pour étudier le jaune, la cicatricule, la constitution et les rapports de leurs membranes propres, etc. (Voy. du reste ci-après, article XI.)

Comme les batraciens, les poissons, etc., mais avec des différences faciles à constater, les mollusques, les *tipulaires culici-
formes*, etc., pondent leurs œufs dans l'eau, au sein d'une masse
gélatineuse dont les dispositions varient beaucoup d'un genre et
d'une espèce à l'autre. C'est dans ces masses qu'il faut les cherche
et les préparer comme il a été dit pages 356 et 357.

Burdach (*Physiologie*. Paris, 1838, in-8, trad. franç , t. II, p. 412)
donne le nom de *nidamentum* à toutes les enveloppes extérieures
produites par la mère qui s'ajoutent à l'œuf déjà individualisé,
pourvu d'une enveloppe propre, et qui servent à l'incubation, telles
que les *nids*, les *frais* ou *masses nidiformes* formées de substances
homogènes, enveloppantes, etc. Ainsi, pour la plupart des insectes
dont les larves sont aquatiques, la masse des œufs est entourée d'une
substance gélatineuse analogue au frai des grenouilles et destinée
aux mêmes usages. Les botanistes avaient vu de ces masses gélatineuses chez les Chironomes, mais les avaient prises pour des plantes;
c'est ainsi que Agardh (*Systema algarum*; London, 1823, in-8, p. 16)
les avait décrites parmi les algues diatomacées, sous le nom géné-
rique de *glœonema* ou *gloionema*, mais cependant sans être sûr s'il
s'agissait là de corps de nature végétale ou animale. Bory de Saint-

Vincent (1825) et Berckeley (1845) montrèrent que de ces masses sortaient les larves des insectes. On les prépare, ainsi que ce qu'elles englobent, comme les mucus (p. 582). Voy. aussi p. 476 à 480, pour l'étude de ces ovules, etc.

812. Depuis le moment où, de l'état de *cellule*, l'ovule est arrivé à l'état d'organe spécial, doué d'une individualité particulière, et à compter de cette époque jusqu'à celle où débutent les phénomènes de la segmentation, dont le résultat final est la production du blastoderme, il est le siège de phénomènes physiologiques assez nombreux, que l'on doit chercher à constater une fois qu'il a été préparé comme il a été dit (p. 476 et suivants).

Ce sont : 1° le *retrait du vitellus;* 2° la *pénétration des spermatozoïdes* et la fécondation; 3° les changements survenant dans la structure intime du vitellus après la *fécondation;* 4° les mouvements propres et la déformation consécutive du vitellus, se continuant pendant la durée des phénomènes suivants, et même pendant la segmentation, sur les sphères ou globes vitellins dont celle-ci amène la production; ces mouvements, qui sont de l'ordre des mouvements amiboïdes déjà décrits (voy. p. 565), sont très-différents des diverses sortes de rotation de l'embryon dans l'œuf, gyration due à des cils vibratiles; 5° la production des *globules polaires;* 6° la production du *noyau vitellin* qui précède immédiatement le début de *la segmentation* et qui se rattache, à quelques égards, aux changements de structure intime du vitellus après la fécondation, et qui marque la fin de ces divers phénomènes.

Si l'on excepte la pénétration des spermatozoïdes dans l'œuf, ces phénomènes ont généralement été considérés comme peu dignes d'être rattachés à ceux qui les précèdent ou à ceux qui leur succèdent. Ils méritent cependant toute l'attention des physiologistes; car lorsqu'on vient à les considérer sous le rapport de leur similitude d'un animal à l'autre et de leur succession chez un même être, ils acquièrent une véritable importance. On voit alors que tel de ces actes, qui en lui-même paraissait pouvoir être négligé, est pourtant la condition essentielle de l'accomplissement de quelque autre qui lui succède dans le même œuf; ou bien il représente, chez certains êtres, l'ébauche d'un phénomène dont la nature ne pouvait être saisie sans la connaissance exacte du premier.

Le phénomène de *retrait du vitellus* est caractérisé par une diminution de volume du vitellus telle, que son diamètre devient plus petit qu'il n'était, du sixième au quart environ d'une espèce à l'autre. Chez les espèces dont l'ovule a la forme d'un ovoïde allongé comme chez les diptères, ce retrait n'a lieu que dans le sens de la longueur du vitellus, qui laisse ainsi à chaque extrémité de l'œuf un espace plein d'un liquide clair. Ce phénomène a lieu à l'époque même de la disparition spontanée de la vésicule germinative chez la plupart des animaux, mais il en est comme les diptères chez lesquels il ne s'opère qu'un peu après la ponte. Il résulte de ce retrait que le vitellus qui jusque-là remplissait exactement la membrane vitelline laisse entre lui et cette dernière un espace qui est plein d'un liquide limpide, ou qui permet à la membrane vitelline de se plisser pour s'appliquer contre le vitellus.

Les *phénomènes de déformation et de gyration du vitellus* ont lieu consécutivement au retrait du vitellus. Ils sont des plus remarquables par leur longue durée, par leurs interruptions à des périodes déterminées et par leur retour d'une manière non moins régulière. Il ne faut pas les confondre avec la *rotation ciliaire* des embryons.

Ils commencent, en effet, quelques minutes après la ponte chez les grenouilles, les poissons, les insectes, les mollusques et les hirudinées, pour se continuer jusqu'à l'époque où, comme conséquence de la division du vitellus en nombreuses parties, le blastoderme se trouve formé par celles-ci; ils continuent même sur ce dernier. Il est très-important de connaître ces phénomènes, car ils déterminent de tels changements de forme et de situation relative des globes vitellins et même des premières cellules blastodermiques, qu'ils font prendre des aspects très-différents à la masse embryonnaire pendant la durée de chacune de ses phases. Aussi est-il arrivé à un grand nombre d'auteurs de décrire une même période évolutive vers la fin de la segmentation particulièrement, comme représentant autant de phases distinctes, que les globes vitellins offraient de modes successifs d'accolement et de situation relative.

Sous les noms de *globule muqueux*, *huileux* ou *transparent*, *de corpuscule hyalin*, etc., etc., la plupart des embryogénistes ont signalé l'apparition d'un globule translucide sur les côtés de l'embryon. Une fois produit, il reste sous la membrane vitelline, étranger aux phénomènes qui se passent près de lui, et il est abandonné avec l'enveloppe précédente lors de l'éclosion. Devenu inutile, en effet, aussitôt même qu'il est formé, sa production a préparé le début de la segmentation du vitellus ; elle a préparé, par suite, les actes essentiels de la génération des cellules du blastoderme, puisque c'est à cette génération que conduit le fractionnement du vitellus.

Le point même de la surface du vitellus où naissent ces globules marque, quelques heures d'avance, le pôle de ce dernier qui va se déprimer, puis se creuser d'un sillon de division devenant peu à peu équatorial; de là, le nom de *globules polaires* qui doit leur être donné. C'est aussi le point où apparaîtra plus tard l'extrémité céphalique.

Faute d'avoir suivi les phases de l'évolution des globules polaires, beaucoup d'hypothèses contradictoires ont été émises sur leur nombre, sur l'époque de leur production et sur leur nature.

Je suis arrivé à reconnaître que chez les animaux dont le vitellus se segmente après la ponte, c'est de quatre à six heures après celle-ci que commencent à naître les globules polaires, c'est-à-dire de douze à vingt-quatre heures après la disparition de la vésicule germinative. La durée des phénomènes de leur production est de deux heures et demie à trois heures et demie, et c'est environ deux heures après leur achèvement que débute la segmentation.

Le mode d'après lequel naissent les globules polaires est des plus remarquables. Il est essentiellement caractérisé par une véritable gemmation de la substance limpide du vitellus, suivi d'un resserrement, puis de la division transversale de la base de ce prolongement. Ce phénomène débute par le retrait des granules du vitellus sur une portion circulaire de la surface, large de cinq centièmes de millimètre ou environ, de manière à laisser la substance hyaline complétement seule et translucide. Au bout de quelques minutes, cette portion transparente forme une saillie hémisphérique, puis conoïde. Sa base se resserre, ce qui lui donne momentanément la forme d'un cylindre large de deux centièmes de millimètre environ sur une longueur double; mais bientôt ce resserrement cause un véritable étranglement de cette saillie devenue ainsi pyriforme; au niveau de sa jonction avec le vitellus, elle achève de se séparer rapidement de ce dernier par une division transversale, tout en lui restant contiguë.

813. Jusqu'à présent, les observations existant dans la science ont toujours fait penser que les premières cellules de l'embryon apparaissaient d'une seule manière chez tous les animaux; que la segmentation du vitellus était un phénomène absolument général; qu'elle seule amenait la production de ces cellules, et que nul autre acte physiologique ne conduisait au même résultat. Mais j'ai reconnu qu'il existe des animaux dans lesquels le vitellus ne se segmente pas, et pourtant leur ovule fécondé présente un blastoderme

des plus nettement caractérisés, formé de deux rangées de cellules superposées, d'abord ovoïdes, puis devenant polyédriques par pression réciproque.

Ainsi, le phénomène de la segmentation du vitellus, considéré jusqu'à présent comme un fait sans exception, ne s'accomplit pas dans l'ovule de certains articulés ; la production des cellules blastodermiques, qui en marque la fin dans le vitellus des autres êtres, a lieu dans ceux-là d'après un autre mode de génération de ces éléments anatomiques, celui dit par *gemmation*.

Chez ces animaux, le vitellus, après avoir rempli complétement la membrane vitelline jusqu'à l'époque de la ponte, subit un retrait comme dans les autres espèces animales ; seulement, le retrait du vitellus, au lieu de s'opérer sur toute la périphérie de celui-ci comme dans les ovules sphériques, n'a lieu qu'à ses deux extrémités chez les tipulaires, par suite de leur forme ovoïde allongée. Aussitôt après l'achèvement de ce retrait, les globules polaires commencent à se produire vers la petite extrémité de l'ovule. Ils naissent par gemmation de la substance hyaline du vitellus chez les diptères dont il est ici question, de la même manière que sur les mollusques et les hirudinées ; souvent il s'en produit deux en même temps, près l'un de l'autre.

En outre, loin que leur nombre se réduise par coalescence graduelle des divers globules en un seul, ils se multiplient par scission. En même temps, un noyau qui n'existait pas dans leur intérieur s'y développe peu à peu et leur donne les caractères de véritables cellules. Enfin, consécutivement à ce fait, au lieu de rester sur les côtés de l'embryon, comme un corps étranger en quelque sorte, à la manière des globules polaires des autres animaux, ces cellules prennent bientôt part à la constitution du blastoderme, à peu près au même titre que les autres cellules embryonnaires dont je vais parler.

Les cellules qui, par leur juxtaposition, forment le blastoderme, naissent et se développent chez les insectes, indépendamment de toute segmentation du vitellus. Elles commencent par se montrer à l'extrémité du vitellus qui est opposée à celle où se produisent les globules polaires et alors qu'apparaissent les derniers de ceux-ci. Naissant les unes à côté des autres, elles gagnent peu à peu le reste de la surface du vitellus. En l'espace d'une heure, elles atteignent et recouvrent sa petite extrémité, où depuis quelques instants déjà ne naissent plus de globules polaires. C'est aussi à l'aide et aux dépens de la substance hyaline du vitellus que se développent les cellules blastodermiques. Le mode de leur naissance est également celui dit de gemmation. Chez ces animaux, il ne naît pas de noyau central ou *noyau vitellin* dans le vitellus, contrairement à ce qui a lieu sur les animaux dont les cellules du blastoderme s'individualisent par *segmentation*.

### Examen du tissu rénal.

814. Pour étudier la structure du rein, on enlèvera de minces tranches de la substance corticale et de la substance médullaire successivement, soit avec des ciseaux courbes, soit avec le rasoir ou un bistouri bien tranchant. On les dilacérera pour isoler et étudier à l'état frais la paroi propre des tubes dans ces deux régions, les variétés de leur épithélium, le contenu solide ou demi-solide d'un petit nombre d'entre eux, les fibres lamineuses presque toutes à l'état de corps fibro-plastiques de la trame du rein. Dans la substance corticale, on enlève ainsi parfois des glomérules de Malpighi que la dilacération isole ou que l'on peut isoler avec ou sans dilacération sous la loupe ou le microscope à dissection, surtout chez les ovipares. On étudiera ensuite leur enveloppe ou capsule et leurs capillaires, déroulés ou non, sous de plus forts grossissements. Ces derniers devront varier entre 250 et 500 diamètres environ.

Pour observer les rapports de la tunique fibreuse et de la muqueuse des calices avec le tissu du rein, pour voir les rapports des tubes entre eux et avec la trame du tissu lamineux, la continuation des tubes de la substance médullaire dans la corticale, la forme, le volume, la distribution et les rapports des glomérules dans celle-ci, on fera durcir des reins, injectés ou non, dans le liquide de Müller, les solutions de bichromate de potasse ou d'acide chromique. Pour être convenable, le durcissement du rein des mammifères exige un séjour de deux à trois semaines au moins dans ces liquides; on le hâte en divisant en deux l'organe encore frais.

On pratique ensuite des coupes minces à l'aide du rasoir dans les divers sens que l'on juge convenables, pour constater les détails mentionnés plus haut. Les coupes perpendiculaires à la direction des tubes sont des plus utiles pour voir le diamètre des diveses variétés de tubes et les rapports de ceux-ci avec la trame lamineuse de l'organe. On peut isoler celle-ci des tubes sur des coupes minces, en agitant ces dernières dans l'eau ou en les brossant convenablement au pinceau de martre. (Voy. p. 259.)

Des coupes de ce genre faites successivement sur les mamelons, vers la jonction des deux substances, dans la substance corticale et d'autres, comprenant la tunique fibreuse du rein en même temps que le tissu propre de celui-ci, donnent des préparations dont la comparaison est des plus utiles. Il en est de même de celles qu'on pratique sur des reins dont les vaisseaux encore pleins de sang ou congestionnés après ligature de la veine rénale, ont été durci dans le chromate de potasse, sans autre injection que celle-là.

Toutes ces préparations se conservent comme celles du testicule (voy. p. 689).

### *Examen du tissu placentaire.*

815. L'étude de ce tissu ne peut être très-bien faite qu'après celle du tissu lamineux du cordon ombilical ou allantoïdien et de la couche qu'il envoie entre le chorion et l'amnios.

On examinera ensuite à un grossissement de 400 à 500 diamètres des petites portions du chorion lui-même, qu'on enlève avec les pinces et les ciseaux courbes pour les débarrasser, avec les aiguilles, du tissu précédent, ou même les dilacérer un peu pour bien voir sur les bords déchirés les cellules polyédriques le formant par leur juxtaposition. On les traitera ensuite par les acides acétique, sulfurique, etc., comme lorsqu'on étudie les épithéliums.

Sur la face utérine du chorion, hors de la zone placentaire, on cherchera quelque villosité isolée pour la détacher entière à son point de continuité avec le chorion, l'étaler dans l'eau ou la glycérine et observer sa forme, ses subdivisions, etc., sous un grossissement de 10 à 50 diamètres d'abord. Un grossissement de 300 à 400 fois montrera ensuite l'identité de structure de sa paroi avec le chorion. On cherchera si son canal central est entièrement comblé par du tissu lamineux (fig. 178) ou si dans celui-ci rampent des capillaires. L'emploi de l'acide acétique est des plus utiles dans ces circonstances pour rendre le tissu lamineux intérieur transparent.

On étudiera ensuite de la même manière les villosités ou des portions des villosités qui forment chaque cotylédon placentaire, qu'elles aient ou non été injectées par la veine et une artère du cordon. Dans tous les cas, leurs subdivisions peuvent être isolées sur une assez grande étendue par dissociation attentive avec des aiguilles, à l'œil nu ou sous le microscope à dissection.

Pour voir le mode de juxtaposition des subdivisions des villosités cotylédonaires entre elles et avec le tronc de celles-ci, les rap-

ports des gros vaisseaux dans ces dernières, on fera des coupes
minces du tissu placentaire durci dans l'alcool, dans les solutions
de bichromate de potasse ou d'acide chromique. Les préparations

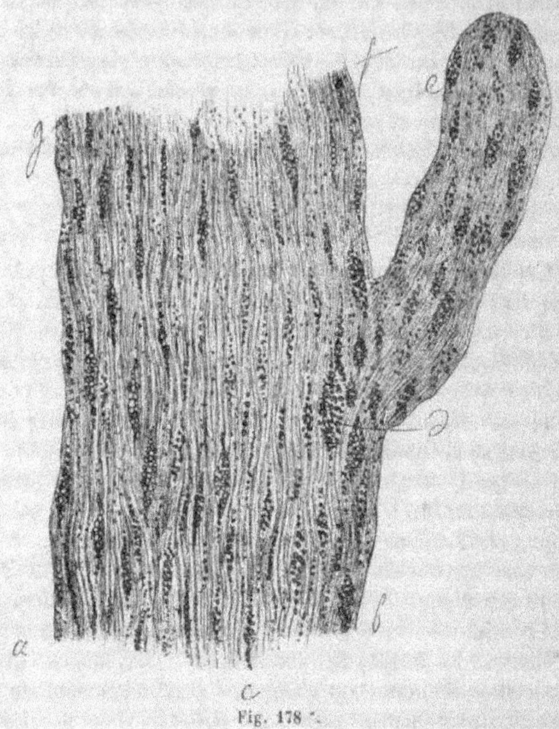



Fig. 178 *.

de la muqueuse utérine et de ses cotylédons (sur les ruminants, etc.)
se font de la même manière. On rend les préparations meilleures en
poussant par le cordon une injection du liquide durcissant ; dans
celui-ci, on plonge ensuite l'organe ainsi rempli (voy. p. 41).

Quand les placentas ont leurs vaisseaux pleins de sang, on peut
parfois, sans injection artificielle, suivre ceux-ci dans les subdivisions des villosités qu'on dissocie après le durcissement. On peut

---

* Cylindre de tissu lamineux extrait d'une villosité de la portion extra-placentaire du
chorion après la délivrance et ayant cessé d'être vasculaire. *a, b, g, f.* Cylindre ou
faisceau d'une grosse branche. *e.* Branche arrachée du cul-de-sac d'un petit rameau.
*c, d.* Amas de granules graisseux remplissant les noyaux et les corps fibro-plastiques
fusiformes de ce tissu. Des granules isolés sont épars entre les fibres. Grossi 450 fois.

aussi voir ces vaisseaux en les injectant avec la solution d'azotate d'argent gélatiné (voy. p. 39-40), avant de durcir l'organe dans l'alcool. Avec les placentas durcis, on cherchera à voir sur des coupes perpendiculaires à la surface utérine des cotylédons les rapports des subdivisions villeuses avec la portion de muqueuse que l'organe entraine lors de la délivrance. A l'état frais, on isolera par dilacération les éléments de cette courbe pour voir sous un grossissement de 500 diamètres les modifications importantes à connaître que subissent là les épithéliums et les autres éléments de la muqueuse utérine pendant la grossesse.

Les préparations des parties fraîches, dont il vient d'être parlé, se conservent bien dans la gélatine glycérinée (page 572) et dans les liquides de Pacini. Les coupes du tissu durci seront préparées, comme nous l'avons dit, pour le testicule.

Quand on pourra avoir des placentas humains ou de divers animaux adhérents à l'utérus, on cherchera à suivre les rapports des vaisseaux maternels avec les villosités placentaires depuis la face utérine jusqu'à la face fœtale du placenta, en injectant les artères et les veines utérines avec de la gélatine peu colorée ou avec de la solution d'azotate d'argent très-chargée de gélatine (p. 39 à 40), avant de durcir la pièce pour pratiquer les coupes voulues. On peut aussi obtenir le durcissement en injectant de l'alcool dans les vaisseaux du cordon, après avoir fait l'opération précédente.

Il est possible de conserver longtemps dans les conditions d'un organe frais, pour en faire ensuite des préparations, l'utérus, avec le placenta ainsi que d'autres organes, en remplissant les vaisseaux utérins à l'aide de la gélatine arsenicale et phéniquée, ainsi que nous l'avons indiqué plus haut (pages 51-52).

816. Les particularités exposées plus haut sur l'étude des placentas frais ou durcis sont applicables en tous points aux cas dans lesquels, au lieu de placentas normaux, l'on doit préparer ceux qui sont le siège d'oblitérations fibreuses avec ou sans dépôts graisseux ou calcaires, ceux qui portent des caillots apoplectiques dans leur épaisseur, des couches fibrineuses sur leur face fœtale, etc.

On procédera, comme il vient d'être dit (page 697), pour observer la structure de la paroi des dilatations hydropisiques ou kysteuses des villosités placentaires (*môle hydatiforme*) et des diverses sortes de *môles placentaires* dues à des rétentions de la totalité ou d'une partie du placenta qui continue à croître, avec ou sans dilatation hydatiforme de quelques villosités et oblitération fibreuse

des autres après certaines fausses couches. Nous avons déjà vu
(p. 698) comment il faut préparer le tissu pour étudier l'écartement
des filaments villeux auparavant rapprochés, écartement causé par
la coagulation du sang maternel en caillots durs, plus fermes que
ceux que forme la fibrine du sang fœtal. Les indurations par oblitération fibreuse due à l'atrophie des capillaires avec hypergenèse du
tissu lamineux qui les accompagne dans le conduit de chaque subdivision des villosités s'étudient de la même manière.

### Du tissu pulmonaire.

817. Pour étudier la constitution du poumon, il est important
d'observer d'abord les fibres élastiques qui forment en réalité
sa charpente ou squelette. Pour cela, des coupes minces faites
avec des ciseaux courbes à l'état frais, puis étalées et dilacérées ou non, examinées à des grossissements de 300 à 500 diamètres, montreront bien leur quantité proportionnelle, leur disposition, circulaire en général, autour des canalicules, aériens, leurs
anastomoses, surtout si on traite le tissu par les acides sulfurique
ou acétique ou par la potasse, une fois la préparation mise au point.
On observera en même temps les caractères et quelle est la quantité des petits noyaux dits du tissu cellulaire qui existent entre les
faisceaux ou nappes de fibres élastiques. Avant de faire agir ces
composés chimiques, on cherchera à isoler par la dilacération les
corps fibro-plastiques qui, avec les éléments précédents, prennent
part à la constitution du tissu pulmonaire.

Pour étudier l'épithélium pulmonaire, on doit employer plusieurs
moyens. Il faut l'observer sur les nouveau-nés morts sans avoir
respiré ou n'ayant pas respiré longtemps. La dilacération, faite
comme il vient d'être dit, met en liberté des cellules pavimenteuses
isolées et des gaines épithéliales complètes reproduisant la forme
et le volume des culs-de-sac des conduits respirateurs. Parmi elles
se voient des cellules prismatiques ciliées qui viennent de la muqueuse des bronches. Il faut étudier ces préparations sous un grossissement de 500 diamètres environ.

Sur les individus ayant respiré ou même sur les fœtus, on peut
rendre l'épithélium plus facile à voir en injectant la solution d'azotate d'argent, gélatinée ou non (voy. p. 39-40), dans les vaisseaux
d'une part, et dans les bronches de l'autre ou dans celles-ci seulement. Les coupes du tissu durci ou non dans l'alcool permettent
alors d'examiner l'épithélium tapissant les culs-de-sac respirateurs,

sur ceux de ces derniers que la section a ouverts d'une manière favorable (Voy. aussi sur l'examen de cet épithélium, p. 311 et 703).

Les coupes du poumon sain ou malade insufflé et desséché après ligature de la trachée permettent aussi parfois de le voir quand on les maintient quelques heures dans la solution d'azotate d'argent. Les coupes pratiquées dans divers endroits convenables successivement, serviront à étudier la largeur des conduits respirateurs et des petites bronches, les rapports réciproques de ces canaux entre eux et avec les vaisseaux sanguins.

Il est utile de rendre aux tissus leur gonflement et leur transparence en mettant les tranches minces dans l'eau glycérinée, additionnée ou non d'un peu d'acide acétique. On peut aussi les traiter alors par la potasse; les acides acétique et sulfurique pour mettre en évidence la disposition de leurs fibres élastiques et ceux de leurs autres éléments qui sont insolubles dans ces agents.

Les coupes ainsi faites permettent de bien observer les diverses phases que présente le développement des lésions de la trame même du poumon, des canalicules dits alvéoles ou vésicules respiratoires, des parois de ses petits vaisseaux, etc.

Les mêmes particularités peuvent être vues aussi sur des poumons injectés à la gélatine pour distendre ses conduits aériens et sanguins, ou durcis par injection préalable lente dans les bronches, du liquide durcissant dans lequel l'organe est ensuite plongé après ligature des vaisseaux remplis, pour empêcher leur déplétion (voy. p. 41).

Pour voir la forme des terminaisons des canalicules ou culs-de-sac respirateurs (*alvéoles* des auteurs) dans chaque lobule pulmonaire, il existe un grand nombre de procédés indiqués généralement dans les traités d'anatomie descriptive, tels que les injections de matière à corrosion qui permettent de laisser détruire le tissu même du poumon, pour ne garder que le moule des conduits aériens qu'on observe ensuite à la loupe. Nous n'avons pas à parler ici de ces moyens d'étude. Mais il est utile de noter qu'on peut voir ces dispositions en insufflant un poumon d'enfant ou de jeune animal (fig. 197), dont la trame n'est pas encore parsemée de granules pigmentaires. En empêchant le gaz de s'échapper on peut, sous une forte loupe, apercevoir toutes les particularités de forme et de volume des conduits respirateurs (*b,c,d,e,f*) au travers du tissu transparent qui les limite, surtout vers les bords minces du poumon à l'état frais, sans même qu'il soit toujours besoin de rendre le tissu plus transparent en l'infiltrant par injection d'eau dans les conduits sanguins. La surface des petits cylindres d'air réfléchit la lumière comme ses bulles dans la mousse de savon et un grossissement de 4 à 10 diamétres permet de distinguer tous les détails de cette surface, qui représente le moule exact des conduits dans chaque lobule du poumon (fig. 180). Ces particularités se constatent

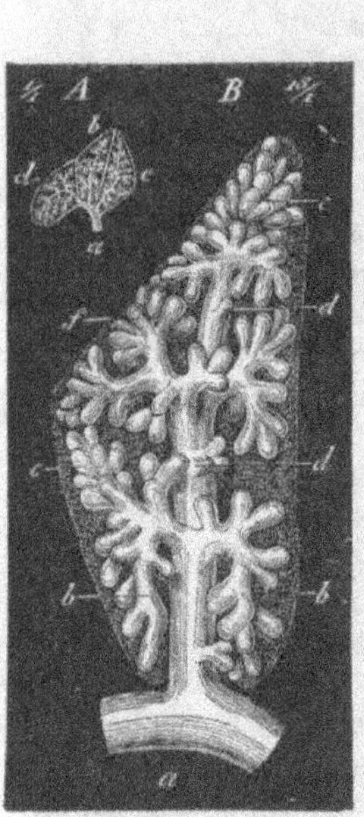

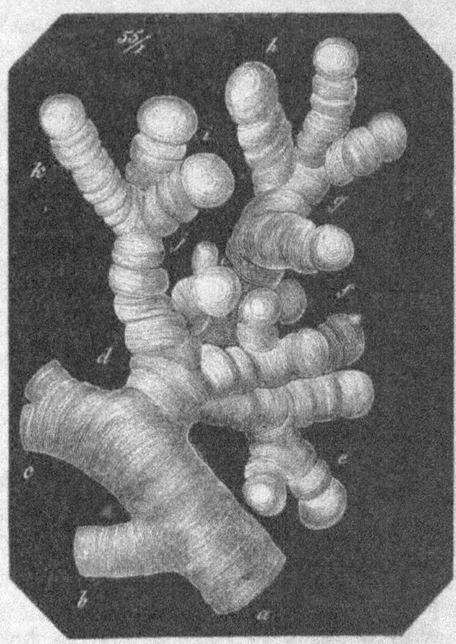

Fig. 179 *.                    Fig. 180 **.

très-bien sur les poumons insufflés des fœtus mort-nés ou des enfants morts peu après la naissance.

En préparant le poumon des embryons, comme nous avons dit qu'on doit le faire pour le tissu des glandes (p. 678), on isole facilement les conduits bronchiques et pulmonaires de manière à ce

* A. Trois lobules pulmonaires (b, c, d), attenant à une petite bronche (a) sur un un nouveau-né. Grandeur naturelle. B. Le lobule b grossi 8 fois sous la loupe, appendu à la bronche a. (Voir dans le texte la signification des lettres.)

** Groupe de canalicules ou culs-de-sac respiratoires du lobule précédent, grossis environ 50 fois. a. Bronchiole. b, c. Subdivisions. d. Autre subdivision avec les différentes formes de terminaisons en culs-de-sac (e, f, g, h, i, k) dont le plus gros (i) mesurait un dixième de millimètre.

qu'ils soient vus nettement à un faible grossissement (fig. 181). On peut isoler aisément et à un fort grossissement, étudier à l'état frais l'épithélium qui remplit les conduits à cette époque, ainsi que leur paroi propre et la trame interposée.

Les préparations du tissu du poumon peuvent être conservées comme celles du tissu testiculaire (page 689).

On procèdera, comme nous venons de le dire (pages 700-701),

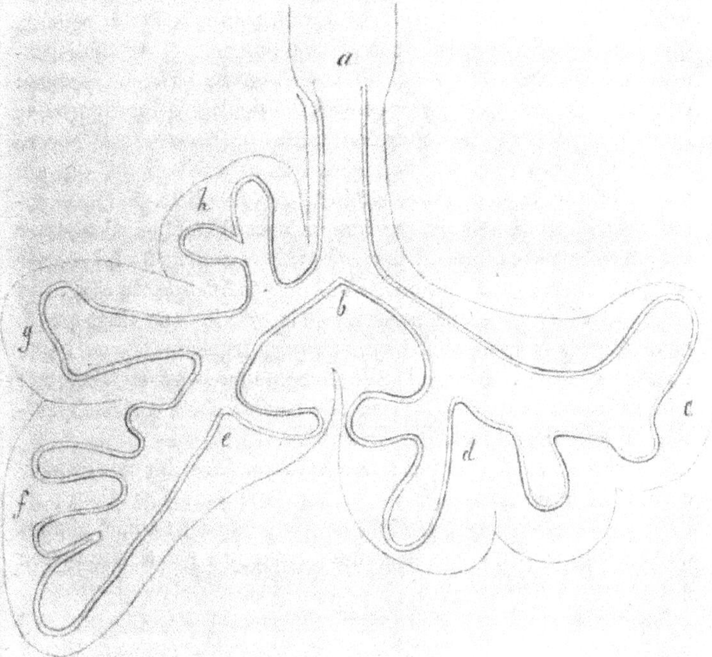

Fig. 181 *.

pour observer les lésions existant dans la pneumonie et la bronchite, celles de l'affection dite *pneumonie chronique*; l'épithélioma fœtal, les granulations grises, les phases de leur génération et de leurs modifications successives avec passage à l'état jaunâtre, friable, etc., leur donnant l'aspect dit tuberculeux; pour étudier la

---

* Poumons d'un embryon de lapin long de 14 millimètres. *a, b.* Trachée depuis le renflement laryngien jusqu'à sa bifurcation. *c, d.* Culs-de-sacs des canalicules respirateurs en voie de développement. *e, f, g, h.* Les mêmes dans le poumon droit. Grossis 30 fois.

constitution des masses tuberculeuses à marche chronique, et la substitution fibreuse du poumon chez les vieillards, etc.

818. Parmi les procédés proposés pour observer la disposition des réseaux capillaires du poumon, sans recourir aux injections artificielles, il faut noter celui de M. Villemin, qui donne à cet égard de bons résultats. (*Journal de l'anatomie et de la physiologie.* Paris, 1867, in-8°, p. 507.)

On insuffle préalablement le poumon et on le fait sécher ; il suffit ordinairement de serrer dans une ligature une portion de poumon que l'on détache ensuite du reste de l'organe. Il est indispensable que les vaisseaux contiennent un peu de sang, un poumon exsangue ne vaut rien. Les poumons d'animaux domestiques que l'on saigne ou ceux que l'on extrait tandis que le cœur bat encore ne donnent pas tous de bons résultats. Ceux de bœuf qui ont une coloration rose ou rouge suffisent généralement. Si l'on sacrifiait soi-même un animal quelconque dans l'intention d'employer ses poumons pour l'étude, il faudrait avoir soin de ne les lui enlever qu'après l'arrêt de la circulation et la coagulation du sang. Les poumons d'homme qu'on ne retire de la poitrine que vingt-quatre heures après la mort sont ordinairement très-avantageux. D'une manière générale, il est indispensable que les poumons aient une teinte rose ou rouge qui indique la rétention d'une certaine quantité de sang dans le système vasculaire.

Les réactifs employés sont : une solution de bichlorure de mercure avec 2 décigrammes de sel sur 100 grammes d'eau ; de l'eau très-légèrement alcalinisée au moyen de deux à cinq gouttes d'ammoniaque pour 100 grammes ; enfin une solution aqueuse d'iode assez foncée.

Sur un poumon convenablement choisi, on pratique, avec un bon rasoir, une coupe mince que l'on dépose dans une goutte de liqueur au sublimé mise préalablement sur une lame de verre. En moins d'une seconde la coupe est imprégnée et l'on écoule le liquide en inclinant le porte-objet ; on met ensuite une goutte de l'eau alcaline qu'on ne laisse en contact qu'un instant extrêmement court ; on l'évacue aussitôt et l'on essuie avec un linge ce qui en reste sur la plaque de verre. On se hâte enfin de mouiller la pièce avec une goutte de solution iodée. La préparation est alors terminée, elle a duré quelques secondes seulement

Le sublimé détermine dans les vaisseaux un coagulum qui rend leur trajet apparent ; mais ce coagulum est rétracté, il se fragmente et ne dessine que des tronçons de capillaires. La solution iodée employée seule produit aussi le même effet, avec cette différence qu'elle rend les vaisseaux colorés. L'eau alcaline a pour but de dilater le caillot et de permettre son extension dans tout le réseau vasculaire; mais cette eau employée avec un seul des autres réactifs ne donne pas de bons résultats; il faut se servir des trois liquides en les faisant se succéder comme nous l'avons dit plus haut. Si l'action de l'eau alcaline a été trop prononcée, soit que la solution soit trop forte, soit que le contact ait été trop prolongé, le coagulum devient probablement trop transparent, la coupe est comme détrempée et les capillaires ne sont plus indiqués que par les linéaments de leurs contours, ce qui donne lieu à un enchevêtrement confus de lignes. D'un autre côté, les noyaux capillaires rendus trop apparents jettent le trouble dans la détermination des éléments. Aussi la concentration de cette solution doit-elle varier selon les poumons, leur ancienneté de dessiccation, le degré de la réplétion sanguine, etc. C'est pourquoi on indique entre deux à cinq gouttes d'ammoniaque, mais quatre gouttes réalisent le plus ordinairement une liqueur appropriée. Il ne faut pas oublier que l'ammoniaque est très-volatile et que la solution s'affaiblit progressivement; on se trouve dès lors obligé d'ajouter une goutte d'alcali de temps en temps.

L'effet des coagulants, mais surtout de l'eau iodée qui est employée en dernier lieu, est jugé trop intense quand le réseau vasculaire est interrompu dans sa continuité et ne se révèle plus que par des fragments de capillaires fortement colorés. La réussite de la préparation tient donc au juste équilibre entre l'action de l'eau alcaline et celle de la solution iodée.

D'une manière générale, on doit opérer avec rapidité, remplacer rapidement la liqueur mercurielle par l'eau ammoniacale, et plus rapidement encore celle-ci par la solution d'iode. Il faut avoir soin pendant l'opération de faire en sorte que la coupe reste toujours bien étalée sur le porte-objet, afin de ne pas altérer les rapports de ses parties.

Au moyen de ce procédé, on a sous les yeux le magnifique réseau capillaire respirateur; l'espace intercepté dans les mailles de ce réseau occupe une surface moins étendue que celle qui est recouverte par le sang. A l'intérieur des vaisseaux, se voient pressés les uns contre les autres, sur les batraciens, les globules rouges munis d'un gros noyau légèrement granulé.

Quand on examine une coupe de poumons emphysémateux, à un degré encore peu avancé, ce qui frappe tout d'abord, c'est l'agrandissement des mailles du réseau vasculaire ; les espaces intercapillaires ont augmentés de surface pour la plupart, et dans quelques cas les vaisseaux paraissent plus grêles. (Villemin.)

819. Pour préparer les branchies des poissons à l'état frais, on enlèvera des portions minces du tissu de la superficie de ces organes, afin d'étudier leurs épithéliums et le tissu propre sousjacent sous un grossissement de 300 à 500 diamètres.

Pour voir les autres dispositions, il faudra faire des coupes minces des lames respiratoires durcies dans l'alcool ou dans le liquide de Müller, le bichromate de potasse, etc. En jetant dans ces liquides un poisson qu'on vient d'asphyxier, on peut trouver plus tard, sur les coupes, les réseaux capillaires naturellement injectés de sang coagulé. Les injections de ces organes ne sont, du reste, pas difficiles à faire, et peuvent être bien observées sur des coupes minces faites en diverses directions après un durcissement convenable.

820. *Lésions des parenchymes.* — C'est en procédant comme dans l'étude du tissu normal des glandes (voyez p. 679, § 802), qu'il faudra faire les préparations destinées à l'examen des altérations glandulaires consistant en une réplétion des tubes glandulaires par une substance amorphe soit tenace, soit molle plus ou moins grenue : tantôt parsemée de gouttes huileuses, tantôt n'en présentant pas ; tantôt encore parsemée de noyaux analogues à ceux de l'épithélium normal, plus ou moins granuleux, et d'autres fois dépourvue de noyaux. Cette substance siège ainsi à une place où normalement existait auparavant un épithélium et forme un cylindre plein où auparavant l'épithélium formait une gaine avec un conduit central ; le tout avec ou sans altération de la paroi propre et de la trame ambiante, qui peut être indurée, épaissie, etc. ; d'où induration en général du tissu sans déformation ni changement d'aspect extérieur de l'organe ; induration suivie ou non de ramollissement avec ou sans épanchements sanguins.

On adoptera la même manière de faire pour étudier l'*hypertrophie* des culs-de-sac glandulaires due aussi à l'*hypergenèse* des épithéliums des couches épithéliales. On verra ainsi que, dans la mamelle et les glandes sébacées, il y a parfois épaississement de la paroi propre glandulaire en même temps que multiplication des épithéliums ; ceux-ci remplissent les culs-de-sac, en changeant leur volume, leur consistance et leur couleur. On constatera également alors

la coexistence de lésions atrophiques dans la trame, moins les fibres
élastiques et les conduits excréteurs qui rétractent le mamelon. On fera, tant à l'état frais que sur des coupes du tissu durci, l'examen de la complication granuleuse jaunâtre ou *phymatoïde*, soit de la trame, soit du tissu propre à la tumeur quand elle se manifeste à l'œil nu. Sur les préparations fraîches, on cherchera s'il y a ou non coexistence d'une augmentation de volume de la cellule du noyau et du nucléole des épithéliums glandulaires, muqueux, séreux et cutanés formant ces tumeurs, différences qui, comparativement à l'état des épithéliums normaux, amènent l'aspect qui faisait dire ces cellules *cancéreuses* ou *hétéromorphes*, alors qu'on n'avait pas encore suivi leurs phases d'évolution depuis l'état normal jusqu'au

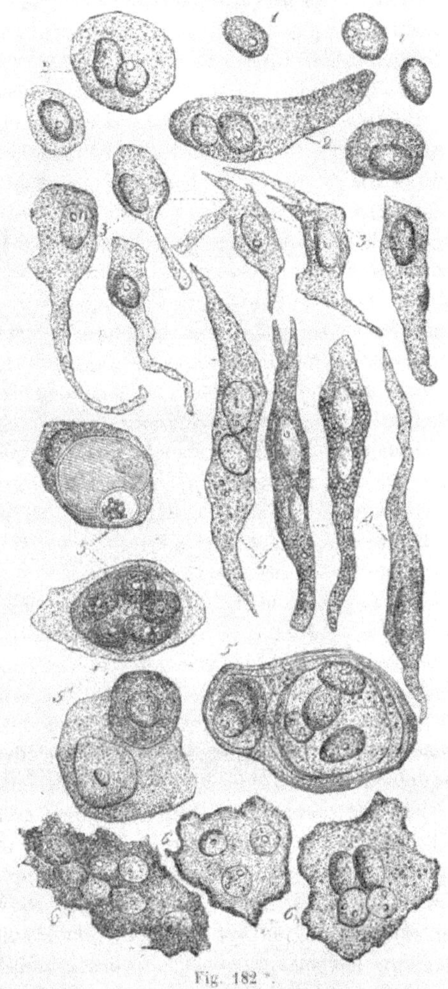

Fig. 182 *.

* 1, 1. Noyaux d'épithéliums arrivés à l'état d'hypertrophie, dit état cancéreux. 2, 2. Cellules épithéliales hypertrophiées à l'état qui les faisait dire cellules types du cancer. 3, 3, 3. Cellules ramifiées dites en raquette. 4, 4. Cellules fusiformes à un ou plusieurs noyaux. 5, 5. Cellules excavées dont la cavité renferme des amas granuleux, des corpuscules sphériques ou une autre cellule avec ces noyaux. 5". Cellule englobant à moitié une plus petite cellule, et à côté un noyau énorme avec un gros nucléole. 6. Plaques ou lamelles à noyaux multiples.

degré extrême d'altération. Sur ces préparations fraîches surtout, on examinera les modifications de la structure, causant les changements de couleur et de consistance dits *encéphaloïdes*, quoique la texture fondamentale soit conservée (fig. 182).

Les conséquences de cette hypertrophie et de cette hypergenèse sur place sont, non-seulement des changements de volume, etc., mais encore elles causent des changements dans la disposition de la trame, qu'il faut chercher surtout sur les coupes minces du tissu durci. Sur les préparations de ce genre, on déterminera s'il y a atrophie de la paroi propre glandulaire, et si alors les épithéliums envahissent ou non la trame en amenant une atrophie par cette *génération hors place* dite *infiltration épithéliale*, etc., génération épithéliale pouvant se constater hors des culs-de-sac, parfois avant la disparition de la paroi propre, entre les faisceaux de fibres de la trame, sous forme de noyaux sphériques larges de 3 à 5 millièmes de millimètre, hyalins, à contours nets, mais devenant grenus cadavériquement ; ces noyaux sont écartés eux-mêmes les uns des autres par une substance homogène se segmentant en corps de cellules hors des culs-de-sac, dans les intervalles des faisceaux de la trame repoussés et s'atrophiant devant les épithéliums qui prennent leur place rapidement.

Sur ces coupes et sur les préparations fraîches, on cherchera s'il y a développement et hypertrophie consécutifs des cellules et de leurs noyaux, dont les premières se segmentent elles-mêmes parfois, mais rarement, et, sur d'autres préparations, on constatera s'il y a génération de noyaux semblables ayant lieu en même temps dans les ganglions lymphatiques voisins qui s'indurent par suite et augmentent de volume.

Sur des préparations fraîches, faites comme nous l'avons dit (p. 668-669), et sur des coupes des muqueuses durcies, on verra quelles sont les particularités que présentent ces altérations lorsqu'elles se montrent dans les follicules des muqueuses intestinale, utérine, etc., à quoi est dû l'état *colloïde ou gélatiniforme* dans les tumeurs portant sur les parenchymes glandulaires ; quels sont alors l'état des culs-de-sac et de la trame ; les particularités offertes par cette altération lorsqu'elle se montre dans les follicules des muqueuses intestinale, etc.

824. C'est aussi à l'aide des deux modes principaux de préparations indiqués plus haut (p. 678 et 679), qu'on étudie : 1° la texture des tumeurs dues aux *hypergenèses* glandulaire, testiculaire, etc.

locales ou sur place, dites souvent *hypertrophies glandulaires*, 2° la multiplication des culs-de-sac communiquant ou ne communiquant pas avec les conduits excréteurs, les phases et les modes de cette génération, sa coexistence avec les phénomènes d'hypertrophie signalés plus haut ; 3° la pénétration de la trame lamineuse dans les

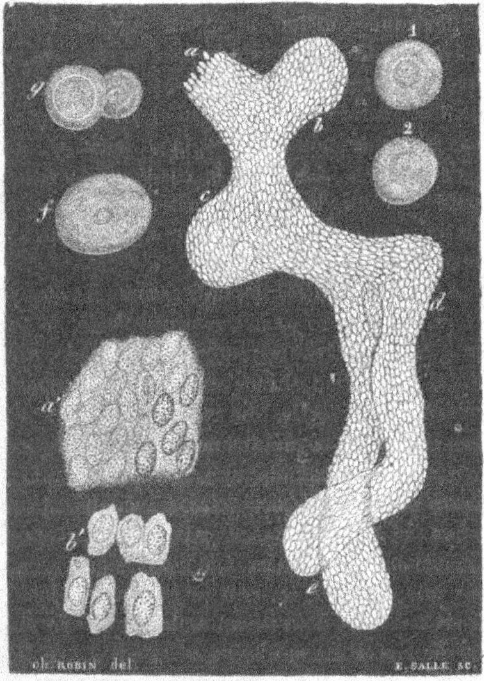

Fig. 183 *.

conduits, et y formant un cylindre fibreux central avec épithélium interposé à la paroi propre. C'est encore en suivant ces mêmes procédés, qu'on étudiera les tumeurs hétéradéniques offrant ou non des corps volumineux à noyaux dits *corps oviformes* (fig. 183, 1, 2, *f*, *g*) inclus dans les tubes (V. aussi p. 711) ; les tumeurs par *génération hétérotopique secondaire ou consécutive* à des lésions des parenchymes ou des

---

* Éléments d'une tumeur hétéradénique post-oculaire. *a*, *b*, *c*, *d*, *e*. Un filament épithélial, cylindroïde avec terminaison en cul-de-sac. *a*, *b*. Épithéliums vus à 500 diamètres, fig. 1 et 2, corps oviformes inclus dans les culs-de-sac, vus sous un grossissement de 200 diamètres.

épithéliums muqueux et cutanés (généralisation), plus ou moins prononcée d'un sujet à l'autre, et aussi selon que la lésion des épithéliums est de telle ou telle nature. (V. Ch. Robin, *Comptes rendus des séances de l'Académie des sciences*. Paris, 1855, t. XL.)

Les épithéliums, les culs-de-sac, les papilles de ces productions hétérotopiques secondaires (naissant successivement dans les ganglions lymphatiques surtout, et ailleurs encore, loin de l'organe primitivement affecté) conservent le type qu'elles ont normalement dans le tissu devenu malade directement et le premier et prennent promptement les caractères que celui-ci a acquis graduellement. Dans les cas de génération hétérotopique de cet ordre amenant la formation de *tissu du foie* dans la cavité de la veine cave inférieure, séparé de celui de l'organe même par toute l'épaisseur des parois de la veine, on fera les préparations comme s'il s'agissait du foie normal. (Voyez p. 685, § 803.)

Dans cette génération hétérotopique secondaire d'un parenchyme analogue à celui qui a été primitivement affecté, le tissu né ainsi loin du lieu où siège le type normal devenu malade, présente aussi une trame et d'autres dispositions anatomiques d'importance moindre qui ressemblent à celles du type auquel elles se rattachent anatomiquement et pathogéniquement. On remarquera que ces tissus ou organes nés pathologiquement passent par les phases embryonnaires ou normales ordinaires en empiétant sur les tissus voisins; mais ils se développent, puis atteignent rapidement le degré d'altération, causant les états dits squirrheux, encéphaloïdes, etc., que présente le tissu primitivement lésé. Ce sont là autant de particularités dont il faut tenir compte en observant les préparations de ces tissus morbides, et cela soit que la génération secondaire ait lieu dans les ganglions correspondants, sous la plèvre, sous le péritoine, dans le foie, dans le canal médullaire des os, sur le trajet des nerfs, ou enfin dans les muscles, etc. On cherchera, sur les coupes de ces tumeurs, si elles renferment des *globes épidermiques* perlés ou non. Mais avant, sur des lambeaux d'épiderme, on étudiera leur structure à l'état normal dans le prépuce des enfants, les plis de l'anus. Dans les conditions morbides, on les cherchera dans les tumeurs épidermiques du gland, de la langue, de la peau, du testicule, des séreuses, etc. On observera sur ces corps leurs centres ou noyaux variés, graisseux, calcaires, etc.; l'imbrication de leurs cellules, les globes simples et les globes complexes, intra ou extra-papillaires, etc.

Dans les tumeurs récidivées dans les ganglions ou dans un autre organe voisin du lieu d'ablation d'une tumeur d'origine glandulaire ou épithéliale ou se généralisant dans ces organes voisins du premier qui a été affecté ainsi, on cherchera s'il s'agit ou non des tumeurs dans lesquelles les épithéliums se multiplient rapidement, entraînent le développement et la propagation de ces tumeurs en peu de temps, tout en restant très-petits, en conservant à peu près les caractères qu'ils ont dans la couche la plus profonde d'épiderme cutané. Parfois, le tissu est assez dur pour permettre de faire des coupes sur le tissu frais. D'autres fois, on est obligé préalablement de les durcir. Il faut toujours, du reste, faire des préparations par coupes et dilacérations successivement pour étudier, à l'état frais, les noyaux et cellules de l'épithélium de ces tumeurs, éléments qui ont un peu les caractères de l'épithélium des ganglions lymphatiques, mais sont pourtant plus petits.

822. Dans la préparation des tumeurs hétéradéniques, comme dans celle des glandes, il est nécessaire d'associer la dilacération aux coupes du tissu durci. La dilacération doit naturellement être faite sur le tissu frais, et pratiquée souvent sous le microscope à dissection, afin de voir la longueur des tubes, la forme et le nombre de leurs subdivisions, etc. ; plusieurs des particularités relatives à la présence ou à l'absence de paroi propre, et à la ressemblance des culs-de-sac à ceux de telle ou telle glande normale, etc. (Voy. p. 678.)

On observera souvent dans ces préparations microscopiques le passage des épithéliums nucléaires à l'état d'épithélium pavimenteux que j'ai fait connaître depuis longtemps [1]. Sur un même lambeau d'épithélium, sur un même cul-de-sac, on peut voir des épithéliums nucléaires contigus formant à eux seuls la gaine épithéliales (fig. 184, *e*, *f*) ; peu à peu on arrive à des endroits où ces noyaux sont de plus en plus écartés par de la matière amorphe généralement pâle, transparente, mais uniformément et finement granuleuse (fig. 184, *d*) ; puis, plus loin, on rencontre bientôt des lignes indiquant l'existence de plans de segmentation minces, pâles, divisant cette substance en passant à des intervalles à peu près égaux entre chaque noyau, et se rencontrant sous des angles variables ; de telle sorte que chacun de ces derniers devient ainsi

[1] Charles Robin, *Tableaux d'anatomie* Paris, 1850, in-4°, dixième tableau, première colonne, n° 25. *Note sur quelques hypertrophies glandulaires* (*Gazette des hôpitaux*, Paris, novembre 1852) et *Sur le tissu hétéradénique*, *Gazette hebdomadaire*, t. III, Paris, 1856, (fig. 1 et 2.)

le centre d'une cellule pavimenteuse (fig. 184, voy. de *f* et *d* en *a*).

C'est par cette segmentation de la matière amorphe interposée aux noyaux autour de chacun d'eux, comme centre, que les épithéliums nucléaires passent graduellement à l'état de cellules pavimenteuses ayant chacune un de ces noyaux pour centre. Les lignes

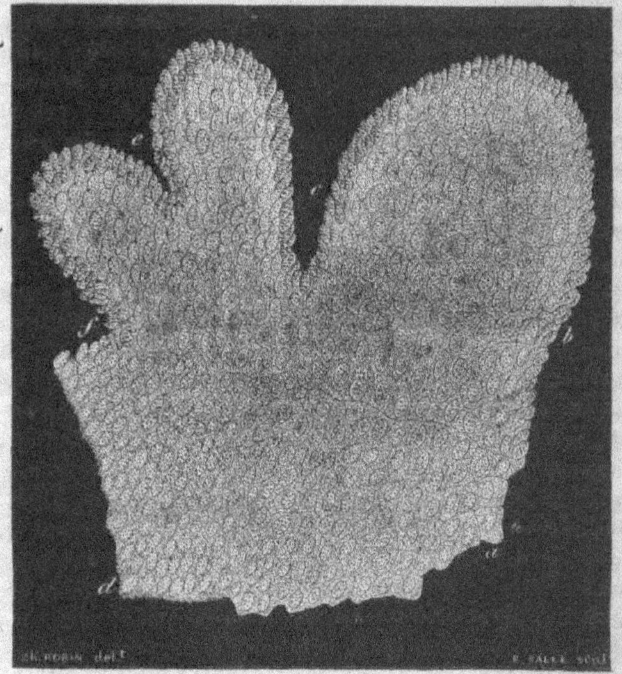

Fig. 184. — Culs-de-sac d'une tumeur hétéradénique prévertébrale de la région lombaire avec individualisation en cellules épithéliales par segmentation.

ou sillons de segmentation, d'abord pâles, quelquefois interrompus, deviennent de plus en plus nets et mieux dessinés. Les cellules qu'ils circonscrivent sont d'autant plus isolables, d'autant plus nettes, d'autant moins adhérentes les unes aux autres, et se dissocient d'autant plus aisément qu'on avance plus vers des endroits où ces lignes, limitant les cellules, sont mieux dessinées. Il arrive quelquefois que deux ou trois noyaux se trouvant très-rapprochés les uns des autres, contigus ou non, il ne se forme pas de sillon ou ligne de division de la matière amorphe immédiatement entre eux;

ils sont, au contraire, circonscrits par segmentation de la matière
amorphe qui sépare le petit groupe qu'ils représentent, et deviennent
tous ainsi le centre d'une seule cellule à deux ou trois noyaux.
C'est de la sorte que se produisent les cellules qui offrent deux,
trois ou un plus grand nombre de noyaux, à côté de celles qui en
ont un seul, comme on le voit le plus ordinairement. Tel est encore le phénomène physiologique auquel on doit de voir si souvent dans les maladies des glandes à épithélium nucléaires des
gaines épithéliales de certains culs-de-sac offrant l'état pavimenteux le plus net, à cellules quelquefois très-grandes à côté d'autres
qui ont encore leur épithélium nucléaire normal ou à noyaux plus
ou moins hypertrophiés. (Comparez *e*, *f* et *c*, *e* à *b*, *c*.)

Ce fait s'observe aussi à l'état normal dans bien des glandes d'a-
nimaux vertébrés et invertébrés selon qu'elles sont à leur complet
développement ou non. Ces données doivent être connues pour
arriver à bien déterminer la nature des dispositions observées dans
un grand nombre de préparations.

ART. X. — TISSUS DES CARTILAGES, DES OS, DES COQUILLES,<br>
DES DENTS, ETC.

823. Nous n'avons pas à revenir ici sur ce que nous avons dit
de la manière de préparer les tissus naturellement durs en général, tels que les os, les cornes, les ongles, les poils, etc. (Voy. pages 545, 546 et 548.)

Nous ajouterons que l'étude des coupes du *tissu cartilagineux*
doit être complétée par leur ébullition, soit sur la plaque de verre,
soit dans un tube, au sein d'un liquide approprié, tel que l'eau
pure ou acidulée, dans le but de liquéfier la substance fondamentale et mettre en liberté ses portions moins solubles qui limitent
les chondroplastes et (appelées *capsules du cartilage* par quelques
auteurs), ainsi que les cellules qu'elles contiennent. Toutes ces parties, en effet, sont moins attaquables par les agents précédents et
une fois mises en liberté, plusieurs détails de leur structure peuvent
être plus aisément observés.

C'est à l'aide de coupes minces qu'on a étudié dans les cartilages
leurs états *séniles* et morbides, leur passage à l'état fibroïde (non
semblable à celui des fibro-cartilages), les fines stries en forme
d'aiguilles entourant les chondroplastes et leurs altérations chez les
goutteux. On procèdera de même pour examiner la *fissuration* en
lamelles minces de la substance fondamentale allant jusqu'à ouvrir

les chondroplastes et mettre en liberté les *cellules devenues granu-leuses* (Redfern, Broca, etc.), la production de tissu lamineux entre ces parties, dans les maladies articulaires et dans l'état sénile; pour observer enfin quand a lieu le passage à l'état granuleux de leur sub-stance fondamentale et leurs *incrustations calcaires*, granuleuses sans ossification (chondromes de la thyréoïde, etc.), prouvant la diffé-rence qu'il y a entre l'ossification et les incrustations. C'est simple-ment en raclant leur surface ou en prenant de la synovie dans les cavités articulaires qu'on prépare dans l'état sénile et chez les gout-teux des petites saillies polypiformes ou villiformes simples ou ramifiées, à peine visibles à l'œil nu, se produisant principale-ment vers la périphérie du cartilage articulaire. Sous un fort grossissement on remarquera leur structure fibroïde ou cartila-gineuse avec des chondroplastes remplis de cellules petites et souvent nombreuses, surtout vers les extrémités arrondies ou renflées de ces productions, qui se détachent parfois du cartilage et flottent alors librement dans la synovie. On fera de même pour préparer le tissu des chondromes et des enchondromes dans le ca-nal médullaire et hors de l'os qu'on trouve tantôt vasculaires, tantôt non vasculaires, ayant ou non la mollesse du cartilage em-bryonnaire avec chondroplastes fœtaux on non, et enfin celle du cartilage des générations hétéropiques embryomorphes, testicu-laires, ovariques, etc., ayant des chondroplastes fœtaux, prisma-tiques triangulaires, fusiformes, etc.

C'est sur des coupes faites ainsi et parfois comme s'il s'agissait d'étudier la texture d'une tumeur glandulaire qu'on fera l'examen des masses ou nodules de cartilage compliquant les tumeurs fi-breuses, les tumeurs hétéradéniques parotidiennes et d'autres tu-meurs; puis celui de la continuité ou adhérence des fibres de la trame, avec le cartilage disposé en nodules épars, ce qui n'implique pas son identité avec les élémeuts continus avec lui, malgré une transparence égale, pas plus qu'elle n'est impliquée par la continuité existant entre les os, les cartilages et les tendons.

824. Signalons à propos de l'*ivoire dentaire* que chaque canali-cule, dans son tronc principal, ses branches secondaires et ses ca-vités anastomotiques, est tapissé d'une paroi propre; pour la voir, on prépare (p. 345, § 488) une tranche d'ivoire mince qu'on place entre deux lamelles de verre au sein d'un liquide composé de par-ties égales d'eau et d'acide chlorhydrique ordinaire; on chauffe lé-gèrement, au-dessus de la lampe à alcool, jusqu'à cessation complète

de dégagement de gaz. Alors l'ivoire est devenu mou, élastique, sans cependant se laisser écraser facilement par la compression. On place ainsi les deux lames de verre sous le microscope et on observe que, dans toute l'étendue de la masse décalcifiée, les tubes ont conservé leur position, leur forme et leurs rapports. On ajoute ensuite quelques gouttes d'eau, et on continue à chauffer jusqu'à un commencement d'ébullition du liquide. La préparation est devenue par suite extrêmement pâle, et on voit que le *cartilage dentaire* (voy. Ch. Robin et Magitot, *Genèse et développement des follicules dentaires*, p. 675 et suiv. du *Journal de la Physiologie*, 1862) est entièrement transformé en gélatine plus ou moins facilement soluble dans le liquide chauffé. On trouve alors les tubes isolés les uns des autres. Si, au lieu d'appliquer ce mode d'action des acides à une coupe d'ivoire adulte, on l'emploie, pour une partie du bord terminal d'un chapeau de dentine, chez l'embryon, la préparation offre un aspect analogue, avec cette différence que les tubes sont infiniment moins longs, dépourvus, pour un certain nombre, de branches secondaires et de leurs cavités terminales. Sur le bord extrême du lambeau d'ivoire la longueur des tubes est à peine de $0^{mm},01$, et lorsqu'en écrasant la préparation on en dissocie les éléments, on voit les petits tubes isolés, aussi larges à une de leurs extrémités qu'à l'autre, flotter librement dans le liquide sous forme de très-fins filaments. Il importe de noter que cet isolement des parois propres des canalicules peut être obtenu sur les morceaux d'ivoire naissant, à la face interne desquels on vient d'enlever des cellules dites *de la dentine* pourvues de queue aussi bien que sur les dents adultes.

Ces préparations se conservent bien dans la glycérine additionnée ou non d'un peu d'eau alcoolisée.

Le mode de préparation de la cuticule de l'émail est le suivant : on fait une mince coupe de la couronne d'une dent au moment de son éruption, ou mieux encore après cette époque. On use peu à peu cette coupe, en prenant soin de laisser intact le bord libre de l'émail. On la place alors entre deux lames de verre, au sein d'un peu d'eau, sur le champ du microscope ; on ajoute une goutte ou deux d'acide chlorhydrique, et l'on voit bientôt se soulever du bord libre de l'émail une mince membrane que les bulles de gaz chassent de tous côtés. Elle est transparente et un peu granuleuse. Son épaisseur moyenne est de $0^{mm},001$. Elle est inattaquable par tous les acides.

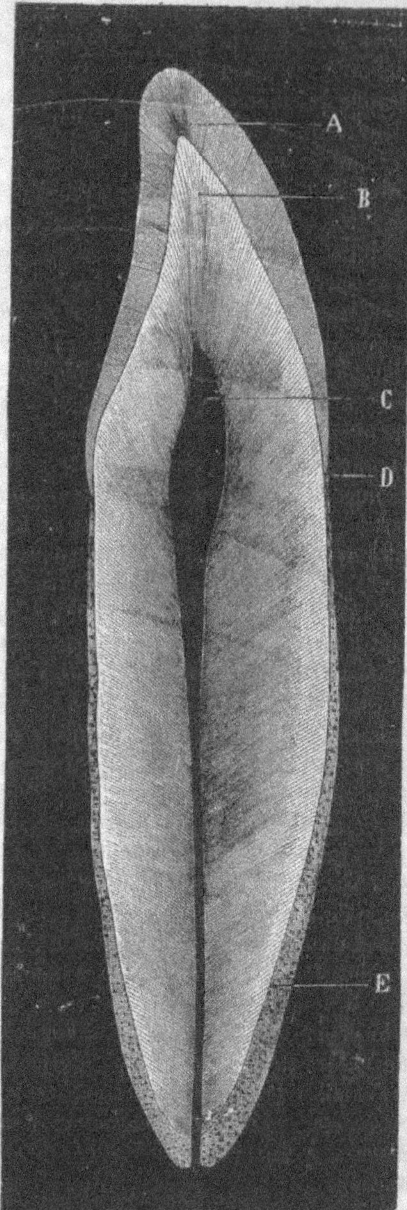

Notons, que, dans la couronne, les canalicules de la dentine (fig. 185. B) arrivent par leurs plus fines divisions jusqu'à la surface de l'ivoire au contact de l'émail (A), tandisqu'à la racine ils n'arrivent jamais jusqu'au contact du cortical osseux ou cément (E); ils se jettent toujours dans ce réseau, dit zone des cavités anastomotiques ou interglobulaires, dont les plus petites s'ouvriraient à la superficie de l'ivoire si celui-ci n'était tapissé par le cortical osseux [1].

Ces faits ne peuvent pas être constatés ou ne peuvent l'être qu'imparfaitement si on place la pièce fraîche dans l'eau. Il n'en est pas de même avec la glycérine. Cela dépend de ce que ce réactif agit sur le liquide qui remplit les espaces interglobulaires de l'ivoire, comme

[1] Ch. Robin, *Mémoire sur les cavités caractéristiques des os* (*Comptes rendus et Mémoire de la Société de Biologie*, Paris, 1856, in-8, p. 181), et *Étude des ostéoplastes au moyen de l'action exercée par la glycérine sur les éléments anatomiques des os frais.* (*Comptes rendus des séances de l'Académie des sciences* Paris, 1857, in-4, t. XLIV.)

Fig. 185.— Coupe longitudinale d'une dent incisive. A. Émail. B. Ivoire. C. Cavité dentaire. D. Collet de la dent. E. Cément ou mieux cortical osseux. (Magitot.)

sur celui des ostéoplastes; elle en dégage les gaz sur les pièces fraîches, puis ceux-ci chassent le liquide, remplissent les cavités et les font paraître de teinte foncée sous le microscope, tels qu'on les voit sur les pièces sèches. Cette réplétion des cavités interglobulaires par les gaz qui se dégagent de leur liquide peut s'opérer souvent sous les yeux de l'observateur et être facilement suivie. Ce fait montre en même temps que les espaces interglobulaires, comme les ostéoplastes, sont pleins d'un liquide et non d'une substance solide. Leur situation dans l'ivoire, leur configuration, leurs modes de communication réciproque, la disposition des globules isolés ou réunis qui les séparent, permettent de distinguer facilement ces cavités de celles des ostéoplastes. Cette distinction est aisée lors même que l'on étudie le bord d'une racine de la dent en voie d'accroissement, tapissée extérieurement d'une couche de cément ou cortical osseux; elle est possible lors même que quelques-unes de ces cavités de l'un ou de l'autre ordre se ressemblent par leur forme, surtout lorsque celle-ci est irrégulière. Cette action de la glycérine est le meilleur moyen que l'on puisse mettre à profit pour suivre le mode de production, la disposition et la nature des espaces interglobulaires. (Ch. Robin et Magitot, *loc. cit.*, p. 169. Voy. aussi p. 281.)

825. En traitant des coupes minces du tissu osseux de la même façon que l'ivoire, on peut isoler leurs cavités ou ostéoplastes et les canaux rayonnants qui s'en détachent. On démontre ainsi en eux la présence d'une paroi propre, distincte de la cavité; on les voit alors sous leur forme habituelle flottant dans le liquide, mais ils sont extrêmement pâles. En apportant une attention suffisante, on peut observer la présence des canalicules périphériques qui sont très-courts; ordinairement l'ostéoplaste reste entouré d'une petite masse gélatineuse très-pâle, d'aspect nuageux. Ces divers caractères ne sauraient toutefois permettre d'assigner une analogie de nature entre les canalicules dentaires et l'ostéoplaste avec ses ramifications. Non-seulement leur forme est très-distincte et le mode de développement du tissu osseux très-différent de celui de l'ivoire, mais encore l'isolement, au moyen des acides faibles, des ostéoplastes est bien plus difficile; leur paroi est beaucoup plus mince, plus pâle en même temps que moins résistante. Les canalicules dentaires, au contraire, s'isolent avec la plus grande facilité, et cela dans tous leurs détails de flexuosité et de ramifications secondaires. Les ostéoplastes observés dans ces conditions

contiennent souvent en outre dans leur intérieur une ou deux
gouttes d'huile pâle. Pour leur étude à l'état frais, voy. p. 280-281.

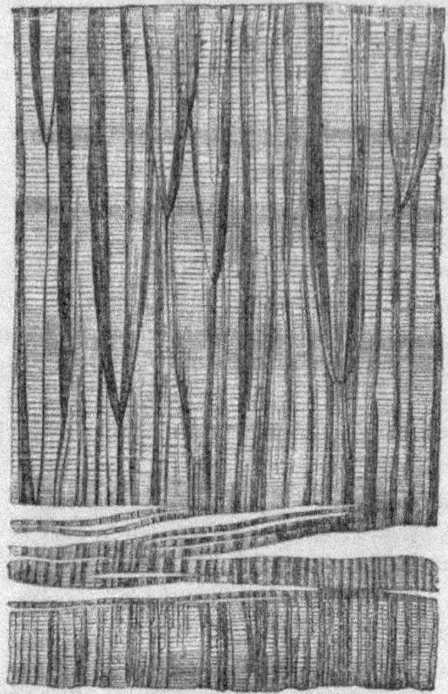

Fig. 186. — Section verticale de la coquille de la *Pinna nobilis* montrant les prismes suivant leur longueur. Grossie 7 fois. (Carpenter).

826. Pour préparer les *carapaces des Crustacés et des Mollusques testacés*, les pièces squelettiques des échinodermes, on procède comme nous l'avons dit pages 345 à 347. On remarquera que sur les mollusques testacés la coquille se compose de trois couches : la première dite épiderme, ou periostracum, c'est une couche brunâtre ou verdâtre extérieure se détachant en lamelles irrégulières d'aspect corné; la deuxième est appelée têt ou test proprement dit. Celui-ci est un tissu formé de petits prismes disposés les uns à côté des autres perpendiculairement à la surface de la coquille. Chaque prisme est moins long que la coquille n'est épaisse, et ils s'enchevêtrent (fig. 186) régulièrement par leurs extrémités taillées en pointe. Il résulte de là que, sur une coupe transversale du test, le diamètre des prismes paraît très-inégal; cette coupe montre que leur forme est régulière, prismatique à cinq ou six pans, comme des cellules épithéliales pavimenteuses (fig. 187), ce qui a fait dire à tort que les coquilles étaient formées de cellules incrustées de calcaires. Ces prismes se brisent en travers, parallèlement à la surface de la coquille, avec beaucoup de facilité. Ils peuvent offrir, d'un groupe à l'autre, des dispositions très-diverses. La nacre (fig. 188) ou couche interne irisée est formée de prismes beaucoup plus petits que ceux de la couche pierreuse ou crétacée et pourvus d'une ligne centrale plus foncée que le reste. Ils son disposés très-obliquement par rapport à la sur-

face du test et viennent se terminer par une extrémité amincie, conique avec ou sans point nucléiforme.

Sur les échinodermes dans la carapace, les piquants et les prolongements squelettiques intérieurs, on ne trouve qu'un seul élément anatomique sous forme d'une substance homogène, réfractant fortement la lumière, pauvre en substances albuminoïdes. Elle est partout continue avec elle-même, de manière à présenter une *texture aréolaire*, disposée qu'elle est en trabécules tantôt courtes et courbées de manière à circonscrire des espaces globuleux, tantôt en colonnettes étendues des précédentes à une lamelle qu'elles soutiennent comme on le voit aux surfaces interne et externe du test. Ici les espaces limités sont sous forme d'étroites galeries, communiquant les unes avec les autres, pleines d'un liquide hyalin, assez épais, se mêlant à l'eau avec assez de lenteur. Par places (fig. 189), dans les piquants particulièrement, on arrive graduellement à des parties dans lesquelles les espaces limités se réduisent à de fins canalicules plus étroits que n'est épaisse la substance qui les sépare, contrairement à ce qu'on voit dans les parties de texture aréolaire proprement dite.

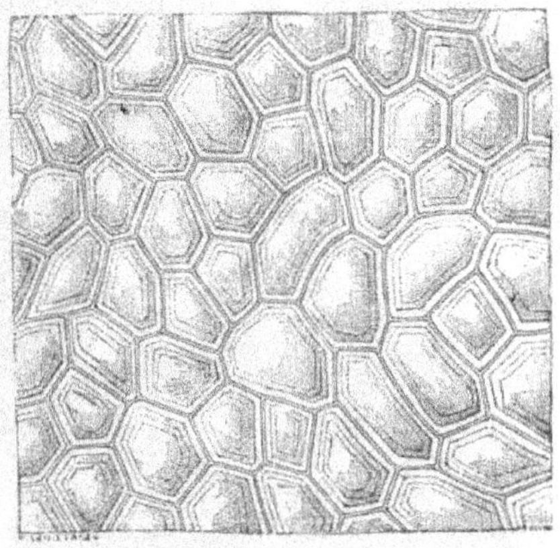

Fig. 187. — Coupe décalcifiée par les acides faibles de la coquille de la *Pinna nobilis* montrant la section transversale des prismes qui la composent. Grossie 185 fois. (D'après Carpenter.)

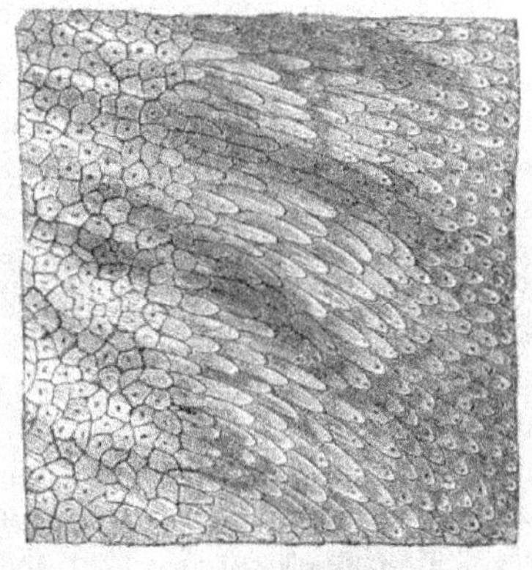

Fig. 188. — Structure prismatique de la nacre de l'*Haliotis splendens*. *a*. Prismes coupés transversalement. *b*. Leur coupe longitudinale. *c*. Point foncé nucléiforme de l'extrémité des prismes. Grossis 450 fois. (Carpenter.)

Enfin elle prend la disposition de prismes d'aspect analogue

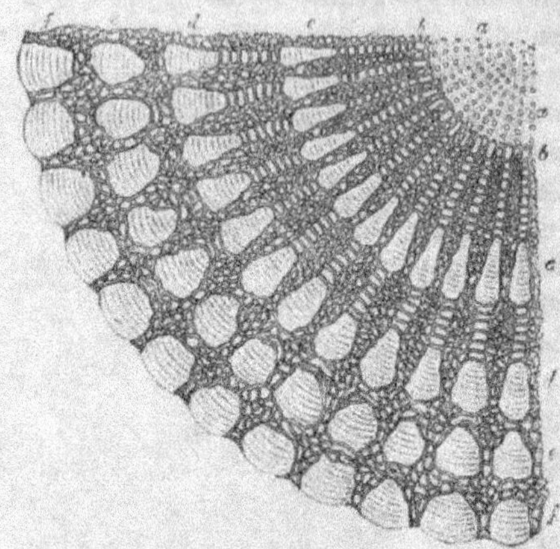

Fig. 189 *.

à celui des prismes de l'émail des dents et de la coquille des mollusques dans les pièces dentaires de l'appareil masticateur, des Oursins, etc.

### ART. XI. — ŒUFS DES ANIMAUX OVIPARES.

827. Les procédés à suivre pour étudier à l'aide du microscope la constitution des diverses parties de l'œuf des ovipares se rapprochent davantage de ceux qu'exigent l'examen de la texture des tissus que de ceux que l'on emploie pour observer les liquides.

Pour étudier ces œufs dans l'ovaire des oiseaux, des reptiles, etc., on préparera la membrane de la vésicule de de Graaf, comme s'il s'agissait de celle de l'ovaire des mammifères (voy. p. 689), afin de voir la texture de la paroi propre et l'épithélium qui tapisse la face interne de cette vésicule.

On peut, du reste, enlever avec des ciseaux courbes et des pinces fines des vésicules entières très-petites avec des œufs à divers degrés de développement (fig. 190). On cherchera à distinguer alors la membrane vitelline, le vitellus et la vésicule germinative.

La constitution du blanc d'œuf à l'état frais sera étudiée en pro.

* Coupe transversale d'un piquant d'oursin. *a.* Centre dit *médullaire*. *bb.* Première rangée de piliers solides. *cc, dd, ee, ff.* Autres rangées successives disposées circulairement par rapport au centre. Grossie 45 fois. (Carpenter.)

cédant comme s'il s'agissait d'un mucus (voy. p. 582), quelle que
soit celle de ses parties, superficielle, profonde ou *chalazique*, qu'on
observe. Quant à ce qui regarde la composition du jaune à l'état
frais, on en délayera une petite portion dans l'eau pure ou albuminée pour observer ses cellules, ses gouttes graisseuses ou autres, selon qu'il s'agit de celui des oiseaux, des poissons cartilagineux, des céphalopodes, des batraciens, des poissons osseux, des

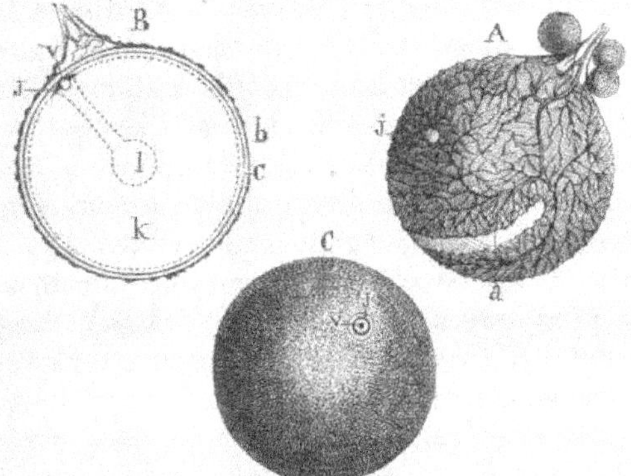

Fig. 190. — Ovule dans l'ovaire *.

mollusques gastéropodes, etc. Parmi ces derniers, dans le vitellus
des *Purpura*, des *Tur-
bo*, etc., dans celui des
glossiphonies parmi
les Annélides, on étu-
diera les corps jaunâ-
tres, ovoïdes, réfrac-
tant la lumière comme
les corps gras, mais
brunis par l'iode, qui
composent essentielle-
ment le vitellus. Ils
augmentent de volume
après la fécondation.

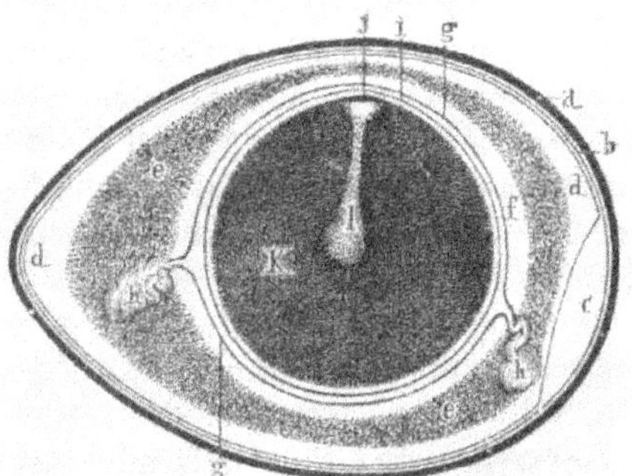

Fig. 191. — Coupe de l'œuf pondu (d'après Gerbe).

Mais pour étudier les cellules du jaune et les rapports des parties

* A, capsule ovarienne renfermant un ovule et montrant la ligne exsangue *a* : *j*, siége
de la déhiscence. — B, coupe de la même capsule et de l'ovule qu'elle contient : *b*,
parois de la capsule ; *c*, membrane vitelline ; *j*, cicatricule ou germe ; *v*, vésicule
germinative ; *k*, jaune ; *l*, *latebra* du jaune. — C, ovule sorti de sa capsule ; *j*, cicatricule ou germe vu de face ; *v*, vésicule germinative. D'après Gerbe, *in* Brehm, *Vie des
animaux*, tome III, p. xviii.

entre elles dans ces divers œufs, on les durcira par l'eau bouillante, l'alcool, les solutions de chromate de potasse, pour pratiquer ensuite des coupes, comme s'il s'agissait d'un tissu. (Voy. aussi p. 352-353.)

Rappelons ici que dans l'œuf des oiseaux et de tous les animaux dans lesquels l'œuf contient une cicatricule et un jaune (oiseaux, reptiles, poissons sélaciens et mollusques céphalopodes), on trouvera, avec des dispositions diverses d'un groupe à l'autre, les parties constituantes qui suivent : 1° la *coquille* (fig. 191, *a*), en grande partie formée de carbonate calcaire et d'une matière animale ou de chitine chez les sélaciens et les céphalopodes ; 2° la *membrane de la coque* (*b*), pellicule mince, blanche, qui revêt la surface interne de la coquille ; 3° les *chalazes* (*hh*), sorte de ligaments formés par de la substance du *blanc* de l'œuf demi-concrète, étendus entre la membrane de la coque et le jaune, à la surface duquel s'étend leur substance ; 4° le *blanc* ou *albumen*, masse visqueuse formée d'albumine, avec quelques sels de soude ; il est fluide en *d*, épais en *e*, fluide encore en *f*. Le blanc d'œuf est un mucus et peut en être considéré comme le type. Il est le produit de la sécrétion des glandules mucipares en grappe simple de la muqueuse de l'oviducte. 5° Le *jaune* (*l*), masse globuleuse, jaune, opaque et molle, enveloppée d'une membrane propre et suspendue au milieu du blanc ; il possède une cavité centrale pleine de matière claire (*i*), pourvue d'un canal à l'extrémité duquel est une masse de cellules appelée *cumulus proligère* (au-dessous de *j*) ; 6° la *cicatricule* (*j*), sous forme de tache blanche, adhérente à la surface du jaune, et qui, pendant l'incubation, devient l'embryon de l'oiseau. Le *blanc*, ou *albumen*, se sépare, au gros bout de l'œuf, de la *membrane testacée* ou *coque*, pour former la *chambre à air* (*c*), ainsi nommée des gaz qu'elle contient.

Les coupes convenablement pratiquées dans tel ou tel sens, par rapport aux divers diamètres des parties contenues dans le jaune ou à sa surface permettront de voir nettement les caractères des diverses variétés de cellules qui constituent les parties sus-indiquées, telles que la cicatricule, etc. Ces coupes et les dilacérations permettront d'isoler les grandes cellules pleines d'huile constituant le jaune ; elles permettront surtout de suivre les diverses phases de la production de celui-ci et des modes de sa sur-addition au *vitellus*, à la cicatricule. Quand on prendra des œufs à divers degrés de leur évolution ou dans l'ovaire, on aura soin de constater les différences qui séparent sous ce rapport les cellules du *jaune* de celles de sa cavité centrale (*l*), du canal (*lj*), du *cumulus* et de la cicatricule (*j*). (Voy. aussi p. 553.)

En ce qui touche le *blanc d'œuf*, les *chalazes* et la *membrane de la coque*, il ne faut pas oublier dans cette série d'observations que les stries des mucus, tant proprement dits que *demi-concrets* ou *concrets*, sont, soit parallèles, soit onduleuses et entre-croisées ou non, même lorsqu'il y a des couches différentes de cette substance. Voy. aussi p. 582, pour le caractère de ce mucus et des autres.

C'est l'exagération de cet état que l'on observe dans la *membrane de la coque* des œufs d'oiseaux et dans la membrane molle semblable des œufs de reptiles. Elle n'est pas du tout un tissu proprement dit, malgré son remarquable aspect fibrillaire et réticulé, et malgré la disposition filamenteuse de ses bords déchirés et dilacérés; aspect qui la rapproche de celui que présentent certaines membranes élastiques. Cette substance, se concrétant de la même manière que le fait la substance de la coque protectrice des œufs d'hirudinées, est fournie par des glandes un peu différentes de celles qui donnent l'*albumine d'œuf*. Les stries de l'albumine des chalazes, etc., n'ont pas la même disposition que celles de la *membrane de la coque*, et, de plus, la composition chimique de cette dernière se rapproche plus de celle de la soie et de celle de l'épiderme que de celle de l'albumine qu'elle touche et entoure.

Ajoutons enfin que la *coque d'œuf* elle-même, qui chez les oiseaux entoure la membrane précédente, est encore un produit de sécrétion de glandes propres à une portion de l'oviducte placée plus bas. Elles fournissent un liquide déjà rendu blanchâtre dans les glandes et à leur sortie, par des granules microscopiques de carbonate et de phosphate de chaux, se formant par concrétion du produit, dès son issue molécule à molécule hors de la couche épithéliale de ces glandules. Pendant ce passage à l'état concret, les sels de chaux s'unissent à 2 ou 4 p. 100 seulement d'une substance albuminoïde différente des précédentes et forment avec elle une laque minérale. Ces grains calcaires, à surface mamelonnée, ayant pour centre un autre globule plus clair, ressemblent à ceux qu'on voit à la face profonde du test des crustacés décapodes et à ceux que donne le carbonate de chaux déposé dans les solutions albumineuses, etc. Ils se soudent ensemble d'autant plus intimement qu'ils sont plus extérieurs, mais en laissant toutefois entre eux des canalicules plus ou moins réguliers, anastomosés, s'étendant des interstices des grains qui intéressent la face profonde de la coquille jusqu'à la superficie de celle-ci. Ainsi l'origine et la composition immédiate du blanc d'œuf, de la membrane de la coque et de la coquille d'œuf contredisent formellement les interprétations données à certaines dispositions purement morphologiques de ces parties, d'après lesquelles elles auraient été des *tissus* dérivant de la muqueuse de l'oviducte des oiseaux et des reptiles, comme la membrane caduque de l'œuf humain dérive de la muqueuse utérine. (Voy. Ch. Robin., *des Tissus et des sécrétions*, 1869, in-8°, p. 83).

Il n'y a pas lieu de revenir sur ce qui a été dit de la manière de faire les coupes des parties dures de l'œuf (voy. p. 345-346) et de les conserver.

ART. XII. — TISSUS ET ORGANES DES EMBRYONS.

828. Toutes les fois que l'on pourra se procurer quelque œuf de vertébré entier ou rompu contenant un embryon, il est plusieurs ordres de parties dont il faudra étudier la structure à l'état frais, autres même que l'amnios, l'allantoïde, le cordon, le chorion et ses villosités, organes de la préparation desquels nous avons déjà parlé, sans parler de la vésicule ombilicale dont le contenu et les parois doivent être examinés séparément. (Voy. p. 353, § 498.)

829. Parmi ces parties, citons en premier lieu le tissu nerveux cérébro-spinal, qu'il faudra préparer comme nous l'avons dit pages 338 à 340 et 640, après l'avoir mis à nu en fendant avec des ciseaux fins le canal rachidien. On pourra ainsi bien étudier comparativement, sur le fœtus et sur l'adulte, les *myélocytes*, dont la quantité relative est considérable avant la naissance dans l'encéphale et dans la rétine. En comparant ces noyaux à ceux du tissu lamineux de la pie-mère, etc., on constatera combien ces éléments nerveux (*myélocytes*) diffèrent des *noyaux embryo-plastiques* ou du tissu cellulaire. On constatera en même temps les caractères propres (voy. p. 640) de la *substance amorphe* grise unissante ou intercellulaire et intertubulaire du système cérébro-spinal (*névroglie* ou *tissu conjonctif cérébral* de quelques auteurs), et combien elle diffère du tissu lamineux de la *pie-mère*, de celui du canal central de la moelle ou des divers organes du fœtus; combien par suite est notoire l'erreur de ceux qui confondent les myélocytes avec les noyaux du tissu lamineux et la substance amorphe-cérébrale avec ce dernier tissu. Sur des coupes faites sur des fœtus de plus en plus âgés (voy. p. 655), on constatera la diminution de la quantité de la substance grise cérébro-spinale qui prédominait d'a-

bord, au fur et à mesure qu'avec l'âge un plus grand nombre de cylindre-axes s'entourent de myéline. Voy. aussi p. 641.

850. On observera ensuite la corde dorsale, que l'on isolera sous la loupe, etc., avec des aiguilles à dissection, si le rachis cartilagineux n'est pas encore développé. Il faudra la préparer dans une sérosité claire ou dans le liquide amniotique, parce que l'eau gonfle et déforme ses cellules. Pourtant on peut en faire des préparations se conservant suffisamment bien dans le liquide de Pacini (page 376).

Si les corps vertébraux et même leurs apophyses transverses et leurs lames sont développés, on peut, en enlevant ces dernières parties, placer tout le rachis entre deux lames de verre dans une sérosité ou dans la glycérine et voir à un faible grossissement la disposition du cordon celluleux et de l'enveloppe de la notocorde. Sous le microscope à dissection, l'on peut parvenir avec des aiguilles et des ciseaux fins (page 118, 160 et 166), à en isoler des portions qui, préparées comme il a été dit plus haut, peuvent être observées sous un fort grossissement, puis ensuite traitées par l'eau et autres réactifs pour voir l'action de ces composés sur les cellules.

Pour préparer le contenu des dilatations ou cavités intervertébrales de la notocorde, dont on étudiera la forme par des coupes transversales du rachis, il suffit d'ouvrir celles-ci en tranchant les disques avec un petit scalpel et d'enlever le contenu sur la pointe de ce dernier. On étale ce contenu dans une sérosité, et après avoir examiné sous un faible grossissement la forme et les dispositions des groupes ou amas de cellules provenant de la notocorde, on les place sous un objectif fort pour étudier les modifications subies par les cellules elles-mêmes et celle que leur font éprouver aussi l'eau, les acides et le passage à l'état cadavérique.

C'est encore sur les organes squelettiques des embryons et des fœtus frais que devront être pratiquées les coupes minces destinées à l'étude de l'apparition et du développement des cavités articulaires, des points d'ossification dans le squelette cartilagineux du tronc et des membres.

Ces préparations devront être conservées dans la gélatine glycérinée, ou dans la glycérine additionnée d'une petite quantité de solution de soude, en raison des particularités que nous avons mentionnées plus haut (§ 383, p. 281), ou dans la gélatine glycérinée, (p. 372).

831. Avant même de préparer ces organes et leurs éléments, on devra, sur les embryons aussi frais que possible, observer le tissu des parois du tronc, ou des moignons des membres. Pour cela, on enlève des tranches minces de ces parties à l'aide des ciseaux courbes et sans les dilacérer, on les place dans une sérosité limpide ou dans le liquide amniotique. On les examinera d'abord sous un grossissement de 300 diamètres environ pour étudier l'arrangement réciproque des éléments anatomiques.

Une légère pression sur le couvre-objet ou la dilacération suffisent pour isoler assez ces éléments et permettre leur étude sous un grossissement de 500 diamètres nécessaire pour observer les noyaux et le tissu embryo-plastique. La comparaison des préparations ainsi faites du tissu frais à celles tirées d'embryons du même âge durcis par l'alcool, le liquide de Müller, etc., sera des plus instructives pour montrer combien ces éléments et la substance amorphe hyaline qui leur est interposée, sont ratatinés, déformés, etc., par ces agents. Elles montreront en outre que les faisceaux striés des muscles en voie de développement, quand il y en a déjà, bien que petits, parfois allongés, etc., sont moins modifiés que le tissu embryo-plastique, quoiqu'ils le soient sensiblement aussi.

Des embryons frais, non déformés ni déchirés devront, comme les invertébrés de consistance molle, être placés quelques semaines dans la solution de Müller, le bichromate de potasse, la solution faible d'acide chromique, pour servir à faire des coupes minces d'ensemble, ainsi que nous l'avons dit plus haut (p. 346). Ces coupes faites sur des embryons d'âge différent et portant sur la tête, le cou, le thorax, l'abdomen et les diverses articulations, permettent de voir les changements de rapports, d'épaisseur et même de structure que présentent successivement les divers organes constituant ces parties du corps. Elles devront être étudiées d'abord sous de faibles grossissements et les détails de structure pourront ensuite être observés à l'aide d'objectifs plus puissants si les préparations sont assez minces et assez transparentes.

Ces préparations doivent être conservées dans la térébenthine du Canada, quand elles sont épaisses, dans le liquide durcissant additionné ou non de glycérine, ainsi que dans la gélatine glycérinée (page 372), quand elles sont minces.

*Follicules et bulbes dentaires.*

832. Il est important que l'anatomiste fasse lui-même ses pré-

parations et tienne ainsi parfaitement compte des conditions dans lesquelles il les exécute. Une coupe pratiquée sur un follicule durci et passant au voisinage de la surface extérieure a pu être prise pour une coupe centrale. Les préparations sur les pièces durcies seront donc faites seulement dans les circonstances dans lesquelles on veut simplement retrouver les rapports généraux des parties principales ou rappeler certaines dispositions déjà observées à l'état frais. Sous ce rapport, elles sont très-utiles ; mais elles ne permettent plus de tenir compte des relations minutieuses des parties les plus délicates, des caractères de coloration, de résistance et de structure des tissus qu'on observe. (Magitot et Ch. Robin.)

833. *Examen des follicules dans leur totalité.* Pour procéder à l'examen microscopique d'un follicule dans sa totalité, il faut, après l'avoir disposé convenablement comme nous le dirons plus loin, l'observer d'abord à un faible grossissement, de 10 à 30 diamètres par exemple. On voit alors le sac folliculaire sphéroïdal, d'un diamètre variant de 2 à 4 millimètres, en rapport d'un côté avec la gencive, de l'autre avec les vaisseaux et nerfs qui pénètrent par le point opposé. Lorsque la transparence des parties est suffisante ou qu'elle a été exagérée artificiellement par certains liquides, la glycérine par exemple, on peut voir à peu près toutes les parties constituantes du follicule. La paroi folliculaire apparaît la première avec son système vasculaire ; au-dessous s'aperçoit l'organe de l'émail, enveloppé chez quelques animaux par l'organe du cément. Ce germe de l'émail, entièrement dépourvu de vaisseaux, est pâle et blanchâtre ; sa forme de calotte, recouvrant le bulbe ou germe de l'ivoire sous-jacent, donne souvent lieu, par suite d'une légère compression, à son glissement sur les parties voisines et à son isolement, pour ainsi dire, au milieu de la cavité folliculaire. Au-dessous de ce dernier se trouve le bulbe dentaire, simple ou multiple, selon qu'il s'agit de telles ou telles dents et de telle espèce animale. Il est beaucoup plus opaque que les autres organes de l'appareil folliculaire, adhère intimement à la base du sac et reçoit par là les vaisseaux et nerfs dont son tissu est abondamment pourvu, tandis que le germe de l'émail, au contraire, n'a avec les parties voisines que des rapports de contiguïté et ne renferme ni vaisseaux ni nerfs. (Voy. sur ces tissus, p. 620 et p. 622, § 759.)

Enfin, au sommet du bulbe, lorsque l'examen porte sur des follicules d'embryons de plus de 5 mois, on observe une petite masse triangulaire noire et opaque, qui n'est autre que le chapeau de dentine plus ou moins développé, et situé aussi entre les deux germes de l'ivoire et de l'émail, qu'il tend à séparer l'un de l'autre. Il est facile d'observer, sans rupture du follicule et à travers les parois, les diverses parties constituantes de l'appareil. Cependant, cette étude, fort utile au point de vue des notions de forme et de rapports réciproques des organes, ne saurait convenir pour l'examen de la composition intime des tissus, l'opacité du follicule ne permettant pas l'observation à un grossissement suffisant. Il faut alors ouvrir la cavité folliculaire, isoler successivement les organes qu'elle contient, et en étaler une partie sur une lame de verre qu'on observe à un grossissement variant, selon les tissus, de 300 à 500 diamètres. Dans cette sorte d'examen, il importe de détacher des fragments de l'organe qu'on étudie sur divers points de son étendue et de les observer comparativement; de cette manière on peut juger des différences de structure suivant les diverses régions d'une même partie. C'est ainsi que sera fait l'examen des organes de l'ivoire, de l'émail, de l'organe du cément sur les ruminants, et de la paroi folliculaire.

Quant à l'étude des parties dures du follicule, ivoire, émail ou cément en voie de formation, le mode de préparation sera un peu différent; si l'on veut, par exemple, observer un chapeau de dentine, on doit l'enlever délicatement de la surface du bulbe, le placer sur une lame de verre, ou détacher de son bord libre un petit fragment aminci et encore mou qu'on place au sein de la glycérine. On observe ainsi la transition insensible par laquelle l'ivoire passe de l'état mou à l'état éburné, la formation des canalicules, des globules de dentine, etc.; l'examen de l'émail en voie d'extension sur l'ivoire s'effectue comme nous l'avons dit, et en grattant la petite couche de substance crétacée qui recouvre la surface extérieure du chapeau de dentine. Cette substance, examinée à un grossissement de 300 à 400 diamètres, montre les prismes de l'émail plus ou moins longs, mais très-nettement reconnaissables à leur forme, leurs réactions, etc.

834. *Préparation des follicules de première dentition.* Chez l'homme, on peut les rencontrer depuis la fin du deuxième mois après la conception; sur le veau et l'agneau, leurs premières traces sont visibles dès la fin du premier mois; chez le porc, à une époque voisine de la précédente; leur mode de préparation varie également suivant la période présumée de leur développement. Lorsqu'ils commencent à se montrer à la face profonde de la gen-

cive, il suffit souvent, pour les isoler du maxillaire, de gratter légèrement l'os vers le bord libre des alvéoles afin de détacher le périoste de ses adhérences avec la muqueuse, puis de saisir celle-ci avec une forte pince et de l'arracher brusquement d'arrière en avant de la gouttière osseuse ; on trouve alors les follicules à la face profonde de la muqueuse ainsi détachée sous forme de petits grains rougeâtres. On peut aussi, après avoir, avec des ciseaux très-fins, coupé les lambeaux de gencive qui flottent de chaque côté au niveau de l'insertion périostale, disposer la série des follicules et la muqueuse à laquelle ils adhèrent entre deux lames de verres pour l'observation microscopique. (E. Magitot et Ch. Robin.)

Lorsque les follicules dentaires offrent un développement plus avancé, et que, par exemple, l'ivoire a déjà commencé à paraître au sommet du bulbe, le mode d'isolement que nous venons d'indiquer ne saurait convenir. La masse du follicule volumineux et fragile, le cloisonnement commencé des alvéoles, l'adhérence du faisceau vasculo-nerveux au fond du sac, et sa division au niveau des trous sous-orbitaire et mentonnier, occasionnent nécessairement, pendant le renversement de la muqueuse, des déchirures de la paroi. Nous conseillons, dans ce cas, le procédé suivant, applicable à l'homme et aux autres mammifères. Après avoir gratté avec soin le maxillaire (fig. 210) sur ses deux faces, on détache par fragments sa lame externe au moyen d'une pince à dissection assez fine, dont on introduit un des mors au-dessous de la lame osseuse. On arrive ainsi à découvrir entièrement par le côté externe toute la série des follicules qu'on peut, au moyen de quelques tractions ménagées, enlever complétement et disposer à son tour pour l'observation microscopique. De cette manière, l'anatomiste pourra se constituer une collection de préparations de follicules depuis le moment de leur apparition jusqu'à l'époque de la naissance et même un peu au delà.

Lorsqu'on a placé sous le microscope un bulbe convenablement préparé avec le chapeau de dentine en voie d'évolution qui lui adhère, on voit les tissus dont suit l'énumération, si l'on examine la préparation des parties profondes vers l'extérieur et au niveau du bord mince et flexible de l'ivoire : 1° le tissu du bulbe ; 2° la rangée de cellules de la dentine juxtaposées (*membrane de l'ivoire* de quelques auteurs) ; 3° le bord du chapeau de dentine s'amincissant de plus en plus ; 4° sur la face extérieure de ce dernier s'avance la couche extérieure amorphe du bulbe, dite *membrana præformativa :*

on la suit plus ou moins loin du côté du sommet du chapeau de
dentine, en approchant duquel elle apparaît ; elle tapisse l'ivoire

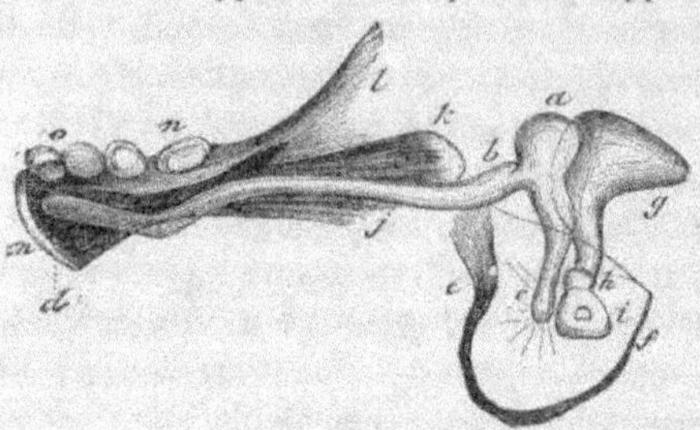

Fig. 192 *.

en formant à sa surface
de légères bosselures
ou ondulations trans-
parentes, très-délica-
tes ; 5° en dehors d'elle
et contiguës à sa face
externe, se voient les
cellules de l'émail, qui
s'en détachent très-fa-
cilement et ne lui res-

tent pas adhérentes dans la plupart des préparations. (Voy. Ch. Robin et Magitot, *Journal de la physiologie*, 1861. *Genèse et développement des follicules dentaires*, p. 185 et suivantes.)

835. *Conservation des préparations microscopiques.* — Le procédé qui mérite la préférence consiste à placer le follicule dans
son entier, entre deux lames de verre, ou dans une cellule (voy.
p. 230). Lorsqu'on a isolé une série de follicules ou un follicule
qu'on veut garder de cette façon en respectant son adhérence à
la gencive et ses rapports vasculaires, on le dispose au centre
d'une lame de verre au sein du liquide, puis on recouvre la première lame d'une seconde plus mince, fixée par ses quatre coins à la
première par des gouttelettes de cire, de résine ou de cire à cacheter
fondue ; les deux lames ainsi fixées l'une à l'autre interceptent une
cavité occupée par la préparation et qu'on achève de clore à l'aide

* Cartilage de Meckel, maxillaire inférieur et anneau tympanique chez un embryon de
deux mois et demi. *b d.* Portion extra-tympanique et maxillaire de la moitié gauche
du *cartilage de Meckel* présentant trois courbures alternativement en sens inverse. *b.*
Renflement de cette portion du cartilage près du point où elle se continue avec le col
du marteau. *d.* Extrémité antérieure un peu élargie de ce cartilage. *a.* Tête du marteau, ou partie intra-tympanique du cartilage. *c.* Extrémité de la longue branche du
marteau adhérente à la membrane du tympan qui forme de très-petits plis radiés autour
de cette extrémité. *g.* L'enclume. *h.* L'os lenticulaire. *i.* L'étrier. *e f.* Début de l'arc tympanique osseux. *j m.* Corps du maxillaire inférieur, formant au-dessous de la concavité de
la courbure moyenne du cartilage un angle obtus qui plus tard devient l'angle de la mâchoire. *k.* Indique la portion du maxillaire qui devient plus tard la partie condylienne.
L'extrémité opposée ou symphysaire de l'os (*m*) est plus opaque, marquée d'aréoles à
bords foncés ; le bord supérieur de cette extrémité est irrégulier par suite de la présence de dépressions qui logent les follicules des deux incisives, de la canine et de la
première petite molaire (*o*, *n*). *j.* Extrémité libre de la lame interne du corps de la
mâchoire, ou mieux de la gouttière alvéolo-dentaire ne représentant encore qu'une
mince aiguille (*aiguille de Spix*), facile à détacher du reste de l'os. *l.* Portion de la
branche ascendante du maxillaire inférieur qui deviendra l'apophyse coronoïde. Des
traînées osseuses radiées unissent son bord inférieur à la portion (*k*) qui deviendra la
partie condylienne.

du bitume de Judée. Ainsi déposée dans un liquide convenable, une préparation peut être gardée sans la moindre altération pendant plusieurs années. On peut aussi conserver dans son intégrité le follicule dans ses rapports avec le cartilage de Meckel et les organes de l'oreille moyenne (fig. 192) avec leur disposition intérieure.

La glycérine pure ou mélangée avec une dissolution de gomme arabique, et les baumes nous paraissent être les substances préférables quand il s'agit de conserver des préparations épaisses, sans rien perdre par l'évaporation, ni altérer considérablement les tissus, elles leur donnent une transparence souvent très-favorable.

Quant aux éléments anatomiques frais, tels que les cellules de l'émail, l'organe de l'émail, le tissu bulbaire ou phanérophore, les cellules de la dentine, c'est dans les liquides de Pacini (page 577), et dans la gélatine glycérinée (p. 372) qu'il faudra les conserver.


# CHAPITRE IV

### De l'emploi du microscope en physiologie animale.

836. L'emploi du microscope est indispensable à la plupart des études physiologiques, soit d'une manière indirecte, pour arriver à déterminer la nature des parties agissantes ou modifiées, soit d'une manière directe, pour constater l'existence des actes mêmes.

Sous le premier point de vue, les deux chapitres précédents donnent toutes les indications nécessaires touchant la marche à suivre pour que le physiologiste puisse connaître la nature glandulaire, testiculaire, ovarique, nerveuse, musculaire, etc., des organes sur lesquels il expérimente ou qu'il dissèque avant d'étudier leur manière d'agir.

Ils les donnent également en ce qui regarde les procédés à employer pour déterminer les causes de la couleur et des changements d'aspect des humeurs, quand ils sont dus à des éléments anatomiques ou autres particules, en suspension dans un fluide variant d'une période à l'autre de l'accomplissement de telle ou telle fonction ; pour juger de la nature et des degrés des modifications subies par les divers aliments durant leur trajet intestinal ou après leur déjection. Il en est encore de même pour ce qui concerne l'étude des phases de la pénétration des corpuscules graisseux au travers des cellules épithéliales de l'intestin et de la substance des villosités, la présence ou l'absence d'orifices au travers des membranes et des tubes naturels ou artificiels sur lesquels on observe le passage des liquides.

Les données exposées en étudiant la manière de préparer les ovules, etc. (pages 352, 353, 692 et 720), suffisent pour montrer comment on doit procéder en embryogénie pour suivre les phases d'évolution de l'ovule et de ses parties, celles de la fécondation, les modifications consécutives du vitellus, la production des globules polaires et du noyau vitellin, la segmentation, la formation des parties de l'embryon et leurs changements successifs de rapports, de forme, de volume et de structure ; car l'embryogénie est une division de la physiologie dont l'étude repose inévitablement sur l'emploi incessant des loupes et des microscopes.

### Étude du mouvement des cils vibratiles.

837. Pour observer ces mouvements sur les muqueuses, on en enlève un mince lambeau superficiel à la surface de la trachée ou des fosses nasales des mammifères ou des oiseaux, dans le voisinage de l'orifice laryngien des batraciens, à la surface des branchies des mollusques, etc. On enlève ces lambeaux par abrasion avec un bistouri ou des ciseaux courbes, ou par déchirure avec de bonnes pinces fines. On les place dans du mucus, du sérum sanguin ou toute autre sérosité, s'il s'agit des animaux à vie aérienne ; on cherche à avoir des lambeaux repliés montrant les cils saillants sur ce bord. Pour les êtres qui vivent dans l'eau, on peut les mettre dans le liquide où se trouvait l'animal. Si les mucus sont trop denses, on peut les étendre avec une sérosité fluide ou même avec un peu d'eau à 25° ou 30°. Les mouvements ciliaires s'arrêtent en général quand la température descend au-dessous de 10° et même avant, mais elle reprend si on chauffe la préparation ; en maintenant la température à 35° ou 40° on les active beaucoup. (Voy. aussi pages 237 et 741.)

Quand les mouvements cessent, on voit les *cils vibratiles* sous forme de filaments très-fins, hyalins, très-transparents, homogènes, en forme de *cils* d'une extrême petitesse ($0^{mm},005$ à $0^{mm},050$), dressés sur toute la surface ou une partie seulement de certaines *cellules épithéliales* des vertébrés et invertébrés, des embryons des divers animaux et de quelques algues (*zoosporées*). Les cils vibratiles, se contractant par eux-mêmes, se meuvent d'un *mouvement vibratile* très-vif et continu qui chasse le liquide et les corpuscules qu'il tient en suspension. Le fait a lieu sans que des nerfs arrivent aux parties qui en possèdent, et même pendant vingt-quatre ou soixante heures hors de l'animal, lorsqu'on tient les éléments anatomiques ou les fragments d'êtres qui les portent dans des conditions d'humidité et de température convenable. L'application locale des narcotiques et de beaucoup de principes végétaux actifs sur les muscles ne modifie ni n'arrête ce mouvement, dans lequel il n'y a pas raccourcissement de tout le cil, mais inclinaisons ou courbures alternatives, soit par torsion de la base de l'organe, soit par raccourcissement borné à l'un des bords, puis venant ensuite à l'autre bord.

On distingue deux sortes de cils, d'après les parties ou les êtres qui les portent : 1° *Cils vibratiles* proprement dits ou *des éléments anatomiques*. On les trouve : *a*. chez les animaux à sang chaud, sur les cellules d'épithélium prismatique seulement ; *b*. chez les autres animaux, en outre, sur les cellules sphériques, les pavimenteuses, et même sur des épithéliums nucléaires (fig. 193 *c*,) ; ceux des spermatozoïdes et des *zoospores* des algues (à 2 ou 4 cils), des cryptogames vasculaires et des mousses (à cils nombreux), ne diffèrent pas essentiellement des cils vibratiles précédents. Ce fait appuie la comparaison de la *queue* des spermatozoïdes avec des cils. 2° *Organes* ou

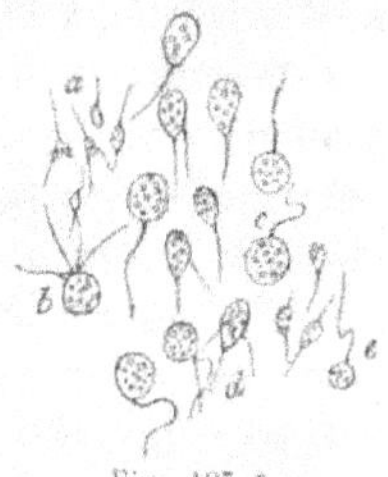

Fig. 193 *.

*filaments vibratiles* (*flagellum*, etc.) situés sur la surface du corps des animaux sans être sur des cellules, mais bien en continuité de substance avec la matière homogène, granuleuse ou non, de la surface de ces organismes, tels que des infusoires à divers degrés de développement, les planariées, les tentacules des mollusques bryozoaires, etc.

*Étude de la contraction musculaire et du cours du sang.*

838. Tous les observateurs ont signalé depuis longtemps comment l'étude sous le microscope des animaux invertébrés transpa-

rents, des embryons des vertébrés et autres , permet de suivre directement, soit sur les faisceaux striés, soit sur les faisceaux de
fibres lisses ou sur ces fibres isolées même (voy. p. 674) les phénomènes de leur contraction. C'est surtout en étudiant la circulation
dans la langue de la grenouille, étudiée comme il est dit (p. 736)
qu'on peut voir le raccourcissement avec gonflement des faisceaux
striés de cet organe se propageant sur toute la longueur ou sur une
portion seulement de ceux-ci. Le fait est surtout nettement saisissable, ainsi que l'a depuis longtemps décrit M. Donné (*Cours de microscopie*, Paris, 1844, in-8°, p. 114), quand on parvient à enlever
l'épithélium lingual sans causer trop d'hémorrhagie.

839. Aux faits déjà exposés (p. 3 et suiv.) concernant la marche
à suivre pour étudier la circulation sur des animaux vivants, nous
ajouterons les suivants. (Voy. V. Feltz, *Sur le passage des leucocytes à travers les parois vasculaires*, in *Journal de l'Anatomie et de
la Physiologie*, Paris, 1870, p. 43.)

*Circulation dans le mésentère de la grenouille*[1]. On fixe la
grenouille sur le dos contre une plaque de liège à l'aide de fortes
épingles, après lui avoir préalablement lié ensemble les pattes de
derrière. A chaque membre antérieur, on attache un petit lacs qui
permet de le tirer à volonté et de le maintenir aussi immobile que
possible. La tête est retenue par des épingles qu'on passe dans la
mâchoire supérieure sans le moindre inconvénient.

La grenouille établie sur la planchette de liége[2], il s'agit d'a-
voir sous le microscope une partie suffisante du mésentère, sans
saignement des parois de l'abdomen et surtout sans dilacération
de la séreuse à examiner.

Pour ce faire, on fend l'abdomen sur le côté gauche, dans une
étendue de 2 centimètres, par incision successive des couches et
très-lentement, pour laisser aux petites hémorrhagies inévitables
le temps de s'arrêter par le contact de l'air ou par l'application

---

[1] Joblot a décrit et figuré plusieurs sortes de *porte-objets*, cadres ou supports
destinés à étaler et immobiliser la queue et le corps des têtards et des petits
poissons, *afin*, dit-il, *de mettre hors de contestation, à l'aide du microscope, le
fait de la circulation du sang, de son passage des artères dans les veines, son
arrêt, sa reprise*, etc. (*Observations d'hist. naturelle*. Paris, 1746 et 1755, in-4°,
t. II, pages 61 et 74, et pl. 18, 21 et 22.)

[2] Adams (*Micrographia illustrata*. London, 1746, petit in-4°, p. 45, pl. XIII,
fig. 48) a figuré un appareil en laiton, avec la manière d'y étaler le mésentère
de la grenouille pour observer sur lui la circulation du sang à l'aide du microscope.

d'un corps froid. Le péritoine ouvert, on déroule l'intestin en le tirant hors de la cavité abdominale. De cette manière, on obtient une portion de mésentère suffisante, qu'on étale sur une plaque de verre légèrement échauffée, soit au soleil, soit sur une lampe à alcool. On choisit la lame de verre de façon que l'intestin la déborde, puis on place cette dernière chargée du mésentère sur la moitié encore inoccupée du liége auquel l'animal est attaché, et l'on fixe l'intestin sur cette table au moyen de petites épingles. De la sorte, il est de toute impossibilité qu'une goutte de sang puisse tomber sur la plaque de verre qui supporte le mésentère.

Avant d'établir d'une manière fixe le mésentère, il faut avoir soin de faire au liége une fenêtre correspondant à la place où devra se trouver la lame de verre; car cette dernière devra être libre dans toute l'étendue de la partie moyenne de sa face inférieure. L'observation microscopique sera ainsi très-facile, lorsque l'on aura fixé le petit verre porte-mésentère à l'aide d'un mastic quelconque.

Pour le nettoyage des parties, on se sert d'un pinceau très-mou et d'eau distillée pure et tiède. On n'emploie aucun réactif, parce qu'il faut éviter l'action d'agents étrangers sur les substances coagulables qu'ils pourraient rencontrer dans les tissus.

On peut procéder à volonté avec ou sans couvre-objet.

On se sert des faibles grossissements pour suivre l'ensemble des courants (objectif nº 1 de Nachet), et les objectifs 2 à 5, avec divers oculaires, pour observer les autres particularités.

On voit les leucocytes progresser plus lentement que les hématies; ils sont toujours plus rapprochés de la zone transparente de plasma que de l'axe du courant occupé par les globules rouges. Il est des capillaires où les globules passent un à un; c'est en ces points qu'il est facile d'établir par l'observation que les globules blancs passent, chez la grenouille, dans le rapport d'un pour quinze rouges, et au maximum un pour vingt.

On voit encore, dans le mésentère, un certain nombre de vaisseaux incolores, peu réguliers, souvent accolés aux artérioles, à circulation très-lente, centripète, avec des leucocytes ronds, sans globules rouges; ce sont des *vaisseaux lymphatiques*.

Quant aux autres parties constituantes du péritoine, il est aisé de les voir et même de les étudier. L'épithélium se montre sous forme d'une lame unique et mince, formée de cellules plus ou moins régulièrement polyédriques, juxtaposées les unes aux autres, sans interposition de quoi que ce soit. Ces cellules épithéliales sont très-transparentes, et ont chacune un noyau distinct.

A de faibles grossissements, on ne voit pas d'éléments cellulaires dans la trame fibrillaire, mais à 350 diamètres déjà on remarque çà et là quelques renflements allongés et fusiformes, sans noyaux, ni nucléoles, avec des granulations très-fines qui réfractent peu la lumière et qui font que les éléments fibro-plastiques dont il s'agit se découpent sur le fond clair des préparations sous forme de fuseaux plus ou moins opaques. Dans le voisinage des vaisseaux, existent de loin en loin quelques cellules adipeuses.

Pour la membrane interdigitale, on peut se servir du *frog plate* de Goadby. C'est une plaque de cuivre, ayant sur les côtés une rangée de trous. La grenouille est maintenue dans un sac attaché à la plaque de cuivre par un lien, la patte de la grenouille est étendue sur un verre, à l'aide de fils que l'on enroule dans des chevilles, qui se placent dans les trous. Ce moyen est facile à employer.

*Circulation dans la langue de la grenouille.* On fixe solidement l'animal sur une plaque de liège, en procédant comme ci-dessus. L'immobilité une fois obtenue, on écarte les deux mâchoires de l'animal, et avec une pince mousse on tire la langue au dehors. Cette manœuvre réussit mieux si l'animal est couché sur le dos que sur le ventre ; il y a moins de torsion du pédicule, et par conséquent moins de gêne dans les troncs vasculaires qui pénètrent dans la langue par sa base d'insertion.

La langue est ensuite étalée sur une lame de verre plus ou moins circulaire, à bords mousses, mesurant à peu près 1 centimètre carré : celle-ci est disposée et fixée sur une fenêtre pratiquée dans la lame de liège, au devant de la bouche de la grenouille ; tout autour du support de verre, on fixe les bords de la langue à l'aide de fines épingles plantées dans le liège. De cette manière, on a sous le tube du microscope une certaine étendue de la langue bien étalée sur une plaque de verre ; on peut y placer un couvre-objet ou s'en passer ; l'observation sera aussi facile dans ce cas que dans l'autre.

En examinant l'état des choses immédiatement après les dispositions ci-dessus mentionnées, on verra très-facilement l'épithélium de la langue présentant de distance en distance des solutions de continuité résultant probablement de l'étirement que l'organe a subi dans les préparations préliminaires. Le tissu musculaire se distingue très-aisément, ainsi que la trame qui forme la charpente de l'organe.

Comme pour le mésentère, il sera aisé de séparer le système artériel, le veineux et les différents ordres capillaires. La circulation centrifuge est plus rapide que celle de retour; entre ces deux courants, on remarquera sans peine la circulation capillaire qui se caractérise par sa moindre rapidité et la direction des courants en divers sens.

Les artères, les veines et même les gros capillaires présentent de chaque côté de la colonne courante des globules rouges, la zone latérale transparente formée du liquide hyalin ou plasma avec ou sans leucocytes, qui est surtout bien accusée dans les vaisseaux centrifuges où le torrent *central* ou *axile* est très-accentué. Cette zone est aussi appelée *espace blanc, couche globulaire inerte.* Les pulsations cardiaques retentissent dans tout le système artériel, mais ne se font nullement sentir dans les capillaires proprement dits ni dans les veines. Ce n'est que lorsque la circulation s'est très-ralentie ou presque suspendue dans les capillaires et qu'elle reprend qu'on voit l'impulsion cardiaque se faire sentir jusque dans les capillaires.

Il sera toujours facile à l'observateur de trouver des ramuscules vasculaires où les éléments passent pour ainsi dire un à un, et de compter ces derniers pendant quelques secondes et même pendant quelques minutes. On peut admettre assez rigoureusement que dans une minute il passe dans un capillaire une dizaine de globules blancs pour cent rouges.

840. *Circulation dans le mésentère de la souris.* On saisit la souris avec deux pinces pour ne pas être mordu; avec l'une on prend la peau du cou, avec l'autre celle de la partie inférieure du tronc. On place l'animal sur une mince plaque de liège et on le renverse sur le dos. Un aide étend les quatre pattes et les fixe sur le support avec de petits blocs de poix préalablement ramollie. Il reste encore à immobiliser la tête, ce qui se fait par le même moyen en plaçant de petites masses de la matière gluante sur les oreilles et les poils qui garnissent le museau.

A ce moment, on taille dans le liége une grande fenêtre latérale qui arrive jusqu'à l'un des flancs de l'animal en expérience; elle servira ultérieurement à rendre possible l'observation microscopique. On dispose une plaque de verre qui s'adapte sur la découpure et qui est assez longue pour la dépasser de quelques millimètres à droite et à gauche et prendre point d'appui sur les côtés. Cette plaque ne doit pas être trop large.

On saisit alors la peau du ventre avec une pince à mors très-fins, on l'incise sur une ligne qui part du milieu des côtes et qui descend directement jusqu'au bassin. On coupe avec précaution les plans musculaires sous-jacents qui sont très-fins, et on ouvre la cavité péritonéale. L'écoulement de sang qui résulte de ce traumatisme s'arrête au bout de quelques secondes. Quand il a cessé, on retire à l'aide de deux petites pinces les intestins de leur cavité ; on procède lentement et en les déroulant avec précaution pour ne rien déchirer et pour n'avoir aucun épanchement sanguin qui puisse entacher d'erreur les recherches à faire. On choisit la partie d'intestin dont le mésentère est le plus lâche, c'est ordinairement la portion inférieure de l'iléon, à quelques millimètres au-dessus du cæcum, qui présente les conditions les plus favorables.

On étale alors sur la lame du verre le péritoine qui vient s'insérer sur cette section du tube alimentaire ; on s'arrange de façon à faire dépasser le porte-objet par l'intestin qu'on retient en position à l'aide de petits crochets. Ces instruments pourront être facilement fabriqués : il suffit de recourber la pointe d'une fine épingle à suture et d'envelopper la tête d'une petite boule de poix molle pour avoir un instrument très-commode et facile à fixer dans toutes les positions que l'on voudra par une simple pression exercée avec un doigt sur la petite masse visqueuse.

En prenant ces précautions, on arrivera à n'avoir sur le porte-objet que du péritoine. Les parties intestinales qui servent de point d'appui aux crochets et qui, étant blessées par eux, pourraient saigner, sont en dehors du support.

Il faut avoir soin, si l'on veut que la circulation se continue normalement, de mettre dans l'abdomen, ainsi que sur la préparation, quelques gouttes d'eau distillée tiède. On évitera ainsi le dessèchement si rapide produit par le contact de l'air. On place au besoin sur la séreuse ainsi disposée un couvre-objet en verre mince, ce qui se fait très-aisément quand il est de dimension convenable.

En procédant ainsi, Feltz a constaté que l'accumulation des globules blancs le long des parois se fait lentement et irrégulièrement ; peu à peu, dix, vingt globules blancs se fixent sur l'un ou l'autre point de la paroi interne de la veinule ; ils restent pendant un certain temps mobiles les uns sur les autres ; quelques-uns d'entre eux sont de nouveau entraînés par la circulation pour aller se fixer plus loin ; puis, de sphériques qu'ils étaient, ils prennent des formes différentes, si bien que dans l'amas qu'ils constituent on en verra de polyédriques, de fusiformes et de coniques.

Au bout d'un certain temps apparaîtront sur la limite externe du vaisseau une ou deux, et même plusieurs petites aspérités qui, analysées avec soin, ne montrent autre chose que de petits tas de leucocytes semblables en tous points à ceux de la paroi interne.

Ces petits amas extérieurs, composés d'éléments parfaitement indépendants les uns des autres, peuvent se produire tout aussi bien sur des points correspondants aux mamelons internes que sur d'autres ; on peut voir des amas de quinze, vingt et trente globules se faire dans des points où il n'y avait à l'intérieur du vaisseau qu'une seule et simple couche d'éléments blancs.

Ni sur la langue, ni sur le mésentère de grenouille, on ne voit des leucocytes étranglés d'abord dans des canalicules et devenir libres ensuite en conservant pendant un temps plus ou moins long un prolongement filiforme, dernier vestige de l'étranglement subi ; comme l'a admis Conheim, toujours les globules restent parfaitement libres dans tout leur pourtour.

Après quatre, cinq et six heures d'observation, tout l'espace transparent ci-dessus signalé se trouve rempli de leucocytes si nombreux qu'ils finissent par ne plus pouvoir être comptés, si abondants qu'ils dépassent certainement en quantité les globules blancs qui sont renfermés dans le tronçon du vaisseau examiné et même le nombre de ceux qui y ont passé durant tout le cours de l'expérience. Il y a des globules blancs qui d'emblée ne touchent même pas la paroi extérieure du vaisseau.

Dans le mésentère de souris vivant de trois à cinq heures, on voit, après la contraction des vaisseaux, survenir la dilatation avec la formation lente et progressive de la couche dite inerte de globules blancs immobiles.

Comme chez la grenouille, il se forme de petits amas de quatre, cinq et même dix globules blancs le long de la paroi interne des veinules ou des capillaires ; mais jamais ces aspérités ne deviennent aussi considérables, soit en nombre, soit en volume, que celles que l'on observe dans les rameaux vasculaires de la grenouille.

Le long de la paroi externe il n'apparaît pas d'amas chez les souris ; tout se borne à la présence de quelques globules blancs toujours parfaitement circulaires, parce qu'il n'y a pas, comme chez la grenouille, tassement des éléments les uns sur les autres.

Quant à une infiltration nucléaire des parois ou à la constatation de l'existence de stomates ou de lacunes pariétales, il n'y a pas à y songer, quelque minutieusement que l'on puisse observer les membranes limitantes des vaisseaux. On ne voit jamais de passage de globules blancs dans la paroi, ni leur étiration dans des stomates admises par Conheim. (V. Feltz.)

Sur les batraciens, après avoir vu les couronnes de leucocytes autour des vaisseaux et l'infiltration nucléaire de tout le tissu, on détache l'animal de la planchette d'opération et on le remet dans l'eau. D'habitude, il continue à vivre, n'ayant pas subi de traumatisme grave. Après quelques heures de séjour dans l'eau, on retire la grenouille d'expérience et on la réinstalle pour l'observation de la circulation dans la langue. L'organe étant bien tendu et desséché à l'aide d'un pinceau, on ne rencontre plus de globules là où quelques heures auparavant il y avait des couronnes très-épaisses de leucocytes autour des vaisseaux veineux et capillaires. (Voy. aussi p. 4 et 5.)

841. *Étude de la circulation du sang dans le tube digestif, les glandes et le rein.* Pour étudier la circulation dans le tube digestif, on cautérise, avec le tranchant d'un bistouri rougi à blanc, l'estomac ou l'intestin suivant une ligne parallèle à l'insertion du mésentère, et placée à deux millimètres au moins de lui. Tous les vaisseaux d'une des faces du canal digestif sont oblitérés en cet endroit, sans que pourtant la circulation cesse, en raison du cours du sang par les vaisseaux de la face opposée. On incise sur le milieu de la ligne cautérisée, et on étale l'organe pour observer, comme s'il s'agissait de la langue de grenouille ou du mésentère. On maintient les parties humides à l'aide de l'eau salée ou sucrée. On facilite ces opérations en cautérisant et incisant d'abord transversalement le tube digestif au-dessous de la partie qu'on veut étaler, pour y introduire une sonde uréthrale élastique d'un volume approprié, sur laquelle on pratique la cautérisation et l'incision linéaires.

Cet ingénieux procédé, dû à M. le docteur L.-C. Boulland [1], permet d'observer les muqueuses, leurs glandes, leurs villosités et le cours du sang dans ces parties de l'estomac et des divers intestins chez les poissons, les batraciens, les reptiles, les petits oiseaux et les jeunes lapins, cochons d'Inde, etc., éthérisés ou chloroformisés. Il permet, par une belle lumière, d'arriver à se servir de grossisse-

---

[1] *Recherches microscopiques pour servir à l'étude de la circulation du sang dans les glandes* (*Bulletin de la Société anatomique.* Paris, 1848, in-8°, p. 366), et surtout *Recherches microscopiques sur la circulation du sang et sur le système vasculaire sanguin dans le canal digestif, le foie et les reins.* (Thèse. Paris, 1849, in-4°, p. 16, etc. et planches.)

ments de 400 diamètres, et de suivre dans ces organes les principaux phénomènes de l'inflammation, l'arrêt complet du cours sanguin dans la muqueuse, alors que ce dernier continue dans le tissu lamineux sous-muqueux, et dans la tunique musculeuse.

M. Boulland a montré aussi qu'en fixant convenablement les tritons et autres batraciens sur une lame de liège percée, on peut attirer et placer entre deux lames de verre les minces lobes de leur foie, de manière à suivre le cours du sang dans les capillaires porte et sus-hépatiques entre les cellules propres du foie. On maintient l'organe humecté avec de l'eau salée.

M. Boulland a aussi observé, figuré et décrit le cours du sang dans les capillaires et les glomérules de Malpighi. Sur les grenouilles, pour faire ces observations, on ouvre la cavité abdominale cautérisée pour éviter les hémorrhagies. On cautérise le rectum et on le coupe transversalement pour le renverser ainsi que la masse intestinale. On enlève avec précaution le péritoine prérénal. On repousse les reins, et, derrière eux, on cautérise aussitôt en travers les muscles, etc. On incise avec des ciseaux la ligne cautérisée, et l'écartement des lèvres de la plaie laisse à découvert les bords de la moitié inférieure du rein, sur lequel on peut observer le cours du sang, en procédant comme pour le foie.

842. *Étude de l'inflammation.* Si on étale le mésentère d'une grenouille sur une plaque de verre, six, douze et seize heures après l'opération préliminaire, on pourra s'assurer de l'état de la circulation dans les cas de phlogose. Au bout de six heures déjà, les capillaires et les veines se sont fortement engorgés d'hématies et de leucocytes. La circulation ne persiste plus, si toutefois elle n'est pas complétement suspendue, que dans les parties centrales des vaisseaux dilatés outre mesure et présentant de distance en distance des renflements moniliformes remplis d'éléments du sang. À côté des branches, où la circulation continue, il y en a d'autres, où tout mouvement est arrêté et où, au sang fluide, se sont substitués de petits amas de globules rouges agglutinés.

Dans les points où des canalicules remplis de ces concrétions sanguines et par conséquent privés de toute impulsion cardiaque sensible s'abouchent avec des canaux encore libres et traversés par le torrent circulatoire, on ne sera pas longtemps sans voir le liquide coulant entraîner des conglomérats d'hématies occupant l'embouchure des rameaux où tout stagne. Ces départs caillots déterminent dans d'autres vaisseaux situés plus loin et encore perméables des arrêts de circulation ; on y voit quelques mouvements oscillatoires, puis le bouchon se fixe et tout s'arrête. Quelquefois même, des ruptures se produisent ainsi, elles ne tardent pas à se marquer par des flaques de sang au milieu des tissus.

Un autre mode de production d'hémorrhagies se rencontre quelquefois : des capillaires engorgés cessent d'être perméables et se déchirent sous les yeux même de l'observateur par suite de l'excès de tension ou de la pression exagérée du contenu sur le contenant. On peut démontrer la disparition des épithéliums dans le péritoine enflammé le mouillage des préparations avec une solution au quart de nitrate d'argent, comme le dit Conheim. (Voy. Feltz.)

Ainsi le premier phénomène apparent est une dilatation progressive, jusqu'à un certain maximum, des artères et des artérioles. Ces vaisseaux peuvent ainsi gagner un diamètre double. Une certaine élongation ne tarde pas à se produire : d'où, au lieu d'un trajet rectiligne, des courbures et des sinuosités latérales très-appréciables. Ces changements de forme dans le système artériel, déterminant une augmentation de capacité, sont d'habitude effectués au bout d'une heure. Les veines se distendent à leur tour, un peu plus tardivement que les artères, mais plus rapidement, une fois que la dilatation a commencé. Elles peuvent ainsi doubler, et même tripler de volume. Quant aux capillaires, ce changement de calibre, comparativement aux artères et aux veines, est à peine appréciable. On voit en même temps la circulation se ralentir dans les artères et les veines, et la stase devenir de plus en plus manifeste dans le système capillaire[1].

La couche transparente des artérioles et des veinules disparaît progressivement, elle est envahie par des globules blancs, si bien qu'au bout de deux à trois heures, quelquefois plus rapidement encore ces globules touchent les parois vasculaires sur presque tous les points. Ce phénomène se voit surtout dans les veines où les pulsations cardiaques ne se font point ou peu sentir ; les pulsations artérielles le rendent plus tardif et même impossible d'une manière absolue dans le système artériel proprement dit, à cause de la propulsion régulièrement intermittente qu'elles impriment aux parois des vaisseaux rouges, qui fuient à chaque saccade la colonne sanguine y contenue.

Dans les veines, la couche de leucocytes acquiert, au bout d'une

[1] Voy. Ch. Robin, *Leçons sur les capillaires et l'inflammation*, Paris, 1867, in-12, p. 35.

à deux heures, une épaisseur assez considérable pour simuler sinon partout, du moins dans quelques points, de véritables aspérités coniques faisant notablement saillie dans la lumière des vaisseaux. Au niveau de ces nodosités globulaires internes s'aperçoivent, dans les éléments qui les constituent, des changements de forme très-appréciables. De globulaires, nous voyons les leucocytes devenir polyèdriques, fusiformes et même plus ou moins pédiculés, en un mot, il se dessine dans ces amas de globules des mouvements, des étirations dits amiboïdes. (Voy. Feltz, *Journ. de l'anat. et de la physiologie*, t. IV, 1869 p. 47 et suivantes.)

Les globules blancs que l'on voit dans l'intérieur des vaisseaux une fois accolés à la membrane interne des vaisseaux, ne remuent plus et ne changent de formes qu'autant que d'autres éléments viennent s'y joindre. Quelquefois cependant, il arrive qu'après un moment de repos, de stagnation, un certain nombre de leucocytes se détachent encore sous l'influence du courant sanguin pour être entraînés un peu plus loin, mais jamais ils ne rentrent franchement dans le torrent circulatoire ; ils vont toujours s'adjoindre à des amas globulaires blancs existant déjà sur d'autres points de leur parcours. Ici donc, simple stagnation de quelques globules blancs ; plus loin, tassement de ces éléments et changements de formes ; plus loin encore, mamelons faisant très-fortement saillie dans l'intérieur des vaisseaux et ressemblant à des piles de boulets. Ce dernier phénomène se voit surtout au niveau des courbures et aux points d'intersection des veinules et des capillaires.

Dans ces derniers, la stagnation est telle au bout d'un certain temps, qu'ils sont totalement remplis de globules blancs ou rouges indistinctement ; même contre les parois, les deux espèces d'éléments se voient indifféremment.

A partir de cette phase, différents cas peuvent se présenter :

1° Il peut se faire des hémorrhagies par déchirure des capillaires, soit par distension directe et excessive des parois des ramuscules vasculaires, sous l'influence de l'engorgement devenant de plus en plus considérable par l'apport incessant des matériaux artériels, d'une part, et par le défaut d'écoulement veineux, d'autre part (environ six fois sur trente), soit, comme nous l'avons vu plus haut, par déplacement de petits blocs hématiques entraînés par la circulation collatérale et déposés plus loin dans des canalicules qu'ils ne peuvent traverser pour cause de leur volume. L'effet du sang circulant sur ces points développe une tension exagérée en arrière de l'obstacle, d'où possibilité de rupture et par suite épanchement sanguin dans l'épaisseur de la membrane.

2° S'il ne se produit pas d'hémorrhagie, on peut continuer l'observation au point de vue des phénomènes inflammatoires.

Au moment de la formation de la couche blanche dite inerte dans les veines et de la stase commençante dans les capillaires, en un mot, quand le ralentissement de la circulation sera effectué, c'est-à-dire de deux à cinq heures après le commencement de l'expérience, on verra se produire, tout autour des vaisseaux veineux et capillaires, des éléments ressemblant absolument aux leucocytes. Ces éléments sont d'abord peu nombreux et se laissent facilement compter. Les premiers sont tout contre la paroi externe du vaisseau ; peu à peu de nouveaux éléments venant à s'ajouter aux premiers, il en résulte çà et là de petits amas ayant les formes les plus bizarres. Avant qu'une ou deux heures soient écoulées, tout le tissu ambiant sera envahi par de semblables productions, elles infiltreront bientôt tout le tissu de la séreuse et se montreront même sur la surface épithéliale, comme il est aisé de s'en assurer en colorant celle-ci avec une goutte de nitrate d'argent. Ces leucocytes, n'ont ni les mêmes formes, ni les mêmes diamètres : on en voit de globulaires, d'ovoïdes, et d'autres enfin qui ont des prolongements filiformes nettement accentués au nombre de deux ou de trois. Pour les diamètres, ils varient entre $0^{mm},0087$ et $0^{mm},012$.

3° Les parois des canaux veineux ou de capillaires ne subissent pas de modification, on ne les voit ni s'épaissir, ni s'amincir, et dans les points où elles sont le plus chargées de globules, elles restent toujours nettement limitées. (Voy. Feltz.)

### *Emploi de l'électricité sous le microscope.*

843. Dans un certain nombre d'expériences physiologiques, on est obligé de soumettre les organes observés à l'aide du microscope à l'influence des courants continus ou interrompus.

On trouve des appareils destinés à faciliter cet emploi de l'électricité tel que celui de Plœssl, de Chevalier et autres. Tous consistent en un porte-objet muni de deux porte-aiguilles non conducteurs de l'électricité, traversés par des aiguilles pouvant s'incliner en divers sens de manière à permettre de toucher par un bout tel ou tel point de l'organe, une fois que leur extrémité opposée a été mise en communication avec l'un des pôles de la pile.

Le mieux est d'avoir des aiguilles mobiles pouvant se joindre facilement aux fils conducteurs des courants et avec lesquelles on va toucher les points voulus des organes étalés sous le microscope, comme nous venons de le rappeler dans les paragraphes précédents. Ces aiguilles peuvent être à pointe aiguë, recourbée au besoin de manière à être accrochées au tissu des organes qu'on veut soumettre à une action électrique prolongée.

On peut de la sorte observer les contractions des muscles de la langue des grenouilles sous d'assez forts grossissements.

Pour étudier l'influence de l'électricité sur les fibres musculaires des vaisseaux et par suite sur la circulation, on procédera ainsi qu'il suit. On découvre, chez une grenouille, le nerf sciatique, et on examine au microscope une veine et une artère de la membrane interdigitale disposé comme il a été dit plus haut (§ 4, page 5). Quand la circulation devient languissante, on électrise avec les courants continus (10 piles Remak). Le courant s'accélère immédiatement, l'artère semble diminuer de volume, mais le calibre de la veine augmente. Après avoir suspendu l'électrisation, l'accélération persiste pendant dix à quinze minutes, puis elle se ralentit,

En employant les courants d'induction, la circulation s'arrête complétement et presque immédiatement. On cesse l'électrisation avec les courants d'induction ; la circulation reprend. On emploie les courants continus, la circulation s'accélère.

On peut encore examiner au microscope la membrane interdigitale d'une grenouille, et, sans découvrir le nerf sciatique, sans inciser la peau, on électrise la patte avec les courants continus. La circulation capillaire devient aussitôt plus active. On emploie la faradisation[1] et la circulation s'arrête aussitôt dans les artères et dans les veines.

L'arrêt de la circulation par les courants d'induction a lieu pour deux raisons : la contraction des artères, qui empêche l'arrivée du sang, et la contraction des muscles, qui arrête la circulation dans les veines. On obtient les mêmes phénomènes, lorsque, au lieu de courants d'induction, on emploie des courants constants avec de rapides interruptions.

Lorsqu'on détermine en un point de l'inflammation, et qu'on

---

[1] Voy. Legros et Onimus, *De la contractilité artérielle dans la circulation, journal d'anat. et de physiologie*, 1868, p. 386 ; Ch. Robin et Riffelsheim, dans Riffelsheim, *Applications médicales de la pile de Volta*. Paris, 1861, in-8°, p. 11.

constate l'arrêt de la circulation, on peut également la rétablir au moyen des courants constants et continus.

En examinant une membrane interdigitale au microscope, si on irrite le point examiné avec un fer rouge ou une goutte d'acide, on remarque tout d'abord que l'artère diminue de volume, mais que la circulation devient, pendant les premiers instants, bien plus active. Tout le réseau capillaire fonctionne, puis, peu à peu il se gorge de sang, les globules circulent plus lentement et finissent par s'arrêter. L'artère augmente de diamètre, elle devient souvent près de deux fois plus volumineuse, et le sang y progresse très-lentement. En employant, dans ces cas, les courants d'induction, la circulation reste arrêtée après une accélération éphémère. Les courants constants et continus rétablissent la circulation et l'activent pendant tout le temps de leur action. Chaque fois que, dans des inflammations provoquées, la circulation est arrêtée, on peut la rétablir par l'électrisation au moyen des courants constants, pourvu toutefois que les globules rouges ne soient point encore agglutinés.

Sur les annélides, les courants interrompus rétrécissent l'artère et arrêtent la circulation et les battements de l'artère. En même temps, tout le corps de l'animal se contracte et devient moniliforme. Les courants continus accélèrent la circulation, de telle sorte que le nombre des battements, c'est-à-dire des contractions, par exemple, de l'artère, qui était de 24 à la minute, est de 34 pendant qu'on fait passer le courant sur la *naïs filiformis*.

On peut aussi chloroformiser un chat ou autre mammifère, et on examine son péritoine au microscope. La circulation est activée par l'action des courants constants et continus. L'électrisation par les courants d'induction détermine d'abord une légère augmentation de la circulation, puis le calibre des artères diminue, et quelquefois se resserre complétement. Lorsque l'animal est épuisé, la circulation marchant très-faiblement, les courants interrompus l'arrêtent complétement. (Legros et Onimus.)


# CHAPITRE V

### Des applications du microscope aux recherches médico-légales.

844. L'emploi du microscope a déjà éclairé plus d'un point de médecine légale.

Dans tous les tissus, les éléments anatomiques ont des caractères parfaitement déterminés qui permettent de les distinguer les uns des autres à tous les âges de la vie intra et extra-utérine. Les liquides de leur côté, les différentes humeurs de l'économie, renferment, non-seulement des parties élémentaires qui leur sont propres, visibles seulement à l'aide du microscope, mais il en est qui contiennent souvent encore quelques-uns des éléments de la surface des muqueuses sur lesquelles elles sont versées et qu'elles entraînent. Tels sont les épithéliums qui sont en voie continuelle de renouvellement, et qui diffèrent les uns des autres, d'une région du corps à l'autre, et dont par suite l'origine peut être facilement déterminée.

La structure et la disposition des éléments anatomiques étant bien connues, nul caractère n'est plus sûr pour déterminer la nature des divers tissus et humeurs du corps. C'est en ce sens que l'examen à l'aide du microscope donne des résultats plus certains que tous les autres moyens d'investigation en médecine légale, comme en anatomie pathologique.

En effet, il fait voir directement les parties constituantes organisées de ces tissus, et non point les réactions provenant de leur décomposition chimique, comme le font la plupart des moyens employés jusqu'à présent. Or, nous le répétons, rien dans les corps, soit inorganiques, soit d'origine végétale, par exemple, ne peut être confondu avec les éléments anatomiques organisés des animaux, lorsqu'on tient compte de leur structure propre, de leurs caractères chimiques, physiques, de leur forme, etc. Mais il n'en est pas de même si, au lieu d'observer les parties constituantes des tissus et des humeurs, on agit sur les produits de leur décomposition, comme il arrive dans les analyses chimiques de ces parties.

Un avantage non moins considérable de l'examen microscopique, c'est que, si minime que soit la quantité de matière à examiner, il n'y a point là pour le microscope obstacle à une démonstration complète. Ce que la chimie ne peut reconnaître, faute de quantité ou de réactions spéciales et tranchées, peut être déterminé avec toute certitude par l'examen microscopique. Tel est le cas, par exemple, des petites lamelles d'épiderme ou des portions de tissu graisseux, etc.

Ajoutons qu'il n'y a d'autres limites, au nombre des applications de ce moyen, que le nombre des tissus et des humeurs du corps de l'homme et des divers animaux. Les mucus, le sperme, le sang, la bile, le méconium, les matières fécales ou rejetées par les vomissements, la cervelle, la peau, les muscles, la graisse, etc., ont tous leurs éléments anatomiques distinctifs, et que le microscope fait reconnaître avec certitude. Il est constant que l'identité des vêtements, la distinction entre les cheveux et les poils d'animaux ou les filaments végétaux, la comparaison de fragments de bois, de papiers, etc., sont autant de problèmes dont la solution est devenue, non-seulement susceptible de précision, mais encore facile, pour quiconque a fait les études d'anatomie générale de l'homme, et des plantes à l'aide du microscope : pour quiconque possède des notions suffisants sur la structure normale des différents éléments anatomiques dont se composent, soit le corps humain, soit les différents êtres des règnes animal et végétal [1].

Tout ce qui touche à l'emploi du microscope dans ces recherches, ne diffère pas de ce que l'on doit faire pour déterminer les caractères de ces éléments anatomiques et de ces tissus dans les études ordinaires. Il n'y a donc pas lieu de revenir ici sur ce qui a été exposé précédemment (chapitre ii et iii de cette section). Toutefois, chaque espèce de tache demande en général à être ramollie d'une manière particulière pour que l'examen en soit possible. Il en est parfois ainsi des fragments de tissu, etc.

Comme toutes ces indications spéciales se relient toujours sous plusieurs rapports à la description des caractères extérieurs des taches, etc., d'une part, et de l'autre aux questions médico-légales posées à l'expert, elles ne sauraient être données ici sans que nous soyons bientôt conduits à reproduire ce qui se trouve dans les Traités modernes de médecine légale. Nous renvoyons par conséquent à ces Traités, et particulièrement à la 9e *édition* (1869) de celui de Briand et Chaudé, qui est celui de tous dans lequel se trouvent le mieux développées toutes ces questions [2].

---

[1] Voyez Robin et Tardieu, *Annales d'hygiène publique et de médecine légale.* Paris, 1857, in-8°, t. VII, p. 10.

[2] On pourra consulter aussi, comme exemples à l'appui de ce qui vient d'être dit, sur la marche à suivre pour arriver à déterminer la nature des tissus cellulaire ou lamineux, adipeux, ainsi que des poils, etc.: Ch. Robin, Maunoury et Salmon, etc. (*Annales d'hygiène*, Paris, 1858, in-8°, t. X p. 409). Examen médico-légal d'une tache considérée comme de nature sanguine et qui renfermait du tissu adipeux. Comparaison médico-légale de taches de sang d'origine diverse (*ibid.*, p. p. 421). Examen comparatif de cheveux de provenances diverses (*ibid.*,

Notons du reste que déjà depuis longtemps Dujardin (*Observateur au microscope*, Paris, 1843, p. 316, *Applications du microscope à la médecine légale*) avait spécifié que la seule marche à suivre dans les expertises est de recourir à l'emploi du microscope, quand les matières à examiner sont en trop minime quantité. Il avait déterminé comme étant exclusivement du ressort de la micrographie la détermination de la nature des taches de sang et de sperme, celle de l'identité des poils et des cheveux, des fibres végétales des vêtements ou autres. Il proposait de gonfler et d'isoler les globules du sang en humectant les taches de sang avec la dissolution de blanc d'œuf et avait noté qu'on pouvait ainsi arriver à bien distinguer ceux de l'homme de ceux du sang des oiseaux et des reptiles.

# TROISIÈME SECTION

## DE L'EMPLOI DU MICROSCOPE DANS L'ÉTUDE DES ANIMAUX MICROSCOPIQUES

845. Tous les animaux sans exception passent par l'état d'œuf et sont par conséquent, pendant une période au moins de leur existence, invisibles à l'œil nu. Il est, par suite, de toute nécessité de se servir alors du microscope pour les observer, pour voir la conformation et la structure de leurs divers organes. Nous avons indiqué à diverses reprises (pages 336 et 726) comment en général on doit procéder à l'examen de ces êtres microscopiques et de ceux qui, sortis de l'œuf, passent encore par diverses phases évolutives pendant la durée desquelles ils restent invisibles ou peu nettement visibles sans l'emploi des instruments grossissants. (Voy. p. 353, § 498.)

Il en est à plus forte raison ainsi lorsqu'il s'agit des animaux qui, comme les acariens, les rotifères, divers crustacés, des annélides, des vers, les animaux infusoires, restent invisibles ou à peine apercevables à toutes les périodes de leur vie, autrement qu'à l'aide du microscope [1].

p. 454), Robin et Salmon. Examen de taches de sang humain données comme formées par du sang de canard (*ibid*. 1856). Pour les applications du microscope à la recherche des poisons, en toxicologie, voy. ci-après le chapitre i de la V<sup>e</sup> section,

[1] C'est dans les traités de Joblot (1712-1754), de Hooke (1665-1745), de Baker (1755-1769), de Ledermüller (1765), d'Adams (G. Adams, *Micrographia illus-*

# CHAPITRE PREMIER

**Étude des animaux articulés et annelés.**

846. On trouve chez tous les préparateurs d'objets microscopiques, et en particulier chez M. Bourgogne père et chez M.M. Bourgogne fils en particulier, un nombre considérable de préparations de toutes sortes d'insectes, d'arachnides, de crustacés, de larves diverses, d'annélides et de vers de petit volume conservés entiers, tels que des puces et leurs larves, etc., etc. On y trouve un nombre plus considérable encore de préparations destinées à montrer l'organisation de la bouche, des pattes, des téguments, des poils, des écailles, des organes génitaux, des trachées dans les divers ordres de chacune de ces classes, aux diverses phases de larve, de nymphe et d'animal parfait par lesquelles passent ces invertébrés.

Les *trachées* sont des tubes subdivisés qui peuvent avoir depuis une épaisseur qui les rend visibles à l'œil nu jusqu'à $0^{mm},001$ seulement. Ces tubes se distinguent bien par la couleur noirâtre que sous le microscope leur donne l'air qui les remplit (voy. p. 464-465) et par l'épaississement spiral de leur paroi chitineuse qui leur donne l'aspect strié en travers. Leur teinte noire disparaît après quelque temps de séjour dans les liquides conservateurs des préparations, parce que ceux-ci remplacent l'air qu'ils contenaient. Toutes les préparations des tissus et des organes des articulés, faites comme nous l'avons vu dans la section précédente et celles des très-petits articulés entiers (fig. 213, p. 756) montrent ces conduits et leur subdivisions entre les éléments anatomiques, à leur surface ; car les trachées ne pénètrent pas dans la substance même des éléments.

La résistance de la chitine aux actions décomposantes rend facile l'exécution et la conservation de ces préparations que

*trata.* London, 1746, petit in-4°, avec planches et atlas petit in-folio, 1787), qu'il faut chercher la description des nombreuses sortes de *porte-objets* (Joblot), de *pinces à tenir* (voy. p. 25), *porte-pincettes*, etc., destinés à saisir les petits animaux et à les placer sous la loupe fixée au *porte-loupe*, sous la lentille des *microscopes ordinaires universels* (Joblot), à une seule lentille, à deux lentilles convexes ou plan convexes (*loupes des horlogers* et *loupes des graveurs* actuelles), ou encore à trois lentilles biconvexes, savoir, l'*oculaire* (verre supérieur de l'oculaire actuel), le *verre du milieu* (verre de champ actuel) et la *lentille* l'objectif de nos microscopes).

l'on est souvent appelé à faire à l'occasion de recherches scientifiques ou par curiosité. L'étalement convenable des parties, tout en maintenant leurs rapports essentiels, offre quelques difficultés. Ces préparations se font, comme il a été dit précédemment (pages 336 et 386, § 549), d'une manière générale et se prêtent pour la plupart à l'emploi de la térébenthine du Canada comme véhicule. (Voy. p. 369.) Vouloir entrer dans les détails que comporte chaque ordre de préparations, nous conduirait au delà de toutes limites acceptables.

Du reste, les données qui suivent et qui se rapportent principalement à la préparation des acariens, sont applicables également à celle d'un grand nombre d'insectes de petit volume, tels que les poux, les puces, les liothés, les larves de beaucoup de ces petits insectes, les pucerons, les petits crustacés, etc., se préparent également de la même manière.

Indépendamment des recherches sur l'histoire naturelle et l'organisation des acariens, qui ne sauraient être faites sans l'aide du microscope, il est plusieurs maladies parasitaires des animaux et des plantes dont la nature ne peut être déterminée que par l'examen microscopique des animaux de cet ordre qui les causent, ou par celui des *croûtes* et autres productions accidentelles retenant leurs œufs, les enveloppes provenant de mues successives, etc.

847. Beaucoup d'acariens sont visibles à l'œil nu, mais les caractères essentiels qui les distinguent ne sont saisissables qu'à un pouvoir amplifiant assez considérable. Comme le microscope a pour but de rendre perceptibles des objets qui ne le sont pas sans son emploi, ou certaines particularités invisibles sans cela dans les objets que nous apercevons, le pouvoir amplifiant qu'il faut adopter pour ces études, doit toujours être proportionné à la petitesse des animaux à observer. Les pouvoirs amplifiants nécessaires pour étudier les sarcoptes par exemple, sont ceux de 150 à 250 diamètres environ. La structure de leur tête et de quelques parties des pattes exige des grossissements de 400 à 500 diamètres. (Objectifs 2 et 3 d'une part, puis 4 et 5 d'autre part ; oculaires 1, 2 et 3 des microscopes de Nachet.)

L'importance intrinsèque et comme caractères zoologiques de certaines dispositions anatomiques, a été méconnue et a fait négliger la recherche de ces dernières. C'est ainsi que la disposition annelée de certaines parties du corps, leur symétrie bilatérale, ainsi que celles de divers poils, etc., n'ont pas toujours été notées lorsqu'elles existent. De même encore plusieurs auteurs ont négligé de faire connaître successivement et séparément la face dorsale et la face ventrale de ces arachnides. Comme ces animaux sont très-petits, transparents, et ne peuvent être bien étudiés qu'à l'aide de la lumière transmise, on aperçoit en même temps les organes de la face dorsale d'une manière très-nette et ceux de la face ventrale plus vaguement ou *vice versa*. De là est venu que souvent on trouve les deux faces du corps représentées sur un même plan par une seule figure. Sans parler de la difficulté qu'on éprouve alors pour étudier ces dessins d'animaux si riches en détails anatomiques, il en est résulté, en outre, que parfois des organes situés sur le dos ont été indiqués comme appartenant à la face ventrale ou *vice versa*, surtout lorsque l'animal avait été aplati avant d'être dessiné.

L'animal doit être représenté comme on le fait pour les autres articulés, c'est-à-dire vu par sa face dorsale d'une part et par sa face ventrale d'autre part. Pour l'examiner, on le placera dans de la glycérine pure ou étendue d'eau ou d'acide acétique. Ce liquide rend transparents les tissus et fait ressortir avec la plus grande netteté les parties du squelette, les plis et les saillies du tégument, les poils et leurs tubercules basilaires, etc. On évite ainsi l'obligation d'aplatir l'animal pour le bien étudier et les déformations qui résultent de son aplatissement. Bien que la transparence du corps fasse qu'on aperçoit à la fois sur le même individu le dos et le ventre, on distingue facilement par quelques tours de la vis micrométrique ce qui appartient à l'une et à l'autre des faces du corps. Mais l'examen des divers organes est bien plus précis et plus rapide quand on observe directement la face du corps qui les porte. (Voy. § 290, p. 224.) La glycérine ne s'évaporant pas permet de garder la préparation aussi longtemps qu'il est nécessaire, et de retourner la lame de verre que porte celle-ci tantôt d'un côté, tantôt de l'autre, pour faire cet examen.

En ce qui concerne l'animal qu'il s'agit de représenter, le dessin peut être exécuté de deux manières : 1° en figurant l'objet qu'on veut faire connaître dans les situations accidentelles où les manœuvres de la préparation le placent toujours et qui varient un peu d'un cas à l'autre; en dessinant les accidents avec la réalité; 2° en représentant les objets d'après un ensemble ou une succession de préparations, tels que l'étude a montré qu'ils sont en dehors des accidents de préparation, variant d'un cas à l'autre ; en représentant les organes tels que l'étude a prouvé qu'ils sont constitués, mais non tels que certains hasards de préparation les montrent.

Quelques auteurs adoptent la première manière de procéder, qui est celle que suivent aussi tous les commençants, en donnant pour raison que les dessins anatomiques étant faits d'après nature doivent représenter les choses telles qu'on les voit. Beaucoup considèrent même comme plus exacts que les autres les dessins dans lesquels la représentation des organes est compliquée par celle des objets que le mode d'examen qu'on est obligé de choisir fait voir en même temps qu'eux. Mais en procédant ainsi, l'animal est figuré, non tel qu'il est habituellement, mais tel qu'on l'a plus ou moins aplati, déformé, etc.; de telle sorte qu'on ne retrouve jamais ensuite une préparation semblable à ce dessin qui est donné comme semblable à la nature; en effet, les moyens employés pour faire les observations modifient toujours les organes sous quelques rapports. Lorsque, sous prétexte de représenter la *nature*, on figure ainsi les déformations ou ruptures qu'on a causées en cherchant à voir un organe, on agit comme le feraient les dessinateurs qui, en anatomie descriptive, reproduiraient les coups de scalpel donnés trop profondément pendant la dissection d'un muscle ou les lambeaux de tissu adipeux qui peuvent y rester adhérents.

Or, comme le résultat général des études anatomiques et zoologiques est de montrer en définitive : 1° qu'il y a régularité et symétrie déterminées dans la disposition des organes ; 2° que les rapports entre ces derniers sont constants, même dans les cas d'anomalie ; que les déformations qui surviennent parfois durant certaines phases de l'évolution naturelle ont elles-mêmes une *constante* au milieu de leurs variations; le mieux est donc de figurer les objets anatomiques sous ces aspects, bien qu'ils soient presque toujours un peu dérangés par les moyens employés pour les voir.

Du reste, les dissections faites pour vérifier des recherches montrent plus souvent une régularité des organes égale à celle des figures qu'elles ne conduisent à retomber sur la déformation, due à la préparation, qu'on peut avoir choisie pour type du dessin en suivant la méthode opposée. Comme somme toute, le résultat de l'étude est de montrer l'existence d'une régularité et d'un ordre déterminés dans la constitution d'un organe ou dans un animal entier, il est certain qu'il faut suivre les indications de cet ordre pendant l'exécution des figures; c'est lui qui donne le type du dessin, type autour du-

quel viennent osciller en quelque sorte les dérangements dont
nous venons de parler. Cela vaut mieux sans aucun doute que
de fixer par le dessin une déformation accidentelle, fût-ce même
la plus habituellement produite; cette dernière manière de faire
laissant toujours au lecteur l'obligation de rétablir par l'esprit la
symétrie naturelle, quand elle est négligée par le dessinateur.

### Étude microscopique des Acariens.

848. Les médecins et les vétérinaires sont fréquemment appelés
à observer des acariens autres même que ceux qui sont parasites.
Vivant dans des objets qui servent à des usages journaliers, il n'est
pas rare de les rencontrer sur des plaies, sur des pièces à pansement
ou dans diverses déjections. Ce sont, dans ce cas, des enveloppes
provenant de leurs mues qui ont été portées dans les vases, etc., avec
des poussières.

A chaque mue, en effet, leur enveloppe chitineuse extérieure est
abandonnée en conservant jusque dans les moindres détails les dispositions anatomiques caractéristiques de l'animal; elle ne s'en
distingue que par une transparence extrême et par une légèreté
qui lui permet d'être emportée comme les particules de poussière
les plus petites. Aussi trouve-t-on ces enveloppes ou leurs fragments plus souvent encore que l'animal entier ; mais, en raison des
particularités que je viens de mentionner plus haut, la connaissance
des caractères de l'un entraîne celle des autres. Il importe plus au
médecin qu'on ne le croit généralement d'être bien pénétré de ces
caractères. Comme il existe des affections parasitaires animales
chez l'homme, il faut que le médecin ne confonde pas avec le sarcopte de la gale, etc., acariens qui ne se trouvent sur nous qu'accidentellement et ne peuvent vivre que peu de temps sur la peau ou
sur les vêtements sans s'y reproduire. D'autre part, j'ai vu combien
est grand le nombre de ceux qui croient que tous les accidents
singuliers pour eux, et dont ils ne peuvent se rendre compte, sont
dus à la présence de quelque parasite, jouant en quelque sorte le
rôle de poison ou de matière virulente. Il faut non-seulement repousser ces croyances illusoires, mais encore pouvoir distinguer
les acariens les uns des autres, afin de ne pas considérer comme
parasite quelque articulé vivant habituellement sur les objets ina-
nimés qui nous entourent, tels que les *Tyroglyphes* qui viennent
du fromage (fig. 194), de diverses poussières, etc.

849. Pour étudier et préparer les acariens, il faut savoir que tous les individus présentent, pendant la durée de leur existence hors de l'œuf, trois états qui se montrent brusquement après une mue et chacun d'une durée différente, bien que variable selon les conditions de température, etc. Les œufs sont des corpuscules ovoïdes plus ou moins allongés, quelquefois un peu aplatis d'un côté, à enveloppe lisse ou grenue, qui se trouvent souvent mêlés

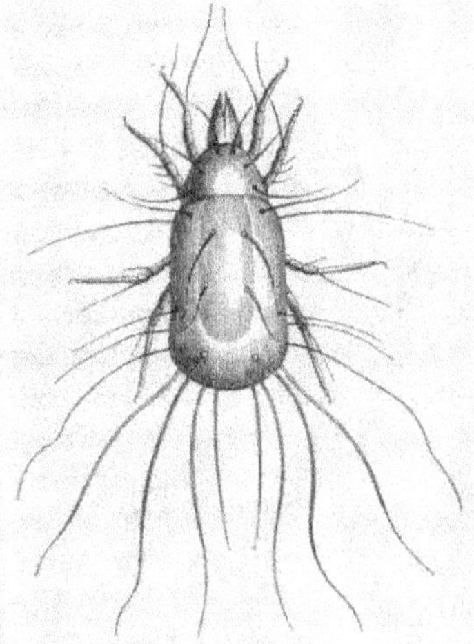

Fig. 194 *.

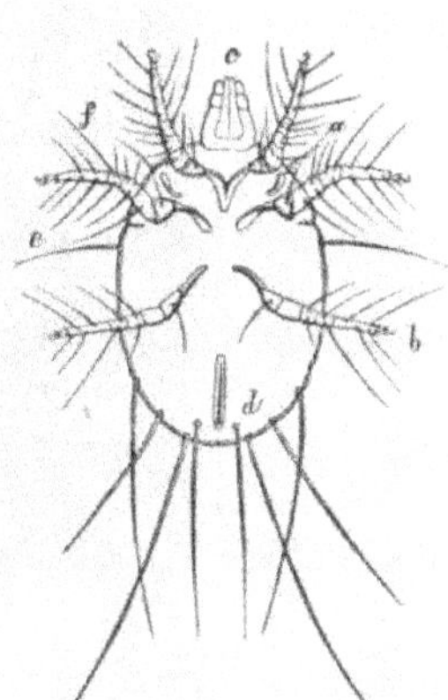

Fig. 195 **.

aux individus déjà éclos et se voient dans leur corps ou avec eux dans les préparations qu'on en fait.

Le premier état des individus éclos est celui de larve (de Geer), toujours hexapode, que présente (fig. 195, *b*) l'animal en sortant de l'œuf. Il est caractérisé par le volume de l'Arachnide, qui est toujours moindre que dans les phases ultérieures de l'évolution. Bien que sa forme soit dans le plus grand nombre des types analogue d'une espèce à l'autre, les formes caractéristiques ne commencent à se dessiner qu'après les autres mues et particulièrement lors de celle qui met à découvert les organes sexuels.

La deuxième état est celui de *nymphe* (Dugès) (fig. 196). Il com-

<hr>

* *Tyroglyphus longior*, Gervais, vu de dos. Il vit sur diverses sortes de fromages, de farines altérées, etc., avec le T. *Siro*, L.

** Larve de Tyroglyphe, vue de face. *a*. Appendice en massue, particulier à cette phase évolutive des *Tyroglyphus*. *b*. La troisième paire de pattes. *c*. Le rostre. *d*. L'anus. *e*. Poil latéral. *f*. La deuxième paire de pattes.

prend les acariens *octopodes impubères* (Dugès), c'est-à-dire ceux
qui ne sont pas encore pourvus d'organes sexuels. Ils se ressemblent souvent encore beaucoup quel que soit l'espèce et même le
genre auquel ils appartiennent. Les mues ultérieures montrent seules

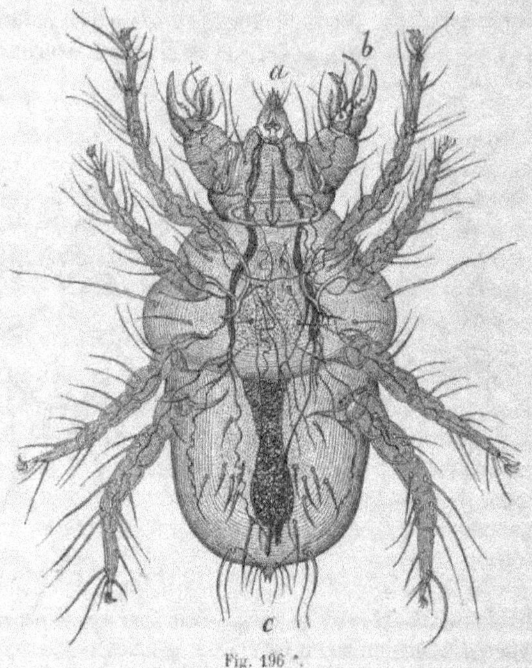


Fig. 196 *.

qu'ils appartiennent à des espèces différentes. On ne constate sur
eux aucune différence entre ceux qui seront des mâles et ceux qui
seront des femelles. Aussi sont-ce les individus qui sont sous cette
forme qu'on trouve le plus abondamment, et souvent, quel que soit
le nombre de ceux qu'on voit, il n'y a parmi eux aucun de
ceux qui sont sexués; ces derniers n'existant plus ou le passage de
quelques-uns d'entre eux à l'état sexué ne devant s'opérer qu'à une
période plus avancée de la saison dans laquelle on se trouve. Ce

* *Cheyletus eruditus*, Latr., à l'état de nymphe, vu de face pour montrer l'absence
des organes femelles. *a*. Le rostre. *b*. Palpes maxillaires et leurs appendices. *c*. Saillie
de la partie postérieure du corps un peu en arrière de l'anus. Des bords du rostre descendent de chaque côté de la ligne médiane, deux paires de trachées que rend noirâtre l'air qui les remplit. (Voy. aussi p. 705. fig. 200.)

fait est commun pour les Cheyfètes, les Argas, les Gamases, quelques Sarcoptides.

Le troisième des états dans lequel on peut trouver les acariens est l'*état adulte* ou *pubère*, qui comprend les *individus octopodes sexués*. Or, non-seulement cette forme embrasse dans chaque espèce les *individus mâles* (fig. 197) et les *individus femelles*, souvent fort différents les uns des autres, comme chez les Sarcoptides, mais encore les femelles des *Sarcoptides avicoles* passent par deux formes distinctes qu'on rencontre toujours réunies et vivant ensemble.

Ce sont : 1° les *femelles accouplées* (fig. 198, *a*), ressemblant beaucoup aux nymphes et n'ayant pas encore des organes générateurs externes (*vulve*), ni de sternite en fer à cheval ou semi-lunaire mais possédant des organes d'accouplement chez certaines espèces; 2° les *femelles fécondées*, sortant par une mue consécutive à l'accouplement, de l'enveloppe du précédent état, ont une conformation et des dimensions très-différentes de celles des premières, d'une part, de celles des mâles, d'autre part; elles sont pourvues des or-

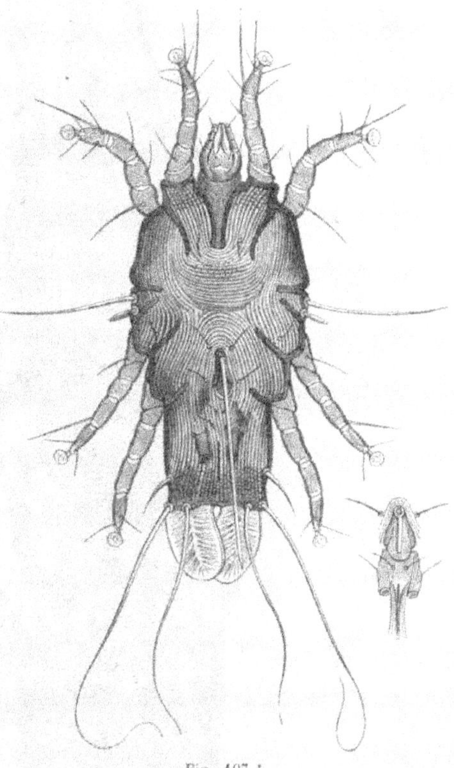

Fig. 197 *.

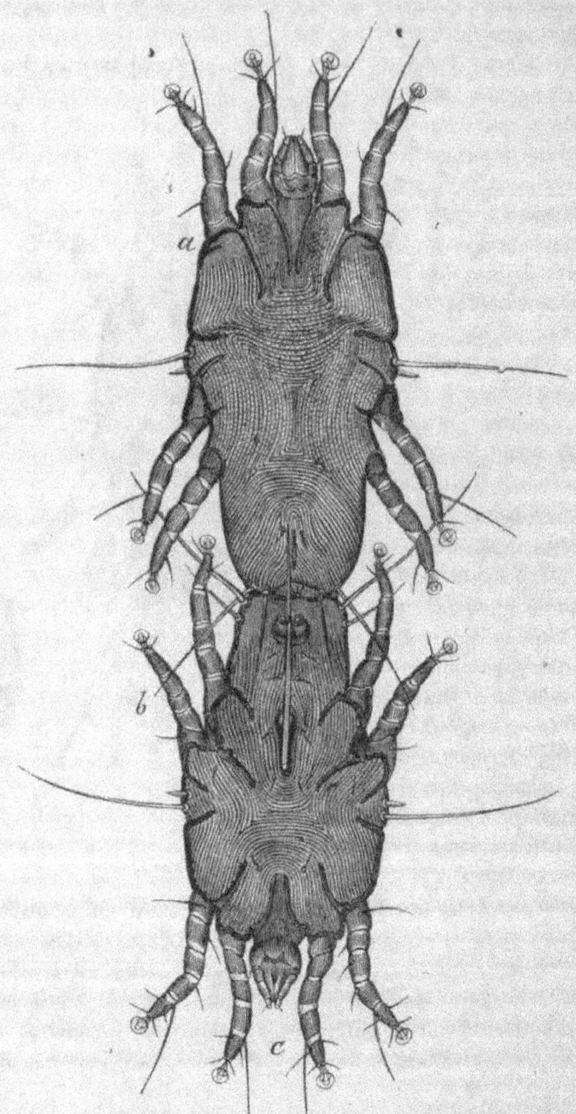

Fig. 198. — *a*. Femelle accouplée du *Proctophyllodes glandarinus*, sans organes sexuels, traînant au-dessous d'elle un mâle *b* qui lui est fixé et dont on voit le pénis sur la ligne médiane du corps. Dessin de Lackerbauer.

ganes sexuels (vulve), avec les piéces solides qui l'accompagnent (fig. 199), tels que le sternite en fer à cheval, etc. ; elles

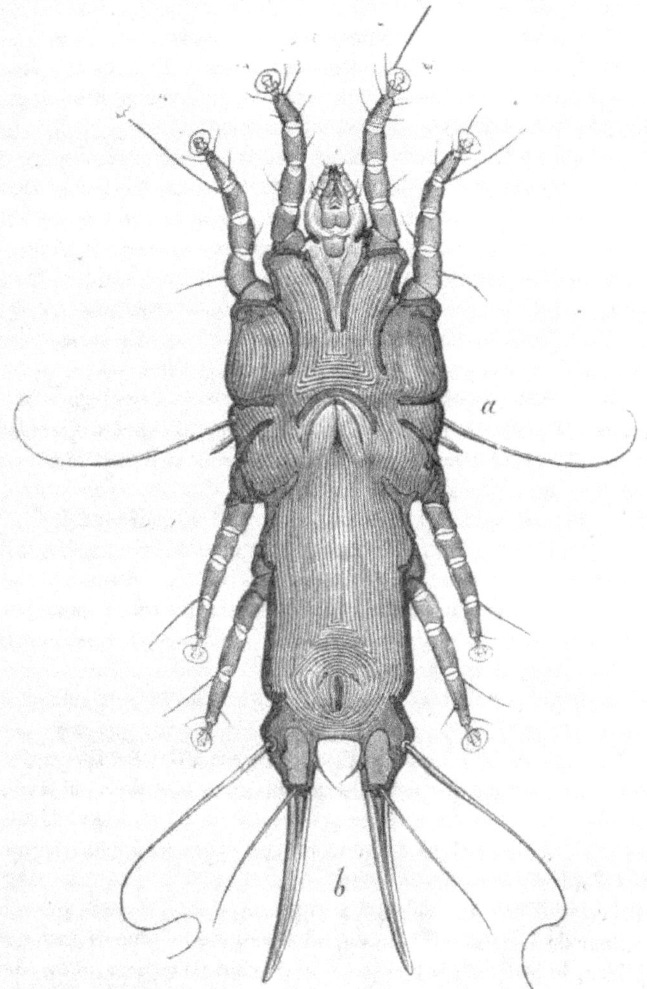

Fig. 199. — Femelle fécondée de l'espèce précédente montrant la vulve longitudinale
surmontée d'un sternite en fer à cheval et en *b* deux longs appendices postérieurs, etc.,
que n'ont pas les femelles accouplées. *a*. Poil latéral avec un piquant.

montrent souvent un ou plusieurs œufs visibles dans l'abdomen.
Les mâles et les femelles sexuées ne subissent plus de mues.

850. Ceux de ces animaux dont le volume atteint ou dépasse une longueur de 1 millimètre doivent être préparés dans la térébenthine du Canada, en procédant comme il a été dit plus haut (p. 336 et 385). Quand leurs pièces squelettiques sont de teinte foncée, comme chez les Oribates, les Ixodes, beaucoup de Gamases, diverses Aranéides de petit volume, etc., ce véhicule est particulièrement utile en raison de la transparence qu'il donne à ces parties.

Il est souvent utile de vider les animaux précédents, comme le font les préparateurs d'objets microscopiques, ce que l'on exécute en les comprimant graduellement entre le porte-objet et la lamelle mince; car autrement ils ne sont pas assez transparents pour que tous les détails qui doivent être étudiés soient bien visibles. Néanmoins, il faut toujours en préparer en les laissant dans leur état d'intégrité, et de manière à les observer sur leurs faces ventrales et dorsales. Quand on n'a qu'un petit nombre d'individus à sa disposition, il faut choisir des porte-objets assez minces pour que la préparation puisse être retournée, afin d'étudier le même animal sur l'une et l'autre face alternativement, avec un objectif suffisamment puissant. (Voy. § 290, p. 224).

Ceux des animaux qui, comme les Cheylettes, quelques Tyroglyphes, les Carpoglyphes, etc., ont des téguments très-minces et se plissant aisément dans les liquides conservateurs, doivent parfois être vidés et étalés dans ces derniers à l'aide des instruments particuliers et des poids qui pressent sur le couvre-objet avant et pendant l'application du bitume. (Voy. p. 336 et 385.)

Cependant, pour divers de ces animaux, le mélange d'acide acétique et de glycérine, avec prédominance de l'acide sur cette dernière, permet de les conserver sans plissement ultérieur, après qu'on a déterminé l'étalement de leurs membres par une pression convenablement graduée. La gélatine glycérinée (p. 375), avec addition d'un peu d'acide acétique au moment où celle-ci est fondue, permet aussi d'obtenir le même résultat.

Pour les divers individus des espèces qui ne dépassent pas une longueur de 1 millimètre ou environ, comme la plupart des sarcoptides, le mélange de glycérine ou d'acide acétique, avec ou sans addition de sirop de glycose ou de sucre, suivant la recommandation de M. Assier de Pompignan, suffit pour les conserver avec un degré convenable de transparence.

Une légère pression exercée sur le couvre-objet, soit avec les aiguilles à dissection, soit avec des poids, suffit pour étaler les mem bres de l'animal sans écraser celui-ci. Pour la quantité de liquide à employer et l'application des luts, on prend les précautions indiquées précédemment (p. 382 à 384). L'emploi de la quantité du liquide exactement convenable pour remplir sans déborder le couvre-objet, l'espace compris entre lui et le porte-objet est une des conditions les plus importantes pour obtenir l'étalement des pattes, sans écrasement du corps, étalement qui est une opération importante de la préparation, et souvent des plus difficiles à accomplir.

Il est souvent avantageux de laisser mourir ces acariens dans l'alcool, mêlé ou non d'éther ou d'essence de térébenthine rectifiée, entre deux lames de verre un peu écartées, et de les y laisser séjourner un quart d'heure au moins avant de les soumettre à la préparation définitive. Ils se débarrassent ainsi des impuretés qu'ils emportent avec eux; ils étendent régulièrement leurs membres par suite de la pression du verre, et contractent par cette immersion préalable une grande tendance à l'imbibition immédiate et complète dans le liquide conservateur. Les quelques petites bulles d'air qu'on peut ainsi clore par mégarde ou qui restent adhérentes aux animaux et surtout aux enveloppes provenant de leur mue, ne doivent pas préoccuper; elles disparaissent au bout de quelques jours. Cette dissolution de l'air se produit sans l'emploi préalable de l'alcool, et semble tenir à la présence de l'acide acétique dans le liquide. Ces bulles d'air sont bien plus nombreuses et sont souvent gênantes quand, avant l'addition de la glycérine acidulée, on a mis les acariens dans l'eau.

Il ne faut pas éliminer des préparations destinées aux recherches scientifiques les enveloppes chitineuses provenant de la mue des individus impubères, parce qu'elles se prêtent par leur extrême transparence à l'étude, sous de forts grossissements, d'un grand nombre de détails anatomiques relatifs à la structure des poils, des pattes et du rostre.

Il est des petits insectes, crustacés, arachnides, etc., qu'il faut plonger quelques heures dans l'essence de térébenthine ou l'alcool; ensuite, on les place sur la lame dans une gouttelette suffisamment visqueuse de baume du Canada ou de térébenthine de Venise, ou même de vernis copal à l'essence d'aspic (page 379), puis il faut apposer la lamelle, presser et laisser sécher.

Si on veut les vider préalablement, pour donner à leurs téguments une netteté plus grande, l'opération se fait sur la platine du microscope de dissection, en pressant doucement l'animal entre deux lames de verre dans une goutte d'essence de térébenthine, jusqu'à ce que tous les viscères soient sortis par l'orifice anal, la bouche ou les articulations des pattes. Le séjour préalable de quelques heures dans la térébenthine ou l'alcool devient inutile dans ce cas. Ces procédés sont naturellement applicables à la préparation des diverses parties des articulés, tels que les tarses, les antennes, les poils, les piquants, etc.

851. Dans ces études on observera que chez les acariens, le *rostre*, à tort appelé *tête*, *langue*, etc., se compose, ainsi que sur les autres arachnides : 1° de deux *mâchoires* ou maxilles, placées en arrière, presque toujours transversales, soudées ensemble sur la ligne médiane ; 2° de deux *palpes maxillaires*, organes parfois les plus volumineux de tous ceux du rostre, dont ils forment les côtés, et qui s'étendent de la base au sommet ; 3° d'une *lèvre* inférieure membraneuse, plus courte que les palpes, et dont la base adhère aux mâchoires et au bord interne des palpes ; la lèvre porte en arrière le menton, et au milieu de sa face supérieure une languette ou ligule ; 4° de deux *mandibules* ordinairement volumineuses et conoïdes, dont l'extrémité dépasse le bord antérieur de la lèvre, et dont la base adhère au fond du camérostome ; elles reposent sur la face supérieure de la lèvre comme sur un plancher, et elles constituent la partie dorsale la plus épaisse du rostre, dont les côtés sont bordés par les palpes. (Ch. Robin, 1859.)

On isolera le rostre, et on le préparera à part après une compression plus ou moins forte, pour l'examiner sous les plus forts grossissements, plusieurs détails de sa structure ne pouvant être vus autrement. C'est ce qu'exigent surtout les sarcoptes, les simonées, les psoroptes, etc. Dans les espèces volumineuses, le rostre et les pattes ne s'étalant pas convenablement quand on prépare l'animal entier, il est nécessaire aussi de le préparer isolément.

Chez les *Sarcoptides*, on trouve dans toutes les espèces cinq parties pour chaque patte, comme sur les insectes. Chacune de ces parties est constituée sur le même type, de la première à la seconde paire de pattes, puis de celles-ci aux deux dernières paires, et enfin d'une espèce à une autre espèce, malgré les différences considérables de forme, d'épaisseur et de longueur de ces organes dans chaque genre. Ce sont : 1° la *hanche* ou rotule ; 2° l'*exinguinal* ou trochanter ; 3° le *fémoral* ou cuisse. Le fémoral ou cuisse est divisé en deux pièces articulées, ainsi que la jambe, qui alors offre deux articles, le *génual* et le *tibial*, chez les *Dermanyssus*, qu'on peut trouver comme parasites sur les oiseaux domestiques, le cheval et même temporairement sur l'homme ; cette disposition porte à sept articles les pièces des pattes de certains acariens, nombre qu'on voit chez les *Aranéides* ; 4° la *jambe* ; 5° la pièce solide du *tarse* ou *pied*, toujours conique, courbe ou allongée, terminée par deux pointes mousses dans les *Sarcoptes*, les *Psoroptes*, etc., chez lesquels elle est très-courte et à large base circulaire. Le tarse se reconnait aux crochets pectinés ou non, aux caroncules, aux ventouses avec ou sans crochets, ou aux longues soies qu'il porte comme appendices terminaux, et qui sont caduques dans quelques espèces, telles que le *Sarcoptes mutans*. (Lanquetin et Ch. Robin.)

Le céphalothorax offre souvent quatre anneaux distincts, au moins à un certain âge. La vulve est toujours portée par le troisième anneau, et elle n'est pas située à l'extrémité postérieure de l'abdomen, tandis que les organes génitaux mâles dépendent du quatrième anneau. Ces organes sont placés à la face ventrale du corps.

Les saillies tuberculeuses du tégument sont une modification de ses plis réguliers, et ne sont pas analogues aux poils. Les vrais poils offrent, d'une espèce à l'autre, des différences de distribution sur le corps et sur les pattes, différences qu'on peut ramener cependant à un même type.

Les poils sont insérés à l'aide d'un tubercule, ou d'une petite plaque tuberculeuse circulaire, saillante à la surface du tégument. Souvent l'appendice se brise au ras de ceux-ci, qui se présentent alors sous forme d'une petite pièce circulaire, avec un point brillant, central, rond, simulant un trou.

Une fois accomplie la mue qui laisse sortir les mâles ou les femelles pourvus d'organes sexuels, on ne voit plus s'en produire d'autre. Le nombre des mues que subit chaque individu dans le cours de son existence ne correspond pas à celui des états successifs offerts par chaque Arachnide. On voit, en effet, une mue ou deux avoir lieu, après chacune desquelles l'animal conserve encore, soit l'état de larve hexapode, soit l'état de nymphe impubère (p. 756). Chaque mue est annoncée par l'immobilité dans laquelle reste l'animal. La première commence sur beaucoup d'espèces vers le quatrième jour après l'issue hors de l'œuf de l'individu hexapode, et l'animal reste environ trois jours dans l'immobilité avant d'abandonner son premier tégument chitineux. Cette immobilité est de trois à cinq jours pour les autres mues, avec des périodes d'activité entre chaque mue, qui sont de six à dix jours au moins sur les Tyroglyphes et les Glyciphages.

On préparera des individus immobiles, avec leur rostre et leurs pattes retirés du tégument qu'ils vont abandonner, et repliés avec leurs poils sous le corps. C'est par une déchirure de la partie latérale ou dorsale du tégument que l'animal abandonne sa précédente enveloppe chitineuse. (Voy. Ch. Robin, *Comptes rendus des séances de l'Académie des sciences*. Paris, 1859 et 1868, et A. Fumouze, Thèse sur la cantharide officinale; Paris, 1867, in-4°, p. 45.)

C'est aussi par une déchirure de leur carapace entre le céphalothorax et l'abdomen que les Crustacés sortent ainsi, avec une nouvelle coque déjà produite, mais encore molle et avec une pellicule muqueuse interposée à la nouvelle et à l'ancienne.

L'ordre des Acariens tel qu'il est adopté aujourd'hui embrasse tous les animaux compris dans le genre *Acarus* de Linné. Beaucoup d'écrits, même des plus modernes, parlent souvent des *espèces de ce genre* comme s'il pouvait être maintenu. Mais il est très-important de rappeler que le genre *Acarus* n'existe plus en fait et que depuis assez longtemps déjà nulle des espèces de l'ordre des Acariens n'y rentre ; car les *Acarus* de la gale déterminant des affections cutanées diverses chez les animaux domestiques sont devenus des espèces des genres *Sarcoptes* (Latreille), *Psoroptes* (Gervais), *Symbiotus* (Gerlach), etc. ; les *Acarus* du fromage, des poussières des collections, des pelleteries, etc., rentrent dans les genres *Tyroglyphus* (Latreille), *Glyciphagus* (Hering), et ainsi des autres (1).

Les Ixodes se distinguent facilement des Sarcoptides par la

---

¹ Joblot (*Description de plusieurs nouveaux microscopes, avec des observations sur une multitude d'insectes*. Paris, 1716, et *Observations d'histoire naturelle*. Paris, 1754, in-4°, t. I, pl. 9 et 10) a, sous le nom de *mite vagabonde*, figuré un Tyroglyphe reconnaissable à ses 8 pattes, au pli dorsal qui se trouve entre la 2ᵉ et la 3ᵉ paire de pattes, à la forme générale du rostre, et à la distribution des poils. Sa figure de la *mite domestique* est plus mauvaise. Sous le nom de *pou du serin de Canarie*, il représente d'une manière reconnaissable un *Dermanysse;* mais, comme à la mite précédente, il met sur le rostre des yeux qui n'existent pas. Il en est de même de Ledermüller, dans sa figure des *mites du miel*, auxquelles il ne donne que 6 pattes, bien que la forme du corps, la disposition des poils et du pli transverse dorsal fassent reconnaître aisément qu'il s'agit là des Tyroglyphes (Ledermüller, *Mikroskopische Gemüths*, etc. Nuremberg, 1763, in-4°, Iʳᵉ partie, p. 68, pl. 53, fig. 2). Joblot (p. 22, pl. 8 ACC) a décrit et représenté aussi d'une manière reconnaissable la nymphe octopode du *Dermanyssus helicis* sous le nom de *mite de la limace des caves*, et qu'on trouve également sur les escargots, etc; cet animal avait déjà été vu par Réaumur (*Mémoires de l'Académie des sciences*, 1710).

forme des palpes de leur grosse lèvre hérissée, en forme de

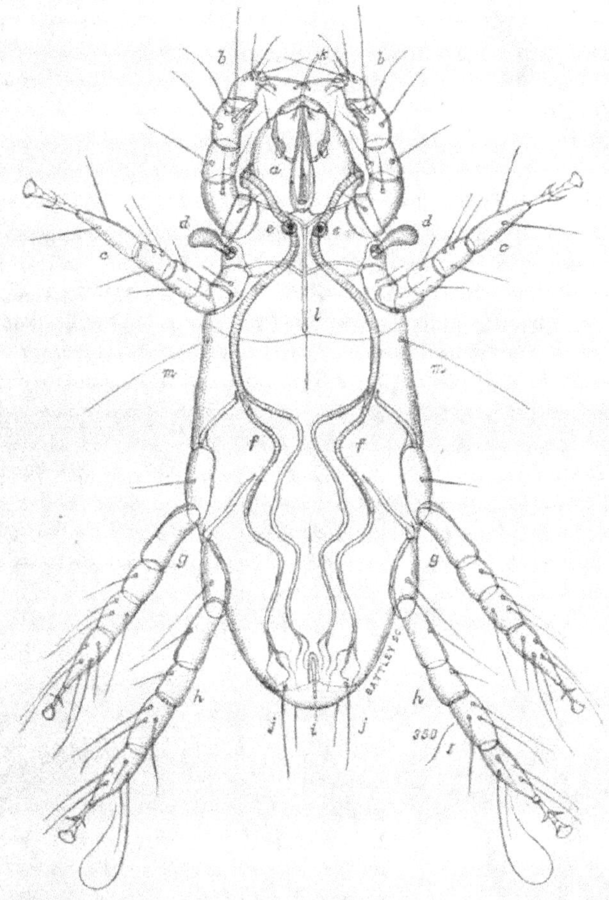

Fig. 200 *.

* Nymphe d'Oribate, vue par la force ventrale, grossie 200 fois, *a*. Le rostre, que dépasse en avant une petite bordure membraneuse et l'une des mandibules en stylet. *k*. accidentellement saillante. *e*. Stigmate envoyant une grosse trachée vers le bord de la base du rostre et une autre dans l'abdomen (*f*) où elle se subdivise. *l*. Sillon transversal et épimère sternal envoyant une branche à la base du 1er article de chacune des pattes des 2 premières paires. *b*. 1re paire de pattes dont le 5e article est terminé par un crochet. *c*, *g*, *h*. Les pattes des trois dernières paires terminées par une ventouse dont le pédicule porte 2 petits crochets. *d*. Appendice claviforme propre à beaucoup d'Oribates, porté par les côtés du corps un peu en arrière, des pattes de la première paire. *m*. Poil latéral. *i*. Arrière du corps avec les poils y attenant et l'anus.

cuiller, et par leur bouclier dorsal, ainsi que par leurs trachées.

Les Gamasides se distinguent des Sarcoptides, par leurs palpes filiformes, à cinq articles, d'épaisseur égale, par leurs pattes à sept articles et par leurs trachées. Les nymphes de ces animaux vivent parfois en parasites sur l'homme, dans les pays chauds, et aussi en Europe pendant l'été.

Les Oribatides sont distincts des Sarcoptides, par la dureté de leur enveloppe extérieure (bouclier ou cuirasse), et leurs palpes à cinq articles velus et par leurs trachées.

Parmi les Acariens qui peuvent accidentellement se trouver sur l'homme, je citerai le suivant qui m'a été envoyé en 1867 par M. le docteur Royet (de Saint-Benoît-du-Sault). Il s'était multiplié en quantité innombrable dans les tas de blé nouvellement égrené, et avait déterminé un prurit ayant duré plusieurs jours sur les individus qui maniaient le grain ou vivaient dans le voisinage de ses amas. Un examen attentif fit voir à M. Royet que la cause de ces accidents était un parasite.

L'étude de celui-ci m'a fait reconnaître que c'était une nymphe (individu octopode non sexué) ressemblant aux nymphes des Oribates. Ici la plupart avaient une longueur de $0^{mm},20$ à $0^{mm},25$ et une largeur de $0^{mm},08$; une teinte jaune rougeâtre avec un rostre massif, à mandibules grêles en stylet (fig. 200, *k*).

Bien que les palpes des Sarcoptides n'aient que trois articles et leurs pattes cinq, ces animaux se distinguent facilement aussi des Cheylètes, qui sont des *Acariens* grisâtres d'un volume qui varie de trois dixièmes de millimètre à un millimètre environ; *Corps* (fig. 201) mince, aplati sur le dos et sous le ventre, très-mou, non cuirassé, sans yeux, *pourvu de trachées qui sont très-apparentes*, avec un sillon circulaire immédiatement en avant de la troisième paire de pattes et un autre entre le corps et le rostre. *Rostre* énorme, à mâchoires inermes portant de gros palpes maxillaires latéraux, conoïdes, à trois articles libres, non sou-

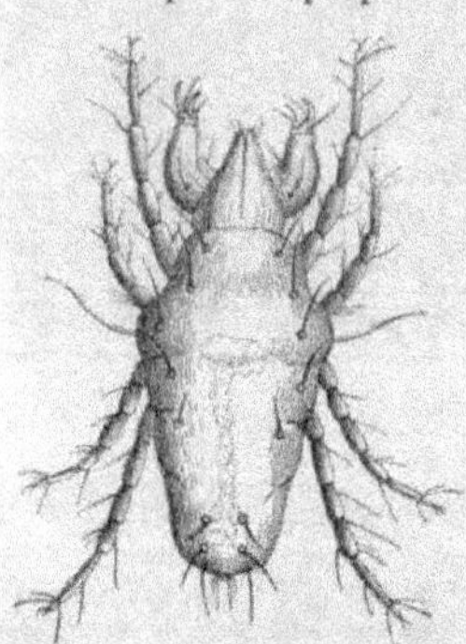

Fig. 201. — *Cheyletus eruditus.*
Latrulle grossi 40 fois et vu de dos (Voy. aussi fig. 214, p. 756.)

dés à la lèvre; le dernier article terminé par deux *styles* pectinés falciformes et le deuxième par un seul qui est mousse, falciforme bi ou trituberculeux à sa base. *Lèvre*: étroite en pointe, membraneuse, terminée de chaque côté par un palpe labial épais muni de deux poils à sa face inférieure et d'une languette lancéolée à sa face supérieure. *Mandibules* grêles à onglets minces, non dentés.

852. Les *Sarcoptides* (*Sundewal. Conspectus arachnidum*, 1853), ayant pour type le genre Sarcopte sont des acariens *sans yeux, ni trachées*, à corps mou, à tégument lisse, ou hérissé de saillies (fig. 202, 203 et 204), très-finement grenu ou plissé ayant un rostre ou appareil buccal pourvu de mandibules propres à diviser ou à piquer, reposant sur une lèvre mince, plus ou moins soudée à des palpes maxillaires à trois articles ; pourvus de pattes à cinq articles avec un tarse terminé par une ventouse avec ou sans crochet, ou par un crochet seulement, ou enfin par un ou deux longs poils qui peuvent manquer d'un sexe à l'autre.

Dans cette famille rentre les genres Tyroglyphe, Glyciphage, Car-

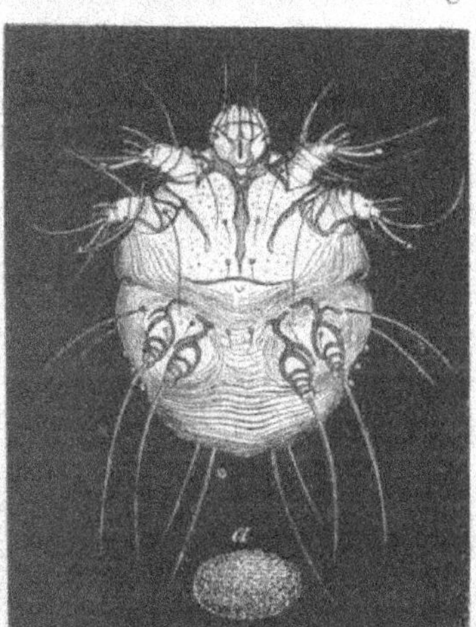

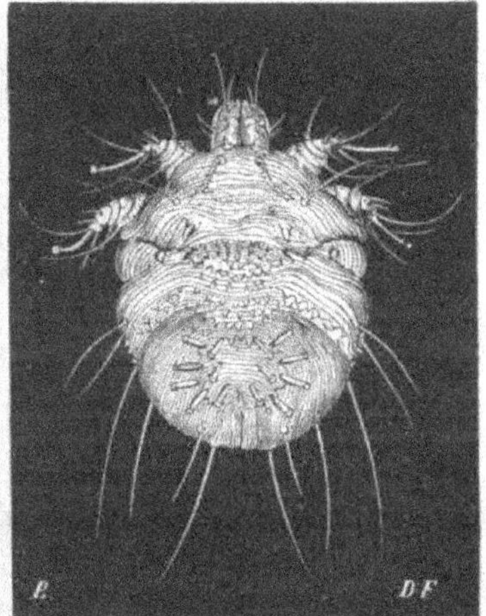

Fig. 202. — *Sarcoptes scabiei* Latreille, femelle vue par la face ventrale. *a*. OEuf.

Fig. 203. — La même, vue par le do[s]. Grossie 250 fois.

poglyphe, Psoropte, Symbiote, Sarcopte[1], Demodex ou Simonée,

[1] H. Backer (*The microscope made easy*, etc. London, 1769. Fifth edition, in-8°) a répété les observations de Bononio sur l'animalcule des pustules de la gale et en a vérifié l'exactitude sur beaucoup de personnes d'âges, de sexes et de complexions divers. Il le figure et le décrit imparfaitement (p. 169 à 172, pl. XIII, fig. *a, b, c*) mais d'une manière reconnaissable, aussi bien que la mite du fromage (p. 190). Il figure l'œuf de l'animalcule de la gale, mais il n'a pu distinguer le mâle de la femelle. Il dit nettement que la découverte de cet animalcule donne raison à ceux qui, au lieu des remèdes internes, recommandent

qu'on trouve dans les follicules pileux de l'homme et du chien

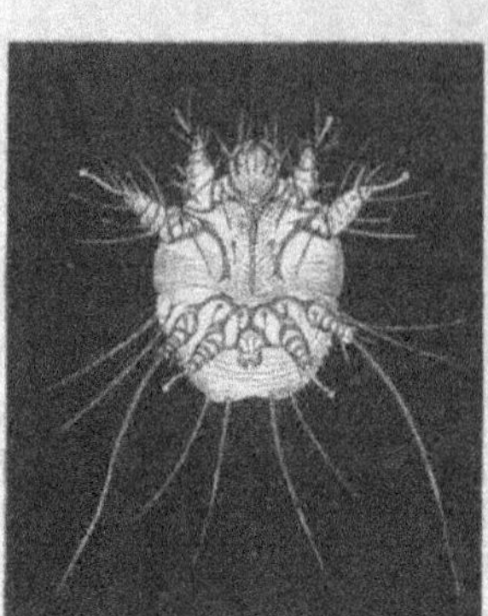

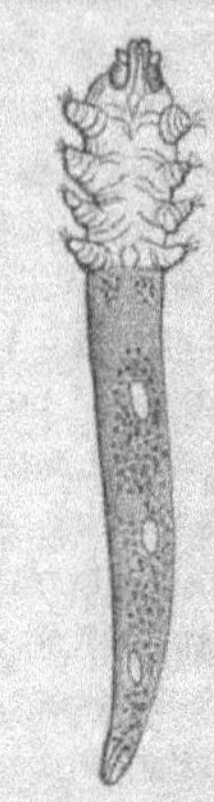

Fig. 204. — Le *Sarcopte* mâle vu par la face ventrale au même grossissement.

Fig. 205. — *Simonea* ou *Demodex folliculorum* de l'homme. Grossi 300 fois (d'après Simon).

(fig. 205). C'est cet acarien (*Simonea* ou *acarus folliculorum*) qui sur le chien cause la maladie appelée *le rouge*, en pénétrant entre le poil et son follicule. Pour le préparer on exprime le contenu des follicules pileux, de ceux du duvet, de la peau du nez ou des joues, sur l'homme; on dissocie dans l'eau pure ou alcoolisée ou acidulée la matière expulsée. On les cherche d'abord à un faible grossissement, pour se servir ensuite des plus forts (p. 366). On peut les préparer dans la gélatine glycérinée. La glycérine acidulée les fait à la longue se resserrer.

Les *Sarcoptides avicoles* ont des affinités avec les *Symbiotes*, les *Sarcoptes* et les *Psoroptes*, par les analogies que présentent des uns aux autres les sillons de leurs téguments, et par l'existence chez les uns et les autres de plaques granuleuses dorsales; mais ils en diffèrent beaucoup par la forme de leur corps, par la disposition de leurs lèvres, de leurs palpes maxillaires, de leurs mandibules, de leurs organes génitaux et surtout de leurs pattes.

A ces derniers égards, ils se rapprochent davantage des Tyroglyphes (fig. 194) et surtout des Glyciphages; mais ils se distinguent

contre la gale les lotions, les bains et les onctions avec le soufre, le vitriol, le mercure, le sublimé, les sels, les précipités, remèdes pénétrants et corrodants qui atteignent la vermine dans la peau. Il n'en est pas question dans son autre livre : *Employement for the microscope*. London, 1755. Il y figure seulement d'après un dessin envoyé par Redi, sous le nom de *pediculus*, un *Dermanyssus* qui paraît être celui de la Pipistrelle ou un autre voisin.

aisément de ces derniers, qui ont le tégument lisse ou grenu, sans sillons ni plaques granuleuses de l'épistome et thoraco-abdominale, et qui de plus ont le corps de forme plus massive. Enfin les larves et les nymphes diffèrent plus des individus sexués, et les mâles diffèrent plus des femelles sur les *Sarcoptides avicoles* que chez les Sarcoptes, les Symbiotes, les Psoroptes, les Tyroglyphes et les Glyciphages.

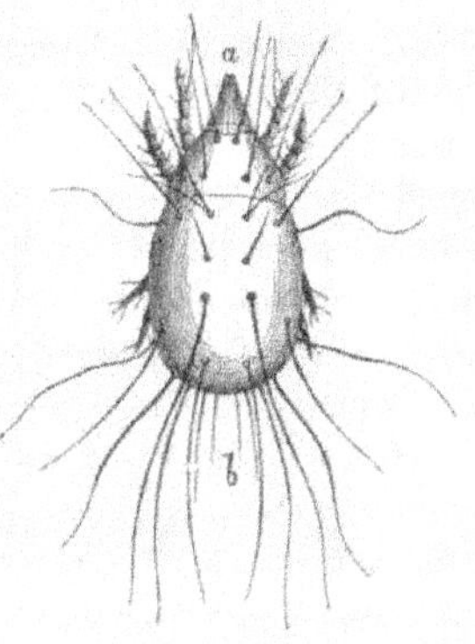

Fig. 206 *.

Les *Sarcoptides avicoles* se trouvent surtout entre les barbes des rémiges et des tectrices d'un très-grand nombre d'oiseaux. Il ne faut pas les confondre avec le *Sarcoptes mutans*, découvert par Lanquetin et Ch. Robin dans les croûtes d'une forme de gale observée pour la première fois par Reynal.

Pour étudier ces croûtes, il faut les laisser tremper quelques heures dans un mélange à parties égales d'eau, d'acide acétique et d'alcool. On les dissocie ensuite et on les examine sous un faible grossissement, puis avec le prisme redresseur, on isole les animaux des cellules épithéliales et autres corpuscules qui les accompagnent. (Voy. p. 566 et 556.)

ART. 1ᵉʳ. — ÉTUDE DES TARDIGRADES, DES ENTOMOSTRACÉS ET DES ROTIFÈRES OU ROTATEURS.

855. Parmi les animaux microscopiques, les *Tardigrades* composent un ordre de la classe des Arachnides qui se range à la suite de l'ordre des Acariens.

Les *Rotateurs* ou *Rotifères*, comprenant les Brachions, les Systolides, etc., forment une classe venant après les Crustacés, ou un ordre de cette classe se plaçant à la suite des Entomostracés, d'où le nom de Crustacés ciliés qui leur a parfois été attribué.

Parmi les *Entomostracés* microscopiques qui se rencontrent fréquemment dans les eaux servant à l'étude des infusoires, du développement embryogénique de divers animaux, etc., on doit signaler les

* Fig. 206. *Tyroglyphus siculus*. A. Fumouze et Ch. Robin. Vivant dans les poussières des collections, dans le corps des insectes morts, etc. *b*. Le rostre vu de dos. *a*. Les poils de l'arrière du corps. Grossi 10 fois.

*Cyclops*, les Daphnies, les Lyncées, les Cypris, etc., autrefois presque tous appelés *Monocles* (*Monoculus*).

Le *Monocle* ou *Lyncée* (*Mon. striatus*, Jurine. *Lynceus striatus*. Desm.) a un tégument marqué de lignes réticulées en )mosaïque. Il atteint $0^{mm},50$. Malgré leur nom de *monocle*, ces articulés ont deux yeux noirs de grandeurs différentes et enfoncés sous leur carapace. Le rostre est pointu et suit la forme convexe de l'enveloppe ; au-dessous de lui est un second appendice plus court et terminé par des soies, puis viennent les deux antennes, portant également des soies à leurs extrémités. Quatre branchies sont placées sur le même rang à l'intérieur de la carapace, et servent à imprimer un mouvement circulaire à l'animal ; quelquefois même elles paraissent lui servir à grimper le long des petites tiges sur lesquelles il se fixe en les saisissant entre les bords de son test. A la partie postérieure se trouve un appendice, avec des poils, armé de deux crochets, et portant à sa base trois petites dents. On aperçoit le canal intestinal et la nourriture qui le parcourt, ainsi que le cœur ovoïde placé derrière la tête et doué d'un mouvement pulsatile rapide.

Les Lyncées se trouvent pendant l'été dans les mares, les étangs et les flaques d'eau de pluie. L'ovaire est unique. Les petits vivent avec les adultes, et au moindre danger se précipitent vers leur mère, qui les remet à l'abri dans sa coquille ou carapace, de même que les jeunes écrevisses se suspendent sous l'abdomen maternel par l'une de leurs pinces.

Le *Cyclope à quatre cornes* ou *moucheron d'eau* (*Cyclops vulgaris* Desmarets, *Monoculus quadricornis* L. ; *Pediculus aquaticus*, Baker), est un petit crustacé qu'on trouve, en toute saison, dans les eaux stagnantes, mais surtout en juillet et en août. Le corps est pourvu de valves imbriquées, chitineuses, qui se meuvent latéralement et verticalement ; elles ne se réunissent pas sous le corps et laissent un passage aux branchies ; le rostre est court et pointu ; un peu au-dessous est l'œil unique, d'une couleur rouge foncé. Aux deux côtés de l'œil naissent les *antennes* ou tentacules dont la paire supérieure est la plus longue ; elles sont articulées et couvertes de poils. Les Cyclopes atteignent $1^{mm},50$ ; ils se meuvent par saccades et se traînent sur les tiges au moyen de leurs branchies, qui sont d'une couleur bleuâtre. Les ovaires, en forme de grappe, sont très-développés, et situés, au nombre de deux, à la partie postérieure. Les œufs ont une forme globuleuse. La queue du cyclope se bifurque à son extrémité, et les deux branches sont terminées par des soies

ramifiées chez la femelle seulement. On aperçoit très-bien le tube
intestinal et les oviductes de la femelle. La couleur de ces crustacés varie. Souvent pâles et transparents, ils sont parfois marquetés
de rouge; les uns ont une couleur bleu verdâtre, les autres sont
rouges et leurs ovaires sont colorés en vert.

### Des Rotifères.

854. Les *Rotifères* [1] sont célèbres par leur faculté de revivre après
avoir été desséchés au soleil et par leurs appendices ciliés, que les
anciens observateurs ont pris pour des roues en mouvement. (Voy.
Dujardin, *Histoire naturelle des infusoires*, 1841.)

Beaucoup de Rotifères se rencontrent dans les eaux douces et
stagnantes, parmi les herbes submergées, et dans ces mêmes eaux
conservées depuis longtemps dans des vases de verre. Si, avec une
loupe d'un court foyer (de 6 à 10 millimètres), on explore, en regardant contre le jour, les parois du vase de verre, on voit ramper
à la manière des sangsues de petits vers blancs ou rosés, très-con-
tractiles, passant d'une forme presque globuleuse à une forme de
fuseau ou de cylindre renflé au milieu; ce sont les Rotifères, dont
la longueur peut aller jusqu'à 1 millimètre, et qui, par conséquent;
sont déjà visibles à l'œil nu. Parfois ils se fixent par leur extrémité
postérieure, et, retirant leur partie antérieure, ils s'élargissent en
avant et s'épanouissent en deux tubes ciliés, dont le mouvement
vibratile produit l'apparence de roues dentées, et excite un double
tourbillon dans le liquide. Souvent enfin, quittant leur point d'appui, ils nagent dans le liquide au moyen de ce même mouvement
des cils vibratiles. Quand on a bien reconnu avec la loupe l'empla-
cement des Rotifères à la paroi interne du vase, on peut les aller
chercher, en raclant cette paroi avec une plume taillée en cuiller,
et transportant sur le porte-objet la goutte d'eau et l'amas de débris obtenus de cette manière; mais, à moins que les Rotifères ne
soient en très-grand nombre dans le vase, on sera exposé à les
chercher longtemps en vain, et souvent le hasard seul les fera rencontrer dans ces débris végétaux parmi lesquels on cherche en
même temps d'autres objet. Une macération de foin ou de quelques
végétaux secs peut aussi contenir des Rotifères, soit que leurs œufs

---

[1] J'ai cherché en vain à exposer mieux que ne l'a fait Dujardin la manière de
préparer et d'observer les Infusoires et les Rotifères; aussi j'ai cru devoir em-
prunter presque textuellement, à ce savant regretté, plusieurs passages de son
livre *l'Observateur au microscope*, Paris, 1843.

aient été adhérents à la surface de ces végétaux, soit qu'ils aient été apportés avec la poussière qui voltige dans l'atmosphère. La terre humide des jardins, et surtout celle qui est couverte de mousse, contient beaucoup de ces petits animaux qu'on voit se mouvoir dans l'eau qui a baigné cette terre. (Dujardin, *Microscope*, 1845, p. 160.)

On est presque certain de trouver beaucoup de Rotifères dans l'eau qui a lavé les touffes de mousses humides prises dans les bois, au pied des arbres, ou dans une infusion de ces mousses. On en voit toujours dans les cellules mêmes des Sphagnum morts ; mais les toits exposés alternativement à l'humidité des pluies et au soleil sont un séjour plus ordinaire pour des Rotifères qui subissent là des alternatives d'humidité et de sécheresse, d'activité et de léthargie. Ces animaux, contractés et desséchés en globules durs, demi-transparents comme de la gomme, et susceptibles de revivre un grand nombre de fois, s'ils sont alternativement humectés ou séchés, se trouvent réunis dans le sable des boues et des gouttières, et surtout dans les touffes arrondies que certaines mousses, les Bryum, forment fréquemment sur les toits et sur les murs. Il suffit de délayer dans un peu d'eau la terre mêlée de sable que les mousses ont retenue pour y voir, au bout de quelques heures, des Rotifères vivants, avec des Anguillules et des Tardigrades. Ces mousses et la terre contenue peuvent être conservées au sec pendant des années, sans que les animaux dont elles sont le séjour aient perdu la faculté de revivre ; il est donc facile d'avoir toujours en réserve une quantité de ces substances, pour se procurer à volonté des Rotifères. Il paraît bien d'ailleurs que ces animaux vivent également sur les toits, sans mousse ni sable, entre les ardoises, où l'eau des pluies, retenue par capillarité, entraîne et dépose une couche de la poussière portée par le vent (Dujardin).

Les Brachions (fig. 207) sont caractérisés par leur cuirasse diaphane, ovale ou quadrangulaire, ouverte et dentée aux extrémités, d'où sortent en avant une paire de lobes ciliés comme ceux des Rotifères, et, en arrière, une queue articulée et bifurquée. On les trouve parmi les conferves et les autres herbes aquatiques, dans les eaux douces, où ils sont très-variés et quelquefois très-nombreux. On se les procure comme les autres Systolides, qui constituent des genres et des ordres distincts, en remplissant des vases de verre avec l'eau et les herbes submergées des fossés et des marais, ou même des rivières peu rapides, puis en transportant avec les herbes mêmes quelques

gouttes de cette eau sur le porte-objet ; ou bien encore, quand on a
reconnu avec la loupe la présence de ces animaux contre la paroi,

en raclant cette paroi avec
une plume en cuiller, pour
les enlever ainsi et les transporter. Il faut d'ailleurs
avoir soin de laisser avec
eux, sur la plaque de verre,
quelques débris ou des brins
de conferves, sans quoi la
lame mince dont on les recouvre ne manquerait pas
de les écraser. (Dujardin.)

Un des Systolides les plus
volumineux et les plus remarquables, à cause des
observations dont il a été
l'objet, l'*Hydatina senta* de
M. Ehrenberg ou *Vorticella
senta* de Müller, se trouve
abondamment dans les ma-
res et les ornières dont
l'eau est plus ou moins colorée en vert par l'*Euglena
viridis*, surtout au printemps. Si l'on remplit des
vases de verre avec cette
eau verte, on ne tarde pas
à y voir nager les Hydatines, qui sont visibles à l'œil

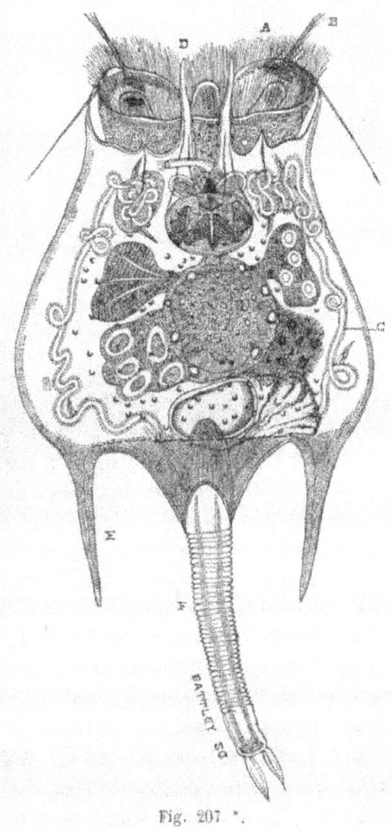



Fig. 207 *.

nu, car leur longueur est de trois quarts de millimètre, et qui
souvent s'y multiplient considérablement. La transparence de ces
Hydatines les rend surtout précieuses pour l'étude de l'organisation des Systolides. (Dujardin.)

## Des Tardigrades.

855. Les Tardigrades partagent avec les Rotifères et les Anguillules

---

* *Brachionus Bakeri* Ehr. Grossi environ 300 fois. D'après Leydig. A. Couronne de
cils. B. Petit faisceau de cirres. D. Prolongements antérieurs ou cornes de la carapace
avec la trompe entre ces deux organes à leur base. E. Prolongements ou cornes postérieures de la carapace. F. Queue articulée. C. Canal dit respiratoire à cils vibratiles.

la faculté de ressusciter après avoir été desséchés. Ils se trouvent fréquemment dans les mousses des toits et des murs, et dans le sable des gouttières; leur forme est celle d'un petit ver épais, blanc ou rougeâtre, long de 0,5<sup>mm</sup>, à 0,8<sup>mm</sup>, et marchant lourdement au moyen de huit pattes très-courtes pourvues (fig. 208) de petits crochets.

Les Tardigrades qui vivent sur les toits forment plusieurs genres bien distincts. Ce sont encore d'autres espèces différentes de celles-là qu'on trouve dans les eaux douces, et qu'avec la loupe on voit grimper aux parois des vases contenant ces eaux depuis un temps

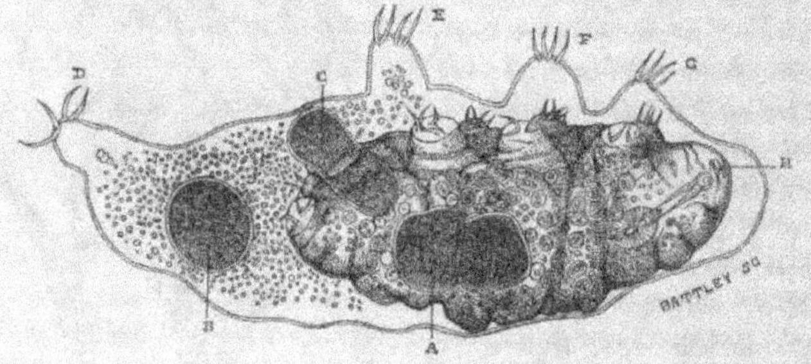

Fig. 208 *.

plus ou moins long. Pour toutes ces observations on se sert d'abord d'un objectif faible en tenant l'animal entre deux lames de verre comme à l'ordre ou dans un porte-objet creux (p. 386). On prend ensuite des grossissements de plus en plus forts, suivant les besoins des études poursuivies.

856. Le terme *réviviscence* a été employé par Marshal-Hall, Humboldt, etc., pour désigner la faculté qu'ont les plantes et certains animaux (Rotifères, Tardigrades, etc.), de recommencer à se nourrir, à se mouvoir, etc., après la dessiccation.

Les animaux dits *réviviscents* sont ceux qui peuvent être ranimés par l'humectation après avoir perdu, par suite d'une dessiccation plus ou moins complète, toutes les manifestations de la vie. Lorsqu'ils sont plongés dans un milieu humide, ils

---

* *Macrobiotus Dujardin*. Doyère; grossi environ 300 fois. D'après Kaufmann. L'animal est vu sur le dos rétracté dans le tégument qu'il va quitter et pondant un œuf (C) par l'orifice génital placé entre les deux dernières paires de pattes. A. Œuf encore dans l'ovaire. B. Œuf pondu entouré de granulations moléculaires libres. D E F G. Crochets chitineux de l'extrémité des quatre paires de pattes sur le tégument abandonné. H. L'appareil de mastication et de succion. Se trouve dans les mares avec les Brachions et divers infusoires parmi les Lemna et les conferves.

vivent comme les animaux ordinaires; ils ne s'en distinguent par aucun caractère anatomique ou physiologique, et ne peuvent alors supporter sans périr définitivement une température supérieure à 50°. Lorsqu'ils ont été privés de toutes les apparences de la vie par une dessiccation naturelle à l'air libre, ils peuvent supporter des températures beaucoup plus élevées, sans perdre leur propriété de réviviscence. Ils peuvent alors subir de brusques changements de température, et franchir *tout à coup* un intervalle de près de 100° (de — 17°,6 à -+ 78°) sans perdre leur propriété de réviviscence. (Pouchet.)

Leur résistance aux températures élevées paraît s'accroître d'autant plus qu'ils ont été plus complétement desséchés d'avance. Ce fait est de l'ordre de ceux qu'a découvert M. Chevreul (1821) en montrant que le blanc d'œuf, séché dans le vide à froid, a besoin d'être chauffé pendant plus d'une heure à 100° pour cuire, alors que 70° suffisent quand il n'a pas été séché.

Toutes les espèces réviviscentes ne résistent pas au même degré à la dessiccation artificielle et aux températures élevées. Des animaux de la même espèce, suivant le milieu où ils ont été élevés peuvent présenter, sous ce rapport, des différences très-considérables ; ceux qui ont vécu dans un milieu habituellement humide résistent moins que ceux qui ont vécu dans un milieu habituellement sec. Les Anguillules des tuiles perdent leur propriété de réviviscence plus aisément que les Tardigrades et les Rotifères ; et ceux-ci paraissent doués d'une résistance supérieure à celle des tardigrades. Les Tardigrades *Emydiums*, et surtout les Tardigrades macrobiotes, peuvent se ranimer après avoir subi pendant cinq minutes une température de 98° (dans l'étuve de Doyère). La température de l'ébullition de l'eau est aisément supportée pendant cinq minutes par les Rotifères et les Tardigrades, *préalablement desséchés* à froid ; cette même température, prolongée pendant trente minutes, anéantit, chez les Tardigrades et chez la plupart des Rotifères non séchés, la propriété de réviviscence. Les Rotifères desséchés successivement à froid dans le vide sec, puis à 100° sous la pression atmosphérique, c'est-à-dire amenés au degré de dessiccation le plus complet qu'on puisse réaliser dans l'état actuel de la science, conservent encore la propriété de se ranimer au contact de l'eau après plusieurs mois. Beaucoup de Vers, surtout dans l'état embryonnaire, de Rhizopodes et d'Infusoires, tant animaux que végétaux, sont dans le même cas.

857. Le nombre des observations à faire sur les vers qui exigent l'emploi du microscope est des plus considérables, soit qu'on veuille observer leurs tissus, leurs œufs, leurs embryons, etc., soit au contraire qu'il s'agisse de connaître les animaux qui vivent sur eux, et qu'il ne faut pas prendre pour des parties leur appartenant. On cherchera dans la préparation faite comme à l'ordinaire en prenant d'abord un faible grossissement. On le remplace ensuite par un plus fort lorsqu'on voit quelque être en mouvement.

Entre l'intestin du Lombric, par exemple, et la couche musculaire externe, vivent, dans le liquide incolore qui remplit cet espace, de nombreux infusoires appartenant aux genres Leucophre et Plagiotoma ; ceux-ci sont remarquables par le mouvement des cils vibratiles de leur bord antérieur et par les apparences optiques qui en résultent ; ceux-là présentent souvent l'exsudation de la substance charnue, demi-liquide ou sarcode, et (voy. pag. 564) la formation spontanée des vacuoles dans cette substance par le contact de l'eau. Il suffit, pour obtenir ces Infusoires, de faire au Lombric des incisions qui n'atteignent pas l'intestin, et de recueillir sur une plaque de verre le liquide qui s'écoule des blessures. Enfin, dans l'intestin même du Lombric, en délayant le terreau dont il s'est nourri, on trouvera fréquemment des Anguillules, et quelquefois aussi des Systolides. (Dujardin, 1843.)

Les Naïs, en raison de leur transparence, seront encore plus propres à ce genre d'observation ; elles offriront d'ailleurs à étudier aisément plusieurs détails d'organisation. L'une (*Naïs digitata*), montre sur sa partie postérieure des prolongements digités couverts de cils vibratiles ; une autre (*Naïs proboscidea*), est pourvue, en avant, d'un long prolongement en manière de trompe ; plusieurs montrent à l'intérieur des cordons flexueux garnis de cils vibratiles, et servent sans doute à la respiration. Toutes peuvent se propager par division spontanée et, dans ce cas, offrent une nouvelle tête et une nouvelle bouche qui se forment à peu près vers le milieu du corps. Toutes peuvent aussi se multiplier par division artificielle.

C'est dans la vase, dans le sable et dans les eaux de la mer, entre les herbes, que s'observent surtout en quantité innombrable les vers et les articulés des formes les plus variées. L'observateur qui, à l'aide du microscope, s'attache à la recherche des plus petits annélides, est sûr de trouver chaque jour des objets nouveaux par leur forme et par leur structure intérieure.

Les Nématodes devront être soigneusement recherchés par le microscope. Ainsi le Strongle armé, fréquent dans les gros intestins du cheval, a la peau très-finement striée en travers, avec une grande régularité; sous le microscope, ces stries, dont l'écartement est de $0^{mm},005$, produisent avec une grande netteté deux séries latérales de spectres colorés, si l'on interpose un diaphragme très-étroit.

Dans l'intestin de la *Nephelis octoculata*, Moq. Tand. (*Hirudo vulgaris*, O. Müller), on trouve parfois un ver nématoïde long de un demi-millimètre au moins (fig. 209), grisâtre, très-contractile, qui ne semble pas nuire à ces Hirudinées.

La plupart des autres vers nématoïdes offriront sous le microscope, soit leurs téguments, soit l'armature de leur bouche, ou les organes génitaux mâles. Le pénis est formé d'un ou plusieurs stylets cornés d'une structure fort délicate; la gaine membraneuse est hérissée de petites pointes (chez les Trichocéphales); divers appendices, *ailes*, vessies, tubercules ou ventouses accompagnent aussi ces organes génitaux.

Plusieurs Nématoïdes sont eux-mêmes des objets microscopiques, on les avait confondus autrefois avec les vibrions, on en a fait depuis le genre

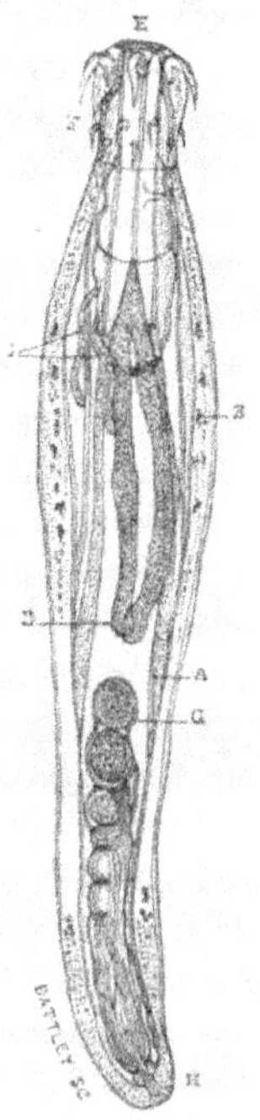

Fig. 209 *.

Anguillule et quelques autres genres; les uns vivent exclusivement dans le vinaigre, d'autres dans la colle de farine aigrie, un espèce distincte cause au blé la maladie nommée *nielle*, et les grains niellés deviennent rachitiques, sont racornis, brunâtres, et contiennent, au lieu de fécule, un amas fibreux de ces petits vers complétement secs, mais que l'humidité fait revivre. D'autres Anguillules se trouvent dans les touffes de mousse, qui croissent sur les toits, sur les murs, sont exposés à des alternatives de sécheresse et d'humidité et sont réviviscentes. (Voy. p. 775.) La terre

* Nématoïde parasite des *Nephelis,* grossi 175 fois environ. E. Orifice buccal. F Triple couronne de crochets volumineux en avant qui garnissent son extrémité céphalique. C. Deux petits tubes en culs-de-sac, appendus de chaque côté à un pharynx cylindroïde volumineux qui conduit à deux tubes terminés en cul-de-sac, vers le milieu de la cavité du corps (D). A. Bandelette allant de la partie moyenne de la cavité du corps jusque vers sa partie antérieure. B. Parois du corps finement grenues, avec amas de granules çà et là. G. Extrémité de l'ovaire contenant deux œufs. H. Extrémité du corps où s'ouvre l'ovaire.

humide et couverte de mousse ou d'oscillaires, contient aussi une foule d'Anguillules qui, certainement, constituent plusieurs espèces ou sont (ainsi que diverses de celle dont il est encore question ci-après) des jeunes non encore sexués de quelques nématoïdes. L'intestin des lombrics, des limaçons et des limaces, des chenilles et des larves de coléoptères, en contient fréquemment qui, peut-être, viennent du sol, ou se sont glissés sur les feuilles dévorées par ces animaux. Les eaux douces stagnantes, les eaux de la mer, entre les algues, sont habitées par de nombreuses Anguillules confondues autrefois sous le nom de *vibrion fluviatile*, mais qui, en réalité, forment plusieurs genres bien distincts, ou sont les jeunes non sexués des grands nématoïdes.

On peut en trouver parfois en assez grand nombre dans les dépôts pulvérulents, filiformes, floconneux ou vaseux que donne l'eau des conduits de distribution dans les villes ou les bassins des fontaines. On les prépare comme à l'ordinaire et on les examine sous des grossissements de 80 à 300 diamètres. (Voy. p. 556.)

Comme exemple de recherches à suivre sur ces petits Nématoïdes pris, comme nous l'avons dit, dans les divers milieux où ils vivent, on peut citer encore l'*Ascaris Nigro-venosa* de la grenouille, dont les œufs éclosent dans l'intestin des Batraciens ; les jeunes y restent sans organes sexuels jusqu'à ce qu'ils soient rejetés au dehors avec les fèces. Les jeunes vers microscopiques se trouvent alors dans la vase des réservoirs où vivent les grenouilles, et là les appareils mâles et femelles se développent sur des individus distincts avant qu'ils prennent les caractères des parents ayant pondu l'œuf dont ils sortent. Après leur accouplement, des œufs se développent et éclosent dans le corps même de ces femelles de première génération. Ces jeunes constituant une seconde génération restent dans le corps de leur mère jusqu'à ce que celle-ci meure ; alors ils deviennent libres et vivent sans organes sexuels, non plus dans la vase, mais dans l'eau, jusqu'à ce qu'ils soient avalés par les têtards de grenouille. C'est dans l'intestin de ceux-ci qu'ils acquièrent ensuite les sexes et les caractères extérieurs de l'*Ascaris Nigro-venosa*, qui passe dans le poumon du Batracien quand de têtard il devient grenouille. Ainsi cette espèce, dans la durée de son existence, présente deux générations, sexuées toutes deux. (Balbiani, Leuckart.)

Il arrive souvent que, dans l'eau de mer conservée depuis longtemps avec des productions marines, et qui plusieurs fois a passé par des périodes de putréfaction, il arrive, dis-je, que, dans cette

eau, on voit fourmiller une quantité considérable d'Anguillules. La
terre conservée humide avec des lombrics dans un vase de verre,
est quelquefois aussi toute remplie d'Anguillules, plusieurs semaines après la mort des lombrics. Mais c'est dans le vinaigre
que la production et la multiplication des Anguillules ou vibrions
est plus étonnante; on les voit à l'œil nu formant un nuage près de
la surface de ce liquide, dans lequel ils se répandent uniformément
si on le remue un peu. Parmi les plus gros de ces petits vers,
qu'on appelait autrefois les *Anguilles du vinaigre*, et qui ont
$0^{mm},85$, presque un millimètre de longueur, avec une épaisseur de
$0^{mm},027$, on voit des femelles plus nombreuses et des mâles bien
reconnaissables à leur pénis, soutenu par une lame cornée recourbée en *s*. Les Anguillules ou vibrions de la colle sont plus volumineux, et l'on voit dans l'ovaire des femelles, les embryons déjà
développés et vivants. (Dujardin.)

Les Planariés, dont la surface est toute couverte de cils vibratiles, les Distomes, tous parasites, et dont l'organisation est si complexe, seront l'objet de nombreuses et très-intéressantes recherches
microscopiques. Les embryons des distomes, observés dans l'œuf
ou quelque temps après l'éclosion, sont couverts de cils vibratiles. Les Polystomes et Pentastomes, que leur structure semble rapprocher bien davantage des animaux articulés, offriront,
surtout à l'étude, leurs ventouses et leurs crochets, et souvent
aussi les épines ou lamelles disposées comme des poils ou
des écailles, en rangées régulières à la surface. (Dujardin, *Microscope*, 1843.)

858. Les œufs du Tænia présentent de nombreuses variétés de
structure, soit dans la forme et le nombre de leurs enveloppes, soit
dans leur mode d'association. Ainsi, ceux du *Tænia cucumerina*, si
commun dans l'intestin du chien, sont groupés par vingt ou
trente dans une masse gélatineuse ovoïde; ceux du *Tænià serrata*,
au contraire, sont isolés, et leur surface est élégamment ornée
de petites aréoles régulières; mais tous les œufs du Tænia, quand
ils sont mûrs, montrent à l'intérieur un embryon mobile contractile, pourvu de trois paires de crochets, qu'il fait mouvoir par ses
contractions alternatives. Cet embryon est dit hexacanthe. Les
Tænias, pendant quelque temps après leur éclosion, conservent une
mobilité plus grande et une forme totalement différente de celle
qu'ils prendront plus tard. (Dujardin, *Microscope*, 1843.)

Nous n'avons pas à revenir ici sur ce qui a été dit (p. 336 et 609)

sur la manière de procéder pour rechercher les œufs des vers dans
les mucus et les fèces.

Le contenu des Acéphalocystes qui renferment les kystes à Échinocoques doit être examiné à un grossissement de 50 à 300 diamètres.
Les Échinocoques sont les *scolex* du *Tænia nana* ou *Échinococcus*
(fig. 210) ; il n'y a pas de différences spécifiques entre ceux de
l'homme, des ruminants et des singes. L'animal isolé a le corps de
forme plus ou moins régulièrement sphéroïdale (3, A) ; générale-

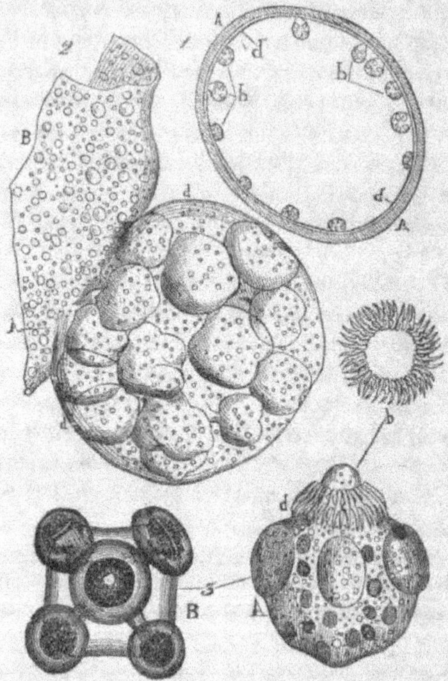

Fig. 210 *.

ment un peu plus large en arrière qu'en avant (5 et 6) ; longueur,
chez le bœuf, de 0$^{mm}$,2 à 0$^{mm}$,25, quand la tête est rentrée ; 0$^{mm}$,3
et rarement 0$^{mm}$,4, si elle ne l'est pas ; largeur, en toutes circon-

* Échinocoques du foie de l'homme, contenus dans une *hydatide* ou *acéphalocyste*, tremblotante (A), membrane d'enveloppe dont ils ne sont pas une dépendance. Ils peuvent être observés adhérents à une *membrane mère ou fertile*, complète
(1, *d*), ou plus souvent incomplète (2, B, et 4, A) à la face interne de laquelle ils sont
appendus isolément (4, *d*), ou réunis en amas de quatre à vingt environ dans une poche
(1, *b*, et 2, A). 2 est grossi 50 fois ; 3 est grossi 200 fois.

stances, de $0^{mm},15$ à $0^{mm},18$. Chez l'homme, la longueur totale, la tête étant sortie, est de 0,237 à 0,250; la tête rentrée, elle est de 0,171 à 0,180; la largeur du corps au-dessous des ventouses est

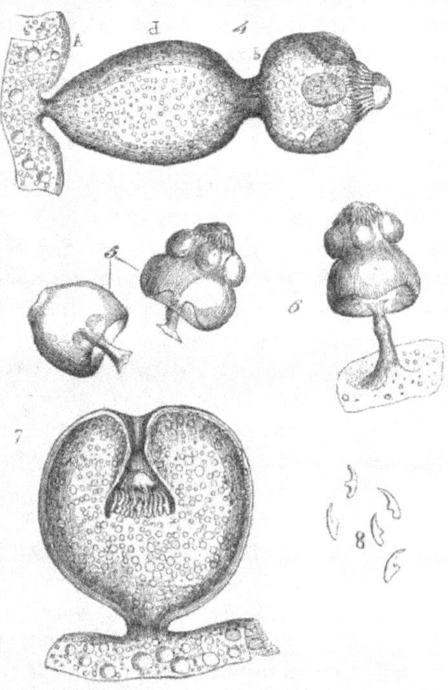

Fig. 211 *.

de 0,152 à 142; au niveau des ventouses, la largeur est de 0,180 à 184. Il se divise en *tête*, *tronc* et *pédicule*. Les ventouses sont tantôt difficiles ou impossibles à voir (homme, fig. 211, 7) ou encore visibles assez facilement (mouton). Les crochets sont jaunâtres, d'aspect corné, à bords nets, longs en moyenne de 0,027 chez l'homme (8). Souvent l'animal, au lieu d'avoir sa trompe saillante en avant, la tient rétractée jusque dans le milieu de la masse de son corps; alors la double couronne de crochets se voit de côté vers le centre du corps, et non à son extrémité antérieure (7). La substance du corps ren-

* Échinocoque (4, 5, 6) devenus libres par destruction de la membrane fertile (1, *d*); ces amas gris blanchâtre, ressemblant à de petits grains de sable sphéroïdaux de 1/4 à 1 millimètre de diamètre, flottent dans le liquide qui remplit la cavité (1, *bd*) de l'Acéphalocyste. Ils s'observent aussi libres (5, A; 5, 6 et 7).

ferme toujours, dans l'animal complétement développé, des corpuscules de carbonate calcaire arrondis ou ovoïdes (3, A), foncés à la circonférence (qui quelquefois semble comme limitée par deux lignes concentriques), brillants au centre, dissous avec effervescence par les acides, et dont le diamètre varie de $0^{mm},010$ à $0^{mm},015$. Ils laissent après eux une légère trame organique.

On conserve aisément ces animaux dans un mélange à parties égales d'eau, d'alcool et de glycérine, et dans les liquides neutres analogues, dans ceux de Pacini, etc. (Voy. p. 373 et 376.)

### Des Cercaires.

859. Au nombre des animaux souvent rencontrés dans les observations microscopiques d'objets pris dans l'eau, il faut ranger les *Cercaires* (*Cercaria*), autrefois considérées comme des infusoires, mais qu'on sait être des larves des Distomes et de quelques Monostomes qui vivent dans l'intestin de beaucoup de Mollusques et de Batraciens.

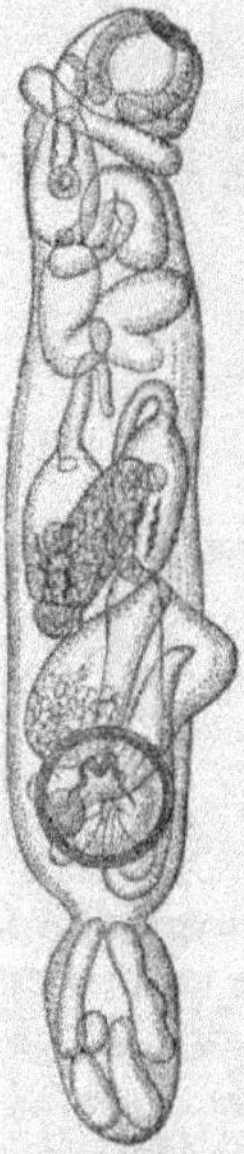

On les trouve dans les eaux salées, à la surface des eaux stagnantes, parmi les conferves des sources en août et décembre, dans les lentilles d'eau en été. La *C. viridis* se prend au printemps et en été de la manière suivante : on ramasse dans une fiole à large ouverture la matière d'un vert foncé qui se trouve sur quelques mares. On transporte cette substance avec un peu d'eau de la mare, en se gardant de secouer la vase, car on précipiterait ces larves au fond et on en tuerait beaucoup. Pour les faire revenir à la surface, il faudrait placer la fiole au grand jour. On les trouve souvent autour des Mollusques d'eau douce et autres. Les larves d'insectes, et surtout celles du Cousin, détruisent les *Cercaria*. On rencontre quelquefois le *C. rubrum* parmi les précédents. On prépare ces animaux comme nous l'avons dit page 356, et ci-dessus pages 772-773.

Fig. 212 *.

On distingue les Cercaires à leur corps terminé par une queue natatoire, très-contractile, qui leur donne un peu l'aspect d'un *têtard*. Leur longueur varie entre quelques centièmes de millimètre et deux tiers de millimètre (fig. 212).

* *Scoles* du *Distoma echinatum* montrant des *Cercaires* déjà caudées ou non, encore contenues dans le sporocyste ou animal tel qu'il est au sortir de l'œuf. Grossi environ 200 fois. D'après van Beneden.

# CHAPITRE II

### Étude des animaux radiaires.

ART. I<sup>er</sup>. — POLYPES, GRÉGARINES, SPONGIAIRES, ETC.

860. Sur la plupart des organes des polypes coralliaires, des acalèphes, etc., il y aura à faire des observations sur les cils vibratiles mentionnés déjà à l'occasion des indications générales sur cet ordre de mouvement (p. 752). On se préoccupera aussi de leurs œufs, de leurs embryons revêtus de cils vibratiles, qui se meuvent librement dans les eaux à la manière des Infusoires : tels sont ceux des Flustres, des Gorgones et des Éponges. D'autres œufs de Zoophytes méritent de fixer l'attention, à cause de la structure régulière de leur coque, et parce que des coques analogues se sont conservées à l'état fossile, dans diverses roches, et notamment dans les silex de la craie, où on les peut observer quand le silex a été taillé en lames très-minces devenues transparentes. (Dujardin.)

Les œufs de l'alcyonelle se trouvent abondamment à la surface et sur les bords des eaux stagnantes, où vivent ces polypes, surtout à l'arrière-saison. Ils sont bruns, ovales, aplatis, longs de 1 millimètre environ, et ressemblant à de petites graines de végétaux ; elles ont un bord renflé plus foncé, et la partie centrale de chaque face est régulièrement et élégamment aréolée.

La Cristatelle, autre polype de nos eaux douces, a des œufs hérissés de pointes cornées terminées en hameçon double ou triple.

L'Hydre ou polype à bras à des œufs brunâtres, globuleux, hérissés de pointes fasciculées et mucronées, dont la longueur est environ le quart du diamètre total, lequel est de 0,054 à 0,060.

L'Hydre elle-même, qui a été l'objet de recherches et des découvertes célèbres de Trembley, sur sa multiplication par gemmation et par division artificielle, et sur son mode d'alimentation, etc., peut être étudiée avec une simple loupe, et souvent aussi à la vue simple ; car son corps, en massue, a quelquefois 6 à 10 millimètres de long sur 1 demi-millimètre ou 1 millimètre de largeur. Ses bras, longs d'abord de 5 à 10 millimètres, s'allongent jusqu'à 150 à 200 millimètres, en devenant très-minces, quoique visibles encore, si le vase d'eau qui contient les hydres avec des herbes aquatiques, est à l'abri de tout ébranlement.

Les Hydres, les Alcyonelles et les Cristatelles se trouvent dans certaines eaux stagnantes, mais pures, ou peu courantes, peuplées d'herbes aquatiques et reposant sur un fond vaseux; c'est ordinairement à la face inférieure des feuilles de *Nymphea* ou de *Potamogeton*, ou sur les tiges et entre les feuilles des Myriophylles et des Cératophylles, qu'on les voit se développer, quand on a mis ces herbes dans des vases de verre, avec une suffisante quantité d'eau. Les Zoophytes, beaucoup plus nombreux dans les eaux de la mer, fourniront aux observateurs établis dans le voisinage des côtes une source inépuisable de découvertes sur l'embryogénie, sur les phénomènes de circulation dans l'intérieur des tiges des Sertulaires, dans les tentacules des Alcyons et de la plupart des Zoanthaires; la structure du têt et des pointes mobiles des échinodermes et les cils vibratiles dont ces organes sont revêtus; la structure des cellules des Eschares et des autres Bryozoaires, etc. (Dujardin, 1843.)

Les coupes et les dilacérations des *éponges* d'eau douce ou marines, aidées de l'action des acides, permettront d'étudier les cellules de leurs conduits aquifères, leurs spicules calcaires et siliceuses, etc.

### *Des cellules urticantes ou nématocytes.*

861. Parmi les organes dont le microscope fait découvrir l'existence dans les observations des épithéliums tégumentaires des Acalèphes et d'autres animaux de la classe des Polypes, il faut signaler encore les *cellules* ou *organes urticants*[1]. Ils se présentent sous forme de cellules plus grosses que celles de l'épithélium voisin, réfractant un peu plus fortement la lumière qu'elles, à paroi homogène, à cavité nettement distincte de la paroi et pleine d'un liquide hyalin sans granulations; mais on y voit, en outre, soit des corps bacillaires ou aciculaires, soit un long et mince filament enroulé, faisant suite, ou non (fig. 213), tantôt à un bâtonnet, tantôt à un corpuscule en forme de flèche, d'hameçon, etc., ou à un petit globule. Ce filament, très-élastique, se déroule à la moindre pression, en entraînant son appendice, quand il en a un. On le trouve déroulé et saillant sur presque toutes les nématocytes des animaux conservés dans les liquides durcissants.

### *Grégarines.*

862. Les Grégarines nommées et décrites pour la première fois

---

[1] *Synonymie* : capsules, vésicules, acicules, spicules, filigères, filifères ou urticantes; cellules à fil spiral, organes urticants, nématocystes. (J. Haime.)

par L. Dufour[1] comme étant des Vers entozoaires, et longtemps considérées comme telles, sont aujourd'hui regardées comme des protozoaires formant une classe venant se ranger entre les Noctiluques et les Rhizopodes, près des Spongiaires.

Ces animaux se rencontrent si souvent durant les recherches microscopiques faites sur le contenu intestinal, etc., des invertébrés, qu'il est très-important de les connaître.

Les Grégarines se distinguent par leur configuration vermiforme aplatie, ovalaire, allongée, avec une extrémité céphalique mousse ou non, avec ou sans trompe ou ventouse, et un noyau clair ovoïde central. Elles peuvent, en se contractant, prendre des formes et des positions les plus variées (fig. 214).

Le microscope montre les Grégarines vivant en parasites, soit dans l'intestin, soit dans la cavité périviscérale, soit dans les organes reproducteurs d'animaux appartenant à différentes classes. On en a signalé dans les divers groupes dont se constitue la classe des vers, depuis les Turbellariés (P.-J. van Beneden et Claparède) et les *Sagitta* (Diesing) jusqu'aux Nématoïdes (Valter), aux Annélides (fig. 215), où elles sont d'une abondance extrême, et aux insectes. Ce sont surtout les Grégarines du Lombric qui ont servi de sujet aux nombreux travaux dont ces animaux ont été l'objet. Schneider a signalé une espèce propre aux

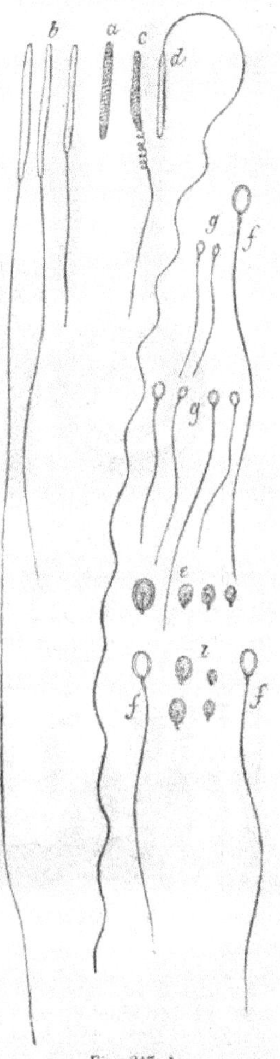

Fig. 215 *.

[1] Léon Dufour, *Note sur la* Grégarine, *nouveau genre de ver, qui vit en troupeau dans les intestins des insectes.* (*Annales des sciences naturelles.* Paris, 1828, t. XIII, p. 366.)

* Cellules urticantes du *Rhizostoma Cuvieri.* a. Cellule allongée contenant son filament enroulé. c. Filament en voie de déroulement hors de la cellule. b, d. Filaments tout à fait déroulés hors de leur cellule. e, i. Cellules globuleuses de diverses dimensions avec leur fil spiral enroulé. f, f. g, h. Les mêmes avec leur filament déroulé.

Holothuries ; on en connaît dans les Mollusques, même Tuniciers
(*Salpa*, Diesing). Ces êtres sont très-abondants chez un grand

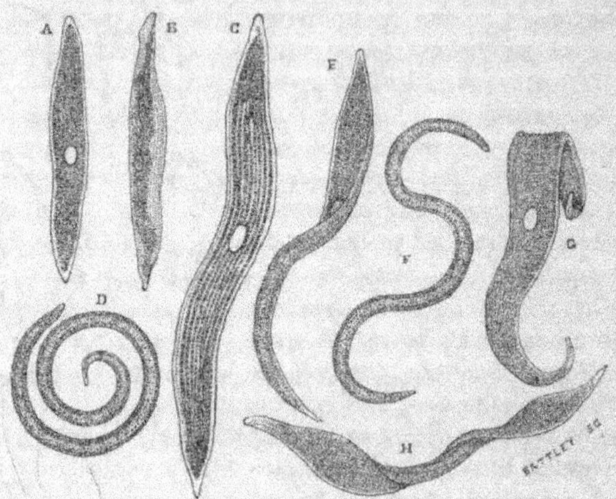

Fig. 241 *.

nombre d'insectes ; on en a vu dans les Myriapodes (les Scolopen-
dres et les Iules) et les Crustacés. Cavolini les a observées dans
les organes appendiculaires de l'estomac du *Cancer depressus* ; de

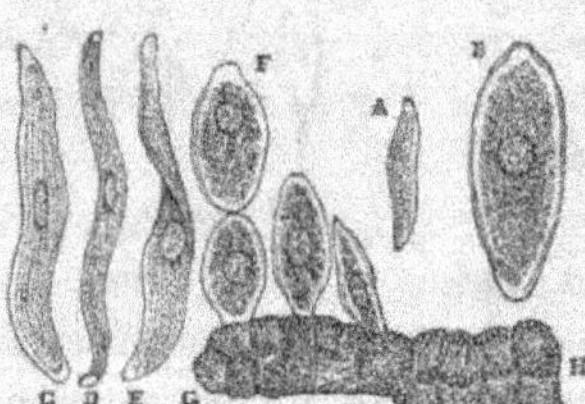

Fig. 215 **.

Siebold a fait connaître la Grégarine du *Gammarus Pulex* ; Lachmann celle du *Gammarus puteanus*,
et Kœlliker la *Gregarina Balani*,
observée chez le *Balanus pusil-
lus*. E. van Beneden a décrit une
nouvelle espèce de Grégarines,
qui vit dans l'intestin grêle du
homard (*G. Gigantea*).

* Grégarine d'un helminthe, nématoïde vivant librement sur les côtes de la Manche,
voisin des Ascaridiens du genre *Heterakis*. Dujardin. (Ch. Robin, *Notice sur ses travaux
scientifiques*. Paris, 1848, p. 16.) A. Grégarine à l'état de repos. B C D E F G H. Autres à
divers états de contraction montrant ou non les tries du corps et leur noyau central
hyalin, avec ou sans nucléole. Grossissement de 400 diamètres environ.

** *Gregarina Spionis* Kœlliker, prise dans l'intestin d'une espèce de *Spio* qui se
creuse un logement en double tube dans les calcaires des côtes de la Manche (S. *calcarea*
Templeton. V. Ch. Robin. *Notice sur les travaux scientifiques*. Paris, 1868. p. 17.). AB.
Grégarines, vues de face et de côté à l'état de repos. C D E. Grégarines se contractant,
montrant les stries. G H. Cellules de l'épithélium intestinal auxquelles sont fixées des
Grégarines par leur bout céphalique. F. Extrémité antérieure ou céphalique d'une Grégarine achevant de s'individualiser par segmentation transversale d'une autre qui reste
fixée à l'intestin. Grossissement de 500 diamètres.

On voit sur ces animaux une membrane à double contour, parfaitement transparente et sans structure. Elle ne présente en général
aucune ouverture, et son épaisseur est partout la même, sauf parfois cependant à la partie antérieure du corps. Cette partie représente la membrane cellulaire de cet animal monocellulaire. (E. van
Beneden, 1869.)

Sous cette membrane on distingue nettement une couche assez
résistante, formée d'une substance transparente et dépourvue de
granulations. C'est dans cette couche que se produisent les stries
parallèles d'où résulte pour l'animal cet aspect fibrillaire que l'on
saisit avec de forts grossissements. C'est quand la Grégarine se contracte que l'on voit apparaître ces stries, qui disparaissent dès qu'elle
est en repos. Leidy, Ray, Lankester et van Beneden croient que la
substance qui constitue cette couche jouit essentiellement de la
contractilité, et que c'est elle qui intervient dans la production des
mouvements dont l'animal est susceptible.

La cavité du corps des Grégarines est remplie d'une matière
granuleuse, formée d'un liquide visqueux, transparent qui tient en
suspension de fines granulations arrondies, très-réfringentes et légèrement jaunâtres. La quantité de granules dont le liquide est
chargé augmente avec la dimension des Grégarines ; aussi l'opacité
de l'animal est d'autant plus grande que ses dimensions sont plus
considérables. Ce liquide granuleux est très-mobile, et on le voit
avec les granules se déplacer à l'intérieur de la membrane, pendant que l'animal exécute ses mouvements.

On distingue toujours un noyau nucléolé dans le liquide granuleux. Il a normalement une forme ellipsoïdale régulière, et ses
dimensions varient avec celles de la Grégarine. Ce noyau n'est pas
un corps solide dépourvu de membrane, comme le pensait M. de
Frantzius. En isolant le noyau et en le soumettant à une pression
croissante, on voit à un moment donné une déchirure de la membrane se produire et le contenu liquide du noyau s'écouler par
la fente qui s'est produite. La membrane du noyau est très-mince,
et c'est ce qui rend compte des modifications de forme que subit la
vésicule, lorsqu'une pression extérieure vient à agir sur elle.

Une seule Grégarine peut s'enkyster, et le fait fréquent de
l'existence de deux masses granuleuses dans un même kyste s'explique par la division du contenu de la Grégarine enkystée et non
par la réunion de deux Grégarines dans un seule et même kyste.
A la suite d'une sorte de fractionnement des masses granuleuses

des kystes, ces masses se transforment en petites vésicules, qui elles-mêmes donnent dit-on naissance à des *psorospermies* ou *pseudo-navicelles*; Lieberkühn a montré que les psorospermies produisent des corps tels que ceux que l'on appelle *Amibes*, et il pense que ces *amibes* elles-mêmes se transforment en Grégarines ou engendrent les Grégarines. Mais cette dernière phase de l'évolution de ces êtres est encore problématique.

Le contenu granuleux des kystes est d'abord une sphère unique, toujours dépourvue de noyau, et les deux masses arrondies que l'on observe fréquemment dans les kystes proviennent des premiers, à la suite d'une segmentation, telle que celle du vitellus. Un sillon apparaît d'abord à la surface de la sphère granuleuse, sur laquelle est appliquée immédiatement la paroi du kyste. Ce sillon s'avance progressivement vers le centre de la sphère, et finit par la diviser en deux parties; chacune d'elles a la forme d'une demi-sphère et elles sont accolées l'une à l'autre par leur surface plane. Mais bientôt le diamètre du kyste s'accroît; un espace qui se remplit d'un liquide limpide et incolore, au fur et à mesure qu'il se orme, apparaît entre la paroi du kyste et la surface des deux masses granuleuses, qui perdent peu à peu leur forme de demi-sphère, pour s'arrondir progressivement. Le diamètre du kyste continue à s'accroître, et les deux masses finissent par devenir l'une et l'autre un globe parfaitement arrondi. Tous ces changements se produisent sur le porte-objet du microscope. (E. van Beneden.)

Après cette division de la sphère primitive en deux globes, la paroi du kyste, formée de plusieurs couches concentriques d'une substance diaphane, se désorganise en une matière granuleuse molle, après que chacun des deux globes s'est entouré d'une nouvelle membrane. Les globes s'agrandissent peu à peu, en même temps que leur enveloppe s'épaissit. Dès lors, on reconnaît dans chacun d'eux un nouveau kyste dont le contenu va se diviser à son tour. (E. van Beneden.)

863. Depuis Dujardin, beaucoup d'auteurs ont rangé les *Éponges* parmi les Rhizopodes. Mais les parties molles des premières ont des cellules nucléées, des œufs et des capsules ou ovules mâles dans lesquels se forment des spermatozoïdes, des ouvertures d'ingestion alimentaire en nombre plus ou moins grand, des cônes d'égestion ciliés à l'intérieur (Lieberkühn), un système de canaux parcourant tout le corps, etc., organes qui manquent aux Rhizopodes.

ART. II. — ANIMAUX RHIZOPODES.

864. Les Rhizopodes sont aujourd'hui considérés, par Dujardin, Perty, Victor Carus, Claparède et Lachmann, etc., comme constituant une classe à part, rangée entre celle des Spongiaires et celle des Infusoires dont on la sépare. Ils sont ordinairement microscopiques, leur corps est sans bouche, formé d'une substance molle, contractile, s'étendant en expansions rétractiles dites *pseudopodes*.

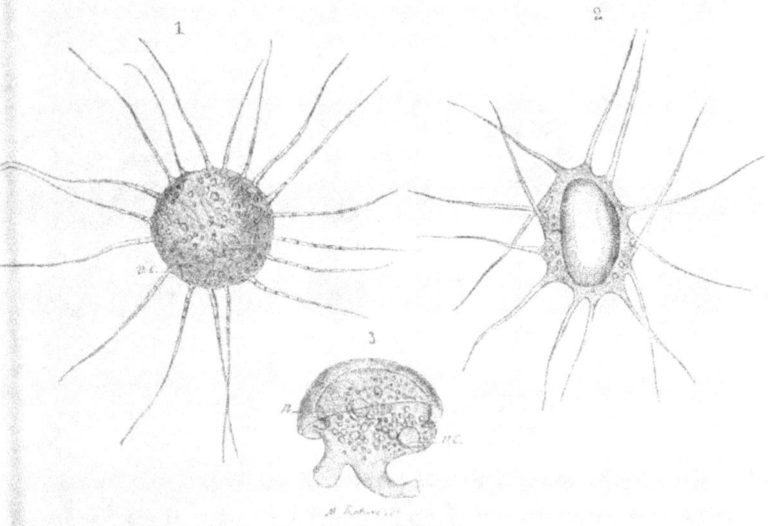

Fig. 216.

1. *Plagiophrys cylindrica* (Actinophryen d'eau douce). — 2. *Actinophrys tenuipes*. Cl. et L. (Actinophryen d'eau douce). — 3. Arcella patens, Cl. et L. (Rhizostome amibien, d'eau douce).

Il y a des Rhizopodes qui ont une coquille criblée de pores, par lesquels passent les pseudopodes, et à une ou à plusieurs loges ; ce sont les *Foraminifères*, tant *Polythalames* que *Monothalames*.

D'autres ont des cellules jaunes et des spicules siliceuses dans la masse du corps ; ce sont les *Echinocystides* (*Acanthomètres*, *Thalassicoles*, *Polycystines*).

D'autres encore, manquant de ces organes, ont des pseudopodes qui se soudent souvent ensemble ; ce sont les *Gromides*.

Enfin les *Protéens*, comprenant les *Actinophrys* (fig. 246 ; 2) et les *Amibes* (fig. 217 ; 1, 2 et 4), se distinguent par leurs expansions simples et sans soudure ou ne se soudant que rarement. On prépare ces animaux comme nous l'avons dit page 336 et ci-après, pages 793 et 794.

Dans la famille des Amibiens on distingue les *Amibes* (Amœba) proprement dites, qui n'ont qu'une seule sorte de *Pseudopodes*, ne s'élargissant pas à l'extrémité. Les *Podostoma* (fig. 216, 1, 2 et 4), ont des expansions larges servant à la locomotion et d'autres filiformes pour attirer les aliments[1]. Les *Petalopus* se distinguent par l'étalement de l'extrémité de leurs expansions (fig. 217, 3).

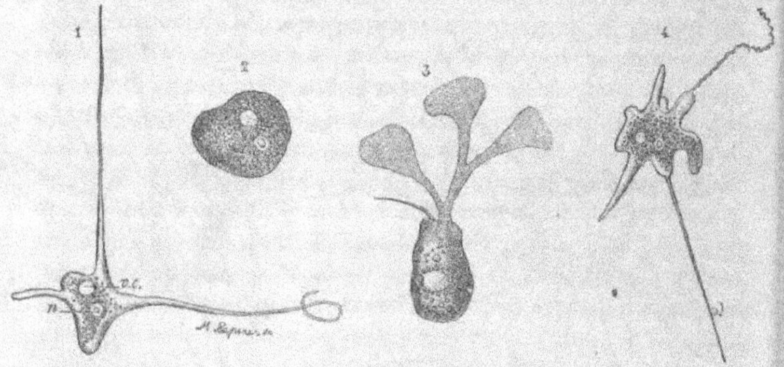

Fig. 217.
1, 2 et 4 *Podostoma filigerina*, Cl. et L. Différents degrés d'expansion (eau douce).
5. Petalopus diffluens. Cl. et L. (d'eau douce).

Il y a des Amibiens qui sont pourvus d'une coque, soit flexible (*Pseudochlamys*), soit non flexible, incrustée ou non de substances étrangères qui lui sont agglutinées. Parmi les premières comptent les *Difflugies*, et parmi les dernières les Arcelles (fig. 216, 3). Dans l'*Arcella patens*, le diamètre de la coque est de $0^{mm},05$ environ.

---

[1] Dans toutes les figures d'animaux microscopiques que contiennent cet article et le suivant, les lettres ont la signification indiquée ici :

*n.* Le nucléus.

*o.* La bouche.

*v.* Vaisseau.

*v. c.* La vésicule contractile.

*ω.* L'anus.

Ces figures sont généralement dessinées d'après un grossissement de 390 à 500 diamètres. Toutes celles qui ne sont pas suivies d'une indication spéciale sont tirées des mémoires de Claparède et Lachmann (*Études sur les Infusoires et les Rhizopodes, Mémoires de l'Institut de Genève*, in-4°, avec planches, 1858-1861).

Parmi les Actinophryens, les *Actinophrys* émettent des expansions sur toute la surface de leurs corps, dans lesquelles on voit des granules toujours en mouvement. Il y a des espèces larges de un demi-millimètre, d'autres n'ont que $0^{mm},02$ comme l'*Actinophrys tenuipes* (fig. 216, 1).

Ces animaux se nourrissent en retenant avec leurs pseudopodes les infusoires ou autres objets qui les touchent ; les pseudopodes se raccourcissent, et la substance du corps s'étale autour de la proie jusqu'à complet englobement. Celle-ci est ensuite graduellement dissoute. La figure 216, 2, représente la *Plagiophrys cylindrica*, Clap. et Lachm. avec un corpuscule qu'elle a enveloppé. Leur volume peut dépasser un dixième de millimètre.

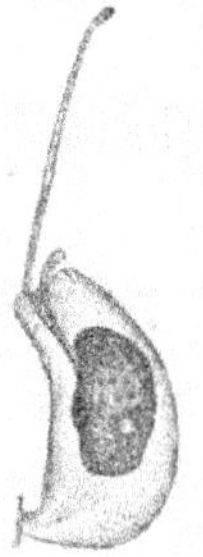

Parmi les animaux de cette classe qui se rencontrent assez souvent, il faut citer encore les *Urnula*. Ce sont des Rhizopodes de la famille des Actynophryens, habitant une coque membraneuse fixée par sa partie postérieure sur des corps étrangers, sur la tige des *Epistylis*, par exemple, infusoires ciliés, qui vivent en colonie sur les coquilles de Paludines (fig. 218).

Les *Acanthomètres* sont des Rhizopodes marins dépourvus de coque, mais armés de spicules siliceuses qui viennent se réunir au centre de l'animal, et renferment un pseudopode dans leur canal central, indépendamment de leurs pseudopodes libres. Le corps même de l'*Acanthometra pallida* (fig. 219) atteint un diamètre de $0^{mm},08$.

Fig. 218. — *Urnula epistylidis*. Cl. et L. dans l'état ordinaire de retrait

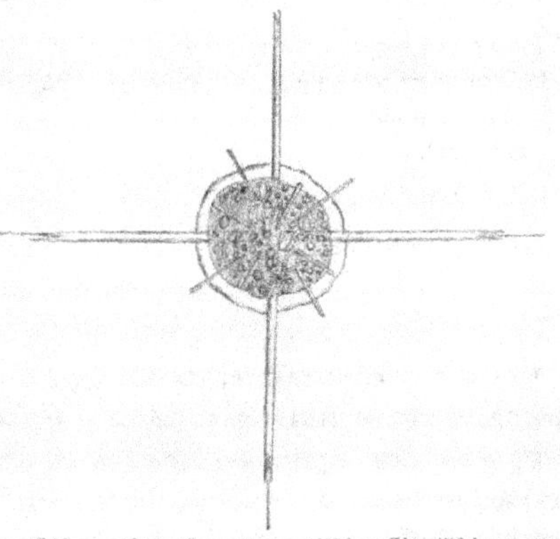

Fig. 219. — Acanthometra pallida, Cl. (Rhizostome échinocystide d'eau de mer).

Sur les objets pris dans les eaux stagnantes, il est des Amibes qui se remplissent des corpuscules avoisinant, se colorent ainsi et se distendent ainsi jusqu'à présenter une largeur de $0^{mm},5$ et plus.

865. Les animaux infusoires se classent en quatre ordres dont les caractères sont résumés dans le tableau suivant :

INFUSOIRES.

**1er ORDRE**
INFUSOIRES CILIÉS

Tégument contractile ou non; réticulé, granulé; cils en séries, en moustache; pas de suçoirs ni de flagellum.

    FAMILLES

Corps non fixé, ou ne l'étant que par moments.. . . . .
  Une bouche. . . . . {Paraméciens. / Stéatoriens. / Bursariens.
  Pas de bouche. . . . Leucophriens.

Corps fixé par un pédicule. . . . . . . . . . . . . . {Vorticelliens. / Urcéolaires.

Bouche avec cils en moustache. . . . Trichodiens.

Avec cirres en crochet. . . . {Bouche . . . . . . . Kéroniens. / Cuirasse résistante. . Erviliens. / Cuirasse molle. . . . Plœsconiens, etc.

**2e ORDRE**
INFUSOIRES SUCEURS

Des cils sur l'embryon, plus sur l'adulte.
  Des suçoirs. . . . . . . . . . . . . Acinétiens.

**3e ORDRE**
INFUSOIRES CILIO-FLAGELLÉS
  Des cils et un ou plusieurs flagellums . {Cératiens. / Péridiniens. / Dinophyses, etc.

**4e ORDRE**
INFUSOIRES FLAGELLÉS

Un ou deux flagellums locomoteurs, mous, pas de bouche ni de cils.
  Téguments. . . . . {contractiles. . . Eugléniens. / soudés en polypier rameux.. . . . Dinobriens. / soudés en masse communes. . . . . Volvociens.
  Pas de téguments distincts . . . . . . Monadiens.

Quant aux Vibrioniens, on sait que, comme les Diatomées, ce sont des végétaux et non des animaux ; végétaux infusoires qui se rangent près des algues oscillariées et dont il sera question dans la section suivante de ce livre. On les distinguera aisément des infusoires animaux, ne fût-ce que par ce fait que l'ammoniaque arrête les mouvements des *Vibrio*, des *Bactéries*, des *Spirillum*, etc., sans les dissoudre, tandis qu'elle dissout les cils et la substance du corps des animaux infusoires. Ce réactif en dissolvant les cils seulement des Zoospores des algues sans en changer la couleur verte ni la forme, permet de les différencier des infusoires en cas de doute.

### De la recherche des infusoires.

866. C'est une erreur de croire qu'il faut chercher les infusoires dans les eaux pourries, c'est à peine si l'on y trouverait quelques

monades et vibrions ; bien au contraire , la majeure partie des infusoires vivent, ainsi que les Systolides (voy. p. 772) dans les eaux stagnantes, mais pures, entre les herbes submergées et parmi les débris vaseux dont ces herbes sont recouvertes. Il faudra donc, pour se procurer le plus grand nombre des infusoires recueillir dans des vases de verre, l'eau et les herbes aquatiques, notamment les Conferves, les lentilles d'eau, les Cératophylles, les Callitriches, etc., etc., des localités les plus différentes et dans toutes les saisons de l'année : car, selon ces diverses circonstances les infusoires ne sont pas les mêmes. Les eaux stagnantes sur un sol calcaire, contiendront avec les Chara, des infusoires qu'on chercherait vainement dans les eaux d'un canton exclusivement argileux, lesquels d'ailleurs, auront aussi leurs animaux particuliers, de même que les eaux ferrugineuses, celles des tourbières, celles des fossés entourant les habitations, etc.

A certaines époques, on cherche en vain des infusoires qui ne se rencontrent que dans une autre saison. Les Péridiniens paraissent vivre exclusivement au printemps. Le Volvox se trouve plus ordinairement à cette même époque jusqu'au commencement, ou parfois à la fin de l'été, etc. Il faudra d'ailleurs conserver, en les étiquetant avec soin, les bocaux qui contiennent les différentes eaux, et les explorer de temps en temps avec la loupe, car certaines espèces d'infusoires s'y montreront successivement, et s'y multiplieront quelquefois beaucoup. Quand les eaux ont été mises avec les herbes aquatiques dans un vase, on voit bientôt certains infusoires ramper ou se fixer aux parois; telles sont les Vorticelles simples ou composées, le Stentor, les Arcelles, les Amibes ; on peut les transporter sous le microscope, au moyen de la plume en cuiller dont on se sert pour racler les parois. Un peu plus tard, cette même opération peut procurer des espèces plus nombreuses d'infusoires et de Systolides, quand une couche de Bacillariées et d'Oscillaires s'est fixé à la paroi, et que la plume enlève à la fois cette couche de débris qui emprisonne un grand nombre de petits animaux.

La couche de débris et de petits algues qui recouvre les tiges et les feuilles submergées, les pierres et les branches mortes tombées au fond des marais, est extrêmement riche en organismes microscopiques ; il faut aussi en enlever un peu avec la plume en cuiller pour le transporter sur la plaque de verre ; on peut encore racler un de ces objets couverts de débris avec un canif ou un scalpel au-dessus du porte-objet. (Dujardin, 1841-1843.)

Pour les infusoires qu'on n'a pu obtenir ainsi en raclant la paroi du flacon ou la surface des végétaux submergés, il faut les pêcher au hasard, soit en prenant une goutte d'eau en un point quelconque du vase, soit en transportant sur la plaque de verre un petit paquet de conferves qu'on y presse pour faire tomber l'eau interposée, et qu'on enlève ensuite, afin de chercher dans la mince couche d'eau abandonnée, ce qui peut s'y trouver. Les eaux colorées en vert ou en rouge doivent toujours leur teinte plus ou moins prononcée à une infinité d'infusoires de cette couleur, qu'on n'aura pas de peine à se procurer, car chaque gouttelette d'eau en contient un très-grand nombre ; ils se meuvent ordinairement d'abord avec une vivacité trop grande pour qu'on puisse bien distinguer le filament, ou les filaments flagelliformes qui leur servent d'organes locomoteurs, et qu'on peut signaler comme les objets les plus difficiles à voir nettement au microscope. Mais souvent, peu à peu, quand l'eau se concentre par évaporation ou en lui ajoutant des traces d'eau iodée, etc., on parvient à les mieux observer.

L'eau qui baigne les Oscillaires formant une couche glutineuse à la surface de la terre humide, au bord des mares et des fossés, ou simplement l'eau qu'on aura conservée sur les plaques d'Oscillaires, enlevées de la surface du sol humide et ombragé, ou au pied des murs humides, sera rempli d'infusoires avec des Anguillules. Le dépôt brunâtre luisant qu'on voit quelquefois au fond de l'eau dans les ornières ou les fossés, devra être recueilli pour l'observation ; ordinairement c'est un amas de Bacillariées, mais quelquefois aussi ce dépôt est composé d'infusoires ou en renferme.

867. C'est parce que les premières observations sur les Infusoires ont eu pour objet ceux qui se produisent dans des infusions (ou mieux dans des *macérations*, car elles sont faites à froid) qu'on leur a donné ce nom. Il conviendra donc d'étudier les animaux des infusions, quoiqu'ils ne soient que la moindre partie de ceux que nous offrent les eaux stagnantes, et quoique d'autre part, il n'y ait pas un des animaux observés dans les infusions, qui ne se trouve aussi dans l'eau des marais et des fossés, qui est déjà une véritable infusion, et qui le devient de plus en plus, quand on la conserve dans un vase avec les herbes aquatiques.

Les animaux observés dans les infusions artificielles sont souvent en quantité considérable ; mais ils appartiennent seulement à quarante ou cinquante espèces comprises dans les genres Amibe, Monade, Amphimonas, Cercomonas, Hexamite, Enchelys, Trichode,

Kolpode, Trachelius, Loxode, Plesconie, Paramécie, Glaucome, Kérone, Oxytrique et Vorticelle. (Dujardin.)

On a varié de mille manières la nature et les circonstances des infusions, sans obtenir d'autres modifications dans le résultat qu'une rapidité plus ou moins grande dans l'apparition et dans le développement de ces petits êtres, et la coexistence d'un nombre plus ou moins considérable d'entre eux.

Les infusions, pour donner un résultat convenable, doivent être préservées de la fermentation putride et pour cela il faut éviter que la proportion de la substance mise en infusion, ne soit trop considérable, surtout en été, quand la température activerait la putréfaction. Il vaudra mieux, dans tous les cas, mettre l'eau en excès. On devra également favoriser l'accès de l'air et de la lumière sur cette infusion, sinon, il s'y développerait des moissures et non des infusoires ; mais, il faut aussi éviter la chaleur des rayons solaires en été. (Dujardin.)

On avait jadis vanté beaucoup l'infusion de poivre ; et, en effet, cette infusion, quand l'eau est en quantité suffisante, est fort riche en animalcules ; mais tout autre graine broyée de même, le chenevis, par exemple, peut donner un résultat semblable. L'infusion de foin donnera presque toujours de très-bons résultats, parce qu'elle ne se pourrit pas facilement ; elle pourra bien, d'ailleurs, comme celles des autres substances végétales sur lesquelles des œufs ont été déposés, présenter quelques Rotifères et même d'autres animaux de classes différentes. Il faut bien aussi faire attention que certains Diptères, dont les larves sont aquatiques, pourraient être venues déposer leurs œufs à la surface même de l'infusion qui serait ensuite peuplée de petites larves, dont la production serait totalement différente de celle des vrais infusoires.

Une infusion végétale, qu'on a souvent l'occasion d'observer, c'est l'eau des vases de fleurs quand la putréfaction n'est pas encore survenue ; il n'est pas rare alors d'y voir des Paramécies en telle quantité que ces infusoires blancs, longs de un quart de millimètre, et conséquemment visibles à l'œil nu, forment des nuages à la surface et se répandent visiblement dans tout le liquide, si on vient à agiter le vase. L'eau des bassins ou des tonneaux d'arrosage dans les jardins deviendra souvent une infusion toute semblable, s'il y est tombé par hasard une certaine quantité de feuilles et de fleurs.

Les Paramécies dont nous venons de parler, sont, avec les Vorticelles, ceux des infusoires qui se prêtent le mieux aux expériences

de coloration artificielle pour la démonstration de leur système
digestifs et de leurs cils vibratiles. A cet effet, on n'a qu'à délayer,
avec une petite goutte d'eau, un peu de carmin en tablette, et à
réunir cette goutte de liquide rouge avec la goutte d'eau contenant
les Paramécies ou les Vorticelles. Le carmin, composé de particules
de 0$^{mm}$,002 environ, se répand dans tout le liquide, puis entraîné par
les tourbillons excités dans l'eau par les cils de ces animaux, il met
parfaitement en évidence la présence et le mouvement des cils vibratiles ; ensuite, successivement poussé par le tourbillon avec le
liquide, au fond de la cavité buccale de l'infusoire, il s'y accumule
jusqu'à l'instant où le fond de la cavité se trouve isolé par le rapprochement des parois ; le carmin ainsi renfermé dans une cavité
stomacale globuleuse, se trouve peu à peu transporté, vers le contour externe du corps. (Dujardin 1843.) Les aliments des infusoires
peuvent les colorer ainsi.

#### De l'étude particulière des espèces d'Infusoires.

868. Il ne sera pas inutile d'indiquer ici quelques-unes des espèces appartenant aux principales familles des infusoires, dont la
connaissance peut servir de point de repère dans les déterminations
de celles qui se rencontrent dans les recherches anatomiques et
autres, faites à l'aide du microscope.

Les Vorticelliens (fig. 220) sont contractiles, et ont autour de
la bouche des cils disposés circulairement, qui produisent un tourbillon dans l'eau. Suivant Ehrenberg, l'apparence du mouvement
rotatoire est due à la disposition des cils; ceux des Vorticelliens
sont supportés chacun par un bulbe qu'ils peuvent mouvoir en
tous sens au moyen de fibres musculaires, de manière que chaque
cil décrit un trajet en forme de cône, dont le bulbe forme le sommet. Si l'on regarde ces cils disposés circulairement, leur mouvement produit l'apparence d'une roue qui tourne (fig. 221, 2).

Les infusoires de cette famille sont divisés en plusieurs genres
renfermant des espèces nombreuses.

On les trouve dans l'eau limpide, dans l'eau de mer, sur les lentilles d'eau à la fin de l'été, principalement sur les feuilles, sur les
coquillages aquatiques, les amas d'œufs, les larves des insectes
(surtout la *Vorticella convallaria*). Plusieurs macérations végétales
en été, les eaux stagnantes, les conferves et les dépouilles des insectes, les infusions dans l'eau de mer, les feuilles de plantes aqua-

tiques en portent souvent. Il est des espèces qui forment des touffes grisâtres apercevables à l'œil nu, à la surface de divers corps plongés dans l'eau des bassins, des aquariums, etc.

Les *Scyphidia* sont des vorticellines sessiles dont la partie pos-

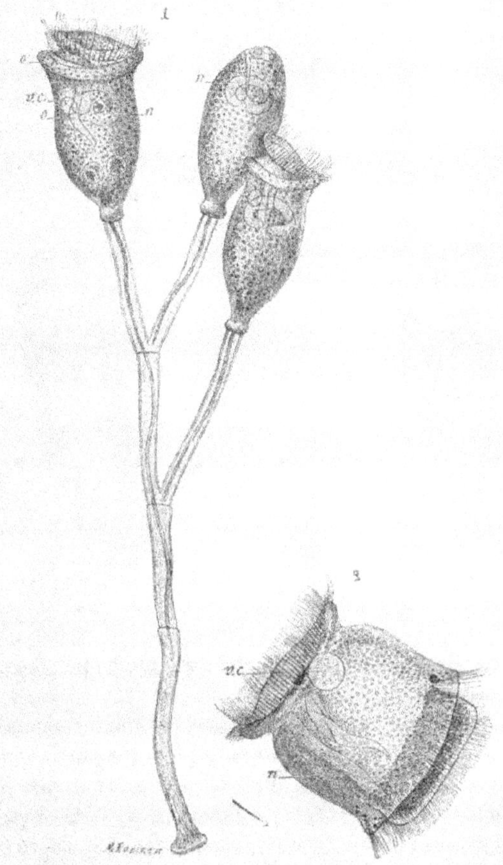

Fig. 220. — Famille des Vorticelliens. — 1. *Carchesium epistylis*. Cl. et L., vivant sur des corps d'origine organique, etc., plongés dans l'eau. — 2. *Epistylis invaginata*. Cl. et L. détaché de son pédicule et libre.

térieure est munie d'une ventouse fixant l'animal aux objets étrangers (fig. 222, 2). On les trouve surtout sur la peau et sur les coquilles des mollusques d'eau douce.

Les *Cothurnia* sont des vorticellines cuirassées, possédant une coque fixée sur les objets étrangers par sa partie postérieure. On les voit sur les crustacés et les plantes d'eaux douces et marines.

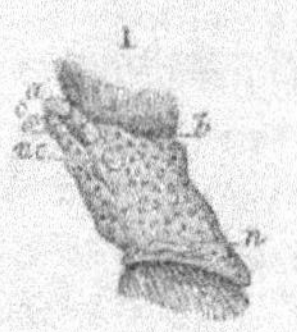

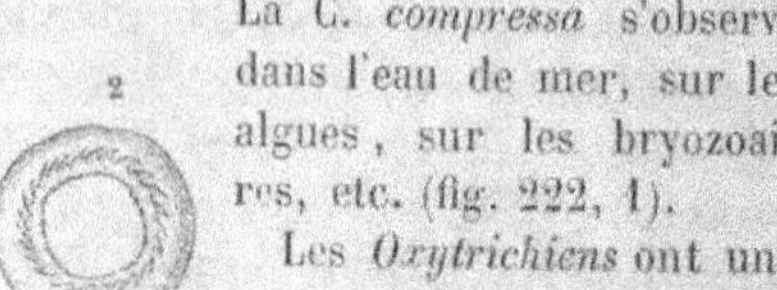

La C. *compressa* s'observe dans l'eau de mer, sur les algues, sur les bryozoaires, etc. (fig. 222, 1).

Fig. 221 *.

Les *Oxytrichiens* ont une cavité digestive qui est grande et pourvue parfois d'un anus. Beaucoup d'espèces de cette famille se rencontrent dans les préparations micro-

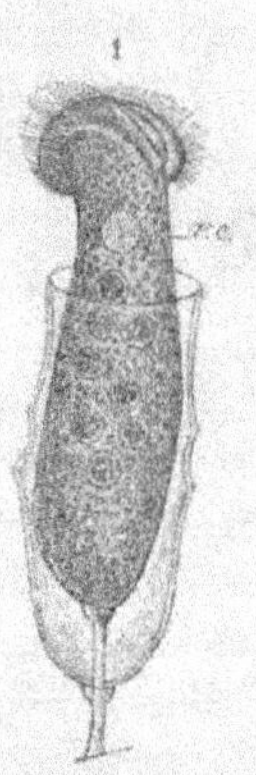

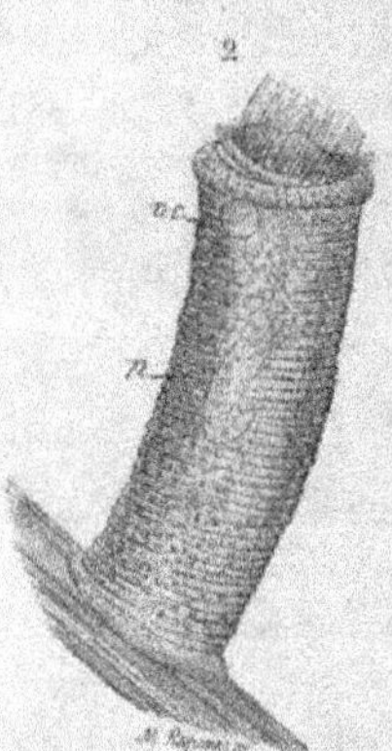

Fig. 222 **.

scopiques exigeant l'observation directe des objets longtemps plongés dans l'eau.

Les *Oxytricha* ont des cirrhes marginaux et d'autres ambulatoires en séries, la partie antérieure du corps non prolongée en rostre hérissé de soies. L'*O. Gibba* (fig. 223, 2) se rencontre souvent parmi les plantes et autres corps plongés dans l'eau douce. Elle peut atteindre une longueur d'un dixième de millimètre et plus, accompagnée ou non de l'*Oxytricha caudata* (fig. 223, 1) et autres.

Les *Stylonychia* Ehr. ou *Kerona* Müller, ont des cirrhes marginaux et des pieds en crochets non distribués en séries régulières. On

* Infusoires de la famille des Vorticelliens. — 1. *Trichodina mitra*, Siebold, vue de côté. — 2. Le même, vu par son extrémité (parasites des planaires, des branchies de poissons, etc.). Voy. p. 790 la signification des lettres.
** 1. Cothurnia compressa. — 2. Scyphidia physarum, Lachm.

trouve souvent dans les eaux douces, parmi les oscillariées, etc., le

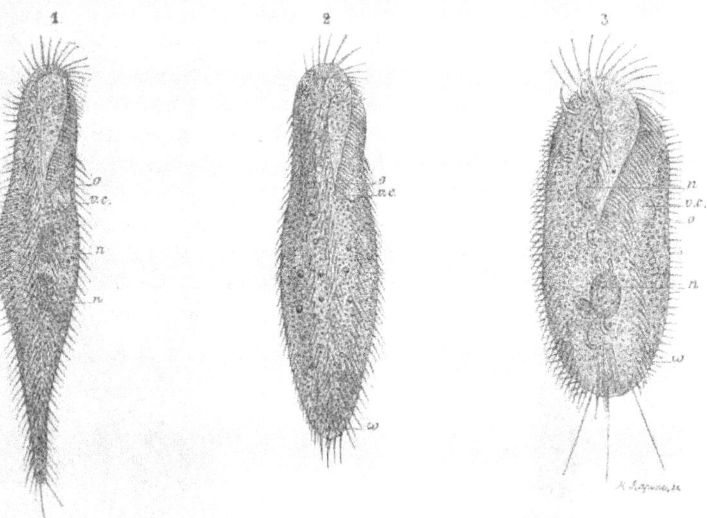

Fig. 223. — Infusoires de la famille des Oxytrichiens. — 1. *Oxytricha caudata*. Ehr. — 2. *Oxytricha gibba*, Ehr. Clap. et Lach. — 3. *Stylonychia mytilus*, Ehr.

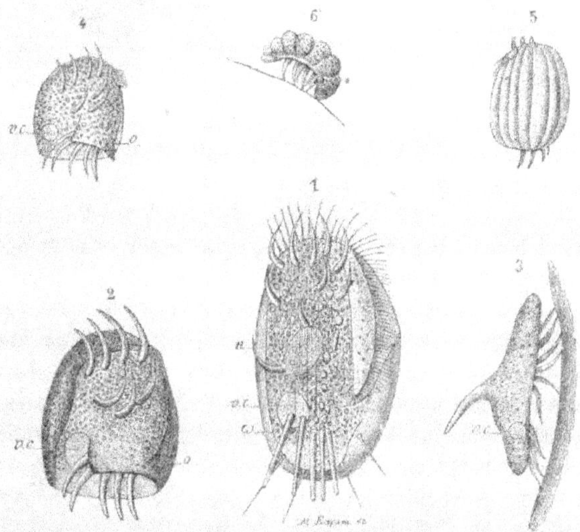

Fig. 224. — Famille des Oxytrichiens. — 1. Euplotes Charon. Ehr. — 2. *Aspidisca turrita*. Cl. et L. ex Ehr., vu de face. — 3. Le même, vu de profil. — 4. *Aspidisca cicada*. Cl. et L., vu de face. — 5. Le même, vu de dos. — 6. Le même, de profil.

St. ou K. *mytilus* O. Müller qui s'y meut en pirouettant, et atteint jusqu'à 2 dixièmes de millimètre de long (fig. 223, 3).

Les *Euplotes* n'ont pas de cirrhes marginaux, mais ont des cirrhes frontaux, des pieds crochets ventraux et point sur le dos. L'E. *Charon* Ehr. (fig. 224, 1) a une carapace sillonnée de côtes granulées, 10 pieds crochets, 5 pieds rameurs et 4 soies non ramifiées. Il est très-commun parmi les corps plongés dans les eaux douces et même dans l'eau de mer.

Les *Aspidisca* se distinguent par la présence de cirrhes marginaux et de cirrhes frontaux avec des pieds crochets seulement. L'A. *turrita* ou *Euplotes turritus*, Ehr., est remarquable (fig. 224, 2 et 3) par sa carapace sans côtes, mais surmontée d'une épine longue et

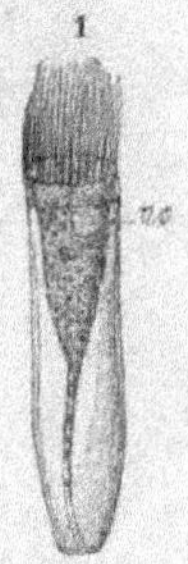
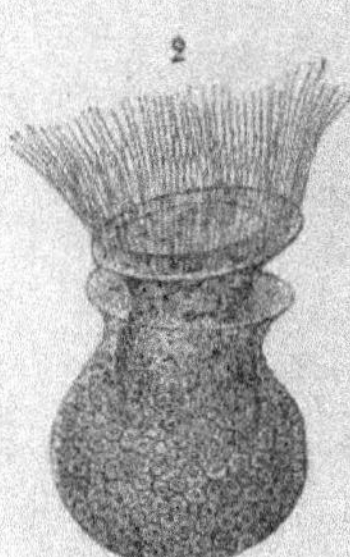

Fig. 225. — 1. *Tintinnus (Vaginicola) inquilinus.* Ehr. d'eau de mer. — 10. *Tintinnus Lagenula*, Cl. et L. d'eau de mer. Famille des tintinnoïdes, 6ᵉ famille des infusoires ciliés.

recourbée en arrière. Il se meut vivement sur les débris végétaux venant des eaux pures.

L'A. *cicada* (fig. 224, 4, 5 et 6) a une carapace sans épine, à 6 ou 8 côtes longitudinales; elle est assez commune dans les eaux douces stagnantes, très-agile et très-petite.

Les *Tintinnus* ou *Vaginicola* ont un fourreau chîtineux incolore comme les *Cothurnies* (page 798), au fond duquel l'animal est attaché par un pédicule grêle, homogène, contractile, dans lequel ne pénètre pas la cavité du corps. La plupart vivent dans l'eau douce, où ils nagent avec impétuosité, et ils traversent comme une flèche le champ du microscope assez souvent pendant qu'on observe des œufs, des larves ou autres corps venant de la mer. Le *Tintinnus inquilinus* Ehr. ou *Vaginicola inquilina* Dujardin (fig. 225, 1) est commun; son fourreau est cylindrique, homogène, atténué et tronqué en arrière. Le fourreau est au contraire ventru dans le T *lagenula* (fig. 225, 2) qui est assez commun aussi dans les flaques d'eau de mer.

Dans la famille des *Stentoriens*, caractérisés par la situation de leur anus qui est en avant, etc., et par l'existence d'une coque, pendant une partie de leur vie au moins, il faut signaler surtout les *Stentor* proprement dits. Ils se rencontrent fréquemment parmi les objets qui viennent des eaux stagnantes.

Leur corps est tronqué en avant et les cirres buccaux garnissent

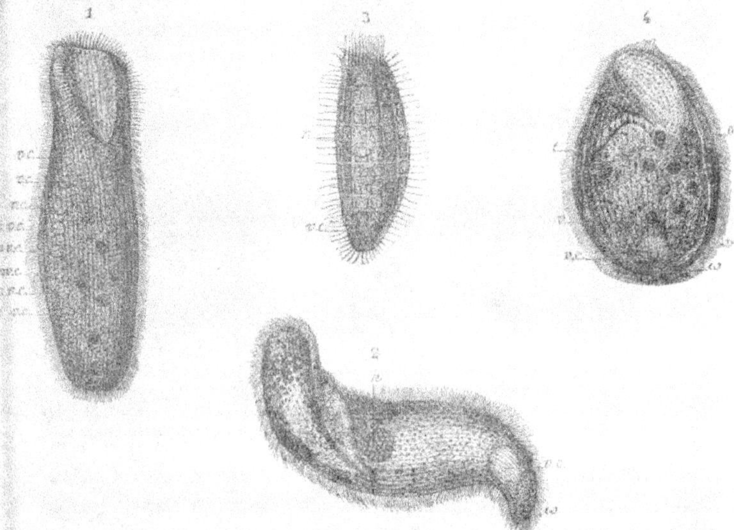

Fig. 226. — 1. *Kondylostoma patens* Clap. et Lach. *ex* Dujardin. — 4. *Leucophrys patula* Ehr. (eau douce). — 2. *Metopus Sigmoïdes* Clap. et Lach. des étangs (tous trois de la famille des Bursariens). — 3. *Coleps uncinatus*, vu de profil. (Claparède, *Infusoires*, pl. xii.)

le pourtour de cette troncature. Ils sont souvent fixés par leur extrémité postérieure aux corps solides et s'étalent alors en prenant une forme très-caractéristique de cornet d'oublie ou de trompette et une longueur considérable. Parfois aussi on les trouve nageant librement, à reculons généralement, en ramenant en dedans leurs cirres buccaux et en prenant une forme plus ou moins sphéroïdale par *contraction* de la partie postérieure du corps.

Les *Leucophrys* Ehr. ressemblent à des *Stentor* qui seraient libres et raccourcis au lieu d'être fixés par l'arrière du corps. Ils vivent souvent dans les mêmes milieux que ceux-ci. Le *L. patula* (Bursaria *patula* Duj. ou *virens* Perty) atteint une longueur de 0$^{mm}$,10 et parfois plus (fig. 226, 4).

Les *Spirostomum* sont des *Bursariens* de forme allongée, abondants parmi les plantes qui croissent dans les eaux stagnantes. Tel est le *Spirostomum teres* qui atteint une longueur de 2 à 3 dixièmes de millimètre (fig. 227, 1).

Les *Plagiotoma* sont des Bursariens à corps comprimé plus ou

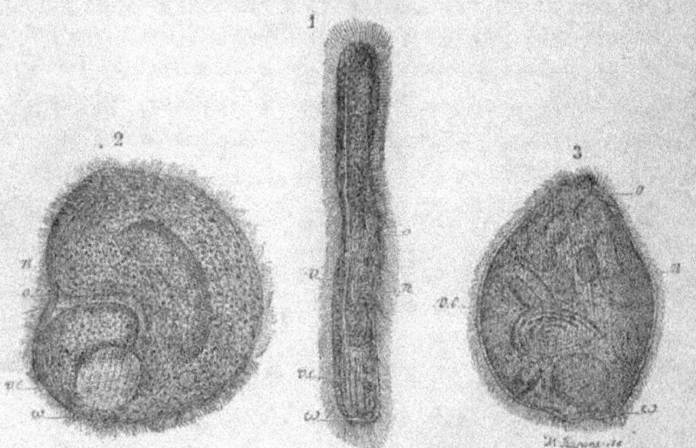

Fig. 227. — Famille des Bursariens. 1. *Spirostomum teres.* Cl. et L. (dans les Lemna).— 2. *Plagiotoma cordiformis*, Cl. et L. *ex* Ehr. (dans le rectum des grenouilles). — 10. *Plagiotoma coli* Cl. et L. (*Paramecium coli* Malmsten) dans l'intestin des individus atteints de diarrhée. (Claparède, *Infusoires*, pl. xi.) Voy. p. 790 l'explication des lettres.

moins circulaire ou ovalaire, avec des cirres buccaux dans un sillon spiral. Il en est qui vivent dans l'eau, mais la plupart se trouvent dans le mucus intestinal des invertébrés et des vertébrés, dans celui des mollusques, dans la cavité ventrale des lombrics, etc.

Le *Plag. cordiformis* (*Bursaria cordiformis* Ehr.) par exemple, qui a la forme d'une coquille d'*Helix* et a une largeur de 0$^{mm}$,1 et plus, habite la dernière partie de l'intestin des batraciens avec d'autres Bursariens du genre *Balentidium* (*B. entozoon* Ehr.). (voy. la fig. 228, 3).

Le *Pl. coli* (*Paramecium coli* Malmsten) vit dans le gros intestin de l'homme pendant la durée de certaines formes de la diarrhée et atteint une longueur de 0$^{mm}$,40 (fig. 227, 3).

Les *Kondylostoma*, tels que le *Kond. patens* (fig. 226, 1) qui atteint jusqu'à 0$^{mm}$,40 sont des *Bursariens* de forme allongée, ce qui les fait ressembler au premier abord aux Oxytriques. Les deux bords de la bouche sont garnis de cirres, plus grands que les cils du corps.

Les *Metopus* ressemblent aux Paramécies, mais leur bouche est bordée, comme sur les Bursariens, de cirres bien plus forts que les cils du corps et de plus recouvrent la partie antérieure de celui-ci. Le *M. sigmoïde* (fig. 226, 2), dont le corps est recourbé en S et aplati,

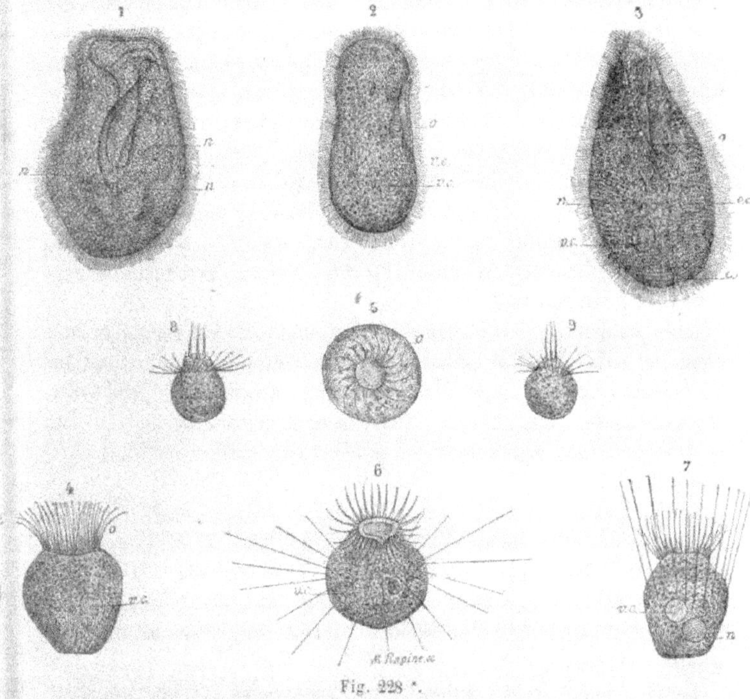

Fig. 228 *.

se trouve parmi les divers objets microscopiques qui séjournent dans les eaux douces stagnantes.

Les *Bursaria* sont caractérisés par leur forme ovoïdale ou d'urne, avec une vaste poche buccale infundibulaire qui est bordée de cils sur son pourtour et dont la cavité renferme en outre une crête portant des cirres plus vigoureux, ce qui les caractérise surtout. La

* *Bursaria decora* Cl. et L. (d'eau douce). Famille des Bursariens. — 2. *Paramecium glaucum* (famille des Kolpodéens). — 3. *Balantidium entozoon* Cl. et L. (*Bursaria entozoon* Ehr.). Dans l'intestin des grenouilles avec les Plagiotoma (famille des Bursariens. — 4. *Strombidion sulcatum* Cl. et L. d'eau de mer (famille des Haltériens). — 5. Le même, vu de face. — 6 et 7. *Halteria grandinella* Duj. (d'eau douce), famille des Haltériens. — 8 et 9. *Halteria pulex* Cl. et L. d'eau de mer. (Claparède, *Infusoires*, pl. XIII.)

*Bursaria decora* (fig. 228, 1) se rencontre souvent parmi les objets microscopiques venant des eaux stagnantes et atteint une longueur d'un demi-millimètre au moins.

Les *Paramecium* sont des infusoires portant des cils sur tout le corps, mais dont la bouche latérale n'a ni lèvres membraneuses, ni soies faisant saillie à l'extérieur. On en connaît plusieurs espèces telles que les *P. aurelia, bursaria, putrina, glaucum* (fig. 228, 2), etc., qui se trouvent dans les eaux douces et de mer, altérées ou non.

Les Paramécies sont membraneux, longs et peu aplatis. Müller a trouvé les Paramécies dans les fossés, parmi les lentilles d'eau, en juin, novembre, décembre, dans les mares couvertes de matières vertes (fig. 229 , 1). En automne , ils abondent dans l'eau de mer, dans celle des marais ; ils se développent aussi en trois ou quatre jours dans plusieurs infusions. Le *Par. aurelia*, se rencontre surtout très-fréquemment.

Les Cyclides (*Cyclidium*) sont des animalcules de forme aplatie ronde ou ovale. Leur transparence est très-grande. On connaît les *Cyclidium glaucoma, scintillans* (*Glaucoma scintillans* E.), *planum, elongatum*, etc. (fig. 229, 3). On en trouve dans l'infusion de foin et dans les eaux stagnantes. On peut en rencontrer parmi les lentilles d'eau.

Les Kolpodes (genre *Kolpoda*) varient beaucoup dans leurs dimensions et leurs formes extérieures (fig. 228, 2). On les trouve dans l'eau salée , les lentilles d'eau, l'eau de mer , l'infusion de chènevis. Le *K. cucullus* se trouve l'été dans diverses infusions végétales, et dans les macérations de foin dès le troisième ou le quatrième jour.

Les Kolpodes, les *Cyclidium*, les *Pleuronema* ont une longueur qui ne dépasse pas quelques centièmes de millimètre.

Les *Pleuronema* se distinguent surtout des *Cyclidium* par la présence d'un faisceau de soies implantées sur le côté ventral du corps et se dirigeant vers les soies qui sortent de la bouche. Quand l'animal nage, les soies sont appliquées contre le corps dans le sillon ventral. On les trouve, telles que le *Pl. chrysalis* (fig. 228, 6), dans les eaux douces stagnantes surtout, et aussi dans l'eau de mer.

Les infusoires du genre *Gonium* forment des amas de couleur verte, en forme de *plaque quadrangulaire*. Leur propagation s'opère par la segmentation transversale d'un individu en plusieurs autres. Observés isolément , la plupart ressemblent aux Volvox et se meuvent lentement. Le plus commun dans les eaux stagnantes où vivent des Cercaires, des Volvox, etc., est le *Gonium pectorale*. Ils appartiennent au groupe des volvociens. (Voy. p. 813.)

Les *Erviliens* ou *Dystériens*, sont des infusoires assez communs, de forme ovale plus ou moins déprimée, ciliés avec un pédoncule

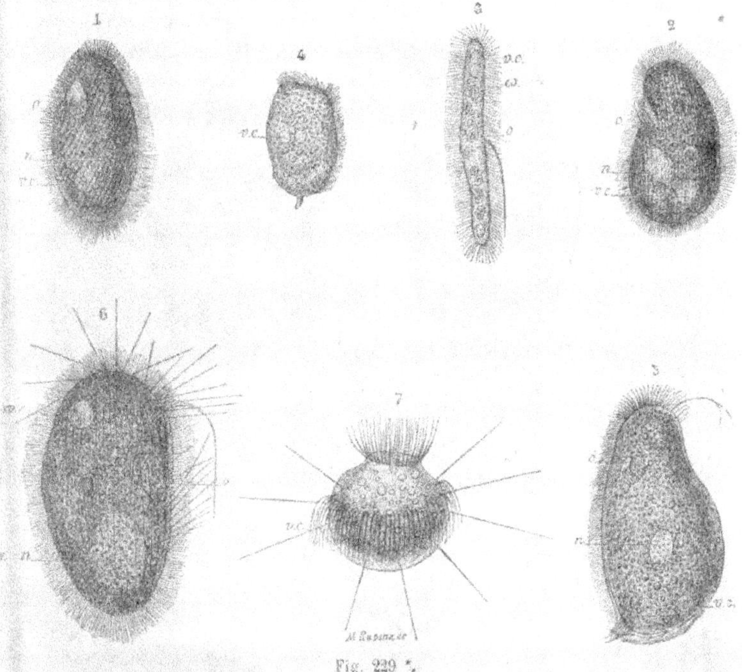

Fig. 229 *.

ou style court en forme de queue; presque tous sont pourvus d'une cuirasse membraneuse persistante. Sur les *Ervilia* ou *Ægiria* les deux valves de la cuirasse sont soudées dans presque toute la longueur du dos. L'*Æ. legumen* n'a que quelques centièmes de millimètre (fig. 230, 2); l'*Æ. oliva* atteint 0ᵐᵐ,10 (fig. 230, 1). La plupart vivent dans l'eau de mer. Les espèces sont peu nombreuses.

Les *Huxleya* se distinguent des autres Dystériens par l'absence de

* 1. *Paramecium inversum* Cl. et Lach., d'eau douce. — 2. *Kolpoda parvifrons* Cl. et L. — 3. *Cyclydium elongatum* Cl. et L., d'eau douce, à mouvements saccadés, alternant avec des périodes d'immobilité (famille des Kolpodéens). — 4. *Huxleya crassa* Cl. et L. Des eaux de mer et saumâtres (famille des Dystériens). — 5. *Trichopus dysteria* (famille des Trachéliens). — 6. *Pleuronema chrysalis* Perty (Pl. *crassa et marina* Dujardin). — 7. *Halteria volvox* Eichwald, d'eau douce. Familles des Haltériens.

carapace. Tel est l'*Huxleya crassa* (fig. 229, 4). Presque tous vivent dans l'eau de mer. Comme les Trachéliens et les Coleps, dont il va être question, ils happent leur proie au passage sans l'attirer par un tourbillon produit dans l'eau par les cils.

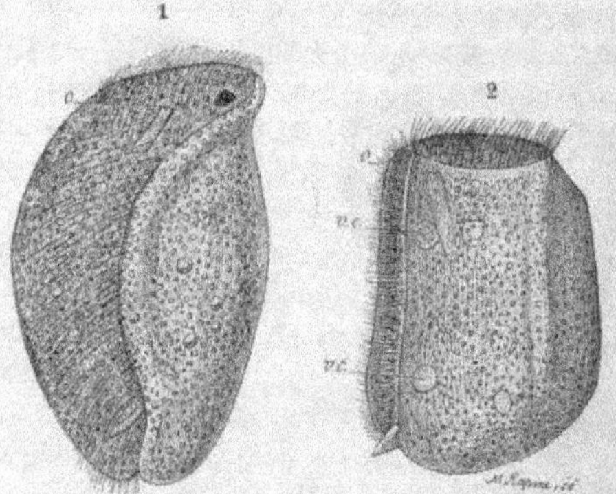

Fig. 230. — Famille des Dystériens. — 1. *Ægiria oliva* Cl. et L. D'eau douce. — 2. *Ægiria legumen* Cl. et L. (*Ervilia legumen* Dujardin) d'eau douce.

Les infusoires trachéliens n'ont ni pied ni cirres buccaux en spire, ils déglutissent leur proie et ont un corps très-contracté.

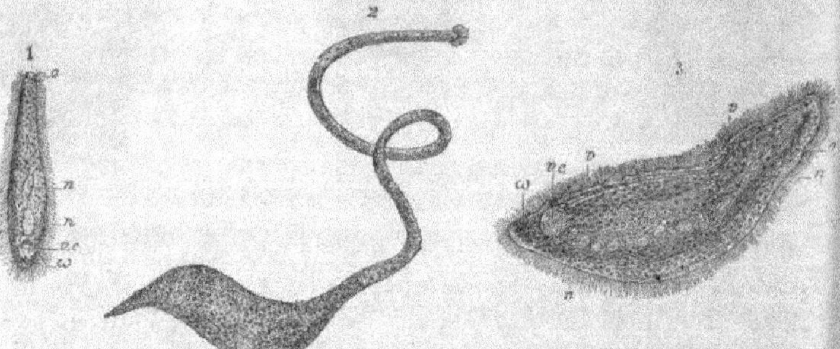

Fig. 231. — *Trachelophyllum pusillum* Cl. et L. — 2. *Lacrymaria olor* Ehr. (très-répandus). — 3. *Loxophyllum meleagris* Dujardin.

Parmi eux les *Trichopus* sont comprimés comme les Dystériens, mais ne sont pas cuirassés. Ils ont des cils simulant une sorte de pied, et la bouche non terminale. Tel est le *T. dysteria* Clap. et Lach., qui vit dans l'eau de mer (fig. 229, 5).

Les *Lacrymaria* n'ont pas le corps aplati ; leur bouche est terminale à l'extrémité d'un col plus ou moins long avec une couronne de cils un peu en arrière. L'anus est terminal (fig. 252).

Le *L. olor*, *viridis* ou *proteus* qui est très-répandu parmi les objets provenant des eaux douces peut dépasser une longueur de 0ᵐᵐ,10, et se reconnaît aisément à la longueur de son cou (fig. 231, 2). Le *L. lagenula* qui a un cou très-court (fig. 252, 4) et une longueur de 0ᵐᵐ,07 vit dans l'eau de mer.

Les *Phialina* se distinguent des précédents par leur bouche qui est placée dans le sillon séparant le col de l'appendice qui le surmonte. La *Ph. vermicularis* (fig. 252, 3) n'a guère que 0ᵐᵐ,05 à

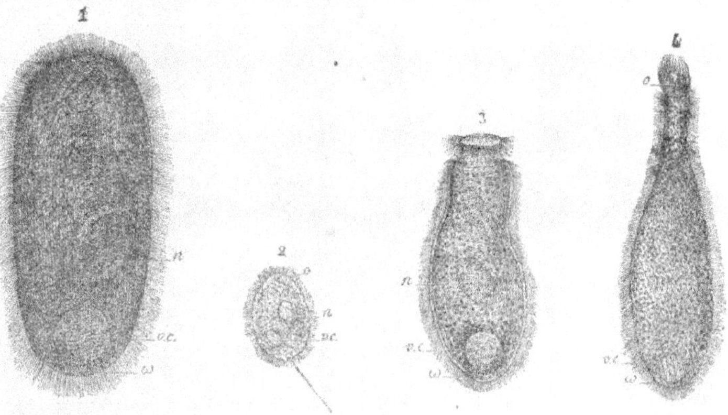

Fig. 252. — Famille des Trachéliens. — 1. *Prorodon griseus* Cl. et L. des eaux stagnantes. — 2. *Urotricha farcta* Cl. et L., des eaux stagnantes et des infusions. — 3. *Phialina vermicularis* Ehr., d'eau douce. — 4. *Lacrymaria lagenula*, Cl. et L. d'eau douce.

0ᵐᵐ,06. Les *Trachelophyllum* ressemblent beaucoup aux Lacrymaires, mais ils s'en distinguent de suite, en ce qu'ils ont le corps aplati et non cylindroïde, et qu'au lieu de se mouvoir en tournant sur leur axe, ils rampent et glissent sur une de leurs faces comme les *Chilodon* et les *Loxophyllum*. Ils portent un petit appendice en avant comme les Lacrymaires, mais sans la couronne de cils existant sur ces derniers. Ils vivent dans les eaux stagnantes et sont parfois de petite taille. Tel est le *Trachelophyllum pusillum* (fig. 231, 1), qui n'a que 0ᵐᵐ,04 environ. (Voy. page 290 l'explication des lettres.)

Les *Loxophyllum* sont aplatis comme une feuille, si ce n'est quand ils sont gonflés d'aliments, et malgré cela il reste autour d'eux un limbe aplati. Ils nagent en conservant leur forme de lamelle étendue avec ou sans inflexion, mais sans se traîner en tournant autour de leur grand axe, comme le peuvent faire les *Amphileptus* qui nagent comme eux. Le *L. meleagris* des eaux douces stagnantes (fig. 231, 3) peut atteindre jusqu'à 0$^{mm}$,3. Il nage lentement.

Les *Enchelys* ont en général la forme d'un œuf allongé, avec la bouche à la petite extrémité, et l'anus à l'autre, tandis que les *Holophrya* sont aussi larges en avant qu'en arrière, et ne s'amincissent pas en pointe vers la bouche. L'*Enchelys arcuata*, qui est une

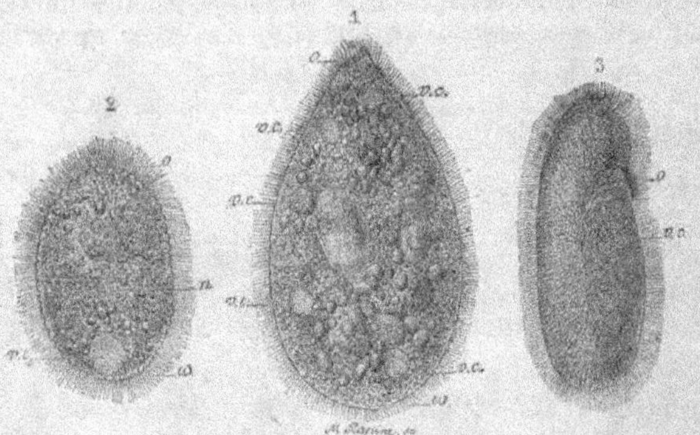

Fig. 233. — 1. *Enchelys arcuata*. — 2. *Holophrya ovum*. — 3. *Nassula rubens*, vu par le côté droit. (Claparède, *Infusoires*.)

des espèces (fig. 233, 1) vivant dans les mares et les tourbières ; ne dépasse pas 0$^{mm}$,08 de longueur. L'*E. farcimen* Ehr. est au moins moitié plus petit, et l'*E. pupa* Ehr. atteint jusqu'à 0$^{mm}$,20.

L'*Holophrya ovum* (fig. 233, 2) a une longueur variant entre 0$^{mm}$,05 et 0$^{mm}$,12. Il se trouve surtout parmi les plantes d'eau douce.

Les infusoires du genre *Nassula* ont le corps à peu près cylindrique, ou mieux ovoïde non aplati, la bouche armée comme celle des *Prorodon* d'un appareil à déglutir, mais elle est terminale dans les premiers, et latérale dans les seconds, chez qui toujours une notable portion du corps est au-devant de la bouche. On les trouve dans diverses infusions et parmi les objets ayant vécu ou séjourné dans les eaux douces stagnantes. Les *N. rubens* (fig. 233, 3), et *lateritia* ne dépassent pas 0$^{mm}$,05, tandis que la *N. flava* atteint 0$^{mm}$,20.

Les *Prorodon* se distinguent des *Holophrya* par l'appareil à déglutition de leur bouche. On en compte beaucoup d'espèces, progressant toutes avec vivacité en tournant autour de leur grand axe. Le

*Pr. griseus* atteint jusqu'à 0ᵐᵐ,10, ainsi que plusieurs autres espèces (fig. 252, 1).

Les *Urotricha* sont voisins des *Holophrya* dont ils se distinguent par la soie de l'extrémité postérieure de leur corps qui est analogue

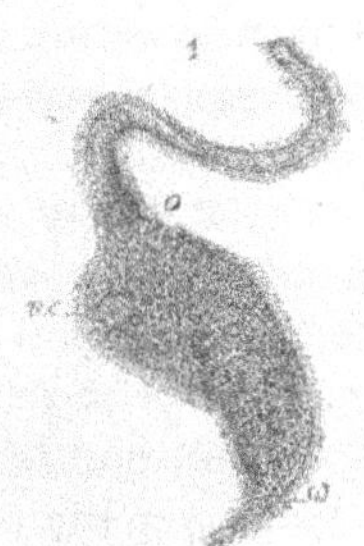
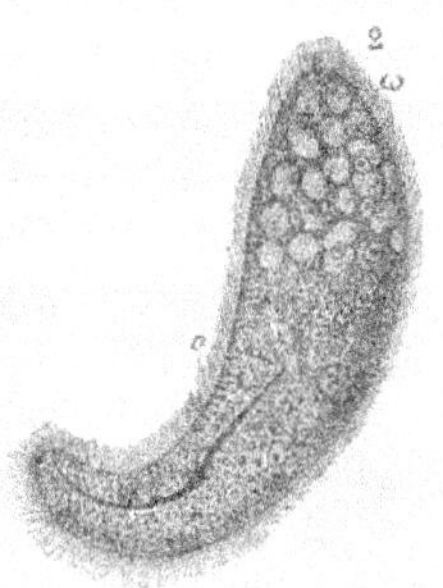

Fig. 254. — Famille des Trachéliens. — 1. *Amphileptus* (*Trachelius* Ehr. et Dujardin) *Cygnus* Cl. et L. d'eau douce. — 2. *Loxodes rostrum* Ehr. (*Pelecina rostrum*. Dujard.)

à celle des *Cyclidium*. L'*U. farcta* est couverte de cils qui s'agitent comme en désordre et font décrire à l'animal des cercles d'un petit diamètre. De temps en temps un mouvement de la soie saltatrice la porte à une petite distance par un bond subit, et la soie revient à sa position oblique habituelle. Sa longueur ne dépasse pas 0ᵐᵐ,02 (fig. 252, 2).

Les *Loxodes* et les *Chilodon* sont des infusoires à corps aplati, sans cuirasse, qu'on trouve surtout dans les eaux stagnantes. Le *L. rostrum* à corps recourbé en timeterre avec une rangée de vésicules contenant un corpuscule très-réfringent (fig. 254, 2, ω) atteint parfois une longueur de près de 0ᵐᵐ,50. (Voy. la note p. 290.)

Les *Amphileptus* sont des infusoires à corps aplati, allongé, pouvant devenir globuleux par réplétion alimentaire, avec une bouche placée à la base d'un prolongement ou col, plus ou moins long, portant une crinière de cils plus forts que les autres. Il est des espèces qui atteignent et dépassent même une longueur de 1 millim.

L'*A. cygnus* atteint une longueur de 0ᵐᵐ,10 (fig. 254, 1).

869. Les infusoires de la famille des Colépiens se distinguent des Trachéliens par la présence d'une cuirasse formée de bâtonnets solides disposés en treillis. Cette cuirasse n'est résistante que sur les adultes. Chez les jeunes, elle tombe en diffluence comme le reste du corps. Le corps est en forme de tonnelet, aplati ou non. Le *Coleps uncinatus* (fig. 226, 3; p. 801) est aplati sur le côté ventral et at-

teint une longueur de 0$^{mm}$,06. Souvent avec lui sont des *Chetonatus*, tube digestif bien visible, longs de 0$^{mm}$,2 et à corps hérissé.

Les *Haltériens* forment une famille d'infusoires n'ayant des cils vigoureux qu'autour de la bouche, et n'ayant pas de disque vibratile comme les Vorticelles. Ils sont globuleux; quelques-uns ont des soies saltatrices. Ils se meuvent presque toujours avec une grande rapidité. L'*Halteria grandinella* Duj., très-commun dans les eaux douces, a une largeur de 0$^{mm}$,01 à 0$^{mm}$,03 (fig. 228, 6 et 7.) L'*H. volvox* s'en distingue seulement par une zone équatoriale de longs filaments arqués (fig. 229, 7), et par un volume un peu plus grand. L'*H. pulex* qui vit dans l'eau de mer (fig. 228, 8 et 9), et a des soies implantées dans un sillon circulaire n'atteint que 0$^{mm}$,015.

Les *Strombidion* ne se distinguent des Haltéries que parce qu'ils sont dépourvus de soies saltatrices et nagent sans sauter. On en trouve dans les eaux douces et marines où ils nagent très-vite en tournant. Leur volume ne dépasse pas celui des Haltéries. (Voy. p 803.)

Le *St. sulcatum* (fig. 228, 4), qui vit dans l'eau de mer, tombe rapidement en diffluence, dès que celle-ci, étant depuis quelques minutes entre les lames de verre, commence à s'altérer; car les organismes les plus simples vivant librement ne sont quelque chose que par le *milieu* dans lequel ils vivent, comme les éléments anatomiques dans les êtres complexes ne valent que par leur association avec ceux qui les entourent.

870. Les *Opalina* sont des infusoires allongés, aplatis, ciliés, qui ont été considérés par plusieurs auteurs comme des larves d'Helminthes. Mais beaucoup ont un vaisseau ou une vésicule contractile, comme tous les autres infusoires proprement dits (fig. 235, 2, *vc*), et un nucléus (*n*), qui manquent dans les larves des Helminthes. (Claparède et Lachmann, 1859, p. 373.)

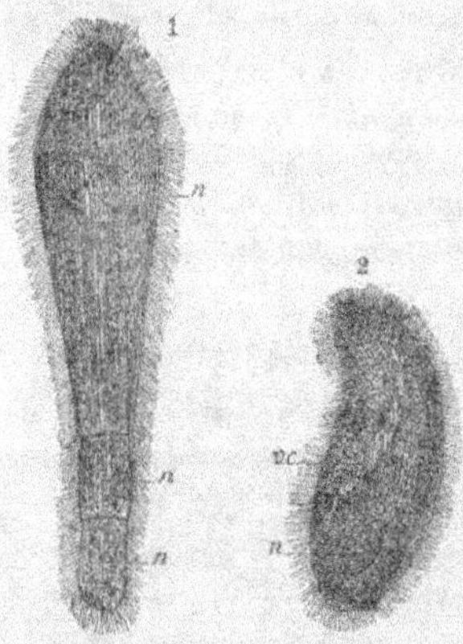

Fig. 235 *.

* Infusoires ciliés. — 1. *Opalina lineata* Max Schultze (dans les Naïs et les grenouilles). En voie de reproduction fissipare (*nn*). — 2. *Opalina recurva* Cl. et L. (Dans les planaires). *n*. Le nucléus *v c*. Vaisseau contractile. (Claparède et Lachmann, *Infusoires*.)

Il importe de les connaître, car on en trouve dans le mucus intestinal des Batraciens, de beaucoup d'Annélides et de vers proprement dits, tels que les Planaires, etc., parfois en quantité considérable. L'*O. recurva* (fig. 235, 2), atteint une longueur de $0^{mm},20$. L'*O. lineata* des grenouilles, des Scyllis, des Naïs, etc., est plus longue (fig. 235, 1), a le corps marqué d'élégantes stries longitudinales et se multiplie par division transversale avec un nucléus dans chaque segment (*n. n*).

Les *Dicyema* sont des animaux parasites des reins des Céphalopodes, regardés parfois comme des vers, mais reconnus par Claparède et Lachmann (1861) comme étant des infusoires ciliés, voisins des Opalines ainsi que le montre leur mode de reproduction, etc.

Les embryons se développent dans la cavité du corps de la mère qui atteint jusqu'à 2/3 de millimètre environ. Le corps est mou mais renforcé de plaques dures symétriquement placées en avant (fig. 236).

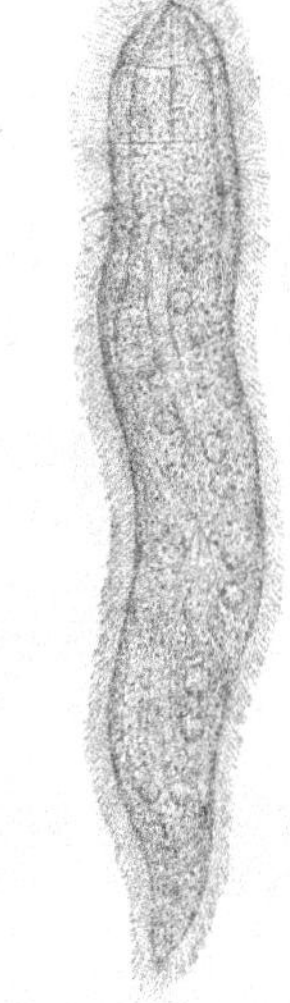

Fig. 236. — *Dicyema Mulleri* Cl. et L. du rein de *l'Eledone cirrhosa* Lam. renfermant plusieurs embryons.

871. L'ordre des *Suceurs* ou *Acinétiens* (ordre II) comprend les infusoires qui sont munis d'un grand nombre de suçoirs rétractiles, qui ont des cils sur le corps pendant la durée de la vie embryonnaire,

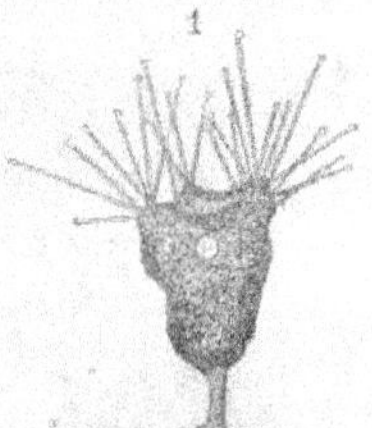
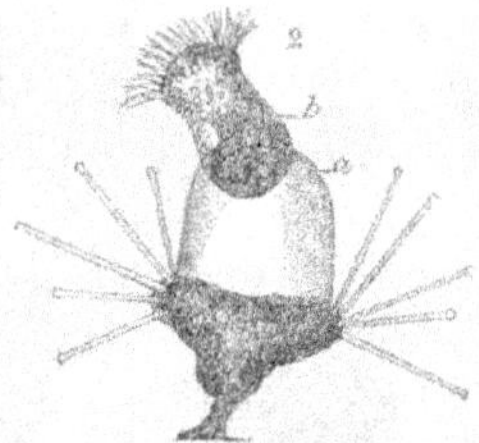

Fig. 237. — 1. *Podophrya cyclopum*. Cl. et L. (Acinétien à une vésicule contractile) ; trouvé sur un *Lemna minor*. — 2. Animal de la même espèce émettant un embryon (*b*) et membrane de la cavité (*a*) formant un prolapsus.

mais qui en manquent à l'état adulte pendant lequel ils sont immobiles et se nourrissent au moyen de leurs suçoirs. Cet ordre se divise en plusieurs genres, distingués les uns des autres, selon qu'ils ont (*Acineta*, etc.) ou non (*Podophrya*, *Sphærophrya*, etc.)

une coque, qu'ils forment des colonies (*Dendrosoma*, etc.) ou non.

Les *Podophrya* se trouvent sur un grand nombre des objets inertes ou vivants dans l'eau douce. Les uns ont le corps plus ou

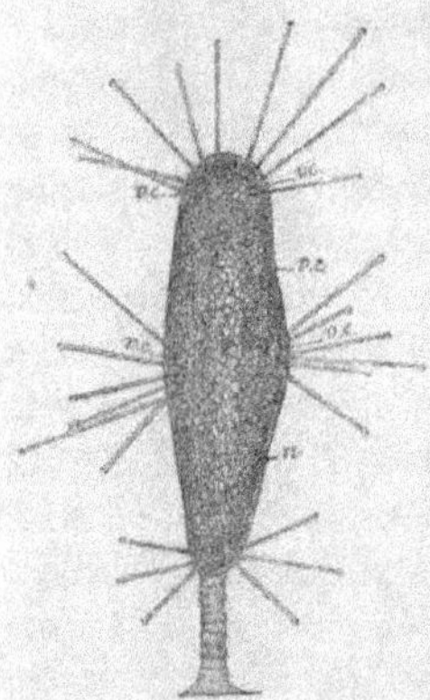

moins régulièrement oviforme, comme le *P. cyclopum* (fig. 237, 1 et 2). Les autres l'ont au contraire allongé avec plusieurs vésicules contractiles, comme le *P. elongata* (fig. 238). Ils tiennent ordinairement leurs suçoirs immobiles et étendus pendant fort longtemps sans les rétracter.

872. L'ordre des *Cilio-flagellés* (ordre III) comprend des infusoires qui ont pour organes locomoteurs des cils disposés en ceintures, et un ou plusieurs *flagellum*. Ils se trouvent parmi les objets séjournant dans les eaux douces et marines. A l'état adulte ils sont munis d'une cuirasse, en général composée de deux pièces, l'une antérieure, l'autre postérieure. Cette cuirasse manque dans les premières pha-

Fig. 238. — Ordre des Suceurs, familles des Acinétiens. *Podophrya elongata* Cl. et L., vit sur les Paludines. (Claparède, *Infusoires*, pl. xxi, fig. 11.)

ses du développement. Ils ont un nucléus, mais pas de vésicules

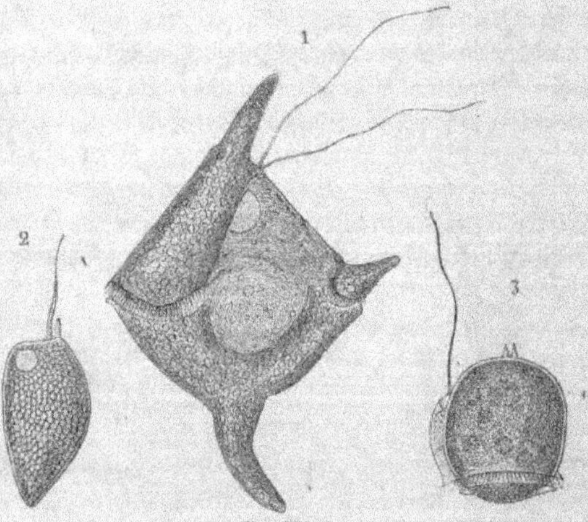

Fig. 259 *.

* Ordre des Cilio-flagellés. Famille des Péridiniens. — 1. *Ceratium cornutum* Cl. et L. (*Cer. hirundinella* Dujard. *Peridinium cornutum* Ehr.). — 2. *Prorocentrum micans* Ehr., de l'eau de mer. — 3. *Dinophysisovata* Cl. et L., dans l'eau de mer. (Claparède, et Lachmann, *Infusoires*, pl. xx.)

contractiles. Sur les uns, les deux moitiés de la cuirasse sont à peu près égales et cornues, tels sont les *Ceratium* (fig. 239, 1), etc. Sur d'autres, ces deux moitiés sont tout à fait inégales, tels sont les *Dinophysis* (fig. 239, 3), etc. Leur longueur est en général de

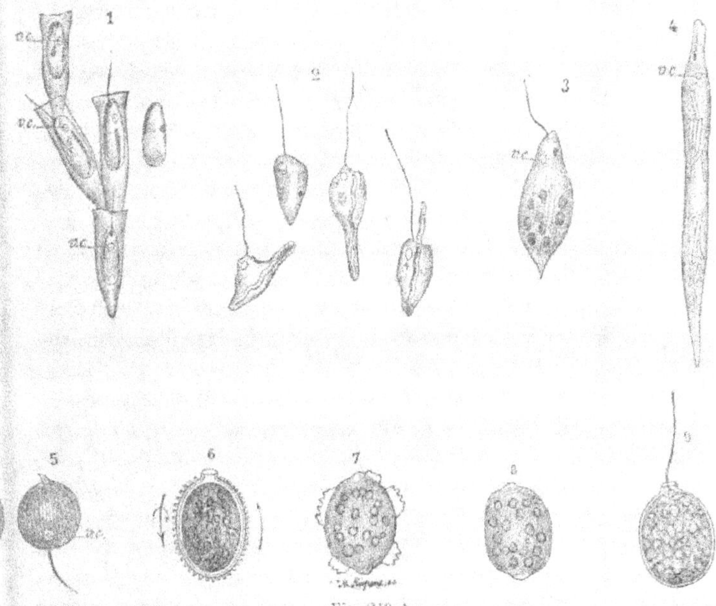

Fig. 240 *.

$0^{mm},04$ à $0^{mm},07$. Il en est sur lesquels la cuirasse ne porte pas de sillon transversal, tels sont les *Porocentrum* (fig. 239, 2) qui ont le flagellum placé sur la partie la plus antérieure du corps. Leur longueur est en général de $0^{mm},03$ seulement.

873. Les *Infusoires flagellés* ou du quatrième ordre se distinguent par la présence d'un flagellum sans cils vibratiles. Ce sont les plus simples de tous les infusoires et parmi eux on a souvent rangé des corps reproducteurs ciliés mâle et femelle, des algues. (Voy. le ta-

* *Dynobryon Sertularia*, avec sa vésicule contractile (*v.c.*), démontrant la nature animale et non végétale de ces êtres. Ils ont aussi en avant un point rouge comme les *Euglena* et la masse de leur corps est contractile. — 2. *Bodo viridis* Ehr., mangeant des vibrions, infusoires flagellés voisins des *Euglena*, qui se trouvent avec les *Closterium* et beaucoup d'autres algues. — 3. *Euglena viridis* Ehr. ex Schranck. — 4. *Euglena acus*, avec formation des petits bâtonnets à l'intérieur vers l'époque de la production. *vc*, Vésicule contractile. — 5. *Phacus pleuronectes* Dujardin, Nitzsch. — 6, 7, 8, 9. *Crypto glena* (eaux stagnantes). (Voy. p. 790 l'explication des lettres.)

bléau de la classification des infusoires, ci-dessus, page 792.)

On trouve aussi parmi les Oscillariées et autres plantes aquatiques le *Phacus (Euglena) pleuronectes* Duj. Leur vésicule (fig. 240, 5 *vc*) contractile, par sa présence, fait considérer ces êtres comme étant des animaux plutôt que des plantes. (Claparède, Lachmann et Carter.) L'existence de cette vésicule chez les Infusoires et les Rhizopodes amibiens est le plus sûr caractère distinctif entre ces animaux et les plantes ; plusieurs des premiers peuvent en effet contenir une matière colorante verte comme les végétaux, et être tantôt colorés, tantôt incolores selon les âges.

La figure 240 (5), représente l'*Euglena viridis* Ehr., avec son flagellum : *vc* est la vésicule contractile.

G. Thuret pense que les *Diselmis (Chlamydomonas)*, *Gonium Pandorina*, *Volvox*, *Protococcus pluvialis*, etc., doivent aussi être rangés parmi les animaux infusoires et non dans les plantes, malgré leur couleur verte, en raison de la présence de leur flagellum, différent des cils. (Voy. p. 733.)

Avec les *Phacus* on observe souvent beaucoup de *Cryptoglena* Ehrenberg (fig. 240, 6, 7, 8 et 9), corps représentés par une cellule ovoïde pleine de chlorophylle, avec un *flagellum* (9) ciliforme, sortant par le goulot de la coque. L'animal perd son flagellum, tourne dans l'enveloppe (6) qui se fend (7) à une certaine époque, et il rampe par expansion amiboïde comme les Euglènes (8). On voit alors très-bien leur point rouge. Leur enveloppe ou coque est cassante, brune ou incolore d'une espèce à l'autre. L'ammoniaque dissout leur *flagellum* et fait cesser aussitôt leurs mouvements, sans dissoudre cette coque. Les *Cryptomonas* ne diffèrent des Cryptoglena qu'ils accompagnent parfois que par l'absence du point rouge dit oculiforme. On trouve beaucoup de leurs coques vides dans la vase, autour des amas d'œufs des mollusques, des culicides, etc.

874. Les infusoires qui composent le genre *Volvox* sont parfois assez grands pour être vus à l'œil nu. En général, il mesurent $0^{mm},10$ à $0^{mm},50$ et $0^{mm},90$. On en décrit les espèces suivantes : *Volvox granulum*, *pilula*, *socialis*, *morum*, *lunula*, *vegetans*, *globator*, dont plusieurs ne sont que des phases diverses du développement de ce dernier. On les prépare comme il a été dit page 537.

On les trouve dans l'eau douce et l'eau de mer corrompue, les marais en juin, au printemps et en automne, avec la *Cercaria viridis* (p. 782), à la surface des étangs couverts d'une pellicule d'un vert sombre, en septembre et durant les derniers mois de l'année. Müller en a trouvé dans l'eau de rivière en novembre ; il a aussi recueilli le *Volvox socialis* sur le *Chara vulgaris;* il en existe dans les mares couvertes de Lemna, dans l'infusion de chènevis, etc. Les *Volvox* ont la forme de sphères creuses renfermant de l'eau dans leur cavité centrale, et dans leur couche gélatineuse, on voit les individus sociétaires qui sont munis d'un double *flagellum*, et ayant seulement 0$^{mm}$,01 à 0$^{mm}$,02 au plus de large.

Toute la colonie nage de concert, réunie sous cette enveloppe commune, en tournant par l'action des *flagellum* saillant au dehors. Elle a deux modes de reproduction, l'un sexuel, l'autre asexuel. Le dernier est celui qu'on observe le plus fréquemment. On voit dans ce cas un ou plusieurs individus grossir notablement et tomber dans l'intérieur de la cavité remplie d'eau. Chacun se segmente en deux ou en quatre, huit, seize, etc., etc., jusqu'à ce que le nombre des segments égale le nombre d'individus formant une colonie. Chaque individu a donc donné naissance à une de ces colonies, qui ne tardent pas à devenir libres par la rupture de l'enveloppe commune. Les choses se passent ainsi pendant une longue suite de générations ; mais vient un moment où un autre mode de propagation est mis en usage. Comme il arrive dans plusieurs autres groupes, les espèces de ces animaux peuvent être monoïques, c'est-à-dire que tous les Volvox peuvent être mâles et femelles, ou quelques-uns mâles et les autres femelles. Dans ce dernier cas, un individu se segmente en nouveaux individus dont l'apparence est *bacilliforme*. Ces individus sont verts et munis d'un double flagellum. Ils se réunissent sous une apparence tabulaire, à la manière des Bacillariées, et s'entourent d'une enveloppe unique qui se déchire; les bâtonnets se séparent ensuite et nagent dans l'intérieur même du globule formant le Volvox social. D'autres individus, qui ont aussi grossi concurremment, représentent le sexe femelle, et il y a bientôt fusion des uns et des autres. La masse qui en résulte s'entoure elle-même d'une membrane délicate, revêtue d'une autre plus dure, dentée à sa surface. En dernier lieu, leur chlorophylle devient pourpre. C'est l'état sexipare de ces Infusoires et il naîtra plus tard les *Volvoces agames*. Les phénomènes que nous venons de décrire se répéteront de nouveau et dans le même ordre, dans la succession des reproductions agame et sexuée de ces êtres. On doit ces remarques à Cohn et à Carter.

875. Les infusoires du genre *Monas* sont généralement d'une

forme très-simple, ont le corps sphérique et ovoïde ou cylindrique avec un ou sans aucun appendice extérieur. Leur bouche, très-difficile à apercevoir, est seulement un orifice dépourvu de cils ou de poils, excepté dans une ou deux espèces. Les Monades sont incolores et très-transparentes.

Leur corps montre dans quelques-uns deux ou plusieurs cavités ou sacs globuleux qui communiquent probablement entre eux ; on ne peut même convenablement examiner les sacs digestifs des Monades qu'autant que l'eau dans laquelle ils existent a été teinte avec du carmin, etc. (voy. p. 796), car, sans cette précaution, la nourriture prise par ces animalcules étant d'une transparence égale à celle qui leur est propre, ne laisse dans leur intérieur aucune trace sensible.

Les Monades se multiplient par la division d'un individu en deux ou plusieurs autres, qui se subdivisent également, lorsqu'ils ont atteint leur entier développement. Il faut, pour les bien voir, se servir des plus forts grossissements. Ces animalcules se trouvent à la surface des infusions végétales ou animales en nombre considérable. Les principales espèces citées sont les : *Monas termo, atomus, lens, punctum* (*Bodo punctum*, E.), *guttula* (Ehr.), *mica, uva.*

On trouve ces infusoires dans l'eau pure, limpide, pendant l'été,

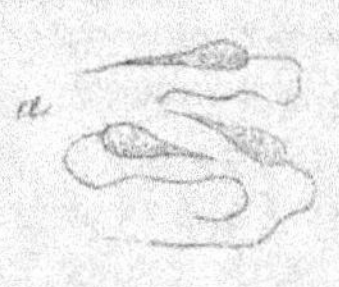

quelquefois dans l'eau de mer longtemps conservée ; dans les eaux salées, celle des marais au printemps, ainsi que dans les infusions de champignons, dans les détritus de matières animales et végétales, etc. Leur étude exige un grossissement de 500 diamètres et au delà. (Voy. dans la section suivante le chapitre consacré aux vibrions ou bactéries.)

En se reportant à ce qui a été dit plus haut de l'observation des mouvements vibratiles et à ce qui sera dit plus loin des spermatozoïdes des algues, on comprendra aisément com-

Fig. 241. — *Cercomonas de l'intestin.*

bien il importe de ne pas confondre les monades avec les épithéliums nucléaires ciliés (voy. page 733, fig. 214), ni avec les spermatozoïdes végétaux et *vice versâ.*

Les *Cercomonas* sont des Monadiens pourvus d'un grand cil locomoteur et d'une queue (fig. 241, *b*) ou d'un seul cil (*a*) qui se rencontrent dans beaucoup d'infusions et dans les sérosités ou les mucus en voie d'altération.

Les *Trichomonas* sont des infusoires caractérisés par leur corps ovoïde ou globuleux susceptible de s'agglutiner au porte-objet, de manière à s'étirer en une sorte de prolongement caudal. Ils sont munis d'un flagellum plus long qui a le corps dirigé en avant pendant la marche, accompagné près de sa base d'un groupe de courts cils vibratiles. Leur corps se creuse de vacuoles comme celui de divers autres infusoires. Le *Trichomonas vaginale*, Donné (voy. p. 583, la fig. 159, d'après une photographie de l'Atlas du Cours de microscopie, Paris, 1845, in-folio, fig. 33), a le corps globuleux, mamelonné ou inégal, épais de $0^{mm},01$ avec un flagellum long de $0^{mm},025$ à $0^{mm},035$. Il se trouve dans le mucus de certaines formes de vaginites. Ces infusoires sont souvent réunis en groupes au nombre de cinq à six individus, et se liquéfient dès que le mucus est refroidi.

ART. IV. — REPRODUCTION DES INFUSOIRES.

876. *Reproduction sexuelle*. Lorsqu'on étudie les infusoires durant certaines périodes de leur existence, on peut les trouver en voie de reproduction sexuelle ou autre. Alors on cherchera s'ils offrent les particularités et les organes de génération indiqués ci-après, qui, en général, exigent pour être vus l'emploi de grossissements de 500 diamètres et au delà.

1° *Ovaire, organe femelle, nucléus ou embryogène.*

L'ovaire est celui des deux organes essentiels de la reproduction qui se retrouve avec le plus de fixité. Il peut dans certains cas, à la suite d'une division fissipare, ou d'une ponte, être fort petit, mais il grandit bientôt, et apparaît avec sa forme normale, lorsqu'une nouvelle multiplication doit avoir lieu.

Cet organe est ovale-arrondi, condensé dans les Paramécies, les Glaucomes, les Nassules et quelques Bursaires. Il est des infusoires dans lesquels il prend la forme d'un ruban allongé plus ou moins contourné dans l'intérieur du corps et placé en dehors de l'axe de ce dernier, comme dans les *Vorticella*, les *Epistylis*, les *Carchesium*, les *Euplotes*, quelques Bursariens et Trachéliens. Enfin dans d'autres cas il peut être multiple, comme dans les *Stylonchia*, les *Oxytricha*, les *Urostyla*, les *Kerona*, les *Stentor* et les *Spirostemon*. Certains auteurs regardent chacune des portions de cet ovaire multiple comme des noyaux libres; mais M. Balbiani les décrit, au contraire, comme des fractions d'un seul et même appareil réunis sous une enveloppe commune qui sert à établir la continuité entre tous ces éléments isolés.

Pour M. Balbiani, cet ovaire, qu'il soit simple, rubanné ou moniliforme, se compose d'une enveloppe et d'un contenu ; l'enveloppe, qui, parfois est assez difficile à apercevoir, est la membrane vitelline ; le contenu granuleux est le vitellus au milieu duquel on aperçoit une vésicule qui est l'analogue de la vésicule germinative des ovules des animaux supérieurs.

2° *Testicule, organe mâle, dit nucléole et capsule séminale.*

Moins apparent que l'organe femelle, le testicule est un petit corps qui, dans sa composition et sa forme, a une grande analogie avec celui-là. Il disparait souvent en dehors des époques de reproduction et comme l'ovaire. Ces deux organes se présentent en général avec des caractères identiques dans une même espèce, c'est-à-dire que l'organe indivis est ordinairement accompagné d'un testicule indivis lui-même, et l'ovaire fragmenté s'accompagne d'un testicule composé aussi d'éléments distincts dont chacun correspond à un des éléments du premier organe. (Balbiani.)

Les rapports des deux organes de la génération sont variables ; tantôt assez éloignés, ils sont accolés dans certains cas et dans d'autres si pressés l'un contre l'autre, que le *nucléus* (ovaire) présente comme une logette, une dépression pour le recevoir, parfois même le *nucléole* (testicule) y est complétement engagé. Dans tous les cas, les deux organes conservent leurs membranes propres. D'un autre côté, leur position par rapport l'un à l'autre varie avec les espèces. Le *nucléole* n'est pas, la plupart du temps, apparent avant l'âge où l'infusoire peut se reproduire. Il se développe à peu près comme l'ovaire. C'est encore une petite sphère présentant une membrane enveloppante et un contenu granuleux.

3° *Ouverture et canal sexuels.*

Cette ouverture est limitée par une sorte d'anneau contractile, de cet anneau partent, pour se diriger vers l'intérieur du corps, des plis qui limitent un canal. Autour de l'anneau est une couronne de cils infléchis. Cet orifice regardé comme la bouche de l'animal par presque tous les naturalistes, est l'appareil que M. Balbiani regarde comme l'appareil excréteur des œufs. Il a pu constater dans un cas d'accouplement de *Trachelius ovum* la jonction des deux animaux se faire par cet orifice, ainsi que dans le *Paramecium Aurelia*, et surtout le *Stentor cœruleus*, qui a sur le précédent l'avantage de laisser parfaitement voir l'orifice du *canal sexuel*. M. Balbiani est porté à regarder la présence de cet appareil comme un caractère général de la classe des infusoires, par le fait de son existence dans des types appartenant aux formes des plus variées, telles que les Paraméciens, les Trachéliens, les Oxytrichines, les Bursariens, etc.

La comparaison entre eux de ces caractères sexuels porte M. Balbiani à diviser les infusoires en trois groupes.

A. Espèces à ovaire ayant la forme d'un petit utricule arrondi en ovoïde, renfermant une masse vitelline indivise. — Testicule (lorsqu'il existe) offrant une apparence semblable. — On y trouve tous les vrais Paraméciens (Colpodes, Glaucomes, Paramécies, Cyclidies, Pleuromèmes); des Trachéliens (Nassules, Chilodons, Holophres, Enchelys); des Porodons; des Bursariens (*Plagiotoma, Balantidium, Leucophrys, Frontonia, Ophryoglena*), etc.

B. Espèces à ovaire allongé, cylindrique et tubuleux, diversement recourbé ou flexueux, renfermant une masse vitelline non fragmentée. — Testicule comme dans les espèces précédentes. On trouve, dans ce groupe, tous les Euplotiens, les Aspidisciens, la plupart des Vorticelliens et quelques types d'autres familles.

C. Espèces à ovaire allongé, droit ou flexueux, renfermant une masse vitelline divisée, en deux ou un plus grand nombre de fragments, distincts (ovaire bi ou multiloculaire). — Testicule composé d'un nombre ordinairement égal d'éléments accompagnant les fragments vitellins. Plus rarement un seul élément testiculaire, Dans les Oxytrichines (*Oxytricha, Stylonichya, Kerona* et *Urostyla*), — dans les Trachéliens (*Amphileptus, Loxophyllum*).

Les infusoires ciliés sont les seuls qui soient munis d'organes sexuels; le Nucléus représente l'ovaire et donne les ovules; le Nucléole donne de petits corps qui sont les spermatozoïdes; il n'y a pas d'organes de copulation; il y a néanmoins fécondation croisée entre les deux infusoires accouplés. (Balbiani.)

877. *Accouplement, ovules et spermatozoïdes*. L'accouplement que l'on a pris longtemps pour une fissiparité incomplète, consiste dans l'accolement ou conjugaison de deux infusoires. Il ne faut pas confondre ce phénomène avec la *Zygose* qui consiste dans la fusion de deux êtres qui d'abord isolés et distincts perdent par leur réunion cette indépendance et ne la recouvrent jamais.

Dans tous les cas, la mise en liberté des œufs ou ovules s'opère pendant l'accouplement, et c'est encore à ce moment-là que les œufs commencent à entrer en maturation. Chaque ovule est composé, comme l'ovaire ou nucléus (qui les forme par divisions successives), d'une membrane enveloppante et d'un contenu ; la membrace enveloppante est la membrane vitelline, le contenu est le vitellus muni d'une vésicule (germinative). Ordinairement les œufs n'arrivent à maturation complète qu'après la séparation des deux infusoires à la fin de l'accouplement. Leur diamètre est de 1 à 2 centièmes de millimètre d'une espèce à l'autre. Il a atteint 0$^{mm}$,04 dans les Paramécies.

Vers le troisième ou le quatrième jour de l'accouplement, les spermatozoïdes sont développés par segmentation du testicule. A ce moment, un globule de chacun des êtres accouplés descend vers la dépression buccale à la hauteur de la bouche et en regard, quelquefois même au contact de la capsule correspondante de l'animal adjacent. L'accouplement terminé, on trouve les capsules spermatiques affaissées, diminuées de volume. Alors, les œufs n'existent encore qu'à l'état de simples ovules. Il y a donc tout lieu de croire que les spermatozoïdes qui ont été transmis à l'animal par son congénère restent emmagasinés dans quelque organe annexe de ses voies sexuelles femelles jusqu'à ce que les œufs aient pris la maturité nécessaire pour subir efficacement l'influence de fécondation.

Les spermatozoïdes des infusoires sont filiformes, terminés par des extrémités effilées, imperceptibles; ils constituent dans l'organe des faisceaux droits et n'affectent pas la forme de bâtonnets ; enfin dans l'eau ambiante, ils se dissolvent et disparaissent. Ces caractères font qu'on ne confond pas ces zoospermes avec les bâtonnets de Müller, Lieberkühn, Claparède et Lachmann, bâtonnets qui ne sont que des vibrions parasites de quelques infusoires. (Balbiani.)

Arrivés à maturité, les œufs après la fécondation, sont successivement évacués au dehors probablement par l'orifice désigné comme étant l'ouverture génitale externe; il a été impossible jusqu'ici de surprendre ces animaux au moment où ils émettent leurs œufs. Chez certaines espèces, telles que les Oxytrichines et les Stentors, cette émission est entièrement effectuée vers le troisième ou le quatrième jour qui suit l'accouplement. D'autres infusoires gardent leurs œufs pendant un temps plus long tels sont, par exemple, les Paramécies, où, plus de huit jours après la conjugaison, M. Balbiani a encore pu en observer quelques-uns dans l'intérieur de l'animal. Dans les espèces où l'ouverture génitale externe se prolonge plus ou moins manifestement en un conduit qui pénètre dans l'intérieur du corps, c'est probablement par l'intermédiaire de ce canal que les œufs atteignent l'extérieur. (Balbiani.)

### Des prétendus germes atmosphériques des infusoires.

878. Tous les faits précédents doivent être bien spécifiés, car on ne connait pas d'autres *germes* des infusoires que ceux-ci, sauf le cas de *gemmiparité*. Or dans les expériences d'*aéroscopie* ou *micrographie atmosphérique* (A. Pouchet) on a trouvé réellement parfois, mais non dans toutes les poussières, des infusoires entiers (voy. p. 529) tel que des *Protococcus pluvialis*, Kützing, quelques rares infusoires desséchés, déformés, enkystés ou non ; dans certaines conditions aussi des globules de pus, des Bacillaires et des Bactéries. (F. A. Pouchet, 1859, et *Expériences sur la génération spontanée*, 1864, in-8°; Lemaire.) D'après ce que nous venons de voir (page 820), il n'est pas impossible qu'il s'y rencontre quelquefois aussi des *ovules* d'infusoires. Mais leur présence n'y a jamais été démontrée, non plus que celle des *germes* de quelque autre sorte des infusoires, puisqu'on n'en connaît pas d'autres que les *ovules*; aussi rien n'autorise à les admettre partout.

De plus, contrairement à ce que pensent plusieurs auteurs (Voyez Pasteur, *Sur les corpuscules organisés de l'air. Annales des sc. nat.*, Paris 1861, *Zoologie*; t. XVI, p. 26, etc.) on peut aisément distinguer dans les poussières sous le microscope *ce qui est œuf de ce qui est spore*. Toute spore résiste à l'action de l'ammoniaque caustique, et même à celle de l'acide sulfurique monohydraté[1]. Tout ovule (ou œuf) d'infusoire dont il vient d'être parlé se dissout rapidement au contraire dans l'ammoniaque et dans l'acide sulfurique, aussi bien que le corps entier de l'animal. (Voy. p. 308.) Il n'y a d'exception que pour la coque cassante des *Phacus*, des *Cryptoglena*, etc., qui a des caractères si nets qu'il est aisé de la reconnaître en tous cas. Souvent même il est possible d'affirmer qu'on a sous les yeux *une spore de telle ou telle espèce déterminée* (Voy. p. 532). Du reste que ce soit la poussière recueillie dans l'air en mouvement ou déposée lentement, les spores[2], non plus que les filaments de mycelium, ne forment toujours que le plus petit nombre des corpuscules de celle-là, surtout à côté des fins granules, grisâtres, tels que ceux dits *Micrococcus* (voy. p. 559), des grains de fécule, de silice, etc. Les corpus-

[1] Voy. Ch. Robin. *Hist. nat. des végét. parasites.* Paris, 1855, in-8°, p. 263.
[2] Ch. Robin. Ibid., 1855, p. 261.

cules non minéraux que dissolvent l'ammoniaque, etc., y sont moins nombreux encore. Comme, d'autre part, il n'y en a pas parmi ces derniers qui soient semblables aux *ovules* dont il vient d'être question, et qui sont les seuls germes connus dans les microzoaires infusoires, c'est par une supposition purement gratuite qu'on en admet d'autres qui n'ont jamais été vus. Comme, sauf le cas où on dessèche ces ovules sur le porte-objet du microscope on ne les connaît qu'à l'état frais sans les avoir encore jamais vu revenir de l'état sec à l'état frais (p.775) dans la poussière atmosphérique, rien scientifiquement n'autorise à déclarer que les corpuscules de celle-ci, dissous par l'acide sulfurique *ressemblent de tout point aux germes des organismes les plus inférieurs et qu'ils appartiennent, sans conteste à des espèces fort nombreuses.* Cela n'est certainement pas pour les Microzoaires.

Quant aux Microphytes dont souvent, en effet le microscope, montre quelques spores, *diverses de volume et de structure*, rien n'est plus facile que de les distinguer, soit des ovaires ou des ovules des infusoires, soit de ces derniers même, enkystés ou non; rien n'est plus facile que de voir que les espèces de cryptogames auxquelles elles appartiennent ne dépassent pas une dizaine environ dans chaque expérience et qu'on n'en compte pas une centaine d'espèces, en comparant toutes les expériences faites.

### *Reproduction fissipare des infusoires.*

879. Dans la *fissiparité transversale*, on voit l'animalcule présenter, d'abord vers le milieu de sa longueur, un étranglement qui devient de plus en plus profond; bientôt, entre les deux portions, le tissu étiré ressemble à une tige qui devient de plus en plus étroite et l'ensemble rappelle assez la forme d'un boulet ramé. Si l'animal observé est une Paramécie ou un Trichode, c'est-à-dire un infusoire muni de cils autour de la bouche, on voit ceux-ci se montrer sur la partie antérieure du tronçon postérieur; la bouche elle-même se dessine là. Plus tard, la tige de réunion se rompt, et l'on a ainsi deux moitiés qui se mettent à se mouvoir librement; d'abord arrondies, elles deviennent peu à peu ovales, allongées, et finissent par ressembler à l'animal qui leur a donné naissance. Quelques heures suffisent pour qu'un grand individu en forme deux complétement séparés.

Les Oxytriques, pendant l'acte du sectionnement transverse, courent très-vite dans différentes directions et agitent leur poils avec une grande rapidité. Chacun des individus ainsi constitués ne tarde pas à tirer en sens inverse ; il contribue par là à rétrécir de plus en plus le lien commun et à amener enfin la séparation complète. (J. Haime.)

Les *Euglena viridis* qui, d'après Cohn[1], seraient très-analogues aux *Protococcus*, se reproduisent. A un certain moment, elles deviennent immobiles, se roulent en boule, s'enkystent et se subdivisent en 2, 4, 8, 16, 32 par fissiparité. Les jeunes sortent du kyste munis d'un nucléus. Le *Diselmis viridis* de Dujardin (*Chlamydomonas pulvisculus* Ehrenberg. *Protococcus pluvialis*), se divise comme les *Euglena*, mais sans s'enkyster. Les *Euglena* peuvent subir la fissiparité transversale sans s'enkyster[2], ainsi que les *Glæococcus*. On retrouve la fissiparité dans les *Gonium*, les *Volvox*, les *Strephanosphæra*, les *Pediastrum*, les *Chlorogonium euchlorum*[3], les *Polytome*[4] et les *Péridiniens*. (Claparède et Lachmann.)

On n'a jusqu'à ce jour constaté la *fissiparité longitudinale* que chez les Vorticicellines.

1° La division du nucléus ne précède pas toujours nécessairement celle du corps de l'animalcule et ne tient pas sous sa dépendance tous les autres phénomènes qui se rattachent à la division naturelle des infusoires. (Balbiani.)

La constriction extérieure peut être plus ou moins avancée et les deux nouveaux individus être munis déjà de la plupart de leurs organes de nouvelle formation, avant que le noyau lui-même commence à présenter les moindres indices d'un fractionnement.

2° Quand le nucléus est simple, ovoïde ou arrondi, on le voit s'allonger, pénétrer dans les deux moitiés de l'animal et se sectionner, lui-même en même temps que le reste du corps.

3° Si le nucléus est allongé, flexueux, plus ou moins recourbé, il se resserre, revient sur lui-même, prend la forme oblongue comme dans le cas précédent, et plonge aussi par chaque extrémité dans les deux moitiés de l'animalcule en train de se fractionner. Dans le cas de section transversale, le globule contracté présente son grand axe suivant la direction antéro-postérieure ; dans le

---

[1] Cohn, *Beiträge zur Entwickelungsgeschichte der Infusorien, microskopische Algen und Pilze*, 1853.

[2] Perty, *Zur Kenntniss der kleinsten Lebensformen*. Berne, 1852. — Braun, *Ueber die Erscheinung der Verjüngung*. Leipzig, 1851.

[3] Stein, *Die Infusionsthiere*, etc. Leipzig, 1854.

[4] Weisse. *Bull. de la cl. des sciences physico-mat. de Saint-Pétersbourg*, VI, 20, 1848.

cas de fissiparité longitudinale, le grand axe du globule se dirige transversalement (*Vorticellina*).

4° Si le nucléus est multiple on observe des phénomènes plus curieux encore. Il y a des infusoires qui possèdent deux de ces organes réunis par un cordon de jonction : *Stylonychia*, etc. ; dans ce cas le cordon de jonction se contracte, les deux ovaires se pénètrent mutuellement, la coalescence a lieu ; bientôt l'allongement se fait, comme dans le cas précédent, et au moment où l'infusoire s'est divisé en deux, le nucléus s'est partagé de manière à donner à chaque moitié un nucléus spécial qui, par la suite, reproduira un ovaire à deux globes comme celui du *parent*.

Chez le Stentor où l'ovaire multiple est moniliforme, composé d'une série de grains en chapelet, il y a encore coalescence de tous ces grains en un globe unique et partagé par moitié entre les deux êtres qui proviennent de la scissiparité. Plus tard, chaque noyau devient moniliforme par suite d'étranglements successifs.

M. Balbiani indique encore une évolution de ce genre, quoique plus compliquée, chez le *Spirostomum ambiguum*.

5° Des phénomènes analogues se passent dans le cas où les *nucléoles* sont multiples comme dans le *Stylonychia mytilus*.

880. *Reproduction par Gemmiparité.* — Jusqu'ici, on ne l'a rencontrée que chez un nombre fort restreint d'individus et dans deux familles seulement : celle des Vorticelliens et celle des Acinétiens ; on a même souvent décrit comme *gemmes* beaucoup de corps qui n'étaient que des productions fortuites ou des parasites.

Il y a deux modes de gemmiparité. L'un est caractérisé par les phénomènes suivants : sur l'une des parois un mamelon se montre s'allonge, à sa base se produit alors un sillon qui devient de plus en plus profond, l'excroissance se pédiculise, le pédicule s'étire de plus en plus et la séparation a lieu. Le mamelon forme une *gemme* ou *propagule* qui flotte dans les eaux, se complète bientôt et donne un organisme en tout semblable au parent. L'autre mode de gemmiparité a été vu et décrit par MM. Claparède et Lachmann. Au premier abord, il semble ne différer en rien du précédent, mais le bourgeon se prolonge à l'intérieur du corps pour s'énucléer ensuite.

Les Acinétiens donnent, à leur intérieur (*viviparité*), des gemmes ou embryons qui, après quelque temps, passent à l'état adulte et reproduisent en tout les formes de l'infusoire dont ils sont sortis (*Acineta* ; *Podophrya* ; *Ophriodendrum*).

Dans tous, à quelques variations de détail près, les phénomènes, sont à peu près les mêmes. Il est des cas dans lesquels il n'y a qu'un seul embryon de formé dans l'intérieur du parent, c'est ce qui arrive dans la *Podophrya quadripartita* ; dans d'autres, parfois le même *Podophrya quadripartita*, ces embryons sont fort nombreux.

Dans la *Podophrya quadripartita* à gemme unique, l'embryon se forme au-dessus du nucléus de l'animal parent. Cet embryon qui, dans son plus grand diamètre, est à peu près aussi long que le parent est large, se place transversalement dans son corps. L'embryon tourne rapidement autour de son axe, tandis que le corps du parent rétracte ses suçoirs et se contracte violemment sur lui. Peu à peu l'embryon est poussé vers la partie supérieure, soulève la paroi, fait une hernie légère d'abord, plus prononcée ensuite; la paroi se déchire dans une violente contraction et l'embryon est lancé au dehors. Alors il déploie les cils qui l'entourent et se met à nager rapidement dans les eaux. La plaie se referme sur le parent qui absorbe à l'aide de ses suçoirs tous les aliments qui tombent à sa portée et refait un nouvel embryon. (Voy. p. 811, fig. 255.)

Dans les cas d'embryons multiples soit du *Podophrya quadripartita*, soit de l'*Epistylis pilcatilis* (Vorticelliniens), les phénomènes sont à peu près les mêmes, si ce n'est que, dans l'intérieur du corps du parent on trouve un grand nombre de toutes petites gemmes qui s'échappent bientôt les unes après les autres par une ouverture ou plutôt une déchirure du parent.

MM. Claparède et Lachmann ont observé la formation d'embryons internes chez les infusoires dont les noms suivent et qui n'appartiennent pas au groupe des Acinétiens : 1° *Stentor polymorphus* Ehrenb. 2° *Paramecium Aurelia*, Ehrenb. 3° *Paramecium Bursaria*, Focke. 4° *Paramecium putrinum*, Clap. et Lach. 5° *Dicyema Muelleri*, Clap. et Lach. (fig. 256.) 6° *Urnula Epistylidis*, Clap. et Lach.

### De l'enkystement des infusoires.

881. L'animal qui veut s'enkyster arrête ses mouvements ; il sécrète autour de lui une sorte de coque fermée de toute part, dans laquelle il se trouve à l'abri de l'action de tous les agents extérieurs.

L'animal s'enkyste dans trois circonstances : 1° pour échapper à un dessèchement complet ; c'est le cas le plus fréquent et on peut reproduire l'expérience, pour ainsi dire, à volonté. On n'a qu'à laisser dessécher une préparation dans laquelle se trouve le *Colpoda Cucullus*. Grâce à cet enkystement, l'animal résiste à la sécheresse, conservant, sous son kyste, l'eau de combinaison nécessaire à sa vie. Les kystes s'attachent aux brins des herbes humides lorsqu'elles sèchent, telles que les foins; ils reviennent à la vie lorsqu'on met les plantes sèches ou leur poussière dans l'eau (infusion ou macération) ou dans l'eau sur le porte-objet du microscope.

2° L'infusoire s'enkyste pour se nourrir à son aise (Claparède et Lachmann). Sur certains *Epistylis plicatilis*, on voit l'animal se couvrir d'un kyste; celui-ci, mis dans des conditions favorables, au lieu de donner un *Epistylis*, produit un *Amphileptus*, de là l'idée d'une liaison intime entre ces êtres et de leur métamorphose. Mais le phénomène se réduit à ceci : un *Amphileptus* affamé s'approche d'un *Epistylis*, et avale l'*Epistylis* tout entier en se refermant sur lui à l'endroit où le corps est porté par le pédicule. Dès lors il sécrète son kyste, à l'intérieur duquel il se livre à de violents mouvements pour arracher sa proie à son pédicule; cela fait, il reste enfermé jusqu'à ce qu'il ait absorbé l'*Epistylis*, puis il en sort, mais *Amphileptus* comme auparavant. Sur le même pied, on trouve des kystes d'*Epistylis* en apparence semblables, mais qui sont de la nature de ceux que nous venons de signaler comme destinés à mettre l'animal à l'abri des agents extérieurs.

3° Les Infusoires s'enkystent pour se reproduire. Un colpode qui va se diviser tourne avec rapidité; un sillon apparaît, puis, parfois on en voit un second perpendiculaire au premier; c'est alors qu'on aperçoit le kyste. A travers la paroi, on assiste à la division du colpode, en quatre et quelquefois en huit; autour de chacune de ces divisions se montre un kyste spécial, alors le kyste commun s'ouvre et laisse échapper les quatre ou huit kystes spéciaux. Stein a vu le même enkystement se produire chez le *Microstoma Vorticella*. Dans ce cas le nucléus se partage en fragments qui deviennent de jeunes embryons. Plus tard le kyste laisse échapper ces petits êtres (qu'il compare aux *Monas Colpoda* et *M. scintillans*), par des prolongements tubuleux qui se forment de place en place.

Suivant M. Gerbe, deux Colpodes accouplés s'enfermeraient dans le kyste, et alors seulement produiraient les quatre corps rappelant beaucoup, par leur organisation, les œufs que M. Balbiani a signalés dans la reproduction sexuelle. Ces œufs, devenus libres, reproduiraient bientôt un être semblable au parent. (Voy. la thèse de concours de L. Marchand : *De la reproduction des animaux infu-*

*soires*. Paris, 1869; in-4° page 50 et suiv. contenant sur ce sujet un résumé des travaux modernes.)

882. Pour étudier les kystes il est bon d'observer d'abord la poussière sèche, puis humectée sous le microscope, poussière obtenue en secouant du foin sur une feuille de papier. Ce sont surtout des kystes de Colpodes qu'on obtient ainsi. L'animal en sort en s'étirant au travers d'une petite ouverture qui s'y produit par rupture. On trouve aussi des kystes, ainsi que l'a montré M. Pouchet, dans la pellicule molle, pulpeuse, grisâtre, que ce savant nomme *pellicule* ou *stroma proligère*; elle se compose surtout de Leptothrix, ou Bactéries, soit à l'état de *Micrococcus*, soit bien développées de Vibrions, de Spirillum, et de Monas. Dans ces derniers kystes, M. Pouchet distingue ceux dont il vient d'être question et qu'il nomme *kystes de conservation et de multiplication*, de ceux qu'il considère comme des *ovules spontanés*, c'est-à-dire produits par génération spontanée. Ils sont clairs, translucides, finement granuleux, plus petits que les infusoires ciliés qui s'enkystent comme il vient d'être dit et d'abord sans *vésicule* (voy. p. 790) dite parfois *cœur* ou *punctum saliens*. (Voyez Pouchet, *Hétérogénie*. Paris 1859 in-8°. *Nouvelles expériences sur la générat. spontanée.* Paris 1864 in-8°. Coste, *Du développement des infusoires ciliés. Comptes rendus des séances de l'Acad. des sciences.* Paris 1864 in-4° t. LIX, p. 159, 358, etc.)


# TROISIÈME SECTION

## DE L'EMPLOI DU MICROSCOPE EN ANATOMIE ET EN PHYSIOLOGIE VÉGÉTALES

883. Les ouvrages spécialement consacrés à l'emploi du microscope en botanique indiquent tous avec raison qu'il n'est pas possible de donner dans un livre une méthode spéciale pour chacun des cas particuliers qui peuvent se présenter. Cette section sera, on le comprend aisément, destinée bien plus à l'exposé des instructions nécessaires pour arriver à résoudre les questions de morphologie, d'anatomie et de physiologie végétales développées dans les traités de botanique, qu'à une énumération des objets microscopiques dont l'examen peut être récréatif [1].

[1] Les observateurs qui désireraient se livrer spécialement à des études d'ana-

# CHAPITRE PREMIER

**Des instruments et des procédés microscopiques qui doivent être employés en botanique.**

884. Les études botaniques ne demandent pas l'emploi de microscopes spéciaux. Elles exigent même en général, l'emploi de grossissements moins forts que la plupart des autres. Aussi lorsqu'on pense ne pas étendre à d'autres observations l'usage de cet instrument, on pourra ne prendre que l'un des petits modèles des microscopes décrits plus haut (p. 152 et suiv. et 591 et suiv.) avec ou sans loupe montée servant à certaines dissections, des petites fleurs, des ovaires, des organes, des mousses, des algues, etc. (Voy. p. 115, 164 et suiv.)

Quant aux instruments et accessoires nécessaires, ce sont simplement des scalpels, des rasoirs, des aiguilles à dissection, ou des aiguilles à cataracte, des brucelles, un étau à main, des capsules de porcelaine, une lampe à alcool, quelques baguettes de verre plein, des tubes creux ou des pipettes et des verres de montre. (Voy. plus haut, p. 247, et suivantes.)

L'*étau à main* (fig. 89) sert à serrer, entre de la moelle de sureau, les objets minces (par exemple les lames des feuilles) dont on veut avoir des coupes transversales.

Les réactifs les plus fréquemment employés (voy. p. 485) dans les recherches d'anatomie végétale, sont les suivants :

Chlorure de zinc iodé, eau bromée, eau iodée et teinture alcoolique d'iode, réactif de Millon, éther, réactif ammoniaco-cuprique, acides nitrique, sulfurique et chlorhydrique, solutions de carmin, chlorate de potasse, potasse caustique et ammoniaque.

Indiquons ici quelques-uns de ces agents dont il n'a pas été question plus haut (p. 277 et suivantes) :

1° *Chlorure de zinc iodé.* — Son action est à peu près celle de l'acide sulfurique et de l'iode employés l'un après l'autre, mais la coloration bleue qu'il exerce sur la cellulose varie de teinte d'après son degré de concentration. La couleur bleue se change en violet ou en rouge au bout de vingt-quatre heures.

tomie et d'embryogénie végétales feront bien de consulter l'ouvrage de Schacht, sur *le Microscope appliqué à l'anatomie végétale*, 3e édition allemande et la traduction française, par Dalimier. Paris, 1865.

D'après *Schulze*, on doit préparer de la façon suivante le chlorure de zinc iodé : la solution de zinc dans l'acide chlorhydrique est évaporée à consistance sirupeuse, tout en la remuant sans cesse avec une lame de zinc métallique. On ajoute alors 6 parties environ d'iodure de potassium pour 100 de liquide. On finit en y ajoutant de l'iode autant qu'il s'en dissout et de l'eau en quantité nécessaire.

2° *Liqueur nitro-mercurique ou réactif de Millon* (dit souvent, mais à tort *nitrite de mercure.* Voy. p. 324).

3° *Liqueur ou réactif ammoniaco-cuprique.* — On le prépare en dissolvant de l'oxyde de cuivre récemment précipité et encore humide dans de l'ammoniaque liquide. (Schweizer, de Zurich.)

Le réactif ammoniaco-cuprique sert à dissoudre la cellulose des cellules non lignifiées par incrustation. (Cramer, de Zurich.) L'acide chlorhydrique précipite la cellulose de cette dissolution sous forme de flocons.

4° *Chlorate de potasse.* — Il sert dans le procédé de macération imaginé par Schulze. On prend l'objet que l'on coupe en tranches minces. On les dépose sur le porte-objet et on les couvre d'une quantité de chlorate de potasse égale à leur volume, puis on ajoute quelques gouttes d'acide nitrique. La lame de verre est ensuite exposée pendant une à trois minutes à la chaleur d'une lampe à alcool. Après la réaction, on lave en répandant à plusieurs reprises de l'eau, au moyen d'un pinceau, sur la préparation. On parvient de cette façon à isoler les cellules.

*Incinération et coupes des tissus végétaux.*

885. Pour incinérer les coupes des tissus végétaux riches en silice, etc., tels que ceux de la partie superficielle des tiges des Graminées, les Équisetum, les Diatomées, etc., etc. On les tient au-dessus de la flamme d'une lampe à alcool sur une lame de platine, telle que le couteau de platine des laboratoires de chimie. Quand l'incinération est complète et la lame refroidie on renverse celle-ci avec la pellicule de cendre sur le porte-objet, dans une goutte d'eau pure ou glycérinée qu'on y a mis d'avance. Pour les Diatomées et quelques autres plantes, il est bon de mettre une goutte de solution concentré de chlorate de potasse sur la coupe avant de la porter sur la lampe à alcool.

Dans l'exécution des coupes des tissus végétaux (voy. p. 347, 350 et 351 et suiv.) il est rare que celles-ci soient également bien réussies sur toute leur surface. Les bords sont d'ordinaire les parties les meilleures. Il importe peu que la coupe soit très-large ; sa minceur et l'intégrité des cellules sont les conditions essentielles d'une bonne préparation. Avant de couper les bois durs ou les graines, on fera bien de les laisser séjourner un jour ou deux dans l'eau froide pour les ramollir. Quant aux bois tendres, le meilleur moyen d'en obtenir des coupes délicates, fines, c'est d'employer l'injection de stéarine fondue ; aucun autre procédé ne pourra donner des coupes aussi fines. On fait disparaître ensuite la stéarine à l'aide de l'éther ou de la benzine [1]. (Schacht.)

La grosseur relative des objets fera modifier les procédés d'opération ; les corps un peu gros se tiennent de la main gauche entre le pouce et l'index ; on enferme au contraire entre deux lamelles de liége ou de sureau les corps de dimensions trop petites, tels que les tiges de mousses, les petites branches ou les petites racines, les feuilles, l'épiderme ou les autres tissus disposés par couches, les petites graines, etc. Quant aux parties encore trop délicates pour supporter la pression entre les lames de moelle de sureau, on les tient avec la plus grande précaution entre le pouce et l'index. C'est là particulièrement le procédé à suivre pour couper un petit objet en deux parties égales. Désire-t-on au contraire obtenir une tranche passant par le milieu d'un corps très-petit, tel qu'un embryon pris dans une graine, on porte ce corps sur l'index, en ne se servant du pouce que pour l'empêcher de le déplacer. On mouille préalablement le doigt pour rendre les déplacements moins faciles, et l'on fait la coupe en appuyant solidement le bras gauche contre la table. On observe au microscope ces coupes d'abord sans verre-à-couvrir, et souvent il sera bon de retourner la préparation sur elle-même. C'est alors qu'on découvrira en quel point et de quel côté on peut faire mieux encore à l'aide d'une nouvelle section. On reporte dans ce cas l'objet sur l'index de la main gauche et on recommence l'opération, après avoir bien examiné à la loupe la véritable position de la coupe sur le doigt, si la coupe est assez fine ; mais s'il reste quelques parties adhérentes dont il soit nécessaire de se débarrasser, on détachera ces derniers sous la loupe montée, avec les aiguilles ou les petits scalpels. (Schacht, *loc. cit.* p. 61 et 63.)

[1] Depuis Malpighi (*Anatome plantarum*, 1675), et Leeuwenhoeck (1680 à 1722), on trouve la description et la représentation de coupes minces d'un grand nombre de tissus et d'organes des plantes dans Joblot, Baker, Ledermüller, Adams et autres. On s'étonne même, en les voyant, de ne pas rencontrer celles de quelques-uns des tissus animaux qui ont une consistance analogue.

886. Pour les *graines très-petites*, *les grains de pollen*, *et les spores* on prend un bâton de moelle de sureau sèche, long de 2 à 3 centimètres à peu près et aussi large que possible. On fait à l'une des extrémités une section plane, bien nette, que l'on recouvre ensuite d'une couche de gomme très-consistante.

Cette gomme, en dissolution, doit être claire et privée de toute impureté, ce qu'on obtient en laissant la liqueur reposer un jour ou deux. On plante debout ce petit bâton de sureau, et l'on laisse la couche gommeuse se dessécher lentement ; après quoi on ajoute une seconde couche et on sème ensuite à la surface les petits objets à étudier. Le bâton est replacé dans la position précédente, et lorsque le tout est bien sec, on ajoute une troisième et dernière couche de gomme. C'est alors qu'on peut faire des coupes excessivement fines à travers la gomme et la moelle de sureau, à l'aide d'un rasoir bien affilé, à lame concave. On enlève les coupes avec une aiguille sèche, et on les porte dans une goutte d'eau préparée à l'avance sur le porte-objet. Les premières coupes d'ordinaire ne fournissent rien, jusqu'à ce qu'on arrive à la surface sur laquelle ont été déposés les petits objets. Avec un peu d'exercice et de patience, on obtiendra de la sorte des coupes très-élégantes et d'une très-grande finesse. Il est essentiel en même temps que la masse gommeuse soit arrivée à un degré tout à fait déterminé de dessiccation et qu'elle ne soit ni dure ni molle ; lorsqu'elle est trop sèche, on la ramollira avec l'haleine. Il est utile également d'ajouter un peu de sucre à la dissolution gommeuse pour empêcher le fendillement pendant la dessiccation. Les sections faites dans la gomme doivent offrir des surfaces brillantes ; lorsqu'elles sont rugueuses, c'est que les corps intérieurs ont été plus ou moins déchirés ; voilà pourquoi le rasoir doit être aussi tranchant que possible. (Schacht, p. 64.)

Pour étudier des bois fossiles, il est nécessaire de les mettre à digérer pendant plusieurs jours dans une dissolution de carbonate de soude et de les laver ensuite avec de l'eau. Il est possible après cela de couper des bois qui, sans ce traitement, n'auraient pu fournir aucune coupe utile. On peut faire des coupes longitudinales et transversales dans des bois transformés en carbonate de chaux en se servant d'une scie faite d'un ressort de montre, et en les polissant ensuite. Après avoir obtenu une première surface avec la scie on la polit en la frottant, à plat, avec de l'eau, sur une fine pierre à aiguiser : on emploie alors la scie pour la coupe, et l'on fixe celle-ci par le côté poli, avec de la cire, sur un bouchon ; on enlève ensuite les parties les plus grossières avec une lime fine et on polit la coupe sur une pierre à aiguiser, jusqu'à ce qu'elle soit devenue suffisamment mince. On plonge après cela le bouchon dans l'alcool ; la coupe se détache, on la nettoie avec un pinceau, et l'on peut dès lors la conserver dans le baume du Canada. (Schacht, p. 150.)

887. Notons ici que les préparations végétales se font, comme il a été dit plus haut (page 382 et suiv.), d'une manière générale. Pour ce qui concerne leur examen, voyez p. 420, 440 , 476 et 485.

Celles qui ne renferment pas de grains d'amidon ni de chlorophylle, seront conservées dans le chlorure de calcium. (Voy. p. 509.)

La glycérine peut également être employée pure ou un peu étendue d'eau dans les mêmes circonstances. Il faut la choisir toutes les fois que l'on veut conserver des grains d'amidon qui y deviennent très-évidents au bout de vingt-quatre heures. Elle conserve aussi assez bien la chlorophylle.

Mais pour les préparations colorées en général, il vaut mieux employer l'alcool créosoté de Thwaites (page 374, § 529), ou la gélatine glycérinée (page 373), qui conserve bien la plupart des préparations délicates d'origine végétale.

Notons encore que l'*eau camphrée* est recommandée par M. van Heurck pour conserver les spirales délicates de chlorophylle qui se trouvent dans certaines algues, telles que les *Spirogyra*. Ces spirales sont détruites par toute autre solution. Pour préparer l'eau camphrée, on prend un flacon de 40 à 60 grammes à moitié rempli d'eau, dans lequel on verse 3 ou 4 gouttes d'alcool camphré et on secoue fortement. On opère ainsi un certain nombre de fois jusqu'à ce qu'une couche assez considérable de camphre en poudre surnage. Le liquide est alors filtré et conservé dans un flacon fermant parfaitement.

On emploie l'huile fine dont se servent les horlogers, au lieu des essences, etc., pour conserver les pollens, l'aleurone et quelques autres objets.

L'*eau sucrée* et le *sirop de sucre* faible des pharmacies sont employés soit comme liquide conservateur, soit comme *réactif*. Dans ce dernier cas, en ajoutant une goutte d'acide sulfurique à une préparation plongée dans le sirop de sucre, au bout de 5 à 10 minutes, celle-ci se colore en rose et l'utricule primordial se rétracte.

# CHAPITRE II

**De l'étude à l'aide du microscope des parties constituantes des plantes.**

ART. I. — EXAMEN DES PARTIES CONSTITUANTES DES PLANTES
QUI N'ONT PAS DE FORME PROPRE.

888. Parmi les parties constituantes élémentaires des plantes, il en est qui sont dépourvus de configuration déterminée ou du moins de forme qui leur soit propre. Il faut signaler : 1° la substance de la *cuticule et des couches cuticulaires* de l'épiderme végétal ; 2° la *substance intercellulaire*, dite aussi *unissante ou intermédiaire* ; 3° la substance gélatiniforme des tissus de beaucoup d'Algues, telles que les Tremelles et de divers Champignons, dont il faut peut-être séparer celle qui existe entre les faisceaux de thèques de diverses espèces de ces plantes.

Ces dernières se voient sur les coupes de Tremelles, etc., entre les cellules des touffes ou plaques formées par diverses Palmellées, entre les paraphyses de diverses algues, etc., sous l'aspect d'une substance hyaline, grenue ou non, tenant à la fois séparés et réunis les éléments figurés qu'elles accompagnent.

La matière intercellulaire des plantes ligneuses se voit bien sur la coupe du bois des conifères ; traitée par l'acide nitrique et chauffée quelques instants, elle jaunit comme la cuticule dont elle a les réactions. Comme celle-ci, elle résiste à l'action de l'acide sulfurique concentré, qui, en dissolvant la cellulose des cellules, permet de faire disparaître ces dernières et de laisser la substance cellulaire seule ou à peu près. (Voy. aussi p. 434.)

889. *De la cuticule.* L'épiderme des plantes est recouvert d'une pellicule d'une minceur extrême qui s'étend comme un vernis sans discontinuité, de la surface libre d'une cellule à celle de l'autre ; elle recouvre également les poils et les autres dépendances de l'épiderme. On l'appelle aussi *cuticule vraie.*

On l'observe facilement sur les coupes des feuilles coriace, sur celle des branches des plantes à écorces lisses, etc.

L'origine de la cuticule se lie intimement à l'épaississement des cellules. C'est le côté externe libre des cellules superficielles qui produit cette cuticule. La membrane qui constitue la paroi externe de ce côté est simple dans le principe, homogène, et bleuit même quelquefois sous l'influence de l'iode et de l'acide sulfurique. Un peu plus tard, cette membrane se dédouble en deux couches parallèles, d'égale épaisseur, et présentant le même aspect. L'extérieure est la cuticule; elle jaunit ou brunit par l'iode et l'acide sulfurique dans la plupart des cas (car M. Trécul d'abord, et d'autres anatomistes ensuite, en ont indiqué qui deviennent du plus beau bleu), tandis que l'autre sous-jacente devient ordinairement bleue. Chaque cellule superficielle donne ainsi naissance à une cuticule partielle, et, comme ces cellules sont solidement unies les unes aux autres à cette époque, les cuticules partielles qui s'en séparent sont de même intimement liées, de manière à former une membrane continue autour du végétal.

Si l'on agit sur des organes dans lesquels la paroi externe des cellules épidermiques n'a guère plus d'épaisseur que leurs parois latérales, et chez lesquels l'iode et l'acide sulfurique ou nitrique ne montrent qu'une cuticule très-mince (épiderme des feuilles d'*Iris fimbriata*, de la tige d'*Epiphyllum truncatum*, du pétiole des *Musa*, etc.), l'action même de la potasse est nulle. Il reste une lamelle mince et colorée en jaune sur le côté externe des cellules qui ont bleui elles-mêmes.

890. *Couches cuticulaires.* Hugo Mohl a donné le nom de *couches cuticulaires* aux parties des cellules épidermiques, de celles du liber, etc., qui se colorent en jaune sous l'action des acides sulfurique ou nitrique et de l'iode, mais bleuissent à l'aide de ce métalloïde et du traitement préalable par la potasse concentrée. Elles renferment donc de la cellulose, tandis que l'absence absolue de ce principe caractérise la vraie cuticule.

On trouve les *couches cuticulaires* sur la coupe des feuilles considérées comme ayant une cuticule épaisse (*Aloë obliqua*). On doit laisser la préparation pendant vingt-quatre à quarante-huit heures dans une solution de potasse très-concentrée, à la température ordinaire. La couche cuticulaire se gonfle et se montre, comme la membrane des cellules épaisses traitées par l'acide sulfurique, composée de nombreuses lamelles superposées. Ces lamelles ne s'étendent pas sans interruption d'une cellule à l'autre, et ne forment pas une membrane uniformément étalée à la surface de l'épiderme, ni qu'on puisse distinguer, séparer d'avec lui; au contraire, elles finissent sur la limite de deux cellules épidermiques, adjacentes et constituent une portion de leurs parois. Le plus souvent, dans cette expérience, les cellules d'épiderme se sont élargies et les portions de couches cuticulaires qui correspondent à ces cellules se sont séparées l'une de l'autre d'une manière plus ou moins complète. Si l'on met sur la préparation quelques gouttes de teinture d'iode saturée et qu'après avoir laissé sécher on ajoute de l'eau, la couche cuticulaire se colore en bleu d'une manière aussi nette que les parois des cellules de l'épiderme et du parenchyme sous-jacent (*Aloë obliqua* et *Margaritifera*; *Hoya carnosa*; *Hackea pachyphylla* et *gibbosa*, etc., *Ilex*, *Viscum*, *Phormium*, *Cycas*, etc.). Elle peut être dissoute par la potasse. Pendant que se produit l'action de la potasse sur les couches cuticulaires des cellules épidermiques, on voit une membranule très-déliée se détacher de leur face externe. Cette membrane déliée est la vraie cuticule, qui se colore par l'iode, non pas en bleu, mais en jaune.

ART. II. —EMPLOI DU MICROSCOPE DANS L'ÉTUDE DES CELLULES VÉGÉTALES
ET DE LEUR CONTENU.

891. Dans toutes les coupes des plantes, on voit leurs cellules sur lesquelles, *paroi* et *cavité* ou *contenant* et *contenu*, sont autant de choses distinctes qu'on doit observer. La première (fig. 242, *c*), porte le nom de *paroi de cellulose*, parce que ce principe s'y trouve à peu près constamment. Sur les champignons, les algues, etc., c'est la fongine, principe isomère, mais en différant sous quelques rapports, qui remplace la cellulose.

Pour colorer la cellulose en bleu, on commence par mouiller la préparation avec de l'eau iodée, et ayant ensuite enlevé le surcroît d'eau iodée avec un morceau de papier joseph ou du linge fin, on ajoute une goutte d'acide sulfurique et l'on couvre d'un verre mince. La coloration bleue se change souvent après vingt-quatre heures en couleur violette ou rouge.

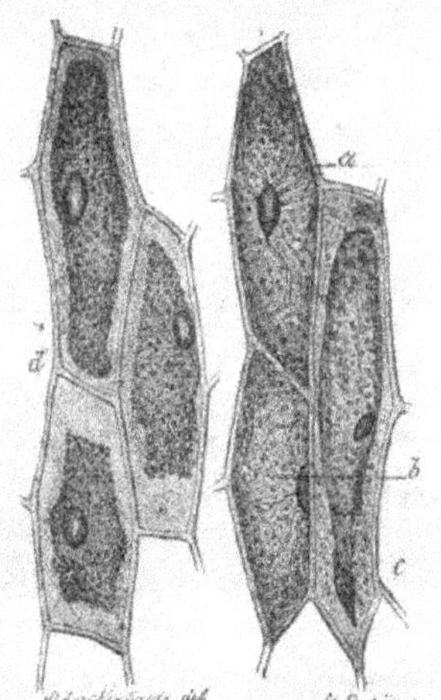

Fig. 242 *.

Le plus souvent (mais encore y a-t-il quelques exceptions) cette paroi est tapissée d'une seconde membrane ou couche formée de substances organiques azotées demi-solide jaunissant par l'acide azo-

* Cellules du tissu de l'axe d'un bourgeon du bulbe du lis (*Lilium candidum*, L.) traitées par la teinture alcoolique d'iode qui a fait rétracter l'utricule azoté dans plusieurs cellules (*c* et *d*). *a*, *b*. Cellules avec leur noyau et des filaments traversant la cavité.

tique (fig. 242, *d*). C'est l'*utricule azoté*, *primordial*, ou *primitif* (*Germinal matter* de Beale). A celle-ci se trouvent annexés quelquefois un ou deux (rarement plus) petits corps sphériques ou ovoïdes de même nature qu'elle ; c'est ce qu'on appelle le *noyau*, *nucléus* ou *cytoblaste* (*b*) ; celui-ci renferme ou non un ou deux très-petits corpuscules, appelés *nucléoles* (*nucleolus*). Voy. fig. 248, *a*.

Pour voir toutes ces parties, il faut prendre particulièrement les cellules pleines de liquides incolores, des fruits pulpeux (raisin, fraises, melon, etc.), des écailles des bulbes de Liliacées, de la souche charnue des ombellifères, des crucifères, etc., de l'endoderme de l'écorce, de la moelle encore pleine de liquide des jeunes plantes ou des jeunes rameaux. On les traite par l'alcool, la teinture d'iode ou l'acide azotique. (Voy. p. 440, 476 et 485.)

On peut conserver la préparation de ces parties dans la solution de chlorure de calcium à 1 partie pour 5 d'eau distillée.

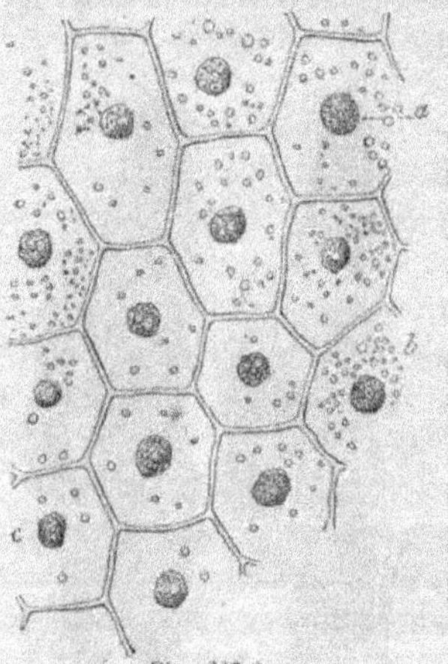

Les filaments granulés qui lient le noyau à l'utricule, lorsque, par exception, il occupe le centre de la cellule, sont dus à la coagulation du contenu mucilagineux par l'alcool. On en voit qui s'étendent d'un côté à l'autre de l'utricule dans des points très-éloignés du noyau, ou du noyau à la paroi opposée, quand celui-là est inclus dans l'épaisseur de l'utricule, ce qui est le cas le plus ordinaire ( fig. 242, *a*, *b*).

Le *nucléole* ou les nucléoles, quand il y en a deux ou trois, sont des corpuscules très-petits (fig. 243, *a*), $0^{mm},001$ à $0^{mm},002$, mais pourtant plus gros et plus brillants au centre que les granulations moléculaires du noyau. Ils sont sphériques, à bords nets et foncés ; leur masse est homogène, non granuleuse, comme celle du noyau. Cependant quelquefois, mais très-rarement, il renferment une granulation moléculaire à leur centre, qui reçoit le nom de *nucléolule*. Il n'est pas très-rare de ne trouver aucune trace de nucléole dans des

Fig. 243 *.

---

noyaux parfaitement constitués et très-distincts, sous tous les autres rapports. Cette partie constituante, c'est-à-dire l'utricule, manque dans les cellules pleines des gaz qui rendent les

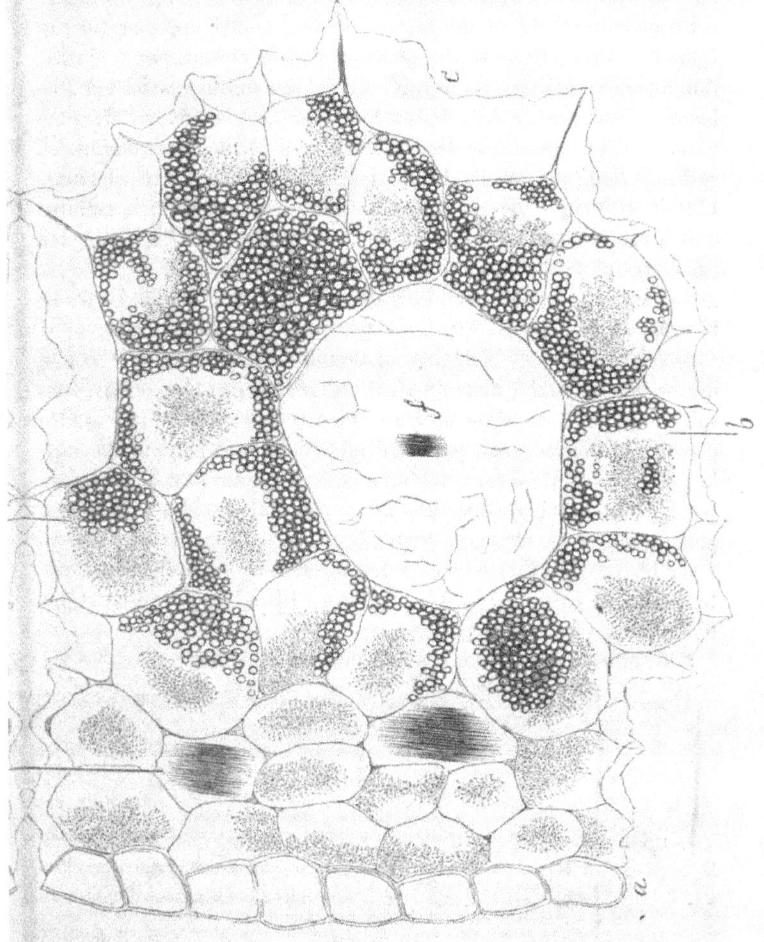

Fig. 244 *.

pétales blancs, etc., et dans les cellules des couches ligneuses.

* Coupe de la superficie d'un pseudo-bulbe (tubercule) de l'*Orchis palmata* L. montrant diverses variétés des contenus cellulaires. *a*. Épiderme à cellules pleines de liquide incolore. Au-dessous sont des cellules à contenu grisâtre finement grenu. *b.c.d.* Cellules plus ou moins pleines de liquide incolore et de grains de fécule. *e, f*. Raphides.

892. On isole artificiellement les cellules à l'aide d'une macération à chaud, des plantes dans l'acide azotique additionné de chlorate de potasse à volume égal, ou mieux par ébullition répétée du ligneux et de ses fragments, des coupes de noyaux, etc., dans une solution concentrée de chlorate de potasse additionnée de son volume d'acide azotique ou de solution d'acide chromique. L'ébullition dans une solution concentrée de potasse produit aussi cet isolement. Tous ces réactifs dissolvent la *matière intercellulaire* des plantes. L'acide azotique dissout les *substances* dites *incrustantes* des cellules *lignifiées* avant de dissoudre la substance incrustante. L'acide sulfurique ne dissout pas bien. L'isolement des cellules doit souvent être achevé sous la loupe à dissection, puis on les recouvre alors de la lame mince pour les observer à un fort grossissement. La potasse dissout aussi les substances lignifiantes et la substance subéreuse que l'acide sulfurique ne dissout pas.

Si l'on trempe des éléments anatomiques végétaux, une coupe mince, par exemple, dans du sirop de sucre, et qu'on enlève ensuite l'excédant du sirop avec un pinceau pour ajouter une goutte d'acide sulfurique (trois parties d'acide concentré pour une d'eau), la paroi de cellulose est colorée en rose rouge au bout de dix minutes. L'acide chlorhydrique est employé comme les acides précédents, pour dissocier les éléments anatomiques réunis, et surtout pour enlever les sels qui incrustent ou remplissent certains éléments anatomiques. Il colore en rose les fibres du liber, les vaisseaux et les fibres jeunes noueuses lignifiées.

893. *Matières contenues dans les cellules végétales.*

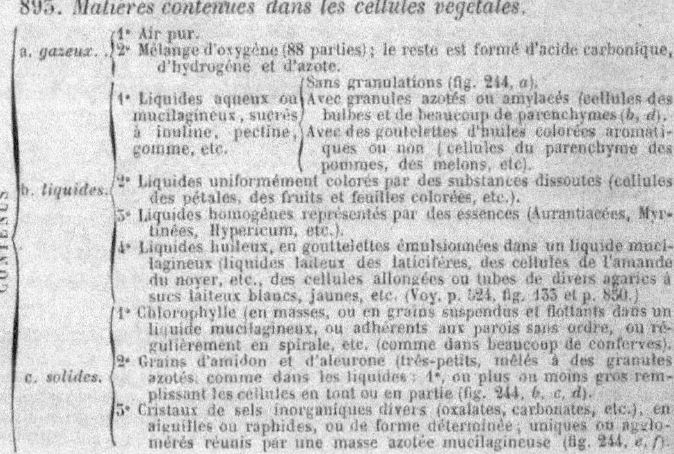

CONTENUS

a. *gazeux.* —
1° Air pur.
2° Mélange d'oxygène (88 parties) ; le reste est formé d'acide carbonique, d'hydrogène et d'azote.

b. *liquides.* —
1° Liquides aqueux ou mucilagineux, sucrés à inuline, pectine, gomme, etc. — Sans granulations (fig. 244, *a*). — Avec granules azotés ou amylacés (cellules des bulbes et de beaucoup de parenchymes (*b, d*). — Avec des goutelettes d'huiles colorées aromatiques ou non (cellules du parenchyme des pommes, des melons, etc).
2° Liquides uniformément colorés par des substances dissoutes (cellules des pétales, des fruits et feuilles colorées, etc.).
3° Liquides homogènes représentés par des essences (Aurantiacées, Myrtinées, Hypericum, etc.).
4° Liquides huileux, en goutelettes émulsionnées dans un liquide mucilagineux (liquides laiteux des laticifères, des cellules de l'amande du noyer, etc., des cellules allongées ou tubes de divers agarics à sucs laiteux blancs, jaunes, etc. (Voy. p. 524, fig. 135 et p. 850.)

c. *solides.* —
1° Chlorophylle (en masses, ou en grains suspendus et flottants dans un liquide mucilagineux, ou adhérents aux parois sans ordre, ou régulièrement en spirale, etc. (comme dans beaucoup de conferves).
2° Grains d'amidon et d'aleurone (très-petits, mêlés à des granules azotés, comme dans les liquides : 1°, ou plus ou moins gros remplissant les cellules en tout ou en partie (fig. 244, *b, c, d*).
3° Cristaux de sels inorganiques divers (oxalates, carbonates, etc.), en aiguilles ou raphides, ou de forme déterminée ; uniques ou agglomérés réunis par une masse azotée mucilagineuse (fig. 244, *e, f*).

Le *contenu gazeux* est homogène, variable dans sa composition, suivant les espèces végétales et les régions de la plante. Il se distingue sous le microscope du contenu liquide par la manière dont les gaz réfractent la lumière comparativement à ces derniers. C'est par la manière dont il la réfléchit qu'il donne au tissu formé par les cellules qui en sont pleines la couleur blanche qui leur est propre. Pour l'étudier il faut faire des coupes des pétales blancs ou de la moelle de sureau, du *Philadelphus coronaria*, etc.

Le *contenu liquide* est quelquefois huileux et homogène (*huiles essentielles* des feuilles, des fruits et des jeunes écorces des plantes de la famille des aurantiacées) ou aqueux avec ou assez rarement, sans granulations moléculaires azotées, grains de fécule (fig. 262, *bd*) de chlorophylle ou gouttes huileuses ou résineuses en suspension. Le contenu aqueux, ou mieux, le liquide qui tient les granules, etc., en suspension, porte dans beaucoup d'écrits le nom de *protoplasma* (de *a* en *e*); il est coagulable par les agents qui précipitent l'albumine, se colore en jaune ou jaune brun par la teinture d'iode, comme le font les substances organiques azotées [1].

Le *contenu solide* est formé par la *chlorophylle*, l'aleurone, des

[1] « Je me crois autorisé à donner le nom de *protoplasma* à la substance demi-fluide, azotée, jaunie par l'iode, qui est répandue dans les cavités cellulaires des plantes, nom qui se rapporte à sa fonction physiologique. » (H. Mohl, *Botanische Zeitung*, 1846, et *Annales des sciences naturelles* : Botanique. Paris, 1846, in-8°, t. VI, p. 86.) Il n'y a, d'après Purkinje, d'analogie décisive entre les deux grandes divisions de la nature organique qu'en ce qui touche les granules élémentaires du *Cambium* végétal et du *protoplasma* dans l'embryon animal. (Reichert, *Archiv für Anat. und Physiol.* Berlin, 1841, p. CLXIII.) Je cite ici les textes indiquant le sens donné au mot *protoplasma*, en anatomie animale et végétale, par les premiers auteurs qui l'ont employé. Depuis 1841 et 1846 le sens donné primitivement à ce mot a été arbitrairement changé et diversement par tels et tels écrivains sous la plume desquels ce terme et celui de prolifération servent à tout expliquer; chacun attribuant à ce qu'il appelle protoplasma les propriétés voulues pour donner une apparence de justification à l'hypothèse émise. Notons aussi que Beneke (1862) et d'autres auteurs encore ont vu se séparer du contenu glutineux de jeunes cellules de beaucoup de plantes en voie de croissance, des gouttes, des mélanges albumino-graisseux, qu'on a appelé *myéline* (voy. plus haut, p. 560), en raison de ce que sous le microscope elles offrent un double contour, etc., comme la myéline des tubes nerveux et de ce que, comme dans celle-ci, on pense y avoir constaté la présence de la cholestérine et de la lécithine. (Le *protagon* n'est que de la lécithine mal purifiée.) L'utricule primordial avec son contenu (*Protoplasma*) est la partie essentiellement active des plantes (*Germinal matter* de Beale) au point de vue de la nutrition; la paroi de cellulose est en quelque sorte, par rapport à lui, une coque squelettique; ce que la coquille est au mollusque qu'elle protége.

grains de *fécule* pressés les uns contre les autres dans les interstices desquels se trouvent, ou des gouttes d'huile (CYPERUS *esculentus*, L.), ou un liquide avec ou sans granulations moléculaires (SOLANUM *tuberosum*. L. HELIANTHUS *tuberosus*. L. (Voy. fig. 244.)

On prépare ces divers contenus en faisant des coupes comme à l'ordinaire de chaque plante et de leurs parties.

La *chlorophylle* se rencontre, non-seulement dans les cellules des parties vertes des feuilles (fig. 245), etc., mais aussi dans celle des algues filamenteuses, où elle peut être, soit à l'état amorphe, ou en granules, soit dispersés, soit en plaques, en amas, en bandes diversement, et symétriquement disposés.

On peut aussi trouver dans divers fruits des granules colorés en jaune, en rose, etc. (fig. 246).

Les *cystolithes*, ou concrétions minérales se voient sous la forme

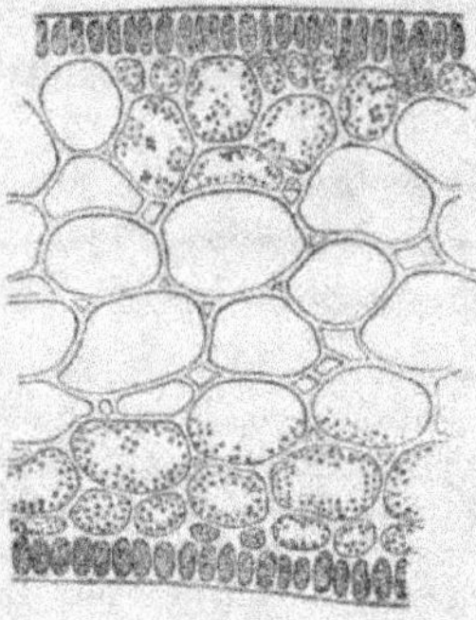
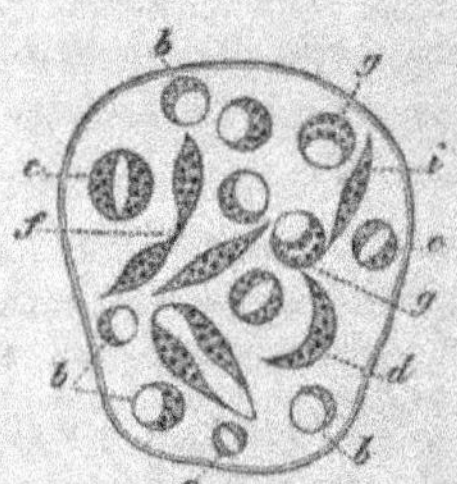

Fig. 245 *.                    Fig. 246 **.

allongée dans l'épiderme et la couche cellulaire sous-jacente des *Justicia*; sous forme de grappes de raisin dans la coupe transversale de la lame des feuilles du *Ficus elastica*, à un grossissement de 200 diamètres. On conserve les préparations dans le chlorure de calcium. Le phosphate de chaux en aiguilles se trouve parfois sous forme de raphides, dans les tubercules des orchidées (fig. 244, p. 837).

La nature des cristaux qui se rencontrent aussi dans les cellules

---

* Coupe d'une feuille entièrement composée de tissu cellulaire, du *Posidonia caulini*. Des cellules pleines de liquide incolore formant le tissu dit prosenchyme sont interposées à deux couches de cellules à chlorophylle que recouvre l'épiderme. (Duchartre.)

** Cellules obtenues du fruit du *Capsicum pseudocapsicum*, contenant des vésicules (*b,c,g*) colorées en jaune à leur périphérie et incolores au centre; *d, f, i*, vésicules rompues dans le point le plus aminci de leur substance donnant lieu à l'apparition de petits corpuscules colorés fusiformes. (Trécul, *Annales des sciences naturelles*. 1858.)

des plantes ne peut pas toujours être déterminée d'après la forme qu'ils présentent, celle-ci étant souvent aciculaires. Les cristaux de carbonate de chaux peuvent dans les cellules végétales, offrir quelques-unes des formes indiquées page 602. Les acides les font disparaître en produisant un dégagement de gaz, et en laissant à leur place une gangue hyaline qui conserve la forme de la masse cristalline. Si on emploie de l'acide sulfurique, il se produit autour des cristaux préexistant des groupes aciculaires ou des lamelles étroites, et allongées de sulfate de chaux. Les cristaux d'oxalate de chaux, ont dans les plantes, les formes indiquées page 602, et parfois les formes en sablier (voy. p. 603), ainsi que celles des groupements cristallins, à surface hérissée de pointes plus ou moins allongées (fig. 247). Ils sont de plus fréquemment à l'état d'aiguilles, ou raphides isolées, ou groupées. Ils sont insolubles dans l'acide acétique, mais solubles sans dégagement gazeux dans les acides chlorhydrique et azotique non étendus. Les aiguilles de sulfate de chaux, résistent à l'action de tous ces acides. On trouve l'oxalate de chaux, dans presque

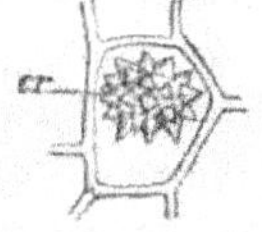

Fig. 247 *.

toutes les écorces, dans les tissus des Rhubarbes, des Cactées, des Oxalidées, de l'Oseille, etc.

894. Pour étudier les *gommes*, on tiendra compte de ce que M. Trécul a démontré : 1° que la gomme rejetée par les rosacées n'est pas produite par l'écorce, mais dans le corps ligneux ; 2° que ce que l'on a pris pour des canaux gommeux dans l'écorce des Amygdalées n'en est pas ; que c'est un réseau d'utricules d'une structure particulière, formé principalement de cellules du liber imparfaites.

Dans les lacunes sans gomme de ces arbres, ce n'est ordinairement qu'assez longtemps après la résorption des cellules donnant lieu à la formation des lames, que la gomme commence à se montrer à leur pourtour sous la forme de productions incolores, mamelonnées, d'aspect gélatineux, qui remplissent peu à peu la cavité et deviennent confluentes. L'aubier superficiel et les tissus ligneux plus internes peuvent s'altérer et se transformer en gomme. L'altération se manifeste ordinairement de préférence dans la partie la plus interne de chaque couche du bois, de manière que les lacunes qui en résultent sont disposées circulairement, parallèlement aux

---

* Cellule du tissu d'une Aristoloche (*Aristolochia Sipho*) contenant une masse d'oxalate de chaux (*cr*). (Duchartre.)

couches ligneuses. Il peut se former ainsi quatre ou cinq zones concentriques de lacunes entourées d'éléments ligneux. Le phénomène de désorganisation commence par le gonflement de la membrane des cellules fibreuses ou vasculaires, qui s'amollit, se liquéfie, de sorte que les cavités des cellules semblent limitées par de la substance intercellulaire. Ces cavités finissant même par disparaître, les éléments du bois se trouvent réduits en une masse homogène. Cette altération envahit peu à peu les fibres et les vaisseaux voisins, et il en résulte des lacunes irrégulières plus ou moins étendues.

*Mucilages*. — Les mucilages des Malvacées, du Tilleul, des Sterculiacées, des Cactées et des Orchidées ont une tout autre origine. Ils ne proviennent point de la désorganisation d'utricules cellulosiques, comme les gommes. Ils remplissent des cellules *sui generis*, dont les membranes et le contenu sont mucilagineux aussitôt qu'on peut les reconnaître; et c'est ce protoplasma qui, dans les Cactées, dans le Tilleul, etc., se dépose par couches concentriques successives de la circonférence au centre des cellules, de manière que les plus centrales, qui sont les plus jeunes, sont aussi les moins denses tant que le dépôt continue. (Trécul.)

895. On pourra chercher dans les plantes ci-dessus indiquées ou dans les espèces voisines, les diverses variétés de grains d'*amidon* énumérées ici. (Voy. p. 851 pour leur préparation et aussi p. 420.)

A. *Grains amorphes* (graines de cardamome, écorce de salsepareille de la Jamaïque, etc.). B. *Grains simples* (la plupart des plantes). I. *Grains arrondis* ou polyédriques, à angles mousses: *a. sans cavité centrale* (noyau de Fritzsche), tels que les plus petits granules dans la plupart des plantes, ceux du riz; *b. avec une petite cavité centrale* (ce n'est ni une cavité ni un noyau, mais une apparence résultant d'un phénomène de réfraction): 1° avec un point central ou hile; autour de lui, couches concentriques (grains de fécules irrégulières des cycadées), ovoïdes (*Solanum* fig. 140, page 532 et fig. 248), conchoïdes (liliacées); 2° avec couches concentriques peu évidentes ou nulles (grains arrondis ou polyédriques du maïs, du tubercule des apios, etc.); *c. avec un centre de réfraction ovale-allongé*, grains montrant ordinairement à l'état sec une fissure étoilée (*hile* des auteurs), qu'il y ait ou non des couches (légumineuses); *d. grains en forme de coupe* ou *de gobelet* (cyathiformes): rhizome des iris. II. *Grains lenticulaires* avec ou sans couches excentriques; avec hile creux déchiré, central ou excentrique, petit et arrondi ou allongé, ou étoilé (blé seigle). III. *Grains en disques très-aplatis*, avec couches évidentes ou non (amomacées, arrow-root). IV. *Grains en bâtonnets*, avec centre de réfraction allongé dans le suc des laticifères d'euphor-

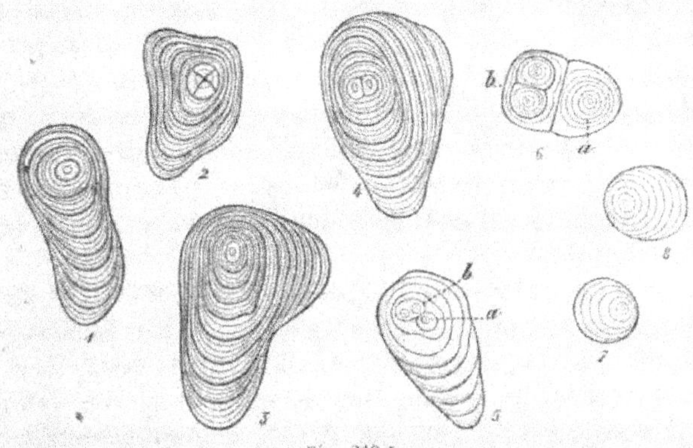

Fig. 248 *.

biacées indigènes (fig. 248 *a. b.*) et de quelques-unes exotiques. V. *Grains tout à fait irréguliers* (suc des laticifères de beaucoup d'euphorbiacées exotiques). C. *Grains cohérents ensemble : a. grains centraux* de l'agglomération dépourvus de centre de réfraction : 1° réunis au nombre de 2 à 4, d'après des types simples (marantacées) ; 2° réunis par 5 ou 6 en type régulier, rarement irrégulier (diver-

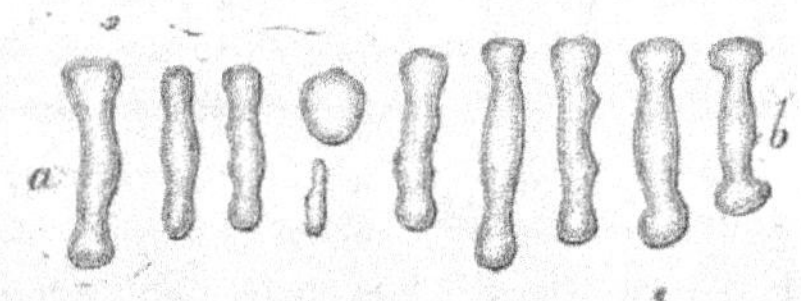

Fig. 249. — Grains de fécule en bâtonnet du *latex* de l'*Euphorbia latyris* L.

ses sortes de salsepareille) : *b. grains de l'agglomération* avec centre de réfraction évident : 1° tous les granules partiels de l'agglomération, presque de même grosseur, réunis par 2 ou 4 ; centre petit, arrondi (manioc); centre gros, étoilé (colchique) ; de 2 à 11 en groupes irréguliers (tubercules d'*Arum*) ; 2° à un gros grain en adhèrent beaucoup de petits (*Sagus Rumphii*, ou sagou).

Les dimensions des grains de fécule n'ont rien d'uniforme dans une même espèce ; on peut, dans une seule cellule, en trouver de petits ($0^{mm},001$) et de gros ($0^{mm},070$). Seulement, en général, ce

---

* 1 à 6. Amidon d'une pomme de terre encore jeune. — 7, 8, 9 Amidon des cellules du placenta d'un jeune fruit du *Lycopersicum esculentum*. (Trécul., *Ann. des sciences naturelles*, 1858, planche X). Voyez aussi page 524, fig. 133.

sont, pour chaque espèce, ou les gros ou les petits qui l'emportent. Quand on examine au microscope, instrument grossissant, une fécule, en général, on aperçoit un point plus foncé, situé le plus ordinairement entre le centre et la périphérie, et auquel on a donné le nom de *hile* (fig. 248, *a*). Autour de ce point sont des zones concentriques disposées avec une sorte de régularité, et qui sont dues à des pellicules minces, superposées, quelquefois peu manifestes dans les grains, mais qu'on distingue toujours nettement quand on a soumis ceux-ci à une chaleur assez forte, et quand ensuite on les a imbibés d'eau ainsi qu'on le voit dans le salep (fig. 250).

On ne trouve généralement pas d'amidon dans les plantes *cellulaires*, les mousses, les champignons et les algues, c'est-à-dire les plantes où la *fongine* remplace la cellulose, comme principe essentiel de la paroi des cellules. Toutefois d'après Currey quelques champignons tubéracés auraient de la *fécule amorphe* colorée en bleu par l'iode ainsi que la paroi de leurs spores.

Le réactif le plus sensible de l'amidon est l'iode, qui le colore en bleu (Colin et H. Gaultier de Claubry 1814) : il se fait un iodure d'amidon bleu qui disparaît par la potasse et par la chaleur, mais qui reparaît par le refroidissement, si la température n'a pas été portée à 100°. La coloration ne se produit plus quand la fécule est transformée complètement en dextrine.

Il faut se servir de grossissements de 200 à 500 diamètres pour étudier les diverses sortes de fécules et les détails de l'organisation de leurs grains. Il faut aussi étudier leur aspect sous l'influence des modifications qu'en raison de leur structure pelliculaire elles font subir à la lumière polarisée. (Voy. p. 421.) L'action des grains de fécule sur la lumière polarisée est si nettement un fait de *polarisation lamellaire* que cette action est nulle de la part des grains qui ne sont pas lamelleux, tels que ceux du riz, du *Sparganium ramosum* et de tous les grains en général qui comme ceux-ci ont un diamètre moindre que $0^{mm}$,007, bien que l'iode les colore en bleu.

On peut en conserver les préparations pour collections dans la glycérine, dans les huiles de pied de bœuf et autres.

Quant aux liquides uniformément colorés roses, rouges, violets, jaunes, etc., des pétales, des fruits, etc., ils ne se conservent pas longtemps dans les préparations de collections.

896. *Aleurone.* — L'aleurone, découverte en 1855 par Hartig, se présente sous l'aspect de grains microscopiques formés d'une substance

azotée. Granuleuse comme l'amidon, elle s'en distingue aisément
par deux caractères principaux : 1° parce que, au contact de l'eau,
de la solution faible de potasse, des acides étendus, elle perd souvent sa forme granuleuse et se liquéfie ; 2° parce que sa substance

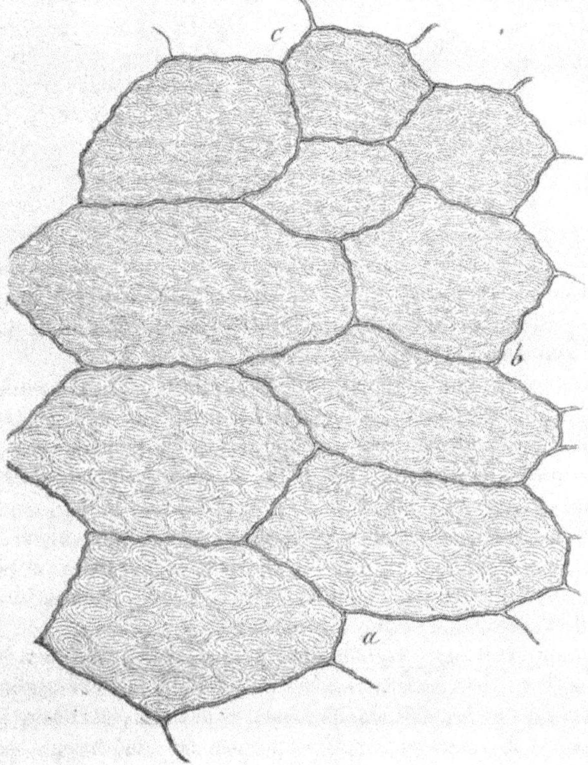


Fig. 250 *.

devient jaune brun et non bleue sous l'influence de l'eau fortement
iodée. Elle est insoluble dans l'huile, l'alcool, et l'éther. Ses grains
sont assez mous, non cassants, à surface alvéolée le plus souvent et
d'un diamètre variant de $0^{mm},001$ à $0^{mm},037$. Les cellules des graines
renferment de l'aleurone et pas d'amidon, dans les Composées,

* Cellules de grandeurs diverses $(a,b,c)$, tirées des tubercules bouillis pour la préparation du salep (Orchidées) montrant les couches concentriques pâles des grains de
fécule cohérents dans les cellules qu'ils remplissent.

Labiées, Euphorbiacées, Violariées, Papavéracées, Crucifères, Rosacées, etc. Les graines de beaucoup de légumineuses renferment souvent plus d'aleurone que d'amidon (fig. 251, 1 et 2). Dans certaines

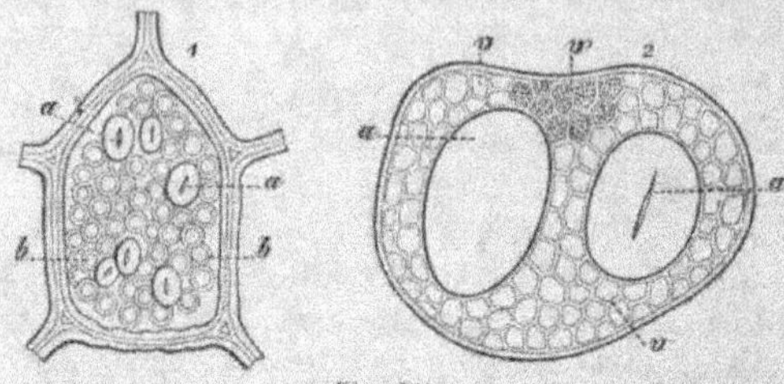

Fig. 251 *.

autres familles plus éminemment amylacées encore (Polygonées, Phytolaccées, Chénopodées, Amarantacées, Caryophyllées, Portulacées), l'*albumen* contient l'amidon seulement, tandis que l'*embryon* renferme l'aleurone.

L'absence de toute action de celle-ci sur la lumière polarisée la distingue aussitôt des grains de fécule, sa solubilité ou sa dissociation dans la solution de potasse étendue et froide qui n'attaque pas les gouttes huileuses ne permet pas de la confondre avec ces dernières, qui sont les corpuscules auxquels ses granules ressemblent le plus. Quant aux très-petits grains de fécule, comme ceux du riz, du *Sparganium ramosum*, et autres qui, n'étant pas lamelleux, ne polarisent pas la lumière et sont attaqués par la potasse, l'action bleuissante de l'iode les fait distinguer aisément.

Beaucoup de corps vésiculaires intracellulaires prennent sous l'influence de l'eau les formes cristallines les plus nettes (octaèdres, rhomboèdres ou prismes rhomboïdaux, ou des dérivés). Hartig pensait que ces cristaux existaient tout formés dans la vésicule aleurienne, et que la dissolution de la substance enveloppante les mettait à découvert. La vérité est qu'en agissant avec précaution on voit les vésicules prendre peu à peu la forme cristalline. Chez quelques-unes, qui ne sont point dissoutes par la potasse, on peut produire à volonté cette forme cristalline. Celles de l'albumen du Ricin sont très-propres à cette démonstration.

* 1. Une cellule de l'embryon de l'*Onobrychis caput galli* : a. Amidon. b. Vésicules aleuriennes altérées par l'eau. (Trécul, *Ann. des Sc. nat.*) — 2. Une cellule de l'embryon du *Dolichos pruriens* : a. Amidon, v, v' vésicules aleuriennes. D'après Trécul — (*Ann. des sc. nat.*, 1858).

Dans l'*Asphodelus fistulosus*, les vésicules aleuriennes sont globuleuses (fig. 252, 1 et 2) ; dans l'extrême jeunesse, un peu plus tard elles deviennent rhomboédriques ; dans un âge plus avancé, elles redeviennent globuleuses. C'est une de ces vésicules naturellement cristallines qui, par sa végétation particulière, produit chez le *Sparganium ramosum* de jolis cristaux qui se multiplient à la manière des cellules (fig. 255, 1 à 16). Ces singuliers cristaux sont formés par le nucléus des cellules de l'albumen, vers le moment où ces cellules cessent de se multiplier. (Trécul.)

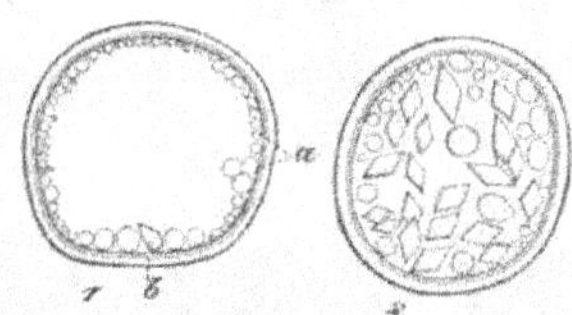

Fig. 252. — 1 et 2 Cellules de l'albumen de l'*Asphodelus fistulosus*, jeunes encore. (Trécul, *Annales des sciences naturelles*, 1858.)

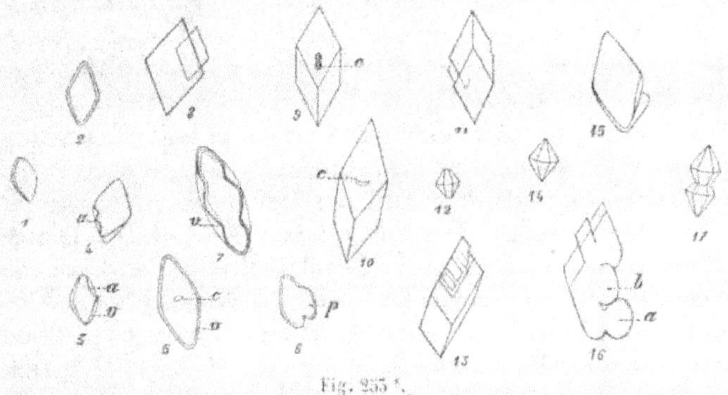

Fig. 255 [1].

897. Les principaux types de cellules ou éléments anatomiques végétaux sont les suivants[1] :

Premier type. *Cellules proprement dites*. Éléments sphériques, ovoïdes, cylindriques, polyédriques, aplatis ou étoilés, à peu près d'égales dimensions en tout sens, quelle que soit l'épaisseur des parois, ou ayant une longueur égale à trois ou quatre fois la largeur,

---

[1] 1 à 16. Vésicules cristalligènes et cristaux, nés de ces vésicules dans l'albumen du *Sparganium ramosum*. 16 et 17. Végétation et multiplication de ces cristaux. (Trécul, *Ann. des sciences naturelles*, 1858.)

[1] Pour l'étude comparative entre les phanérogames et les cryptogames, tant des diverses sortes de cellules et d'organes unicellulaires que des phénomènes de génération, de reproduction et de développement dont ils sont le siége, voy. les divers traités de *botanique* et Ch. Robin, *Hist. naturelle des végétaux parasites de l'homme*. Paris, 1853, in-8°, introduction, et Sachs, *Physiologie végétale*. Genève, 1868, in-8°.

mais avec égale adhérence aux éléments voisins dans tous les sens. (Voy. fig. 242 et 243, ci-dessus pages 835 et 836.)

C'est à ce type que se rattachent les individus des espèces végétales qui ne sont représentés que par un seul élément anatomique

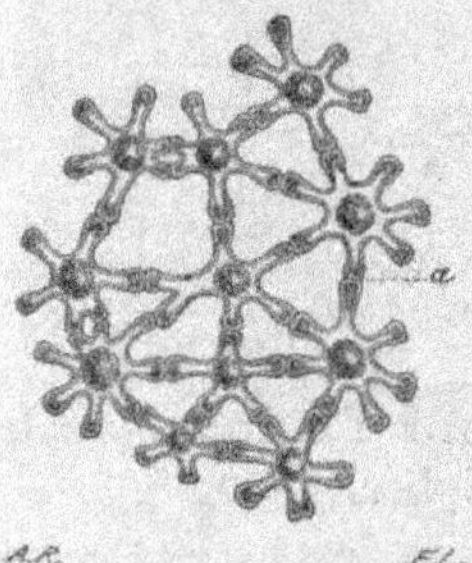

libre et isolé, ayant une existence indépendante (Diatomées, Palmellées). On y range plusieurs variétés, telles que les *cellules épidermiques*, *cellules ponctuées*, *cellules rayées*, *cellules du suber ou liége*, de l'*endoderme* (*Cambium* de quelques auteurs).

On trouvera des cellules étoilées dans le tissu médullaire des Joncs, dans celui du pétiole des *Nymphea*, des *Nenuphar* (fig. 254). Dans le tissu du chapeau de beaucoup de champignons, tels que les Agarics, les Bolets, etc. On en voit d'arrondis, pourvues ou non de saillies ou gemmes, etc. (Voy. fig. 257 ci-dessous p. 850.)

Fig. 254.

Les cellules ponctuées se rencontrent dans la moelle de beaucoup de plantes, dans la caroncule de la graine du Ricin, dans les rayons médullaires des conifères où existe un écartement lenticulaire au niveau des ponctuations de chaque cellule voisine, dans le tissu de certaines galles (fig. 255, *a*, *b*, *c*). Dans les cellules formant par leur accumulation les grains durs des poires, l'épaisseur des parois réduit la cavité à une grande étroitesse et les ponctuations sont remplacées par de vrais canalicules, qui partent de la cavité centrale et se dirigent vers la surface de la cellule. Il en résulte, pour celle-ci, un aspect particulier important à connaître pour le médecin, les grains formés par ces cellules se rencontrant souvent dans les déjections que celui-ci est appelé à examiner ; du reste des cellules constituées d'une manière analogue se retrouvent dans beaucoup d'espèces de bois durs (fig. 256).

Dans les noyaux des fruits, les cellules petites, polyédriques, sont remarquables aussi par l'épaisseur de leur paroi, qui est souvent brunâtre et par la petitesse de leur cavité; dans bien des cas, où le médecin est appelé à déterminer la nature de corps étrangers, retirés de l'économie, il est obligé de se reporter à la connaissance de ces particularités de structure, ces corps étant parfois des noyaux

* Parenchyme étoilé formant les cloisons criblées qui se montrent en travers des canaux pleins d'air, dans la tige du *Juncus effusus* L. *a*. Point où s'unissent les extrémités de deux rayons adjacents. (A. Richard. Duchartre, *Botanique*, 1866.)

de divers fruits, méconnaissables quant à la forme et dont la structure végétale est seule conservée.

La préparation de ces cellules se fait par coupes minces des tissus

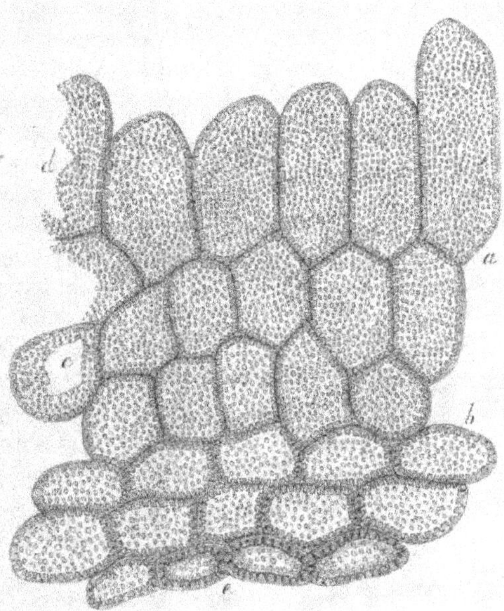

Fig. 255 *.

à étudier, que l'on examine dans la glycérine ou dans d'autres liquides, et on les conserve dans la première de ces substances, ou dans la solution de chlorure de calcium.

DEUXIÈME TYPE. *Cellules filamenteuses.* Éléments cylindriques, rarement prismatiques par compression réciproque, dans lesquelles un diamètre étroit

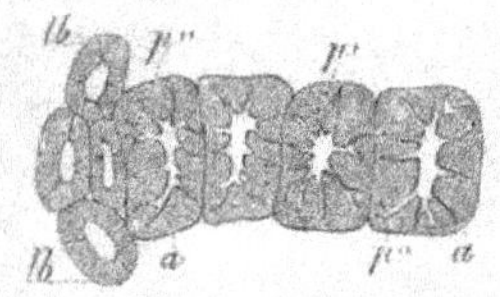

Fig. 256 **.

coïncide avec une longueur généralement au moins huit ou dix fois et jusqu'à cinquante fois plus grande, des parois minces,

<hr>

* Cellules ponctuées des couches extérieures d'une galle de Crucifère, d'espèce indéterminée. *a, b.* Cellules entières montrant la disposition des *ponctuations* dans l'épaisseur des parois. *c, d.* Cellules à paroi déchirée.

** Coupe transversale de quelques cellules à parois épaisses, prises sur une Aristoloche exotique (*Aristolochia cymbifera* Mart.). Les lignes concentriques dessinées dans l'épaisseur des parois de chacune d'elles en indiquent les couches superposées. P', P'. Canalicules creusés dans les parois. (Duchartre. Botanique, 1866.)

assez souvent des ramifications et une adhérence plus grande par

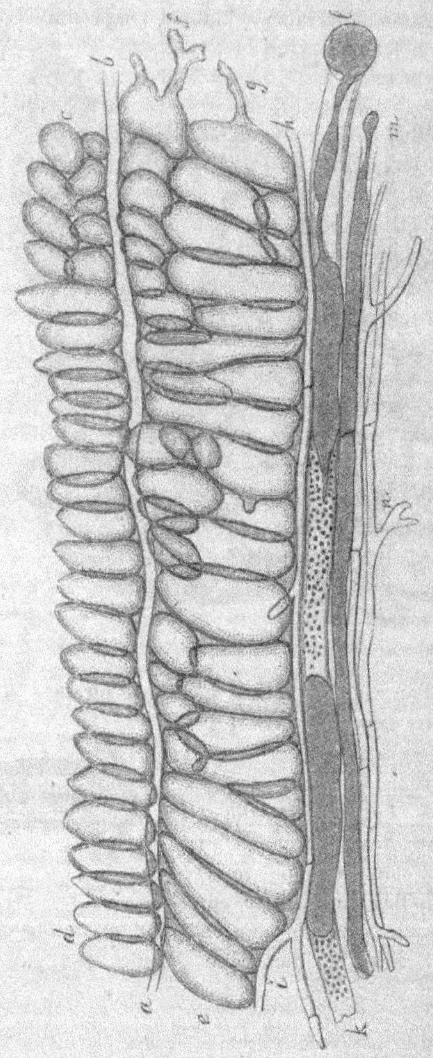

Fig. 237. — Cellules sphéroïdales (c, d, e), avec ou sans prolongements, hyalins (f, g), avec interposition de cellules filamenteuses (a, b, h, i) et de tubes pleins d'un suc jaune orangé (k, l, m) de consistance laiteuse, prises vers la jonction du pédicule et du chapeau de l'Agaric hépatique (Gomphus rutilus Fries. Ag. hepaticus Batsch. Ag. viscidus L.). Grossies 130 fois.

leurs extrémités contiguës que par la périphérie, lorsque toutefois elles ne sont pas libres.

Ce type est représenté par les filaments de mycélium de tous les cryptogames, souvent par une partie des cellules de leur stipe, etc., ou la totalité de celui-ci dans les végétaux simplement filamenteux (fig. 257, *b i*). C'est à ce type plutôt qu'aux cellules pileuses et fibreuses que se rattachent les filaments qui accompagnent la graine du cotonnier, de certaines Asclépiadées, Salicinées, etc.

Les plantes dites *cellulaires* ne renferment que des éléments appartenant à ces deux types.

Troisième type. *Cellules fibreuses.* Éléments superposés bout à bout, cylindriques, à diamètre généralement étroit et de longueur considérable, avec des parois épaisses, ou assez minces, quand elles sont jeunes et d'une longueur seulement cinq à six fois plus grande que la largeur, mais pourtant relativement plus épaisses et plus longues que les cellules du tissu cellulaire ambiant, adhérant généralement bien plus par leurs extrémités que par leur circonférence. (fig. 269 et 270, p. 866.)

Ce type est représenté par les cellules qui, superposées bout à bout, forment les fibres ligneuses du bois et celles du liber. Elles offrent plusieurs variétés : *cellules libériennes*, à parois épaisses et homogènes ; *cellules ponctuées, cellules rayées, cellules à spiricule*, etc. (Voy. fig. 258, p. 853.)

L'évolution des spiricules des cellules du corps ligneux des *Echinocactus*, des *Mamillaria* et des *Melocactus*, etc., s'annonce dans l'épaisseur même de la membrane par une ligne claire, en hélice, à circonvolutions très-éloignées les unes des autres. Bientôt cette hélice fait, dans la cavité cellulaire, une saillie qui augmente graduellement. Elle s'étend ainsi jusque vers le centre de la cellule sous la forme de belles spiricules que l'on a comparées à un escalier à vis. Coupées transversalement, ces spiricules se montrent composées d'une portion périphérique mince et d'une substance centrale plus terne.

D'après M. Trécul la paroi des cellules et fibres végétales dites de cellulose et le grain d'amidon sont composés d'un même principe immédiat à divers états de cohésion. Il se fonde surtout sur ce que beaucoup de vésicules amylacées paraissent contenir deux sortes de substances : une qui bleuit par l'iode, et une autre qui ne bleuit pas par l'iode seul (opinion soutenue aussi par Nægeli, et qui a pour point de départ une expérience de M. Payen). Cependant cette substance, qui ne bleuit pas par l'iode seul, a beaucoup moins de cohésion que celle de la plupart des membranes cellulaires.

D'un autre côté, il existe aussi des cellules qui bleuissent fortement, et d'autres seulement peu, ou qui deviennent violettes par la seule action de l'iode. Ces membranes cellulaires semblent également contenir deux matières : l'une bleuissant, l'autre ne bleuissant pas par l'iode. D'autre part, Schleiden avait reconnu que la substance non bleuissante de la plupart des cellules (la cellulose) prend la couleur bleue sous l'influence de l'iode et de l'acide sulfurique ; il crut qu'elle était par là transformée en amidon. M. Trécul pense qu'il n'y a pas transformation, mais seulement diminution de la cohésion. Voici comment il le prouve. Il prend des fibres de chanvre, ou mieux de lin, neuves ; il les traite par l'eau iodée et constate qu'elles ne bleuissent pas. Il les fait bouillir pendant dix à quinze minutes (plus ou moins) dans la potasse caustique. Il lave, traite par l'iode et obtient la couleur bleue ; il abandonne ces fibres à elles-mêmes jusqu'au lendemain, les traite de nouveau par l'iode et n'obtient plus la coloration bleue. Il n'y avait donc pas eu transformation, mais diminution de la cohésion. Cela est si vrai que ces fibres, qui, dans l'espace de vingt-quatre heures, sont revenues à leur état primitif, traitées encore par la potasse, reprennent la couleur bleue par l'addition de l'iode.

Souvent, sur les étoffes de chanvre et de lin soumises aux réactifs dans les expertises médico-légales, etc., on rencontre les fibres aptes à prendre la couleur bleue, par suite des modifications qu'elles ont subies dans les lessivages auxquels elles ont été soumises.

898. Quatrième type. *Cellules vasculaires*. Éléments superposés ou articulés bout à bout, à parois minces, soit absolument, soit par rapport au diamètre, plus souvent cylindriques que polyédriques, étroites et à extrémités conoïdes empiétant l'une sur l'autre, ou larges et à extrémités aplaties, exactement superposées, généralement, mais non absolument beaucoup plus longues que larges.

Les éléments de ce type sont représentés par les cellules qui, superposées ou articulés bout à bout, forment les vaisseaux des plantes dites vasculaires. Ils offrent plusieurs variétés : *cellules vasculaires à filament spiral* ou des *trachées*, *cellules vasculaires ponctuées* ou des *vaisseaux ponctués* et des *vaisseaux cribriformes*, *rayés*, *scalariformes et réticulés; cellules vasculaires laticifères* ou des *vaisseaux laticifères* à parois généralement minces, homogènes, translucides s'affaissant sur elles-mêmes, quand elles sont isolées, souvent plus ou moins variqueuses.

Aux cellules trachéales se rattachent celles des vaisseaux réticulés ; à la variété des *cellules vasculaires* ponctuées se rattachent
celles des vaisseaux rayés et scalariformes.

On trouve ces vaisseaux dans les nervures de toutes les plantes

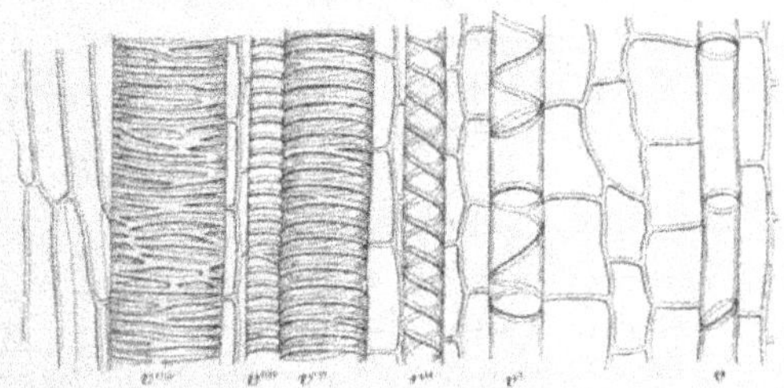

Fig. 258 *.

sur des coupes longitudinales. Les coupes transversales servent à
montrer leur diamètre relatif.

Pour étudier les vaisseaux laticifères, il faut pratiquer des coupes
longitudinales minces sur les tiges, les rameaux, les pétioles, etc.,
des plantes lactescentes, en se rappelant que ces conduits sont remarquables par la minceur de leur paroi, par leurs varicosités, leurs
subdivisions avec ou sans anastomoses, et qu'en général, ils renferment un liquide opaque et grenu sous le microscope, en raison
du nombre des granules oléo-résineux et féculents qu'il tient en
suspension.

Il faut aussi tenir compte dans les recherches spéciales de ce que
M. Trécul a démontré, l'existence de laticifères sous-cuticulaires qui
s'ouvrent directement dans la cellule basilaire des poils de l'*Arauja
sericifera* ; l'existence d'un système de laticifères tubuleux continus, ramifiés comme ceux des plantes adultes dans l'embryon de
diverses *Asclépiadiées* et dans l'*Euphorbia Lagascæ*. Les laticifères
branchus de ces Euphorbes et des *Asclepias Cornuti*, *mexicana*, etc.,
résultent de l'extension des vaisseaux du latex ramifiés qui existent
déjà dans l'embryon renfermé dans la graine. Dans quelques familles, les vaisseaux primitifs sont produits par la fusion de cellules
disposées en séries, tandis que les vaisseaux latéraux proviennent
de la dilatation de la membrane tubuleuse née de cette fusion. Il se

* Coupe longitudinale d'une portion de tige de Balsamine (*Balsamina hortensis*, Dest.).
On y voit : 1° un vaisseau annelé *v* ; 2° un vaisseau spiro-annelé *v* ; 3° trois trachées ou
vaisseaux spiraux *v'*, *v''*, *v'''* ; un gros vaisseau réticulé *v''''*. (Duchartre.

forme une anse qui s'allonge en tube, et celui-ci se ramifie de la même manière.

Dans la famille des Cynarées, M. Trécul a démontré la présence de vrais laticifères dans la tige de certaines plantes (*Cirsium*, *Carduus*, *Lappa*, etc.) et de canaux oléo-résineux seulement dans la racine des mêmes plantes ; cela semble indiquer une similitude de fonction entre ces deux sortes d'organes, qui paraissent ici se suppléer, bien que tous les anatomistes les séparent avec le plus grand soin.

M. Trécul a montré aussi des points de contact et des rapports physiologiques entre les laticifères et les éléments fibro-vasculaires dans certains végétaux. Certaines Lobéliacées sont les plantes les plus favorables à cette démonstration. Des ramifications horizontales des laticifères, partant du réseau cortical de ces vaisseaux, traversent le bois, soit à la faveur des rayons médullaires, soit directement entre les éléments du corps ligneux proprement dit. Ici, comme dans les Euphorbes, etc., les cellules des rayons médullaires et les fibres ligneuses sont souvent très-fortement inclinées, parfois même couchées à la surface des vaisseaux du latex. Des vaisseaux ponctués et des spiraux sont aussi quelquefois recourbés en crochet pour suivre le laticifère qui s'infléchit ou se ramifie à son entrée dans la moelle.

Il paraît donc démontré que, dans certains végétaux, dont les laticifères sont des plus parfaits, il y a une sorte de circulation dans ces vaisseaux. Ces végétaux appartiennent surtout aux familles suivantes : Lobéliacées, Euphorbiacées, Apocynées, Asclépiadées, Morées, Artocarpées, Papavéracées (fig. 259), Aroïdées, Clusiacées.

Dans les parties âgées de diverses Convolvulacées, le latex cesse d'être finement granuleux, se réunit en gouttes, puis en colonnes denses, qui peu à peu sont résorbées ; de sorte que les laticifères, pressés par les cellules environnantes, disparaissent quelquefois presque entièrement. Le même phénomène est offert aussi par les canaux oléo-résineux de certaines Ombellifères, dont le suc est souvent laiteux, dans l'*Anthriscus vulgaris*, par exemple. Dans cette plante, en effet, le suc propre disparaît de la partie inférieure de la tige, tandis qu'il est abondant dans les parties supérieures. Cette disparition du latex de la partie inférieure de la tige de bon nombre de plantes prouve de la manière la plus formelle, contrairement à l'opinion qui fut admise par beaucoup de botanistes, après Schultz,

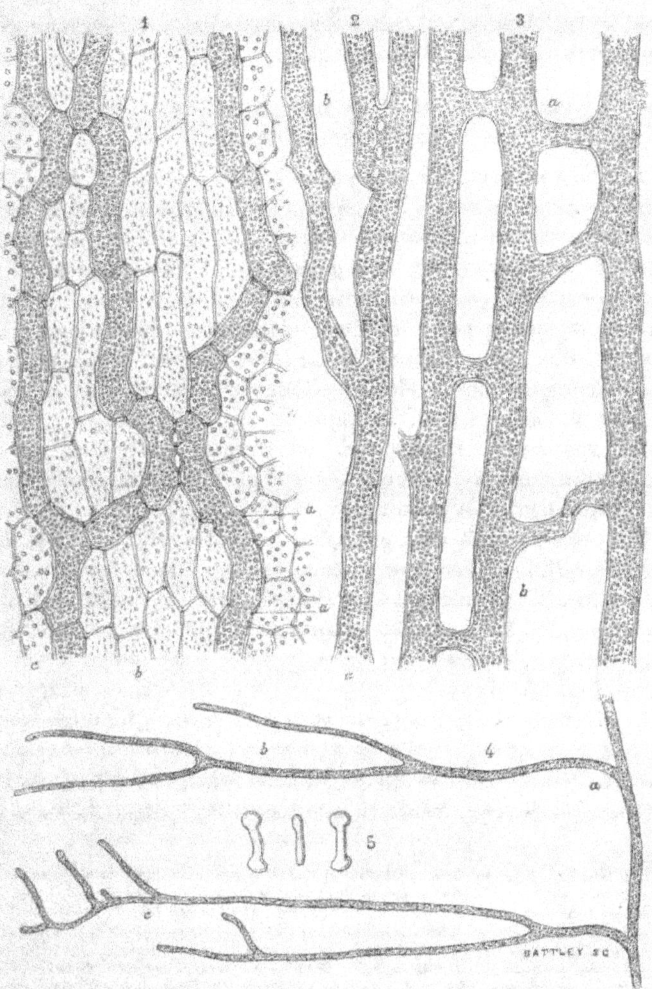



* Dans le *Chelidonium majus*, les vaisseaux du latex (fig. 259) sont le plus souvent composées de séries de cellules superposées, et les cellules constituantes sont de même forme et
même dimension que celles des tissus (*b*) dans lesquels ces vaisseaux se développent
(fig. 1). Quoique l'apparence cellulaire soit extérieurement conservée, on peut souvent
remarquer que les cloisons transversales qui séparent les cellules superposées, ont été
résorbées, de façon qu'il existe alors des tubes continus intérieurement (*a, a,* fig. 1).
Beaucoup plus rarement dans ce végétal la constitution cellulaire originelle a disparu, et
la membrane qui revêt les tubes, est parfaitement continue (fig. 2, *a, b*). Ce cas s'observe
quelquefois dans la tige et dans le rachis de la feuille. — La figure 1 a été prise à
la surface des faisceaux des renflements qui sont à la base des mérithalles de la

que le suc laiteux n'est point la séve descendante des végétaux qui possèdent un tel suc. (Trécul.)

ART. III. — ÉTUDE DES TISSUS ET DES ORGANES DES
PLANTES EN PARTICULIER.

899. Il y a des organes des plantes qui, lors de leur naissance et dans les premiers temps de leur développement, ont possédé tous les caractères des cellules proprement dites, mais qui, peu à peu, en perdent les caractères, en acquièrent qui les éloignent de ceux que présentent les cellules proprement dites ; ils deviennent de véritables *organes* spéciaux différents des *éléments anatomiques* proprement dits ; ils constituent des organes dérivant d'un seul élément anatomique ou de plusieurs éléments soudés ; c'est ce que démontrent d'autre part, au point de vue physiologique, leurs usages spéciaux en rapport avec leur structure particulière ; plusieurs pourtant conservent une analogie plus ou moins grande avec les cellules dont ils dérivent.

900. *Sporanges* (*thèques, périspores, oospores,* etc.). Ce sont de grandes cellules sphériques, ovoïdes, etc., qu'il faut chercher, soit au sommet des filaments de certaines algues, à la surface ou dans les coupes de l'épaisseur des organes de la fructification de beaucoup d'algues, de champignons, de lichens et des autres cryptogames (fig. 260).

La présence des spores qui forment leur contenu les différencie de toutes les autres cellules du végétal ; elles ont perdu les caractères de cellules ordinaires avant que les zoospores et les spores ne s'individualisent à l'aide et aux dépens du contenu de leur ca-

tige. (Trécul.) — La figure 3, *a*, *b* représente (*Sonchus asper*) un fragment du réseau des laticifères à tubes continus, pris à la surface d'un faisceau libérien de la tige. (Trécul.) La figure 4 représente (*a*) un fragment de laticifère *non plus en réseau*, mais *ramifié*, tel que les contiennent les Euphorbes (*Euphorbia globosa*), les Apocynées et les Asclépiadées (*b, c*). Les gros troncs vasculaires se trouvent dans l'écorce interne. Ils émettent des branches qui se divisent successivement, et qui s'étendent, d'une part, dans l'écorce jusque sous l'épiderme ; d'autre part dans le corps ligneux et dans la moelle. Les ramifications passent de l'écorce dans la moelle soit à la faveur des rayons médullaires, soit au milieu des éléments fibro-vasculaires avec lesquels ils ont alors évidemment des rapports intimes. Dans les Euphorbes, ces vaisseaux décrivent même souvent des sinuosités fort remarquables, et quelquefois, partis de l'écorce, ils reviennent à l'écorce, n'étant ainsi en relation qu'avec les éléments du système fibro-vasculaire. — Dans certaines lobéliacées (*Centropogon surinamensis*), qui ont des laticifères *en réseau*, on observe de larges perforations qui établissent une communication directe entre les vaisseaux du latex et les cellules ligneuses et les vaisseaux ponctués, etc. — La figure 4 donne l'image de ramifications extrêmes des laticifères de l'*Euphorbia globosa*, et la figure 5 représente la forme des grains amylacés contenus dans le latex de cette espèce. (Dessin original de M. Trécul.)

vité (fig. 260), par segmentation de celui-ci. Aussi l'on ne saurait considérer l'individualisation des spores comme un cas de *génération endogène ou intra-cellulaire proprement dite*.

Ces remarques s'appliquent de la même manières aux *anthéridies* et aux *spermogonies* ou *ovules mâles des Cryptogames* et à ceux des Phanérogames ou *cellules mères polliniques*.

Ces données s'appliquent aussi à l'*ovule femelle ou sac embryonnaire des phanérogames* (fig. 261), surtout en ce qui concerne

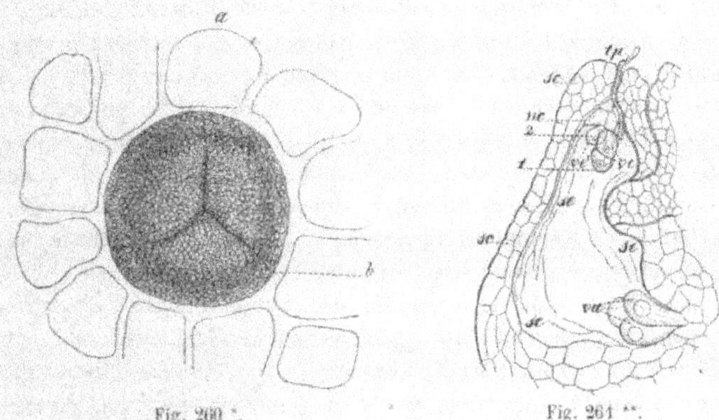

Fig. 260 *.Fig. 261 **.

la disposition de la paroi et la nature du contenu comparé à celui des autres cellules du végétal étudié, surtout en ce qui concerne la forme et le volume quelquefois si bizarre de cet organe (Crucifères, Antirrhinées, Conifères, etc., etc.), il faut les chercher dans la nucelle des plantes avant ou au moment de la fécondation. (Voy. p. 879.)

On remarque dans le sac embryonnaire, à la partie inférieure, deux ou plusieurs vésicules que Schacht nomme *cellules antipodes* (*Gegenfüssler*). A la partie supérieure se voient deux corpuscules (vésicules embryonnaires) composées d'un globule de protoplasma sans membrane extérieure aussi longtemps que la fécondation n'a pas eu lieu, et revêtu (fig. 261) supérieurement par l'*appareil*

---

* *a.* Cellules du parenchyme de l'*Ulva lactuca*. *b.* Sporange qu'elles entourent, dont le contenu commence à se segmenter pour former des spores.

** Coupe longitudinale d'un ovule de l'*Allium odorans*, au moment où la fécondation vient de s'y opérer. La primine a été supprimée. — *sc,* secondine; *nc,* restes du nucelle; *se,* sac embryonnaire; *tp,* extrémité du tube pollinique qui a opéré la fécondation; *ve,* vésicule embryonnaire fécondée et déjà subdivisée en deux cellules, 1, 2 ; *ve'.* vésicule embryonnaire non fécondée ; *va,* vésicules ou *cellules* antipodes. (Hofmeister.)

*filamentaire* (*Fadenapparate*). Cet appareil se compose d'une masse brillante et paraissant formée de filaments mucilagineux juxtaposés. (Schacht.) Pour observer ces parties, il faut, dans l'ovaire des plantes ouvert, faire des coupes du placenta et d'un ovule, ou détacher celui-ci dont on enlève la primine et la secondine avec des aiguilles pour mettre à nu la nucelle. Cette dissection se fait assez bien en plaçant la lame porte-objet sous le microscope à dissection à un grossissement de 10 à 30 fois, et en tenant les objets dans l'eau, dans la glycérine ou dans la solution de chlorure de calcium [1].

Ces remarques s'appliquent aussi aux divers corps reproducteurs des cryptogames, qui, tout en étant sphériques, ovoïdes, etc., très-petits, avec cavité distincte de la paroi, diffèrent notablement des cellules de l'individu qui les produit et diffèrent même entre elles d'une espèce à l'autre, quant à la structure, plus que les cellules d'un type quelconque ; cela est très-évident pour celles qui ont deux enveloppes de cellulose. L'enveloppe extérieure est d'une espèce à l'autre lisse, réticulée, chargée de pointes, etc., et incolore ou colorée en jaune, en brun, etc. Elles n'exigent, en général, pour être vues, aucune préparation spéciale, en dehors de l'emploi d'un grossissement proportionné à leur petit volume. Il suffit, pour les diverses sortes de spores, de les faire tomber en secouant les conceptacles au-dessus du liquide dans lequel on veut les examiner ou les conserver, telle que la glycérine, l'huile, le baume du Canada, ou simplement l'eau camphrée, etc.

Beaucoup de champignons (*Erysiphe, Ascophora*) donnent naissance à une première sorte de corps reproducteurs autrefois appelés spores et *Sporidies*, et cela lorsqu'ils ne sont encore qu'à l'état de mycélium. C'est ce qu'on nomme avec M. Tulasne, des *conidies*. Plus tard, quand sur ce mycélium et à ses dépens est formé le stroma, on y voit apparaître un *hymenium* portant des *clinodes* ou cellules linéaires allongées, au sommet desquelles naissent des corps reproducteurs différents des premiers : on appelle *stylospores* ces corps (fig. 262, *s*) reproducteurs acrogènes qui naissent nus (c'est-à-dire sans être enveloppés par une thèque ou sporange) au sommet de ces clinodes ou basides analogues à ceux des agaricinées. Souvent leur développement est précédé par celui des *sper-*

[1] Le sac embryonnaire de la nucelle dans l'œuf végétal est l'analogue du sporange des Cryptogames et la *vésicule preembryonnaire* qui s'y montre après la fécondation et d'où l'embryon dérive (comme il sera noté plus loin) est l'analogue des spores proprement dites.

*maties* ou organes (fig. 269, *a, a*) mâles, qui sont également acrogènes sur des clinodes, mais filiformes, courtes et ténues. Enfin,
plus tard naissent les thèques ou sporanges, et dans ceux-ci d'autres corps reproducteurs d'un troisième ordre et plus parfaits, qui
se produisent sans rapport de continuité avec la plante mère. C'est
à eux qu'on réserve le nom de *spores* proprement dites. Leur étude
exige l'emploi des grossissements de 400 à 600 diamètres. Ces trois

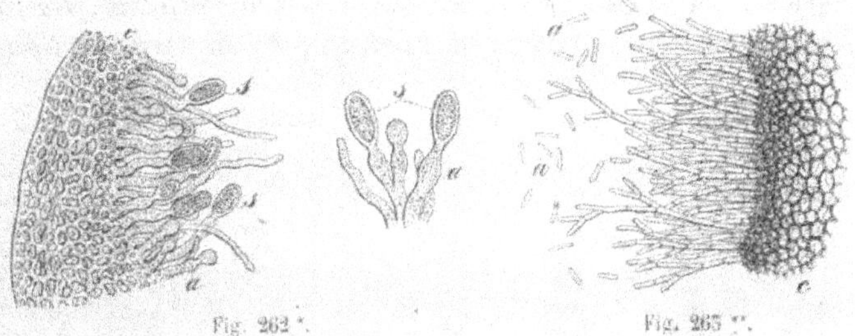

Fig. 262 *.                                                   Fig. 263 **.

sortes de corps reproducteurs ont, pour nombre de plantes, été
décrites autrefois comme autant d'espèces végétales unicellulaires
différentes. Il est des espèces dans lesquelles on ne connaît que les
conidies et les stylospores, dans d'autres seulement les stylospores
(genre *Sporocadus*) avec ou sans spermaties (genre *Cystispora*), et
les spores endothèques (*Sphæria laburni*). Tous ces organes d'origine unicellulaire ou à peu près, se préparent comme ceux dont il
a été question plus haut (page 556).

Le mode de préparation excepté, ces données s'appliquent à plus
forte raison enfin aux autres *cellules reproductrices* analogues aux
précédentes qui sont ciliées et mobiles et, par suite, appelées
*Zoospores*. Ces corps reproducteurs se rencontrent avec toutes
les formes précédentes ou avec un certain nombre d'entre elles
dans certaines espèces, comme, par exemple, sur les Champignons
des genres *Peronospore* et *Cystopus*, ou seuls, comme on le voit particulièrement, dans les Algues. Ils sont tantôt entièrement homogènes, principalement formés de la masse de substance azotée

---

* *Cenangium Frangulæ* Tul. (Lichens) : Coupe transversale de la paroi d'une pycnide;
*c*, tissu propre de la paroi; *s.s*, stylospores; *a*, leurs basides. — B. Groupe de stylospores
*s*, avec deux paraphyses. (Tulasne.)

** *Triblidium* (ou *Hysterium*) *quercinum* Pers. (Champignons) Portion de la coupe
transversale d'une spermogonie; *c*, substance des parois de la spermogonie; *aa*, spermaties venant de se détacher des filaments sur lesquels elles se sont produites. (Tulasne.)

représentant l'utricule primordial des autres cellules (Trichiacés) ;
tantôt comme sur la plupart des Algues une fois individualisée par
segmentation du contenu des sporanges (fig. 260, p. 857), la masse
de chacune d'elles s'entoure d'une mince paroi de cellulose perforée au niveau du point d'insertion des cils moteurs.

Ces données s'appliquent de la même manière aux spermaties et
aux anthérozoïdes ciliés ou spermatozoïdes des algues (fig. 264, z),
des mousses, des fougères, et autres Cryptogames, y compris beaucoup de Champignons (*Peronospores, Cystopus,* etc.). Ici, encore
lorsque le contenu ou vitellus de l'ovule mâle (*Anthéridie* et *Sper-*

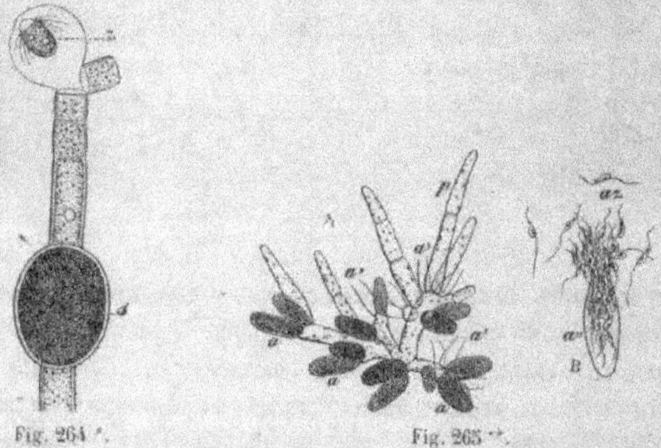

Fig. 264 *.                    Fig. 265 **.

*mogonie*) de ces plantes est individualisé en cellules par segmentation à la surface de celles-ci poussent (fig. 264, z) les cils moteurs (*androspore* ou *zoospore*), sans que jamais on puisse distinguer
sur ces éléments une paroi cellulaire bien distincte d'une cavité.

Enfin le grain de pollen ne diffère des corps reproducteurs précédents que parce qu'à la masse cellulaire azotée individualisée par
segmentation du contenu de l'ovule mâle des Phanérogames (*Utri-*
*cule mère pollinique*), s'ajoute une paroi de cellulose, lisse, réticulée
ou hérissée, etc.; dans laquelle la masse précédente représente
l'utricule azoté des cellules végétales en général [1].

* Portion d'une Ulve (*OEdogonium ciliatum*) sur laquelle on voit un androspore ou
zoospore z, sortant de la cellule où il s'est produit ; s, sporange (200 fois, — Pringsheim).
** A. Poil rameux (*p*) du *Fucus vesiculosus* portant des anthéridies (*a, a'*). B une
anthéridie plus grossie, ouverte et laissant échapper des spermatozoïdes (*az*) ou anthérozoïdes. (Thuret.)

[1] Voy. Ch. Robin *Mémoire, sur l'existence d'un œuf ou ovule chez les mâles*
*comme chez les femelles des végétaux, produisant l'un les spermatozoïdes ou*

Il suffit de faire tomber les grains de pollen dans une goutte d'eau, pour voir souvent l'opercule de la membrane externe se soulever et laisser sortir, soit la *favilla*, soit le boyau pollinique, ou pour voir cette membrane se rompre et laisser s'échapper ces parties. Il faut étudier toutes ces particularités à un grossissement de 100 à 400 diamètres.

901. *Épiderme*. Il est formé par de grandes cellules polygonales, à bords ou faces latérales ou au contraire élégamment et plus ou moins profondément ondulées (Graminées, etc.) ; elles sont généralement aplaties, formant une seule, et rarement plusieurs rangées à la surface extérieure des plantes (fig. 268, *a*, *b*, page 864). On ne commence à les observer d'une manière bien évidente que sur les Hépatiques et les Mousses.

On les prépare en faisant une petite incision sur les feuilles, les sépales, les jeunes rameaux, les fruits et en enlevant par déchirure un lambeau superficiel mince qu'on étale dans l'eau, la glycérine ou l'acide acétique, etc. On peut aussi l'enlever en faisant des coupes

les grains de pollen, l'autre les cellules primitives de l'embryon (*Comptes rendus des séances de l'Académie des sciences*, Paris, 1848, t. XXVII, in-4°, p. 427; Journal *l'Institut*, n° 775, 1848, vol. XVI, in-4; Paris, p. 343. Publié en entier dans la *Revue zoologique*, Paris, 1848, vol. XI, in-8, p. 287 et 319). Ce mémoire renferme la première démonstration de ce fait, que le sac embryonnaire des phanérogames et les *spores* des cryptogames sont les parties qui dans les plantes sont les analogues de l'ovule femelle des animaux. C'est là le véritable ovule des plantes. Leur contenu est l'analogue du *vitellus* et présente des phénomènes de segmentation tout à fait analogues. Il donne pour la première fois aussi la détermination de la nature réelle des spermatozoïdes et des organes appelés Cellule mère des spermatozoïdes et les grains de pollen, basée sur l'étude de leurs modes de naissance et de développement, comparés à ceux des autres éléments anatomiques. Dans les organes génitaux mâles des plantes et des animaux, se produit un *ovule mâle* (cellule mère des spermatozoïdes ou des grains de pollen), de la même manière que l'*ovule femelle*, et analogue à celui-ci. Le vitellus de l'ovule mâle se segmente spontanément; chaque sphère de fractionnement forme une cellule embryonnaire mâle ; chaque cellule embryonnaire mâle passe à l'état de grain de pollen, des phanérogames, de spermatozoïde des algues, etc. Ainsi, les spermatozoïdes des plantes et des animaux, ne sont pas des animaux, mais des éléments anatomiques, comparables *sous ce point de vue*, aux cellules épithéliales ciliées par exemple et dont chacun dérive d'une *cellule embryonnaire mâle*. Ces corps ont la propriété de déterminer par leur contact avec l'ovule des plantes, suivi de leur liquéfaction et mélange avec la substance du vitellus, la segmentation dans l'ovule femelle, qui a lieu ici de la même manière que dans l'ovule mâle. Les cellules embryonnaires femelles qui résultent de cette division ou individualisation, se réunissent pour former l'embryon. L'expression *ovule mâle* aujourd'hui communément adoptée par les biologistes, date de ce travail.

minces parallèles à la surface de ces parties. L'épaisseur des cellules se voit sur les coupes faites perpendiculairement à leur surface.

Toutes ces préparations doivent être étudiées à un grossissement de 100 à 400 diamètres ainsi que les suivantes et celles qui sont destinées aux collections doivent être conservées dans la solution de chlorure de calcium.

Schleiden donne le nom d'*épithélium* aux cellules d'épiderme à parois minces, qui ne sont jamais ou que rarement lignifiées ou incrustées de subérine. Il recouvre tous les jeunes organes, la surface de beaucoup de pétales (fig. 266) et toutes les surfaces sécré-

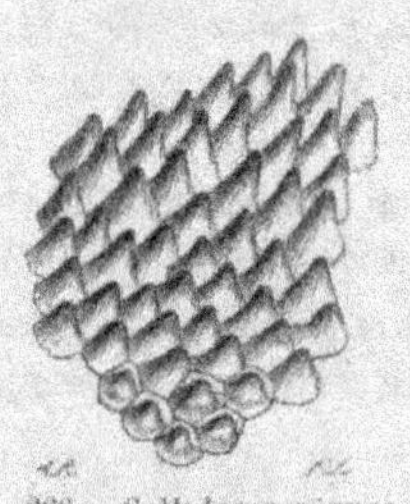

Fig. 266.—Cellules coniques de la couche épidermique d'un pétale à surface veloutée.

tant beaucoup. Ce sont ces cellules qui sont arrondies ou prolongées vers l'extérieur en forme de papille plus ou moins longues (sur le stigmate, par exemple), ou même de poils plus ou moins longs, comme on le voit à la surface de plusieurs plantes (Orchidées, Hippuris, Graminées, etc.). Les cellules sont pleines d'un contenu liquide sans amidon. Leur paroi se colore en bleu par l'iode et l'acide sulfurique.

L'*épibléma* est de l'épiderme formé de cellules à parois assez épaisses, ordinairement aplatie, rarement papilleuses, mais souvent prolongées de manière à former la racine des poils. Elles ne se colorent pas toujours en bleu pur par l'iode et l'acide sulfurique; elles semblent, par conséquent être incrustées de xylogène et de subérine. Elles recouvrent principalement toutes les parties pourvues de poils radiculaires. Sur les vieilles racines des plantes élevées, il est remplacé par la formation de couches subéreuses. L'épibléma est toujours tapissé d'une vraie cuticule.

L'*épiderme* proprement dit est formé de cellules aplaties tabulaires, de forme très-variable, suivant les espèces de plantes et régulière ou non. La paroi de ces cellules, qui est au contact de l'air, s'épaissit beaucoup plus que l'autre, et les couches d'épaississement les plus extérieures appelées *couches cuticulaires* sont souvent incrustées de subérine. Les cellules épidermiques sont quelquefois ponctuées ou à fil spiral comme celles des poils des racines aériennes des Orchidées tropicales. Ces cellules se trouvent à la surface des jeunes troncs et des jeunes rameaux, des feuilles; elles tombent de la tige des plantes vivaces, et se trouvent remplacées par celles du suber. Les Marchantia et la capsule des Mousses en sont tapissées.

C'est là où existe cet épiderme, que s'observent les *stomates* (fig. 267). Mais les cellules qui limitent ceux-ci n'appartiennent pas à l'épiderme, elles sont de l'ordre des cellules à chlorophylle appartenant au *système herbacé*. On les prépare avec l'épiderme et en coupant transversalement des feuilles ou des jeunes rameaux.

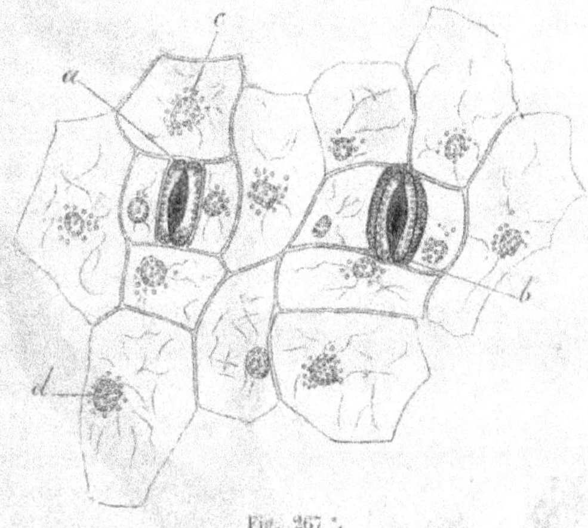


Fig. 267 *.

Ce sont des cellules de l'épiderme qui, dans l'*Equisetum hiemale*, contiennent de la silice dans leur paroi ; ces cellules sont ponctuées. Les cellules des *Isoëtes hystrix* et *I. Durieui*, ainsi que des *Calamus*, renferment aussi de la silice.

Les poils, les soies, les aiguillons des rosiers, les écailles ou lépides, etc., sont des *organes* formés par un ou plusieurs éléments anatomiques qui se rattachent aux cellules de l'épiderme en général. Toutes sont des cellules en connexion avec celles de l'épiderme, et qui n'en diffèrent que par la forme qui est très-variée, ainsi que par leur dimension et par leur arrangement. Plusieurs sont un prolongement direct d'une cellule épidermique. Aussi les préparations se font-elles en même temps que celles de l'épiderme et de la même manière.

Les *poils simples* se voient sur l'épiderme du *Borrago officinalis*,

<hr>

* Épiderme et stomates de la surface externe des folioles caliciforme des *Tradescantia virginica cd.* noyaux vésiculeux entourés de granules. *a,b.* Stomates limités par deux cellules contenant des granules de chlorophylle, qui manquent dans les cellules épidermiques.

de beaucoup d'orchidées (fig. 268), des pêches et d'autres fruits.

Les *poils ramifiés*, seront cherchés sur l'épiderme de l'*Arabis cau-casica*, *Matthiola annua*, etc., sur les feuilles de platanes, etc.

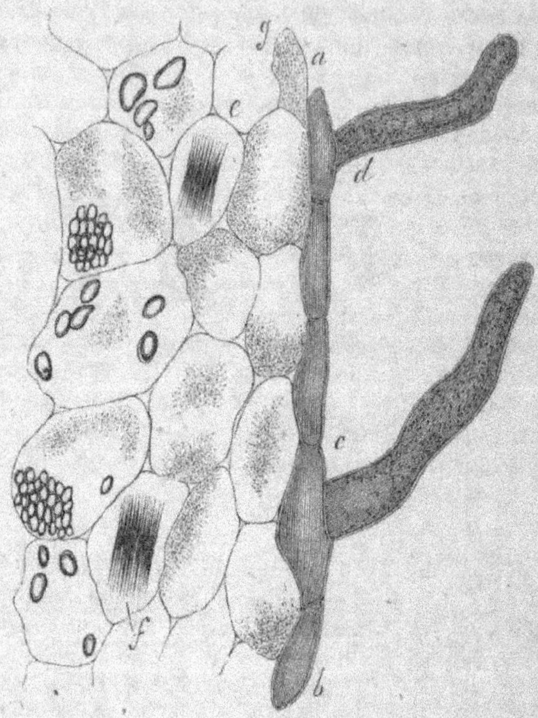


Fig. 268*.

Les *poils brûlants* sur les *Urtica urens*, *dioica*, *Loasa urens*, etc. [1].

Les *poils glanduliféres* sur les rameaux et les feuilles de beaucoup

---

* Coupe de la superficie du *pseudobulbe* ou tubercule de l'*Ophrys myodes*, L. *a, b*. Couche épidermique brunâtre. *c, d*. Poils simples. *e, f*. Cellules contenant des raphides, d'autres dans le voisinage renferment des grains de fécule. *g*. Cellules à contenu finement granuleux, grisâtre.

[1] La structure des poils urticants, des sores et des spores des fougères, l'état vésiculeux du fer qui a brûlé lors du choc du silex contre le fer, etc., se trouvent déjà exactement décrits dans le *Discours sur l'utilité du microscope dans les découvertes d'anatomie, de physique et de chimie*, par Verduc le fils (probablement Jean-Baptiste), publié à la suite du *Discours anatomique sur la structure des viscères*, de Malpighi, traduction de Sauvalle, 1687, in-12, p. 85 et suiv.

de Labiées, des Jusquiames, sur les poils de l'intérieur de la corolle de l'*Antirrhinum majus*, de la corolle du *Nicotiana tabacum*, etc. des Jusquiames, etc.

Les *Lépides* se trouvent sur la face inférieure des feuilles de l'*Hippophae rhamnoides*, de l'*Elæagnus angustifolia*, etc.

902. L'écorce s'étudie seule sur les branches où elle est épaisse et en même temps que le bois et la tige sur les jeunes rameaux ou les plantes herbacées. Il faut en faire des coupes transversales et longitudinales alternativement que l'on conserve soit dans la glycérine pure ou additionnée d'un peu d'acide acétique, soit dans le chlorure de calcium. Dans l'*écorce* on étudiera successivement 1° l'épiderme avec ou sans stomates et poils ;

2° Le *périderme* sur les feuillets qui se détachent du tronc du *Betula alba*, sous l'épiderme du *Populus tremula*, etc. ;

3° La couche *subéreuse* sur les coupes transversales et longitudinales du liége du commerce, de l'écorce des Érables de même que de celui des vieilles branches du *Liquidambar styraciflua*, etc. ;

4° Les couches du *liber*. Le liber peut se présenter sous forme d'anneau fermé, comme dans la tige des *Dianthus*, ou sous forme de groupes fasciculés de fibres, comme on l'observe dans les coupes de tige de beaucoup de Labiées, de Scrofulariées, de *Vinca minor*, *Tilia*, etc. Sur les coupes longitudinales dilacérées ou non, avec des aiguilles, on étudiera sur les Tilleuls, les Mauves, le Chanvre, le Lin, les Orties, etc., les fibres libériennes ;

5° La couche *génératrice* ou *cambium*[1] se voit bien sur les coupes transversales et longitudinales faites avec des rasoirs bien tranchants sur des tiges et des rameaux des Conifères, de tilleul, de *Nerium oleander*, *Cocculus laurifolius*, *Paulownia imperialis*, etc. On observera la coloration bleue que prennent les cellules très-délicates du cambium sous l'inflence du chlorure de zinc iodé ou de la teinture d'iode même directement appliquée.

Quant au *bois des tiges et des rameaux*, il faut étudier successivement :

1° Les *rayons médullaires* sur des coupes transversales et longitudinales des Conifères, du Chêne, du Noyer, du *Corylus avelana*, et autres (fig. 269 et 270).

2° Les *couches ligneuses* sur des coupes longitudinales et trans-

---

[1] Le mot *cambium* a été employé par quelques auteurs avec le sens donné au mot *protoplasma*. (Voy. page 859.)

versales de *Tilia*, *Acer*, de vigne, etc., et sur les plantes herbacées,
pour voir comment souvent elles sont remplacées par des groupes
fibro-vasculaires séparés par d'épais rayons médullaires ;

3° La *moelle* sur les coupes de la moelle de sureau, des rameaux
du noyer, des Philadelphus, des Lilas et des plantes herbacées.

Pour étudier la structure des tiges des plantes monocotylédones,

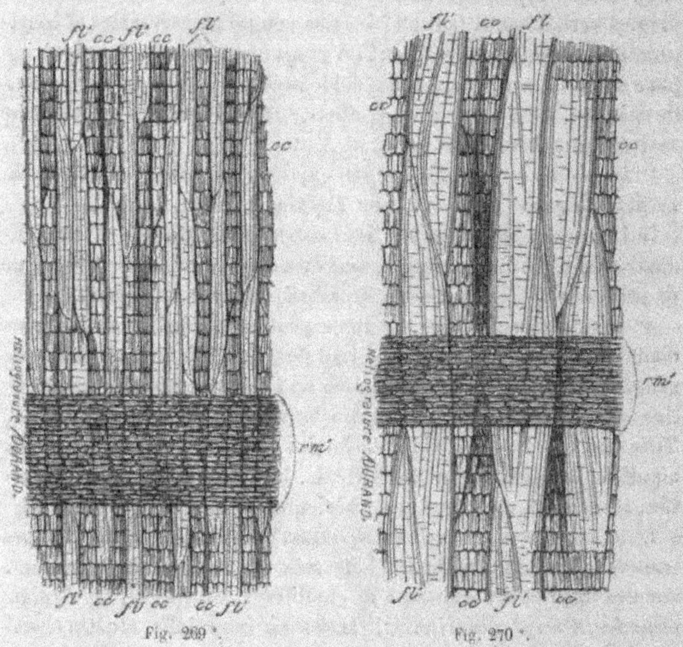


Fig. 269 *.                           Fig. 270 **.

laire des coupes transversales et longitudinales de *Ruscus aculea-
tus*, *Papyrus antiquorum*, de fragments de bois de palmier, de tige
et de pétioles des orchidées, des liliacées, et particulièrement des
diverses espèces de graminées, soit encore très-jeunes, soit à l'époque de leur complet développement. Il importe d'examiner sur les
palmiers, les orchidées, etc., les épaississements des cellules
fibreuses.

---

* Coupe longitudinale du liber du *Cinchona calisaya* parallèle à la direction des
rayons médullaires *rm*. *f l* fibres corticales. *c c*. Tissu cellulaire. (d'après Weddell).

** Coupe longitudinale du *Cinchona pubescens* (d'après Weddell). Même signification
des lettres que sur la figure précédente.

Pour étudier les tiges et les pétioles des *Fougères*, on fera des coupes longitudinales et transversales de *Pteris aquilina*, etc., et on les examinera à un grossissement de 150 et 400 diamètres, dans la glycérine. Il en sera de même pour les coupes longitudinales et transversales des *Équisétacées*, de l'*Equisetum arvense*, par exemple, pour la conservation desquelles le chlorure de calcium convient mieux que la glycérine.

La structure de la souche et des diverses sortes de racines des plantes précédentes s'étudie sur des coupes faites comme pour les tiges. Il en est de même pour les bulbes et les pseudo-bulbes des orchidées terrestres et aériennes.

903. Pour étudier l'*organogénie* de la tige, on peut, comme le dit Schacht, suivre deux voies : dans la première, on étudie la plante en germination ; dans la seconde, on étudie le bouton et la jeune tige ; pour obtenir un résultat sûr, il est bon d'alterner ces deux manières. Dans ces deux cas, il faut faire des coupes longitudinales, minces, passant exactement par le milieu du cône de la tige ; quand cette coupe est convenablement faite, on voit, aussi bien sur la plante en germination que sur le bouton, l'extrémité de la tige former une petite éminence plus ou moins conique, recouverte d'un épithélium, et complétement fermée ; au-dessous d'elle se trouve un tissu (*Urparenchym*) consistant en petites cellules, remplies de matière granuleuse, dont le contenu se colore en jaune par l'iode. Ce tissu se perd un peu plus bas dans les différentes parties de la tige, et se trouve là en relation directe avec l'anneau de cambium. Les premiers faisceaux vasculaires naissent dans ce dernier et se développent plus tard à ses dépens. Dans une coupe longitudinale bien réussie à travers la pointe d'une jeune branche, on peut étudier, avec précision, l'avancement en âge des cellules, de haut en bas (plus elles sont placées bas, et plus elles sont développées, aussi bien au point de vue de leur longueur et de leur largeur que de l'épaisseur de leurs parois). Si l'on traite une coupe de ce genre avec de l'iode et de l'acide sulfurique, on voit les parties inférieures se colorer immédiatement en bleu, tandis que les parties supérieures n'arrivent à cette couleur qu'après avoir passé successivement par le jaune, le rouge, le violet ; et la pointe conique de la tige n'est colorée en bleu qu'au bout de quelques heures par la dissolution de chlorure de zinc iodée. (Voy. p. 828-829.)

Au-dessous du cône de végétation de la tige (*punctum vegetatio-*

*nis*), on voit, de chaque côté, d'autres petites éminences cellulaires, qui sont recouvertes par le même épithélium et sont constituées par le même tissu que le cône de végétation; ces éminences ne sont autre chose que les rudiments des feuilles, et plus on descend bas dans la tige, plus on les trouve développées.

Outre les coupes longitudinales, il est encore nécessaire de faire, à diverses hauteurs, dans les bourgeons, des coupes transversales. La coupe longitudinale montre la connexion des faisceaux vasculaires du bourgeon avec ceux de la tige ou de la racine dont ils provien nent; à l'aide d'une coupe transversale, on apprend, au contraire, les rapports de situation des feuilles dans le bourgeon.

Si l'on veut suivre la formation du jeune bois, il faut faire, au printemps et à l'été, des coupes transversales et des coupes longi-tudinales suivant deux directions. Ces coupes doivent être très-minces, et surtout l'on doit couper très-nettement le cambium. Il est quelquefois avantageux de placer quelques minutes les coupes fraîches dans une dissolution étendue de potasse, ce qui rend plus claires les cellules du cambium; on pourrait encore se servir de glycérine. On pourra ainsi, dans les jeunes cellules ligneuses de *Pinus* et de *Picea*, observer une spirale très nette et assister, en quelque sorte, à la formation des canaux poreux. (Voy. Schacht, p. 150 à 154.)

Ces coupes montrent que dans l'accroissement des couches du bois, les cellules des rayons médullaires, les jeunes cellules ligneu-ses et les très-jeunes cellules vasculaires elles-mêmes, peuvent con-courir à la génération des nouveaux éléments utriculaires. Ces cel-lules se dilatent, puis se divisent en plusieurs utricules. Celles-ci grandissent à leur tour, et se divisent de la même manière en cel-lules d'ordre tertiaire, qui continuent la multiplication utriculaire. Il naît ainsi une masse de tissu cellulaire plus ou moins considé-rable, dans laquelle les fibres internes se développent en cellules ligneuses et en vaisseaux, tandis que les cellules externes arrivent à l'état de parenchyme cortical et en liber. (Trécul.)

Des coupes de l'ordre de celles dont il vient d'être question mon-trent que les *bourgeons adventifs* se développent sur les feuilles, sur les tiges et sur les racines. Le bourgeon est précédé par une production utriculaire, née ordinairement de la couche génératrice; des vaisseaux se manifestent, dans l'intérieur de cette production utriculaire, longtemps avant que rien annonce l'apparition des feuilles; ces vaisseaux, qui sont réticulés ou ponctués, par conséquent de ceux que l'on a considérés comme radiculaires, ne forment primitivement qu'un seul faisceau. Ce faisceau s'évase ensuite par en haut pour constituer un étui médullaire et se prolonger dans les feuilles qui n'existent pas encore, mais qui vont naître sous la forme de petits mamelons cellulaires autour de cette partie tigellaire. Alors seulement on voit paraître les vraies trachées ; elles continuent les vaisseaux réticulés qui surmontent eux-mêmes les vaisseaux ponctués ; et, par l'addition successive des cellules trachéennes, les vaisseaux se prolongent dans l'intérieur des jeunes feuilles. Ainsi, c'est ce qui était considéré par Gaudichaud comme la partie radiculaire du bourgeon qui naît d'abord, la partie tigillaire ne vient qu'ensuite ; par conséquent, les vaisseaux réticulés, rayés et ponctués, ne descendent pas des feuilles, puisqu'ils sont nés avant elles. (Trécul.)

Enfin, des coupes faites de la même manière (p. 830) font voir que chaque racine adventive commence par une petite masse de cellules à la partie la plus interne de l'écorce, au contact du système fibrovasculaire. Pendant que les premiers vaisseaux de la jeune racine se développent à la surface de ce système fibro-vasculaire, le côté externe de la petite masse utriculaire s'élargit pour produire l'écorce de la racine, et plus à l'extérieur encore une sorte de petite calotte, qui enveloppant l'extrémité de la racine durant son élongation, protége son jeune tissu contre les agents destructeurs. C'est cette calotte que Trécul a nommée *piléorhize*. Adhérente à l'extrémité de la racine, elle végète à la manière de l'écorce des arbres dycotylédonés, c'est-à-dire qu'à sa face interne de nouveaux tissus sont sans cesse produits, rejetant à l'extérieur les premiers formés qui se désagrégent, s'exfolient et meurent. Ce sont ces tissus désagrégés qui ont fait croire à l'existence d'une sorte de petite éponge (la spongiole) à l'extrémité des racines. La spongiole est donc un organe imaginaire. (Trécul.)

Nous verrons ci-après, au chapitre III comment naissent et se reproduisent les cellules que les préparations dont il vient d'être question mettent en évidence.

*Étude la structure des feuilles et de leur développement.*

904. Pour étudier une feuille, il faut y faire des coupes longitudinales et des coupes transversales, entre deux morceaux de moelle de sureau (p. 830) et choisir pour cela des feuilles qui ne soient pas trop charnues. Ce procédé peut aussi servir pour étudier l'épiderm

des feuilles juteuses et épaisses ; il suffit de l'arracher et de le placer dans l'étau, au milieu de la moelle de sureau. Quant aux feuilles épaisses et coriaces, on peut y faire de bonnes coupes à main levée. (Voy. p. 354.)

Il faut d'abord observer l'épiderme, savoir s'il a la même structure sur les deux faces de la feuille, rechercher les stomates. On reconnaît la structure de ces derniers, lorsqu'ils sont placés régulièrement, en faisant une coupe transversale, ou en observant l'épiderme arraché. Dans le cas où l'épiderme n'est pas lié avec les nervures, comme sur la face inférieure des feuilles de fougères, et les plantes grasses, il se laisse facilement arracher au moyen de petites pinces ; mais, dans le cas contraire, il faut employer le scalpel. Pour les stomates, il y a, en outre, à observer leur position et leur arrangement, et chercher s'ils existent sur toute la surface, ou seulement sur certaines parties de l'épiderme, s'ils ont tous la même direction ou s'ils se présentent sans régularité, s'ils sont au niveau de l'épiderme ou beaucoup au-dessous. (Schacht.)

Cette étude faite, on observera sur des coupes pratiquées comme il vient d'être indiqué : 1° l'épiderme pourvu de stomates plus nombreux à la face inférieure qu'à la supérieure ; il manque dans les feuilles des plantes qui vivent submergées ; 2° le squelette ou trame formée de nervures se continuant avec le pétiole dont elles sont des subdivisions ; elles sont parallèles, non ramifiées dans la plupart des monocotylédones, ramifiées et anastomosées dans les dicotylédones, ramifiées avec des formes spéciales dans les crytogames vasculaires : dans les plantes cotylédonées, on voit des trachées du côté de la face supérieure de la feuille, des clostres au-dessous, puis des laticifères et des clostres vers la face inférieure ; les trachées manquent dans quelques orchidées parasites et sont remplacées par des vaisseaux scalariformes dans les fougères ; 3° le parenchyme formé de tissu utriculaire à méats ou *lacunes* (fig. 271, *l*), aboutissant aux stomates, et qui remplit les intervalles des nervures ; il existe seul dans les plantes cellulaires. Les grains de la chlorophylle qui remplit ces cellules dans les feuilles vertes sont remplacés par des liquides homogènes dans les feuilles diversement colorées.

Pour étudier l'organogénie des feuilles, il faut, avant tout, faire une coupe longitudinale par le milieu d'un bourgeon terminal ; toutes les plantes qui ne sont pas pourvues de poils peuvent servir à montrer les petites éminences que forme la première ébauche des feuilles au-dessous du cône de végétation. (Schacht, p. 159-162.)

Ces coupes montrent une petite tige centrale formée d'un tissu cellulaire délicat sur les côtés duquel naissent les feuilles ; celles-ci se présentent d'abord sous la forme de mamelons plus petits, alternes, opposés ou verticillés. Quand les feuilles opposées ou verticillées doivent être unies par la base, un bourrelet circulaire les précède sur l'axe ; quand elles ne doivent pas être confluentes, les mamelons sont isolés ; enfin, quand les feuilles alternes sont engainan-

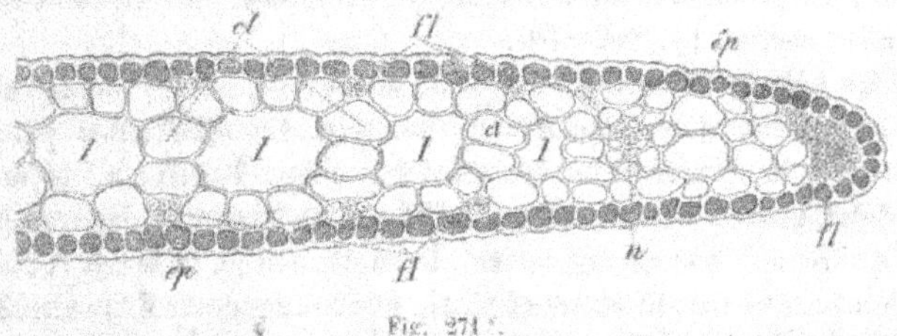


Fig. 274.

tes, ou bien la gaine commence par un bourrelet autour de la tige, ou bien le mamelon qui se montre d'abord s'élargit, et finit par embrasser cette tige. (Trécul.) On peut les observer aussi à l'aide de la lumière réfléchie concentrée sur ces mamelons placés sous le doublet ou le microscope à dissection.

Les feuilles développent d'après quatre types principaux : la *formation basifuge*, la *formation basipète*, la *formation mixte* et la *formation parallèle*.

Dans la formation basifuge, toutes les parties naissent de bas en haut ; et les stipules se montrent avant les folioles si la feuilles est composée, ou avant les nervures secondaires si la feuille est simple.

Dans la formation basipète, le rachis paraît d'abord, et sur ses côtés les lobes ou les folioles naissent de haut en bas. Quand la feuille est munie de stipules, elles sont toujours nées avant les folioles inférieures ; dans quelques cas, elles sont même apparentes avant les folioles supérieures. Dans cette formation, non-seulement les folioles naissent de haut en bas, mais leurs nervures secondaires, leurs dents apparaissent dans le même sens.

Toutes les feuilles digitées et digitinerviées appartiennent à la formation basipète pour ces nervures digitées. (Trécul.)

---

* Portion de la coupe transversale d'une feuille de *Zostera marina*. *l,l,l* Lacunes. *cl*. Cloisons cellulaires entre les lacunes. *fl*. Faisceau de fibres ligneuses. *n*. Nervure. *ep*. Épiderme sans stomates.

# CHAPITRE III

**De l'emploi du microscope dans l'étude de l'anatomie et de la physiologie des
diverses parties de la fleur.**

905. Pour étudier la structure des divers organes foliacés des
fleurs, on procède comme il a été dit plus haut à propos des feuilles elles-mêmes (p. 869-870).

Dans l'étude des boutons, il faut, avant tout, porter son attention
sur le nombre et les rapports de position des différentes parties,
et étudier la structure de ces mêmes parties. Pour cela, on devra
faire des coupes transversales, à différentes hauteurs dans un bou
ton qui ne soit pas encore ouvert. Une telle coupe, faite par la pointe
du bouton, ne montrera en général, que les rapports de position du
calice et des pétales ; une coupe faite un peu plus bas fera voir de
plus, dans les fleurs hermaphrodites, les anthères et leur position
par rapport aux pétales, et même, dans quelques cas, le stigmate
ou le style, ou même l'ovaire, lorsqu'il est supère ; on fera ensuite
une autre coupe, encore plus profondément, et si l'ovaire est infère,
on ne devra pas négliger de l'étudier séparément. Ces coupes, qui
ne doivent pas être très-minces, donnent une connaissance complète de la disposition relative des différentes parties de la fleur ; on
reconnaît ainsi les différents verticilles et le nombre de leurs éléments, puis la position relative des pétales et des sépales ; on voit
quelle est la structure des anthères avant la déhiscence et la position
des loges de l'ovaire par rapport aux verticilles précédents ; on reconnaît enfin si les éléments des verticilles se modifient simultanément ou les uns après les autres. (Schacht.)

Souvent une coupe transversale, à travers un bouton, comprend
aussi une coupe à travers la bractée à laquelle tient le bouton. Il
faut avoir soin dans ces opérations, de ne rien déranger avec l'aiguille ou tout autre instrument de ce genre ; cela est d'ailleurs facile à éviter pour les jeunes boutons. Lorsque ceux-ci sont voisins
de l'épanouissement, on ne peut plus les étudier par le même
procédé, car les différentes parties se sépareraient. Lorsqu'une
coupe transversale a été faite dans un jeune bouton, on doit la détacher du couteau avec un pinceau de poils très-fins, comme toutes
les préparations délicates ; il faut toujours rejeter les coupes qui ne
seraient pas tout à fait horizontales.

Indépendamment de ces coupes, il est nécessaire encore d'en faire de longitudinales, passant exactement par le milieu du bouton, dans des directions qui sont indiquées par les coupes transversales : 1° Elles permettent de voir très-aisément l'insertion des pétales et des étamines ; on pourra par elles reconnaitre si les étamines sont insérées à la même hauteur que les pétales, comme cela a toujours lieu à l'origine, si elles sont portées par un disque, si dans les fleurs qui ont les pétales soudés les étamines sont soudées avec ceux-ci ou en sont distinctes ; 2° Elles apprennent quelle est la position de l'ovaire par rapport aux parties de la fleur, s'il est au-dessus, au milieu ou au-dessous, comment est constitué le style et de quelle manière son canal est en relation avec les loges de l'ovaire, question qui, dans beaucoup de cas, ne pourra être résolue que par l'étude organographique de l'ovaire et du pistil. (Schacht, p. 192.)

Pour étudier les anthères des fleurs très-petites, on fait des coupes transversales très-minces dans le bouton floral, et on cherche ensuite avec l'aiguille les anthères que l'on a coupées transversalement ; mais lorsqu'il s'agit de fleurs assez grandes, on ouvre le bouton et on place directement l'anthère dans la moelle de sureau. Ces coupes faites à travers un bouton floral permettent aussi de reconnaitre si la déhiscence des loges de l'anthère se fera du côté intérieur ou du côté extérieur. (Schacht, p. 198.)

On peut faire l'étude organogénique de la fleur de deux manières : 1° observer directement, sous le microscope, les états successifs de la fleur ; 2° faire à travers tout l'axe floral des coupes longitudinales, transversales et inclinées, extrêmement délicates. Le second procédé conduit plus rapidement et plus sûrement au but ; il donne une vue beaucoup plus précise sur les rapports intérieurs des différentes parties de la fleur, et enfin, il demande beaucoup moins d'exercice pour être pratiqué convenablement. Dans le premier procédé, on n'est jamais sûr de n'avoir pas produit quelques lésions avec l'aiguille, lors même que l'on est très-habile à la manier ; de plus, l'observation est rendue difficile, car on étudie des corps en relief qui exigent que l'on place successivement le foyer de l'instrument à des distances différentes. Dans bien des cas, cependant, il sera bon d'appliquer les deux méthodes afin de ne rien laisser passer d'essentiel.

On choisit les rameaux floraux les plus jeunes et l'on y fait à main libre des coupes longitudinales ; la coupe doit être suffisamment mince et montrer l'axe floral ; on doit y apercevoir aussi le bouton terminal et, au-dessous, les feuilles futures. Dans les feuilles situées plus bas (ou bractées), on reconnaîtra la première ébauche des fleurs axillaires, formant un corpuscule cellulaire rond semblable au jeune bourgeon à feuilles ; ce corps cellulaire est l'axe de la fleur. A l'aisselle des feuilles placées au-dessous, on verra déjà apparaître, tout autour de ce corps cellulaire, les sépales sous forme de mamelons arrondis ; la coupe ayant partagé en deux ces ébauches de fleurs, on verra alors la pointe de l'axe former un mamelon arrondi entre les rudiments du calice. Encore plus bas, sur la même coupe, on reconnaîtra l'apparition du second verticille floral, puis du troisième, etc., etc.

Quand on s'est orienté par des coupes longitudinales à travers l'axe floral, sur le rapport des différents verticilles avec le cône de végétation, ou pointe de l'axe, on fait alors des coupes transversales minces à différentes hauteurs. Comme la jeune fleur fait avec l'axe principal (rapport commun des fleurs) un angle plus ou moins aigu, Schacht recommande de faire des coupes un peu obliques par rapport à cet axe. On fera un grand nombre de coupes, et pour chaque degré de développement des fleurs, on choisira celles qui paraissent faites dans des directions convenables.

Pour avoir une succession continue des différents états de développement, il est bon de dessiner toutes les coupes transversales et longitudinales que l'on obtient. Il est alors facile de constater les rapports qui existent entre les coupes transversales et longitudinales correspondant au même degré de développement.

Il est utile de se servir de la loupe pour dégager les coupes longitudinales de toutes les parties inutiles ou nuisibles.

Pour l'étude organogénique d'une fleur, on a, avant tout, à observer dans une coupe transversal :

La succession des verticilles floraux et leur nombre ;

La position des différentes parties d'une verticille par rapport à celles du verticille précédent. Un verticille peut paraître manquer, mais il ne faut pas en conclure pour cela qu'il soit avorté ou atrophié ; le nombre des parties de chaque verticille, l'adhésion des parties, la structure des anthères, de l'ovaire, etc. (Schacht, p. 214 à 216.)

906. Pour étudier l'ovaire, il est nécessaire de faire des coupes transversales, minces, à différentes hauteurs, en suivant les procédés indiqués plus haut (pages 830). En l'examinant avec l'aiguille sous le microscope simple, on verra s'il est pluriloculaire ou non. D'après

Schacht, beaucoup d'ovaires qui sont donnés dans les livres comme pluriloculaires, avec un placenta central, paraissent uniloculaires, au moins à la partie supérieure, avec plusieurs placentas pariétaux s'avançant jusqu'au milieu de la cavité de l'ovaire, dans la partie inférieure ils paraissent réellement pluriloculaires ; on peut citer les Onagrariées, les Pyrolacées, les Monotropées, etc. Les Cucurbitacées ont un ovaire pluriloculaire dans toute sa longueur avec placentas pariétaux. Dans les Onagrariées, on trouve quatre placentas pariétaux qui s'avancent en forme de cannelure, vers le centre de l'ovaire et se terminent en s'élargissant de chaque côté ; ils portent de chaque côté une rangée d'ovules et sont adossés l'un contre l'autre. Entre ces quatre placentas qui se touchent, il reste une cavité libre qui est, en quelque sorte, la continuation du canal du style ; au contraire, dans la partie inférieure de l'ovaire, les placentas sont réunis en une seule masse. Comme exemple de placentas pariétaux peu développés, avec un ovaire uniloculaire, on cite le genre *Viola* ; dans les orchidées, on trouve des placentas bifurqués envoyant de chaque côté des prolongements longitudinaux souvent très-développés, qui portent un grand nombre d'ovules.

Dans une coupe transversale d'un ovaire, il faut encore observer si les ovules ne forment qu'une seule rangée de chaque côté du placenta, comme dans les Onagrariées, ou s'ils en forment plusieurs comme dans les Éricacées. La distribution des faisceaux vasculaires dans l'ovaire, et le placenta mérite aussi d'être étudiée.

Quant au sac embryonnaire, on doit surtout observer sa position dans la nucelle. Dans les Orchidées et les Personnées, la nucelle est de bonne heure repoussée par lui. Dans les Rhinanthacées, les Orobanchées, les Acanthacées et dans les Labiées, le sac embryonnaire forme souvent, après la fécondation, des excroissances qui résorbant le parenchyme du tégument, le traversent et s'avancent librement dans la cavité de l'ovaire ; ce fait ne peut être constaté qu'en faisant des coupes longitudinales très-minces par le milieu de l'ovule. (Schacht, p. 209.) Nous reviendrons du reste plus loin sur son étude après la fécondation (p. 879).

907. *Des grains de pollen et du boyau pollinique et de la fécondation*. Les *utricules mères polliniques* (qui sont des *ovules mâles*, ainsi que je l'ai montré ailleurs), et par segmentation du contenu desquelles se forment les grains de pollen, naissent au nombre de deux à six, ou quelquefois plus, au centre de chaque moitié de l'anthère. Elles sont généralement regardées comme n'étant autre chose que

des cellules quelconques du tissu cellulaire de l'anthère, qui se sont métamorphosées en cellules spéciales ; pourtant on peut constater, comme pour le sac embryonnaire, que, dès leur apparition, ces cellules, quoique se comprimant par leurs faces contiguës, diffèrent par la coloration et l'aspect muqueux de leur contenu des autres éléments de l'anthère.

Pour examiner les grains de pollen, on peut les faire tomber dans l'eau, dans la glycérine, étendue d'eau ou d'alcool, dans les essences, dans l'acide sulfurique concentré ou non. On étudiera les réactions cellulosiques et autres de leurs deux enveloppes. Pour cela il sera bon de faire des coupes de grains polliniques, comme il a été indiqué plus haut (p. 831).

Le tube pollinique peut se former avec une rapidité plus ou moins grande, suivant les plantes que l'on considère ; souvent, au bout de quelques heures seulement, l'intine s'échappe par les pores de l'exine ou déchire la peau, si celle-ci est close. Dans les conifères le tube ne prend pas sa source dans l'intine elle-même, mais dans une cellule à laquelle elle donne naissance : le *Pinus*, le *Picea* et l'*Abies* montrent nettement un petit corps formé de plusieurs cellules, qui est lié à l'intine, et dont la cellule terminale se développe pour constituer le tube pollinique. Au moyen de l'acide azotique on peut séparer l'intine de l'exine, et l'on voit alors très-nettement son petit corps cellulaire. Dans les Cupressinées et les Taxinées, au contraire, le contenu de l'intine se divise en deux cellules inégales dont la plus grosse se transforme en tubes polliniques (fig. 272). On trouve des tubes polliniques ramifiés dans le *Fagus sylvatica*, l'*Araucaria brasiliensis* et le *Thuya*, et quelquefois aussi, mais plus rarement, dans le *Viola tricolor*, le *Crocus*, etc.

On peut conserver dans la dissolution de chlorure de calcium les coupes transversales faites dans les grains de pollen. Cependant la production cellulaire de l'intine des conifères ne semble pas se conserver, soit avec la dissolution de chlorure de calcium, soit avec l'huile d'amande douce. (Schacht, p. 205.)

Le moyen le plus facile d'obtenir des boyaux polliniques est de prendre les grains des pollens qui adhèrent aux stigmates de presque toutes les plantes épanouies. On trouve aussi des grains polliniques émettant spontanément leurs tubes suivant le professeur van Heurck, en préparant au chlorure de calcium les poils de la fleur du *Nicandra physaloides* épanouie depuis un ou deux jours et surtout quand le temps est humide. On voit aussi

un grand nombre de ces grains parmi ces poils. Il est beaucoup
d'autres plantes sur lesquelles on peut saisir aussi des grains de
pollen envoyant leur tube pollinique (fig. 272) dans le tissu *conducteur au travers du stigmate*, lorsque celui-ci se trouve couvert

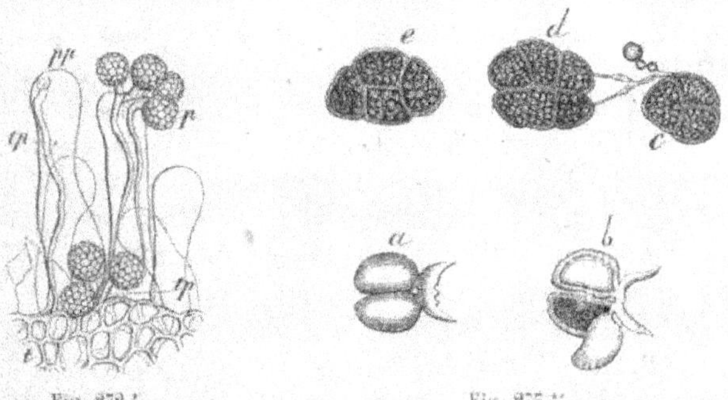

Fig. 272 *.                                     Fig. 273 **.

de pollen, quand on fait des coupes longitudinales minces portant à
la fois sur lui et sur le style.

Pour les masses polliniques des orchidées (ou *pollinies*), il faut
les chercher sur le gynostème au-dessus du stigmate, où enfermées chacune dans la logette (fig. 273 *a*), on les voit quand celle-ci
est ouverte (*b*). On peut alors examiner les groupes de grains de
pollen (*d*, *e*) retenus par des filaments muqueux (*c*).

908. Quand on est parvenu à se familiariser par l'organogénie avec
la structure de l'ovaire, du style et du stigmate des plantes et aussi
avec le développement de leurs ovules, on peut étudier à fond, dans
quelques-unes, le canal du style, sur des fleurs non saupoudrées
par le pollen, puis sur des fleurs saupoudrées. Pour connaître le
chemin suivi par les tubes polliniques, ainsi que les changements
qu'ils déterminent dans le canal du style, on doit étudier avec
soin l'état de l'ovule et du sac embryonnaire au temps de la floraison, avant qu'un tube pollinique ne soit parvenu jusqu'à ce dernier ; c'est surtout sur le contenu du sac embryonnaire qu'il faut
porter son attention, car c'est de cette manière seulement qu'il est

* Coupe longitudinale d'un fragment de stigmate du *Matthiola annua*. Su, montrant quelques grains de pollen, *p*, qui ont émis leur tube ou boyau *tp* ; plusieurs de
ces tubes sont entrés dans la cavité des papilles stigmatiques *pp*; *t*, tissu propre du
stigmate. (Tulasne.)

** Masses polliniques du *Mamillaria petiolaris*. *a* Logettes fermées. *b*. Logettes dont
l'une a son opercule renversé. *c*, *d*, *e*. Masses polliniques isolées ou réunies par des
filaments mucilagineux, *c*, *d*.

possible de se faire une idée exacte des changements déterminés plus tard par le tube pollinique.

Pour suivre la course du tube pollinique depuis le stigmate jusqu'à l'ovaire, le meilleur moyen consiste à saupoudrer soi-même les fleurs. On étudie alors chaque jour une ou plusieurs d'entre elles en faisant des coupes longitudinales minces par le milieu de l'ovaire et du style, et l'on se rend compte ainsi du temps que met le pollen pour se développer en tube et parvenir jusque dans la cavité de l'ovaire. Le *Limodorum abortivum* est la plante la plus convenable pour suivre le développement et la marche du tube pollinique. On peut se convaincre facilement que ces tubes n'ont pas une structure uniforme, et qu'elle change de l'un à l'autre, suivant la manière dont la nourriture leur arrive.

Les grains de pollen de *Limodorum* et de *Strelitzia* développent déjà leur tube dans la loge de l'anthère. Chez les conifères la même chose arrive quelquefois dans le *Cupressus*. Le stigmate de l'*Hoya carnosa* convient très-bien pour observer l'émission du tube ; avec l'eau sucrée ce phénomène se réalise beaucoup plus difficilement. (Schacht, p. 203.)

Lorsqu'on a préparé de bonnes coupes longitudinales, il est souvent utile d'écarter un peu avec l'aiguille, en s'aidant de la loupe, les parois du canal du style ; il existe souvent, en effet, des faisceaux de tubes polliniques mélangés avec les cellules du tissu conducteur, et l'on pourra ainsi les suivre, à la loupe, jusque dans la cavité de l'ovaire. Dans les plantes à style long, mince, se fanant promptement, rarement on réussit à suivre, sans interruption, la marche du tube pollinique ; cela est, au contraire, très-facile avec les plantes qui présentent un style court et charnu, comme les Orchidées et les *Viola tricolor*. Quand on examine, par ce procédé, le style d'une fleur d'*Epipactis*, huit jours après l'avoir saupoudrée, on est surpris du nombre prodigieux de tubes polliniques produits ; on peut suivre facilement les faisceaux qu'ils forment, jusque dans les ovules. Pour le *Viola*, en prenant des fleurs flétries, on y trouve souvent des tubes polliniques ramifiés ; le même fait se présente quelquefois dans le *Fagus sylvatica* et l'*Œnothera muricata*. (Schacht, p. 225.)

Beaucoup d'ovules sont assez gros, à l'époque de la floraison, pour qu'on puisse les placer sur le doigt, et y faire des coupes transversales ; mais on devra prendre soin de faire cette coupe dans une direction convenable. On enlève d'abord rapidement un des côtés de l'ovule avec un rasoir extrêmement tranchant ; puis on le retourne avec un pinceau fin, et l'on répète la même opération de l'autre côté : de tout l'ovule il ne reste ainsi que la lamelle centrale qui n'a pas été attaquée. Pour empêcher que la préparation se dessèche pendant que l'on opère, il faut avoir soin de maintenir toujours le doigt humide. On porte aussitôt la préparation, sans couvre-objet, sous le microscope, et l'on reconnaît s'il est utile de la tailler encore ; on arrive quelquefois, en voulant améliorer successivement la préparation à la détruire complétement, mais souvent aussi, surtout si l'on s'aide de l'aiguille et de la loupe, on réussit à avoir une coupe utile permettant de faire des observations nettes. On devra essayer d'isoler complétement le sac embryonnaire des fleurs non saupoudrées, lorsque cela est possible. Il semble alors constitué par une cellule simple. Dans la plupart des cas il est si délicat, qu'en cherchant à l'isoler on le détruit, ou au moins les cellules qui y sont renfermées ; il vaut mieux alors se contenter de coupes longitudinales, aussi minces que possible, et étudier à fond le contenu du sac embryonnaire, voir s'il existe des cellules à son intérieur, et dans ce cas, examiner quelle est leur position. Lorsqu'on ne peut isoler le sac embryonnaire, ou lorsqu'il n'est pas possible d'étudier l'ovule en le coupant avec le rasoir, on pourra recourir à l'action de la potasse qui permet de reconnaître la disposition et la structure des enveloppes de la nucelle et de distinguer le contour du sac embryonnaire.

On ne doit pas, dans ces recherches, se contenter d'une seule préparation, quelque bien réussie qu'elle soit, il est indispensable d'en faire plusieurs, aussi complètes que possible, et de les comparer les unes aux autres. Dans le *Gladiolus*, le *Crocus*, le *Phormium*, le *Zea*, le *Cheiranthus*, l'*Euphrasia*, etc., la membrane du sac embryonnaire, avant la fécondation, est déjà assez solide pour qu'on puisse l'isoler, au moins à sa pointe.

Les vésicules embryonnaires se trouvent à la pointe du sac embryonnaire, au-dessous du micropyle, tandis qu'à l'autre extrémité apparaissent une ou plusieurs cellules, les *antipodes* des vésicules embryonnaires. Sur une préparation habilement faite, on reconnaît que ces dernières cellules sont pourvues d'une membrane solide de cellulose, tandis que le globule de protoplasma des vésicules embryonnaires (*globule de fécondation*), qui n'est entouré que par la couche externe du plasma, s'écoule très-facilement dans l'eau du porte-objet. Dans les fleurs qui n'ont pas été saupoudrées, bien que le temps normal de la fécondation soit passé, le globule de protoplasma se coagule et se laisse séparer, même dans l'eau ; avec le sac embryonnaire on arrive au même résultat en plongeant des fleurs fraîches dans l'alcool pendant 24 heures (*Crocus*, *Gladiolus*). Par ces deux procédés, on reconnaît qu'il existe au-dessus du globe de protoplasma une masse brillante, striée, qui se colore en bleu avec la dissolution iodée de chlorure de zinc, et est, par suite, formée par de la cellulose ; et comme, ordinairement, deux vésicules embryonnaires apparaissent l'une à côté de l'autre, il existe aussi deux pareilles masses distinctes l'une de l'autre, et placées chacune au-dessus de son protoplasma. Dans le *Gladiolus* et le *Crocus*, la structure striée de cette masse de cellulose que Schacht a appelée *appareil filamentaire*, est très-nette ; elle semble se composer, après la dissolution du globule de protoplasma, d'une touffe de fils fins ; on reconnaît facilement que ces fils appartiennent au globule de protoplasma, et forment, conjointement avec lui, la vésicule embryonnaire. Dans le *Phormium tenax*, le rapport de ces filaments avec le globule de protoplasma est encore plus évident. (Schacht.)

Pour voir les vésicules embryonnaires intactes, il faut chercher à obtenir des coupes longitudinales, par le milieu d'ovules non fécondés, le plus rapidement possible, afin qu'elles n'éprouvent aucun trouble. Dans les premières secondes de l'observation, sur une coupe fraîche, le protoplasma se présente sous la forme d'une cellule globuleuse, avec un nucléus central qui est lui-même quelquefois recouvert par un protoplasma granuleux ; mais au bout de quelques instants, il s'écoule sous les yeux de l'observateur, sans laisser l'apparence d'aucune membrane déchirée (de 1/2 à 5 minutes). Le plus souvent, la seule partie qu'il soit possible de voir nettement est la partie inférieure du globule de protoplasma, qui se dresse librement dans la cavité du sac embryonnaire et recouverte par l'appareil filamentaire (*Fadenapparat*) qui en dépend. Il semble généralement qu'il n'existe aucune séparation entre cet appareil et le globule de protoplasma. (V. Schacht, p. 227.)

Lorsqu'on a étudié avec soin le sac embryonnaire avant la fécondation, et les vésicules embryonnaires qui y sont contenues, vésicules qui, généralement au nombre de deux, sont pressées l'une contre l'autre et situées à la même hauteur, quand la pointe du sac embryonnaire n'est pas trop étroite (*Gladiolus*, *Crocus*, *Yucca*, *Zea*, *Watsonia*, *Torenia*) ; lorsqu'on a de plus étudié par des réactifs le contenu granuleux, et observé les vésicules antipodes au point de

vue de leur nombre, de leur disposition, et de leur réaction, alors on
peut s'occuper de l'étude des ovaires fécondés et appliquer encore
ici la même méthode.

909. En transportant du pollen, au moyen d'un pinceau sec, sur
le stigmate, on peut reconnaître quel est le temps qu'il faut au tube
pollinique pour pénétrer à travers le canal du style jusqu'au micropyle de l'ovule, temps qui varie suivant la nature des plantes, et
qui est complétement indépendant de la longueur du chemin à parcourir. Si on saupoudre à la même époque plusieurs fleurs, et
qu'on ait soin de les marquer avec un petit ruban, on peut suivre,
sans se tromper, le développement du tube jusqu'au moment de son
entrée dans le micropyle et même de la fructification.

Les fleurs d'orchidées permettent d'observer très-aisément, sans
aucune préparation, l'entrée du tube pollinique dans l'ovule ; si l'on
n'a pas saupoudré soi-même les fleurs, on peut d'ailleurs reconnaître l'état de fécondation au développement de l'ovaire. Si la fécondation a eu lieu, il existe un ou plusieurs tubes polliniques dans
le micropyle de chaque ovule, et l'on peut alors enlever ces derniers avec l'aiguille, après avoir fendu l'ovaire. Dans le *Veronica
serpyllifolia* et dans le *Torenia asiatica*, l'observation est tellement
facile qu'elle n'exige aucune préparation ultérieure. Avec les ovules
plus gros, pour lesquels il est nécessaire de faire une coupe transversale, il est plus rare de trouver l'entrée du tube pollinique,
parce que le rasoir le traverse très-facilement. Quand on fait, au
contraire, comme il a été recommandé plus haut, de minces coupes
longitudinales à travers l'ovule, jusqu'à rencontrer le globule de
protoplasma des deux vésicules embryonnaires, qui s'est entouré
d'une membrane solide résistant à l'action de l'eau ; alors, en enlevant avec soin les enveloppes avec l'aiguille, et à l'aide d'une loupe
on ne manque jamais d'apercevoir le tube pollinique dans le micropyle ; et, en isolant plus complétement encore le sac embryonnaire, on constate que ce tube pollinique est en liaison étroite avec
l'*appareil filamentaire* ou *filigère*. Cette liaison est si intime que, le
plus souvent, il n'est pas possible de séparer les deux parties sans
les briser. On constate que la paroi du tube pollinique est ramollie
et gonflée, soit sur une grande longueur, soit seulement au point
de contact avec l'appareil filigère (*Gladiolus*, *Crocus*), et que son
contenu granuleux est plus ou moins détruit.

Les globules de protoplasma, au-dessous de l'appareil filigère
des deux vésicules embryonnaires, sont alors pourvus d'une mem-

brane, très-mince d'abord, qui va en grossissant peu à peu, et les sépare de cet appareil. On reconnaît facilement la présence de cette membrane autour du globule de protoplasma, en faisant contracter dans l'eau le contenu de la cellule ; on constate ainsi qu'il existe, le plus souvent, des différences remarquables dans l'épaisseur des membranes correspondant aux deux globules de protoplasma. Bientôt, l'un des deux globules s'allonge et descend dans les vésicules embryonnaires, probablement par suite d'un ramollissement successif de l'appareil filigère ou filamentaire ; son contenu se divise en même temps suivant une direction transversale, de manière à constituer deux jeunes cellules ; la cellule supérieure servira de support à l'embryon, et l'inférieure, au contraire, constituera une nouvelle cellule mère (Schacht, p. 251), qui est la cellule mère de l'embryon (*vésicule préembryonnaire*, *embryonnaire* ou *germinative* de quelques auteurs).

Peu à peu, le contenu du long tube qui forme la *vésicule préembryonnaire* présente des formations de noyau, et peu après il se divise, à un instant donné, en fractions plus ou moins étendues, entre lesquelles s'interposent des cloisons transversales. Dans quelques espèces, cette division a lieu avant l'apparition du noyau. Les cellules ainsi formées constituent le *filet suspenseur*. Elles se partagent elles-mêmes de la façon indiquée ci-dessus, il en résulte une série linéaire et simple d'utricules cylindriques (fig. 274).

La formation de l'embryon directement aux dépens d'une des cellules du préembryon, se fait de la manière suivante : avant que la formation des cellules du *suspenseur* dont nous venons de parler ait pris fin, l'utricule terminal, devenu sphéroïdal (représentant ce que quelques auteurs ont plus spécialement appelé la *vésicule embryonnaire* ou *germinative*), produit les cellules qui com-

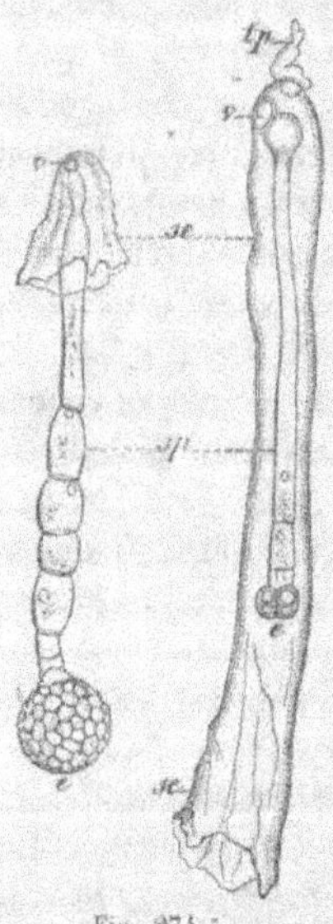

Fig. 274.*



* Développement de l'embryon. — A. Premier état observé dans le *Pastel* (*Isatis tinctoria* L.) : *e*, embryon ; *sp*, suspenseur ; *v*, point où celui-ci s'attache à la paroi du sac embryonnaire *se*; *tp*, extrémité du tube pollinique qui a opéré la fécondation. — B. État plus avancé, représenté d'après le *Mathiola tricuspidata* R. Br.; mêmes lettres (Tulasne). (A, 150/1 ; B, 180/1).

mencent l'embryon. Leur apparition est généralement signalée par celle d'une cloison longitudinale; c'est-à-dire ayant la même direction que le tube suspenseur lui-même, qui est, au contraire, cloisonné transversalement. Du fractionnement ultérieur des deux premières cellules ainsi formées résulte une masse cellulaire globulaire, assez longtemps sphérique (fig. 274, *e*) avant de présenter la dépression, trace des cotylédons.

La jeune plante, qui est soutenue par un suspenseur en forme de tube plus ou moins long, la mettant en rapport avec la membrane du sac embryonnaire, ressemble d'abord à une sphère formée de petites cellules; à l'extrémité libre de cette sphère apparaissent bientôt les premières feuilles (cotylédons), formant des éminences en forme de mamelons, tandis que l'extrémité se détache, et, chez les dicotylédones, se recouvre d'une coiffe; de plus, un anneau de cambium apparaît dans l'axe de l'embryon, entre la moelle et l'écorce. L'embryon globuleux des orobanches, orchidées, *Monotropa*, *Hydnora* et autres, montre, pour ainsi dire, une persistance dans un état de développement peu avancé.

L'extrémité radiculaire de l'embryon est toujours dirigée vers le mycropile; dans le *Citrus* et les autres graines qui ont plusieurs embryons, cette extrémité est constamment encore tournée vers la périphérie. Aussi peut-on sûrement, d'après la forme de l'ovule à l'époque de la floraison, juger quelle est la position de l'embryon dans la graine mûre. (Schacht, p. 215.)

Lors de l'apparition des cotylédons, ils forment de petites éminences sur le corps qui était primitivement globuleux. Il faut ensuite suivre le développement de ces cotylédons et de la pointe de la tige (*plumule*), puis la naissance de l'anneau de cambium dans l'axe de l'embryon, et la formation de la coiffe de la racine, à l'extrémité de la radicule. On étudiera encore la position relative de l'embryon dans la graine même, la disposition de l'albumen, et les changements produits dans les téguments, par suite de la résorption ou de l'épaississement des cellules, etc. On verra se reproduire, pour les enveloppes des graines de Conifères et de Cycadées, les mêmes faits que dans les autres phanérogames. Ainsi, le *Salisburia* et le *Cycas* présentent des fruits pierreux; le fruit du *Taxus* est muni d'un tégument mou (*Arille*); la graine du *Podocarpus* offre un support charnu, et le fruit du *Pinus* est recouvert d'une enveloppe complétement lignifiée. Dans l'albumen, on déterminera par les réactifs connus la nature des parois des cellules et de leur contenu (Schacht, p. 241); on les traitera successivement par la potasse caustique et par le chlorure de zinc iodé dans plusieurs sortes de plantes comparativement.

Quand la fécondation est accomplie, et que la cellule mère de l'embryon (vésicule embryonnaire) s'est ainsi segmentée, il se développe, en effet, dans le sac embryonnaire de la plupart des plantes des cellules constituant l'*albumen* ou *endosperme*. Par la multiplication des premières cellules de cet albumen, il se produit ainsi un tissu serré qui enveloppe la jeune plante. Dans le *Canna* et le *Tropæolum*, il ne se forme pas d'albumen, et dans le *Cheiranthus*, il ne se développe qu'une seule couche de cellules sur le pourtour interne du sac embryonnaire. Dans les Personées, les Labiées et beaucoup d'autres plantes, la partie supérieure et la partie inférieure du sac embryonnaire ne présentent pas d'endosperme; il existe donc là deux cavités, mais la cavité inférieure n'apparait qu'après la destruction des antipodes.

Tandis que l'embryon cotylédoné se développe, le tissu cellulaire croît ainsi dans l'intérieur du sac embryonnaire; mais, plus tard, ce tissu qui sert à la nourriture de la plante peut disparaître en totalité ou en partie seulement. Aussi distingue-t-on les graines mûres en périspermées et apérispermées.

C'est en suivant les phases du développement des cellules de l'al-

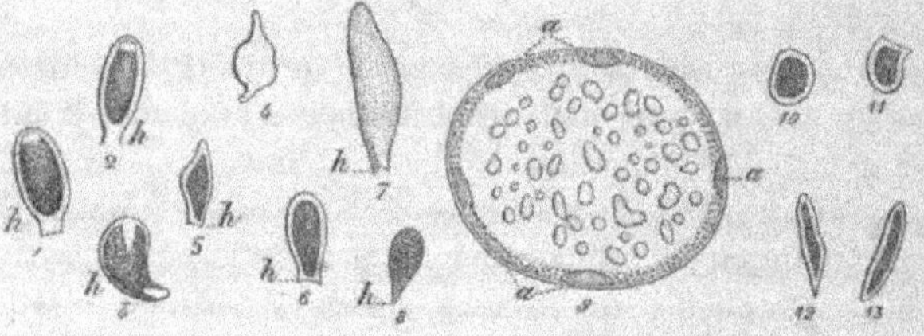

Fig. 275 *.

bumen et des cotylédons que l'on devra porter son attention sur le mode de production des gouttes huileuses, de l'aleurone, des grains de fécule, etc. (fig. 275).

* 1 à 8. Jeunes vésicules amylacées du *Phaseolus vulgaris.* — 9. Une cellule de l'embryon du *Vicia pisiformis.* — 10 à 13. Jeunes vésicules amylacées du *Vicia pisiformis.* Dans la figure 9, *a* désigne de jeunes grains d'amidon, de coloration verte non encore détachés de la face interne de la cellule dans laquelle ils naissent. Les autres figures représentent des formes diverses de jeunes grains devenus libres, entourés d'une pellicule incolore qui ne se teinte pas en bleu par l'iode. (Trécul, *Annales des sciences naturelles*, 1858.)

Dans les Conifères, la fécondation se distingue de ce que l'on voit dans les autres pharénogames : 1° par la formation du tube pollinique aux dépens d'une production cellulaire du grain de pollen ; 2° par la génération de l'endosperme longtemps avant la fructification. Dans les Conifères et les Cycadées, qui, les unes comme les autres, sont dépourvues d'ovaires, la participation du grain de pollen et du sac embryonnaire est *indirecte* d'une double manière, tandis qu'elle est *directe* dans toutes les autres phanérogames. (Schacht, p. 254.)


## CHAPITRE IV

**De l'emploi du microscope dans l'étude de la génération et du développement des cellules végétales.**


910. Dans ces conditions, on voit apparaître un liquide incolore mucilagineux, comme une solution de gomme arabique, qui devient plus dense à certaines places que dans les autres, et là on aperçoit de petits points ou taches plus transparentes. Ce sont autant de très-petites cavités qui s'agrandissent peu à peu et semblent refouler, amincir la substance gélatineuse qui les entoure encore et parait leur servir de paroi. (Mirbel, *Archives du Muséum d'hist. nat.* Paris. 1859. in-4°.) Dès leur apparition, ces cavités ont chacune leur paroi distincte formée de cellules (Unger, 1814), tapissée par un utricule primordial dans lequel le noyau apparait de très-bonne heure et que l'iode fait voir avant que son opacité permette de l'apercevoir à l'œil nu. (H. Mohl.) Des coupes pratiquées successivement sur des parties de plus en plus âgées, montrent que cette paroi des cellules est d'abord molle et assez épaisse, et la ligne de contact de celles qui se pressent l'une contre l'autre n'est pas visible, quoiqu'on puisse les isoler et montrer que leurs enveloppes sont distinctes les unes des autres, dès leur origine. Ces parois deviennent plus minces, plus fermes, mieux limitées, à mesure que la cellule grandit ; en même temps chaque cellule, de sphérique qu'elle était, devient polyédrique par suite de la compression qu'elles se font éprouver mutuellement. Plus tard apparaissent des granulations dans leur contenu qui d'abord est très-transparent e homogène.

C'est de la sorte que se produisent au contact du système fibro-vasculaire, les bourgeons, les racines adventices ou autres, ainsi que nous l'avons vu (pages 868 à 869).

La genèse des cellules dans les plantes en voie de croissance a lieu d'une manière analogue à la précédente dans les circonstances que voici : « Au milieu d'une substance mucilagineuse, dit M. Trécul, que l'on a appelée *Cambium*, ou entre les cellules préexistantes dans le liquide mucilagineux qui les sépare quelquefois et qui a été nommé, pour cette raison, *matière intercellulaire*, se développent dans certains cas des utricules tout à fait indépendantes les unes des autres, ou de celles qui les environnent. » (Trécul, *Origine et développement des fibres ligneuses. Annales des sc. nat.* Paris, 1855, in-8, t. XIX, p. 68.)

811. La *genèse* ou *formation libre des cellules* est facile à suivre, ainsi que le montre Schacht dans le développement des premières cellules qui doivent constituer l'albumen dans le sac embryonnaire des ovules fécondés ; par exemple chez les Onagrariées, Borraginées, Liliacées, ou encore dans les Conifères dans la première année de fructification, longtemps avant la fécondation. On doit pour cela isoler le sac embryonnaire, ce qui se fait facilement, sous le microscope simple, à l'aide de l'aiguille, quand toutefois on s'est procuré, au moyen de deux coupes, une lamelle longitudinale de l'ovule suffisamment épaisse. Une coupe longitudinale, modérément épaisse, à travers le sac embryonnaire, conduit même parfaitement au but quand la paroi protoplasmique de ce sac est formée par un liquide sirupeux. Dans cette paroi protoplasmique qui coule souvent au dehors, avec le jus des cellules, par la blessure faite au sac embryonnaire, on remarque alors des noyaux libres et des corpuscules brillants ressemblant aux corpuscules des noyaux cellulaires. On voit en outre des noyaux complétement entourés de protoplasma, et d'autres, qui sont logés ensemble dans un utricule transparent montrant seulement sur ses bords du protoplasma granuleux. Par l'emploi de l'eau sucrée, dans quelques cas, le contour de cet utricule plein de suc cellulaire se resserre tout ensemble ; dans d'autres cas, au contraire, la membrane formant ce contour reste en place, le contenu granuleux seul se retire. Dans d'autres cas encore, la membrane est si mince, qu'elle se résout elle-même en quelques instants dans l'eau du porte-objet ; alors il est très-bon de se servir comme véhicule du suc cellulaire du sac embryonnaire même. Cette méthode sera praticable avec les gros ovules de quelques Liliacées (*Fritillaires, Ornithogales, Lis*) parce que l'eau ou tout

autre liquide altérerait des productions si délicates. Cela explique pourquoi la formation libre (genèse) des cellules a été moins sûrement et moins complètement étudiée jusqu'ici que la division des cellules dans les Algues.

Dans la formation des cellules, le principal est d'observer les changements successifs de la paroi cellulaire aux dépens du protoplasma et les modifications chimiques qui s'y rattachent. Ainsi on trouve d'abord une membrane encore peu différente des dernières couches, soluble dans l'eau. Celle qui suit, possède une plus grande consistance et se comporte autrement vis-à-vis des réactifs chimiques, et ainsi de suite. Soluble au début dans l'acide acétique, plus tard elle ne l'est plus. D'abord elle ne se colorait pas en bleu par la dissolution iodée du chlorure de zinc, plus tard elle ne prend plus que cette couleur ; elle passe par le rouge et le violet au bleu de la cellulose. (Schacht, p. 106.)

La genèse de cellules dans d'autres cellules peut encore avoir lieu dans les conditions suivantes, observables sur des coupes de différentes parties des plantes en voie de croissance. Quand le nucléus sert à la multiplication des cellules, *c'est sa membrane vésiculaire propre qui devient la membrane cellulaire*, en sorte que le nucléus vésiculaire n'est point un centre d'attraction pour le plasma. Ainsi dans l'albumen du *Sparganium ramosum* en voie de développement, on observe toutes les phases de l'évolution des nucléus, depuis l'état de nucléole homogène jusqu'à celui de cellules parfaites. Il existe entre les cellules internes de cet albumen, un liquide tenant des granules en suspension, et parmi ces granules de très-petites cellules munies d'un nucléus, qui a lui-même un nucléole. Ces cellules sont d'abord si petites qu'elles ressemblent aux nucléus des cellules plus grandes. Parmi ces jeunes cellules, on en voit qui montrent dans leur intérieur deux, trois, quatre petites cellules d'inégale grandeur (les plus petites ressemblant aux nucléus des plus âgées). M. Trécul a compté, dans le même utricule, jusqu'à cinq générations, et il a trouvé des cellules mères en voie de résorption et n'entourant plus qu'en partie leur postérité nucléaire ou les jeunes cellules.

Il est une autre sorte de vésicules qui jouent un rôle non moins important que le nucléus dans l'organisation végétale. M. Trécul les appelle *vésicules fausses vacuoles*, parce que longtemps elles furent confondues par la plupart des anatomistes avec les vacuoles qui se forment souvent dans le contenu des cellules. Leur existence n'est ordinairement que temporaire, mais fréquemment aussi partie seulement de vésicules sont résorbées; celles qui restent concourent à la génération utriculaire, et seules ou presque seules l'accomplissent dans certains cas. M. Trécul dit presque seules, parce que souvent le même tissu cellulaire est engendré à la fois par deux modes différents de génération des utricules, ce qui était tout à fait inconnu avant ses observations. Ce mode de production des cellules par les *vésicules fausses vacuoles* s'unit, en effet, dans divers albumens et dans certains embryons, à celui qui a lieu par les vésicules nucléaires, et de plus ce dernier mode se combine quelquefois dans les mêmes cellules à celui qui résulte de la *division* ou *segmentation* des cellules.

A côté de la génération des cellules par les vésicules fausses vacuoles se place un autre mode, qui est dû à la production de vacuoles véritables. Le voici. Pendant l'extension des jeunes cellules, le contenu demi-liquide (dit protoplasma) qui les remplit, ne pouvant suivre cette extension, reste en partie adhérent au pourtour de la cellule, et se retire sur un ou plusieurs points de celle-ci. Il en résulte souvent deux ou plusieurs vacuoles qui s'étendent à mesure que la cellule grandit; elles sont séparées par des amas ou des cloisons de protoplasma plus ou moins épaisses, qui produisent les membranes qui doivent diviser la cellule primitive. Si la couche de ce plasma partageant la cellule en deux parties est mince, une seule membrane transversale est formée. Cette membrane se dédouble plus tard. Si la couche transversale de protoplasma est très-épaisse, une membrane est produite à chaque face de cette couche protoplasmique. Ce qui de ce dernier liquide reste entre ces deux membranes de cellulose est peu à peu résorbé avec les parties correspondantes des membranes latérales de la cellule mère, laissant ainsi en liberté les nouvelles cellules. Ces faits sont observables dans le *Joliffia africana*, etc. (Voy. Trécul, *Sur les formations vésiculaires dans les cellules végétales*, in *Ann. des Sciences nat.* 1858.)

912. La *reproduction des cellules* une fois nées, amenant leur multiplication par scission ou segmentation, a lieu de la manière suivante. On voit peu à peu dans le contenu de telle ou telle cellule apparaître deux, ou rarement quatre noyaux, sous forme d'une petite masse granuleuse ou au contraire transparente, à contours généralement limités d'une manière nette, quoiqu'ils soient souvent très-pâles, ou quelquefois masqués par les granulations voisines. Un peu après l'apparition de chaque noyau, autour de chacun

d'eux s'amasse une portion du contenu granuleux. En même temps, un sillon plus transparent que le reste de la masse sépare chacune de ces accumulations granuleuses. La formation de cet intervalle plus clair ayant l'aspect d'un sillon résulte de ce que les granulations concentrées autour du noyau laissent entre chacun des amas qu'elles forment une portion du liquide qui les tient en suspension, presque dépourvue de particules solides.

C'est aussi par cette *segmentation* qu'on voit s'individualiser en cellules la vésicule préembryonnaire et le filet suspenseur des phanérogames, le contenu des sporanges des cryptogames, de leurs anthéridies, ainsi que des vésicules mères des grains de pollen. Au sillon apparu en même temps entre les deux ou quatre amas granuleux ci-dessus succède une mince cloison de cellulose qui se produit de toutes pièces; d'abord commune aux deux amas, elle est adhérente et confondue par sa circonférence avec la paroi de la cellule mère, dont l'utricule primitif azoté s'est résorbé à ce niveau en même temps que se formait le sillon, résorption qui peut simuler un étranglement de cet utricule. La mince cloison de cellulose dont nous avons parlé, qui remplace le sillon et s'interpose entre les deux portions d'utricules primordiaux nouvellement produits (*reproduction par scission ou cloisonnement*) à la surface des deux sphères granuleuses contiguës, est d'abord simple et commune aux deux nouvelles cellules; mais peu à peu la paroi de la cellule mère s'étrangle au niveau de la cloison nouvelle, de manière à amener ici une formation de méats intercellulaires. Souvent le phénomène se borne là, et la cloison reste commune aux deux cellules nouvelles. Alors elles ne peuvent être isolées de toutes parts, séparées l'une de l'autre; ou bien une ligne placée au milieu de la cloison indique sa division en deux feuillets; dans ce cas, on peut isoler tout à fait chaque cellule de ses voisines.

Des phénomènes entièrement semblables s'observent aussi sur la longueur ou à l'extrémité des cellules pileuses, etc., de beaucoup de plantes. Sur les phanérogames adultes ou non, les cellules ligneuses qui amènent la formation des couches, des faisceaux fibreux, etc., sont également engendrées par des cellules qui se divisent en plusieurs autres.

Les cellules corticales les plus internes s'étendent horizontalement et se divisent par des cloisons verticales, de manière à former des séries rayonnantes de cellules rectangulaires (*reproduction mérismatique ou scission par cloisonnement*). Ces dernières, d'abord intimement unies entre elles, s'isolent peu à peu, et s'allongent alors en pointe par leurs extrémités.

A l'aide du microscope on suit très-bien la division des cellules en deux autres dans les algues filiformes à longues cellules (Spirogyres, Cladophores et Conferves). On choisira surtout avec avantage, d'après Pringsheim [1], les rameaux les plus jeunes des Cladophores, parce que le phénomène s'y produit plus fréquemment et d'une manière plus régulière que dans les autres branches. Là, comme dans les Conferves, on ne voit pas de noyaux cellulaires; on cherchera donc, pour suivre la division, des cellules présentant dans le milieu de leur longueur un certain étranglement du contenu verdâtre. Quand on place au foyer du microscope la surface de telles cellules, on reconnaît, à l'endroit indiqué, une ligne transversale mince à double contour; elle manque au milieu de l'étranglement, c'est-à-dire qu'elle ne représente que le commencement de la paroi de séparation qui doit se former. Quand on prend soin d'entretenir l'eau sur le verre et qu'on attache soigneusement la préparation sur la table, on peut observer de quart d'heure en quart d'heure les progrès de l'étranglement; la paroi de séparation s'avance peu à peu jusqu'à séparer d'une manière complète le contenu de la cellule mère en deux moitiés. Pour faire une étude aussi complète que possible du phénomène, on commence par dessiner de temps en temps ce qu'on voit, avec la chambre claire ou non, en ayant soin de noter l'époque précise où l'observation est faite; on soumet ensuite une préparation dans chacun de ces états de division aux réactifs chimiques. On emploiera particulièrement pour cela les dissolutions étendues de sucre ou de sel de cuisine. Ces substances séparent de la paroi cellulaire la couche du protoplasma; alors la cloison de séparation, encore incomplète, sera libre et dressée comme une lame extrêmement délicate au centre de la cellule. Emploie-t-on, au contraire, de l'acide acétique, il se produit aussitôt une contraction de la couche extérieure en même temps qu'une dissolution de la jeune paroi.

Dans les Spirogyres on rencontre un phénomène non moins intéressant. Dans le milieu de chaque cellule se trouve un noyau entouré d'une zone de protoplasma contre laquelle il envoie un courant. Il se divise en deux moitiés qui s'éloignent lentement l'une de l'autre. Quand on trouve dans une cellule de Spirogyre un noyau

[1] Pringsheim, *Structure et formation des cellules végétales.* Berlin, 1854.

qui semble se dédoubler, on peut être sûr que la division de la cellule ne tardera pas à arriver.

Avec les jeunes feuilles de Mousses et d'Hépatiques, de même avec les calices des Jungermanes en voie de développement, qui se composent aussi d'une seule couche de cellules, on peut encore constater ce phénomène, mais il serait difficile de suivre avec le microscope les progrès de la division comme chez les Algues filiformes. Dans tous les points où il se forme de nouvelles cellules végétales, on rendra manifeste le procédé de division par des coupes longitudinales et transversales; mais ici encore l'observation complète ne résultera que d'un ensemble de coupes faites à différentes époques de la formation.

On observe la segmentation dans la formation du pollen et dans celle des spores de cryptogames supérieurs. Au premier cas répondent les Malvacées, Onagrariées, Liliacées, le Gui, et la plupart des plantes dont le pollen n'est pas trop petit, à condition de choisir des boutons très-jeunes. En faisant des sections transversales à travers tout le bouton, on obtient d'excellentes coupes à travers les anthères, qui montrent souvent déjà les cellules mères dans différents états de division; on doit du reste se servir, pour les isoler, de l'aiguille et du microscope simple. (Voy. Schacht, pages 103-104.)

# CHAPITRE V

**De l'emploi du microscope pour l'étude des mouvements du contenu des cellules végétales.**

913. Les procédés suivis dans l'étude des phénomènes de la gyration des liquides dans les cellules des *Chara* découverts par Corti, en 1774, sont toujours ceux que Le Baillif a fait connaître [1]. C'est, à peu de chose près, celui qu'ont suivi Amici, Dutrochet, Donné, Robert Brown, Schultz, etc.

[1] Peu après Corti, Fontana vérifia ses observations; elles furent répétées ensuite par Treviranus (1814 et 1817), Gozzi (1818) et Amici (1822). Agardh publia un travail étendu sur le même sujet, en 1825. (*Bulletin universel des sciences; par Férussac, Sciences naturelles.* Paris 1827, in-8°, t. XI, p. 233.) Voyez aussi Raspail. *Expériences chimiques et physiologiques sur les Chara* (ibid. 1827, in-8°, t. XII, p. 74) et surtout Lebaillif. *Observations sur la circulation des Chara* (ibid. 1827 t. XII p. 321).

On trouve les *Chara* dans les étangs et eaux limpides, et dans les portions tranquilles de l'eau de divers lacs. Les étangs de Villebon, de Meudon et de Ville-d'Avray, sont ceux des environs de Paris où vont en chercher les naturalistes.

Les espèces qu'on trouve ordinairement en France sont : 1° le *Chara fragilis* Desvaux (*Ch. vulgaris* L., *hirta* Meyen, *pulchella* Walh., etc.); 2° *Ch. aspera* Willd. (*Ch. hispida* Wahlenb.); 3° *Chara vulgaris* Wallroth (*Ch. fœtida* A. Braun, *decipiens* Desvaux); 4° *Chara hispida* L. (*Ch. tomentosa* Willd., *spinosa* Rupr.).

Pour emporter la plante recueillie, on la met dans un vase plein d'eau. On choisit ensuite les tiges les plus fortes, qu'on met à l'aise dans une grande terrine remplie de l'eau de l'étang où le *Chara* a été recueilli. Il faut éviter de ployer les tiges, car les entre-nœuds froissés ne peuvent servir. On peut couper quelques entre-nœuds, et on les suspend par un fil dans l'eau, où ils continuent à végéter. Dans la saison chaude, ce végétal se décompose facilement ; au bout d'une quinzaine de jours, il passe du vert au jaune sale, et sa préparation devient quelquefois très-difficile.

Le *Chara* ne peut être soumis au microscope qu'après avoir subi certaines préparations. Il faut choisir un entre-nœud bien vert et ferme, et couper les verticilles en leur laissant environ 15 à 20 millimètres de longueur. On élague tous les petits jets et l'on place la tige principale dans une petite cuve de verre pleine d'eau, placée au foyer sous un grossissement de 50 à 150 diamètres.

On enlève par lanières, la pellicule superficielle incrustée avec la plus grande précaution, car la moindre blessure faite au tube intérieur arrêterait la circulation à l'instant même. Lorsqu'on est parvenu à décortiquer ce tube, il faut le racler légèrement en lui imprimant un mouvement de rotation sur lui-même. Cette opération est indispensable pour débarrasser le tube d'une couche de carbonate de chaux qui le recouvre ; on doit la pratiquer avec un canif à fil couché, qu'on dirige de gauche à droite, sans jamais racler en sens contraire.

Le *mérithalle* sera parfaitement dénudé quand on n'apercevra plus aucun corps étranger avec la loupe. Le microscope fait alors distinguer des lignes parallèles formées par des globules verts régulièrement espacés, ainsi qu'une ligne où ces globules manquent constamment, et que Le Baillif nommait la *voie lactée* et Agardh la *ligne ou raie indifférente*.

On peut conserver cette préparation sous l'eau, mais au bout de cinq à six jours la surface du tube se recouvrira de nouveau de cristaux de carbonate calcaire, qu'on pourra enlever encore, mais avec beaucoup plus de soin que la première fois. On place le mérithalle décortiqué dans une petite cuve ou auge à fond de verre pleine d'eau et recouverte d'une lame mince. Les variations de la température, la décortication déjà ancienne, et même des ligatures pratiquées sur le tube, n'ont aucune influence sur la circulation.

Si l'on examine l'un des courants, à droite ou à gauche de la ligne médiane, on verra qu'il suit toujours la même direction; mais si l'on place cette ligne de manière qu'elle occupe exactement le milieu du champ du microscope, on verra les molécules entraînées dans un double courant de droite à gauche et de gauche à droite. Au moyen d'une montre à secondes ou d'un pendule, on peut calculer le temps qu'un globule met à traverser le champ.

En prolongeant l'observation, il sera facile de s'assurer que les granules flottants peuvent passer d'un courant dans l'autre, et ce fait est important, car il prouve d'une manière évidente qu'il n'existe pas de diaphragme sur la ligne médiane. Si l'on trempe pendant un instant l'une des extrémités du tube dans de l'eau légèrement acidulée la gyration cesse au bout de quelques minutes.

La circulation ordinaire persiste pendant plusieurs jours et ne se ralentit pas pendant la nuit. Si l'on veut suivre la marche des granules, il faut, suivant la méthode de Corti, choisir un petit rejeton tenant encore à un des verticilles et dont la surface est peu chargée de carbonate calcaire, qui probablement ne s'amasse que sur la plante adulte. En observant ce petit rejeton vers son extrémité transparente, on reconnaîtra le mouvement gyratoire, et si l'on suit deux ou trois granules dans leur course, on les verra se contourner à l'extrémité du rejeton et revenir dans le sens opposé.

On rencontre quelquefois dans un mérithalle des sphères ou globes en assez grand nombre, qui se meuvent les uns par-dessus les autres, se dépriment, prennent une forme ovoïde, etc., selon la nature des pressions qu'ils éprouvent, et crèvent quelquefois en mêlant leur contenu au fluide circulatoire; plus tard, on voit de petits globes se reformer et voyager dans le liquide. Avec un bon éclairage, on distingue nettement l'épaisseur de la tunique de ces sphères, ainsi que les granules qu'elles renferment.

Ces derniers sont diaphanes, de formes très-variées, et sujets à des transpositions produites par la compression et le mouvement imprimé aux sphères.

Si l'on suspend un tube de *Chara* dans l'eau par une de ses extrémités, les sphères tombent à la partie inférieure, et elles suivent encore la même direction lorsqu'on retourne le tube. On peut examiner le phénomène avec une loupe ordinaire. Quand on veut observer isolément les sphères, il faut couper l'entre-nœud qui les contient et exprimer le fluide sur une lame de verre; alors les sphères se montrent comme autant de gouttes parfaitement distinctes.

Pour étudier la circulation sur de jeunes pousses de *Chara*, on en renferme une dans une cellule (p. 253) sur un porte-objet et remplie d'eau. La lamelle supérieure est percée sur le côté d'une petite ouverture. Le *Chara* continue à végéter jusqu'à ce qu'il remplisse toute la cavité. L'ouverture de la plaque supérieure permet de renouveler le liquide à mesure qu'il s'évapore. On pose sur ce petit trou un fragment de verre mince qui le ferme exactement et retarde l'évaporation. (Holland.)

914. D'après Schultz, on observe la circulation de la séve dans plusieurs végétaux, entre autres dans les stipules du *Ficus elastica*, en rendant ces stipules transparentes, en enlevant la couche superficielle qui laisse à nu une partie blanche, fibreuse, transparente, dans laquelle on voit alors la circulation de la séve. La feuille de la *Chélidoine* présente le même phénomène sans exiger autant de préparation ; il suffit de la placer sur le porte-objet et de l'observer au soleil, mais on ne réussit pas toujours.

Le Baillif observa également cette cyclose dans le figuier commun. Pour ces expériences, il faut toujours employer des végétaux non fanés. Schultz a donné à le Baillif une liste des plantes dans lesquelles il a observé le plus facilement la marche de la séve. Ce sont les : Chélidoine (foliole du calice), Salsifis (feuille), Pissenlit (feuille), Alisma plantago (plantain d'eau), Ficus elastica (stipules), Figuier ordinaire, Platane, Stipules d'érable, Mûrier blanc, Aloès (tige et étamines), Angélique, Impératoire et presque toutes les Ombellifères qui ont des sucs colorés, Bryone blanche, Euphorbe (moelle), Asclépiade, Arroche, Laitue ordinaire, Chiendent, Tragopogon des prés.et presque toutes les Chicoracées. (Van Heurck, dans A. Chevalier, *loc. cit.*, p. 468, etc.)

La *Rotation ou circulation intra-cellulaire* se voit dans les poils des *Œnothera*, *Clarkia*, *Tradescantia*, mais surtout dans les *Nitella*. On met un morceau de *Nitella* dans une cuvette de verre ou dans un verre de montre, de telle façon que le fragment de plante présente quelques cellules entières et soit légèrement recouvert d'eau. En examinant alors avec un grossissement de 50 à 100 diamètres, on verra un courant ascendant sur l'une des parois de la cellule et descendant de l'autre (*cyclose*).

915. La lame plane, formée d'une seule couche de cellules, dépourvue d'épiderme, qui constitue les feuilles des mousses, permet de constater, sur les mêmes cellules (Famitzin) que, pendant le jour, les grains de chlorophylle sont disséminés sur les faces correspondant à la superficie de la feuille qu'on peut appeler les *faces superficielles*; que la nuit, au contraire, ces grains sont réunis sur les parois latérales, les faces superficielles en étant dépourvues. Ce changement de position s'opère assez rapidement, soit à la lumière solaire, soit à la lumière d'une lampe. Les rayons bleus ont la même action que la lumière blanche, et, au contraire, sous l'influence des rayons jaunes, ainsi que Bœhm l'a observé pour les rayons rouges les grains de chlorophylle occupent leur position nocturne.

Les observations publiées en 1869 par Borodine étendraient l'existence de ces phénomènes à diverses plantes phanérogames sur lesquelles les observations ont pu être faites avec la même précision que sur la Mousse étudiée par Famitzin. Les résultats sont les mêmes quant à l'influence de l'obscurité ou de la lumière sur la position des grains de chlorophylle. Ce n'est que dans les cellules où les grains de chlorophylle sont écartés les uns des autres qu'on peut espérer observer ces phénomènes, toutes les plantes à coloration verte intense et à grains de chlorophylle contigus ne paraissant pas pouvoir y donner lieu. Famitzin, comme Bœhm (1857), pense, sans l'établir d'une manière positive, que les grains de chlorophylle se meuvent par eux-mêmes, rampent sur la paroi de la cellule et se répandent sur la partie la plus éclairée, comme certains animaux infusoires et les Zoospores se dirigent vers la lumière. Les observations de MM. Roze et Prilleux, en montrant que, dans ces Mousses, les grains de chlorophylle sont unis entre eux par des filets très-ténus de protoplasma, peuvent faire penser que ces filets sont la cause des changements de position des grains de chlorophylle; mais il ne faudrait pas confondre ces changements de position de certains éléments constitutifs de la cellule, sous l'influence du passage de l'obscurité à la lumière ou de la lumière à l'obscurité, suivis de l'immobilité de ses parties, tant que les conditions physiques extérieures ne changent pas, avec les mouvements de circulation intra-cellulaires continus, ayant lieu la nuit et le jour, sans que la lumière paraisse avoir d'influence marquée sur eux. Dans ces mouvements comme ceux qui se présentent dans les tubes des Chara, dans les cellules du Vallisneria et du Nayas, dans les cellules des poils corollins, etc., des grains de chlorophylle peuvent être entraînés par le courant général du suc cellulaire, ou dans les trajets particuliers du protoplasma, mais ils n'occupent pas de position fixe diurne et nocturne.

# CHAPITRE VI

### De l'emploi du microscope dans l'étude des Cryptogames vasculaires, des mousses et des hépatiques.

916. L'étude de la structure des souches, des pédoncules ou pétioles, des organes foliacés, se fait sur des coupes qu'on exécute de la même manière que celles des organes correspondants des plantes phanérogames.

On fera en sorte que ces coupes portent sur les sores et autres organes renfermant les *spores* des fougères, sur les fruits capsulaires des équisétacées. Les spores de ces organes arrivés à maturité s'étudient en suivant les procédés indiqués plus haut d'une manière générale (p. 831) et pour les grains de pollen en particulier.

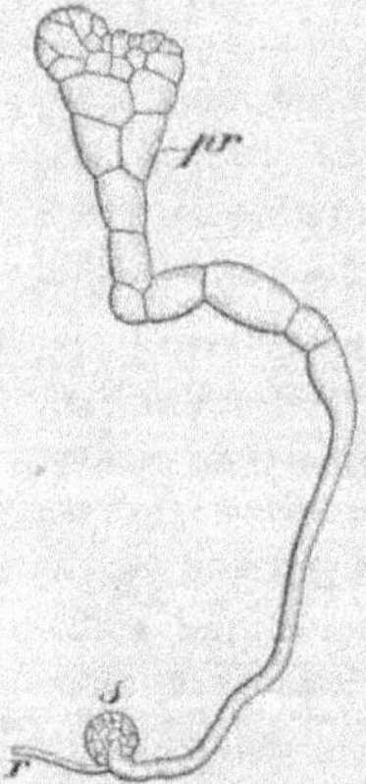

Sur les *Marchantia*, les *Lycopodium*, *Marsilea*, *Pilularia*, *Salvinia* et *Isoëtes*, le contenu des spores se segmente à l'intérieur de celles-ci, de telle sorte que le *prothallium* se développe jusqu'à un certain degré dans l'intérieur de la spore, où il forme un tissu parenchymateux qui sort de celle-ci par rupture de sa tunique extérieure ou épispore (fig. 76).

On appelle *proembryon*, *prothallium* ou *pseudocotylédon*, l'expansion foliacée, oblongue, spatulée, etc., qui résulte de la première génération de cellules à laquelle donne lieu la germination des spores de la plupart des acotylédones acrogènes (Fougères, Mousses, Hépatiques, Équisétacées, Lycopodiacées, Rhizocarpées.)

Fig. 276.

On peut suivre la germination des Fougères, etc., en les semant

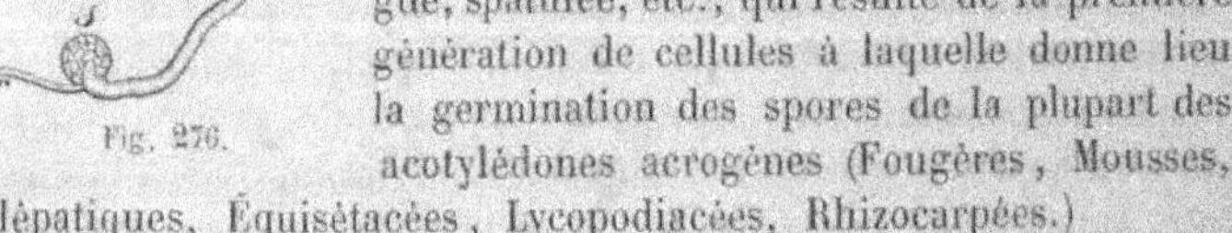

* Proembryon (*pr*) d'un *Asplenium*. *s*. Spore germée. *r*. Filament de mycélium produit du côté opposé à celui où s'est formé le proembryon. (Hofmeister.)

sur de la tourbe humide que l'on met dans un plat recouvert d'une lame de verre. Si l'on a besoin de maintenir ces spores dans un lieu ombragé et frais, on les voit germer ordinairement au bout de trois ou quatre semaines ; l'apparition d'une légère couche verdâtre sur la tourbe est le premier indice de leur germination. La meilleure manière de faire cette expérience consiste à répandre sur la tourbe quelques morceaux de fronde fraîche  ortant des fruits ; en semant des spores desséchés, on s'exposerait à ne pas avoir de germination. En enlevant avec soin un petit morceau de la couche verte, et le lavant avec de l'eau sur le porte-objet, on peut étudier très-facilement les premiers degrés de la germination et constater la formation des *Anthéridies* (voy. p. 860) sur les proembryons très-jeunes. L'anthéridie est l'organe mâle de tous les cryptogames, moins les algues les plus simples, les champignons élevés et les lichens. Tantôt il se développe sur la plante adulte (algues, rhizocarpées, etc.), tantôt sur le *prothallium* ou *proembryon* (hépatiques, mousses, fougères, équisétacées, etc.), qui, provenant de la germination des spores, donne naissance ensuite aux *Archégones* (fig. 277), d'où naîtront après la fécondation les individus qui doivent porter les spores. L'anthéridie précède l'apparition des archégones, et c'est dans sa cavité, aux dépens de son contenu, que naissent des cellules dont chacune produit un *spermatozoïde* des cryptogames ; ceux-ci, devenus libres par rupture ou liquéfaction de la cellule, s'échappent par rupture de l'*Anthéridie*. Cet organe est généralement ovoïde ou sphérique, à paroi transparente et homogène. Quelquefois, comme dans quelques algues, il est représenté par certaines cellules du parenchyme, sans changement de la forme ordinaire. Son volume et sa situation varient selon les ordres des plantes ; il peut ou non être protégé d'une enveloppe de tissu cellulaire ou de filaments paraphysaires dans les algues. Lorsque le proembryon, a pris quelque développement, on aperçoit des anthéridies (fig. 278) nombreuses, non pédiculées, puis des sortes de bourrelets qui portent à leur partie inférieure les organes femelles (*Archégones*) ; ces derniers organes ressemblent assez bien au pistil des mousses, mais ils sont plus courts (fig. 277). En faisant des coupes longitudinales, à main libre, ou entre la moelle de sureau, au travers du proembryon, on acquiert des notions précises sur le développement de cet organe. Les anthéridies, lorsqu'elles sont mûres, éclatent souvent dans l'eau du porte-objet, et laissent échapper un à un leurs spermatozoïdes ; ceux-ci présentent une structure particulière et entraînent souvent après eux la cellule dans laquelle ils sont nés. Pour les voir nettement, il est bon de les tuer, en versant une goutte d'une dissolution faible d'iode. Par la dessiccation, ils perdent leur forme primitive; cependant leurs cils sont alors plus visibles que jamais.

917. Quant au développement du germe dans l'archégone fruc-

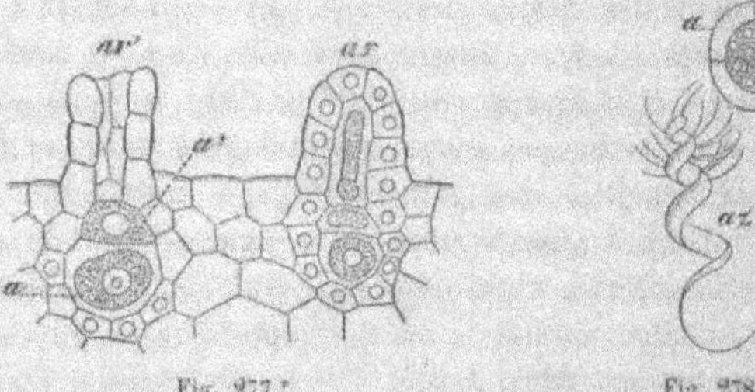
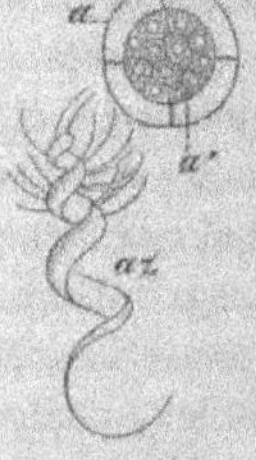

Fig. 277 *.      Fig. 278 **.

tifié, on peut le suivre au moyen de coupes longitudinales et transversales. Le cône de végétation de l'axe du germe ne s'élève pas; il produit, au contraire, en avant, une feuille que suit bientôt après une racine; avec la deuxième feuille apparaît la seconde racine, et ainsi de suite jusqu'à ce que plus tard le proembryon se dessèche et rende la jeune plante indépendante. (Schacht, p. 183-189.)

918. Les organes mâles (*Anthéridies*) des mousses et des hépatiques sont des corps tantôt globuleux, tantôt cylindriques, portés sur un pied plus ou moins long; ils sont formés le plus souvent par une seule couche de cellules qui développent dans leur intérieur un très-grand nombre d'autres cellules très-petites et globuleuses; puis, l'anthéridie se rompant à sa pointe, celles-ci sont lancées au dehors, et chacune émet un spermatozoïde que l'on voit se débattre avec agitation dans l'eau du porte-objet. Quant à la vésicule germinative qui a été fécondée, elle donne naissance à un fruit pédonculé, sa partie inférieure s'allongeant en forme de tige; puis, le col du pistil se dessèche, tandis que sa base s'accroît de manière à

<hr>

* *Pteris serrulata*. — Portion de la coupe transversale menée à travers la portion antérieure et médiane d'un *prothallium* ou *protonema* passant par deux *archégones, ar, ar'*, ce dernier déjà ouvert au sommet. *a*. Cellule basilaire qui va être fécondée. *a'*, Cellule qui sera bientôt résorbée. (200/1. D'après Hofmeister.)

** *Pteris serrulata. a*, une anthéridie coupée ; *a*, sa paroi d'une seule couche de cellules. *a'*, masse des cellules mères d'anthérozoïdes. (200/1). *b*, Un anthérozoïde ou spermatozoïde libre. (900/1. D'après Hofmeister.)

former une enveloppe protectrice pour le jeune fruit, une sorte de coiffe. Dans les hépathiques, cette coiffe n'est déchirée qu'à l'époque de la maturité du fruit, par suite de l'allongement subit de la tige de ce fruit ; dans les mousses à feuilles, au contraire, elle se détruit de bonne heure et est emportée, comme une sorte de coiffe par le fruit, dont la tige s'est allongée progressivement, ce qui est très-visible dans le *Polythricum*.

919. Dans les mousses à feuilles, on doit commencer par observer la disposition des cellules à spores, qui sont rangées circulairement autour d'une colonne parenchymateuse centrale (columelle), et le mode de formation de la paroi de la capsule, paroi dont l'épiderme contient des stomates. (Dans les Hépatiques, l'Anthoceros présente aussi une columelle et des stomates sur l'épiderme.) C'est d'après la forme de la capsule et de son couvercle, et d'après l'absence ou la présence d'une colerette que l'on peut distinguer les espèces ; cette colerette tantôt simple, tantôt double se compose de cellules en forme de dents qui se dressent à l'ouverture de la capsule. Des coupes longitudinales et transversales, faites soit à main libre, soit

entre la moelle de sureau, à différentes périodes du développement de la plante, permettent de se rendre compte de toutes les particularités anatomiques du fruit. (Schacht, p. 185.)

On peut suivre la

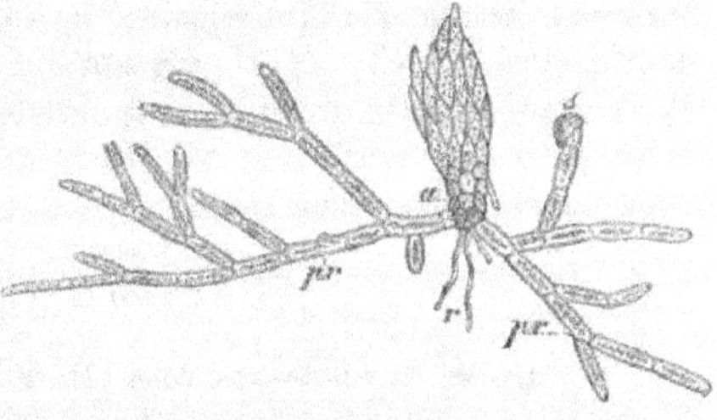

Fig. 279 *.

germination des mousses (fig. 279) à feuilles et des hépatiques en les semant sur le sable mouillé, recouvert d'une cloche, dans un lieu modérément chaud et convenablement ombragé. Dans les mousses, il sort de la spore un fil cellulaire, tubuleux (mycélium), et sur ce fil naissent çà et là des bourgeons qui constituent de jeunes tiges. Dans les *Sphagnum*, ce proembryon est aplati; dans les Hépatiques, il prend différentes formes plus ou moins irrégulières. Dans le *Blasia*, on voit se développer sur ce proembryon des organes dont la signification n'est pas connue.

---

* Germination d'une mousse (*Funaria hygrometrica* Hedw.). *s*. Spore dont la segmentation successive a donné lieu à la formation d'un *prothallium* filamenteux (*pr*). *a*. La jeune plante naissant sur le prothallium. *r*. Mycélium radiculaire. (D'après Schimper.)

On essayera l'action de l'acide sulfurique concentré sur les spores, et on peut y faire des coupes transversales minces par le procédé qui a été indiqué à la page 831. (Schacht, p. 186.)

Dans les *Marchantia*, en comprimant latéralement les scutelles mâles, on peut se procurer des spermatozoïdes mobiles avec la plus grande facilité : il en jaillit un liquide ressemblant à du lait, dans lequel les spermatozoïdes se trouvent par milliers. Si on laisse cette substance se dessécher lentement, sur le verre du microscope, à l'abri de la poussière, on reconnaît très-aisément la présence de filaments très-déliés qui d'ailleurs peuvent très-bien se conserver. En laissant ainsi le liquide se dessécher peu à peu, on verra que, parmi les spermatozoïdes, les uns s'allongent (*Pellia*) tandis que les autres s'enroulent, et, au point le plus épais de leur corps, on reconnaîtra la présence tantôt de deux cils, tantôt d'un seul. La dissolution d'iode, l'alcool, et tous les autres réactifs qui agissent sur les matières albuminoïdes, arrêtent immédiatement le mouvement des spermatozoïdes; au contraire, ils résistent à une dissolution d'acide prussique ou de strychnine. Dans toutes les mousses à fronde, dont les organes mâles sont à l'extrémité de petits pédoncules, on peut, en pressant ces organes avec les doigts se procurer une grande quantité de spermatozoïdes. (Schacht, p. 185.)


# CHAPITRE VII

### Emploi du microscope dans l'étude des Champignons.

ART. I. — EXAMEN DE LA STRUCTURE DES CHAMPIGNONS EN GÉNÉRAL.

920. Le *système végétatif* des champignons est uniquement représenté par des filaments d'abord simples, puis ramifiés, dont chacun est composé par une seule cellule allongée, ou rarement par plusieurs cellules placées bout à bout, alors les filaments sont cloisonnés. C'est ce qu'on appelle le *Mycélium*. Les espèces de champignons uni-cellulaires, si on les regarde comme des espèces distinctes, telles que divers Torulacés, manquent de mycélium.

Le mycélium peut présenter différents aspects selon les dispositions prises par les cellules filamenteuses qui le forment.

Les champignons qu'on trouve sur les animaux vivants ne présentent que le mycélium nématoïde ou filamenteux, et le mycélium membraneux (*Achorion*). Le premier est formé seulement de filaments lâchement entre-croisés. C'est le plus fréquent de tous. Le second diffère du précédent par ce fait que les filaments sont plus rapprochés et plus confondus, et forment ainsi une sorte de membrane plus ou moins épaisse. Le *blanc de champignon* des jardiniers est un mycélium de cette sorte, n'ayant pas encore produit le stipe, etc.

Les filaments qui composent le mycélium d'une même espèce peuvent présenter des aspects divers selon les conditions d'humidité, de sécheresse, ou de lumière, dans lesquelles ils se sont développés. Souvent on les a pris pour des espèces différentes de moisissures; mais il faut savoir qu'en raison de ces variations sous de faibles influences et de la grande ressemblance des mycéliums appartenant à des types très-différents, on ne peut pas se baser sur son examen seul pour établir et distinguer des espèces. Il faut, de toute nécessité, pour cela, faire l'examen des organes de la reproduction et ne pas oublier que c'est à l'état de mycélium plus souvent qu'à la période de reproduction qu'on trouve la plupart des Champignons microscopiques, ceux qui sont parasites surtout. On en trouve souvent des fragments parmi les corpuscules des poussières.

Le mycélium se prépare par simple étalement des ˙ légères plaques filamenteuses qu'il forme. Il faut placer la goutte d'eau qui doit le recevoir sur le porte-objet avant de les mettre dans ce liquide. Il faut l'étudier sous un grossissement qui varie de 300 à 500 diamètres.

921. *Système reproducteur*. — Il se compose de plusieurs parties essentielles. Ce sont : 1° les *spores*; 2° le *réceptacle* avec ou sans pédicule, et ses annexes ; 3° des *sporanges* ou *thèques*, contenus ou non dans un *conceptacle* accompagnés ou non de *cystides*, *basides*, *clinodes*. Plusieurs des auteurs qui se sont occupés des Algues ont donné le nom de *conceptacle* à l'organe (*Sporange*) qui renferme les spores de ces plantes.

1° Les *spores* (*sporidies*, *sporules*, etc.) sont les corps reproducteurs femelles essentiels des champignons. (V. p. 858-859.)

Les spores sont généralement *très-nombreuses* sur chaque individu, surtout chez les Champignons, pouvant être comptées au nombre de deux, quatre, huit, etc. chez les Algues, etc. Elles sont très-souvent trop abondantes dans les Champignons pour qu'on puisse en déterminer la quantité, lors même qu'on en peut compter une seule série ou plusieurs séries disposées en chapelet, etc.

Les spores sont *situées* directement sur les réceptacles, soit nues, soit par l'intermédiaire des *basides* et *clinodes*, ou renfermées dans l'organe particulier appelé *sporange* ou *thèque*, qui est lui-même contenu parfois dans un *conceptacle*.

Les spores sont des corpuscules toujours extrêmement petits (fig. 280). Leurs dimensions varient, suivant les espèces, entre quatre à cinq millièmes de millimètre et quelques centièmes. Ce petit volume rend compte de l'introduction des spores dans toutes les cavités naturelles des animaux [1], dans des plis de la peau, dans les

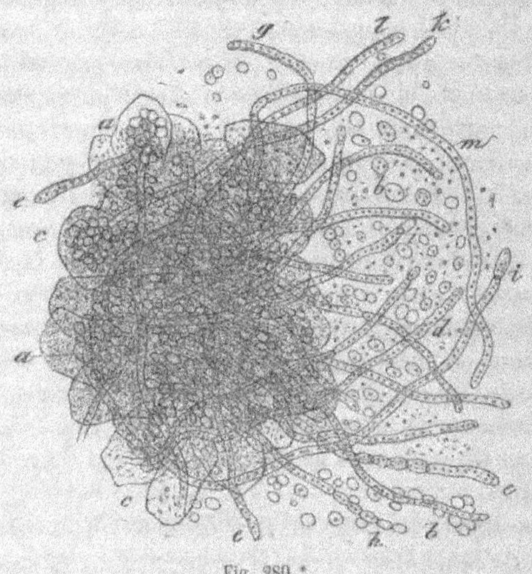

Fig. 280 *.

fissures de l'écorce des plantes ; partout, en un mot, où peut péné-trer la poussière. On les voit, souvent en grand nombre dans les préparations faites comme il vient d'être dit. Elles sont souvent trop petites pour que des coupes puissent en être faites.

La forme des spores est généralement ovoïdale ou sphérique. Elle

[1] Ch. Robin, *Hist. nat. des végétaux parasites.* Paris, 1853, p. 261. M. A. Pouchet en a trouvé avec d'autres particules de la poussière jusque dans les cavités aériennes des os des oiseaux (1859-1864).

* Fragments de pellicule du muguet au troisième jour à 360 diamètres, entremêlés de cellules d'épithélium imbriquées, couvertes de spores rondes ou ovales et de tubes du champignon dit *Oidium albicans.* — *a.* Cellules d'épithélium. *b, b.* Spores isolées ou réunies bout à bout. Elles ont de 0,004 à 0,005 de diamètre. *d.* Filaments cylindriques tubuleux, cloisonnés, ayant 0,004 de large, ur 0,050 à 0,070 de long. *e.* Leur extrémité renflée. *g.* Renflements ovoïdes. *h.* Spores disposées bout à bout. *i.* Cellule ovoïde terminale.

peut être triangulaire à angles arrondis normalement ; dans quelques espèces certaines spores prennent accidentellement cette forme ou d'autres irrégulières. Beaucoup ont leurs spores ovoïdes allongées ou fusiformes. La consistance des spores contenues dans des sporanges est beaucoup moindre qu'à l'état libre; celles-ci sont souvent élastiques et flexibles lorsqu'elles sont allongées. Leur densité est moindre que celles de l'eau, et elles montent souvent à la surface du liquide de la préparation ; comme elles sont très-petites, il en résulte aussi qu'elles sont transportées mécaniquement d'un lieu à un autre avec la plus grande facilité.

Souvent elles sont grises, brunes, jaunâtres, ou presque incolores, si on les observe à la lumière transmise. Elles sont jaunâtres, grises, vertes, noires, ou d'un blanc plus ou moins éclatant à la lumière réfléchie. Il en est, comme celle du champignon de la teigne, etc., qui réfractent assez fortement la lumière, ce qui fait paraitre leur centre comme un point brillant ordinairement jaunâtre.

La paroi de fongine des spores est tapissée d'un utricule azoté, qui renferme un liquide tenant des granulations en suspension. Celles-ci sont quelquefois douées du mouvement brownien, visible sous le microscope. On détermine l'existence de l'utricule azoté en le faisant se détacher de la paroi de fongine à l'aide des acides sulfurique ou nitrique et de la teinture d'iode, ainsi que sur les spores coupées d'après le procédé indiqué page 831.

Les champignons les plus simples, tels que les Torulacés, ne sont représentés que par des cellules isolées ou disposées en chapelet, au nombre de deux, trois ou quatre, etc. ; elles sont très-analogues aux spores de beaucoup d'espèces de champignons (voy. p. 858) ; chacune d'elles donne naissance à une cellule semblable à elle, tandis que les spores des champignons plus élevés en complication, donnent naissance à une cellule allongée qui forme un filament du mycélium (fig. 280, *ae*, *lm*).

2° Le *réceptacle* (chapeau, capitule, chapiteau) est l'organe sur lequel reposent les spores lorsqu'elles sont nues, soit directement, soit indirectement. Elles sont alors fixées par l'intermédiaire des BASIDES, dont les *spicules* ou *stérigmates* (fig. 282, *f*) portent une spore, ou par l'intermédiaire des CLINODES. Quand les spores ne sont pas nues, le réceptacle est l'organe qui porte le ou les sporanges.

Dans un grand nombre d'espèces, il est formé par une cellule allongée, qui quelquefois se distingue à peine de celles qui forment les filaments du mycélium ; tel est le cas de celui de l'OïDIUM *albicans*

Ch. R. (fig. 280 *h*). Dans ce cas, une seule spore ou plusieurs disposées en chapelet terminent le réceptacle. D'autres fois, le réceptacle est représenté par des filaments formés de plusieurs cellules disposées bout à bout et dont celle qui est terminale présente un renflement qui porte à sa surface les spores nues. Cette cellule est le réceptacle même ; les cellules qui le supportent, généralement plus larges que les filaments du mycélium, constituent le pédicule.

Le réceptacle a reçu le nom de PERIDIUM quand il est sec, membraneux et rempli d'une poussière abondante, formée de spores ; il prend le nom de PERITHECIUM ou PERITHÈQUE lorsqu'il est coriace ou corné, renfermant des spores libres ou contenues dans des thèques.

Le *pédicule* (*caulis, pédicelle, pédoncule, stipe, tronc, pétiole*) peut être plus ou moins volumineux, et est formé par un tissu à cellules allongées, de dispositions diverses. On les prépare aisément à l'aide de coupes longitudinales et transversales aidées ou nom de la dilacération.

Il a dans les Champignons pourvus de stipe et dans les Lichens une couche corticale, mais les cellules qui la forment conservent le type filamenteux des éléments de ces plantes ; bien que souvent elles soient colorées ou épaissies (*Tuber Bovista*). Pourtant il n'est pas rare de trouver le conceptacle (STILBUM *Buquetii* Mg. et Ch. R.), etc., tapissé de cellules plus courtes et autrement colorées que celles du stipe, bien qu'elles n'aient pas particulièrement le type des cellules d'épiderme. D'autrefois c'est le conceptacle qui est tapissé de cellules très-petites qui se rapprochent davantage des cellules épidermiques (*Sphæria*, etc.).

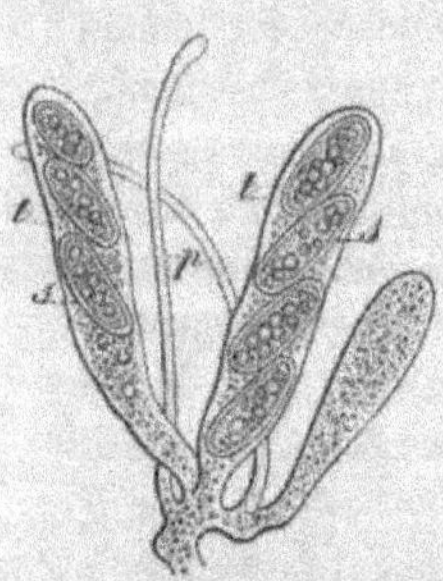

Le réceptacle porté par un pédicule est globuleux ou discoïde. C'est dans ces circonstances qu'on observe l'existence d'un *conceptacle*, organe particulier arrondi ou ovale, charnu, coriace ou corné, creux, et s'ouvrant, soit par rupture de sa paroi ou par un pore terminal ; il renferme des *sporanges* ou *thèques*.

Fig. 281 *.

On le prépare à l'aide de coupes minces faites dans différents sens qui montrent les rapports de ces cellules sphéroïdales avec ou sans

<hr>

* Groupes de thèques d'un champignon thécasporé. *t.* Thèque. *p.* Paraphyses. *s.* Spores contenues dans deux de ces thèques. (Tulasne.)

gemmes, avec les cellules cylindroïdes allongées. (Voy. p. 850, fig. 257.)

Le *sporange* ou *thèque* (fig. 281, *t*) est une vésicule distincte, séparable, globuleuse, ovoïde ou allongée, dans laquelle les spores (*s*) sont contenues en nombre variable. Les sporanges peuvent être à la surface même du réceptacle, ou dans un conceptacle quand le premier en porte un.

Les *basides* (fig. 282, *c*, *d*) sont de petits corps saillants à la surface

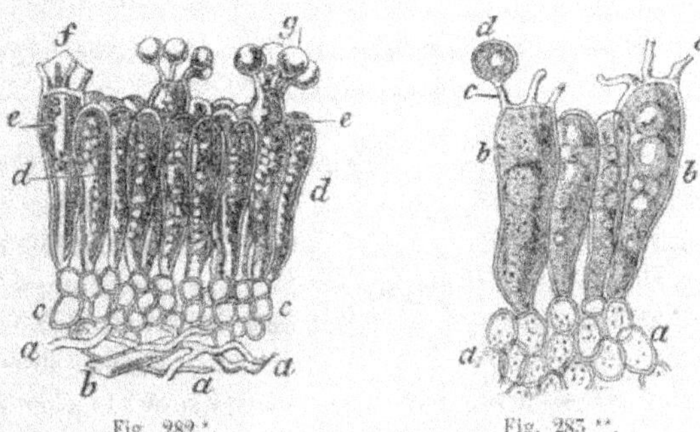

Fig. 282 *.                    Fig. 283 **.

du réceptacle, composés le plus souvent d'une seule cellule arrondie, ovoïde ou allongée, qui porte à son sommet une ou plusieurs cellules, ayant la forme de pointes coniques (*spicules*, *stérigmates* ; fig. 283, *c*), à l'extrémité desquelles se développe une spore unique et libre ou nue (*d*), c'est-à-dire non contenue dans un sporange ou thèque.

Le *clinode* est un corps accessoire, composé de cellules très-petites, allongées, simples ou rameuses, qui portent une spore nue à leur extrémité ; il se présente sous forme de filaments plus ou moins longs, continus ou cloisonnés, naissant des cellules qui constituent le parenchyme du réceptacle.

*Cystides et paraphyses.* — Sur le réceptacle, entre les sporanges, les basides et les clinodes, ou sur leurs côtés, on observe très-souvent des cellules saillante arrondies, ovales, quelquefois filiformes, simples (fig. 281, *p*) ou rameuses, aiguës, obtuses ou renflées à leur extrémité libre. Dans les Pezizes et les Sphéries on les appelle des *Pa-*

---

* Hyménium et tissu sous-hyménial de l'*Amanita bulbosa*. — *a*, *a*, filaments grêles du parenchyme. *b*. Grande cellule cylindrique. *c*. Cellules courtes du tissu sous-hyménial. *d*, *d*, Basides stériles. *e*, *e*. Basides fertiles. *f*. Stérigmate. *g*. Spores. (Boudier.)
** Basides de l'*Amanita bulbosa*, ayant subi la cuisson. — *a*, *a*. Tissu sous-hyménial. *b*, *b*. Basides fertiles. *c*, *c*. Stérigmates. *d*. Spore. (Boudier.)

*raphyses;* dans les Agarics les Bolets, etc., on les appelle *Cystides* (on les a aussi, mais à tort, appelées des *Anthéridies*, car on n'y a pas encore observé de spermatozoïdes, comme dans les anthéridies des Algues). Ce sont des *organes végétatifs* accessoires de l'appareil reproducteur, mais dont les usages sont peu connus (fig. 281).

C'est à l'aide de coupes minces observées sous des grossissements de plus en plus forts que l'on étudie ces parties des champignons d'ordre élevé (voyez p. 352 et 830).

ART. II. — DE L'EXAMEN DES CHAMPIGNONS MICROSCOPIQUES<br>EN PARTICULIER.

922. Dans les *champignons* inférieurs dont le mycélium se compose d'un entrelacement irrégulier de filaments cellulaires, de mycéliums ramifiés, il suffira, pour l'étudier, de débrouiller ces fils avec l'aiguille. Dans les champignons parasites, au contraire, dont les assemblages filamenteux se logent dans les tissus vivants d'une autre plante, on doit faire, dans la substance de celle-ci, des coupes transversales très-minces, par le procédé indiqué à la page 830, et observer si les mycéliums du champignon percent les parois des cellules de la plante nourricière, ou s'ils passent seulement dans les espaces intercellulaires. Si c'est ce dernier cas qui se présente, il sera souvent nécessaire de faire disparaître la substance intercellulaire, en chauffant la coupe transversale avec de la potasse; après cela, il est facile avec l'aiguille de séparer les cellules du parenchyme sous le microscope simple, et l'on peut ainsi dégager le mycélium de la cavité intercellulaire dans laquelle il était logé (*Uredo Betæ*, et feuille de Betterave). Quand, au contraire, la paroi des cellules est traversée par le fil du champignon, on peut observer par l'emploi de la teinture de carmin, comment se fait cette pénétration : l'extrémité de ces filaments, qui s'applique sur la paroi cellulaire, montre une couleur bien plus intense et est ordinairement très-gonflée : il se développe plus tard une pointe amincie qui traverse complètement la paroi. Dans les tissus lignifiés, les fils du mycélium passent à travers les canaux poreux : ils peuvent ne pas résorber ces parois lignifiées. Dans les feuilles de *Pellia* et de *Preissia* qui datent d'une année, dans les rhizomes âgés de *Corallorrhiza* et d'*Epipogium*, ainsi que dans les vieilles racines de *Limodorum*, on trouve régulièrement de semblables champignons. Ajoutons qu'on en rencontre encore dans beaucoup de

putréfactions, comme la pourriture de la pomme de terre à l'humidité, ou la décomposition semblable de la betterave (Schacht, p. 166). Nous reviendrons du reste sur ce fait dans la section suivante.

923. On prépare les *Mucédinées* ou Moisissures en prenant, à l'aide de pinces fines ou de la pointe d'un scalpel, des parcelles, des touffes ou des taches que forment leurs filaments ; on les étale dans l'eau pure ou légèrement glycérinée pour les observer d'abord à un grossissement de 50 diamètres environ, puis de 400 à 500 diamètres. On cherchera à voir si, contre les spores, etc., des moisissures odorantes, il y a ou non des gouttelettes huileuses qui leur adhèrent.

On trouve ces cryptogames sur les matières organiques animales ou végétales où elles croissent sous l'influence de l'humidité et d'un commencement d'altération de ces matières ; elles y forment de légères efflorescences ou une sorte de duvet diversement coloré par les spores qui se produisent à leur surface.

Plusieurs des formes qu'on avait rapportées à cette famille ne sont que l'état *conidifère* précédant le développement parfait (voy. p. 858) d'autres Champignons, et particulièrement de certaines Hypoxylées. Ainsi l'*Érysiphe* de la vigne, dans son mode de reproduction par conidie, avait été rapporté au genre *Oïdium* dont le type est une vraie Mucédinée. Les *Peronospora*, lorsqu'on ne connaissait que leur fructification conidienne, avaient également été confondus avec les *Botrytis*, véritables Mucédinées. Dans d'autres cas, les divers degrés de développement d'une même moisissure ont donné lieu à autant de genres différents.

Dans les deux grandes divisions des Mucédinées : les unes produisent sur les filaments, nés du mycélium, des spores nues comme celles des Champignons basidiosporés : ce sont les *Mucédinées exosporées* ou les *Botrytidées* ; les autres donnent naissance à des sporanges remplies de spores, comme chez les grands Champignons thécasporés, ce sont les *Mucédinées endosporées* ou *Mucorées*.

On peut citer comme exemples des premières les *Penicillium* et les *Aspergillus* qui présentent deux des formes les plus communes des Moisissures. Les *Penicillium* offrent un mycélium rampant peu apparent d'où naissent des filaments dressés, cloisonnés, se terminant en un pinceau de rameaux dressés qui produisent à leur extrémité un chapelet de spores simples.

Les *Aspergillus* ressemblent beaucoup au genre précédent, mais leurs filaments dressés se renflent à leur extrémité en une sorte de tête globuleuse dont toute la surface est couverte de petites cellules qui produisent chacune un chapelet de spores dont l'ensemble forme un capitule d'un vert bleuâtre.

Dans ces productions de spores en chapelet, c'est toujours à la base du chapelet, au contact de la cellule productrice, sorte de baside, que se forment les nouvelles spores qui arrivent à leur maturité vers l'extrémité libre du chapelet et se détachent alors.

Dans beaucoup d'autres genres, les spores se développent solitaires à l'extrémité des rameaux, ou sur leur côté comme de petits rameaux épars ou verticillés. Ces spores sont globuleuses, elliptiques, fusiformes, quelquefois arquées, simples ou cloisonnées et ne semblent dans la plupart des cas que des articles des filaments nés du mycélium, comme les *conidies* (voy. page 858) de beaucoup de Champignons supérieurs.

Dans les Mucédinées endosporées ou Mucorées, les Mucor proprement dits constituent une des formes les plus communes des Moisissures. Ici l'extrémité des filaments dressés se renfle en une vésicule sphérique séparée du filament lui-même par une cloison. Chacun de ces filaments ressemble à une fine épingle surmontée de sa tête. Ce renflement forme un conceptacle rempli de spores très-nombreuses qui s'échappent par la rupture de la membrane très-fine qui le constitue.

Les *Ascophora*, qui sont très-voisins des *Mucor*, en diffèrent en ce que l'extrémité du filament se prolonge en une sorte de colonne ou de tête sphérique dans l'intérieur du conceptacle dont la membrane ouverte régulièrement se rabat autour du pédicelle et forme ainsi comme une petite cloche très-régulière. Ces Moisissures, dont les longs filaments dressés sont fins et flexibles et forment des gerbes élégantes, se développent avec rapidité sur le pain humide, la colle de farine et beaucoup d'autres corps, quand on y a répandu les spores recueillies précédemment.

D'après de Bary, l'*Aspergillus glaucus* et l'*Eurotium herbarum*, si différents par leurs organes reproducteurs, ne seraient que deux états différents de la même plante : l'*Aspergillus* avec la fructification exosporée que nous avons indiquée, l'*Eurotium* développé dans d'autres conditions et présentant des peridium avec spores nombreuses, comme certaines formes d'*Érysiphe*. D'après M. Tulasne, l'*Aspergillus maximus* n'est qu'une des formes du *Syzygites megalocarpus*, opinion confirmée par les recherches de Schacht et de Bary.

Les ferments (p. 915) paraissent dus au développement de cellules spéciales de certaines Mucédinées dont ils constituent l'état imparfait ou *conidifère* (p. 858). La teigne du cuir chevelu, le muguet qui se montre sur la membrane muqueuse de la bouche (fig. 280), sont déterminés par le développement de petits Champignons appartenant également au groupe des Moisissures, etc.

924. On a observé des phénomènes de fécondation par copulation, sur plusieurs Mucor. Chez le *Rhizopus nigricans*, des tubes rampants, ramifiés sans ordre se conjuguent; là où deux de ces tubes se rencontrent, chacun d'eux pousse vers l'autre un appendice d'abord cylindrique et du même diamètre que les filaments eux-mêmes. Les deux processus s'appliquent fortement l'un à l'autre par leurs extrémités : ils grandissent, deviennent claviformes et constituent ensemble un corps fusiforme posé en travers des deux filaments conjugués. Dans chacune des deux moitiés de ce corps s'amasse un protoplasma abondant, et l'extrémité la plus large de chacune d'elle est bientôt isolée par la formation d'une cloison. La cloison solide résultant des deux lamelles que la membrane primitive des clavules forme entre les cellules ainsi conjuguées disparait promptement tout entière, de façon que les deux cellules géminées se confondent en un organe de multiplication que de Bary désigne sous le nom de *Zygospore*. Cette Zygospore grandit beaucoup; elle est généralement sphérique et un peu aplatie à ses deux extrémités; son tégument fortement épaissi est formé de deux membranes; son contenu est un plasma granuleux et huileux.

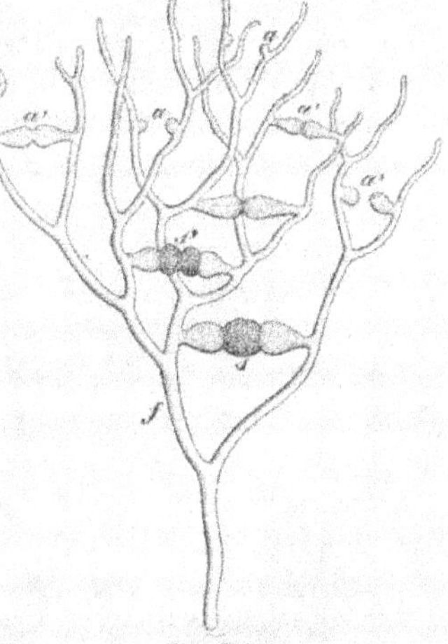

Fig. 284 *.

Tous ces phénomènes rappellent ceux qui se montrent chez les Algues de la famille des Conjuguées; un semblable phénomène de copulation s'observe dans le *Syzygites megalocarpus* et la structure des Zygospores y est la même.

---

* *Syzygites megalocarpus* (mucorinées) en voie de conjugaison à divers degrés (*a, a*) pour donner lieu à la formation de spores (*s.*). (D'après de Bary.)

C'est seulement dans cette dernière plante qu'on a observé la germination de ces zygospores ; si, après un certain temps de repos, on les dépose sur un substratum humide, ils émettent un tube-germe à la manière des spores à parois dures et résistantes, et ce germe, sans donner naissance à un mycélium proprement dit, se développe en un arbuscule branchu chargé de sporanges terminaux, caractéristiques de l'espèce.

925. A la suite des *Mucédinées* se place la famille des *Saprolegniées* qui s'en approche par son aspect extérieur, mais qui en diffère beaucoup par son mode de reproduction. On réunit comme deux tribus d'une même famille les *Saprolegniées* proprement dites et les *Péronosporées*.

Les *Saprolegniées*, proprement dites, sont des plantes filamenteuses incolores, souvent parasites, d'une structure très-simple ; elles forment dans la plupart des cas une sorte de moisissure épaisse rayonnant dans tous les sens et recouvrant les organismes animaux et végétaux qui séjournent dans l'eau. Les individus isolés qui composent ces moisissures sont formés de cellules simples, allongées et ramifiées, qui s'implantent profondément au moyen d'appendices radiculaires dans les tissus aux dépens desquels ils vivent ; ils ne contiennent ni chlorophylle ni amidon.

Ces plantes ont un double mode de reproduction : l'un, sans le concours des sexes, s'opère au moyen de *Zoospores* : l'autre se fait à l'aide de spores nées d'une véritable fécondation. Le *Saprolegnia ferax* se trouve communément sur le corps des animaux noyés, et particulièrement des mouches mortes flottant sur l'eau qu'il recouvre d'un duvet blanchâtre ; il attaque même quelquefois les poissons vivants. Si l'on jette quelques mouches dans un verre d'eau, on verra généralement la plante se développer au bout de peu de jours. Le corps de la mouche se recouvre de filaments hyalins qui rayonnent autour d'elle. Sous le microscope, ces filaments sont continus, simples ou à peine rameux, et renferment de très-petits granules. Les granules s'accumulent vers l'extrémité supérieure du tube à laquelle ils donnent une teinte grise un peu roussâtre. Bientôt cette portion s'isole du reste du filament par segmentation et formation d'un diaphragme ; puis la matière granuleuse qu'elle contient se segmente en petites masses qui deviennent de plus en plus nettes et finissent par former autant de zoospores ; la condensation de la matière granuleuse, la formation de la cloison, le développement des zoospores, tout se passe souvent en moins d'une heure. Ces zoospores pressés à l'intérieur du tube, commencent bientôt à s'agiter ; le tube qui présente à cette époque une petite protubérance à son extrémité se crève à cet endroit, et les zoospores s'échappent ; ils sont de forme turbinée et munis de deux cils ; leurs mouvements durent peu. La germination s'annonce par un mamelon qui s'allonge peu à peu en un tube semblable à ceux de la plante mère. (Pringsheim.) Les organes sexuels femelles désignés sous le nom d'*Oogones* sont les extrémités de branches courtes qui se renflent, de manière à devenir sphéroïdales et qui se remplissent de contenu plastique. Ce contenu, d'abord uniformément granuleux, ne tarde pas à se diviser en plusieurs masses granuleuses qui deviendront autant de spores que l'on a nommées *Oospores*. La membrane du sporange ou de l'oogone est d'ailleurs munie d'un certain nombre de perforations ou plutôt de points amincis. Autour de cet organe, des ramifications latérales faiblement renflées à leur extrémité en une ampoule ovoïde se sont développées. A l'époque où l'on commence à apercevoir les perforations de la membrane de l'oogone, ces ampoules, abondamment remplies de matière plastique, s'isolent du reste du tube par un diaphragme. Ce sont dès lors des *Anthéridies ;* elles s'appliquent sur le sporange et par les perforations de ses parois, envoient des appendices déliés qui pénètrent dans son intérieur, s'avancent dans la masse des jeunes spores, s'ouvrent et déversent leur contenu. Ce contenu consiste en corpuscules séminaux mâles extrêmement petits, car ils n'atteignent pas 4 millièmes de millimètre, et qui, d'après Pringsheim, sont mobiles. Après la fécondation, les jeunes spores s'entourent d'une membrane solide et après certaines phases d'évolution deviennent des oospores ou organes reproducteurs la perpétuant en effet après un certain temps de repos.

La production des zoospores dans les *Saprolegnia* et leur végétation dans l'eau les avait fait placer dans les Algues, mais l'absence de chlorophylle et leur analogie avec les *Peronospora* qui sont nettement des champignons, doit les faire ranger aussi parmi les champignons. (Ad. Brongniart, *Revue des cours scientifiques*, octobre 1869, p. 743-745.)

Nous reviendrons, dans la section suivante, sur les *Péronospores*, les *Urédinées*, les *Pucciniées*, les *Ustilaginées* et autres qui vivent sur les plantes cultivées et sauvages.

926. Notons seulement ici qu'on prépare, comme les autres champignons microscopiques, ceux qui vivent en parasites sur les ani-

maux. Chez l'homme et les mammifères ce sont les *Trichophyton*

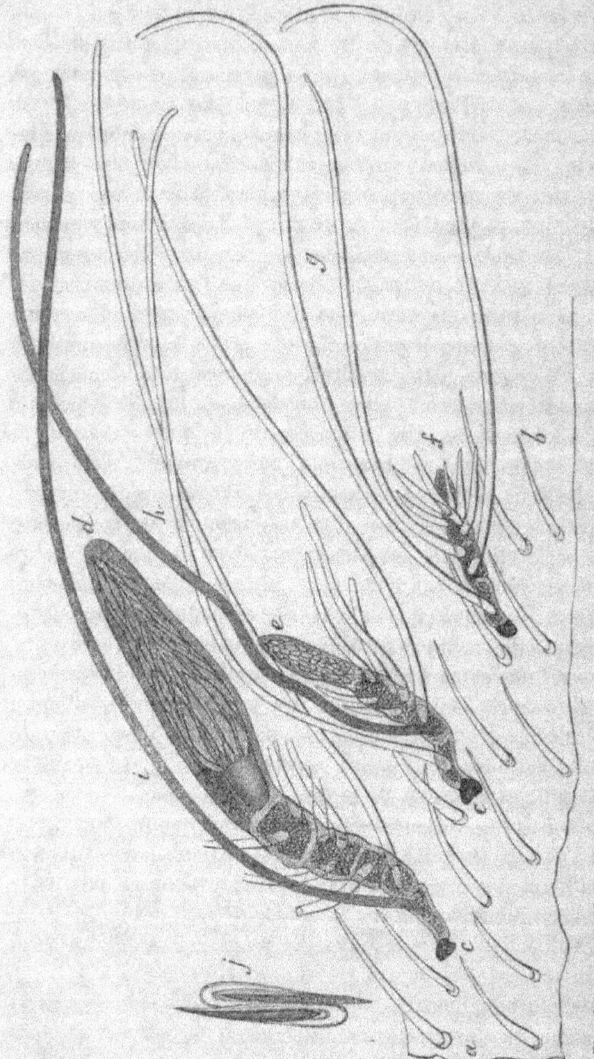



Fig. 283. — *Laboulbenia pilosella*, espèce nouvelle trouvée sur les élytres d'un coléoptère du genre *Lathrobium*, grossie 400 fois. *a b.* Fragments de l'élytre hérissé de petits poils. *c.* Pédicule du champignon adhérent à l'élytre par une substance noirâtre comme résineuse et dure. *d, e, f.* Sporanges à divers degrés de développement. *g, h, i.* Longs poils à divers degrés de développement dont les cellules des corps des champignons sont hérissées. Les uns sont colorés (*i*) les autres incolores (*g*). *j.* Deux spores allongées dont sort le contenu verdâtre.

*tonsurans* Malmsten (cuir chevelu); *T. sporuloïdes?* Ch. R., *T. ulcerum?* Ch. R. (peau ulcérée), *Microsporum Audouini* Gruby (follicules pileux) ; *M. mentagrophytes* Ch. R. (racines des poils) ; *M. furfur* Ch. R. (peau) ; *Mucor mucedo* Linné (dans une caverne de gangrène pulmonaire) ; *Achorion Schœnleinii* Remak (cuir chevelu et follicules pileux) ; *Aspergilli species?* Pacini et Mayer, *Aspergillus nigricans* Wreden (conduit auditif) ; *Puccinia favi* Ardsten (sur les favus) ; *Oidium albicans* Ch. R. (muguet) ; *champignon du poumon*, Bennett ; *champignon dans l'écoulement nasal de la morve*, etc. [1].

Sur les insectes, tant morts que vivants, on trouve des *Isaria*, des *Sphæria*, des *Stilbum* et surtout des *Laboulbenia* (fig. 285), tant sur les élytres des coléoptères qu'au niveau des articulations.

927. Les *levures* ou *ferments* proprement dits du vin, de la bière, du cidre, du levain, etc., sont les *conidies* de champignons dont l'étude exige l'emploi de grossissements de 500 à 600 diamètres.

Celle qu'on rencontre le plus souvent est appelée *Algue de la levure* (*Cryptococcus cerevisiæ*, K.) et aussi *Hormiscium cerevisiæ*, *Champignon du ferment*, *Torula cerevisiæ* Turpin : *Cryptococcus fermentum* Kützing. Beaucoup d'auteurs considèrent le *Mycoderma cerevisiæ* Desmazières, comme la même plante que le *Cryptococcus cerevisiæ*, mais c'est une espèce d'un autre genre : elle croît sous forme de pellicule formée de tubes ramifiés, à la surface exposée à l'air des masses du *Cryptococcus* décrit ici : c'est une plante du genre *Leptomitus* (*Leptomitus cerevisiæ* Duby). Ainsi le mot *mycoderma cerevisiæ* Desmazières est synonyme de *Leptomitus cerevisiæ* Duby, et non de *Cryptococcus cerevisiæ* K. On voit ce végétal composé de cellules rondes ou ovales, ayant $0^{mm},007$ à $0^{mm},004$, et renfermant ou non un ou deux (fig. 162, p. 611) corpuscules plus petits (*vesicula interna cava* de Kützing), ressemble plutôt à une goutte graisseuse qu'à un noyau de cellule proprement dit ou qu'à une *vésicule*. Ces cellules (ou *conidies*) se multiplient par des bourgeons qui poussent sur un ou plusieurs côtés de chaque cellule ; ils atteignent bientôt le volume du corpuscule primitif. Ceux-ci donnent d'autres bourgeons, d'où résulte un chapelet de cellules ordinairement un peu allongées, mais ne formant jamais des tiges cylindriques. Ce végétal se trouve dans bien des liquides animaux en voie d'altération, que nous avons cités. Les cellules flottant, ou formant des couches ou dépôts dans les liquides en fermentation dans les *fleurs du vin* au contact de l'air présentent le

---

même aspect général, mais avec quelques différences de forme, de volume, de pâleur qui leur font donner des noms spécifiques différents qui ne sont pas tous justifiés.

D'après M. Pouchet (1859-1864) et H. Hoffmann, les levûres longtemps regardées comme des Algues sont des *conidies* des mucorinées (v. p. 908, 909), et particulièrement des Mycéliums du *Penicillium glaucum*, du *Mucor racemosus* et de plusieurs autres Champignons analogues, qui se reproduisent à l'état mono-cellulaire, soit par gemmation, soit par segmentation endosporée (de Seynes), jusqu'à ce que se rencontrent les conditions nécessaires à leur évolution complète.

Dans le vin tourné, le dépôt ou la matière qui le trouble, quand elle n'est pas encore déposée, se compose de particules amorphes diverses et de beaucoup de filaments flexueux, large de $0^{mm},003$ environ, de longueur très-variable, incolores, ressemblant à ceux de quelques *Hygrocrocis*. On n'y trouve pas les cellules des levûres précédentes.

### *Des Trichiacés ou Myxomycètes.*

928. Les *Trichiacés*, désignés par beaucoup de naturalistes sous le nom de *Myxomycètes* de *Myxogastres* et de *Mycétozoaire*, sont classés parmi les Champignons, Lycoperdacées. Leur mode de développement et de production des spores les éloigne pourtant de cette famille, et à bien des égards de tous les Champignons. Il a fait penser qu'ils se rattachaient au règne animal, et ils ont, par cette raison, été désignés par de Bary sous le nom de *Mycétozoaires*. Mais les Trichiacés sont néanmoins plus analogues aux Champignons qu'à aucun autre groupe d'êtres.

Les Trichiacés sont le plus souvent de petits Champignons gros comme une tête d'épingle dont les genres *Thichia*, *Stemonites*, *Physarum*, etc., peuvent donner un exemple; quelques-uns ont un plus grand volume, tels sont les *Spumaria*, *Lycogala*, *Æthalium* qui acquièrent une longueur de 1 à 30 centimètres. Ils se montrent d'abord sous la forme d'une masse muqueuse comme une gelée, molle et laiteuse.

A l'état de fructification, les Myxomycètes ne sont plus que des conceptacles, des masses de sporanges. Ils consistent en vésicules arrondies ou elliptiques, pédiculées ou non, qui atteignent de un à plusieurs millimètres de longueur; parfois et plus rarement, ils consistent en tubes cylindriques ou aplatis, couchés.

La cloison du réceptacle a quelque ressemblance avec une formation cellulaire ; elle montre, selon l'individu examiné, des couleurs rouge, brune, violette, ou est complétement incolore. Parfois la cavité centrale est remplie exclusivement de spores (*Licea*, *Cribaria*); plus souvent elle contient, avec des spores, des tubes à parois délicates, appelés capillitium, anastomosés en forme de filet qui s'attachent aux parois de l'enveloppe.

Ces capillitium ont pour but de faciliter la dissémination des spores ; sous l'influence du dessèchement, ils se redressent, sortent du conceptacle et viennent souvent former à la surface un riche réseau.

Les conceptacles d'*Æthalium* (fleurs de tan) acquièrent de grandes dimensions, ils atteignent une longueur de plus de 50 centimètres, ont la forme d'une petite galette.

L'évolution des spores des Myxomycètes ne ressemble pas à celle des spores des Champignons ; il en sort directement un petit corps muqueux de forme très-variable, auquel poussent des cils, comme aux zoospores, se contractant et offrant alors un mouvement de reptation analogue à celui des *Amibes ;* les cils disparaissent bientôt, le corps s'accroît en une masse muqueuse de plus en plus étendue, irrégulière, que de Bary désigne sous le nom de *Plasmodium*.

Ainsi, la *galette* d'*Æthalium*, dit de Bary, n'est autre chose, qu'un tissu formé par les conceptacles de *Physarum*, mais entouré d'écorce calcaire. Enfin, les réceptacles de *Lycogala* ont au dehors la plus grande ressemblance avec certains Gastéromycètes.

Les spores des Myxomycètes sont tantôt réticulées, tantôt parsemées de verrues comme celles des Truffes, parfois aussi elles sont lisses. Elles sont capables de germer dès leur émission, mais elles peuvent aussi être gardées pendant plusieurs années dans un endroit sec sans rien perdre de leurs propriétés.

Lorsqu'on place une de ces spores dans une goutte d'ea , ses enveloppes éclatent et livrent passage à une masse protoplasmatique arrondie, sans enveloppe, qui s'allonge, se munit à sa pointe d'un cil long et entre en mouvement ; c'est une zoospore libre. A une époque plus ou moins reculée, les petites masses de protoplasma ou zoospores se rencontrent, perdent leurs cils se fondent l'une dans l'autre ; il en résulte un corps doué de mouvements sarcodiques, qui se fond avec un autre et reconstitue l'état primitif en évoluant.

# CHAPITRE VIII

### Emploi du microscope dans l'étude des Lichens.

929. Les coupes du thalle, de la fronde et des apothécies ou réceptacle des Lichens se font, comme celles des feuilles dures et des tiges avec le rasoir, soit à main levée, soit en se servant de l'étau et plaçant l'organe à trancher entre deux morceaux de moelle de sureau ou de liége fin (V. p. 347 et 830).

La petitesse des cellules (voy. plus haut fig. 280 p. 859), l'épaisseur et la cohérence de leurs parois, la dureté et la friabilité de la substance de celles-ci rendent la réussite de ces coupes plus difficile que celle de beaucoup d'autres tissus végétaux. On les examinera dans la glycérine ou le chlorure de calcium, etc. Cet examen exige souvent l'emploi de grossissements de 400 à 500 diamètres.

Les coupes convenablement pratiquées montrent que les parois de la poche apothéciale (*conceptacle, hypothecium*) sont formées par un tissu qui se distingue en général assez nettement de celui du thalle sur lequel il repose ; il est plus dense, formé de cellules plus petites, moins distinctes, souvent colorées. Parfois il comprend trois assises de cellules, et celles-ci sont d'autant plus petites et moins colorées qu'elles sont plus rapprochées de la cavité. L'une de ces trois assises, la plus profonde, est celle qui forme le rebord si développé des apothécies des Verrucaires. De même que le péridium de certains Gastéromycètes, les parois des apothécies portent souvent, entre deux couches de cellules, des filaments courts, juxtaposés (filaments ostiolaires) destinés à aider à l'expulsion des spores.

Sur toute la surface cellulaire qui constitue l'*hypothecium* reposent des cellules placées perpendiculairement ; elles constituent ce que les lichénographes appellent l'*hymenium* en général ou *tissu hyménial* (*Lamina proligera* Ach., *thecium* Nyl.). Ce tissu est pénétré par une substance gommeuse ou mucilagineuse incolore et très-avide d'eau (*gélatine hyméniale*) formée par de la *lichénine*. (NYLANDER.) Les cellules perpendiculaires qui forment l'hyménium sont de deux sortes et ont été comparées à celles qui leur ressemblent dans les Champignons thécasporés ; les unes, celles qui consistent en filaments dressés, ont été appelées des *paraphyses*, et celles qui

sont renflées et contiennent des spores ont reçu le nom de *thèques*
(*thecæ, asci*).

Les *Paraphyses* sont des cellules tubuleuses d'une très-grande ténuité; elles sont assez souvent articulées, rarement rameuses ou
anastomosées et formées, selon M. Tulasne, comme la plupart des
cellules végétales, d'une enveloppe externe cellulosique et d'un utricule interne azoté. Parfois elles sont réunies à la base et ne deviennent libres qu'aux sommets. Lorsqu'elles manquent, comme dans
plusieurs Verrucaires, elles sont remplacées par une abondante
substance mucilagineuse avec des paraphyses avortées.

Ces mêmes préparations faites sur des individus arrivés à des
âges divers montrent que les spores des Lichens se forment toutes
dans l'intérieur de *thèques* ou sporanges, comme celles des Champignons thécasporés.

Elles ont une surface lisse, sont le plus souvent ellipsoïdes, parfois ovoïdes, fusiformes, assez rarement sphéroïdes; leur diamètre
varie entra 7/100$^{es}$ et 4/100$^{es}$ de millimètres en longueur, et 2/1000$^{es}$
et 18/1000$^{es}$ en largeur. Les unes sont simples, les autres sont cloisonnées et présentent deux ou un plus grand nombre de loges,
celles qui sont longues et élargies ont même des cloisons transversales et longitudinales. Les phénomènes de germination montrent
que les éléments séparés des spores multiples sont solidaires les
uns des autres.

Le développement des spores se fait comme celui des Champignons
thécasporés par segmentation du contenu granuleux des thèques
qui, elles-mêmes, sont accompagnées de paraphyses. Toutes les
spores se forment simultanément dans le même sporange.

M. Tulasne a donnné le nom de *stylospores* à des propagules qui
naissent isolément sur des styles ou supports cylindriques simples
et peu allongés. Ces petits corps, qui ont la propriété de germer,
comme leurs analogues dans les Champignons, sont contenus dans
de petits conceptacles ou *pycnides*. D'après M. Tulasne, les stylospores sont des appareils sporifères, supplémentaires des espèces sur
lesquelles on les observe; les appareils dans lesquels elles se développent sont parfois plus nombreux que les apothécies.

En divers points de la surface du thalle ou sur ses bords, on
remarque souvent de petites élevures, de petits tubercules à sommet
tout d'abord bouché. Ces petites élevures ont une cavité intérieure,
un conceptacle; elles constituent des *spermogonies*. Le conceptacle
des spermogonies représente, en éléments plus petits, les parois des

apothécies, mais on n'y trouve pas de thèques. Ces cellules mères sont remplacées par d'autres petites cellules séparées ou réunies, droites, articulées ou non, dont les dimensions ne varient guère qu'entre 1 et 5 millièmes de millimètre, et qui portent le nom de *stérigmates*.

Au sommet de ces cellules il se développe, tantôt pour une seule fois, tantôt pour plusieurs fois répétées une petite protubérance oblongue ou aciculaire à laquelle M. Tulasne a donné le nom de *spermatie*. Les spermaties les plus ténues ont 1 millième de millimètre de longueur, et les plus grosses jusqu'à 4 centièmes de millimètre. Elles affectent toutes les formes, excepté la forme, sphérique, mais sont de même forme sur chaque espèce. Elles sont en nombre prodigieux dans l'intérieur des spermogonies et enveloppées d'une matière mucilagineuse hygroscopique (*gélatine spermatique*) non colorée en bleu par l'iode. La poussée au dehors des spermaties est due à l'hygroscopicité des parois du conceptacle. La présence constante des spermaties, leur ténacité, leur nombre immense, leur voisinage des apothécies, les font regarder comme des organes fécondants mâles. Leur recherche doit être faite à l'aide de forts grossissements. Il en est de même des particularités indiquées ci-après.

Les germinations des spores des Lichens réussissent beaucoup mieux que celles des Champignons et ont pu être étudiées dans un grand nombre de cas. Le plus souvent elles émettent un tube, dit tube-germe, qui s'allonge plus ou moins en se ramifiant. Les ramifications enchevêtrées, forment un plexus plus ou moins serré (*prothallium*) sur lequel se développe une première assise de cellules, les unes vides, les autres remplies de matière plastique. Plus tard, d'autres assises se montrent sur la première et quelques-unes des cellules qui la composent se remplissent de matière verte[1].

Des zoospores ont été découvertes dans trois genres bien différents de Lichens, savoir : *Physcia*, *Cladonia* et *Evernia*. Il paraît probable que la présence de zoospores se constatera chez tous les autres Lichens pourvus de chlorophylle. (Famintzin et Boranetzki.)

---

[1] Voyez la thèse de concours de H. Bocquillon : *Des organes reproducteurs des Champignons et des Lichens*. Paris, 1869, in-4°, p. 44 et suivantes, contenant sur ce sujet un résumé des travaux modernes.

# CHAPITRE IX

**Applications du microscope à l'étude des Algues.**

ART. I. — PRÉPARATION DES ALGUES EN GÉNÉRAL.

930. Les remarques faites plus haut (p. 347, 351 et 352) sur la manière de pratiquer les coupes du tissu des champignons, de préparer ceux qui sont filamenteux s'appliquent en tous points à la préparation des algues. En général même les coupes sont plus faciles à faire sur ces plantes que sur les autres.

Les spermatozoïdes, les zoospores, beaucoup de spores, les paraphyses exigent l'emploi de forts grossissements.

Les Algues unicellulaires se distinguent des champignons unicellulaires, en ce que les premières contiennent de la chlorophylle ou une substance analogue ; dans la plupart on trouve une ou plusieurs vésicules colorées. Les champignons ne renferment ni ces dernières ni de la chlorophylle. Les Algues unicellulaires sont colorées pendant toute leur vie, et même au moment de leur naissance. Celles qui naissent par *formation libre* (Nægeli) sont d'abord de petites cellules incolores, mais elles se colorent bientôt et sont vivement colorées avant qu'elles aient abandonné la cellule mère. Les plus petites espèces peuvent paraître incolores ou à peine teintées quand elles sont isolées, mais leur couleur devient toujours évidente, quand elles sont réunies.

Le *système végétatif* (*Phycoma*, système végétatif en général ; *Caulauma*, tige ; *Cœloma*, tube ; *Trichoma*, filament ; *Phylloma*, fronde) est représenté dans les Algues filamenteuses microscopiques par des cellules (trichoma) simples (*Enterobryus*) ou ramifiées (*Leptomitus*). Ils sont cylindriques, quelquefois cloisonnés ou articulés de distance en distance par suite de leur constitution par des cellules seulement disposées bout à bout, et se répétant avec la même structure, plusieurs fois dans le sens de la longueur. Les cellules superposées ainsi dans le sens de la longueur sont cylindriques, mais peuvent être facilement aplaties dans un grand nombre de circonstances accidentelles. Elles renferment des granulations moléculaires de volume variable, grisâtres dans les Enterobryus, etc., vertes dans les *Zygnema*, etc. Chacune de ces granulations porte encore comme autrefois dans beaucoup d'écrits sur la phycologie, le nom de *gonidies*, et leur ensemble ou contenu granuleux de la cellule coloré ou non est appelé *endochrome*.

931. Le *système reproducteur* des Algues se compose de sporanges (*oogonie, cystocarpe, conceptacle*, etc., de quelques auteurs), et des corps reproducteurs ou spores (*sporidies, sporules, spora, sporidia, cellulæ gonimicæ, corpora gonimica, spermatia*).

1° *Sporange*. — On donne ce nom à l'organe qui renferme les spores, dans lequel elles naissent et se développent. Dans les algues microscopiques, il est constitué souvent par une vésicule de forme variable, de volume généralement plus grand que celui des cellules du système végétatif, plus granuleuses qu'elles lorsqu'elles ne renferment pas encore de spores. Il dérive, du reste, de la cellule ter-

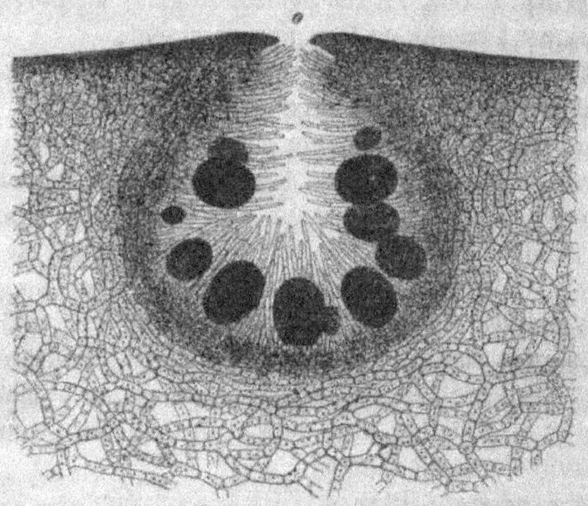

Fig. 286 *.

minale des tubes du système végétatif, dont le contenu sert à la génération des spores. Dans les *Zygnema* ce sont des cellules des tubes qui servent de sporange, mais ici il y a accouplement de filaments voisins, et l'un des filaments donne son contenu à l'autre, dans lequel naissent les spores.

Dans les phycées et les floridées la coupe des frondes met en évidence le *conceptacle* (analogue à celui des champignons p. 901) dans lequel se trouvent les sporanges (fig. 286).

* Coupe verticale d'un conceptacle femelle de *Fucus vesiculosus* L., montrant son ostiole o, de nombreux sporanges, les poils pluricellulés ou paraphyses, tapissent les parois de cette cavité et le tissu réticulé de la fronde qui entoure le conceptacle. (501. A. Thuret.)

2° *Spores*. — Ce sont des corps arrondis ou ovoïdes, généralement finement granuleux à l'intérieur, de volume variable et assez faciles à reconnaître, soit par leur aspect, soit par leur gemmation, pour qu'il soit inutile de répéter ici ce qui se trouve dans tous les traités de phycologie.

Après la fécondation des diverses algues à spermatozoïdes, on voit se produire dans le contenu granuleux des sporanges et dans les spores de beaucoup des algues, etc., un noyau analogue au noyau vitellin du vitellus fécondé de l'ovule animal ; presque en même temps se montre un sillon qui partage en deux ce contenu, et de plus un autre noyau apparait de l'autre côté de ce sillon ; puis ensuite chacune de ces sphères se partage de la même manière en deux, quatre sphères, etc., et toujours naît un noyau central un peu avant l'apparition du sillon. Vient ensuite la production d'une enveloppe de cellulose qui, de cette sphère granuleuse, forme une cellule. Tels sont les phénomènes de l'individualisation des éléments primitifs de l'embryon des algues aux dépens du vitellus ou contenu des spores. Dans les Algues, Oscillatoriées, Confervées, Ectocarpées,

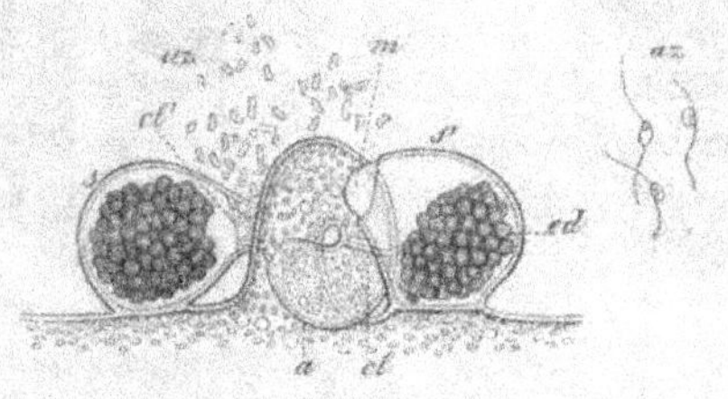
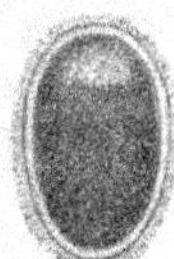

Fig. 287 *.                              Fig. 288 **.

conjuguées, ulvacées (fig. 260, p. 857), etc., après la segmentation du contenu des sporanges (d'où résulte la production des spores), naissent deux, trois, quatre, ou beaucoup de cils vibratiles sur chaque spore (zoospore), tous placés vers un de ses pôles. Ils naissent de la *sphère de fractionnement* du contenu granuleux des sporanges, et lui sont attenants par une de leurs extrémités ; alors la spore se

---

* Fécondation d'une *Vaucheria*. s et s'. Sporanges avec leur *endochrome* ou contenu granuleux donnant lieu à la formation de spores (*ed*). a. *Anthéridie cloisonnée* (*cl*), placée sur le côté du rameau entre les deux sporanges et donnant issue à des spermatozoïdes ou anthérozoïdes (*a z*). *cl'*. Anthérozoïdes pénétrant dans la cavité du sporange. *m*. Membrane interne, mince, de l'autre sporange saillant par l'ouverture de celui-ci. (Pringsheim.)

** Zoospore d'une algue du genre *Vaucheria*, entourée de cils vibratiles. (Pringsheim.)

complète par la formation de la paroi de cellulose autour de la
*sphère de segmentation*, qui représente nécessairement ici l'utricule
primordial des cellules ordinaires ; mais la paroi de cellulose n'enveloppe pas cette dernière complètement ; elle laisse un vide ou orifice autour du point d'attache des cils. On voit de la sorte que les
cils attenant à l'utricule azoté sont aussi de nature azotée, et ils font
saillie au dehors en traversant l'orifice que présente la paroi de cel-

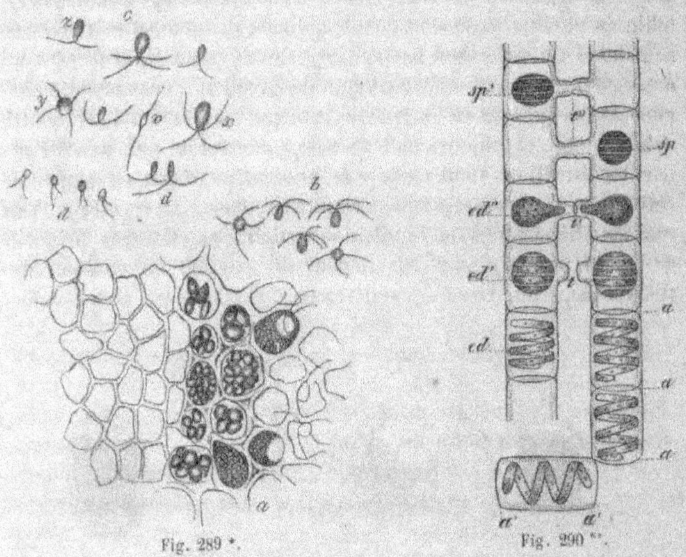

Fig. 289 *.                    Fig. 290 **.

ulose au niveau de leur attache à l'utricule primordial. Les spores
sont alors complètement développées et portent le nom de zoospores (fig. 289) ; elles nagent çà et là dans le sporange, jusqu'à
ce que celui-ci s'ouvre, en général, par le sommet d'un cul-de-sac
qui se développe alors ; les zoospores, une fois sorties, nagent plus

---

* *a.* Portion de la fronde de l'*Ulvalactuca*, dont certaines cellules ont leur contenu à
diverses phases de segmentation et de production des zoospores. *b c x y.* Zoospores à
4 cils et diverses positions pendant leur locomotion. *d. v.* Zoospores à 2 cils qui leur
étaient mêlés. Lorsque j'ai décrit pour la première fois le développement de ces zoospores (voy. la note page 861), je les ai prises pour des spermatozoïdes de ces algues, corps
avec lesquels les zoospores ont longtemps été confondues.

** Conjugaison du *Spirogyra (Conferva ou Zygnema) quinonum* (d'après Karsten).
*a a'.* Cellules contenant l'endochrome en spirale, *e d'.* Endochrome rassemblé en masse
sphérique et *t* gemmes des cellules voisines s'approchant l'une vers l'autre. *ed'.* Le
même phénomène plus avancé. *t''.* Gemmes faisant communiquer ensemble 2 cellules et
ayant amené la réunion de leur contenu en une spore (*sp*).

ou moins longtemps, puis se fixent à un corps, sur lequel elles germent en s'allongeant et se segmentant en un tube cellulaire puis en une masse aplatie, sphéroïdale ou d'autre forme suivant les ordres.

Le phénomène appelé *Copulation* ou *Conjugaison* des filaments (*trichoma*) des algues conjuguées (*Zygnema, Vaucheria, Tyndaridea. Staurocarpus*, etc.) est une variété de la reproduction par gemmation plutôt qu'un mode spécial et distinct. Les cellules placées parallèlement l'une à côté de l'autre correspondant (fig. 290) par de petits prolongements en cul-de-sac, lesquels se rencontrent, et la double paroi de séparation à leur point de contact se résorbe, d'où alors résulte une communication entre ces deux tubes, et leurs contenus se mélangent. C'est à ce moment que se forme, dans une des deux cellules ainsi mises en communication, une masse granuleuse, qui s'entoure d'une paroi de cellulose et constitue alors une spore ; quelques auteurs croient que c'est plutôt un sporange qui naît ainsi, car on ne les a pas vus germer. Il en naît quelquefois dans des cellules non copulées.



952. La subdivision de la classe des Algues qui porte ce nom comprend un nombre considérable d'espèces microscopiques vivant ensemble ou séparément, et qu'on trouve très-souvent dans les préparations microscopiques faites pour observer des objets d'une toute autre nature.

C'est dans cette subdivision que se rangent les *Cryptoccocus*, les *Hygrocrocis*, les *Leptomitus*, etc. Il en est qui, de même que quelques champignons microscopiques forment des couches qui les ont fait appeler parfois Mycodermes depuis Persoon et Desmazières (V. p. 913). On y compte encore les Desmidiacées, comprenant les *Closterium* ou Lunulines, les Palmellées ou Protococcées (*Protococcus*), les Oscillariées, les *Leptothrix*, les *Anabœna*, les Nostocs, les *Ulothrix*, les Conferves proprement dites, les *Zygnema*, les Ulvacées, les *Vaucheria*, les Characées, etc. Nous verrons aussi que c'est près des premières des plantes que comprend cette énumération que doivent être rangés les Vibrioniens autrefois considérés comme des animaux infusoires.

*L'eau de mer colorée en rouge*, etc., les eaux de certains lacs, de divers étangs qui se colorent diversement seront reconnues aisément comme devant leur couleur à la multiplication rapide de diverses de ces Algues. Dans les eaux douces ce sont en général des palmellées voisines du genre *Gloeocapsa*. Dans l'eau de mer ce sont les *Trichodesmium Ehrenbergii* Mont. et *Hindsii* Mont., genre voisin des Anabaines et confondu autrefois avec les oscillaires. Cet examen doit être fait à un grossissement de 500 à 600 diamètres.

933. Les *Desmidiées* sont des algues microscopiques qui se distinguent des Diatomées par leur enveloppe membraneuse molle, flexible, se déformant par la dessiccation, se détruisant par la combustion ; elles se distinguent surtout par leur endochrome (chlorophylle) de couleur verte, lamellaire et rayonnant. Au milieu de cette matière intérieure, on aperçoit des granules plus gros dont la nature paraît être amylacée. Comme les Conjuguées ou Zygnémées, elles se multiplient par des sporanges. Les Desmidiées sont unicellulaires, quoique leur forme la plus générale soit la forme bilobée. Les deux lobes (hémisomates) sont identiques, séparés souvent par un étranglement marqué d'une suture qui n'est point l'indication d'une cloison. C'est au niveau de cette suture qu'a lieu la rupture qui fait qu'un individu devient deux individus ; cette scission est toujours transversale et non longitudinale. (De Brébisson.)

Les Desmidiées n'ont pas de mouvement de locomotion comme les Diatomées ; elles se développent en abondance sur les objets inondés, surtout sur les points où ils sont le plus exposés à la lumière. Un mouvement de cyclose des granules intérieurs à été observé chez quelques espèces. Les individus simples sont souvent groupés dans un ordre symétrique, d'où il résulte des individus composés.

Quelques espèces sont disposées en filaments cylindriques (*Hyalotheca*, *Didymosporium*), ou comprimés (*Sphærosoma*), ou même polyédriques (*Desmidium*). Le plus ordinairement, les petits individus sont libres ; ils sont en disques rayonnants (*Micrasterias*), soit allongés, plus ou moins lobés-incisés (*Evastrum*), tantôt arrondis, ornés de granules (*Cosmarium*), tantôt chargés d'appendices saillants, souvent épineux (*Xanthidium*, *Arthrodesmus*, *Staurastrum*). Quelquefois leur forme est cylindrique, atténuée au sommet (*Tetmemorus*, *Penium*, *Spirotænia*), ou courbée en croissant (*Closterium*). Leur enveloppe est lisse, granuleuse ou striée. Elle paraît fréquemment entourée d'un enduit mucilagineux qui fait adhérer en masses de nombreux individus de certaines espèces, lorsqu'ils se trouvent rapprochés. Dans le genre *Cosmocladium*, les petits indi-

vidus sont portés par une sorte de pédicelle rameux. (De Brébisson.)

Les Desmidiées, comme les Diatomées, sont réparties assez uniformément dans les diverses contrées de la terre, et ne paraissent
pas subir d'influences climatériques; dans presque toutes les parties du monde, on a observé les mêmes espèces. On connaît aujour-
d'hui environ trois cents espèces de Desmidiées. Il sera question
de leur préparation à propos des Diatomées.

M. de Brébisson regarde les Desmidiées comme se rencontrant
presque exclusivement dans les eaux douces, notamment dans les
eaux limpides des tourbières à Sphagnums. Germain de Saint-
Pierre en a observé un certain nombre d'espèces dans les flaques
d'eau saumâtre au bord de la Méditerranée. — La classe des Desmidiées, ou Desmidiacées, comprend les familles suivantes : 1° DES-
MIDIÉES proprement dites (genres *Desmidium*, *Aptogonum*, *Didymosporium*, etc.) ; 2° MICRASTÉRIÉES (genres *Micrasterias*, *Tetrachastrum*) ;
3° COSMARIÉES (*Cosmarium*, *Evastrum*, *Cosmocladium*); 4° XANTHI-
DIÉES (*Xanthidium*, *Arthrodesmus*); 5° STAURASTRÉES (*Staurastrum*).
6° CLOSTÉRIÉES (*Closterium*, *Docidium*, *Triploceras*, *Tetmemorus*,
*Spirotænia*, *Penium*, etc.).

934. Les oscillaires rectilignes ou en spirale, vertes, jaunes ou à
peine colorées, à contenu mobile dans leur intérieur, progressent de
$0^{mm},40$ à $0^{mm},60$ par minute, par un contournement lent quand elles
sont en spirale, sans modification des courbes de la spire. De temps
à autre on voit l'extrémité antérieure s'incliner de côté à la manière
de l'extrémité d'une sangsue, et en faisant, quand elles sont flé-
chies, un effort de redressement assez fort pour repousser des
amas de poussière voisins. L'ammoniaque fait cesser leurs
mouvements sans changer leur couleur ni leur paroi. L'acide
sulfurique gonfle celle-ci, jaunit, puis reverdit leur chlorophylle,
qu'elle montre disposée en contenu cellulaire biconcave avec tendance à une division cruciale. Les tubes se dissocient en cellules
isolées très-petites lors de la destruction des amas d'oscillaires
par putréfaction. (Voyez page 324 l'action de la teinture d'iode
sur ces plantes.)

935. Les algues microscopiques parasites de l'HOMME et des
MAMMIFÈRES, sont sur les muqueuses : les *Merismopœdia ventriculi*
Ch. R. (sarcine de l'estomac, etc.); *Leptothrix buccalis* Ch. R.;
Oscillaire? de l'intestin, Farre; *Leptomitus urophilus* Mont.
(vessie); *Leptomitus?* de Hannover (pharynx et œsophage); *Lepto-*

*mitus?* de l'épiderme; *Leptomitus?* de l'utérus; *Leptomitus?* du mucus utérin; *Leptomitus?* de l'œil, etc.

Il faut citer aussi les *Enterobryus* Leidy, parasites de la muqueuse intestinale des Myriopodes, etc.

Sur les cheveux incultes des individus malpropres, sur les faux cheveux restant longtemps sous forme de coiffure non déroulable, on trouve parfois, appliquées contre le cheveu, de petites masses microscopiques, hémisphériques, ou à peu près, formées par des Algues de la famille des Palmellées, voisines des *Tétrasporés*.

Examen des Vibrions.

956. Les Vibrioniens se rapprochent des conferves filamenteuses par leurs réactions chimiques. Leur faculté de locomotion se retrouve sur beaucoup de conferves : les Diatomées possèdent, comme les Bactéries, un mouvement oscillant ; des Oscillaires, et en particulier des *Leptothrix* ont, comme les Vibrions, un mouvement ondulatoire ; le mouvement circulaire si remarquable des *Spirillum* se retrouve dans les conferves du genre *Spirulina* (Kützing) qui ont la forme de longues hélices.

Enfin, pour toutes ces conferves, comme chez les Vibrioniens, la progression a lieu indifféremment et souvent alternativement par l'une ou par l'autre des extrémités.

L'opinion de M. Davaine sur la nature des Vibrions a été adoptée depuis par plusieurs auteurs, entre autres par Rabenhorst qui classe les Vibrioniens parmi les Oscillariées (1865). De plus, j'ai (1865) montré que le Vibrionien du *Sang-de-Rate*, c'est-à-dire le *Bacteridium* n'était autre chose que l'Algue nommée *Leptothrix buccalis*. D'un autre côté, les *Spirillum* par la *Spirochœtes* se rapprochent complétement des Oscillariées du genre *Spirulina* Kützing. Tous ces corpuscules sont insolubles dans l'ammoniaque et non solubles comme les infusoires animaux, mais ce réactif arrête leurs mouvements.

Les Vibrioniens n'ont point d'organes de digestion, ni d'organes de locomotion ; ils sont homogènes dans toute leur étendue ; les deux extrémités, généralement semblables, n'ont aucun caractère particulier qui puisse y faire distinguer la tête ou la queue, et leur progression, qui se fait aussi bien et indifféremment par l'une ou par l'autre de ces extrémités, prouve qu'il n'y a point entre elles de distinction. En cela même les Vibrioniens se séparent nettement des animaux chez lesquels des segments isolés, des tronçons expérimentalement détachés, suivent toujours, dans leur progression, la direction que leur eût donnée la tête.

Les nombreux granules, très-fins, de volume uniforme, que le microscrope montre dans les mucus, à la surface des cellules épithéliales, linguales, intestinales, dans beaucoup de déjections intestinales, ont un aspect très-caractéristique ; elles ont, d'un auteur à l'autre, reçu des noms très-différents. A la surface des porte-objets laissés dans les macérations, etc., à la surface des infusions, etc., elles forment ce que Burdach (*Physiologie*, trad. franç., 1837, t. II, p. 123) appelait la *couche* muqueuse primordiale, et Pouchet (*Hétérogénie*, 1859 et *Nouvelles expériences*, 1864, p. 383) la *pellicule proligère* (voy. aussi plus haut, p. 559 et 589).

Les masses ou amas grenus ont parfois reçu le nom de *Zoogloea* ; les granules sphériques de volume uniforme qui composent ces amas ont été dits par Klob comme étant le *Bacterium punctum*, passant d'abord à l'état de *B. termo*, puis de *B. catenula*, et enfin à l'état de *Leptothrix*.

Ce sont ces granules qui sont les *Micrococcus* de Hallier et autres, devenant Bactéries et Leptothrix, se développant, suivant lui, en *Oidium* dans les mucus, en *Penicillum* à l'air, lesquels font retour au *Micrococcus* par certaines de leurs formes de fructification, fructifications parmi lesquelles comptent les corpuscules cryptogamiques provenant des *Oidium* appelés *Cylindrotænium* [1].

Si ces observations de Hallier venaient à être confirmées, c'est parmi les corps reproducteurs et les mycéliums des champignons, et non parmi les algues, qu'il faudrait classer ces êtres.

Suivant M. Béchamp (1867-1868), ces corpuscules (*micrococcus de Hallier*) qu'il a nommés *mycrozymas*, et que l'on connaissait sous le nom de *granulations moléculaires*, sont capables de se se *développer en Bactéries* ou en *Vibrions*, qu'ils proviennent d'un tissu végétal ou d'un tissu animal, pourvu que l'on réunisse de bonnes conditions. Ce développement a lieu par accolement bout à bout et soudure des granules. Lorsqu'une Bactérie apparaît dans un milieu non organisé, c'est qu'un *microzyma* y été apporté du dehors. Il pense avoir démontré la vitalité indépendante des *granulations moléculaires* de toute origine ; de celle des poussières

---

[1] H. Hoffmann (1869) pense que les *soi-disant Micrococus* (V. p. 559) qu'on voit se produire dans les liquides libres, ou dans le contenu des cellules s'altérant, ne sont rien autre chose que des produits de désagrégation, des détritus organiques, et non des organismes nouveaux.

des rues, comme de celles des calcaires tertiaires et même des calcaires plus anciens. Il les caractérise comme *microzymas*, d'après la possibilité de leur évolution en Bactéries et en Vibrions. Ces *microzymas* seraient capables de se nourrir de matières amylacées, par exemple, et de fournir en échange l'alcool, l'acide acétique et l'acide carbonique, ou les produits de la fermentation ; capables même, en l'absence de toute matière féculente ou sucrée, de donner les mêmes produits aux dépens de leur propre substance, et de s'émacier en les produisant, bien qu'en moindre abondance. MM. Béchamp et Estor assimilent aux *microzymas* les granulations moléculaires que renferment presque [toutes les cellules des animaux ; ils les considèrent comme pouvant se transformer, de *microzymas* isolés qu'ils sont d'abord, en *microzymas* associés en forme de chapelet, puis en véritables Bactéries. La transformation peut aller encore au delà, et la Bactérie prendre une sorte de tête ou renflement nucléaire. En un mot, le *Bactérium chaînette*, le *Bactérium termo*, le *Bacterium capitatum* et le *Bactéridium* ne seraient que les phases diverses de l'évolution des *Microzymas* des cellules animales. Le foie serait un des viscères les plus riches en microzymas. L'être vivant rempli de microzymas porterait en lui-même ces microphytes ferments, éléments essentiels de la vie, de la maladie, de la mort et de la destruction.

Ces vues resteront à l'état de suppositions pures tant que la nature chimique, la composition immédiate de ces granules d'origines si diverses restera ignorée, tant qu'on n'aura pas montré quelles sont les actions chimiques qui, se passant dans leur propre substance, suscitent les actes de fermentation et autres dont on les dit être cause à l'égard des éléments anatomiques et des humeurs au sein desquels ils sont plongés.

D'après B. Crivelli et L. Maggi (1869), les granules (*micrococcus, microzyma*) s'unissent en série linéaire, commençant d'abord par deux, trois, quatre, etc. Arrivées à six granules, il est des séries qui présentent déjà les mouvements propres au *Vibrio bacillus*. Au bout de vingt-quatre heures, elles ont tous les caractères de ce Vibrion. De ces derniers dérive un état dans lequel ils représentent un mycélium qui donne origine aux *Leptothrix*. Le volume des granules qui se forment dans les infusions varie de l'une à l'autre de celles-ci, avec la nature des substances différentes qui ont servi à les préparer.

Les Vibrions ont toujours une largeur un peu moindre que celle des granules, mais toujours proportionnelle à cette largeur. Les Leptothrix ont toujours aussi une largeur proportionnelle à celle des mycéliums dérivant de ces vibrions [1].

Il est important de prendre ces faits en considération, car ce n'est que sur des différences saisissables par l'œil à l'aide du microscope, mais le plus souvent non susceptibles d'être formulées en chiffres par la micrométrie (parce qu'elles sont toujours moindres que 1 millième de millimètre) que reposent les distinctions qui ont fait donner aux Bactéries et aux Vibrions des noms spécifiques divers [2].

957. Les *Vibrioniens*, avides d'oxygène, enlèvent celui qu'ils trouvent dans la matière organisée qui leur sert d'aliment. Ils fixent de l'oxygène avec production de chaleur et d'acide carbonique; quant au carbone, à l'azote et à l'hydrogène, ils se combinent entre eux, et la substance organique est ainsi détruite. Les Vibrions ne jouissent

[1] Ces faits semblent montrer que, ainsi que je l'avais indiqué pour quelques espèces (confrontez Ch. Robin, *Hist. natur. des végétaux parasites*. Paris, 1853, article *Leptothrix buccalis*, p. 345, et *Dictionnaire de Médecine*, par Littré et Robin, 12ᵉ édition, 1865, article *Bactéries*), c'est dans le genre *Leptothrix* de Kützing, et peut-être dans une seule espèce, le *Leptothrix buccalis* Ch. Robin, que doivent être rangées les formes végétales dont les noms suivent, qui ont longtemps été données d'un auteur à l'autre comme autant d'espèces animales distinctes. (Voy. sur ce point H. Hoffmann. *Mém. sur les Bactéries. Botanische Zeitung*, avril et mai 1869, et *Annales de sc. nat.* Botanique, t. XI. 1869. p. 1, pl. I et II.) Ce sont les *Bacterium termo* Ehr. *Vibrio lineola* Ehr. *Bacter. catenula*. Duj. *Zooglœa termo* Kohn. (*Microbactéries* de Hoffmann, et *Vibrio bacillus*, de Wyman; le *Monas crepusculum* Ehr. ou *Vibrio subtilis* et *prolifer* Ehrenberg, remarquable par sa disposition en très-fins globules, rangés en chapelets, semble en être la forme articulée avec pouvoir réfringent plus fort. C'est de lui que se rapprochent les *Vibrio cyanogenus et xantogenus* de Fuchs); *Bacterium enchelys* et *B. punctum* Ehr. *Vibrio tremulans* Ehr. *Vib. lineola, rugula serpens, bacillus* et *ambiguus* Duj. Rabenh. *Bactéridies* Davaine. (Ce sont les *mésobactéries* d'Hoffmann, qui nomme *macrobactéries* les espèces se rapprochant plus par leur volume des autres *Leptothrix*). En d'autres termes, les observateurs modernes les plus expérimentés n'ont pas encore pu trouver des caractères spécifiques et distinctifs réels, permettant de séparer en plusieurs espèces les corps organisés très-répandus désignés ici, bien que des vues théoriques ou des observations trop restreintes aient fait croire le contraire. Hoffmann a constaté que les *bactéries* vivent, se développent et se multiplient dans les liquides alcalins aussi bien que dans les liquides acides.

[2] Le mode de développement dont il vient d'être question a du reste déjà été bien décrit et figuré par M. A. Pouchet (1859-1864), et par J. H. Bennett (*On the atmospheric germ theory and origin of infusoria. Edimburgh medical journal.* mars, 1868).

pas de propriétés spécifiques malfaisantes d'un autre ordre que celles dont il vient d'être question, de propriétés autres que celles qui se rapportent à leur énergique faculté d'assimilation, amenant la décomposition des principes immédiats des humeurs et des éléments anatomiques au sein desquels ou entre lesquels ils se développent. En d'autres termes, pas plus que tous les autres végétaux, ou que les animaux infusoires, ils ne sont un virus, ils n'ont pas de propriétés virulentes, qui leur soient propres, c'est-à-dire spécifiques, variant d'une espèce à l'autre, pouvant faire regarder comme cause première ou agent primitif de telle maladie que ce soit toutes leurs espèces, ou certaines espèces, à l'exclusion des autres. Leur petitesse se prête à ce qu'ils jouent le rôle de véhicule pour les humeurs virulentes qui leur servent de milieu nutritif; mais ils ne sont pas le virus. Il n'y a pas, d'une espèce à l'autre, de telles différences d'énergie sans rapport avec leur volume et leur organisation qui fasse que les uns soient agents virulents primitifs, les autres non; mais en raison des propriétés rappelées ci-dessus, ils jouent le rôle de ferment, et par suite un rôle épiphénoménal ou de complication dangereuse, comme agent de putrescibilité sur le cadavre ou sur le vivant déjà malade, ou sur celui qui ne l'étant pas encore, les a reçus dans quelqu'un de ses tissus ou de ses humeurs, en même temps que le virus inoculé[1].

---

[1] Ces remarques s'appliquent naturellement aussi aux faits qui concernent la présence des cellules colorées de la famille des palmellées dans l'air du voisinage des marais (Salisbury), et d'Algues voisines dans la vapeur d'eau condensée à la surface des marais pontins, etc. (Balestra) considérées comme étant la cause première, non-seulement des maladies virulentes, mais des *fièvres intermittentes*. Ici encore, aux cryptogames les moins connus on attribue des propriétés qui n'ont aucune analogie avec celles que l'on connaît dans les algues et les champignons que nous pouvons regarder comme bien étudiés. Ces hypothèses concernant la cause parasitaire des maladies générales, semblent toutes émises dans le but de chercher à tourner la difficulté qui est représentée par la connaissance de ce en quoi consiste l'état d'organisation, et de ce que sont les différentes formes élémentaires sous lesquelles se présente la substance organisée. En d'autres termes, ce qu'il y a de moins connu dans ces hypothèses, c'est la substance attaquée, c'est-à-dire ce qui devrait être le mieux étudié; elles ne commenceront à être acceptables en fait que lorsqu'elles seront produites par des auteurs aussi familiers avec la connaissance de ce qu'offre d'essentiel l'état d'organisation qu'avec celle des cryptogames. Or, dans l'état actuel de la science, les choses n'en sont pas là, puisque les botanistes les plus expérimentés sont conduits à considérer comme plantes d'une seule et même espèce les *bactéries* que les médecins et les chimistes regardent comme diverses spécifiquement, et douées de propriétés très-distinctes en tant que ferments et virus.

On a considéré comme ferments composés par des *Vibrioniens* : le ferment de la putréfaction (*Bacterium termo, Vibrio lineola, V. tremulans, V. subtilis, V. rugula, V. prolifer, V. bacillus*) ; les ferments lactiques (*B. termo?* ou *B. catenula?* et dans le lait altéré ; *V. synxanthus, V. syncyanus*) ; le ferment du levain (*Bacteridium fermenti*) du vin tourné ; le ferment tartrique droit ; le ferment de la pourriture (*Bacterium putredinis*) ; le ferment butyrique, et les *microzymas*, d'après M. Béchamp. (Voy., p. 913, ce qui concerne l'examen des *levûres* et la note ci-dessus, p. 929, pour juger la valeur de ces déterminations spécifiques.)

Il suffit de changer l'une des conditions du milieu pour voir périr aussitôt, ou en très-peu de temps, les Vibrioniens qui s'y trouvent. Un abaissement dans la température d'un liquide organique, la substitution d'une eau pure à une eau corrompue, d'eau de mer à de l'eau douce, et réciproquement, font disparaître les infusoires filiformes qui s'étaient développées dans ces divers liquides. (Davaine.)

958. Après avoir bien noté que tous ces corpuscules considérés comme divers (Voy. la note p. 929) ne représentent que les états successifs d'une même espèce d'Algues, rappelons des faits empiriques que décèle le microscope. Les *Leptothrix* ou Bactéries ne se trouvent pas dans les liquides ni sur l'épithélium du mucus de l'homme et des animaux vivants et sains. Mais à compter de dix ou douze heures après la mort brusque de l'homme ou des animaux sains, il s'en développe dans tout le tube digestif et dans la bile. Il s'en développe toujours sur les résidus alimentaires restés entre les dents et les papilles linguales. Il s'en développe pendant la durée des maladies dans le mucus, de tout le tube digestif (voy. p. 607), où on les prépare comme s'il s'agissait de voir le mucus ou les épithéliums frais de ces parties. Leeuwenhoeck a, le premier, signalé l'existence de Vibrions dans la *diarrhée*. M. Lebert (1845) les a vus dans la *dysenterie*. Le *Vibrio rugula* a été observé dans les selles des cholériques, par M. A. Pouchet d'abord, en 1849, et depuis par Rainey et Hassal (1854, etc.).

Enlevés par la vapeur d'eau, ils peuvent se trouver à l'état de poussière ainsi que dans l'haleine. (Lemaire.) On les a vus dans l'urine fraîche de la *cystite chronique* (Davaine) ; du *catarrhe vésical* (Ordoñez) ; dans le mucus du *catarrhe pulmonaire* (Pouchet) ; du *coryza* (Pouchet) ; de l'*otite chronique* ; de l'*inflammation du sac lacrymal* et du conduit nasal (Tigri) ; dans les *ulcères putrides* et la *pourri-*

*ture d'hôpital* M. Lebert a signalé la présence soit de très-grands Vibrions, soit d'Amibes ; dans les *ulcérations syphilitiques* (Donné, 1836); dans le liquide de la *blennorrhagie* (Tigri).

Tigri rapporte deux cas de fièvre typhoïde dans lesquels il a pu voir le sang se peupler d'infusoires du genre *Bacterium*. MM. Coze et Feltz y ont trouvé l'infusoire le *Bacterium catenula*. Ces observateurs ont constaté de même l'existence de Bactéries dans le sang varioleux, et ont pu de même inoculer ces infusoires à des lapins. *B. termo* et *B. bacillus*.

M. Davaine est le premier qui ait indiqué le *Bacteridium* (*Leptothrix buccalis* Ch. Rob.) dans le sang de l'homme et des animaux atteints du *sang de rate*, de charbon et de pustule maligne, ainsi que dans le liquide séreux ou purulent des pustules et tumeurs *charbonneuses*. Ses expériences l'ont porté à admettre que ces *Bacteridium* sont les seuls agents du développement de la maladie charbonneuse. Dans la forme du charbon des bêtes à corne appelée *mal des montagnes*, on trouve les mêmes infusoires (*Commission* de 1868).

MM. Signol et Mégnin ont rencontré des Bacteries dans le sang des chevaux atteints de la maladie dite *fièvre typhoïde du cheval.*

959. Dans toutes ces circonstances, la présence des Vibrioniens, etc., se constate en prenant une goutte des déjections ou du sang tiré des vaisseaux à l'aide d'une piqûre, et on procède à l'examen immédiatement à l'aide d'un grossissement de 500 diamètres au moins sur un microscope préparé d'avance.

Dans tous ces cas, en effet, le sang sorti des vaisseaux se peuple rapidement d'Infusoires. Le temps de le porter au laboratoire suffit, pendant les grandes chaleurs, pour que cette invasion ait lieu. Mais, sur l'homme, si l'on examine le sang au lit des malades, on ne trouve jamais de Bactéridies. M. Chalvet a vérifié le fait avec soin pour la fièvre typhoïde, le choléra et la rage. On sait depuis longtemps qu'à l'amphithéâtre, au contraire, toujours on voit le sang du cadavre plus ou moins envahi par les Infusoires.

ART. III. — DES AMYLOBACTER.

940. Il faut rapprocher de la description des êtres microscopiques qui naissent et se développent comme les Vibrioniens, dans des espaces clos, celle des corps observés par M. Trécul (*Comptes rendus des séances de l'Académie des sciences*, 1865 à 1868) et par M. Nylander, et appelés *Amylobacter*.

En faisant macérer dans l'eau des tiges de plantes appartenant à diverses familles, M. Trécul a remarqué que le latex se coagule, soit en colonnes homogènes, soit en petites masses plus ou moins volumineuses. Puis, toute la substance de ce latex se résout en corpuscules beaucoup plus ténus que les globules primitifs. Quand les laticifères qui les contiennent sont mis en contact avec l'eau iodée, ils jaunissent seulement ; mais, dans quelques cas, de l'acide sulfurique ayant été ajouté, toute la matière renfermée dans ces laticifères a pris une belle teinte pourprée. Chacun des petits corps constituants est composé de deux parties, l'une devenue violette. l'autre restée incolore ou jaunie, plus grande que la violette. (Voy. comparativement ce qui a été dit plus haut, de l'influence de la teinture d'iode sur les *Leptothrix*, etc., p. 324.)

Dans d'autres vaisseaux, les corpuscules sont de deux sortes (fig. 291) : les uns sont très-petits, globuleux, et constituent la masse principale ; les autres sont beaucoup plus volumineux, épars au milieu des premiers. Ces derniers sont le plus souvent elliptiques, mais dans un âge plus avancé on en voit s'allonger en fuseau. Les corpuscules les plus petits jaunissent par l'iode seul, tandis que les gros, surtout quand ils sont fusiformes, deviennent violets. Le volume de ces êtres n'est souvent que de 5 à 7 millièmes de millimètre, tandis que les granules d'amidon bacillaires ont une longueur de 20 à 30 millièmes.

On ne trouve souvent, dans les laticifères, que de ces corpuscules fusiformes violets, avec une des pointes ou plus rarement avec une des pointes incolores. Ils remplissent tout le vaisseau, ou sont mêlés à des quantités plus ou moins grandes de latex non transformé. Assez fréquemment des portions du vaisseau pleines de ces corps alternent avec des parties qui sont remplies de latex coagulé, mais non transformé. Ce latex occasionnant de distance en distance des obstructions, on ne saurait prétendre que ces plantules ou leurs germes sont venus du dehors.

Assez souvent ces plantules ont la forme de têtards. Elles sont alors composées d'un corps elliptique ovale qui porte un long appendice à l'une de ses extrémités (*o, p*). C'est ordinairement cet appendice ou sorte de queue qui seul se colore en violet par l'iode.

Ces petites plantes ne se forment pas seulement à l'intérieur des laticifères. Elles naissent aussi, soit *dans l'intérieur des cellules mêmes*, parenchymateuses ou fibreuses, soit *entre les cellules*. Dans l'une et l'autre circonstance, elles sont de même fusiformes ou en forme de têtards, quelquefois cylindroïdes ; mais, dans ce dernier cas même, une extrémité est souvent notablement plus large que

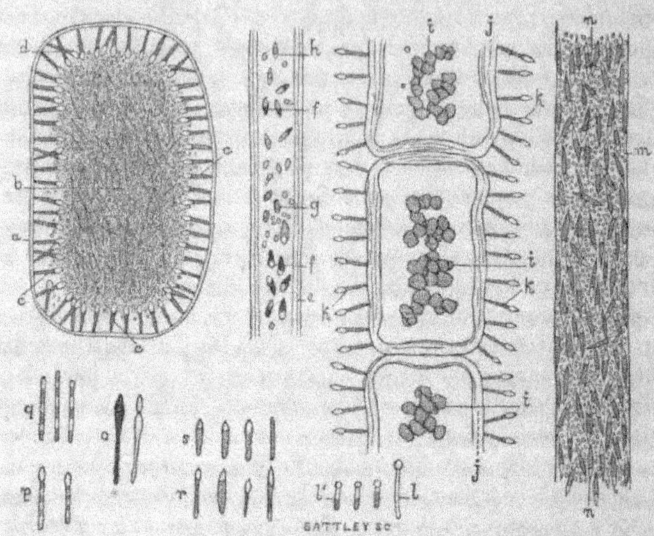

Fig. 291. — *a, b, c, d. Amylobacter* capités à tête ovale, dressés sur la face interne
d'une cellule médullaire d'un rameau de deux ans du *Ficus Carica*. Le reste du contenu de la cellule composé de granulations qui jaunissent par l'iode, et de cylindricules
non bleuis par ce réactif, est refoulé au centre de la cellule par les Amylobacter. *e, f, g, h.*
Une des formes du développement des *Amylobacter* libres à l'intérieur des fibres du
liber du figuier. Il y en a à divers degrés de l'évolution. Ils commencent par des corpuscules globuloïdes ou elliptiques, qui d'abord ne sont pas colorés par l'iode, ou qui
jaunissent seulement sous son influence. Après l'allongement de ces petits corps, qu'ils
deviennent capités, cylindriques ou fusiformes, la partie initiale reste ordinairement
ou très-souvent incolore (ou est seulement jaunie) après l'action de l'iode. C'est elle qui
constitue la tête des *Amylobacter* capités. *i, k.* Cette disposition des *Amylobacter*
dressés à la surface des cellules, après la désagrégation complète de celles-ci, s'obtient
très-aisément aux mois d'août et septembre, par la macération de rameaux de l'année
du *Sambucus nigra*. Les cellules figurées ici ont été données par l'écorce du pétiole
d'une feuille âgée, déjà notablement jaunie de l'*Aralia japonica* (commencement de
juillet). *i.* représente les grains de chlorophylle. *m, n.* Fragment d'un vaisseau du
latex de l'*Amsonia latifolia* contenant des *Amylobacter* fusiformes. *l. Amylobacter* à
tête globuleuse observés aussi à la surface de quelques cellules de l'écorce du pétiole
de l'*Aralia japonica*. *o.* Beaux *Amylobacter* capités, dont l'un à tête comme étranglée,
fait assez fréquent, en voie de division et très-mobiles, à queue flexueuse pendant le
mouvement, progressant tantôt par un bout, tantôt par l'autre. Ils atteignent souvent deux centièmes de millimètre. Abondants dans une macération de rameaux du
figuier, effectuée du 28 août au 6 septembre. *p.* Amylobacter à queue alternativement
incolore et bleue, tels qu'on les observe dans diverses plantes. *q. Amylobacter* cylindriques mobiles et flexueux pendant la progression à l'intérieur des cellules de la moelle
de rameaux de l'année fendus longitudinalement du *Ficus carica*. Ils ont de 0$^{mm}$,0066
à 0$^{mm}$,0266 de longueur sur 0$^{mm}$,0011 de largeur (août et septembre). Ces Amylobacter
sont bleuis à des degrés très-divers. Ils le sont fort souvent tout à fait. *r, s. Amylobacter* divers. Toutes ces figures ont été dessinées par M. Trécul, sous un grossissement de
cinq cents diamètres à 520. Pour les préparations du figuier, il a opéré, en général,
après que l'amidon a disparu des cellules, plus rarement avant.

l'autre. Les cellules de la moelle du Figuier sont particulièrement
favorables pour leur production.

Il est important de faire remarquer qu'elles naissent dans des
cellules parfaitement fermées, qui n'ont point été dérangées de leur
siège naturel dans le tissu végétal, et que le plus ordinairement on
n'en trouve pas entre les cellules qui en sont remplies, ni entre les
cellules qui entourent les laticifères qui en contiennent ; enfin, que
la formation intercellulaire de ces corps n'a souvent lieu que dans
des tissus qui ne montrent pas la formation intracellulaire. Il convient d'ajouter encore que le liquide dans lequel macèrent les tronçons de plante, étudié avec le plus grand soin, ne tient pas une de
ces plantules en suspension. Il est bien entendu que, pour obtenir
ce dernier résultat, il faut examiner le liquide avant que les tissus
soient complétement désagrégés, avant qu'une partie des cellules
soient dispersées dans ce liquide. (Trécul.)

Il semble bien probable, d'après toutes ces circonstances, que le
liquide n'a rien apporté aux cellules dont il s'agit, d'autant moins
que ces cellules sont souvent placées profondément dans les tissus, puisque ces plantules peuvent être produites dans des fibres
du liber à parois parfois fort épaisses, qui n'ont certainement rien
laissé pénétrer dans leur intérieur. Et puis les premières phases
du développement individuel de ces plantules sont ici bien plus
faciles à saisir que dans les autres organes cités. Car ces petites
plantes, surtout quand elles commencent à se montrer, sont souvent très-distantes les unes des autres. De plus, elles commencent
toujours par un corpuscule incolore, ordinairement elliptique, jaunissant par l'iode, aux deux extrémités duquel on aperçoit quelquefois comme le prolongement d'une petite cellule aiguë, dont il
pourrait être le noyau centre de génération ou plasmatique; puis,
à l'un de ses bouts, sans doute par l'élongation de la petite cellule, naît un appendice qui s'allonge graduellement, et qui, dès son
début, a la propriété de se colorer en violet ou en bleu par l'iode.
Dans quelques cas, l'appendice de ces corpuscules est partagé en
parties colorées par l'iode alternant avec des parties non colorées,
comme s'il était divisé en plusieurs cellules. Ces faits ont conduit
M. Trécul à admettre que ces *plantules* dites parfois *amylifères*
peuvent naître et se développer à l'intérieur de cellules bien closes,
pendant la putréfaction, sans aucune intervention de germes venus
du dehors; que de la matière organique peuvent provenir ainsi des
corps vivants très-différents de la substance dont ils dérivent.

941. Pour obtenir ces corpuscules, on plonge dans l'eau pure d'un flacon à large ouverture les fragments des rameaux frais des plantes dans lesquels l'on veut les observer. Il est nécessaire de faire ces expériences par un temps chaud de l'été ou du printemps. On peut commencer à chercher à les voir au bout de trente-six heures environ, quand la surface du liquide devenue mousseuse, indique la pleine fermentation des matières sucrées des cellules du végétal. On fait ensuite des coupes minces de celui-ci comme pour en étudier les cellules. On place la préparation dans l'eau ou dans la glycérine. On la traite ensuite par l'eau iodée ou par la glycérine iodée; on peut encore les mettre directement dans la glycérine iodée.

ART. IV. — PRÉPARATION DES ALGUES DIATOMÉES.

942. Les *Diatomées, Diatomacées, Navicules, Navicelles* ou *Bacillariées,* constituent une subdivision particulière de la classe des Algues, considérée comme la dernière par Kützing, Montagne et autres. Elles ont longtemps été rangées parmi les animaux infusoires en raison de la nature de leurs mouvements qui sont assez énergiques pour qu'elles puissent déplacer divers des corps étrangers qu'elles rencontrent dans leur progression. Mais, bien que l'ammoniaque et l'acide chlorhydrique fassent cesser cette locomotion ces agents n'attaquent aucunement leur substance comme ils le font pour celle des infusoires que l'ammoniaque dissout rapidement.

Les Diatomées sont des Algues microscopiques unicellulaires (frustules), les parois de l'individu consistent en une enveloppe siliceuse, rigide, fragile et incombustible (carapace). Le frustule est composé de deux valves opposées réunies par une bande de même nature dite bande connective. Il renferme un endochrome jaunâtre ou plus ou moins brun, au milieu duquel on remarque des vésicules et des granules de nature huileuse. Les Diatomées sont fissipares. On voit sur le milieu de la *bande connective* apparaître une ligne longitudinale qui est le commencement d'une cloison intérieure formée de deux valves opposées dos à dos, entre lesquelles doit s'opérer plus tard la scission qui divisera le frustule en deux individus semblables au premier, mais d'abord plus étroits.

Les Diatomées présentent en outre le mode de reproduction par conjugaison par suite d'une sorte de copulation. (Voy. p. 943, § 945.)

Un grand nombre de Diatomées et spécialement les espèces du

groupe des Naviculées sont douées d'un mouvement rectiligne très-remarquable; on les voit, sous le champ du microscope, s'avancer par des élans spontanés interrompus par des instants d'inaction et souvent par un repos prolongé.

Chaque frustule constitue un individu distinct, mais les frustules sont groupés chez un grand nombre d'espèces en individus multiples ou composés de petites individualités. D'après de Brébisson, les *Fragillaria*, *Himantidium*, *Odontidium*, formés de séries de frustules rectangulaires présentent des filaments aplatis. Quelquefois une scission s'opère entre chaque frustule d'une série alternativement en haut et en bas et les frustules continuent d'adhérer entre eux par les angles diagonalement opposés; l'ensemble présente alors la forme d'un petit ruban plié ou découpé en zigzag, telle est la disposition constante dans les genres *Diatoma* et *Labellaria*. Si le filament est formé d'articles cunéiformes, la multiplication de ces articles par fissiparité produira la forme circulaire ou discoïde (*Meridion*) et même hélicoïde. Les frustules sont quelquefois portés sur des pédicelles simples ou rameux et ressemblent à de petits étendards (*Achnanthes*), tantôt ils sont cunéiformes et donnent lieu à des éventails (*Licmophora*, *Podosphenia*). Quelques Diatomées s'attachent sans support aux plantes inondées (*Cocconema*, *Epithemia*). Les *Nitzschia*, les *Synedra* ont de longs frustules étroits bacillariés qui se groupent en faisceaux sur les plantes aquatiques. Les frustules du *Bacillaria paradoxa* glissent les uns après les autres, chacun dépassant le précédent d'une partie de sa longueur (comme les tubes de la flûte de Pan), puis ils se replacent successivement dans leur situation primitive pour recommencer à glisser. Le genre le plus nombreux en espèces est le genre *Navicula*, ce sont des frustules isolés en forme de Navette. Les *Pleurosigma* sont de longs frustules contournés en S couverts des plus fines ciselures. Dans les genres *Schizonema* et *Colletonema*, les frustules naviculés sont associés dans des filaments gélatineux. La carapace des Biddulphiées et surtout des Coscinodiscées offrent des réseaux d'une finesse extrême. (De Brébisson.)

Les Diatomées habitent les eaux douces ou salées. Elles s'attachent aux plantes inondées, elles forment souvent des couches colorées sur la vase des eaux tranquilles. On les trouve pendant toute l'année, mais plus abondamment l'hiver et dans les saisons pluvieuses.

Les Diatomées ont été trouvées à l'état fossile dans toutes les parties du monde, en France (dans l'Ariége), en Allemagne (à Berlin), en Afrique (près d'Oran), etc.; en Amérique, on en a découvert des couches de plusieurs mètres d'épaisseur. Ces fossiles, en raison de leur nature siliceuse et de la finesse de leurs corpuscules, sont employés dans les arts sous le nom de *tripolis* et servent à polir les métaux. En faisant calciner des masses d'une Diatomée filamenteuse dont les flocons bruns flottent en automne sur les eaux dormantes, M. de Brébisson a obtenu un tripoli sans mélange de sable et d'une finesse parfaite.

943. Si, lorsque, au fond de mares, de fossés ou d'amas d'eau de pluie, on aperçoit sur le fond s'étendre des couches d'un brun jaunâtre, on racle ces points avec une cuiller à manche, de manière à détacher le moins de vase possible; on sera presque certain d'obtenir ainsi une abondante provision de Diatomées. Dans les mêmes circonstances, un enduit de couleur verte eût indiqué la présence des Desmidiées.

Les espèces filamenteuses, telles que les *Himantidium, Fragilaria, Tabellaria, Diatoma, Desmidium, Hyalotheca*, etc., peuvent être déposées en masse dans une fiole, en laissant l'eau s'égoutter un moment et bouchant ensuite; le mouvement du transport est alors moins à craindre. Il serait encore préférable d'achever d'emplir les flacons avec quelques tampons de mousse humide.

C'est dans ce cas, et surtout pour les Diatomées portées sur des pédicelles, comme les *Licmophora, Rhipidophora, Achnanthes, Cocconema*, etc., qu'il est très-avantageux de les étendre par petites masses et avec les Algues qui leur servent de support sur des morceaux de chiffon qu'on entasse dans les boîtes où il reste assez d'humidité pour les conserver en bon état. (De Brébisson.)

Pour les espèces libres, telles que les Naviculées, Surirellées et la plupart des Desmidiées, on peut emplir les bouteilles sans beaucoup de précaution, puisque plus tard on profitera de leur tendance à se diriger vers la lumière pour les voir se séparer d'elles-mêmes des impuretés prises avec elles[1].

Des Diatomées libres, telles que les *Pleurosigma, Navicula, Amphora, Amphiprora*, etc., abondent dans les eaux salées que la mer dépose dans les fossés du littoral, dans les flaques qui bordent les rivières à leur embouchure. Dans les parcs à huîtres abandonnés,

---

[1] On pourra durant ces études consulter avec fruit les *centuries* de Diatomées préparées par Th. Eulenstein. (*Diatomacearum species typicae*, Dresdæ, 1870.)

dont la sécheresse a détaché le fond en croûtes crevassées, on peut emporter ces plaques de vase qui renferment une grande quantité d'espèces marines. On recueille quelques Desmidiées très-fines, telles que les *Staurastrum*, qui s'attachent aux brins d'herbes submergées en saisissant celles-ci entre les doigts de la main que l'on creuse en cuiller et qu'on retire de l'eau en entraînant ce léger enduit.

La récolte terminée, il faut préparer les espèces délicates, telles que les filamenteuses et les stipitées, que l'on n'a pu disposer sur place. Il suffit de prendre de petites portions avec la pointe d'une plume à écrire taillée en cure-dent, etc., et de les étendre sur le porte-objet. Quant aux Desmidiées et Diatomées libres qu'on a recueillies mêlées au sable ou à la vase des mares, fossés ou flaques que l'on a explorés, on met le contenu de chaque flacon dans un vase séparé, tel qu'une assiette creuse ou une soucoupe, que l'on place dans un lieu exposé à la lumière, mais à l'abri du soleil qui déterminerait des bulles d'air dans ce dépôt et empêcherait sa surface d'être unie. (De Brébisson.)

Au bout d'un ou deux jours, suivant qu'il s'agit de telles ou telles espèces, on voit la couche vaseuse qui s'est déposée au fond des soucoupes, se couvrir d'une teinte brune, si elle renferme des Diatomées, ou d'une pellicule verte, plus ou moins muqueuse, souvent chargée de petites houppes, si ce sont des Desmidiées. Dans tous les cas, on incline doucement le vase pour en faire sortir la plus grande partie de l'eau et alors, sur la surface chargée de frustules, on promène un petit pinceau ou les barbes d'une plume, en ayant soin de ne pas atteindre la couche terreuse. Le pinceau est ensuite lavé dans une capsule ou godet, où se déposent les frustules sans aucun corps étranger si cette opération a été faite avec légèreté. Quand on a ainsi obtenu une espèce séparée ou qu'elle est dominante, on devra en faire des préparations immédiatement ou réserver ces récoltes dans des flacons séparés, étiquetés et remplis d'alcool. Plus le diamètre du vase est petit, plus la couche de frustules est épaisse et facile à enlever. (De Brébisson.)

Cette méthode est applicable surtout aux espèces des genres *Navicula*, *Pleurosigma*, *Surirella*, *Nitzschia*, etc.

En formant des échantillons sur mica au moyen de la pointe d'une grande plume garnie de barbes, il est nécessaire de gommer un peu l'eau, si les frustules, à cause de leur grosseur, montraient de la tendance à se détacher. Cette précaution est surtout indis-

pensables pour certaines Desmidiées se soulevant facilement par
la dessiccation. (Voy. p. 924.)

En renouvelant l'eau de temps en temps dans les vases qui servent de réservoirs, on peut garder vivantes très-longtemps ces algues microscopiques. Les espèces marines réclament surtout de
l'eau de mer bien fraîche ou de l'eau ordinaire dans laquelle on fait
dissoudre de trente à quarante grammes de sel de cuisine par litre.

Lorsque le dépôt qui se forme dans les soucoupes est mélangé de
débris de végétaux ou de corps étrangers qui empêchent sa surface
d'être assez plane, on peut, en tamisant sur ce dépôt inégal une
couche de sable fin et pesant, tel que du grès, établir un sol artificiel uni, dont bientôt les Diatomées viennent chercher la surface.
On place sur ce dépôt un morceau de tissu de fil ou de coton, en
l'y maintenant appliqué par le poids de quelques grains de plomb
de chasse. Les frustules ne tardent pas à traverser ce tissu et à
s'étendre à sa surface d'où il est facile de les enlever.

Si la vase ou les végétaux submergés renferment des Diatomées
en trop petit nombre pour en attendre une couche facile à enlever, on met ces substances au centre d'un morceau de toile fine,
de lin ou de coton, dont on forme un petit sachet arrondi, placé au
centre d'une assiette pleine d'eau. Les Diatomées ordinairement,
après quelques heures de repos, traversent le tissu qui les contient
et se disséminent sur le fond de l'assiette où l'on peut alors facilement les recueillir dans un état de pureté complète. (De Brébisson.)

Les Desmidiées, qui, pour la plupart, ont des corpuscules libres,
forment dans ces mêmes conditions d'éducation une couche muqueuse que l'on enlève aisément avec une cuiller mince ou avec
une lame de couteau. Quand on n'a pas le temps de profiter de leur
propension à rechercher la lumière et à s'établir à la surface du
dépôt que renferment les vases dans lesquels on conserve ces Algues, on peut agiter les débris de végétaux auxquels les Desmidiées
sont le plus souvent mêlées ; leur pesanteur étant plus considérable
que celle de ces détritus, en décantant avec précaution l'eau d'un
vase dans un autre et en s'aidant d'une barbe de plume pour faire
sortir les débris flottants, on obtiendra un résidu assez pur, composé de Desmidiées que leur couleur verte rend apparentes. On répétera ce transvasement autant de fois qu'il sera nécessaire, en
ajoutant assez d'eau pour diminuer l'effet du mucilage propre à ces
algues et qui tend à les faire adhérer aux débris dont on veut les
séparer.

Presque toutes les espèces fossiles des diverses couches géologiques existent encore à l'état vivant pour les Desmidiées, et les Diatomées. Il y a 20 à 30 ans, le nombre des espèces de Diatomées connues était à peine de 200; les travaux récents de plusieurs observateurs ont porté le nombre des espèces bien caractérisées à plus de 2000.

944. Nous donnons ici (fig. 292), d'après M. Germain de Saint-

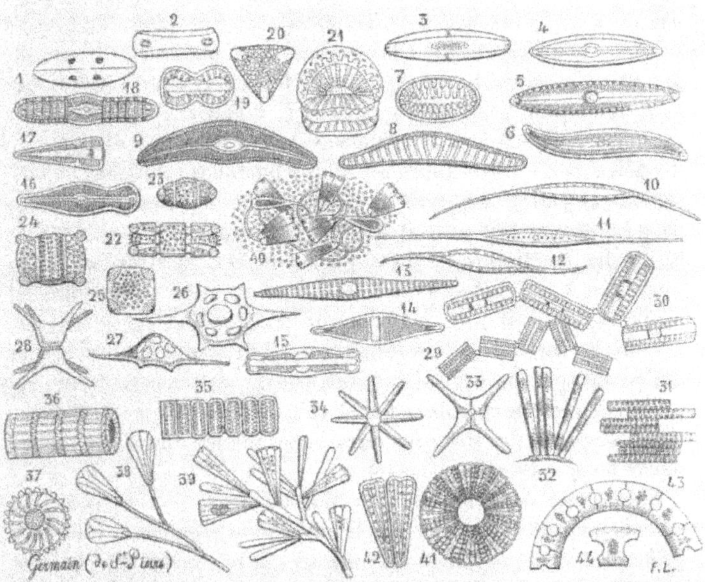

Fig. 292. — Figures partielles de 1 à 44 (Germain de Saint-Pierre). — Objets grossis de 100 à 500 fois environ.

Fig. 1, 2, 3. — *Frustulia saxonica* (3 variétés ou sous-espèces).
Fig. 4. — *Navicula viridula.*
Fig. 5. — *Pinnularia viridis.*
Fig. 6. — *Pleurosigma attenuatum.*
Fig. 7. — *Raphoneis mediterranea.*
Fig. 8. — *Epithemia turgida.*
Fig. 9. — *Cymbella gastroides.*
Fig. 10, 11, 12. — *Closterium (Nitzschiella) reversum* (3 variétés ou sous-espèces).
Fig. 13. — *Synedra ulna.*
Fig. 14. — *Plagiogramma Robertianum.*
Fig. 15. — Le même, vu de profil.
Fig. 16. — *Gomphonema constrictum.*
Fig. 17. — Le même, vu de profil.
Fig. 18. — *Perizonia Braunii.*
Fig. 19. — *Amphiprora paludosa.*
Fig. 20. — *Triceratium florum.*
Fig. 21. — *Campylodiscus costatus.*
Fig. 22. — *Biddulphia pulchella.*
Fig. 23. — Le même, vu par le sommet.
Fig. 24. — *Amphitetras antediluviana.*
Fig. 25. — Le même, vu de profil.
Fig. 26. — *Dyctyocha speculum.*
Fig. 27. — Le même, vu de profil.
Fig. 28. — *Staurastrum paradoxum.*
Fig. 29. — *Diatoma vulgare.*
Fig. 30. — *Tabellaria fenestrata.*
Fig. 31. — *Bacillaria paradoxa.*
Fig. 32. — *Exilaria cristallina.*
Fig. 33. — *Micrasterias tetracera.*
Fig. 34. — *Asterionella formosa.*
Fig. 35. — *Fragillaria mutabilis.*
Fig. 36. — *Discosira sulcata* (les disques réunis en tige cylindrique).
Fig. 37. — Un disque isolé du même, vu de face.
Fig. 38. — *Podosphenia stipitata.*
Fig. 39. — *Rhipidiphora nubecula.*
Fig. 40. — *Gomphonella olivacea.*
Fig. 41. — *Meridion circulare.*
Fig. 42. — Deux frustules isolés du même.
Fig. 43. — *Eucampia Zodiacus* (une moitié de l'anneau qui constitue l'individu multiple complet.)
Fig. 44. — Un frustule isolé du même.

Pierre (*Dict. de Botanique*, Paris, 1870, page 405), la figure d'une série d'espèces qui se rencontrent souvent dans les préparations d'objets provenant des eaux douces ou salées.

Les Diatomées ou Diatomacées constituent, selon M. de Brébisson, quatorze familles : *Licmophorées, Fragillariées, Striatellées, Surirellées, Coscinodicées, Melosirées, Biddulphiées, Eunotiées, Acanthées, Cymbellées, Gomphonémées, Schizonémées, Naviculées, Actiniscées*. A ces quatorze familles, une quinzième, celle des *Ambulatoriées*, a été ajoutée par Germain de Saint-Pierre (1866). Ce groupe se compose de genres dont les espèces sont filiformes. Chaque individu est constitué par un tube cylindrique régulier, arrondi aux deux extrémités, continu ou cloisonné, à anneaux discoïdes plus rarement subglobuleux et contenant de très-fines granulations. Le diamètre de ces petits tubes est d'un à quelques centièmes de millimètre. Ces êtres se rapprochent surtout des Diatomées comprises dans les genres *Discosira* et *Melosira*; ils rappellent aussi les filaments des Oscillaires et surtout des *Lyngbia*. Mais les Oscillaires sont fixées à une de leurs extrémités, sont groupées en pinceaux, et ne présentent que des mouvements d'ondulation sur place; les *Lyngbia* se composent d'un tube transparent occupé, par intervalles seulement, par une série d'anneaux colorés, et comprenant des espèces rarement oscillantes. Quant aux disques réunis en cylindres des *Discosira* et des *Melosira*, on ne paraît pas les considérer comme doués de mouvements manifestes.

Le groupe des *Ambulatoriew* (Ambulatoires) est au contraire essentiellement caractérisé par le *mouvement spontané et volontaire de locomotion par reptation* des espèces qui le constituent, qui *traversent* plus ou moins lentement, *plus ou moins rapidement le champ du microscope, et dans tous les sens*, luttant pour franchir les obstacles ou les évitant; quelquefois revenant sur leurs pas, l'extrémité postérieure (qui ne paraît pas différer de l'antérieure) prenant alors le rôle de la *tête*.

C'est dans les flaques d'eau saumâtre des bords de la Méditerranée, à Hyères, dans le voisinage de la presqu'île de Giens, qu'il a rencontré les espèces (complétement invisibles à l'œil nu) de ce groupe d'Algues microscopiques douées de mouvements de locomotion volontaires; les espèces assez nombreuses et très-caractérisées qui constituent cette famille peuvent être réparties en plusieurs genres. (fig. 293.)

De l'eau bourbeuse et noirâtre s'étant saturée de gaz sulfhy-

drique, en examinant alors de nouveau le contenu des différents tubes, Germain de Saint-Pierre vit que non-seulement
les microzoaires qui y pullulaient précédemment avaient cessé
d'exister, mais que les Navicules et autres Diatomées à test solide
n'étaient plus douées de mouvement ; les espèces du groupe des Am-

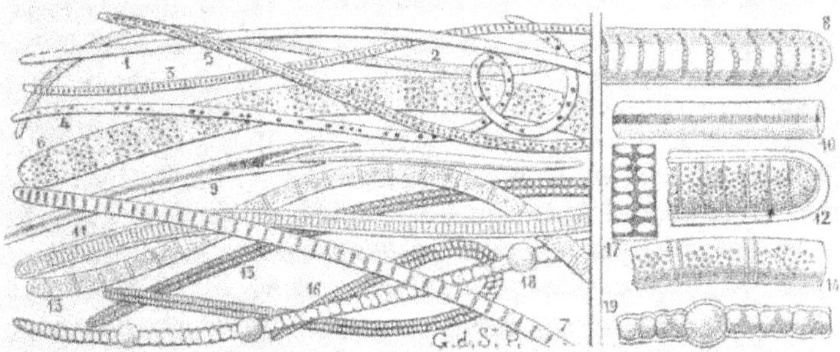


Fig. 295. — Espèces connues de la famille des Ambulatoriées grossies de 10 à 500 fois
environ. — Fig. 1, 2, 3, 4, 5, 6, 7, 9, 11, 13, 15, 16 et 18, individus entiers considérablement grossis. — Fig. 8, 10, 12, 14, 17 et 19, fragments de quelques-unes de ces
espèces grossies forte puissance : le diamètre réel de l'une des plus petites espèces
(l'*Atomaria agilis*) est de quatre centièmes de millimètre ; le diamètre de la plus
grosse espèce (l'*Atomaria gigantea*) est de 12 centièmes de millimètre (cette espèce est
*presque* visible à l'œil nu). D'après Germain de Saint-Pierre.

Fig. 1. — *Atomaria lucens*.
Fig. 2. — *A. tenuis*.
Fig. 3. — *A. catenulata*.
Fig. 4. — *A. agilis*.
Fig. 5. — *A. granulata*.
Fig. 6. — *A. gigantea*.
Fig. 7. — *Orvetaria torquata*.
Fig. 8. — Fragment du même (grossissement plus considérable).
Fig. 9. — *Equisetaria bifida*.
Fig. 10. — Fragment du même (id.)
Fig. 11. — *Trachearia annulata*.
Fig. 12. — Fragment du même (grossissement plus considérable).
Fig. 13. — *Scalaria rapida*.
Fig. 14. — Fragment du même.
Fig. 15. — *Biserialia impatiens*.
Fig. 16. — *B. Serpens*.
Fig. 17. — Fragment du même.
Fig. 18. — *Precatoria lucida*.
Fig. 19. — Fragment du même.

bulatoriées seules paraissaient n'avoir aucunement souffert, et con-
tinuaient à circuler dans les gouttes d'eau placées sous l'objectif du
microscope.

945. Les Diatomées (*Gomphonema*, *Cocconema*, *Eunotria*, *Fragilaria*) se multiplient par *conjugaison*[1]. Le phénomène, pour être observé, exige l'emploi d'objectifs grossissants de 400 à 600 diamètres.
Dans les premiers, les surfaces concaves des frustules conjuguées
sont presque immédiatement appliquées l'une contre l'autre. De
chacune de ces surfaces s'élèvent peu à peu deux petits mamelons,
qui se rencontrent avec deux mamelons semblables émanant du

----

[1] THWAITES, *Sur la conjugaison des Diatomées* (*Annales des sciences naturelles*, 1847, t. VII, p. 374), et *Deuxième note sur la conjugaison des Diatomées*
(*ibid*)., 1848, t. IX, p. 60, pl. II et III).

frustule opposé. Ces mamelons sont l'origine de deux tubes de communications qui se forment par abouchement des extrémités qui se rencontrent. Une fois cet abouchement opéré, le contenu (endochrome) des deux frustules se mélange et produit deux masses d'abord irrégulières placées entre les frustules. Bientôt ces masses se recouvrent chacune d'une membrane lisse et cylindrique. Ce sont alors de jeunes sporanges qui s'allongent peu à peu en conservant une forme à peu près cylindrique, jusqu'à ce que leur dimension excède de beaucoup celle des frustules qui leur ont donné naissance. Lorsque enfin ces organes sont arrivés à maturité, leur surface devient striée transversalement comme celle des frustules. Vers l'époque où a lieu le mélange du contenu des deux frustules conjugués, ceux-ci se divisent longitudinalement en deux moitiés, au niveau de deux mamelons qui sont l'origine des tubes de communication des endochromes. Ils restent d'abord réunis par une membrane très-délicate, qui ne tarde pas à disparaître.

946. *Préparation.* — L'alcool créosoté (voyez p. 374-375) sera choisi pour préparer les Diatomées filamenteuses (*Fragilaria, Himantidium, Diatoma*), les stipitées (*Gomphonema, Licmophora, Achnanthes*), ou celles qui sont renfermées dans un tube, comme les Schizonémées dont on désire voir la disposition naturelle. Mais il est indispensable pour les détails des frustules qui donnent les caractères distinctifs des espèces d'en avoir des préparations à sec et au baume, faites après avoir soumis à l'ébullition les frustules dans l'acide qui enlève la matière interne qui nuisait à leur transparence.

Les Diatomées fossiles sont ordinairement assez pures pour qu'il suffise souvent de les soumettre simplement à un lavage préliminaire.

Après avoir déposé au fond d'un tube un petit amas de Diatomées, gros comme une lentille, on verse dessus environ un centimètre cube d'acide azotique, ou, mieux encore, d'un mélange, à volume égal, de cet acide avec de l'acide hydrochlorique. On porte à l'ébullition pendant une minute environ. On remplit le tube d'eau distillée, et on laisse reposer. Quand l'eau est devenue limpide et qu'un dépôt blanchâtre s'est formé au fond, on décante, sans laisser sortir les carapaces des Diatomées qui sont au-dessous; on renouvelle l'eau et les repos, lavages et décantations jusqu'à ce que l'eau n'ait plus de traces d'acide. Le dépôt est alors versé dans une petite capsule. On le répartit ensuite sur des lamelles minces. On laisse sécher naturellement ces lamelles chargées de valves de Diatomées, ou l'on hâte leur dessiccation avec la lampe.

Si l'on veut une préparation à sec, il suffit de placer les Diatomées sur un porte-objet de superposer le couvre-objet et de l'y luter. Ces procédés ne donnent jamais des Diatomées aussi transparentes que celles qui ont bouilli dans l'acide, et, dans le baume, elles conservent souvent des bulles d'air.

Plusieurs Diatomées fournissent des *test-objets* (voy. p. 543). Ces préparations doivent être faites à sec avec des carapaces bouillies dans l'acide, lavées avec soin et bien desséchées. Le baume, comme on le sait, donne trop de transparence aux valves, et, en détruisant quelques ombres, rend difficile à reconnaître la présence des stries même lorsqu'on emploie l'éclairage oblique. (De Brébisson.)

Pour la préparation au baume du Canada, on humecte la lamelle chargée de Diatomées d'une ou deux gouttes de benzine, et, plaçant un petit morceau de térébenthine sur le milieu du porte-objet, on chauffe en dessous doucement avec la lampe. Quand le baume est fondu, on pose dessus la lamelle mince humectée de benzine, de manière à ce que les Diatomées se trouvent en contact avec le baume. On continue à chauffer, puis on laisse un peu refroidir, et alors on appuie sur la lamelle, de manière à faire sortir les bulles. Il ne reste plus qu'à enlever l'excédant de térébenthine et à nettoyer la préparation avec de l'alcool. (De Brébisson.)

Si l'on a recueilli une trop petite quantité de Diatomées pour les soumettre à ces manipulations, on peut les calciner sur une lame de platine et ensuite les placer sur le porte-objet.

Quand elles sont sur la lamelle de verre, il est possible encore d'opérer immédiatement la calcination en portant cette lamelle sur la plaque de platine qu'on fait rougir à plusieurs reprises dans la flamme de la lampe à alcool.

ART. V. — DE L'EMPLOI DU MICROSCOPE DANS L'ÉTUDE<br>DES PSOROSPERMIES.

947. Les psorospermies sont des organismes parasites que J. Müller a découverts sur divers poissons d'eau douce.

Presque tous les observateurs, les placent dans le règne animal et Leydig et Lieberkühn ont cherché à les faire entrer dans le groupe des *Grégarines*. Müller, Retzius (1840) et moi (1853) les avons rangée parmi les algues parasites près des *Diatomées* et des *Mélosirées* d'où le nom de *pseudo-navicelles* qui leur a été parfois donné. On rencontre les psororpermies dans presque tous les organes des poissons; il n'y a guère que les masses musculaires du tronc et les centres nerveux où n'y en ait pas. La rate et les reins paraissent être leur siége de prédilection. Elles se développent en suivant les ramifications artérielles logées dans la tunique cellulaire des artères. Chez certains cyprins, tels que la Tanche, on les voit souvent, en grand nombre, dispersées dans la vessie natatoire. Parfois elles sont accumulées et déterminent la formation de petites taches jaunâtres à peine perceptibles à l'œil nu et même de tumeurs volumineuses d'un blanc jaunâtre, à surface mamelonnée. On ne trouve les Psorospermies que sur la portion antérieure ou *courte portion* de la vessie aérienne et non sur la portion postérieure ou *longue portion* de cet organe. (Balbiani.) Quand les psorospermies ne sont pas accumulées sous forme de tumeur, on les trouve dispersées, ou en séries et petits groupes, dans l'épaisseur de la vessie aérienne, souvent le long de ses vaisseaux. Pour les préparer, il suffit d'enlever la membrane externe de la vessie, puis de détacher un lambeau de la mince tunique sous-jacente qu'on étale dans l'eau pour l'observer à des grossissements de 500 à 600 diamètres. Elles se développent dans la tunique moyenne ou intermédiaire de la vessie aérienne, membrane très-molle et très-vasculaire, dans laquelle on rencontre souvent aussi une filaire mince et très-longue. Quand les psorospermies forment des tumeurs, celles-ci amènent l'écartement des membranes interne et externe de la vessie aérienne

M. Balbiani, après avoir montré aussi que les Psorospermies sont des algues, a prouvé que les *corpuscules de la pébrine* (voy. dans la section suivante, page 984, l'article qui les concerne) sont des Psorospermies, et Vlacovich a rencontré des corpuscules très-semblables à ceux des vers à soie dans un reptile, le *Coluber carbonarius*. Les uns étaient libres et répandus dans les interstices des tissus, les autres renfermés dans des vésicules particulières ou kystes. Les corpuscules libres étaient de forme ovoïde, d'une longueur de 6 à 7 millièmes de millimètre, d'une largeur de 2 à 3 millièmes, et renfermaient chacun vers la grosse extrémité une vacuole claire et transparente; les vésicules, que Vlacovich considère comme les kystes générateurs des corpuscules précédents, étaient de forme sphérique, d'un diamètre de 12 à 18 millièmes de millimètre pour la plupart, et contenaient dans leur intérieur, soit un nombre variable de vésicules filles remplies d'une substance homogène et transparente, soit des groupes formés de dix, vingt, ou d'un plus grand nombre de corpuscules semblables à ceux qui existaient à l'état libre. Vlacovich a également trouvé des corpuscules et des kystes analogues chez une larve du *Gryllus campestris*. Il faut évidemment ranger à côté des faits précédents les corpuscules ou Psorospermies que M. Balbiani a rencontrés, soit à l'état libre, soit renfermés dans de grands kystes sphériques, chez le *Pyralis viridana*, décrits dans son mémoire sur *les corpuscules de la pébrine*. Vlacovich serait aussi parvenu à y démontrer l'existence d'une substance analogue à la cellule végétale, manifestée par la coloration violette qu'ils prennent sous l'action combinée des solutions alcalines, des acides et de l'iode. Si cette découverte de M. Vlacovich se confirme, la nature végétale des corpuscules aura été mise hors de toute contestation par la démonstration de leur composition chimique. (*Sui Corpuscoli oscillanti del Bombyce del Gelso. Nuove osservazioni*. Venezia, 1867, p. 11 et suiv.)

948. Les Psorospermies sont des corpuscules microscopiques dont la forme et le volume varient presque autant que les différentes espèces de poissons chez lesquels on les rencontre (fig. 294). Leur forme est tantôt presque complètement globuleuse, tantôt plus ou moins aplatie, ovoïde ou lenticulaire ; d'autres fois, enfin, plus ou moins allongée, cylindrique ou fusiforme. Leur volume dépasse souvent à peine celui des globules rouges du sang chez la plupart des poissons $(0^{mm},014$ à $0^{mm},025)$.

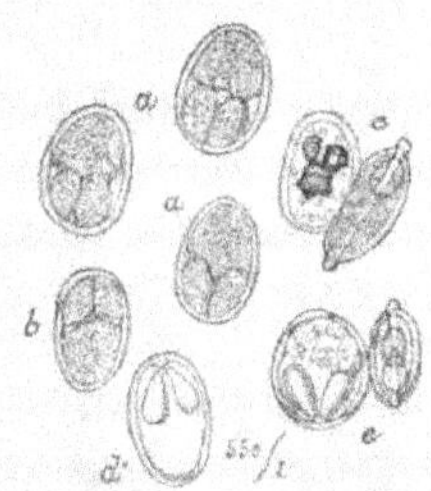

Fig. 294 *.

Quelles que soient les variations que l'on constate dans la conformation extérieure de ces corpuscules, ils se composent toujours d'une enveloppe résistante et d'une cavité renfermant différents petits organes dans son intérieur. L'enveloppe ou la coque est formée de deux valves qui s'appliquent exactement par leur

* Psorospermies de la Tanche. *a b*. Aspect présenté par le plus grand nombre d'entre elles, quant à la disposition des vésicules et du contenu. *c*. Psorospermies, vue de côté avec une autre vue de face dans laquelle les vésicules ont disparu et montrant 3 granules irréguliers d'hématosine. *d*. Psorospermie non granuleuse. *e*. Psorospermies vues de face et de côté, montrant seulement les vésicules et quelques corpuscules pâles irréguliers.

bord comme les deux moitiés d'une coquille de noix. Les alcalis caustiques déterminent leur séparation après un temps variable. La déchirure des valves a lieu aussi d'une manière toute spontanée au moment de la reproduction, pour laisser échapper les organes propagateurs. Chaque valve est entourée, à sa circonférence, d'un anneau élastique formé de deux moitiés qui s'articulent sur la ligne médiane, et se terminent par des prolongements filiformes qui, dans l'état ordinaire, se replient contre le bord des valves. Ces filaments sont peu visibles ; mais, au temps de la reproduction, ils s'écartent des valves, grossissent en s'allongeant, et se portent dans différentes directions. Ce sont de véritables organes de conjugaison, à l'aide desquels deux Psorospermies voisines s'entourent mutuellement, et se maintiennent en contact pendant toute la durée des phénomènes de propagation. (Balbiani.)

La cavité de la coque présente vers l'une de ses extrémités deux petits organes vésiculeux brillants, qui convergent symétriquement vers la pointe de la Psorospermie, à laquelle ils adhèrent par une extrémité effilée, tandis que, par l'autre bout, terminé en cul-de-sac, ils divergent plus ou moins et regardent vers l'intérieur de la cavité. Chacune de ces vésicules est formée d'une paroi assez épaisse et granuleuse, et d'une cavité que remplit entièrement un filament roulé en spirale. Sous l'influence des alcalis caustiques, ces filaments se déroulent et apparaissent à l'extérieur sous la forme de deux flagellums plus ou moins droits ou flexueux. Dans cet état, la longueur des filaments peut atteindre jusqu'à huit ou dix fois celle de la Psorospermie tout entière.

Dans ces conditions, on remarque aussi que les filaments traversent une petite ouverture dont est percée à son sommet la coque de la Psorospermie, et qu'ils adhèrent encore par leur base aux vésicules restées en place.

Les filaments remplissent probablement chez les Psorospermies un rôle analogue à celui des anthérozoïdes des autres cryptogames. (Balbiani.)

Indépendamment des vésicules précédentes, la cavité de la Psorospermie renferme un nombre variable de très-petits globules brillants disposés d'une manière symétrique autour des premières. Ces globules ne sont autre chose que des organes de même nature que les vésicules à filament spécial, mais restés à un état rudimentaire et destinés à atteindre leur développement complet seulement au temps de la propagation.

Le reste de la cavité du corpuscule est rempli par une substance glutineuse homogène qui s'étend depuis l'extrémité des vésicules jusqu'au bout opposé de la psorospermie. En raison de sa faible réfringence, cette substance est peu visible, mais elle devient beaucoup plus apparente sous l'action des réactifs qui la concentrent au milieu de la cavité du corpuscule, sous la forme d'un gros noyau.

Le même effet se produit d'une manière toute spontanée pendant la reproduction, et l'on voit alors ce globule devenu une véritable sphère se dégager peu à peu à l'aide de contractions lentes des valves qui le tenaient emprisonné, puis se mouvoir à la manière d'une *amibe* à travers les organes et les tissus, avant de reproduire de nouvelles générations de Psorospermies. (V. Balbiani, *Comptes rendus et mémoires de la Société de biologie*, 1863, p. 111, et *Académie des sciences*, 1863.)

949. Lindemann a décrit des Psorospermies qu'il assimile à tort aux Grégarines, formant des colonies ou agglomérations, sous l'aspect d'amas brunâtres, longs de 5 millimètres, épais de 1 millimètre et demi dans les valvules du cœur et dans les fibres musculaires du cœur de l'homme et autres organes également. Il en a vu des agglomérations par quinze environ, discoïdes, adhérentes ensemble, et contre les cheveux destinés à de faux chignons ou formant ceux-ci. Chaque Psorospermie a une membrane incolore, un contenu coloré en brun, ou formé de granules incolores très-réfringents. Il a pu les transmettre à des chenilles, dans lesquelles elles se sont multipliées jusqu'à la mort de l'animal. (Voy. la section suivante.) Il les considère comme arrivant aux faux cheveux par les excréments des poux, dans l'intestin desquels on en trouve toujours. Les réactifs qui les attaquent altèrent aussi les cheveux.

950. Pour observer les Psorospermies, on prépare un fragment du tissu des organes indiqués plus haut, dans lesquels on soupçonne leur existence, comme s'il s'agissait d'observer le tissu même, et on cherche ensuite à découvrir les corpuscules qui viennent d'être décrits au milieu des éléments de ce tissu. Il est nécessaire ensuite, quand on est sûr de les trouver dans un organe, d'en isoler sous le microscope à dissection ou le prisme redresseur, pour chercher à les faire éclater, voir leur contenu, etc.

# QUATRIÈME SECTION

## DES APPLICATIONS DU MICROSCOPE A L'ÉCONOMIE AGRICOLE ET A LA RECHERCHE DES FALSIFICATIONS.

951. La possibilité des applications du microscope aux sujets indiqués par le titre de cette section repose sur ce fait qu'on détermine la nature d'un changement accidentel dans l'état des tissus, des organes et des fonctions, ou celle d'une adultération de substance par la détermination des modifications survenues dans la composition ou la structure de ses parties constitutives élémentaires, et encore par la détermination de la présence de quelque corps cristallin ou non, inerte ou vivant, de telle ou telle nature qui ne s'y trouve pas normalement. Or cette détermination s'obtient le plus souvent en faisant connaître, à l'aide du microscope et des autres moyens auxiliaires, quels sont ces changements de structure intime, quelles sont les espèces de corpuscules organisés ou non qui se sont développés ou ont été introduits dans les animaux, les plantes ou les matières qu'ils fournissent.

# CHAPITRE PREMIER

### Examen des viandes de boucherie.

952. Le microscope peut être parfois nécessaire pour déterminer la nature réelle des Cysticerques et des Cœnures sur les porcs, les lapins, les moutons, des échinocoques dans le foie des bœufs, etc. On procédera comme il a été dit page 779 et suivantes.

Pour constater la présence des *Trichines* dans la chair de porc, on cherchera, à l'aide de la loupe, à apercevoir les séries de petits points blancs ou grisâtres que forment les kystes contenant ces Nématoïdes. Pour déterminer la nature réelle de ces points, on enlèvera des portions de muscle larges et longues de quelques millimètres, que l'on étalera dans l'eau comme s'il s'agissait de préparer le tissu musculaire même. La préparation sera portée sous un grossissement de 40 à 50 diamètres, qui suffit pour voir la forme ovoïde des kystes et le ver enroulé qu'il renferme, dans le cas où ce sont bien des Trichines, et apercevoir les vésicules adipeuses dans le cas où ces grains ne seraient autres que des lobules adipeux naturels des muscles. Lorsqu'on aura amené quelques vers dans le champ du microscope, on pourra se servir de grossissements de 100 à 200 diamètres, pour en faire un examen plus complet, après les avoir, au besoin, isolés par une dissection convenable. (Voy. p. 675 et suiv.)

953. Nous avons dit déjà (p. 951) comment il faut procéder pour déterminer la présence des *Bactéries* dans le sang tiré des vaisseaux. Le procédé est le même lorsqu'il s'agit de voir s'il y en a dans le suc exprimé des organes des animaux de boucherie que l'on pense être atteints du *sang de rate*.

En dehors de la possibilité de l'inoculation du *charbon* à l'homme par ces viandes, fait grave, du reste, leur consommation comme aliment est sans inconvénient dès qu'elles ont été cuites à une température de 100° environ.

Les viandes cuites ou crues, altérées sans cesser d'être mangeables, qui produisent parfois des accidents qui les font soumettre à l'examen des experts, devront être étudiées sous le microscope, comme s'il s'agissait d'observer la structure ordinaire des muscles à l'aide de grossissements de 400 à 500 diamètres. Alors on cherchera à constater s'il s'y trouve des Bactéries comme dans les cas de putréfaction commençante ou confirmée, et même s'il s'y est développé des algues analogues à celles de la *levûre* dont il a été question plus haut (p. 913). Il sera bon de voir, comparativement à des viandes non altérées, si la structure propre des fibres musculaires, lamineuses, des vésicules adipeuses, etc., est changée ou non.

Les bouillons, les jus et les gelées de viandes devront également être examinées sous de forts grossissements, pour déterminer si, en même temps qu'ils sont devenus acides, il s'y est développé des levûres analogues à celles dont il a été question plus haut (p. 913) ou des mycéliums filamenteux d'*Aspergillus*, de *Mucor*, etc. Dans ces circonstances, on doit éviter de manger les aliments qui sont devenus le siége de ces productions, ou au moins faut-il les soumettre avant à une nouvelle coction.

Les remarques précédentes s'appliquent également aux gelées, aux confitures et autres conserves de fruits, à la surface et dans l'épaisseur même desquelles, en cas d'altération, le microscope peut faire découvrir divers mycéliums. Il est utile de dissoudre ou de dissocier dans l'eau distillée les parcelles de ces matières alimentaires que l'on veut soumettre à l'examen.

954. Il est des cas dans lesquels ces mêmes substances sont envahies par des Acariens, tels que le *Carpoglyphus* (acarus) *passularum*, des Glycyphages, des *Tyroglyphus*, etc., dont on étudiera les œufs, les enveloppes et les divers états, comme il a été dit précédemment (p. 754 et suiv.). Leur présence ne donne pas à ces aliments des propriétés vénéneuses, comme les champignons. Il en est de même du *Tyroglyphus echinopus* A. Fumouze et Ch. Robin, qui se rencontre sur les légumes restant longtemps hors de terre, les bulbes, etc., accompagnés ou non d'*Hypopus*.

Les détails donnés précédemment (p. 754) permettront de déterminer les espèces de Mucédinées, de Glycyphages, de Carpoglyphes et autres Acariens qui envahissent parfois les fruits secs, le miel et les sucres.

955. On sait que malgré quelques suppositions à cet égard, on n'a jamais trouvé de lait fabriqué ou falsifié avec des émulsions du tissu cérébral de bœuf, de mouton, de cheval, etc., ou de graines huileuses.

Le microscope ferait aisément reconnaître la première des falsifications, en raison des différences existant entre les globules du lait et les gouttes si caractéristiques que produit la substance médullaire des tubes nerveux (p. 639). Il ferait également reconnaître la deuxième par la présence de cellules végétales entières ou brisées parmi les globules du lait. Le mélange de fécule ou de son bouilli dans l'eau, puis mêlé avec le lait, se reconnaît aisément par la présence des grains d'amidon, qui se colorent en bleu au contact de la teinture d'iode, ou en violet s'ils ont été soumis à l'ébullition dans l'eau.

Les préparations se font comme s'il s'agissait d'observer du lait normal, en ayant soin d'en prendre successivement au fond, à la surface et dans le milieu du vase contenant le liquide. Il faut se servir de grossissements de 400 à 500 diamètres.

Dans le lait qui s'altère plus ou moins rapidement par production à sa surface seulement ou dans sa profondeur, en même temps de taches bleuâtres ou jaunes, cet examen fait aisément reconnaître soit des vibrions (voy. p. 931), soit des Mycéliums, avec ou sans spores de *Leptomitus* ou d'*Aspergillus*, etc.

956. Pour reconnaître la nature des matières pulpeuses (comme

celle de la pomme de terre cuite) ou les substances pulvérulentes, parfois mêlées au beurre, à l'axonge et aux graisses alimentaires analogues, on met ces substances dans un tube que l'on tient pendant quelque temps dans un vase contenant de l'eau à 50° environ.

Les matières ajoutées se déposent au fond du tube, et après avoir décanté la graisse liquéfiée, on examine les premières sous le microscope. Il faut auparavant les délayer dans l'éther pur ou additionné de benzine, ou simplement dans celle-ci.

On procède d'une manière analogue en fait lorsqu'il s'agit de déterminer si du miel ou des sucres ont été falsifiés à l'aide d'une certaine quantité de fécule ou avec des pommes de terre ou des châtaignes cuites réduites en purée épaisse. (Payen.) Seulement on fait *dissoudre* le miel, etc., dans cinq ou six fois son volume d'eau tiède ou froide, dans un tube de verre. Les substances ajoutées se déposent au fond de ce dernier; on les prend alors avec une pipette ou directement, après décantation du liquide surnageant, pour en étudier les caractères sous le microscope, en se servant d'un grossissement de 100 à 300 diamètres.

957. En dissociant et délayant de petits fragments de fromage dans l'eau, on peut y reconnaître aisément, sous un grossissement de 300 à 400 diamètres, les globules du lait ou butyreux, et par la teinture d'iode et autres réactifs appropriés à leur nature chimique, les distinguer des parcelles de caséum purement azoté qui les accompagne.

A leur surface, on constatera souvent la présence de mycéliums et parfois de spores des genres *Penicillium* et *Mucor*. Ceux qui sont envahis par les moisissures qui les colorent en vert présentent en outre des réceptacles et un grand nombre de spores. Dans le fromage de Roquefort, ce sont celles du *Penicillium glaucum*. La réaction des fromages ainsi envahis est alcaline.

A la surface et parfois dans l'intérieur des fromages, de ceux qui sont secs particulièrement, on peut trouver une quantité plus ou moins grande de *Tyroglyphus siro* et *longior*, seuls ou réunis, qui en réduisent en poussière la croûte. Les excréments, les œufs, les enveloppes et les divers états de ces acariens sont aisés à reconnaître, en procédant comme il a été dit page 529.

# CHAPITRE II

### Examen des farines, du pain, de leurs altérations et de leurs falsifications.

958. L'examen de la farine de blé à l'aide du microscope permet d'y reconnaître aisément l'amidon, le gluten et une quantité variable de pellicules du son [1].

Les grains d'amidon y sont ovoïdes comme ceux de la pomme de terre, mais le hile et les couches concentriques y sont à peine apercevables. Dans les mélanges par falsification, les grains de fécule de pomme de terre se distinguent de l'amidon du blé à leur hile assez apparent, et aux couches concentriques qui l'entourent. Si, de plus, on ajoute une solution de potasse contenant 1,70 à 1,85 d'alcali p. 100, les grains de fécule de pomme de terre se gonflent, deviennent de trois à cinq fois plus gros, tandis que tous ceux du blé résistent, ne changent pas de volume, et l'addition de la teinture iodée rend alors leur petitesse absolue et relative plus tranchée encore.

Lorsqu'on mouille la farine et qu'on fait glisser le couvre-objet sur elle en sens opposés alternativement, on met en évidence le gluten sous forme de filaments striés, étirables, irréguliers, entourant des grains d'amidon que l'iode bleuit, tandis qu'il jaunit le gluten.

Dans les pellicules du son, l'on pourra distinguer telle ou telle des parties qui composent le péricarpe et la portion superficielle du grain de blé. Or on sait que le grain de froment se compose du *péricarpe* et du *grain* proprement dit. Le *péricarpe* se compose de trois parties, suivant Trécul : 1° La *partie externe*. Elle est incolore

---

[1] On trouvera un grand nombre d'observations faites à l'aide du microscope pour déterminer la nature des falsifications des substances alimentaires dans : *The analytical Sanitary Commission. The Lancet*, London, in-4°, 1851, t. I. *Report on coffee* (p. 20, 465 et 504); *Sugar*, p. 74 et 100; *Arowroot*, p. 159; *Pepper*, p. 162; *Water*, p. 187, 216, 253 et 279; *Chicory*, p. 502 et 526; *Mustard*, p. 349; *Bread*, p. 366, 386 et 419; *Cocoa*, p 551 et 608; *Erva Lenta*, p. 654; *Farinaceous foods*, p. 675, t. II; *Cocoa*, p. 45; *Oatmeal*, p. 42; *Tea*, p. 90, 112 et 210; *Milk*, p. 522; *Bread*, p. 552, 398 et 445; *Isinglass*, p. 510; 1852, t. I; *Vinegar*, p. 178; *Spices*, p. 599; *Beer*, p. 473. Voir aussi les volumes suivants sur les analyses des sauces, des anchois, etc. Dans toute expertise exigeant des analyses de ce genre on devra nécessairement consulter les rec erches citées ci-contre, les figures qui les accompagnent, etc.

et ne présente aucune cellule : c'est la *cuticule*; 2° la *partie médiane* ou *sarcocarpe*. Des cellules colorées en jaune la constituent ; 3° la *partie interne*, formée de cellules peu colorées, c'est l'*endocarpe*. Le grain proprement dit se compose de deux enveloppes : 1° du *testa* et du *tegmen* ou *membrane interne*; 2° *périsperme*, *endosperme* ou *albumen*, et de l'*embryon*. Le son de blé provient de la rupture ou déchirure, par froissement ou par pression du *péricarpe*, auquel adhèrent les *deux enveloppes du grain* avec les grandes cellules externes du périsperme *sans fécule* et quelques cellules placées au-dessous, renfermant des globules d'amidon. Le *gluten* et l'amidon sont surtout dans les cellules venant au-dessous de celles-ci.

L'addition de farines de céréales diverses à la farine de blé est la fraude la plus difficile à découvrir à l'aide du microscope, et souvent l'expert est obligé d'avoir recours à un autre moyen d'analyse. Lorsqu'il s'agit du riz ou du maïs, la fraude est facile à découvrir, car les grains d'amidon de ces deux céréales sont polyédriques et n'atteignent pas $0^{mm},01$ dans le riz.

Les parois des cellules qui forment les enveloppes de l'orge sont simplement accolées, sans présenter les renflements et les apparences de pertuis que nous avons décrits dans le blé. La première enveloppe est épaisse, les cellules sont très-longues et ont environ $0^{mm},03$ de large[1].

Les cellules de la deuxième ont $0^{mm},025$ de large et $0^{mm},09$ de long. La troisième membrane paraît très-épaisse et porte souvent des traces provenant de la pression exercée par les deux autres.

La quatrième enveloppe est fort remarquable par la transparence des parois des cellules et l'opacité de leur contenu. Ces cellules sont à peine polyédriques et très-petites. Leur diamètre varie de $0^{mm},02$ à $0^{mm},03$, et il y en a plusieurs rangs, ainsi qu'on peut s'en assurer par une coupe perpendiculaire au grain.

Enfin, les grains de fécule sont contenus dans des cellules dont le diamètre est $0^{mm},07$ à $0^{mm},1$, et dont les parois sont très-fragiles.

Dans l'avoine, la première enveloppe des cellules épaisses de $0^{mm},03$, longues de $0^{mm},10$ à $0^{mm},15$. Cette enveloppe est garnie dans toute son étendue de poils très-longs et largement canaliculés.

---

[1] Les détails qui suivent sur les falsifications des farines et du pain sont en partie empruntés au *Manuel de microscopie*, de M. Coulier. Paris, 1859, in-42.

Quelques-uns ont une longueur de plusieurs millimètres, leur épaisseur de $0^{mm},02$ à $0^{mm},04$, et le canal a de $0^{mm},004$ à $0^{mm},008$. Les cellules de la quatrième enveloppe sont plus polyédriques que celles de l'orge ; leurs parois sont également très-transparentes, et leur contenu très-opaque. Leur diamètre est de $0^{mm},03$ à $0^{mm},05$. Les plus gros grains de fécule ont $0^{mm},02$, et les plus petits sont polyédriques. Ils sont aussi contenus dans un tissu aréolaire très-fin.

La fécule de l'ivraie est une de celles dont les grains ont le plus petit diamètre. Ils sont, en effet, de $0^{mm},004$ à $0^{mm},005$. Ils sont très-polyédriques, et leur action sur la lumière polarisée est nulle quand on se sert d'un grossissement de deux à trois cents diamètres. Ces caractères permettent de reconnaître la présence de l'ivraie dans la farine, car les plus petits grains d'amidon sont terminés par des surfaces courbes. L'eau iodée les bleuit facilement.

Si on retire d'une graine d'ivraie un peu de fécule sur la pointe d'un scalpel, et qu'après l'avoir humectée d'eau on l'écrase très-peu avec le couvre-objet, on aperçoit des grains ovoïdes très-réguliers, ayant $0^{mm},02$ à $0^{mm},03$, et qui sont comme réticulés à leur surface. Ces grains sont des amas de grains de fécule qui ne paraissent pas contenus dans une cellule, mais soudés entre eux, car on peut les briser en deux ou trois morceaux sans que les granules qui forment ceux-ci se dispersent. L'iode les bleuit, et la lumière polarisée est sans aucune action sur eux. En les écrasant on obtient une infinité de petits granules de fécule polyédrique semblables à ceux que nous avons décrits.

La quatrième enveloppe de l'ivraie a quelque analogie avec celle de l'orge. Les cellules ont $0^{mm},015$ à $0^{mm},02$ de diamètre, et leur contenu est granuleux. Les parois cellulaires sont de $0^{mm},0025$ à $0^{mm},0033$. Elles sont très-transparentes. L'iode donne à toute cette membrane une belle teinte jaune. (Coulier, p. 269-272.)

Dans la farine de sarrazin les grains sont polyédriques, souvent régulièrement accolés. Les plus gros grains qui ont $0^{mm},04$, sont sensiblement sphériques.

959. Dans les *Châtaignes*, les granules de fécule sont contenus dans des cellules assez fragiles ayant $0^{mm},05$ à $0^{mm},08$ de large. Ces granules ont souvent la forme d'un pepin de raisin. Les plus gros ont $0^{mm},02$.

Les grains de fécule de *Sagou* sont fort remarquables ; en effet, ils sont ovoïdes, et leur surface présente une courbure très-régulière, excepté en un point où se trouve une très-large facette, par laquelle chaque grain était soudé à un grain semblable. Cette disposition qui se rencontre dans d'autres espèces végétales, donne aux grains de sagou un aspect spécial qui rend toute falsification de cet aliment facile à reconnaître. Quelques-uns, de plus, présentent une cavité dans leur intérieur au point où correspond le hile. Diamètre de $0^{mm}, 03$ à $0^{mm}, 08$.

Dans le *Tapioka*, les grains ne présentent souvent qu'une facette comme les précédentes. Leur diamètre est de $0^{mm}, 01$ à $0^{mm}, 04$. Il est à remarquer que l'eau suffit pour gonfler un assez grand nombre de granules de *Sagou* ou de *Tapioka*. Si on examine ces granules dans la lumière polarisée, on voit la croix noire qui se trouve sur chaque grain s'effacer petit à petit et disparaître. (Coulier.)

960. Tandis que les grains de fécule de blé sont dysymétriques, et à hile punctiforme très-peu apparent, ceux des farines des légumineuses sont symétriques et ressemblent à des grains de café dont la face plane serait un peu bombée. Ils sont donc symétriques par rapport à un plan médian. Le hile a la forme d'un signe en général très-marqué qui correspond dans les jeunes grains à un bourrelet ou à un enfoncement. Ce hile devient lumineux ou foncé quand on élève ou qu'on abaisse le microscope, à cause de la réfringence de la substance qui le forme. Sur les grains qui sont parvenus à leur entier développement, le hile se trouve remplacé par une fente dont la partie la plus large se trouve au centre du grain, et qui se termine plus ou moins loin des extrémités en diminuant progressivement. Souvent même d'autres fentes partent de la fente médiane et vont se perdre sur les côtés du grain après un trajet plus ou moins long. Ces caractères sont tellement nets qu'ils suffisent pour déceler la présence de farine de légumineuses. La croix noire qu'ils offrent par suite de leur action sur la lumière polarisée est bien plus nette aussi que sur les grains de fécule des graminées.(V. p. 420.)

Tandis que, dans le blé, tous les grains d'amidon sont réunis en masse, et à peine séparés les uns des autres vers la périphérie des graines par le gluten; dans les légumineuses, au contraire, l'amidon est renfermé dans des cellules juxtaposées, qui, lorsqu'elles sont vides, se présentent sous la forme d'un tissu irrégulièrement réticulé. Ce tissu, formé de mailles irrégulièrement hexagonales diffère assez de ceux qui existent dans le blé pour que toute méprise soit impossible.

La quatrième enveloppe du blé serait la seule avec laquelle on pourrait confondre ce tissu réticulé ; mais outre que le diamètre de ses cellules est souvent différent et que leur contenu est granuleux, cette quatrième enveloppe a un aspect si spécial que la mensuration est ordinairement inutile. (Coulier.)

Voici quelles sont en fractions du millimètre les dimensions des cellules qui contiennent la fécule dans quelques légumineuses :

| | |
|---|---|
| Haricots. . . . . . . . . . . . . . | 0,10 à 0,15 |
| Lentilles. . . . . . . . . . . . . | 0,09 à 0,12 |
| Fèves. . . . . . . . . . . . . . | 0,04 à 0,07 |
| Féverolles. . . . . . . . . . . | 0,04 à 0,10 |
| Pois. . . . . . . . . . . . . . | 0,06 à 0,10 |
| Vesce . . . . . . . . . . . . . | 0,07 à 0,14 |

Ces diamètres, comme on le voit, sont assez variables, surtout si on fait des coupes dans différentes parties de la graine.

### Du Pain.

961. Lorsqu'on place un petit fragment de mie de pain avec une goutte d'eau sur le porte-objet, et qu'on le comprime avec le couvre-objet, le morceau de pain s'écrase ; mais tout le gluten reste en place en retenant dans les mailles qu'il forme un nombre considérable de grains de fécule. Une assez grande quantité de ces derniers peut se dégager, et se répand autour du gluten.

Pour bien apercevoir le gluten, il faut presser à plusieurs reprises sa préparation, de manière à le diviser en fragments assez petits pour que la lumière les traverse facilement. On peut constater alors que ce corps est parfaitement transparent, qu'il se présente sous la forme d'une masse spongieuse et lamellaire, peu élastique, susceptible cependant de se rouler en fuseaux irréguliers, quand on le frotte entre les deux verres, et enfin prenant sous l'influence de l'eau iodée une teinte jaune d'or. (Coulier.)

Les grains d'amidon se présentent sous la forme de masses transparentes, irrégulièrement sphériques, à surface accidentée, et gonflés sous l'influence de l'eau et de la chaleur pendant la cuisson. Ces grains n'ont plus d'action sur la lumière polarisée, car leur substance devenant molle, toute la masse se comprime également. Le diamètre des grains de fécule dans le pain, varie de 0,01 à 0,08. Ils se colorent parfaitement par l'iode.

On y trouve aussi une quantité variable des cellules ou conidies de la *levûre*. (Voyez p. 913.)

Dans quelques cas, suivant M. Coulier, il y a un nombre plus grand de ces champignons que de grains de fécule. De plus, il n'est pas rare d'en rencontrer qui étaient réunis en chapelet, au nombre de six à dix. Ce fait s'explique aisément. On sait, en effet, que, lorsque le gluten est altéré, il ne peut plus retenir les gaz qui se forment dans le pain, qui alors *pousse à plat*. Le boulanger, pour parer à cet inconvénient, active le plus possible la fermentation et prolonge sa durée; il n'est pas étonnant, dès lors, qu'on trouve plus de ferment dans ce pain.

962. La recherche des falsifications est beaucoup plus difficile dans le pain que dans la farine; en effet, la chaleur et l'humidité gonflent les grains de fécule de toutes les graines, et tendent à faire disparaître leurs caractères. Les débris d'enveloppe, au contraire, résistent dans ces circonstances; aussi faut-il s'étudier à les trouver.

M. Coulier a fait fabriquer par un boulanger des pains avec de la farine à laquelle il avait ajouté différents corps étrangers dans une proportion suffisante pour que la fraude fût profitable. Voici les résultats auxquels on arrive en examinant ces différents pains à l'aide du microscope.

L'inspection au microscope ne fait rien découvrir dans le *pain additionné d'alun ou de sulfate de cuivre*.

*Pain et farine de riz.* — Ce pain présente des grains polyédriques de riz, mais ils sont très-difficiles à reconnaître, car pendant la préparation les grains gonflés d'amidon de blé se brisent en fragments irréguliers qui pourraient induire l'expert en erreur. Il est bon dans toutes ces recherches, d'étudier fréquemment le pain normal, et de le comparer continuellement à celui qu'on examine. L'examen sous le microscope ne fait pas reconnaître la fraude quand il est simplement mêlé de *fécule de pomme de terre*.

*Pain et pulpe de haricots.* — Quelques grains de fécule présentent manifestement des traces de hile ou de fentes longitudinales. Ce pain contient, de plus, des cellules encore entières et pleines de grains de fécule. On reconnaît ces cellules, qui sont ovoïdes, à leur grandeur, qui est de 0,08 à 0,12; à l'aspect des huit ou dix grains de fécule qu'elles contiennent; à la membrane enveloppante qui est régulière et continue; enfin, à l'action de l'eau iodée. Si, en effet, on fait pénétrer lentement un peu d'iode sur la préparation, on voit les grains de fécule contenus dans l'intérieur bleuir; tandis que la membrane reste transparente ou plutôt jaunit un peu. Si enfin en frottant le couvre-objet on parvient à briser l'enveloppe (ce qui est difficile, car elle est très-élastique), les grains de fécule se dispersent. Ces caractères permettent d'affirmer que le corps que nous venons de décrire est bien une cellule renfermant de la fécule, et que, de plus, elle ne provient pas du blé, qui ne contient rien de semblable.

*Pain et farine de maïs.* — On rencontre dans ce pain de petits grains polyédriques qui quelquefois sont encore soudés ; ce dernier caractère est très-important, et ne peut se présenter pour les débris de fécule brisée : aussi faut-il s'assurer que les grains soudés que l'on observe ne sont pas seulement juxtaposés. On y arrive en provoquant des courants au moyen de pression sur le couvre-objet, et en maintenant toujours le corps que l'on observe dans le champ du microscope au moyen de mouvements convenables imprimés au porte-objet.

On rencontre de plus dans ce pain des débris du périsperme jaune du grain de maïs.

*Pain et farine d'orge.* — L'examen au microscope ne fait rien découvrir ; mais il est certain qu'en prolongeant les recherches pendant un temps suffisant, on finirait par trouver des débris des enveloppes qui diffèrent beaucoup de celles du blé. (Coulier, *loc. cit.*, 1859, p. 280.)

963. Le champignon du pain moisi est un *Penicillium*. Parfois, quand il est cuit et conservé dans de mauvaises conditions, et quand il fait chaud et humide, il peut être envahi par l'*Oidium aurantiacum*, rougeâtre, à odeur désagréable et dont les spores supportent une température de 100° à 120° sans cesser de pouvoir se développer (Payen) ; mais à la condition d'avoir été préalablement desséché à froid (voy. p. 775), les spores et les autres parties des plantes, de même que les animaux ne pouvant supporter la *chaleur humide* de 100°, sans destruction de l'*état d'organisation* ou mort définitive.

### *Recherche des falsifications du cacao, du café, etc.*

964. Malgré la teinte brune que la petite proportion de matière colorante donne au contenu des cellules de l'amande du cacao, le microscope permet d'y reconnaître de nombreux grains de fécule, mais très-petits, larges de $0^{mm},01$ environ.

Ce fait permet de déceler, à l'aide du microscope, dans les poudres de cacao, les chocolats, la présence des fécules de pomme de terre, de Maranta, de Sagou, de Batates, de Blé, etc., qu'on y mélange souvent par fraude. Le volume et la forme des grains de ces fécules permettent de les distinguer aisément. De plus, M. Payen a constaté que les granules de la fécule de cacao perdent rapidement la teinte violette que l'iode leur donne, tandis qu'elle persiste dans les autres fécules.

Les poudres d'ocre, de brique pilée, etc , parfois ajoutées à ces substances, se reconnaissent aisément aussi sous le microscope (voy. p. 529-530); mais cette détermination préalablement faite, il faut recourir à l'incinération du chocolat et à l'emploi des réactifs chimiques appropriés indiqués dans les Traités de la recherche des falsifications.

965. Les observations précédentes s'appliquent naturellement aussi aux falsifications de même ordre qu'on fait parfois subir au café en poudre et même à la chicorée torréfiée.

L'examen microscopique comparatif de coupes des grains de café fait aisément distinguer leurs cellules de celles de la sciure d'acajou, de l'écorce de chêne ou du tan épuisé et pulvérisé ; des pois et de l'orge torréfiés et moulus avec lesquels est parfois falsifié le café, ainsi que l'ont constaté les médecins de Londres. Les grains de fécule des pois et de l'orge, les fibres libériennes de l'écorce du chêne, les gros vaisseaux ponctués et les cellules pleines de résine rougeâtre de l'acajou différencient nettement ces matières des petites cellules polyédriques à parois épaisses des grains du café. Il suffit d'étaler avec un peu d'eau la poudre qu'on suppose falsifiée mise sur le porte-objet. Un grossissement de 60 à 80 diamètres fait déjà reconnaître à peu près les fragments qui sont étrangers au café; on les isole à l'aide des aiguilles en se servant au besoin du prisme redresseur pour les observer dans la glycérine à un grossissement de 250 à 300 diamètres.

Le microscope fait aisément reconnaître aussi les grains de fécule dans la poudre des corps moulés en grains de café, puis séchés et torréfiés, composés d'un peu de café en poudre et d'une quantité souvent considérable des farines de blé, d'orge, de seigle, de maïs et de glands.

Dans les recherches sur les falsifications du café, il ne faut pas tenir compte seulement de l'albumen ou endosperme corné, à petites cellules polyédriques dont les parois sont épaisses, non ponctuées, avec des gouttelettes d'huile dans leur cavité. Le sillon que porte la face plane de l'endosperme se replie presqu'à angle droit profondément dans l'épaisseur de celui-ci. Il y retient une grande partie de la feuille cotylédonaire qui lui correspond, avec une portion plus ou moins étendue de sa nervure fibro-vasculaire qui reste dans le sillon même de la face plane. Cette feuille forme de légères pellicules et non des granules dans le café moulu. Leurs cellules, en outre, sont étroites, très-allongées, conoïdes aux deux bouts. Quelques-unes retiennent des fragments du faisceau fibro-vasculaire avec ses étroites trachées, ses vaisseaux ponctués, etc.

Or les parcelles formées de chicorée torréfiée qu'on trouve dans les cafés moulus, qu'elle sert parfois à falsifier sont faciles à reconnaître par leurs larges cellules à paroi mince, par leurs gros faisceaux fibro-vasculaires à larges vaisseaux rayés et ponctués sans trachées.

Il faut du reste, dans les recherches de ce genre, commencer par étudier la structure des grains de café et de la souche de la chicorée avant d'examiner les mélanges soupçonnés de falsification.


# CHAPITRE III

### Étude des Cryptogames parasites des plantes cultivées.

966. Pour étudier les altérations causées aux plantes cultivées, il importe de connaître les faits suivants qui s'observent en général à l'aide de coupes pratiquées sur le parasite et la plante qui le porte, comme s'il s'agissait de la plante saine (p. 850 et 906). L'examen doit être fait sous des grossissements de 500 à 400 diamètres, la coupe étant mise dans l'eau, la glycérine ou le chlorure de calcium. Beaucoup de spores et de mycéliums doivent parfois être étudiés à des grossissements de 500 à 700 diamètres, lorsqu'on veut en faire l'objet de recherches scientifiques.

Parlons en premier lieu, d'après M. Brongniart (1869), des *Péronosporées* (genres *Cystopus* et *Peronospora*) qui se placent à la suite des *Saprolegniées*. (Voyez page 910.)

967. La présence du *Cystopus candidus* détermine la rouille blanche des Crucifères qui se manifeste par des taches et des pustules blanches apparaissant sur tous les organes de ces plantes, les graines et les racines exceptées. On les trouve le plus souvent sur la face inférieure des feuilles de quelques espèces, très-fréquemment sur le *Capsella bursa pastoris* et le *Lepidium sativum*, dans la partie supérieure de la tige, les pédicelles et les péricarpes. Ces organes sont souvent plus ou moins déformés, gonflés et courbés.

Le mycélium de ces Champignons se trouve abondamment dans les organes attaqués, le plus souvent même il se répand dans la plante entière; il est formé par des tubes ou des filaments non cloisonnés, très-rameux, à parois épaisses et gélatineuses; ces filaments rampent dans les espaces intercellulaires du parenchyme. De Bary a constaté qu'ils sont munis de suçoirs qui pénètrent dans les cellules du parenchyme en perforant leurs parois, et dont les extrémités sont renflées en forme de vésicule globulaire; les taches blanches contiennent la fructification du *Cystopus*. Des rameaux du mycélium accumulés dans certains points, sous l'épiderme de la plante envahie par le parasite et formant une sorte de trame, naissent des faisceaux de tubes claviformes perpendiculaires à la surface extérieure de cette trame; chacun d'eux engendre à son sommet des vésicules à peu près sphériques disposées en chapelet. Ces vésicules qui ressemblent aux conidies de certains Érysiphes en diffèrent à beaucoup d'égards. Quand on les sème dans une goutte d'eau, en ayant soin qu'ils soient entièrement mouillés, leur protoplasma se segmente bientôt en cinq à huit cellules; quelques minutes après, ces segments sont devenus des zoospores qui sortent par une des extrémités de la *Conidie-sporange*. D'abord immobiles, ils ne tardent pas à s'agiter à la manière de ceux des algues, car ils sont munis de deux cils, l'un plus court et dirigé en avant pendant la marche du zoospore, l'autre plus long, diamétralement opposé au premier et qui semble traîner après le corpuscule quand celui-ci se déplace. La génération des zoospores commence généralement d'une heure et demie à trois heures après l'ensemencement des conidies dans l'eau. On peut obtenir cette production des zoospores même sur des échantillons recueillis depuis un mois et demi; plus tard ils perdent cette faculté.

On retrouve encore ici des oogones et des anthéridies présentant beaucoup d'analogie avec le système sexuel que nous avons décrit à l'occasion du *Saprolegnia* (page 910), seulement l'oogone ne renferme qu'une oospore munie d'une enveloppe extérieure mince et d'un endospore très-épais.

Les oospores n'éprouvent de changement appréciable qu'après un repos de plusieurs mois. (De Bary.) L'oospore germant devient un grand zoosporange dont le contenu se segmente en nombreux zoospores. Ceux-ci sont tout à fait semblables à ceux qui naissent des conidies-sporanges, et le sort qu'ils éprouvent est le même pour les uns et les autres. Quand on met sur une feuille ou sur une tige de Crucifères une goutte d'eau qui contient des zoospores, et qu'au bout de quelques heures on en examine l'épiderme détaché, on voit la plupart des zoospores fixés sur les stomates ; le tube de mycélium qu'ils ont émis y pénètre, mais leur végétation s'arrête promptement. Si, plusieurs jours ou même quelques semaines après l'ensemencement, on examine l'épiderme et le tissu sous-épidermique, on y trouve les germes d'apparence fraîche, mais ils ont conservé l'aspect qu'ils offraient le premier jour. De Bary a constaté que ce sont uniquement les germes entrés par les stomates des cotylédons qui, en s'accroissant, produisent le mycélium. Ces premiers tubes du mycélium peuvent produire des conidies dans les cotylédons mêmes, monter dans la plante croissante et en envahir tous les organes ; si la plante nourrice vit pendant l'hiver, ils durent avec elle pour reprendre leur végétation au printemps. La rouille blanche des Pourpiers, des Chicoracées, des *Cirsium* et des Alsinées est due à des espèces de *Cystopus*, dont la végétation est tout à fait semblable à celle du *C. candidus*, et qui sont très-bien caractérisées par la forme et la structure de leurs organes reproducteurs.

Les espèces de *Cystopus* atteignent les plantes les plus diverses et y occasionnent ordinairement des changements de formes analogues aux galles dans les organes, dans l'intérieur desquels végète leur mycélium. On peut citer comme type de cette action le *Cystopus (Peronospora) parasiticus* qui se développe sur la tige des fleurs des Crucifères, et fréquemment surtout sur la *Capsella bursa pastoris*. Il entraîne un gonflement et une déformation de la tige, analogues à ceux occasionnés par les animaux qui donnent origine aux galles. Dans tous ces cas toutefois, le tissu cellulaire attaqué n'est point détruit comme dans les autres, mais subit plutôt une hypertrophie pathologique.

968. Le champignon des pommes de terre (*Peronospora infestans*) fait une exception parmi les espèces de ce genre, en ce sens qu'au lieu d'entraîner l'hypertrophie, il conduit à la mortification du tissu cellulaire atteint, accompagnée d'une coloration brune des membranes cellulaires et de décomposition putride. Il s'ensuit que les feuilles atteintes du *Solanum* deviennent noires, tandis que les tubercules dans le sol se putréfient.

Les *Peronospora* ressemblent aux *Cystopus* par leur végétation entophyte, par la structure de leur mycélium et aussi par leur appareil reproducteur.

Le mycélium consiste en des tubes très-rameux, cylindriques, variqueux ou moulés conformément à la disposition des espaces intercellulaires qu'ils remplissent ; leur membrane ne présente point l'épaisseur et la consistance gélatineuse des mêmes parties dans les *Cystopus*. Ce mycélium rampe dans les méats intercellulaires ou dans des cavités quelconques de la plante hospitalière ; ces filaments peuvent perforer la paroi des cellules parenchymateuses et s'étendent parfois à leur intérieur en se divisant en de nombreux rameaux fasciculés ; le *Peronospora infestans* ou *parasite de la Pomme de terre* est la seule espèce qui, selon les observations de M. de Bary, soit le plus souvent dépourvue de suçoirs. Son mycélium ne fait ordinairement qu'appliquer sa membrane ténue contre les cellules du tissu qu'il habite.

La fructification non sexuée des *Peronospora* consiste en des cellules qui, à l'état de maturité, sont analogues aux conidies du *Cystopus*, mais les organes qui engendrent ces conidies ont des caractères spéciaux sur lesquels est fondée la distinction des deux genres ; ce sont des filaments allongés, dressés, nés du mycélium rampant sous l'épiderme de la plante, s'élevant généralement au travers des stomates ou plus rarement en perforant les parois des cellules épidermiques, fistuleux, non cloisonnés, et dont la partie supérieure se divise toujours en rameaux dont la disposition varie selon l'espèce. Dans le *Peronospora* de la Pomme de terre malade (*P. infestans*), la partie supérieure du filament fertile porte deux à cinq branches du premier ordre qui sont parfaitement simples ou quelquefois munies d'un ramule latéral. Dans les autres espèces, les rameaux du premier ordre épars sur le tronc ou issus d'une bifurcation de celui-ci offrent généralement des dichotomies répétées et dont chacune est dans un plan contraire à celui de la bifurcation précédente ; chaque rameau du dernier ordre engendre une seule conidie terminale. (Voy. sur la nature des *Conidies*, p. 858.)

Il est de ces conidies qui se comportent comme les spores simples de beaucoup de Mucédinées, avec lesquelles les *Peronospora* avaient d'abord été confondues comme appartenant au genre *Botrytis*. Placée dans des conditions favorables, chacune de ces conidies pousse un tube-germe dont la formation ne diffère en aucun point essentiel de ce qu'on connait des spores de la plupart des Champignons. Dans d'autres cas, la conidie expulse un globule de protoplasma qui s'entoure de cellulose, devient ainsi une conidie secondaire et germe en émettant un tube épais qui s'allonge. Dans le *Peronospora infestans*, il n'en est pas ainsi ; les conidies comme celles des *Cystopus* peuvent engendrer et émettre des zoospores analogues à ceux des *Cystopus* ; elles peuvent aussi émettre un tube simple dont l'extrémité se renfle en forme de vésicule qui s'isole du tube-germe par une cloison et prend les caractères essentiels de la conidie mère ; cette cellule secondaire peut parfois engendrer une cellule tertiaire par un même procédé, et ces productions jouent également le rôle de sporanges. (Sur les *Zoospores*, v. p. 944.)

Quant aux organes sexuels des *Peronospora* (Tulasne), ils ne diffèrent de ceux des *Cystopus* que par des caractères secondaires. On y observe également des Oosporanges (fig. 294) fécondés par des Anthéridies qui s'appliquent sur un des points de leur surface et font pénétrer dans leur intérieur la matière granuleuse qu'ils renferment. M. de Bary a fait de nombreuses et inutiles tentatives pour observer la germination des oospores des *Peronospora*; mais il admet, par analogie avec ce qui se passe dans les *Cystopus*, que ces oospores ayant reposé pendant l'hiver engendrent des zoospores, et que ceux-ci poussent des tubes de mycélium qui pénètrent dans la plante hospitalière.

969. Les spores des *Peronospora* semées sur une partie convenable de la plante hospitalière, les tubes-germes, après avoir atteint une longueur qui souvent ne dépasse pas le diamètre de la spore, perforent la paroi des cellules épidermiques, s'accroissent dans leur intérieur, puis traversent la paroi opposée pour entrer ordinairement dans les méats intercellulaires du tissu sous-épidermique et y former le mycélium. Les mycéliums du *Peronospora umbelliferarum* n'entrent que par les stomates.

Quand on sème le *Peronospora infestans* sur des feuilles saines de Pomme de terre, ces tubes de mycélium entrent au travers de l'épiderme, et se répandent dans le tissu du point ensemencé ; au bout de quelques jours des filaments sortent (fig. 295) par les stomates et produisent des conidies. Le tissu prend peu à peu une teinte noirâtre et se dessèche ou se pourrit. Les taches des feuilles sont donc produites par le parasite, et la propagation rapide de la maladie s'explique par la grande quantité de conidies-sporanges et de zoospores qui est produite, et par la rapidité du développement de la plante.

Quand on sème les zoospores du *Peronospora infestans* sur un tubercule sain, on voit les germes du parasite pénétrer dans les cellules superficielles, se répandre dans le parenchyme périphérique et produire les mêmes altérations qu'on observe sur les tubercules malades retirés du sol d'un champ. Mais le parasite ne fructifie ordinairement que sur les surfaces du tissu intérieur mises en contact avec l'air.

Quand, au printemps, une pomme de terre malade pousse ses

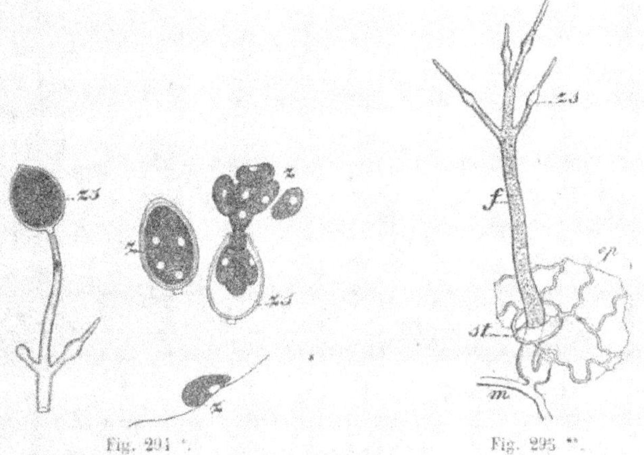

Fig. 294 *.			Fig. 295 **.

tiges, le mycélium monte dans celles-ci et se trahit par des taches noirâtres. Le parasite fructifie abondamment et se propage dans la nouvelle saison par des conidies provenant du mycélium vivace. Cette circonstance est importante pour l'espèce dont il s'agit ici : car, du moins dans nos climats, elle ne produit pas d'oospores et ne se multiplie que par des conidies dont la vitalité est sans aucun doute détruite promptement, soit par suite de leur germination immédiate, soit par leur dessiccation. Quand on place des tubercules sains dans du terreau et qu'on sème des conidies du *Peronospora* à la surface du terreau arrosé de temps en temps, on voit au bout de huit à dix jours les tubercules atteints de la maladie. Quand on examine le terreau ou le sol d'un champ dont les fanes sont envahies par le *Peronospora*, on trouve aisément les conidies à une profondeur considérable. Ainsi les conidies sont amenées aux tubercules par l'eau qui pénètre dans le sol ; ce liquide détermine

---

* *zs* Oosporanges du *Peronospora infestans*. *zz*. Zoospores sortis des oosporanges. (De Bary.)

** *Peronospora infestans* sortant par un stomate (*st*) de l'épiderme (*ep*). *m*. Mycélium. *f*. Filament portant des conidies-sporanges (*zs*) rudimentaires. (D'après de Bary.)

le développement des zoospores et des germes dans le sol même, et ceux-ci, perçant l'épiderme, envahissent les tubercules pour y produire les altérations connues. Le genre *Peronospora* renferme un grand nombre d'espèces parasites de végétaux sauvages ou cultivés. Elles se développent en général sur diverses espèces d'un même genre ou d'une même famille naturelle et se signalent à l'observateur par le duvet ou la poussière grisâtre dont elles couvrent la face inférieure des feuilles et par le changement de couleur qu'elles déterminent dans ces organes.

970. De même que les Péronosporées, les *Urédinées* habitent des plantes vivantes. Leur mycélium (Léveillé, 1839) est formé de filaments ténus, rampant dans les méats intercellulaires, dépourvus de suçoirs et formant souvent des plexus inextricables. Sous l'épiderme de la plante hospitalière sur un stroma, ou petite masse cellulaire formée par des rameaux du mycélium réunis, entrelacés naissent des coussinets cellulaires assez compacts. L'accroissement de ceux-ci et de la fructification détermine, à un moment donné, la rupture de l'épiderme de la plante qui les nourrit et forme des petits groupes.

Les *Æcidium* sont caractérisés par l'existence d'une véritable enveloppe protectrice, membraneuse, d'abord close et naissant de la circonférence d'un coussinet ou stroma du mycélium, dont les filaments ténus pénètrent dans le parenchyme sous-jacent. Cette sorte de péridium est formée d'un seul rang de cellules très-différentes de celles qui composent le parenchyme ou l'épiderme de la plante hospitalière. Après avoir protégé la fructification de l'entophyte et avoir formé une saillie plus ou moins considérable au-dessus de l'épiderme qu'il a déchiré, il s'ouvre au sommet d'une façon souvent très-régulière pour laisser échapper les spores. Sur les coupes on voit que les organes de la fructification se composent de chapelets nombreux et libres, de petites cellules globuleuses. Dans chacun d'eux, ces cellules vont en grossissant de la base au sommet; celles de la base sont à peine formées et naissent sur des cellules dressées, oblongues, sortes de basides, ce qui fait désigner ces spores par le nom de *stylospores* ; la cellule supérieure est une spore parfaite qui se détache. Chaque cellule du chapelet devient à son tour terminale et spore complète, et il y a une formation incessante de cellules à la base du filament moniliforme. Ces spores mûres sont sphériques, munies d'un tégument égal; elles s'accumulent en grand nombre dans le péridium.

Les *Uredo* n'ont pas comme les *Æcidium* d'enveloppe propre et protectrice; les lambeaux de l'épiderme soulevé en tiennent seulement lieu. Il faut y joindre quelquefois des cellules dressées, libres et souvent assez grandes, sortes de *paraphyses* qui forment comme une haie autour des groupes de fructification ou des sores. A la surface du stroma se dressent des sortes de basides portant une seule spore qu'on désigne également comme des stylospores. Dans l'*Uredo* de la Ronce ou dans celui de la Rose, ces spores présentent cinq à six angles tous terminés par un point circulaire aminci et plus transparent que le reste du tégument. Dans l'*Uredo suaveolens* et l'*Uredo Fabæ*, il n'y a que trois de ces pores, etc.

974. Les Pucciniées manquent, comme les *Uredo*, de péridium, ont un stroma chargé de cellules dressées et allongées en forme de massue pédicellée qui forment une sorte de sporange à deux spores soudées (*Puccinia*) ou à plusieurs spores (*Phragmidium*) ou même à une seule spore (*Uromyces*). Ces spores sont agencées de telle sorte qu'elles simulent un germe unique biloculaire ou pluriloculaire. Elles sont généralement d'une couleur foncée brune ou noire, à tégument épais et résistant, et présentent des amincissements analogues à ceux des *Uredo*. En 1854, M. Tulasne reconnut que l'*Uredo* et la Puccinie, qui habitent ensemble sont une seule et même plante, que la première est une forme printanière moins importante que la seconde qui est æstivale et dont les spores durables (*Chronispores* de M. Tulasne *Teleuto-spores* de M. de Bary), développées en été ou en automne, ne germent qu'au printemps suivant. MM. Tulasne et de Bary ont démontré, en outre, qu'il existe un troisième appareil plus précoce que les deux autres et analogue à ceux qu'on a désignés sous le nom de *spermogonies* dans les Lichens et dans les Champignons. Les spermogonies des Urédinées consistent en un conceptacle globuleux ou hémisphérique formant une légère saillie à la surface des feuilles, dans le parenchyme desquelles elles sont plongées et dont la paroi intérieure est tapissée d'une masse épaisse de filaments simples et dressés. Du sommet de ces filaments (stérigmates) naissent isolément ou associées en courts chapelets des spermaties ovoïdes ou oblongues, très-petites, dont la multitude remplit bientôt la cavité simple de la spermogonie. Celle-ci sécrète, en outre, une matière visqueuse qui se joint aux spermaties et s'épanche avec elle hors de l'orifice unique du conceptacle. (Voy. p. 589, fig. 263.)

Chez le plus grand nombre des *Æcidium* folliicoles, les sores sont disposés en un cercle dont l'aire est occupée par un groupe de spermogonies ; en même temps, sur le point correspondant à l'autre face de la feuille, on remarque souvent d'autres spermogonies plus nombreuses. Les taches d'un rouge orangé très-vif qui annoncent au printemps le développement du *Rœstellia cancellata* sur les feuilles des Poiriers, portent à la face supérieure de petits tubercules qui sont autant de spermogonies. La Puccinie ou *Uromyces* de la Fève (*Puccinia Fabœ*, Grew ; *Uromyces appendiculatus*, Lk) a des spores qui sont des cellules obovales, brunes, lisses, montrant le pore terminal caractéristique des *Uromyces* et attachées au moyen d'un pédicelle sur le stroma qui les porte. L'ensemble forme des pulvinules compactes et noirâtres. Les spores mûrissent à la fin de l'été ou en automne. Pendant l'hiver, elles demeurent dans un état de repos et n'acquièrent la faculté de germer qu'au printemps ou dans l'été suivant. Alors, quand elles sont humectées et placées sur un sol ou dans une atmosphère humide, la germination a lieu au bout de quelques jours. De Bary a conclu de ses observations que l'*Uromyces appendiculatus* présente, outre les spermogonies, quatre sortes d'organes reproducteurs, qui servent tous à propager l'espèce, mais dont un seul la reproduit dans une forme toujours identique, tandis que les autres présentent des générations alternantes.

1° Les *spores* produisent en germant le promycélium, sur lequel se développent les sporidies ;

2° Les *sporidies* donnent lieu à un mycélium, qui porte d'abord :

3° L'*Æcidium* qui engendre des stylospores ; ces stylospores produisent :

4° L'*Uredo*, seconde forme de fructification à stylospores, et plus tard les spores numéro 1, qui sont toujours associées à l'*Uredo* dans la même pustule, les spores parfaites et les stylospores *Uredo* viennent aussi sur le mycélium vieux, qui a préablement produit l'*Æcidium*. Les stylospores *Uredo* reproduisent toujours l'*Uredo* et les spores proprement dites. Enfin on doit remarquer que les germes des sporidies de l'*Uromyces* pénètrent dans les méats intercellulaires en perforant les cellules de l'épiderme, tandis que les germes de l'*Æcidium* et de l'*Uredo* ne s'introduisent que par les stomates. Ce fait paraît s'appliquer d'une manière générale à ces trois formes du même végétal dans les autres Urédinées.

Presque tous les *Æcidium* que l'on connaît sont entièrement conformes entre eux : il en est de même de la plupart des *Uromyces*, tant pour leurs spores que pour les *Uredo* qui, selon M. Tulasne, en sont la forme stylosporée.

Les Puccinies ne diffèrent des *Uromyces* que par leurs spores biloculaires. On trouve des *Uromyces* et des *Puccinia* qui présentent des spermogonies semblables à celles précédant les *Æcidium* qui habitent la même plante hospitalière. Toutes ces données paraissent indiquer, selon MM. Tulasne et de Bary, que les *Æcidium* ne constituent pas un genre par eux-mêmes, mais qu'ils sont des organes appartenant à des espèces qui offrent un développement analogue à celui de l'*Uromyces appendiculatus*. Chacune de ces espèces possèderait ses spermogonies, son *Æcidium*, son *Uredo* et ses spores proprement dites; chacune offrirait des générations alternantes analogues.

972. Certains de ces Champignons parasites, outre les phénomènes curieux de génération alternante que nous venons de signaler et qui doivent s'étendre à un grand nombre d'Urédinées qu'on appelle aujourd'hui des noms de *Puccinia*, d'*Uromyces*, de *Phragmidium*, d'*Æcidium* et d'*Uredo*, présentent en même temps le fait remarquable de l'*Heterœcie*, c'est-à-dire un changement de plante hospitalière.

Des essais de culture avaient montré à de Bary que les urédospores du *Puccinia Graminis* et ses spores finales parfaites (téleuto-spores) ou Puccinie proprement dite, naissent exclusivement sur les Graminées; que, par ses urédo-spores, ce Champignon se multiplie dans ces plantes sous une forme constamment la même, mais que les germes des sporidies engendrées par les téleuto-spores de la Puccinie après le repos hibernal, ne pénètrent que dans les feuilles de l'Épine-Vinette ou Berberis. Ils s'y développent en un mycélium et produisent l'*Æcidium Berberidis*, qui est conséquemment un membre légitime du *Puccinia Graminis*. Il y avait lieu de supposer qu'à leur tour, les germes des spores de l'*Æcidium* s'introduiraient dans les parties vertes des Graminées pour y reproduire l'*Uredo* et la Puccinie en question. M. de Bary ayant déposé sur de jeunes plants de seigle des spores mûres et fraîchement cueillies de l'*Æcidium Berberidis*, il vit six jours après, de petites taches jaunes se manifester sur des feuilles ensemencées, et, deux jours plus tard, une de ces feuilles commença à montrer un *Uredo* orangé qui avait déchiré l'épiderme. Tous les *Uredo* obtenus de ces cultures présentaient les caractères particuliers à celui qui précède le *Puccinia Graminis*. Le *Puccinia Straminis* est aussi un parasite hétéroïque, mais, tandis que le *Puccinia Graminis* ne peut produire son *Æcidium* que sur une seule de nos plantes indigènes, l'Épine-Vinette, cette Puccinie de la paille, croît indifféremment aux dépens de plusieurs espèces de Boraginées, même de genres différents, et a pour *Æcidium* l'*Æ. asperifolii*.

A la face inférieure des feuilles du Poirier se montrent souvent à la fin de l'été des groupes de petits cônes s'ouvrant longitudinalement par plusieurs fentes latérales et constituant une sorte d'*Æcidium* connu sous le nom de *Ræstelia cancellata*. Depuis longtemps, les horticulteurs avaient remarqué que le voisinage des Genévriers (*Juniperus Sabina, Oxycedrus*) paraissait déterminer cette maladie du Poirier. Ces Genévriers nourrissent, en effet, un Champignon connu sous le nom de *Podisoma juniperi*, qui produit à la longue, sur leurs branches, des tuméfactions irrégulières du bois et de l'écorce. Ce Champignon consiste en ligules charnues ayant l'apparence de certaines Tremelles et dont la surface est garnie de spores biloculaires. Ces spores, sans se détacher de la surface du stroma charnu qui leur a donné naissance, émettent de longs tubes sur lesquels apparaissent des spicules et des sporidies d'une extrême ténuité. Des applications directes de ce *Podisoma* ont été faites sur plusieurs feuilles. Celles-ci et un grand nombre d'autres ont été bientôt atteintes par les plantes parasites développées, sans aucun doute, sous l'influence des sporidies répandues par le *Podisoma* dans l'air ambiant. Les spermogonies qui précèdent la formation de l'*Æcidium* ou *Ræstelia* se sont montrées en grand nombre formant les plaques orangées qu'on voit en ce moment à la surface supérieure des feuilles, et qui, sans aucun doute, seront suivies, sur plusieurs d'entre elles, dans une saison plus avancée, de l'apparition du *Ræstelia cancellata* à leur surface inférieure.

Le *Podisoma* joue ici le rôle des Puccinies dans les exemples précédents de génération alternante hétéroïque, mais il y a encore à constater le transport des spores de l'*Æcidium* ou *Ræstelia* sur les Genévriers pour y déterminer la production du *Podisoma*. Remarquons enfin que le *Juniperus communis*, bien plus répandu que les *Juniperus Sabina* et *Oxycedrus*, portant le même *Podisoma*, est probablement l'origine du parasite si fréquent sur les Poiriers des jardins.

973. C'est à côté des Urédinées que se placent les *Ustilaginées*, qui ne naissent pas seulement sous l'épiderme pour y former de petites pustules arrondies ou linéaires, mais qui occupent, au con-

traire, le plus souvent les couches profondes du parenchyme des plantes et entraînent habituellement la destruction complète de l'organe qui leur a servi de matrice.

Les *Ustilago* vivent dans les tissus des Graminées et dans les fleurs d'autres végétaux, tant monocotylédonés que dicotylédonés. L'un d'eux se substitue au pollen dans les anthères de quelques Caryophyllées (*Lychnis dioïca* et *L. flos cuculi*). Le plus anciennement connu est celui qui attaque particulièrement les Orges et les Avoines et cause moins de tort au Froment. Il se développe dans le parenchyme des glumes, des balles, de l'axe des épillets et des fleurs. Une sorte de squelette noirci et méconnaissable est tout ce qui reste de ces parties quand le vent a dissipé la poussière formée par les spores. Par lui, les organes de la fleur sont plus ou moins avortés, les épillets stériles et altérés. Une autre espèce d'*Ustilago* est très-connue des cultivateurs, à cause du tort qu'elle fait au Maïs. Elle se développe spécialement dans les écailles ou bractées qui entourent la fleur femelle de cette plante, dans cette fleur même, dans les fleurs voisines de l'épi, sur la tige et dans les fleurs mâles et femelles. Les parties de la fleur sont toutes diversement hypertrophiées. L'ovaire lui-même prend souvent part à ces turgescences. Le Champignon peut aussi se développer dans les bractées qui accompagnent l'épi et dans la tige de la plante. Il détermine sur cette dernière partie la formation de tumeurs plus ou moins volumineuses et difformes.

Ces excroissances étant encore gorgées de suc sont formées d'un parenchyme à grandes cellules, fréquemment lacuneux, traversé par un petit nombre de faisceaux fibro-vasculaires. Les autres parties de la plante envahies par l'entophyte offrent d'ailleurs une structure analogue. À quelque instant qu'on les examine avant la pulvérulence finale de l'*Ustilago*, les lacunes de ce parenchyme et souvent ses cellules constitutives sont remplies par la matière du Champignon. Au milieu d'une substance muqueuse, gélatineuse, incolore, on a reconnu des filaments analogues à ceux du mycélium des autres Champignons entophytes, mais pénétrant dans l'intérieur des cellules mêmes du parenchyme et y déterminant la formation des spores, qui, s'accumulant en grand nombre dans ces cellules et dans les méats intercellulaires, amènent la destruction de ces tissus.

Les spores ont un tégument noir, assez épais relativement à leur extrême ténuité, souvent papilleux ou aréolé. La germination de ces spores observée sur plusieurs espèces par M. Tulasne les rattacherait du reste aux spores parfaites des Puccinies plutôt qu'à celles des Uredo, car le germe qui sort du tégument noir et papilleux des spores ne forme qu'un court *promycelium* articulé donnant naissance à quatre ou cinq sporidies. Le Champignon de la *Carie* a été longtemps confondu avec celui du Charbon dans le genre *Ustilago*. M. Tulasne en a formé un genre distinct sous le nom de *Tilletia*. Il croît à l'intérieur de l'ovaire dans le Froment et dans quelques autres Graminées. A l'époque de la maturité de l'entophyte, l'ovaire carié du Blé offre à peu près le volume et la forme d'un grain sain, mais il présente quatre sillons, tandis que le grain sain n'en a qu'un. Généralement le grain malade n'offre aucun rudiment d'ovule, de périsperme ou d'embryon. Sa membrane est mince et fragile, ses stigmates sont très-courts et à peine ramifiés. Les étamines sont atrophiées. Parvenu à sa maturité, le Champignon de la Carie ou le *Tilletia Caries* consiste en une masse pulvérulente d'un noir brunâtre qui occupe toute la cavité de l'ovaire.

On ne trouve point à cette époque de filaments mêlés à la poussière des spores. Celles-ci sont sphériques et munies d'un tégument externe réticulé. Dans leur jeunesse, elles se rattachaient en grand nombre par des pédicelles très-courts à des sortes de troncs ou rameaux communs ténus, incolores et fragiles, qui se résorbent au fur et à mesure de la maturité des spores qu'ils engendrent et qu'on doit considérer comme un mycélium peu développé. Quand la spore germe, son tégument externe se brise irrégulièrement, l'endospore s'allonge sous la forme d'un tube épais et flexueux plus ou moins long. Lorsqu'il est long, sa cavité se partage en cellules distinctes par des diaphragmes transversaux et il paraît stérile; lorsqu'il est court, au contraire, il se couronne d'une gerbe de sporidies, généralement au nombre de huit ou dix. Ce sont des corps linéaires très-grêles, habituellement réunis deux à deux dans leur partie inférieure par une bride rigide et très-courte.

Après avoir mûri leur bouquet de sporidies, les germes ne tardent pas à se détruire. Les couples reproducteurs s'isolent les uns des autres; quelques-uns germent bientôt et émettent, surtout vers leur sommet, des fils très-ténus qui se ramifient promptement. D'autres en plus grand nombre produisent des sporidies secondaires épaisses, oblongues, fortement arquées et portées chacune sur un édicelle conique plus ou moins allongé. Ces nouvelles sporidie

semblent devoir être les agents les plus importants de la multiplication de l'entophyte[1].

974. D'après Balardini et M. Costallat, de Bagnères-de-Bigorre,
la cause essentielle de la *pellagre* est la présence d'un champignon
parasite sous l'épisperme du maïs, champignon qui se mélange à la
farine de cette graminée. Cette maladie du maïs, signalée d'abord
par Bosc, est connue en Italie sous le nom de *verderame* et en
France sous celui de *verdet*. Elle est caractérisée par le développement, sous l'épisperme, d'une poussière d'un brun verdâtre, constituée entièrement par les spores de l'*Ustilago carbo* Tulasne (*Re-
ticularia ustilago* L., *Ustilago segetum* Dittmar, *Uredo segetum*
Persoon, *Sporisorium* du maïs, d'après quelques auteurs). Ce
champignon parasite, pulvérulent, composé surtout de spores
brunes, lisses, sphériques, larges de 6 à 7 millièmes de millimètre
en moyenne, se mélange nécessairement à la farine de maïs lors
de la mouture.


# CHAPITRE IV

### Emploi du microscope dans l'étude de la pourriture des plantes et des fruits.

975. Le blétissement des fruits est une simple altération moléculaire ou chimique, comme une exagération de la maturation; les
parois des cellules ne sont pas détruites, elles sont seulement devenues plus molles, leur contenu plus ou moins grenu, etc.

La pourriture doit être distinguée de l'altération produite par
une contusion, par la chaleur ou par la congélation; elle est déterminée par le développement du mycélium d'un champignon, qu'on
trouve, en effet, dans toute partie pourrie, accompagné quelquefois de spores.

La pourriture que l'on voit le plus ordinairement sur les fruits
dont nous faisons usage, est déterminée par deux des mucédinées
des plus communes et des plus connues; l'une est le *Mucor mucedo*

[1] Brongniart, *Revue des Cours scientifiques*. Paris, 1869, p. 745 à 751. Les
observateurs qui voudraient étudier particulièrement les *espèces* de champignons dont il vient d'être question et leurs analogues, leur polymorphisme, etc.,
quand ils se développent sur telle ou telle plante cultivée ou sauvage, devront
consulter le texte et les planches de l'excellent traité de M. C. Cooke, London,
in-12, 1865, intitulé : *Study of microscopic fungi.*

(L. Persoon), qui recouvre d'une efflorescence noire la surface des substances qu'elle envahit; l'autre est le *Penicillium glaucum* (Link), qui la recouvre d'une efflorescence verdâtre. Le mycélium de ces deux mucédinées se distingue par des caractères non moins précis; l'un étant formé de tubes non cloisonnés et l'autre de tubes cloisonnés. Les coupes minces de ces fruits observées à un grossissement de 400 diamètres les montrent aisément.

La pourriture occasionnée par le développement de ces mycéliums est contagieuse pour les fruits sains, mais dans des conditions particulières ; la peau revêtue d'un épiderme intact protége le fruit contre cette contagion.

La protection des fruits est en rapport avec l'épaisseur et la consistance de l'épiderme qui les recouvre; aussi l'orange, la pomme, la poire, la prune, etc., se préservent beaucoup plus facilement que la figue, la fraise, la framboise, etc., dont l'épiderme est mince et délicat.

L'introduction des spores du *Mucor* ou du *Penicillium* sous l'épiderme des fruits produit le même résultat que le contact du mycélium, c'est-à-dire que le contact de la partie pourrie; la pourriture ne tarde pas à s'emparer du point où les spores ont été déposées, et cette pourriture s'étend rapidement à tout le fruit. Sur une orange, une poire, une prune, etc., après vingt-quatre ou trente-six heures, le point inoculé montre déjà des traces de pourriture ; après quatre ou cinq jours, le fruit est tout entier envahi. La pourriture causée par ces champignons n'a pas une marche identique ; elle est infiniment plus rapide par le *Mucor* que par le *Penicillium*. Cette rapidité est en rapport parfait avec celle de la germination des spores de ces deux végétaux; les spores du *Mucor* germent, en effet, en cinq à six heures, tandis que celles du *nicillium*, dans le même milieu et par la même température, ne germent qu'en douze ou quinze heures.

La pourriture qui est déterminée par le *Mucor* a une couleur plus foncée, une mollesse plus grande ; il se fait en outre un dégagement abondant d'acide carbonique, qui donne aux tissus, lorsque ce gaz est retenu, une sorte de turgescence, une apparence emphyséma-teuse que le *Penicillium* ne produit pas.

Le mycélium de ces mucédinées ne donne sa fructification qu'au contact de l'air, de sorte que chez les fruits dont la peau est épaisse t résistante, la pourriture s'empare de tout le parenchyme sans se montrer au dehors sous forme de moisissure, à l'exception toute fois des points par où se sont introduites les spores. L'épiderme empêche donc le passage de la mucédinée du dedans au dehors, comme elle l'empêche du dehors au dedans ; aussi, lorsque la peau est très-mince, comme sur la figue, la fraise, etc., le mycélium se fait jour partout et recouvre bientôt tout le fruit de son efflorescence verte ou noirâtre. L'orange, quoique son péricarpe soit très-consistant, se recouvre de même de la fructification du champignon qui s'est emparé de son parenchyme, parce que le mycélium, ayant détruit les glandules qui produisent l'essence de l'écorce arrive, par là, au contact de l'air atmosphérique.

976. Beaucoup de champignons autres que le *Mucor* et le *Penicillium* peuvent produire la pourriture des fruits ; M. Davaine en a étudié sept espèces appartenant à sept genres différents. Les phénomènes qu'ils produisent sont très-analogues à ceux dont nous venons de parler. Ces espèces se développent avec plus ou moins de rapidité et de vigueur, suivant que le parenchyme est plus ou moins consistant ou ramolli, plus ou moins sucré ou acide ; aussi arrive-t-il fréquemment que, pendant l'envahissement de la pourriture, d'après les conditions nouvelles dans lesquelles se trouve le fruit, une mucédinée se substitue à une autre. Une moisissure rosée, le *Trichothecium domesticum* (Fries), qui s'empare des fruits desséchés, se propage très-facilement par inoculation sur ceux qui sont encore verts et compactes, alors que le *Mucor* n'y végète que très-lentement. Les spores de ce *Trichothecium*, qui vit mieux sur les tissus résistants que sur les tissus mous, insérées sous l'épiderme des feuilles des plantes grasses, s'y développent rapidement. Ces feuilles deviennent demi-transparentes ; elles se ramollissent, se rident, puis se dessèchent. L'altération s'arrête au point d'insertion de la feuille sur la tige. En trois ou quatre jours, tout le parenchyme est envahi par le mycélium, et les spores ne se montrent qu'au point de l'inoculation, sur les feuilles de divers *Mesembrianthemum pachyphyllum*, sur celles de la Joubarbe (*Sempervivum tectorum* L.), etc. Les spores du *Mucor mucedo* se développent de même dans le parenchyme de ces feuilles ; mais les inoculations réussissent moins constamment qu'avec le *Trichothecium*.

Des spores de *Mucor* insérées sur le *Stapelia europœa*, à l'extrémité de tiges longues de 6 centimètres, les ont complétement envahies en cinq jours. Ces tiges, ramollies et réduites à l'état de putrilage, s'affaissent sur elle-mêmes, se crevassent et donnent issue à une abondante sérosité.

Certains fruits, tels que le concombre, et certaines plantes grasses, le *Stapelia* entre autres, opposent à l'inoculation un suc gommeux très-abondant, qui sort par la petite plaie de l'inoculation et entraîne les spores au dehors; en chauffant fortement le point à inoculer, les spores y restent alors, germent, et le mycélium se propage de là dans toutes les parties saines. L'envahissement de la pourriture causée par les mucédinées est subordonné à l'introduction dans les tissus des spores ou des filaments qui en proviennent, au sein desquels le microscope les montre aisément, en les préparant comme on le fait pour les tissus sains. Un *Helminthosporium*, qui se développe sur la carotte, la réduit à un putrilage noirâtre; un *Selenosporium ?* (Corda), observé sur le concombre et qui peut être propagé sur ce fruit et sur d'autres, donne une belle couleur rouge à la chair du concombre, tandis que la pourriture déterminée sur celui-là par un *Penicillium* ou par un *Mucor* n'a point de coloration particulière[1].

977. Les préparations destinées à l'étude de ces lésions se font comme celles qui concernent l'examen de la structure normale des parties affectées. (Voy. p. 830.) L'observation des mycéliums exige souvent l'emploi de grossissements de 400 à 600 diamètres; il faut par conséquent avoir soin de couvrir l'objet avec une lamelle très-mince. Il est souvent utile de faire deux préparations que l'on compare, l'une de l'organe malade et l'autre du même organe pris sur une plante saine. (V. aussi p. 906.)

978. MM. les professeurs H. Lebert et Cohn, de Breslau, ont eu occasion d'observer un nouveau cas de putréfaction du tissu cellulaire causée par une *Peronospora*, pendant l'hiver de 1867 à 1868, sur des *Cereus giganteus* et des *Melocactus* qui commençaient à se putréfier sans cause apparente. Tandis que l'épiderme épais du Cactus ne subissait aucun changement notable, le tissu cellulaire sous-jacent montrait une décomposition complète avec ramollissement de la substance intercellulaire, de façon qu'il était facile d'isoler les cellules du parenchyme. Le contenu de ces cellules, larges d'environ $0^{mm},15$, était mortifié, brun, la membrane était ramollie, en partie même dissoute, de façon que le tissu cellulaire paraissait tout à fait diffluent dans les préparations microscopiques, et que les beaux amas de cristaux d'oxalate de chaux et les grains composés d'ami-

---

[1] Voy. Davaine, *Sur la pourriture des fruits* (*Journal d'anatomie et de physiologie*, Paris, 1867, in-8°, p. 101 et Académie des sciences, août 1866).

don sortis des cellules se trouvaient libres sur le porte-objet. En général, la plante est mortifiée jusqu'à la racine.

Lorsqu'on garde ces Cactus dans l'air humide, sous une cloche en verre, on voit bientôt de la moisissure apparaître au dehors, d'abord par taches isolées, puis sur toute la surface de l'épiderme.

Sous le microscope, des fragments de parenchyme du Cactus malade, montrent la présence d'un mycélium développé à travers tout le tissu cellulaire, mycélium composé de fils unicellulaires très-longs et minces, ondulés, de calibre égal ou inégal, remplis de vésicules ou de gouttelettes incolores, se divisant presque à angle droit, sans distance régulière, sur le trajet du fil principal ; ces rameaux ont presque le même calibre que les fils principaux ; les rameaux envoient à leur tour aussi et presque à angle droit, des ramuscules. En général, les fils du mycélium n'offrent point de cloisons ; leur largeur est en moyenne de $0^{mm},004$ à $0^{mm},006$.

Au premier abord, il semble que les rameaux du mycélium pénètrent dans l'intérieur du parenchyme du Cactus, mais, en examinant de plus près, et par diverses méthodes, on voit qu'ils se trouvent seulement entre les cellules, dans les espaces intercellulaires qui forment un système continu de canaux dans le tissu du Cactus. Nulle part ces observateurs n'ont vu pénétrer le mycélium dans l'intérieur d'une cellule. (Voy. p. 695.) Déjà, à l'œil nu, on voit dans le tissu brun et putréfié du Cactus des taches plus foncées, que l'on reconnaît sous le microscope comme des amas d'*Oospores*.

Il se forme sur les fils du mycélium des ramuscules courts et étroits qui offrent un renflement à leur sommet formé des vésicules à tige courte, et qui se remplissent si complétement d'un plasma granuleux qu'elles en deviennent opaques. A côté et au-dessus de ces organes globuleux, qui sont des *Oogones*, naissent des ramuscules fins du mycélium, qui serpentent et qui, avant de se diviser en ramuscules courts, entourent étroitement l'oogone. Ces organes sont les *Anthéridies*, et l'on trouve autour de tous les oogones de ces anthéridies qui leur sont étroitement accolés pour opérer la fécondation. On voit partir du renflement terminal de l'anthéridie des tubes fécondateurs en forme d'entonnoir, qui approchent directement l'oogone. L'oogone non fécondée est remplie d'un protoplasma jaune, paraissant grisâtre par son opacité, tandis que celle qui est fécondée est brune, le protoplasma de son intérieur se transformant en une oospore parfaitement sphérique, entourée d'une membrane épaisse, lisse, brune, à double contour, et qui est une spore durable. Son diamètre varie de $0^{mm},02$ à $0^{mm},027$; en moyenne il est de $0^{mm},024$.

Le duvet blanc des Cactus malades se compose de filaments du mycélium de l'intérieur, qui est sorti à travers les ouvertures en fente de la surface ; ces fils se répandent sur la cuticule et s'y fixent au moyen de petits ramuscules qui partent à angle droit. De ces rameaux se lèvent des sporophores (*Fruchttræger*) sous forme de *hyphes* unicellulaires, qui souvent s'accolent à la cuticule et offrent au sommet un petit renflement pyriforme, qui grandit peu à peu et se remplit d'un plasma jaunâtre, et finit par se séparer, par une cloison, du fil qui lui a donné naissance. Ce sont là les corpuscules qui opèrent la propagation non sexuelle de cette *Peronospora*, corpuscules que de Bary désigne, pour la *Peronospora devastatrix*, comme des *Sporanges*, que l'on désignerait peut-être mieux comme *Conidies*. Au-dessous de la conidie, le fil continue à croître latéralement, pour offrir à son sommet de nouveau un renflement qui forme une seconde conidie, et ce genre de développement peut se répéter plusieurs fois.

La maladie provoquée par la *Peronospora cactorum*, Lebert et Cohn, ne paraît pas fréquente. Les Cactus malades ou putréfiés par d'autres causes offrent surtout des Mucorinées, des *Penicillium*, des *Fusispories*, des *Cladospories*, et les commencements de diverses *Sphæriacées* qui se montrent plus tard avec leurs fruits à la surface des Cactus morts ; leur mycélium se compose ordinairement de fils bruns, multicellulaires, qui pénètrent dans les cellules du Cactus mort et contribuent à sa destruction ultérieure. Mais ces champignons ne sauraient être envisagés comme cause de la maladie de ces Cactus; ils constituent bien plutôt des champignons épigénétiques qui accompagnent ordinairement la putréfaction. (Lebert et Cohn, *Journal d'anat. et de physiol.*, 1870.)


# CHAPITRE V

### Étude à l'aide du microscope des maladies des vers à soie.

979. Pour déterminer la présence des cryptogames parasites dans le sang, les tissus et les organes des vers à soie, de leur chrysalide ou de leurs papillons, ainsi que des autres insectes, il faut

les préparer comme on le ferait pour étudier ces diverses parties à l'état sain (voy. les chap. II et III de la section précédente). On constate ensuite s'il y a ou non parmi leurs éléments anatomiques ou dans l'épaisseur de ceux-ci, des spores ou des mycéliums, etc… Il est nécessaire souvent de faire cet examen à l'aide de grossissements de 400 à 500 diamètres.

980. Dans les recherches de cet ordre, nous citerons en premier lieu la *muscardine*, maladie contagieuse produite, sur les vers à soie et autres insectes, par la végétation d'une mucédinée découverte par Bassi (*Botrytis Bassiana* Balsamo, Montagne). Cette plante peut se développer dans le corps des insectes vivants très-sains et très-vigoureux ; elle se propage par ses sporules, qui sont déposées sur d'autres insectes par le contact immédiat ou par l'air. Quand ces spores tombent sur un ver à soie, elles pénètrent dans ses stigmates, etc. La germination de ces spores est d'autant plus rapide que les vers à soie sont dans un âge plus avancé. Ainsi, par exemple, six à huit jours suffisent dans le cinquième âge, pour amener la mort des vers infectés artificiellement. Dans les cas les plus ordinaires, vingt à vingt-quatre heures après sa mort, le ver prend une teinte rosée plus ou moins intense et devient de plus en plus dur. Ce n'est que vingt à vingt-quatre heures plus tard encore, suivant la température, qu'il commence à blanchir légèrement par la sortie des premiers rameaux du cryptogame. A partir de cette époque, ces rameaux croissent rapidement, rendent le ver de plus en plus blanc, et vers la centième heure la plante est en pleine fructification. Les spores se détachent au moindre toucher. Ces spores ont 5 millièmes de millimètres ; elles sont sphériques et d'un blanc de neige, et s'élèvent dans l'air comme une poussière impalpable, se mélangent et se répandent partout avec les corpuscules de celle-ci.

981. La *flacherie* est une maladie des vers qui peut être spontanée, héréditaire, c'est-à-dire transmise d'une génération à une autre. Elle est due à un ferment qui se multiplie à l'infini dans le tissu de l'animal et le fait périr. Le ferment est constitué dans de très-petites cellules *ovoïdes* analogues à celles de la levure de la bière, mais moitié plus petites au moins, se multipliant rapidement par gemmation, et que par suite on trouve disposées en chapelets ou série de cellules. On les voit se développer dans l'estomac pendant la digestion des feuilles de mûrier, et on les trouve aussi dans le sang et dans les tissus, en employant les grossissements de 400 à 500 diamètres. Le point de départ du ferment paraît résider dans la

fermentation des feuilles de mûrier, dont on nourrit l'animal ; mais, une fois développé, le germe du mal peut aussi passer dans la graine ou œuf, s'y conserver et se transmettre. On évite cette transmission héréditaire en choisissant la graine de femelles exemptes de la maladie. On évite le développement du mal en donnant des soins aux feuilles qui servent à l'alimentation et en évitant qu'elles puissent fermenter. Dans l'état actuel de nos magnaneries françaises, les chambres de vers ne sont point assez spacieuses : il est indispensable d'en accroître les dimensions et de les rapprocher de celles qui sont usitées au Japon, là où les maladies sont bien plus rares. (Pasteur.)

982. Les *corpuscules* dits de la *pébrine* que l'on observe chez le Bombyx du mûrier, ainsi que chez d'autres Insectes et Articulés, offrent dans leur mode de propagation, et dans la manière dont ils envahissent peu à peu tous les organes et tous les tissus, des phénomènes entièrement semblables à ceux que présentent les Psorospermies des poissons. Si leur structure est en général plus simple que celle de leurs congénères qui vivent sur les Poissons, on rencontre cependant aussi quelquefois parmi ces derniers des formes qui, par leur simplicité, rappellent certaines phases de l'évolution des Psorospermies qui donnent lieu à la maladie de la pébrine chez le Bombyx du mûrier. D'un autre côté, Balbiani a rencontré chez un Lépidoptère, le *Pyralis viridana*, des corpuscules dont la structure plus compliquée rappelle les formes les plus élevées que ces parasites végétaux présentent dans les Poissons. Comme sur ces derniers, ils sont composés d'une coque ovalaire formée de deux valves juxtaposées, et renferment dans leur intérieur quatre vésicules brillantes et oblongues, disposées par paires vers les deux extrémités. (Voy. p. 947.)

Après quelques instants de séjour dans l'eau, ces corpuscules prennent un aspect homogène qui les fait ressembler, à s'y méprendre, à ceux que l'on observe dans les organes des vers à soie malades[1].

Mais ce n'est pas seulement chez les Bombycides et les autres Lépidoptères que l'on rencontre ces parasites. Leydig a signalé leur

---

[1] D'après H. Hoffmann, les *corpuscules de la pébrine ou de Cornalia* (*Nosema bombycis* de Naegeli) ne seraient pas essentiellement différents du *Monas crepusculum*. (Voy. p. 929.) Il y a certainement là quelque confusion entre des corpuscules divers autres que ceux de la pébrine, car ceux-ci ne ressemblent en rien aux *Monas*.

existence chez d'assez nombreuses espèces appartenant aux diverses classes des Articulés. Balbiani les a observés dans des Arachnides et quelques petits Entomostracés des eaux douces, où ils offrent une forme entièrement analogue à celle des Psorospermies des Bombyx, malgré la différence des milieux où vivent ces animaux. Les Psorospermies abondent aussi dans beaucoup de Myriopodes.

983. Ces Psorospermies se développent dans l'intérieur d'une masse de sarcode, véritable spore mobile qui s'échappe à certains moment de l'intérieur du corpuscule pour aller propager au loin de nouvelles générations de Psorospermies. Quelquefois, au lieu de former un amas plus ou moins délimité, cette masse sarcodique génératrice s'insinue sous forme de végétations ramifiées entre les éléments des tissus qui paraissent ainsi comme plongés dans une sorte de gangue amorphe et homogène, dont il est alors souvent difficile de reconnaître la véritable nature, lorsque les Psorospermies ne sont pas encore arrivées à leur entier développement. On le comprendra facilement, si l'on considère qu'un seul corpuscule long de 0$^{mm}$,004, peut se transformer en un globule plusieurs centaines de fois plus volumineux, développant dans son sein des milliers de nouveaux corpuscules, c'est-à-dire de nouveaux individus Psorospermies. C'est ainsi que, chez la Pyrale citée plus haut, ces globules atteignent jusqu'à 0$^{mm}$,40 et deviennent par conséquent visibles à l'œil nu. Chez les Bombyx, ils offrent des dimensions beaucoup moindres, mais toujours relativement considérables, eu égard à la petitesse des corpusules qui leur donnent naissance.

Les œufs sains des Bombyx offrent toujours une réaction légèrement alcaline. En examinant à contre-jour les bandes de papier bleu de tournesol sur lesquelles on a écrasé des œufs malades, on peut y reconnaître parfaitement les taches rouges qu'ils y ont produites. Ce moyen est même préférable à l'examen microscopique des Papillons souvent appliqué par M. Pasteur pour distinguer la graine saine de la graine malade.

Les corpuscules que l'on observe dans la maladie décrite sous le nom de *pébrine* chez les vers à soie ne sont pas des éléments anatomiques provenant de l'altération des parties fluides ou solides de leur économie, mais bien des *Psorospermies*, c'est-à-dire des espèces végétales parasitiques que l'on rencontre, en outre, chez un grand nombre d'autres Insctes et Articulés.

A la manière de la plupart des autres parasites animaux et végétaux, ces corpuscules ne constituent une cause de danger pour la santé ou même pour la vie des individus chez lesquels ils se développent qu'à la condition de leur multiplication excessive, qui alors entraîne des désordres fonctionnels graves dans les organes qu'ils ont envahis.

Les œufs provenant de Papillons psorospermiques ont une réaction acide, qu'ils renferment ou non eux-mêmes des Psorospermies entièrement développées. Le degré de cette acidité a paru être en raison directe de l'abondance de ces parasites chez les femelles dont les œufs étaient issus. M. Balbiani a examiné comparativement les mêmes éléments provenant de Papillons parfaitement sains, dans lesquels le microscope ne pouvait découvrir aucun parasite, et ces derniers, loin de manifester de l'acidité, ont constamment offert, au contraire, une légère réaction alcaline. Si d'autres faits ne viennent pas infirmer la généralité de cette observation, elle paraît destinée à acquérir une grande importance pratique, en fournissant un moyen aussi simple que sûr de distinguer la graine saine de la graine malade. (Balbiani, *Journal de l'anatomie et de la physiologie*. Paris, 1866, p. 599.)

984. On sait, depuis les travaux de Cornalia, Osimo, Pasteur, etc., que les corpuscules ou psorospermies de la pébrine (fig. 296) peuvent se présenter dès le moment de la ponte dans les œufs qui proviennent de papillons malades, et qu'ils transmettent le germe de la maladie aux vers qui éclosent de ces œufs.

Ils sont d'abord libres comme les granules vitellins eux-mêmes auxquels ils sont mêlés, et qui composent, avec la petite quantité de liquide albumineux dans lequel ils sont suspendus, tout le contenu de l'œuf à cette époque. Mais, plus tard, vers le cinquième ou le sixième jour après la ponte, ces granules s'agglomèrent en masses plus volumineuses, dans lesquelles apparaissent bientôt un ou plusieurs noyaux transparents et qui se caractérisent, par conséquent, comme de véritables cellules dans lesquelles sont aussi renfermés les corpuscules psorospermiques (fig. 294, p. 947). La connaissance de ce siège domine toute l'histoire de la propagation de la maladie dans l'intérieur du ver, dont la vie est ainsi frappée à sa source.

A mesure que les substances albuminoïdes et graisseuses du vitellus sont absorbées par les parois de l'estomac, pour les besoins de l'accroissement de l'embryon, les psorospermies devenues libres se trouvent en contact immédiat avec la membrane épithéliale qui tapisse la face interne de cet organe. Elle est bientôt franchie, et

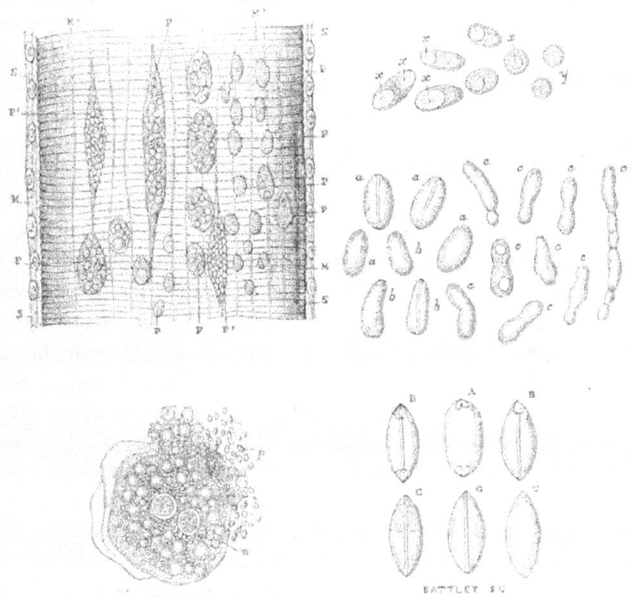



Fig. 296. — *a*, *b*, *c*. Psorospermies du ver à soie, dites corpuscules vibrants, superposées grossies 1,700 fois. *a*. Leurs formes les plus habituelles. *b*. Formes que l'on trouve souvent mêlées aux précédentes. Avec de très-forts grossissements et les meilleures lentilles, on parvient à apercevoir une ligne longitudinale saillante sur un grand nombre d'entre elles. (Comparez A B C qui représentent des psorospermies vues chez une Pyrale.) Longueur des corpuscules = 0,0028 à 0,0033 de millimètre; largeur = 0,0014. *c*. Formes anormales résultant de la soudure fortuite, plus ou moins intime de deux ou de plusieurs corpuscules pendant leur développement. Ce sont ces formes qui ont fait admettre par M. Lebert et d'autres observateurs à la reproduction des corpuscules par scission. Elles sont très-rares relativement aux formes *a* et *b*. — *n*, *p*. Psorospermies dans l'intérieur des cellules vitellines où elles sont tantôt éparses et mêlées aux globules huileux vitellins, comme en *p*, et tantôt disposées par groupes formés d'un plus ou moins grand nombre de corpuscules réunis par une substance homogène ou légèrement granuleuse qui n'est autre chose que la gangue, ou le plasma au sein de laquelle se développent les psorospermies. *n*. Noyau de la cellule vitelline (grossissement de 350). — *x*, *y*. Psorospermies aux différentes phases de leur évolution telles qu'on les rencontre fréquemment mêlées aux formes parfaites de la figure *a*, *b*, *c*, lorsque leur multiplication est très-active, par exemple chez les jeunes vers qui naissent à l'état corpusculeux et chez ceux auxquels on a inoculé la maladie en leur donnant à manger des feuilles corpusculeuses. *x*. Taches claires, arrondies, qui sont probablement des vacuoles intérieures. — M P S. Partie moyenne de l'intestin d'une petite chenille du *Gastropacha neustria* rendue artificiellement corpusculeuse. On voit sous la séreuse S, et dans l'intervalle des fibres musculaires longitudinales de nombreux amas formés par des psorospermies à différents degrés de développement. P, P. Masses de matières psorospermiques homogènes dans quelques-unes desquelles des psorospermies commencent à se former. P', P″. Amas psorospermiques arrivés à maturité et contenant des parasites à l'état parfait. S. Enveloppe séreuse de l'intestin. M. Couches des fibres musculaires transversales. M'. Couche des fibres musculaires longitudinales

on les trouve par milliers dans l'intérieur de ces cellules où ils se multiplient d'une manière prodigieuse. Les autres portions du tube digestif et ses principales annexes glandulaires, les vaisseaux malpighiens, sont envahies de proche en proche et remplies de corpuscules. Les muscles, le système nerveux, la tunique péritonéale des trachées, les organes sécréteurs de la soie[1] ne tardent pas à l'être consécutivement suivant leur plus ou moins grande proximité du centre qui a servi de point de départ à l'invasion.

L'embryon introduit sans cesse dans son intérieur de nouvelles quantités de parasites en absorbant le vitellus placé en dehors de lui. L'intestin s'en trouve bientôt littéralement rempli ; aussi en rencontre-t-on toujours des masses considérables mêlées au méconium noirâtre qui compose les premiers excréments que le ver rejette après avoir quitté l'œuf. Ces excréments, répandus dans la litière et sur la feuille qui sert de nourriture aux vers, sont mangés avec celle-ci et constituent la principale voie d'infection pour les individus demeurés jusqu'alors à l'état sain.

985. Lorsqu'on soumet les matières formant le contenu intestinal à l'inspection microscopique, on les trouve composées : 1° d'une substance formée de petites granulations moléculaires qui n'est autre chose qu'un produit de sécrétion des glandes gastriques, et qui, colorée en rouge plus ou moins intense au moment où elle est versée dans la cavité stomacale, prend promptement une teinte foncée violacée ou brunâtre : cette matière peut être physiologiquement comparée au méconium que les jeunes d'un grand nombre d'autres animaux rejettent après la naissance ; 2° de fragments irré-

(Grossiss., 250 diamètres). — A B C. Psorospermies prises dans des sphères trouvées au nombre de quinze à vingt dans un papillon du *Pyralis viridana*, d'où elles se sont échappées lors de l'ouverture de la cavité abdominale. Ces sphères, ont un diamètre de $0^{mm},25$ à $0^{mm},40$. Elles ont une grande analogie avec les psorospermies que l'on trouve sur les branchies et dans différents organes des poissons d'eau douce. Elles présentent une forme elliptique légèrement aplatie et leur bord est parcouru par une ligne saillante qui semble produite par la juxtaposition de deux valves comme chez les psorospermies des poissons. De plus, elles offrent, comme ces dernières, tantôt deux petits grains géminés brillants placés à une de leurs extrémités, tantôt quatre grains semblables disposés par paires aux deux bouts du corpuscule. Ni les alcalis concentrés, ni les solutions acides faibles ne les modifient d'une manière sensible ; mais après quelques minutes de séjour dans l'eau salée, ils prennent un aspect brillant et homogène tout à fait semblable à celui que présentent normalement les corpuscules du ver à soie. (Balbiani). — A. Psorospermies de la Pyrale vues de face. — B, B. Les mêmes vues par leur bord. — C, C, C. Changements d'aspect produits par l'eau salée. (Grossissement 1,500 fois. D'après Balbiani.)

[1] En examinant les corpuscules dans l'intérieur des cellules des organes sécréteurs de la soie, grâce à la transparence et à la grandeur de ces éléments, on peut aisément les y observer à toutes les phases de leur développement.

guliers de la coque de l'œuf rongés et avalés par le ver au moment de l'éclosion et bien reconnaissables à leur aspect réticulé ; 5° enfin les corpuscules caractéristiques de la maladie ou psorospermies, sont mêlés en plus ou moins grand nombre aux parties précédentes chez les vers malades.

Ces mêmes parties se retrouvent aussi dans les premiers excréments rendus par le ver après son éclosion. Elles forment alors de petites masses solides et noirâtres, qui se délayent facilement dans l'eau en se résolvant en fines granulations d'une couleur foncée. Quand le ver a commencé à manger, elles sont plus ou moins mêlées de détritus végétaux qui leur communiquent une teinte verdâtre ; mais même après que les fèces ont pris leur caractère ordinaire, celles-ci peuvent pendant longtemps encore renfermer des corpuscules plus ou moins nombreux. Il en résulte que l'examen microscopique des fèces et surtout du méconium fournit un moyen de reconnaître pendant la vie et aussitôt après l'éclosion si le ver est corpusculeux ou non.

La maladie, peu accusée encore et partant difficile à reconnaître dans l'œuf, s'est, au contraire, singulièrement développée au moment de l'éclosion ; il en résulte que les corpuscules, dont le nombre s'est accru dans la même proportion, peuvent être alors facilement constatés, même par l'observateur le moins habitué à ce genre de recherches.

Pour employer le moyen d'appréciation de l'envahissement parasitaire, reposant sur l'examen des petites chenilles, il suffit de mettre en incubation, plus ou moins longtemps avant l'époque où les éclosions se font en grand pour les éducations, une petite quantité de la graine dont on se propose de reconnaître la qualité et d'examiner les vers qui en proviennent. Voici un procédé aussi sûr que rapide pour constater la présence ou l'absence des corpuscules chez ces derniers. Avant d'être portée sous le microscope, la petite chenille est placée dans une goutte d'eau, sur une lame de verre, et recouverte d'une lamelle mince de la même substance. Puis, à l'aide d'une aiguille ou de tout autre pointe rigide, on exerce une pression sur la lamelle précédente, à l'endroit correspondant à la partie postérieure de la tête de l'animal. Cette pression a pour effet de rompre le tube digestif à sa partie antérieure et de chasser brusquement à travers l'ouverture anale la portion postérieure de l'intestin rompu. En sortant, celle-ci se retourne comme un doigt de gant, en entraînant au dehors les tubes qui prennent leur insertion sur elle, et souvent aussi une portion plus ou moins longue des vaisseaux sécréteurs de la soie. A l'aide de cette petite manœuvre, les organes les plus chargés des corpuscules viennent, pour ainsi dire, s'offrir d'eux-mêmes aux regards de l'observateur. De plus, l'estomac s'est en même temps vidé d'une plus ou moins grande partie de son contenu dans l'eau environnante, où l'on voit aussitôt flotter, mêlés aux granulations du méconium, de nombreux corpuscules, si l'on a affaire à un ver malade. (Voy. Balbiani, *Journal de l'anatomie et de la physiologie*. Paris, 1867, p. 265 à 275.)

# CHAPITRE VI

### Recherche des articulés parasites des plantes.

986. Le nombre des articulés microscopiques dont la présence sur les plantes ne peut être déterminée qu'à l'aide du microscope est considérable. Ce ne sont naturellement pas toujours des animaux parfaits, mais des œufs ou leurs coques, des larves, des enveloppes provenant des mues, des soies filées comme cocons ou toiles de protection, qui forment des amas ou productions de configurations les plus diverses d'une espèce à l'autre, dont la nature ne peut être fixée qu'en les examinant sous des pouvoirs amplifiants plus ou moins considérables.

Si ces productions, quelles qu'elles soient, sont pulvérulentes, il faut les préparer comme toutes les matières qui doivent être soumises à l'examen sous de forts grossissements, sauf à commencer par l'emploi de la loupe ou des faibles objectifs, pour arriver graduellement à d'autres plus puissants.

On procédera encore ainsi, même quand il s'agit des œufs d'insectes, d'araignées, etc., déjà apercevables à l'œil nu, parce que souvent il est nécessaire de les soumettre peu à peu à de forts objectifs.

Quant aux nombreux acariens, à divers états d'évolution, aux très-petits insectes aptères ou autres, aux larves diverses qui vivent à la surface ou dans l'épaisseur des plantes, de leurs fleurs, des fruits des galles, on procédera à leur examen comme il a été dit plus haut (p. 750 et suiv.), en se guidant naturellement, pour l'étude de leur caractères spécifiques, sur les traités spéciaux d'entomologie.

987. Pour les coques de soies, les toiles d'araignées, etc., il faut les préparer, comme des parties filamenteuses quelconques, dans la

glycérine, et les observer avec un grossissement de 500 diamètres environ. La finesse de leurs fils, qui, dans certaines toiles d'araignées, descend à un millième de millimètre, leurs réactions en tant que substances azotées les feront aisément distinguer.

# CHAPITRE VII

**Études relatives à la détermination de la nature des filaments des étoffes.**

988. La détermination de la nature spécifique des fibres végétales textiles repose sur l'observation microscopique de ces fibres vues suivant leur longueur et surtout dont on observe les coupes transversales faites comme nous l'avons indiqué pages 548-549 [1].

On observe ensuite la coloration qu'elles éprouvent par l'action de l'iode, sous l'influence de l'acide sulfurique aqueux ou étendu de glycérine. La forme et le volume des fibres, ceux de leur cavité centrale, la manière dont certaines parties se colorent en jaune et les autres en bleu, permettent de les distinguer aisément les unes des autres, qu'elles soient mélangées ou non. Les six espèces de fibres actuellement utilisées dans l'industrie sont le lin, le coton, le chanvre, le lin de la Nouvelle-Zélande (*Phormium tenax*), le jute (*Corchorus capsularis*) et le China-grass (*Urtica utilis*).

989. Pour constater les cas dans lesquels, dans une étoffe, on a changé la nature des fils qui composent la *trame*, ou ceux qui constituent la *chaîne*, il suffit d'examiner la composition élémentaire de deux fils se croisant à angle droit, pris en quelques points différents de la pièce successivement. Si les étoffes ont des perpendiculaires à celles-là, comme on le voit dans le velours, il faudra les examiner à part, leur nature étant en général différente de celle des précédentes. (Coulier, *Manuel du microscope*. Paris, 1859, in-12.)

Quand la laine a été teinte de manière à être rendue tout à fait opaque, si on ajoute une goutte d'acide azotique à la préparation, on la rend transparente.

Si des laines ont eu précédemment une couleur différente, et

---

[1] Voy. Chevreul, *Rapport sur un mémoire de M. Vétillart, intitulé : Étude sur les filaments végétaux employés dans l'industrie* (Comptes rendus des séances de l'Académie des sciences de Paris. In-4°, 1870, t. LXX, p. 1116). Ce travail contient l'indication des procédés à suivre dans l'examen des fibres selon que les cordes, les étoffes, etc., ont été *écrues, apprêtées* ou *teintes*. Il décrit en outre les caractères des six espèces de fibres citées plus haut, comparativement à d'autres espèces textiles non encore employées.

surtout si elles sont vieilles, ses poils gardent une teinte différente de celle des poils de laine neuve à laquelle les premiers ont pu être mélangés par fraude. On peut constater aussi en même temps que ceux-là sont plus usés.

Il n'y a pas lieu de revenir ici sur l'indication donnée plus haut des caractères microscopiques des poils de laine de mouton (p. 554).

Quant aux poils de *chèvre commune* qui se rencontrent dans certaines étoffes, ils présentent la même structure que la laine, mais les cellules épithéliales de leur superficie sont bien moins saillantes, tandis que les stries de la substance propre sont plus visibles. Il existe presque toujours certains poils sur lesquels on ne trouve que que des traces des cellules superficielles imbriquées, tandis que les stries centrales sont très-caractérisées. Ce sont surtout ces dernières qui font reconnaître la présence de poils de chèvre.

Le diamètre de ces poils est de $0^{mm},02$ à $0^{mm}08$. Le diamètre des poils de la chèvre d'Angora et de Cachemir est en moyenne de $0^{mm},02$ ; quelques-uns ont seulement $0^{mm}01$. (Coulier.)

Les poils de l'Alpaga sont faciles à distinguer des fibres de laine, en ce que leurs cellules superficielles sont complètement invisibles sur un grand nombre de poils qui dès lors ne peuvent être confondus avec les autres laines. D'autres poils, au contraire, présentent des stries transversales indiquant l'imbrication épithéliale analogue à celle qu'on voit sur les poils de chèvre. Dans tous, les stries longitudinales sont très-prononcées. Leur diamètre est en moyenne de $0^{mm},025$ à $0^{mm},03$. Les poils de chameau, dont on fait un grand usage en Algérie, présentent les mêmes caractères.

Les poils de Vigogne sont remarquables par leur finesse, car leur diamètre varie de $0^{mm},007$ à $0^{mm},010$. Les stries et les cellules épithéliales superficielles sont difficiles à voir.

Les poils de dromadaire sont reconnaissables à leur diamètre, qui est de $0^{mm},06$, et surtout au canal considérable qui se trouve au centre de chaque poil. Ce canal, qui est rempli de matière pigmentaire très-noire, a en moyenne une largeur de $0^{mm},02$ à $0^{mm},04$.

La soie est formée de filaments un peu aplatis, transparents, agissant d'une manière remarquable sur la lumière polarisée (p. 420). Sous le rapport de la forme ces fils présentent une certaine analogie avec les filaments ou poils du coton. La largeur des fils de soie est de $0^{mm},007$ à $0^{mm},015$ environ. Leur épaisseur est sur beaucoup près de moitié moindre. Jamais on n'y trouve de canal central. Les filaments de la soie cassent net, sans qu'on puisse découvrir dans leur cassure des fibrilles élémentaires. La soie ne peut être confondue avec aucune autre matière textile. Si on la traite par l'acide azotique, l'ensemble des filaments jaunit un peu, chacun se gonfle au point d'acquérir un diamètre de $0^{mm},05$ et plus. Cette expérience peut être faite dans la lumière polarisée. On voit alors chaque filament s'assombrir au fur et à mesure qu'il se ramollit en se gonflant, et finit par disparaître. L'acide azotique est au contraire presque sans action sur le coton. L'acide sulfurique gonfle les filaments de soie moins vite que ceux du coton, et de plus ils ne bleuissent pas au contact de l'iode comme font ces derniers.

La bourre de soie se présente sous la forme de fils composés de plusieurs fibres semblables à celles que nous venons de décrire, mais moins régulières et accolées les unes aux autres de manière a former des faisceaux. L'action de l'acide azotique sur elle est la même que sur la soie, et sert à la distinguer du coton ou du chanvre. Notons enfin que la soie, comme la laine et toutes les fibres azotées, est bien plus colorée par l'eau iodée que les fibres ligneuses analogues au coton et au chanvre. L'action sur la lumière polarisée ne peut servir de caractère, car elle est à peu près la même que sur les fibres végétales. (Coulier, p. 293-295.)


# CINQUIÈME SECTION

## DES APPLICATIONS DU MICROSCOPE A L'ANALYSE CHIMIQUE.

990. Les applications du microscope à la détermination de la nature des corps complexes par la connaissance des parties simples qui les composent chimiquement sont de deux ordres.

Les unes de ces applications sont directes, en ce sens que le corps cherché, simple ou composé, étant d'abord amené à l'état cristallin, le microscope permet de reconnaître l'existence, le volume, la forme, la couleur et quelques autres attributs de ces cristaux invisibles à l'œil nu, ou trop petits pour que ces caractères soient aisément et nettement saisissables.

Les autres de ces applications sont indirectes et constituent un cas particulier de l'idée de faire servir les caractères spéciaux des spectres lumineux produits sous l'influence des différents corps pour distinguer ces corps les uns des autres, pour reconnaître la présence de chacun d'eux dans un composé complexe sans recourir aux analyses chimiques laborieuses qu'exige leur isolement. Ici, en particulier, le microscope sert à rendre plus apparente l'influence que certains corps simples ou composés exercent en raison de leur constitution moléculaire sur les rayons du spectre lumineux. Ce n'est pas la forme, le volume, la couleur des corps qu'il permet de constater, mais les différences de constitution chimique de particules trop petites, trop peu abondantes pour que les modifications qu'elles font éprouver au spectre solaire ou à celui d'une autre source lumineuse soient saisissables directement avec le spectroscope employé seul.

# CHAPITRE PREMIER

### Des applications directes du microscope à la chimie et à l'étude des corps cristallisés.

991. Il n'est pas de laboratoire de chimie qui puisse aujourd'hui se passer de microscope. Dans un grand nombre de recherches analytiques, il est indispensable de déterminer si le corps qu'on a sous les yeux est cristallisé ou non, si les cristaux microscopiques sont mêlés ou non de matières qui ne sont pas cristallisées et dans quelle proportion. Pour donner une précision convenable à certaines analyses, il est nécessaire parfois de trier sous la loupe montée ou sous le microscope à prisme redresseur (v. p. 466) les cristaux en éliminant les parties non cristallines qui, en fait, constituent autant d'impuretés à côté des premiers.

ART. I. — DÉTERMINATION DES DIVERSES ESPÈCES DE COMPOSÉS CHIMIQUES CRISTALLINS.

992. L'emploi du microscope permet d'observer la forme des cristaux les plus petits presque aussi facilement qu'on peut le faire à l'œil nu sur les cristaux naturels d'origine minérale. Il permet ainsi d'étudier leur couleur, et en ajoutant au microscope différents moyens ou instruments spéciaux, on peut examiner les modifications qu'ils font éprouver à la lumière transmise polarisée ou non, et en tirer parti pour la distinction des diverses espèces de composés organiques et minéraux. Enfin, on peut quelquefois disposer le microscope de manière à pouvoir étudier les actions chimiques de divers réactifs sur de très-petites quantités des principes cristallisés

(voy. p. 172), ainsi que des angles des cristaux à l'aide d'un goniomètre appliqué au microscope[1].

J'ai traité dans un autre ouvrage (voy. Robin et Verdeil, *Chimie anatomique*. Paris, 1853, in-8°, t. I, p. 553 et suiv., et atlas) de toutes les questions relatives à cet ordre d'études et d'instruments spéciaux. Telles sont en particulier celles qui concernent le choix des microscopes qui doivent être préférés, la marche à suivre dans l'exécution de l'emploi des grossissements forts ou faibles, l'examen des préparations, l'étude sous le microscope des divers ordres de caractères des corps cristallins, les moyens employés dans l'examen de la forme des cristaux, les microscopes à goniomètres pour mesurer leurs angles, quels sont les caractères physiques des corps cristallisés sous cet instrument, l'emploi des réactifs chimiques sous le microscope, et du dessin des cristaux. Comme toutes ces recherches spéciales exigent le recours aux ouvrages qui sont particulièrement consacrés aux analyses chimiques, il est inutile d'entrer ici dans d'autres détails qui constitueraient autant de répétitions superflues.

993. Dans toutes les analyses destinées à faire connaître la présence en telle ou telle quantité de tels et tels principes immédiats des tissus et des liquides d'origine animale, végétale, etc., une fois les principes ramenés à l'état cristallin par les moyens d'extraction que nous n'avons pas à décr.re ici, on les distingue des autres comme on le ferait pour toute espèce de corps tiré du règne minéral. Mais il est important de bien savoir que si l'étude de leurs caractères distinctifs apprend à distinguer les unes des autres les espèces de composés par la forme et les autres attributs de leurs cristaux, elle n'enseigne rien sur l'état de combinaison qu'ils offraient dans l'organe dont on les retire.

Il se trouve que ces espèces de corps ne sont jamais retirées de l'économie qu'en très-petites quantités, du moins cela est pour les espèces cristallisables. Les individus cristallins sont très-petits d'où la nécessité de les placer sous le microscope pour en constater les divers caractères, qui, sur les cristaux des espèces cristallines retirées des couches du globe, sont directement visibles. Il faut, pour voir les cristaux des espèces extraites de l'organisme,

---

[1] On trouve déjà la description et les figures des cristaux d'un grand nombre de sels, etc., dans la première partie du livre de Baker, intitulé : *Employement for the Microscope*. London, in-8°, 1753 et aussi dans son *The Microscope made easy*, etc. Fifth edition. London, 1769, in-8°. Voy. aussi Porcher. *Illustrations of disease with the Microscope*. Charleston, in-8°, 1861, p. 93 et suiv.

vu leur petit volume, interposer entre eux et l'œil un instrument grossissant, qui tende à donner à leur image des dimensions aussi analogues que possible à celles des objets que nous avons habituellement sous les yeux. Sous ce rapport-là, l'emploi des pouvoirs amplifiants considérables est habituellement aussi indispensable dans cet ordre d'étude que dans toute autre; quoique cependant le plus souvent il ne soit pas nécessaire d'aller aussi loin, à cet égard, qu'en histologie.

Si l'emploi du microscope permet d'étudier la forme des cristaux presque aussi facilement qu'on le peut faire à l'œil nu sur les espèces d'origine minérale, il ne permet pas de tirer parti des différences de consistance, d'élasticité, de cassure, de densité, pour distinguer l'une de l'autre les espèces. Mais il permet d'étudier la couleur des cristaux; de plus, en ajoutant au microscope l'appareil polarisateur (voy. p. 417), on peut examiner les modifications qu'ils font éprouver à la lumière transmise, et en tirer parti pour la distinction des espèces. Enfin, on peut quelquefois disposer le microscope de manière à pouvoir étudier les réactions chimiques de très-petites quantités des principes. (Voy. p. 172.) Mais en général on ne tire parti de ces actions dissolvantes ou autres, exécutées sous le microscope, que lorsqu'on ne peut faire autrement, parce qu'il est plus sûr d'opérer par les moyens habituellement employés en chimie.

994. On comprend aisément que les remarques précédentes sont directement applicables dans les cas où il s'agit de retirer des organes, au point de vue médico-légal (voy. p. 747), les principes accidentels vénéneux qui ont été ingérés et fixés dans les tissus. La marche à suivre pour déterminer quel est le composé toxique, quel est le *corps du délit*, reste exactement la même, et cette détermination est plus ou moins facile, selon que le composé est d'origine minérale ou d'origine organique, de nature plus ou moins analogue à celle des principes qui existent normalement dans le corps humain. Quant aux procédés à suivre pour extraire de chacun de ces composés en particulier, pour savoir quelles sont les réactions spéciales qui les distinguent, c'est aux traités de *Toxicologie* et de médecine légale qu'il faut recourir. (Voy. aussi A. Helwig, *Microscop und der Toxicologie*. Mainz, 1864-1865, in-8° avec planches.)

995. On sait que les globules rouges du sang des vertébrés sont constitués par une substance albuminoïde, la globuline, imprégnée par une matière colorante, l'hémoglobine, et par une petite quantité de lécithine (protagon ou substance grasse phosphorée),

de cholestérine, de chlorure de sodium et de phosphate de potasse. Outre les principes solides, les globules contiennent une quantité d'eau égale à deux ou trois fois le poids de ces divers principes. L'hémoglobine constitue, à elle seule, près des 9/10 du poids des principes fixes des globules. Le sang d'un certain nombre d'invertébrés paraît contenir également de l'hémoglobine, qui serait alors *dissoute dans le plasma*.

On peut retirer l'*hémoglobine* amorphe du sang de tous les vertébrés; on l'obtient cristallisée sous le nom de *cristaux du sang*, dans celui du chien, du chat, du hérisson, du hamster, du cochon d'Inde, du rat, de l'oie, etc. L'eau, l'alcool, l'éther, le chloroforme, les sels alcalins des acides biliaires, la congélation, les décharges électriques, ont pour effet de détruire les globules sanguins, et de mettre l'hémoglobine en liberté. Les acides et les alcalis, en détruisant les globules sanguins, mettent aussi une matière colorante en liberté; mais cette matière colorante (*hématosine*) n'est autre qu'un des produits de décomposition de l'hémoglobine. Il en résulte que les acides et les alcalis ne sauraient être employés dans la préparation de l'hémoglobine.

En ajoutant à une goutte de sang défibriné une ou deux gouttes d'alcool étendu d'eau, on obtient déjà des cristaux d'*hémoglobine*, en quantité suffisante pour l'examen microscopique.

La préparation de cette substance, à l'état de pureté, se fait en trois temps : 1° isolement des globules rouges par l'addition d'une solution de sel marin au sang défibriné; 2° destruction des globules et mise en liberté de l'hémoglobine, par l'action de l'eau et de l'éther; 3° cristallisation de l'hémoglobine : on effectue ce troisième temps, en ajoutant à la solution aqueuse, filtrée, provenant des traitements précédents, un quart de son volume d'alcool. La cristallisation doit être effectuée plusieurs fois, si l'on veut obtenir de l'hémoglobine pure. Cette préparation ne peut être faite qu'à une basse température.

Tous les cristaux d'hémoglobine observés jusqu'ici appartiennent au type du rhomboèdre, ceux du sang de l'écureuil, qui se rapportent au système hexagonal ou prisme à six pans dérivé du rhomboèdre.

D'une manière générale, l'hémoglobine est peu soluble dans tous les réactifs. L'eau en dissout quelques centièmes de son poids : plus ou moins, selon que la température est plus élevée ou plus basse. L'alcool absolu ne la dissout pas; l'alcool étendu d'eau en

dissout une petite quantité. La glycérine la dissout très-bien. Les solutions d'albumine très-étendues, les solutions alcalines très-di-
luées, dissolvent mieux l'hémoglobine que ne le fait l'eau pure.
L'urée, le sucre de canne, le sucre de lait, le sucre de raisin favori-
sent la solution de cette substance dans l'eau. Les humeurs de l'é-
conomie la dissolvent aussi; mais elles l'altèrent rapidement.
L'hémoglobine est insoluble dans presque tous les autres dissolvants. (Hoppe-Seyler, Preyer, etc.)

L'hémoglobine, au contact de l'air, absorbe une quantité d'oxygène pouvant atteindre 1,3 c. cubes par grammes d'hémoglobine.
Les agents réducteurs, le vide, lui enlèvent facilement la plus
grande partie de cet oxygène ; au contact de l'air, elle absorbe de
nouveau ce gaz. L'hémoglobine contenant de l'oxygène absorbé
est désignée sous le nom d'oxyhémoglobine ou *hémoglobine oxygénée*. Lorsque cet oxygène lui a été enlevé, on dit qu'elle est réduite, et on la désigne sous le nom d'*hémoglobine réduite*. L'hémoglobine oxygénée a une couleur rouge vif de sang artériel ; l'hémoglobine réduite est dichroïque ou *dichromatique* (voy. p. 460) ; elle
est verte en couche mince, rouge foncé à la lumière réfléchie, ou
lorsqu'on l'examine en couche épaisse à la lumière réfractée.

996. On ne saurait regarder l'hémoglobine comme une substance
albuminoïde proprement dite ; mais un grand nombre de réactifs la
dédoublent en globuline, d'après quelques chimistes en albumine
(96, p. 100) et en une autre substance colorante (4, p. 100), l'hématosine (*hématine* de quelques auteurs), qui contient tout le fer de l'hémoglobine et ne cristallise pas. Ce dédoublement a lieu principalement, sous l'influence de la chaleur, des acides, des alcalis en solution concentrée, de l'alcool absolu , des sels métalliques des dernières sections.

C'est l'*hématosine* (Chevreul) qui, en perdant son fer que remplace
un équivalent d'eau, donne lieu à la formation de la *bilirubine* ou
*hématoïdine* que souvent on trouve en beaux cristaux rhomboédriques ou en aiguilles d'un rouge pourpre dans les épanchements
sanguins au sein des tissus.

L'*hémine* ou mieux *chlorhydrate d'hématosine* ($C^{34}H^{34}Az^4FeO^5$,HCl.)
se forme lorsque l'hémoglobine est traitée par un acide, en présence d'un chlorure alcalin. L'hémine cristallise très-facilement, et
rien n'est plus facile que d'obtenir des cristaux de cette substance
pour l'examen microscopique. Il suffit pour cela de placer sur le
porte-objet un peu de sang desséché, auquel on a ajouté une par-

celle de chlorure de sodium ; on le couvre d'une plaque de verre mince et on laisse tomber une ou deux gouttes d'acide acétique concentré sur le bord de cette plaque ; le liquide pénètre par capillarité entre le porte-objet et la plaque qui couvre la préparation. On chauffe légèrement jusqu'à ce que l'acide acétique commence à entrer en ébullition, puis on laisse refroidir. Le champ de la préparation est alors parsemé de petits cristaux de couleur brunâtre, se présentant sous la forme de lamelles rhomboïdales. (Teichmann.)

Il faut bien se garder de confondre les cristaux obtenus du sang d'après ce procédé avec les cristaux d'hémoglobine. Les cristaux d'hémoglobine se forment si on ajoute à une goutte de sang défibriné *frais* une ou deux gouttes d'alcool étendu d'eau, tandis que nous avons obtenu les cristaux de chlorhydrate d'hématine en traitant du sang *desséché* par l'acide acétique et le chlorure de sodium. Ces deux substances sont, en outre, aussi distinctes l'une de l'autre par la forme de leurs cristaux que par leur composition chimique. On peut donc obtenir directement du sang deux sortes de cristaux : les uns formés par le principe colorant *non modifié*, qu'on appelle *cristaux du sang* ou *hémoglobine ;* les autres, formés par la combinaison de l'hématosine avec l'acide chlorhydrique, et ne prenant naissance que par l'action d'agents chimiques *décomposant* l'hémoglobine. (Voyez, sur ce sujet, V. Fumouze, *les Spectres d'absorption du sang*, Paris 1870 in-4°, p. 58 et suivantes.)

997. Dans le cas où il s'agit de déterminer la nature des falsifications provenant du mélange de corpuscules microscopiques cristallins ou non à des poudres composées elles-mêmes de petits cristaux, la marche à suivre est encore celle qui vient d'être indiquée.

La sulfate de quinine, par exemple, est une poudre entièrement formée de cristaux qui se présentent sous la forme de longs polyèdres aciculaires accolés les uns aux autres, dérivant du prisme rhomboïdal oblique. Les cristaux les plus minces sont transparents et homogènes, les plus gros, au contraire, présentent toujours des stries parallèles à l'axe. Leur épaisseur varie entre $0^{mm},001$, et $0^{mm},05$. La longueur est encore plus variable, car les cristaux se brisent par le frottement. On en trouve qui ont depuis 0,01 jusqu'à 1,0. Leur fracture a presque toujours lieu à angle droit.

Le sulfate de quinine se colore vivement dans la lumière polarisée. Il est insoluble dans l'eau, mais les cristaux disparaissent rapidement dans l'acide acétique, et cette solution évaporée doucement sur le porte-objet, et reprise par l'eau, fournit des cristaux aciculaires groupés en faisceaux. Ces caractères permettent de reconnaître immédiatement l'addition d'un assez grand nombre de substances qui ont été employées pour falsifier le sulfate de quinine. Telles sont, par exemple, les fécules que l'on distingue à leur forme, etc., le sucre, la lactine, le chlorhydrate d'ammoniaque et d'autres sels encore. Ces divers composés ne présentent jamais la forme cristalline du sulfate de quinine, et de plus ils sont solubles dans l'eau. Pour s'assurer de cette solubilité, on dépose un peu de substance sèche sur le porte-objet, et on ajoute une goutte d'eau sur le bord du couvre-objet; de cette manière on voit les corps étrangers se dissoudre. On peut encore débarrasser cette goutte d'eau des corps insolubles en inclinant le porte-objet de manière à ce qu'elle parvienne sur une partie propre de celui-ci; alors on la chauffe légèrement. Les corps dissous par l'eau, cristallisent et peuvent être facilement distingués. Enfin, si le sulfate de quinine était mélangé à des corps insolubles dans l'eau, comme les acides gras, le plâtre, la craie, etc., l'action de l'acide acétique les ferait reconnaître, car ils sont insolubles dans cet acide. La craie fait exception, mais elle se dissout en laissant dégager de nombreuses bulles d'acide carbonique. (Coulier, *loc. cit.*, p. 280-281.)

Il est nombre de circonstances dans lesquelles on est appelé à faire des recherches de ce genre, pour lesquelles cette manière de faire reste la même au fond.

998. *Cristaux problématiques des poussières.* Quand les corps microscopiques ont une forme cristalline, on peut déterminer celle-ci dès que les cristaux atteignent un diamètre de 2 millièmes de millimètre ou au delà. On les distingue aisément sous le microscope des corpuscules non cristallins de même volume. Cela se constate sans difficulté toutes les fois qu'on suit la cristallisation de l'acide urique et d'un grand nombre d'autres composés sous des grossissements de 400 à 600 diamètres. Ce fait est important à noter, car on sait que les corpuscules d'origine minérale qui forment en général la partie constituante principale des poussières ne sont pas à l'état cristallin.

Ces derniers sont polyédriques ou sphéroïdaux irréguliers. On ne peut même pas y reconnaître les formes aciculaires, ni celles que présente le carbonate de chaux dans certains dépôts (p. 525). S'ils proviennent de corps ayant cristallisé, ce ne sont certainement que des fragments de cristaux. Ce n'est donc que pour ceux qui ont moins de deux ou trois millièmes de millimètre qu'on peut supposer qu'ils sont des cristaux, mais en spécifiant qu'il s'agit là d'une pure hypothèse; car la forme cristalline n'a été constatée et décrite encore sur aucun des corpuscules vus dans les poussières (p. 528) naturellement déposées, ou recueillies dans l'air en mouvement.

Le microscope montre également que dans la terre, la vase, les sables secs ou humides, les corpuscules minéraux qui prennent part à leur constitution sont plus ou moins irrégulièrement polyédriques ou sphéroïdaux, et ne présentent jamais l'une quelconque des formes cristallines que les moyens grossissants permettent de reconnaître aisément dans le cours des analyses chimiques, des doubles décompositions, etc.

ART. II. — DÉTERMINATION DE LA NATURE PHYSIQUE ET CHIMIQUE DE CERTAINES DISPOSITIONS DE LA MATIÈRE BRUTE CONSIDÉRÉES COMME DE NATURE ORGANIQUE.

999. *Des utricules minéraux.* Parmi les faits d'ordre physique et chimique auxquels le microscope est applicable, on doit ranger ceux qui concernent l'*état utriculaire des minéraux*, état réel, mais qu'une connaissance imparfaite de l'état d'organisation à seul pu faire comparer à la disposition cellulaire de la substance organisée animale et végétale. Le soufre, le phosphore, le sélénium, l'iode, le camphre, etc., peuvent prendre l'état utriculaire ou vésiculaire par condensation de leur vapeur. Le microscope et la loupe sont généralement nécessaires pour voir ou bien examiner ces particules. Ces corps peuvent, avec le temps, conserver cet état ou passer à l'état cristallin, suivant les conditions dans lesquelles ils se trouvent placés. Ces granules peuvent grossir pendant que dure encore la condensation de la vapeur. Les globules de la fleur de soufre sont des vésicules solidifiées de ce genre. Le dépôt reste plus ou moins longtemps liquide ou presque liquide. Les globules ont à leur périphérie une portion un peu distincte par sa couleur, sa transparence de la portion sous-jacente. C'est cette portion superficielle qu'on a comparée à l'utricule des plantes, et qui a fait croire que l'état et la forme utriculaires étaient démontrés dans les minéraux et les substances organiques, et qu'on pourrait ainsi expliquer beaucoup de phénomènes encore obscurs dont ces corps sont le siège. Malheureusement pour ces vues, non-seulement la forme globuleuse est exceptionnelle à côté des formes polyédri-

ques dans les cellules des plantes , même lors de leur génération, mais encore l'homogénéité de composition chimique et de structure des vésicules minérales sont des dispositions que précisément le microscope ne montre jamais dans les cellules animales et végétales.

1000. Il importe d'avoir toujours présent à l'esprit dans l'étude de ces questions que les phénomènes de développement, quels qu'ils soient, ou de changements incessants dans les éléments anatomiques, etc., pendant toute la durée de leur existence, restent incompréhensibles si l'on cesse un instant de se rappeler que le développement est subordonné à la nutrition. On entend par là que la nutrition, par la rénovation continue des principes immédiats, fournit ou enlève incessamment des matériaux à chaque élément et devient ainsi la condition d'accomplissement de ces changements de forme, de volume et de structure. C'est pour avoir méconnu : 1° la constitution de la substance organisée (*germinal matter*, de Beale), prise en elle-même ; 2° la structure des cellules que forme cette substance et les phénomènes (dont elles sont le siège, que quelques auteurs ont songé à comparer l'état utriculaire qu'on peut faire prendre au soufre et à quelques autres corps bruts, simples ou composés, avec les cellules des plantes et des animaux, avec l'état dit *de cellule* qu'offre si souvent la matière organisée. (Brame, *Comptes rendus de l'Acad. des sciences*, 1845, t. XXI, p. 151, et *Forme et état utriculaire dans les minéraux et les substances organiques*, in *Comptes rendus des séances de l'Acad. des sciences de Paris*, 1849, in-4, t. XXIX, p. 657 et 661 *en note*, etc.) L'examen direct des uns et des autres de ces objets, fait comparativement, montre d'une manière on ne peut plus évidente qu'il n'y a pas la moindre analogie entre eux. Des vues hypothétiques faisant abstraction des notions précédentes, ont seules pu faire penser qu'il y avait là un point de liaison entre ces deux ordres de matières ; analogie dont la connaissance aurait pu élucider l'étude des propriétés spéciales de la substance organisée. De ce que quelques personnes se laissent aller à ce genre de comparaisons sans les subordonner à l'examen expérimental des éléments anatomiques eux-mêmes, il ne faut point croire qu'il y ait quelque chose de réel au fond de tout cela ; ce serait commettre une grave erreur. Ce n'est pas la forme globuleuse, ni surtout la persistance de cette forme, en effet, qui caractérisent l'état d'organisation, mais bien la composition immédiate et les changements incessants de celle-ci dans un sens évolutif déterminé par l'expérience ; évolution dont l'examen micro-

scopique permet de constater les phases intermédiaires dans une
même préparation souvent et presqu'à tous les âges de chaque espèce, pour beaucoup de tissus du moins. (Voy. la note, p. 864.)

1001. Il est des composés d'origine minérale dont on voit souvent
le dépôt en petits groupes globuleux sous le microscope. En raison
de leur forme, de leur augmentation graduelle de volume et de leur
groupement, ils ont été considérés par divers auteurs comme analogues aux cellules animales ou végétales, comme une formation hété-
rogénique de cellules sous l'influence de conditions physiques des
plus simples [1]. Ces dépôts se présentent sous forme de corps microscopiques larges de quelques millièmes de millimètre à quelques
centièmes. Ils sont sphériques, ovoïdes, ou aplatis, tant circulaires qu'ovalaires, à contour net. Ils sont isolés ou réunis en séries, en plaques, etc.; alors ils sont contigus et, là, leurs bords sont
rectilignes, de manière que ceux qui sont tout à fait entourés par
d'autres sont de forme polygonale très-régulière à cinq ou six
pans, etc. Si deux seulement sont contigus, la ligne droite de contact qui les délimite là leur donne l'aspect d'une cellule en voie
de scission ou de segmentation. L'intérieur de leur masse peut
être homogène, grenu, ou plus rarement marqué de fines stries
rayonnant à partir du centre. Souvent ces stries, non visibles d'a-
bord, le deviennent sous l'influence dissolvante graduelle de l'acide
acétique ou d'autres acides affaiblis. Très-souvent leur centre est
occupé par un corpuscule plus petit, plus foncé ou plus clair que
le reste de la masse sphérique ou ovoïde, granulé ou non, et qui
a été peu exactement comparé à un noyau de cellule.

C'est surtout dans les liquides visqueux, muqueux ou albumineux, naturels ou artificiels, contenant des carbonates, des phosphates calcaires, etc., abandonnés à l'évaporation ou à la putréfaction, avec ou sans développement d'infusoires animaux et végétaux qu'on voit se produire les dépôts de ce genre. (Voyez *Chimie
anatomique*, Paris, 1855, t. I, p. 405, et atlas, pl. V.) Quand les
sels sont dissous dans l'eau pure, ils se déposent avec leur forme
cristalline type. Les conditions dans lesquelles ils se forment, l'action dissolvante des acides avec ou sans dégagement de gaz et
persistance après eux d'une gangue organique homogène (voyez

---

[1] Voy. sur les faits de cet ordre, G. Rainey, *On the mode of formation of
shells of animals, of Bone, etc., by a process of molecular coalescence.* London,
1858, et J. H. Bennett, *On the molecular theory of organisation* (*Proceedings of
the royal Society of Edinburgh*, 1861.)

page 604), font reconnaître qu'il s'agit là simplement de groupements spéciaux de composés définis se réunissant dans de mauvaises conditions de cristallisation. (Voyez ci-dessus, page 525 et Ch. Robin et Verdeil, *Chimie anatomique*, t. I, p. 401 et suiv.) Il faut tenir compte, en outre, de la propriété qu'ont ces corps de fixer en passant à l'état solide une certaine proportion des substances albuminoïdes liquides qu'ils solidifient ainsi et entraînent avec eux, fixation qui est elle-même la cause qui amène leur dépôt sous forme globuleuse, ou mieux sous celles d'aiguilles plus ou moins intimement cohérentes, groupées autour d'un centre et se terminant en général exactement au même niveau ; d'où la régularité de la surface ou du contour de ces corpuscules. (Voy. aussi Ch. Robin, *Sur la lithogénie animale*, dans *Leçons sur les humeurs*, 1867, p. 434 et suivantes.)

1002. *Des fausses cellules.* Il y a d'autres modes de groupements encore, qui ont été désignés par Beale sous le nom de *fausses cellules*, parce que leur forme les a fait considérer comme des cellules ou éléments anatomiques alors qu'ils n'en sont pas. Ce sont ceux qu'on produit en agitant des corps gras dans les matières albumineuses (dont nous avons déjà parlé, pages 561 à 565; voyez aussi p. 725), et dans lesquels le contenu simule plus ou moins un noyau et des granulations. Ce sont aussi certaines des gouttes sarcodiques produites pendant l'altération des éléments anatomiques. (Voy. p. 564.)

# CHAPITRE II

### De l'analyse spectrale microscopique.

1003. L'intervention du microscope dans l'analyse spectrale (voy. page 991) devient nécessaire toutes les fois qu'on veut observer le spectre que donnent des objets trop petits pour occuper toute la largeur de la fente du spectroscope. L'emploi du microscope dans ces circonstances ne peut jamais exempter de recourir à l'usage du spectroscope lui-même.

1004. Il existe deux manières de voir sous le microscope l'influence exercée sur les divers rayons du spectre lumineux par les corps qui se trouvent dans les conditions que nous venons de signaler. Dans l'une on grandit l'objet comme à l'ordinaire et on l'éclaire avec la lumière dont on se sert habituellement, puis c'est au-dessus, à la place de l'oculaire qu'on dispose le prisme destiné à décomposer la lumière en ses divers rayons formant le spectre. Dans l'autre, le spectre lumineux, produit comme à l'ordinaire, est projeté sur le miroir qui le réfléchit sur l'objet, tous deux sont alors grandis par l'objectif et l'oculaire du microscope.

Bien que la plus récemment imaginée (1865), celle qui est le plus employée, repose sur l'usage d'un appareil consistant en un microscope ordinaire dont l'oculaire est remplacé par un spectroscope à *vision directe*. Après lui avoir fait subir plusieurs modifications, Sorby et J. Browing donnèrent à leur spectroscope oculaire la disposition représentée ici (fig. 297). Huggins fit construire également un instrument semblable [1].

On sait qu'on désigne sous le nom de spectroscopes à vision directe des spectroscopes essentiellement constitués par

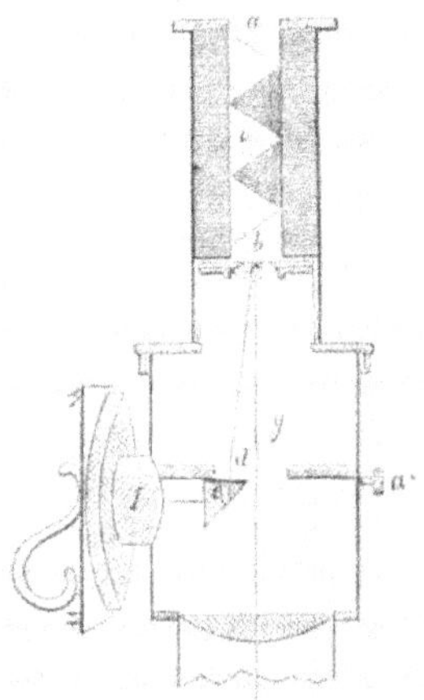

Fig. 297. — Oculaire à spectre de M. Sorby, pour le microscope, avec arrangement pour produire deux spectres de comparaison (d'après Beale. *Microscope* pl. L.)

plusieurs prismes de substances différentes, accolés les uns aux autres. Chaque prisme ayant un pouvoir réfringent différent, on arrive par leur association à compenser la déviation que chacun en particulier ferait subir aux rayons lumineux, tout en laissant la dispersion se produire. Cette disposition des prismes réfringents imaginée et construite autrefois par Amici, s'est trouvée remarquablement applicable aux études spectroscopiques.

1005. La figure 297 montre les parties les plus importantes de l'appareil de Sorby. C'est un oculaire, adapté au tube du microscope, dont la lentille supérieure (c) a été rendue achromatique. Au point focal de cette lentille (d) est fixée l'étroite rainure dont la figure 298 donne le plan horizontal, et qui peut s'élargir ou se rétrécir en tournant le bouton de la vis (a*). Un petit prisme rectangulaire (c) est fixé de façon à s'étendre sur une moitié environ de la rainure et à réfléchir la lumière qui vient par une ouverture en *f* de la pièce attachée au côté de l'oculaire,

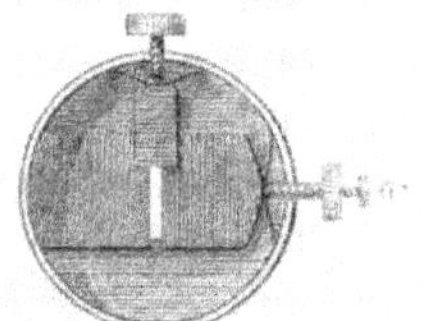

Fig. 298. — Disposition pour modifier la longueur et la largeur du spectre (d'après Beale).

[1] Huggins, *Transactions of the Microscopical Society*. 10 may 1865.

comme on le voit dans la figure 298. L'autre moitié de la rainure transmet la lumière traversant le corps principal du microscope par l'objectif ordinaire. Quand tout est convenablement disposé et éclairé, en regardant par la lentille (c) on peut voir une étroite ligne de lumière, dont une moitié a traversé un objectif placé sur la pièce du microscope et l'autre moitié a traversé tout autre objectif placé du côté attaché à l'oculaire ; et si le prisme (e) a été convenablement disposé, ces deux parties se montreront parfaitement continues, sans interruption à leur jonction ; mais s'il n'a pas été bien adapté, la ligne paraît brisée et donnerait de faux résultats si les spectres étaient comparés. On doit donc faire en sorte que l'adaptation soit exacte. Le prisme analyseur (ab) est composé et s'applique sur l'oculaire comme un chapeau long. Il consiste en deux prismes rectangulaires de flint-glass, corrigés pour la réfraction par un prisme rectangulaire de crown-glass, et deux autres sous des angles d'environ 75°. Cette combinaison produit une vision directe, et une somme de dispersion admirablement appropriée au résultat pour lequel cet instrument est employé. Il suffit en effet pour diviser toutes les bandes d'absorption qu'on voit dans les solides et les liquides colorés, et la division n'est pas assez considérable pour les répandre sur un trop large espace ni pour les rendre très-obscures, comme cela a lieu quand la dispersion est grande. Comme la lumière qui passe par l'ouverture en $f$ ne se répand pas sur la même surface que celle qui passe par l'objectif, elle serait beaucoup trop brillante si elle n'était modifiée à l'aide d'un petit couvercle qui s'ouvre et se ferme avec une vis. Dans tous les cas il peut être aisément ajusté, de façon que la lumière venant des deux sources soit égale ou qu'on puisse la rendre variable pour quelque résultat spécial. On voit aussi dans la figure 298 un mécanisme qui permet de limiter la longueur de la rainure, de sorte que quand on examine de très-petits objets, il ne passe de lumière que celle qui vient de ceux-ci. (Beale, *How to work with the Microscope*, London, 1868, in-8°, p. 218-228.)

1006. L'autre procédé que nous avons à décrire est le premier imaginé, celui de G. Valentin (*Der Gebrauch des Spectroscopes zu physiologischen und aerztlichen Zwecken*, 1863), qui recommande de disposer le spectroscope de façon à recevoir le spectre sur le miroir réflecteur. Il recommande même d'interposer une lentille convergente entre le réflecteur et le porte-objet, modification proposée encore par Stricker dernièrement.

Afin de protéger le spectre sur le porte-objet du microscope, Preyer (1866) commençait par retirer la lunette du spectroscope ordinaire, puis il disposait son microscope près du prisme, de façon à recevoir le spectre sur le miroir. Il avait soin d'ailleurs d'exclure le mieux possible toute lumière étrangère. En inclinant de plus en plus le miroir, il pouvait faire tomber successivement les diverses régions du spectre sur le porte-objet et par suite sur l'objet à examiner. Preyer put s'assurer de cette façon que les globules du sang absorbaient les radiations lumineuses absolument comme le faisait leur matière colorante. Quand les globules étaient vus dans la portion du spectre comprise entre les lignes D et E de Frauenhofer, ils donnaient les deux bandes d'absorption de leur matière colorante.

En 1868, Stricker perfectionna ce procédé, en employant une lentille convergente placée entre le miroir et le porte-objet du microscope. L'emploi de la lentille interposée augmente l'éclairage de l'appareil, et sans cela on ne peut faire d'observations à un grossissement puissant. Nous avons déjà vu l'usage de ce condensateur indiqué par Amici. (Voy. page 422, § 578.) Il doit être placé à une distance du porte-objet sensiblement égale à sa distance focale. De cette façon, les radiations qui, après avoir été dispersées par le prisme du spectroscope, ont une direction divergente peu éloignée du parallélisme, sont réfléchies par le miroir du microscope en conservant chacune leur direction relative, puis sont réunies par la lentille convergente en une image très-petite, qui se forme très-près du foyer de cette lentille. On obtient ainsi un spectre microscopique sur le porte-objet du microscope. On peut alors observer au microscope, simultanément, et l'objet en expérience et le spectre microscopique qui vient se projeter sur lui. Lorsqu'on projette un spectre sur un pareil instrument, il est donc toujours facile de le recevoir sur la lentille plan convexe, et de placer ensuite celle-ci dans une position convenable pour obtenir une image du spectre dans le plan de l'objet microscopique.

Les observations microspectroscopiques entreprises de la manière que nous venons d'indiquer, ne sont pas d'une exécution facile. Outre qu'il faut chercher en tâtonnant la position respective qu'il convient de donner au spectroscope et au microscope, il est encore nécessaire d'opérer dans une chambre obscure, afin d'éviter tout mélange de lumière blanche. Enfin, même avec l'emploi de la lentille convergente, l'éclairage du microscope laisse encore à désirer.

1007. Supposons maintenant qu'il s'agisse d'étudier une goutte de sang au microspectroscope. On commence par examiner cette goutte sous le microscope, avec un grossissement quelconque, selon les procédés habituels. Quand le microscope donne une image nette, on retire l'oculaire et on le remplace par le spectroscope oculaire qui vient d'être décrit.

Dans le microscope ordinaire, l'œil regarde, à travers l'*oculaire*, l'image réelle, agrandie et renversée d'un objet microscopique, formée par une première lentille convergente, l'*objectif*. Dans le spectroscope ordinaire, ou dans celui à vision directe, nous regardons à travers un *prisme* les rayons qui ont traversé la fente et qui sont amenés au parallélisme par une lentille convergente placée au foyer de cette fente. Le spectroscope ne nous permet pas d'apprécier la forme de l'objet ; nous ne voyons avec cet instrument que la lumière provenant de l'objet lui-même, ou modifiée par lui et dispersée ensuite par le prisme.

Si maintenant nous combinons le microscope avec le spectroscope, en mettant celui-ci à la place de l'oculaire, il est bien évident que nous ne pourrons voir l'image de l'objet examiné. Dans ce cas, comme avec le spectroscope simple, nous ne verrons qu'un spectre.

Lorsqu'on examine une membrane transparente, la membrane interdigitale des grenouilles, par exemple, le spectre observé a son plus haut degré de netteté lorsqu'il paraît strié. Des stries semblables s'observent aussi lorsque des grains de poussière se sont déposés sur les bords de la fente, ou lorsqu'on applique devant elle un mince tissu, comme du papier de soie. (Victor Fumouze.)

L'apparition de ces stries sur le spectre observé au microspectroscope indique donc que l'objet examiné n'a pas une épaisseur partout égale, qu'en certains endroits il intercepte le passage de la lumière. Or, ici, ce n'est pas l'*objet* lui-même qui est observé avec le spectroscope oculaire, mais son *image*, et comme, en d'autres circonstances, les stries se montrent toujours avec le plus de netteté lorsque les opacités de l'objet ou les grains de poussières qui les produisent sont placés sur la fente même, on est averti par ce fait que l'image se trouve elle-même sur le plan de la fente du spectroscope oculaire.

La première condition pour qu'un objet microscopique examiné de cette façon donne un spectre, c'est donc que l'image formée par l'objectif du microscope ait la même largeu que la fente du spectroscope-oculaire (fig. 298). De telle sorte, par exemple, que si l'on donne à cette fente l'ouverture déjà exagérée de un quart de millimètre, un objet microscopique n'ayant que un quarantième de millimètre de largeur fournira, avec un objectif grossissant seulement dix fois, une image réelle et renversée ayant précisément un quart de millimètre de diamètre, c'est-à-dire la largeur de la fente.

On voit ici combien ce système de microspectroscopie est simple et préférable à celui que nous avons indiqué page 1005, lorsqu'on veut observer le spectre d'objets trop petits pour occuper toute la largeur de la fente du spectroscope.

Trois cas principaux peuvent se présenter au point de vue de l'étude du sang, par exemple : 1° lorsque la quantité de sang à examiner est tellement petite qu'elle ne peut être observée au spectroscope ordinaire, cas se présentant souvent en médecine légale ; 2° lorsqu'on veut voir l'action de la lumière sur les globules rouges du sang modifiés ou non par les agents chimiques ; 3° lorsqu'on veut observer le spectre du sang sur les capillaires sillonnant les parties transparentes du corps des animaux vivants.

1008. L'examen des liquides en général à l'aide du microspectroscope n'exige guère de précautions particulières. Si le fluide coloré est suffisamment concentré, il suffit d'en placer une ou plusieurs gouttes sur un porte-objet plat ou à dépression centrale. Mais, dans le cas où la substance colorée se trouve en très-petite quantité dans le liquide, il faut augmenter l'épaisseur de la couche observée. On parvient à ce résultat en examinant le fluide dans des tubes de différentes longueurs, placés verticalement ou horizontalement sur la platine du microspectroscope et examinés sous un objectif faible (n°⁸ 0 à 2) sans qu'il y ait nécessité d'une exacte *mise au point*. Nous savons en effet que ce n'est pas comme éléments anatomiques, tissus, cristaux, ou toute autre partie ayant une forme déterminée que les corps agissent sur telle ou telle des diverses couleurs du spectre, mais en raison de leur état moléculaire spécifique, chimiquement parlant.

On constatera ainsi par exemple que le sang artérialisé (*hémoglobine oxygénée*) donne un spectre caractérisé par deux bandes d'absorptions entre $D$ et $E$ disparaissant par l'action des agents réducteurs (fig. 299) et remplacées alors par une large bande obscure entre $D$ et $E$ avecle minimum d'absorption dans la partie rouge du spectre. (Hoppe-Seyler, 1862 ; Stokes, 1864.)

La matière colorante de l'urine (*urobiline* de Jaffe) présente dans

la partie verte du spectre solaire une bande d'absorption très-
nette placée entre les raies *b* et *F* de Frauenhofer, et ainsi des
autres.

1009. Comme on l'a déjà vu (p. 991) les moyens concernant la

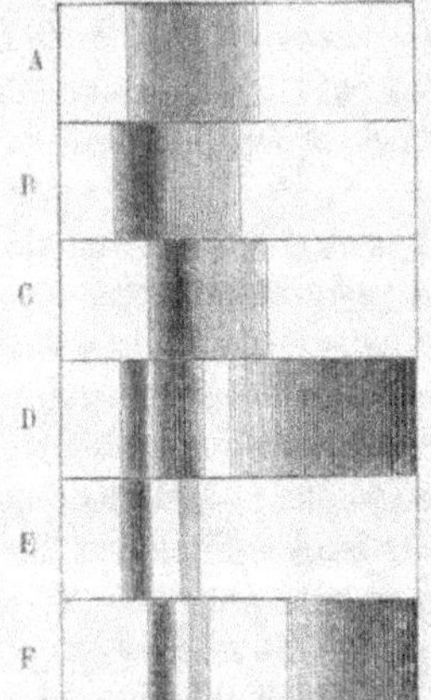

Fig. 299. — Bandes d'absorption produites par diverses substances.



manière d'isoler ou de concentrer les liquides colorés tel que le
sang des divers animaux, sa matière colorante prise dans le liquide
frais ou dans des taches soumises à l'analyse médico-légales,
ou les sérosités, la bile, l'urine et d'autres humeurs encore,
tous ces procédés disons-nous n'ont plus de rapport avec l'emploi
du microscope lui-même. Ce sont des procédés physiques et chimiques dont la description faite ici ne pourrait empêcher ceux
qui voudraient les mettre en pratique de recourir aux ouvrages
spéciaux qui traitent de la spectroscopie proprement dite.

Il faut donc s'arrêter aux indications qui précèdent et renvoyer
aux travaux des auteurs cités plus haut, tel que celui de M. V. Fumouze (*les Spectres d'absorption*, Paris, 1870), ainsi qu'à l'important *Report of the medical officer of the privy Council* (London,
in-8°, 1869) par le docteur Thudichum, les observateurs qui voudraient se livrer spécialement aux études de cet ordre.

FIN

# ADDENDA ET CORRIGENDA

P. 95, avant-dernière ligne. *au lieu de :* le foyer F, *lisez :* le foyer virtuel F tandis que fig. 24 en F on a le foyer réel des rayons LL réfractés par la lentille ABCD.

P. 125, à l'explication de la figure, 5ᵉ ligne en comptant de la dernière, *au lieu de :* planche précédente, *lisez :* planche III.

P. 141, ligne 28, *au lieu de :* cintré, *lisez :* centré.

P. 177, au titre courant et *passim* au lieu de : *aplanatique*, lisez : *apiané_tique*.

P. 289, à la 5ᵉ ligne en comptant d'en bas, *ajoutez :* L'acide chlorhydrique concentré auquel on ajoute un peu d'eau pour le rendre moins fumant attaque la trame du rein et permet ensuite d'en isoler aisément les tubes (Henle) Il agit de même sur la trame de l'ovaire, de manière à faciliter l'isolement de ses tubes sur les embryons et les ovisacs (Palomèque). Ces tissus doivent avoir séjourné douze à vingt-quatre heures dans l'acide avant d'être préparés.

P. 335, ligne 18ᵃ, au lieu de : *enduques*, lisez : *caducs*.

P. 532, ligne 9ᵉ, *au lieu de :* chaires, *lisez :* chaines.

P. 571, lignes 16ᵉ et 24ᵉ, *au lieu de :* hématoïdine, *lisez :* hémine.

P. 635, dernière ligne, *au lieu de :* 466 et 168, *lisez :* 168 et 170.

P. 636, dernière ligne, *au lieu de :* fig. 168, *lisez :* fig. 170.

P. 657, au titre du milieu de la page ajoutez : Art. VI.

P. 660, au titre, *au lieu de* Art. VI, *mettez :* Art. VII, et ainsi des autres aux articles suivants de ce chapitre.

# EXPLICATION DES PLANCHES

## PLANCHE PREMIÈRE.

Fig. I. Forme des seringues à main pour injections fines. — *a* Corps de la seringue. — *b* Porte-canule conique qui le termine, continu avec l'extrémité arrondie et nue du corps *b'*. — *c* Oreille à 8 pans, destinée à retenir la seringue avec les doigts pendant la pression. Elle est portée par la virole qui ferme la seringue en haut, ou par le haut du corps de la seringue. — *cc* Autre oreille circulaire ou à pans, destinée à retenir les doigts en sens inverse quand on remplit la seringue d'une seule main. — *d* Manche du piston. — *f* Anneau du piston destiné à recevoir le pouce.

Fig. II. Piston séparé pour montrer *aa* les 2 pièces du parachute en cuir qu'on relève à volonté pour maintenir l'occlusion hermétique du corps de seringue.

Fig. III. Coupe du piston, montrant la manière dont ces deux pièces de cuir *aa* sont fixées par les deux pièces solides en cuivre *cc* et *ee* qui composent la charpente du piston.

Fig. IV. Forme d'une canule de moyen volume pour injections fines. — *a* Corps de la canule légèrement conique, destiné à s'adapter sur le porte-canule (*b* fig. I) par frottement. — *b* Tube cylindrique destiné à être introduit dans le vaisseau. — *o* Oreille destinée à fixer la canule au vaisseau en ramenant sur elle le fil qui lie le vaisseau sur le tube *b*. — *c* Bouchon qui sert à empêcher de s'échapper le liquide dont on remplit la canule avant l'injection et avant de la fixer au vaisseau, afin que l'air ne pénètre pas.

Fig. V. Canule fine sans oreille ; même signification de *a* et *b*.

Fig. VI. Robinet destiné à se fixer le porte-canule *b* (fig. I), à simple frottement, et à recevoir les canules de la même manière par son autre extrémité.

Il n'y a pas de figure VII.

Fig. VIII. Aiguille à dissection et dilacération de Lebert, courbe.

Fig. IX. Même aiguille, droite. Il en faut une paire de chaque.

Fig. X. Microtome de Strauss, pour dissection au microscope.

Fig. XI. Porte-loupe de Strauss modifié. — *b* et *c* Deux tiges de cuivre supportées sur un pied plat, carré, de même métal. — *m* Tige horizontale du porte-loupe, jouant autour du genou *f* que porte la tige *c*. — *g* Anneau qui glisse à volonté sur la tige *b*. On rend le glissement plus facile et plus régulier en faisant cette tige en bronze. — *c* Articulation fine destinée à permettre de démonter l'appareil. — *d* Articulations facilitant les mouvements de la tige. — *k* Porte-loupe disposé en porte-crayon à coulisse.

Fig. XII. Porte-doublet pouvant être substitué à la coupe en *k*, fig. II."

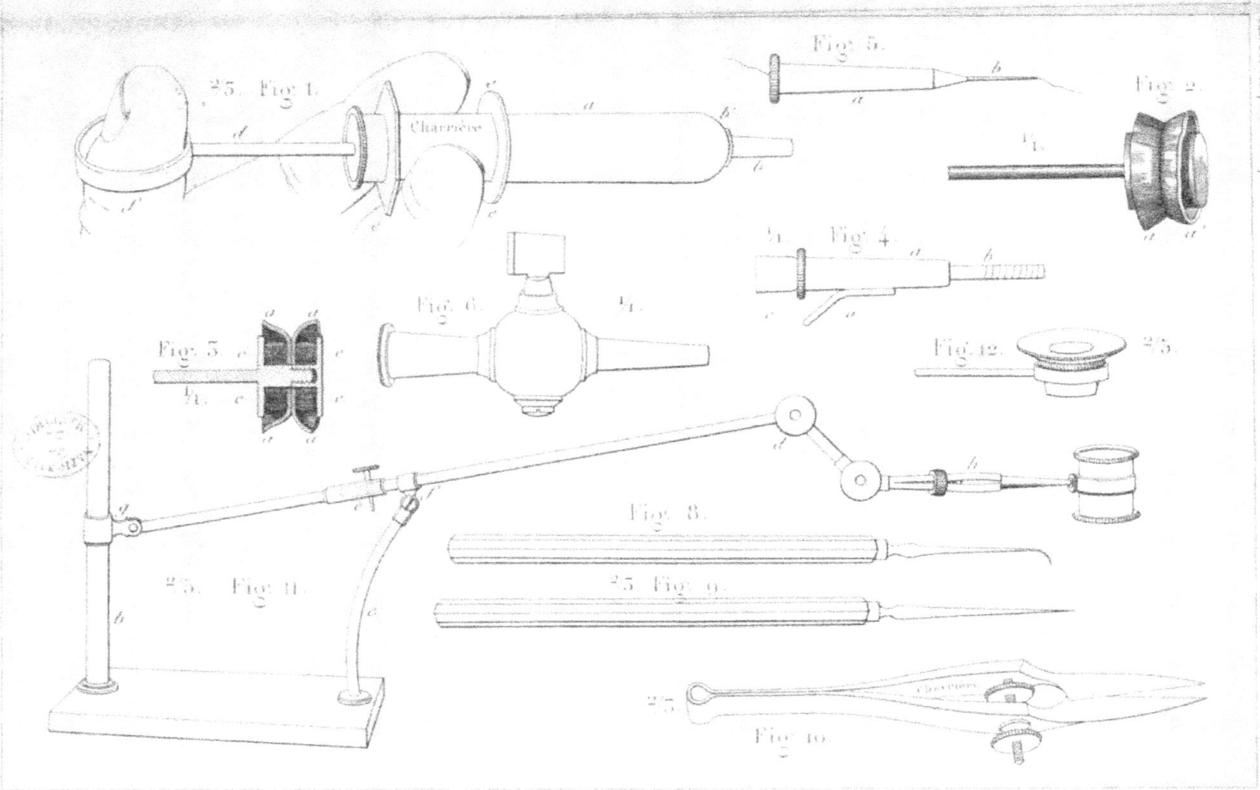




Publié par J. B. Baillière et Fils, à Paris.

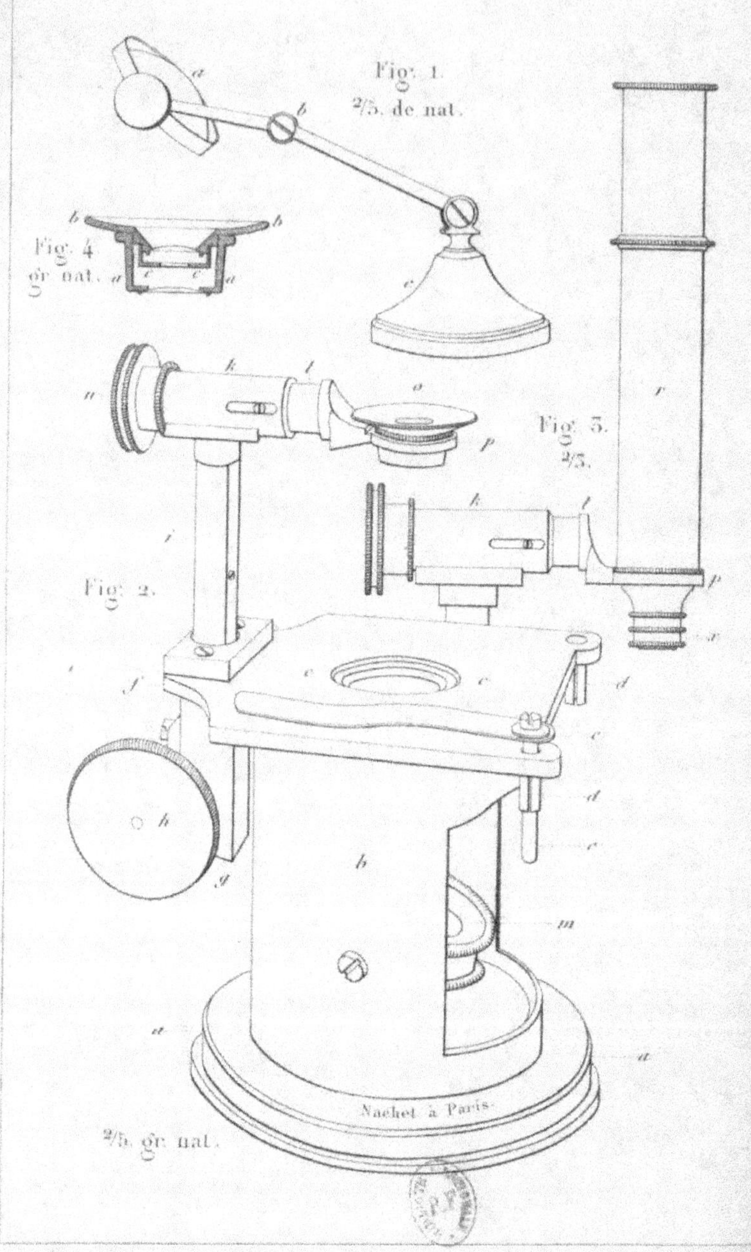




Publié par J. B. Baillière et Fils, à Paris.

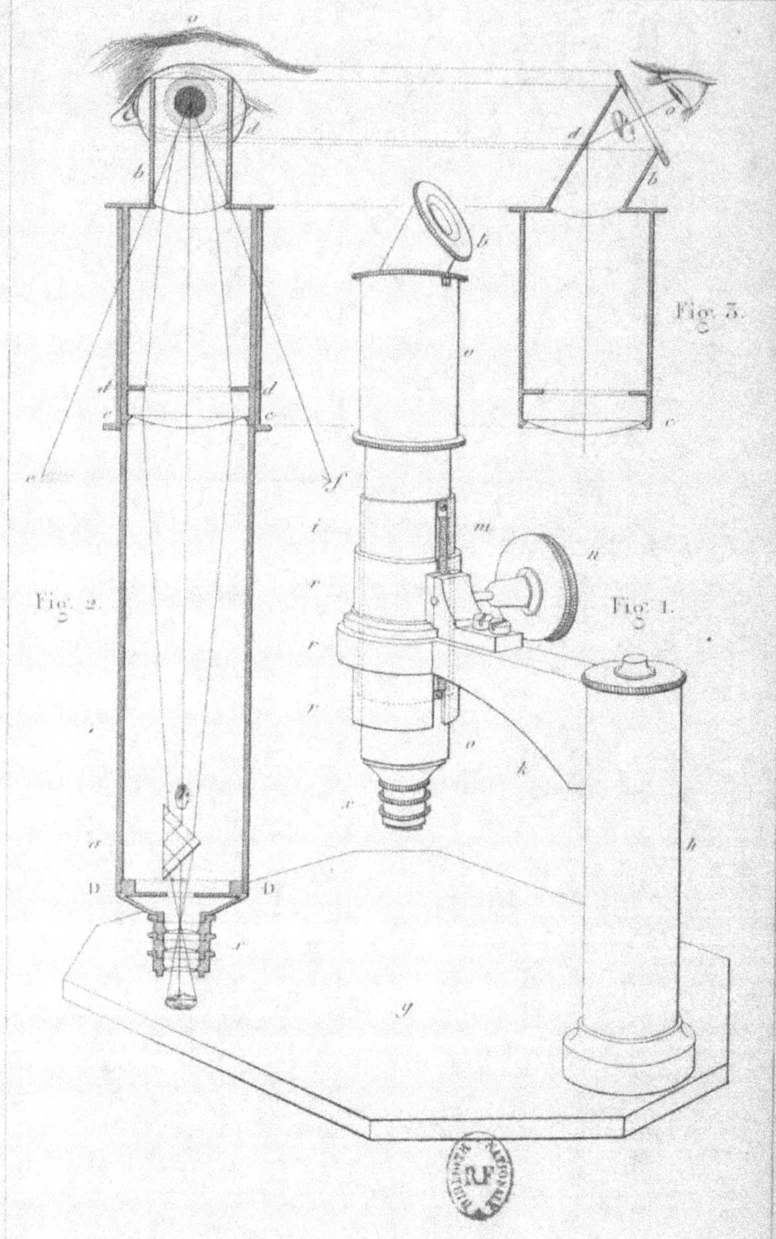




Publié par J.-B. Baillière et Fils, à Paris.

## PLANCHE DEUXIÈME.

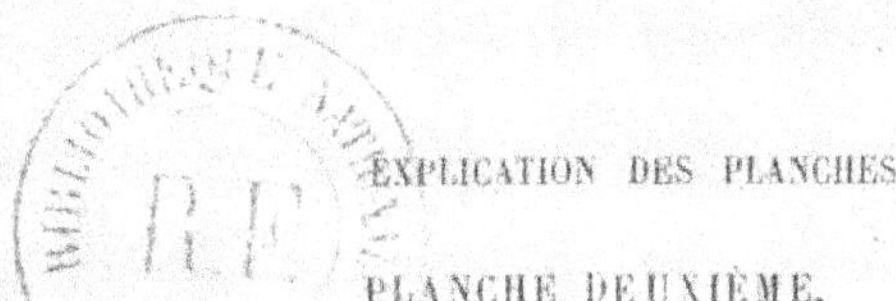

Fig. I. Loupe, appelée demi-boule ou concentrateur, destinée à concentrer la lumière du jour du soleil sur les objets qu'on dissèque. — *a* Le pied. — *b* Articulations de la tige ou support. — *c* La loupe dans sa monture.

Fig. II. Microscope simple à dissection ou à doublet. — *aa* Le pied. — *b* Le tambour. — *m* Miroir réflecteur qu'il renferme. — *cc* platine percée d'un trou au centre pour laisser passer la lumière. — *dd* Petits tubes destinés à recevoir les chevalets *ee* pour fixer les bassinets sur la platine. — *f* Oreille de la platine portant la tige verticale *e* qui glisse dans le tube *g* au moyen du pignon *h*. — *k* Tube dans lequel glisse horizontalement le cylindre *l* au moyen du pignon *n*. — — *p* porte-doublet. — *o* doublet.

Fig. III. Petit corps de microscope *rx* pouvant se visser sur le porte-doublet *p*. — *x* l'objectif. — *r* corps du microscope.

Fig. IV. Coupe d'un doublet montrant : *aa* Le tube qui porte le verre inférieur. — *bb* Pièce évasée supérieurement, vissée sur *aa* et portant le verre supérieur, plus le diaphragme *cc*.

## PLANCHE TROISIÈME.

Fig. I. Microscope à dissection à prismes redresseurs de M. Nachet. — *g* Pied polygonal, formé d'une plaque de cuivre. — *h* Tige ou support du microscope. — *k* Branche horizontale terminée par un tube ou large anneau *rrr*, dans lequel glisse un tube *i*, au moyen d'une crémaillère *m*, mise en mouvement par un pignon *n*. — *oo* Corps du microscope qu'on entre et sort à volonté du tube *i*, dans lequel il glisse à frottement doux. — *b* Prisme incliné remplaçant le verre de l'œil de l'oculaire, contenu dans un cylindre creux noirci. — *x* objectif vissé au bas du corps.

Fig. II et III. Théorie du microscope à dissection dans une coupe de la partie mécanique. — *a* Prisme inférieur placé au-dessus du premier diaphragme *DD e*, indiquant la marche des rayons lumineux partant de l'objectif *x*. — Ce prisme redresse dans un sens l'image renversée par l'objectif, ainsi que le montrent les petites flèches et les figures représentées de profil. — *cc* Verre de champ de l'oculaire. — *bb* Prisme supérieur remplaçant le verre de l'œil de l'oculaire. — *dd* Diaphragme de l'oculaire arrêtant les rayons trop divergents. — *d'd'* Point de la grande face du prisme supérieur *bb*, sur lequel frappent les rayons lumineux, qui vont réfléchir dans l'œil placé en *oo*, après que l'image a été redressée, dans le second sens, par le prisme *bb*, ainsi que le montre le profil. — *ef* Image virtuelle théorique de la flèche placée au-dessous de l'objectif *x*, telle qu'elle est après avoir été grossie et redressée, puis reportée par les centres nerveux à une certaine distance, variable avec les divers grossissements, mais qui n'est pas celle de la vision distincte, contrairement à ce que disent les traités de physique et les manuels du microscope.

# TABLE ALPHABÉTIQUE DES MATIÈRES

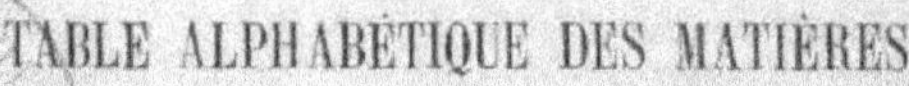

## U